《金匮要略》研究

主编　高彦彬　张秋霞

中医古籍出版社
Publishing House of Ancient Chinese Medical Books

图书在版编目（CIP）数据

《金匮要略》研究 / 高彦彬，张秋霞主编．-- 北京：中医古籍出版社，2024. 12.

ISBN 978-7-5152-2498-5

Ⅰ．①金… Ⅱ．①高… ②张… Ⅲ．①《金匮要略方论》－研究 Ⅳ．① R222. 39

中国版本图书馆 CIP 数据核字 (2022) 第 091851 号

《金匮要略》研究

高彦彬　张秋霞　主　编

责任编辑　张　楚　李美玲
文字编辑　张　楚　李美玲
封面设计　LUCKY
出版发行　中医古籍出版社
社　　址　北京市东城区东直门内南小街 16 号（100700）
电　　话　010-64089446（总编室）010-64002949（发行部）
网　　址　www.zhongyiguji.com.cn
印　　刷　万卷书坊印刷（天津）有限公司
开　　本　880mm×1230mm　1/16
印　　张　69
字　　数　1336 千字
版　　次　2024 年 12 月第 1 版　2024 年 12 月第 1 次印刷
书　　号　ISBN 978-7-5152-2498-5
定　　价　368.00 元

《〈金匮要略〉研究》编委会

主　编

高彦彬　张秋霞

副主编

邹大威　宗文静　赵慧玲

编委会

（按姓氏笔画排序）

马重阳　王含誉　王英洁　王　璇　叶　香

付海涛　邢俊艳　朱智耀　安　甜　孙诗琪

杜宇琼　李步满　李益萌　李雪民　杨　曼

何佳鑫　宋　明　张子倩　张秋云　张涛静

张雅文　陈纯苇　易文明　周　晖　周　铭

庞　磊　郑亚琳　单晓萌　孟　元　赵　昕

侯伟欣　姜雪娇　姚泽宇　倪　婧　高连印

郭肖瑶　崔家霖　梁嘉俊　彭继升　程宏发

前 言

《金匮要略》是我国东汉时期著名医学家张仲景所著《伤寒杂病论》的杂病部分，是我国现存最早的一部诊治杂病的专书。因该书在理论和临床实践上均有较高的指导意义和实用价值，对后世临床医学的发展作出了重大的贡献并产生了深远的影响，所以此书被古今医家誉为方书之祖、医方之经、治疗杂病的典范。《金匮要略》为中医经典名著之一，它有完整的中医理法方药的体系，并长期有效地指导着中医临床实践，至今仍是中医教学、中医临床、中医科研、中医传承必读之书。但是目前同时满足中医教学、临床、科研、传承需求的《金匮要略》研究书籍相对较少，急需一部既系统诠释《金匮要略》原文，又紧密结合临床实践，全面展示《金匮要略》在中医教学、临床、科研中最新研究成果的专著，以满足中医临床、教学、科研、传承的需求，促进中医药传承创新发展。为此我们在多年中医教学、中医临床、中医科研、中医传承的基础上，组织中医《金匮要略》教学与临床专家编写了这本《金匮要略研究》。

本书分上中下三篇：上篇《〈金匮要略〉释义》，概述了《金匮要略》的沿革、基本内容、主要学术成就及贡献、对当代中医临床的启迪，并按照【原文】【校注】【释义】【临床应用】等，系统诠释《金匮要略》原文，使读者完整地把握中医以病为纲、病证结合、辨证论治的临床证治体系，有助于建立中医临床思维模式，拓展临床诊疗思路，以满足中医教学、临床与传承的需求；中篇《〈金匮要略〉研究》，站在学科发展前沿，以《金匮要略》学术为主体，紧密结合当前临床，充分吸收中医教学及科研新成果、临床防治新方案，系统介绍《金匮要略》四诊、治则治法、方药研究、治未病研究、肺系病证、心系病证、脾胃肠病证、肝胆病证、津液代谢障碍病证、虚劳病证、情志病证、肢体经络病证、妇人病证、血证与瘀血、络病证治等研究新进展，以满足中医临床、科研、传承的需求；下篇《〈金匮要略〉医案》，精选医家应用《金匮要略》所载经方临床治疗的验案，可供中医教学、中医临床参考。

全书突出“传承精华、守正创新” 原则，既保持《金匮要略》的学术理论体系，又汲取历代名医名家的学术精华及宝贵临床经验，同时比较全面地展示现代研究新成果，力求体现中医传承创新的时代学术特征；注重理论联系临床，突出实用性，着重阐明《金匮要略》脏腑经络辨证思维方法及各种病证的临床辨证论治，既注重中医临床思维、临床技能、病证诊治方法，又结合现代医学的诊断和后世医家的诊疗经验，同时介绍相关病证的当代诊疗新方案，旨在使中医经典与现代临床紧密结合，服务健康中国。

本书由长期从事中医临床、《金匮要略》教学和科研的教授专家及部分从事中医经典研究的博士、硕士研究生参与编写，历时五年，经多次修改补充后完成。本书试图将《金匮要略》诠释、研究进展、医案精选汇集一书，为中医教学、中医临床、中医科研、中医传承、中西医结合工作者，以及医药院校学生学习研究中医经典提供有益的参考。但由于我们的水平所限，且本书涉及面广、内容多，因此不足之处在所难免，冀望广大读者提出宝贵意见，以便进一步完善提高。

上篇

《金匮要略》释义

中篇 《金匮要略》研究

下篇 《金匮要略》医案

上篇

《金匮要略》释义

绪　论

一、《金匮要略》的性质与沿革

《金匮要略》是我国东汉时期著名医学家张仲景所著《伤寒杂病论》的杂病部分，为我国现存最早的一部诊治杂病的专书。因该书在理论上和临床实践上具有较高的指导意义和实用价值，对后世临床医学的发展作出了重大的贡献并产生了深远的影响，所以古今医家对此书都推崇备至，赞誉其为方书之祖、医方之经、治疗杂病的典范。

该书从问世到重编刊行，大致分为成书、散佚、整理校订三个时期。约在3世纪初（公元200—210年），张仲景撰写了《伤寒杂病论》，全书共16卷，其中10卷论伤寒，6卷论杂病。但在东汉到西晋的这段时期，此书因战乱而散失。后经西晋王叔和搜集编次，世人看到了《伤寒论》10卷，而杂病部分的基本内容则散见于《脉经》等著作中。到宋仁宗时期，翰林学士王洙在翰林院所存的残旧书籍中，发现了《伤寒杂病论》的节略本《金匮玉函要略方》，该书有3卷，上卷论伤寒病，中卷论杂病，下卷收载方剂及妇科病。至宋神宗熙宁年间，林亿等对此节略本进行了校订。因为《伤寒论》已有王叔和编次的比较完整的单行本，于是删去了上卷，保留了论述杂病和妇人病的中、下卷。为了便于临床应用，又把下卷的方剂部分，分别列在各种证候之下，仍编为上、中、下3卷。此外，还采集各家方书中转载仲景治疗杂病的医方及后世一些医家的良方，分类附在每篇之末，将书题名为《金匮要略方论》，这就是后世通行的《金匮要略》（以下简称“原书”）。“金匮”，即以金为匮（柜）；“要略”，要领、韬略之意。以此为名，寓意本书内容精要，有方有论，价值珍贵，应慎重保藏。

二、《金匮要略》的基本内容及编写体例

（一）基本内容

原书共 25 篇，首篇《脏腑经络先后病脉证第一》属于总论性质，对疾病的病因、病机、诊断、治疗、预防等方面，都以例言的形式，作了原则性的提示，在全书具有纲领性的意义。之后的 21 篇是分病论脉证治，其中第二篇至第十七篇属于内科病范围，第十八篇属于外科病，第十九篇则将不便于归类的几种疾病合论，第二十至二十二篇专论妇产科疾病，最后 3 篇为杂疗方和食物禁忌。

原书前 22 篇中，计原文 398 条，包括 40 多种疾病，载方 205 首（其中 5 首只列方名而未载药物，即杏子汤、黄连粉、藜芦甘草汤、附子汤、胶姜汤），用药 155 味。在治疗方面，除使用药物外，还采用了针灸和饮食调养，并重视药后护理。在剂型方面，既有汤、丸、散、酒的内服药剂，又有熏、洗、坐、敷、摩的外治药剂。此外，对于药物炮制、煎煮、服用方法、药后反应等，都有详细记载。

（二）编写体例

原书采取以病分篇，每篇内容以条文形式编排。

对于疾病的分篇，有数病合为一篇者，亦有一病独立成篇者。数病合为一篇者，大致有三种情形，一是将病机相仿、证候近似或病位相近的数病合篇，如痉、湿、暍三种疾病，都由外邪为患，初起时多有恶寒发热的表证，故合为一篇；肺痿、肺痈、咳嗽上气三病的病变部位均在肺，都可见咳嗽，病机上存在相互联系、相互转化的关系，故合为一篇；胸痹、心痛的病因病机相同，病位邻近，均有疼痛症状，且可相互影响或合并发生，故合为一篇。二是将不便归类的疾病合为一篇，如《趺蹶手指臂肿转筋阴狐疝蚘虫病脉证治第十九》篇。三是分科合篇，如疮痈、肠痈、浸淫病皆属外科病证，故合为一篇。这种数病合篇的体例，有利于区分相关病证的异同之处，便于掌握各种疾病的辨证论治规律。原书一病成篇论述的疾病，或病证特点鲜明，如疟病、奔豚气病、水气病、黄疸病等，或病情复杂、变化多端，如痰饮病。但上述疾病即使单独成篇，重点论述其辨证治疗外，篇中仍涉及一些与该病有关的病证，反映原书重视鉴别诊断的思路。如奔豚气病的发生，主要与惊恐刺激有关，亦可因烧针误治而诱发，所以篇中提及惊怖、火邪等与受惊恐或误用火攻有关的病证；《水气病脉证并治第十四》篇在论述水气病之外，又兼及黄汗的脉症、转归及辨证治疗，因黄汗病除汗出沾衣、色正黄如柏汁外，还可出现"状如风水"的四肢头面肿。书中唯《五脏风寒积聚病脉证并治第十一》篇别具一格，主要论述五脏发病机制、证候、治法，与各篇有所区别。

为了使学者系统掌握各篇所述疾病的证治规律，原书在条文的叙述上，常以问答的形

式论述疾病的脉因证治。其写作方法较为灵活，有时开门见山，给疾病明确定义；有时“借宾定主”，托出疾病特点；有时把性质相似的条文列在一起，以类比其异同；有时将性质不同的条文放在一起，以资对比说明；有时用许多条文解决一个问题；有时以一条原文说明许多问题。书中有详于此而略于彼者，须留意其前后呼应；有详于方而略于证者，示人当以药测证；有详于证而未列方药者，示人当据证以立方。原书对人所易知的证候或治法，每多从略；而对人所易于忽略的证候和治法，则不厌其详地加以分析、比较、鉴别、说明。所以陈念祖说“全篇以此病例彼病，为启悟之捷法”，这是很有见地的。

三、《金匮要略》的主要学术成就及贡献

《金匮要略》一书不仅对方剂学和临床医学的发展具有重要的推动作用，而且还充实与完善了中医学术理论体系，使中医基础理论、方药学、临床医学融为一体，形成了较为完整的、独具特色的辨证论治体系。其主要学术成就可概括为以下几个方面：

（一）首创以病为纲、病证结合、辨证论治的杂病诊疗体系

原书以病分篇的编写体例，确立了病名诊断在杂病中的纲领地位，而各篇篇名中所冠以的“病脉证治”或“病脉证并治”，则进一步示人病与证相结合、脉与证合参、辨证与施治紧密结合的重要意义。再从各篇条文论述方式看，大多先论述疾病的病因、病机或主要脉症、分类以及基本治法，然后分列证候、方治。如《痰饮咳嗽病脉证并治第十二》篇，首先指出饮病分为四类，“有痰饮，有悬饮，有溢饮，有支饮”，并叙述了四饮的病机与常见脉症，“水走肠间，沥沥有声，谓之痰饮”“脉双弦者，寒也……脉偏弦者，饮也”，接着提出了痰饮病的治疗大法，“病痰饮者，当以温药和之”，然后对痰饮病详加辨证，逐一施治，如“心下有痰饮，胸胁支满，目眩，苓桂术甘汤主之”“病溢饮者，当发其汗，大青龙汤主之，小青龙汤亦主之”“支饮不得息，葶苈大枣泻肺汤主之”。又如《腹满寒疝宿食病脉证治第十》篇“按之心下满痛者，此实也，当下之，宜大柴胡汤”，文中“心下满痛者”言主症，“此实也”言辨证，“当下之”言治法，“宜大柴胡汤”言主方。又如“胁下偏痛，发热，其脉紧弦，此寒也，以温药下之，宜大黄附子汤”，文中“胁下偏痛，发热，其脉紧弦”指脉症，“此寒也”概病因，“以温药下之”立治法，“大黄附子汤”示主方。这些内容都体现了在识病的基础上，详细辨证，病与证有机地结合，然后立法处方的诊疗思路。原书所建立的杂病诊疗体系还反映了如下特点：

1. 重视整体，以脏腑经络为主要辨证方法

原书以整体观念为指导思想，脏腑经络学说为基本论点，认为疾病证候的产生，都是整体功能失调、脏腑经络病理变化的反映。从这一基本论点出发，提出了根据脏腑经络

病机和四诊八纲进行病与证相结合的辨证方法。这一主要精神充分地体现在《脏腑经络先后病脉证第一》篇。例如，在病因、发病和病理传变方面，以脏腑经络分内外，提出了“千般疢难，不越三条”的病因分类方法；从整体观念出发，根据正与邪、人体内部各脏腑间的相互关系，提出了“若五脏元真通畅，人即安和”以及“见肝之病，知肝传脾”等有关发病和病机传变的理论。在诊断方面，通过四诊举例，结合八纲，把疾病的各种临床表现，具体落实到脏腑经络的病变上，示范性地运用了病与证相结合的辨证方法。这一主要精神还贯穿于全书各篇，在具体病证上也得到了体现。例如《中风历节病脉证并治第五》篇，以在络、在经、入腑、入脏对中风病进行辨证；《水气病脉证并治第十四》篇，不仅有风水、皮水、正水、石水等四水之辨，而且根据水气病形成的内脏根源及其证候，还有心水、肝水、脾水、肺水、肾水之分。在疾病命名上，肺痈、肠痈与痈肿虽然均名为痈，但因有在脏、在腑、在肌肤脉络等部位的不同，而各有不同的病理变化和临床特征。这些都启示学者，对于杂病应该注重脏腑经络的病机变化，并据此指导临床辨证。

2. 据脉论理

脉象可以反映脏腑经络的病理变化以及疾病的吉凶顺逆，原书各篇大多有“病脉证治”之名，这就提示诊治疾病须脉症合参。全书有 145 条论及脉象，其诊脉部位除寸口外，还兼及趺阳、少阴、少阳，其据脉论理的特点表现在根据脉象诊断疾病（包括推测病因、确定病位）、阐述病机、指导治疗、判断预后等方面。如《血痹虚劳病脉证并治第六》篇“夫男子平人，脉大为劳，极虚亦为劳”，是以脉诊断虚劳病；《腹满寒疝宿食病脉证治第十》篇“脉紧如转索无常者，有宿食也”，为以脉推测病因；《脏腑经络先后病脉证第一》篇“病人脉浮者在前，其病在表；浮者在后，其病在里”，则以脉确定病位深浅；《中风历节病脉证并治第五》篇“寸口脉沉而弱，沉即主骨，弱即主筋，沉即为肾，弱即为肝”，乃以沉而弱的脉象说明肝肾气血不足是形成历节病的内在因素；《疟病脉证并治第四》篇“弦小紧者下之差，弦迟者可温之，弦紧者可发汗、针灸也，浮大者可吐之”，是以脉指导治疗；《水气病脉证并治第十四》篇“脉得诸沉，当责有水，身体肿重。水病脉出者，死”，则将脉症合参，以判断预后。

3. 紧扣病机施治

运用四诊八纲，在辨病的基础上，分析证候，辨清脏腑经络、表里深浅、寒热虚实、轻重缓急，求得病机而后施治，是原书诊治疾病的基本思路，同病异治和异病同治就是其具体的反映。同一疾病，由于病机不同，治法就不同。如同为水气病，腰以上肿，当发其汗，故有越婢汤发汗散水以疗风水之例；腰以下肿，当利小便，则有防己茯苓汤通阳利水以治皮水之用。即使同一病，见症有相似者，因病机不同，方治也有别，如胸痹病“心中痞，留气结在胸，胸满，胁下逆抢心，枳实薤白桂枝汤主之，人参汤亦主之”，就是因为有停痰蓄饮偏盛与中焦阳衰之异。反之，不同疾病，虽症状不同，但病机相同，其治法及用方亦可相同。例如原书中用肾气丸者有五：一是《中风历节病脉证并治第五》篇治脚气上入，少腹不仁；二是《血痹虚劳病脉证并治第六》篇治虚劳腰痛，少腹拘急，小便不利；三是《痰饮咳嗽病脉证并治第十二》篇治短气有微饮，当从小便去之；四是《消渴小便不利淋病脉证并治第十三》篇治男子消渴，小便反多，以饮一斗，小便一斗；五是《妇人杂病脉证并治第二十二》篇治妇人烦热不得卧，但饮食如故之转胞不得溺者。以上五病，虽然主症不同，但病机皆属肾气亏虚，气化失职，故均用肾气丸温肾化气治之。又如原书亦用大承气汤治疗了五种不同的杂病，一是《痉湿暍病脉证治第二》篇主治里热炽盛的痉病；二是《腹满寒疝宿食病脉证治第十》篇治里实积胀俱重之腹满病；三是《腹满寒疝宿食病脉证治第十》篇治食积在下的宿食病；四是《呕吐哕下利病脉证治第十七》篇治疗实热下利病；五是《妇人产后病脉证治第二十一》篇治实热瘀结腹痛的产后病。上述五者虽属不同的疾病，但都与实热内结胃肠有关，故均用一方施治。上述用法，虽形式上表现为一病可用数方，一方可治多病，但实质上反映了原书详审证候，紧扣病机施治的精神。

4. 倡导治未病

原书在整体观念的指导下，从天人相应以及人体脏腑经络的整体性出发，提出了未病先防、有病早治、已病防传的治未病原则。如《脏腑经络先后病脉证第一》篇指出了“房室勿令竭之，服食节其冷热苦酸辛甘，不遗形体有衰，病则无由入其腠理”，以养身防病的原则；还主张“适中经络，未流传脏腑，即医治之；四肢才觉重滞，即导引、吐纳、针灸、膏摩”，提示医者在疾病初期、病变仅涉及经络时，可用非药物疗法或外治法等及时治疗；若病至脏腑，又须注意防其传变，如“见肝之病，知肝传脾，当先实脾”，以阻止病势发展和疾病的蔓延。这些都体现了治未病的精神，对临床有重要的指导意义。

5. 治病求本，重视人体正气

由于人体的抗病能力悉赖正气，正气虚损，药物治疗就难以奏效，所以原书对于慢性衰弱性疾病，尤为重视脾肾两脏。因为脾胃是后天之本，气血生化之源；肾为先天之本，性命之根，内伤病至后期，往往会出现脾肾虚损证候，进而累及其他脏腑，促使病情恶化，故补脾补肾是治疗内伤疾患的根本方法。这种观点从《血痹虚劳病脉证并治第六》篇的小建中汤、肾气丸等方证，可以看到大概。对于虚实错杂、正虚邪实的病证，则在注重扶正的同时，也不忽视祛邪。这种扶正兼以祛邪、邪去可使正安的观点，亦可从该篇的薯蓣丸、大黄䗪虫丸等方证中得到体现。值得注意的是原书运用峻剂逐邪极为慎重，如用乌头赤石脂丸治疗心痛重证、大乌头煎驱寒止痛时，方后分别注明“不知，稍加服”“强人服七合，弱人服五合。不差，明日更服，不可一日再服”等，都是为了避免因逐邪不当而损伤正气。如果病未去而正气已伤，治疗就比较困难。这是治疗杂病的关键问题。

6. 祛邪注意因势利导

对于邪实之证，原书特别注重“因势利导”的治则，即按病邪所在的部位，因其势而就近祛邪，以达到避免损伤正气的目的。如《腹满寒疝宿食病脉证治第十》篇“下利不饮食者，有宿食也，当下之，宜大承气汤”“宿食在上脘，当吐之，宜瓜蒂散”，《痰饮咳嗽病脉证并治第十二》篇用甘遂半夏汤治疗留饮自利等，都是因势利导以驱邪治病的范例。

（二）创制了配伍严谨、用药精当、疗效可靠的经方

原书根据《黄帝内经》（以下简称《内经》）立法处方的原则，紧扣杂病特点，创制了众多经方。这些经方配伍严谨，用药精当，化裁灵活，疗效可靠，对后世影响深远。

1. 立方严谨，用药精练

原书前 22 篇中，载方 205 首。这些方剂都是按照一定的法度配伍而成的，大体上反映了汗、吐、下、和、温、清、消、补等治法。若按目前方剂学分类，大致可以归纳为 18 类。解表剂如桂枝汤、麻黄加术汤；涌吐剂如瓜蒂散；泻下剂如大承气汤、小承气汤、大黄附子汤、麻子仁丸；和解剂如小柴胡汤；表里双解剂如大柴胡汤、厚朴七物汤、乌头桂枝汤；温里回阳剂如大乌头煎、通脉四逆汤；清热泻火剂如泻心汤、白头翁汤；消痰化积剂如枳术汤、鳖甲煎丸；补益剂如当归生姜羊肉汤、八味肾气丸；安神剂如酸枣仁汤、甘麦大枣汤；固涩剂如桃花汤、桂枝加龙骨牡蛎汤；理气剂如半夏厚朴汤、枳实薤白桂枝汤；理血剂如大黄䗪虫丸、桂枝茯苓丸、温经汤、黄土汤、柏叶汤；祛湿剂如茵陈蒿汤、苓桂术甘汤、防己黄芪汤、桂枝芍药知母汤、麻杏苡甘汤；润燥剂如麦门冬汤；祛痰剂如皂荚丸、苓甘五味姜辛汤；驱虫剂如乌梅丸；疮痈剂如大黄牡丹汤等。其内容十分丰富，为方剂学的发展奠定了基础。

纵观原书所载之方，用药精当而简练。如《痰饮咳嗽病脉证并治第十二》篇用苓甘五味姜辛半夏汤治疗支饮呕吐冒眩证，若又见水饮犯肺致身形浮肿，仲景指出，按理此证当以麻黄治之，但考虑到其人血虚，故易之以杏仁。又如该篇的木防己汤，取善走下行而利水的木防己，配伍通阳化气兼温通血脉的桂枝，以通阳利水消饮，利于气血畅行，

另用石膏清热，人参补虚，药仅四味，却集攻补兼施、寒温并行于一方，主治寒饮夹热、虚实互见的支饮复杂证候。原书遣药组方深思熟虑，力求精当，由此可见一斑。

2. 化裁灵活，注意药后反应和调护

原书所载经方，紧扣证候病机，证变机转药亦变，化裁灵活自然。如以涤痰宽胸的栝楼配通阳宣痹的薤白，并佐轻扬善行的白酒，共成栝楼薤白白酒汤；若寒饮壅盛，则加半夏，以增强逐饮降逆的作用，组成栝楼薤白半夏汤；当病变波及胃脘，兼胁下气逆上冲时，又加入枳实、厚朴，并去除有上行之势的白酒、易以平降逆气的桂枝，此即枳实薤白桂枝汤。又如《痰饮咳嗽病脉证并治第十二》篇中，记述了用小青龙汤治支饮咳喘出现的变证，改用桂苓五味甘草汤以后用药的加减变化，都属于随证加减药物的范例。所以唐容川概括道："仲景用药之法，全凭乎证，添一证则添一药，易一证亦易一药。"这是完全符合实际情况的。此外，原书对于药物分量的增减也很考究。如桂枝加桂汤加重桂枝，小建中汤倍用芍药，通脉四逆汤重用干姜，厚朴三物汤重用厚朴等，均体现了药量不同，则功效有别，方名亦异。这些都反映了原书辨证论治、灵活化裁的精神。

原书还注意观察药后的反应，并根据病情提出适宜的调护方法，以确保疗效。如《痉湿暍病脉证治第二》篇的防己黄芪汤，方后注明了服用该方后，如果出现"如虫行皮中，从腰下如冰"的现象，就让病者坐在被子上，又以一被绕腰以下，使之温暖而微汗，其病则瘥。又如，《腹满寒疝宿食病脉证治第十》篇的大建中汤方后注指出，服药后"当一日食糜，温覆之"，强调要注意饮食调护及保暖等，这些内容在原书随处可见。

3. 重视发挥单味药物的独特作用

原书选药组方时，重视发挥单味药物的独特功效，如用苦参杀虫除湿热以治狐惑病前阴蚀烂，用蜀漆祛痰截疟以疗疟，用百合清心润肺以治百合病，用茵陈、大黄以利湿化瘀退黄，用黄连泻火解毒以疗浸淫疮，用鸡矢白散利水泄热以治转筋入腹等，均寓有专病用专药的意义。又如实喘加麻黄，腹痛加芍药，饮邪呕吐用半夏，下有陈寒加细辛，气上冲加桂枝等，既反映了原书用药的规律，又体现了药有专用的特点。

4. 注重药物配伍后的协同作用及药物的炮制、煎煮法、服药法

原书用药的特点除重视发挥单味药的特有功效外，更注意利用药物配伍后的协同作用。例如桂枝一药，配伍应用于不同方剂中，可以从多方面发挥其效能：如桂枝汤、黄芪桂枝五物汤用以调和营卫；枳实薤白桂枝汤、桂枝生姜枳实汤用以宣通阳气；五苓散、苓桂术甘汤用以温化水饮；桂枝加桂汤、桂苓五味甘草汤用以下气降逆；小建中汤、黄芪建中汤用以健运中气；乌头桂枝汤用以散寒止痛；桂枝茯苓丸、温经汤用以温通血脉。又如附子的配伍应用：配合干姜，可以增强回阳救逆之力；配合白术，可以收到温散寒

湿之效；配合薏苡仁，可以缓急止痛；配合乌头，可以峻逐阴邪；配合粳米，可以温中除寒，降逆止痛；配合大黄，可以温阳通便，攻下寒积；配合黄土、白术等，可以温脾摄血。再如麻黄的配伍应用：麻黄与白术同用，可以并行表里之湿；麻黄与杏仁、薏苡仁同用，可以解表除湿，风湿并治；麻黄与石膏同用，可以发越水气，用治风水或哮喘；麻黄与厚朴同用，可以散饮降逆，用治咳而脉浮之证；麻黄与射干同用，可以宣肺化痰，用治咳而上气，喉中痰鸣如水鸡声；麻黄与乌头同用，可以发散寒湿，温经止痛，用治寒湿历节，不可屈伸之证。由上所举可以看出，药物在原有功能的基础上，经过适当配伍，可以增强疗效，扩大适用范围，这在原书中实例是很多的。

原书还非常注重药物的炮制、煎煮和服药法。例如，附子用以回阳救逆时生用，且需配以干姜；用以止痛时多炮用，且不必伍以干姜。又如发作性的疝痛，或历节疼痛不可屈伸，则用乌头，因为乌头止痛作用较附子更强，但须与白蜜同用，以缓和乌头的毒性，并延长其药效。又如用甘草干姜汤治虚寒肺痿，方中干姜炮用，变辛温为苦温，守而不走，开后世温上制下法之先例。再如茵陈蒿汤的煎药法，先煮茵陈，后入大黄、栀子，因为后入大黄、栀子可以峻攻其热，久煮茵陈，则可缓除其热中之湿。此外服药次数、每服药量，也因病情和药效之别而有所不同。如有温服一升、日三服的栝楼桂枝汤及葛根汤等；有温服七合、日三服的桂枝芍药知母汤；还有日三夜一服的皂荚丸、麦门冬汤等；甘遂半夏汤、泻心汤却取顿服之；大多数方药都采取温服，但生姜半夏汤需小冷服。诸如此类，都是原书作者对前人经验及自己临床实践的总结。

四、《金匮要略》对当代中医临床的启迪

《金匮要略》从基础理论到中医临床都充实与完善了中医学术理论体系，使中医基础理论、方药学、临床医学融为一体，形成了较为完整的、独具特色的中医临床辨证论治体系，展现出中医独特的临床思维方法、临床诊疗体系、治则治法、方药配伍、药物炮制与煎服方法以及疾病预防、治疗、调护思路等，对当代中医临床有以下重要启迪：①坚持治未病的核心理念，推进健康中国建设；②建立中医临床思维模式、提高多维系统综合分析能力、拓展临床诊疗思路；③把握中医临床诊疗体系、强化中医辨证思维、提高精准辨证论治水平；④组方用药需遵循用药精当、配伍严谨的处方规矩；⑤系统把握影响疗效的重点环节、发挥综合治疗优势。

（一）坚持治未病的核心理念，推进健康中国建设

“治未病”以健康为中心，是中医健康医学的核心理念，是中医预防的基石，也是中医的精髓与特色。《金匮要略》在首篇首条提出“治未病”原则，这一思想贯穿于全书各

篇。其含义包括：一是未病先防。提出内养正气，“房室勿令竭乏，服食节其冷热苦酸辛甘”；外慎邪风，“不令邪风干忤经络”“更能无犯王法、禽兽灾伤”，达到“五脏元真通畅”的安和状态。二是早期治疗。“适中经络，未流传脏腑，即医治之；四肢才觉重滞，即导引、吐纳、针灸、膏摩，勿令九窍闭塞”。三是既病防变。“见肝之病，知肝传脾，当先实脾”。目前以心脑血管疾病、癌症、慢性呼吸系统疾病、代谢病为主的慢病严重威胁我国居民健康，已成为影响国家经济、社会发展的重大公共卫生问题。因慢性病导致的死亡占总死亡的88.5%，其中心脑血管病、癌症、慢性呼吸系统疾病死亡比例为80.7%，慢病防控工作面临巨大的挑战。在中医“治未病”核心理念指导下，实施“治未病”工程，坚持中医药在治未病中的主导作用，在重大疾病治疗中的协同作用，在疾病康复中的核心作用，将中医“治未病”与健康管理相结合，开展中医药健康教育、健康促进、防治亚健康状态、防治慢病研究，对降低慢病发病率及致死致残率、提高国民健康水平、推进健康中国建设意义重大。

（二）有助于建立中医思维模式，拓展临床诊疗思路

中医思维方式是整体思维、象数思维、系统思维、变易思维，整体宏观、多维动态、辩证综合是其显著特点。中医思维不是单向思维，而是多向思维；不是一维的平面的思维，而是多维开放的立体思维，是纵横辩证综合思维。

《金匮要略》对水气病多维度多层次的辨证分类及治法，展示了仲景整体思维、系统思维、多维动态、辩证综合的临床思维模式。仲景对于水气病的辨证分类不是一维的平面思维，而是多维开放的立体思维，水气病的辨证分类有三个维度，四个层次。三个维度：一是以病位为纲，辨为四水（风水、皮水、正水、石水），以病位的表里上下为依据，内寓八纲，如风水、皮水其病在表为阳，而多实多热；正水、石水其病在里为阴，而多虚多寒。二是以五脏病机为基础，论述了心水、肝水、肺水、脾水、肾水的临床特征，强调了五脏辨证对认识水气病的重要性。三是以气血水相关理论为依据提出了气分、血分和水分的分类。四个层次是以病位的表里上下分为风水、皮水、正水、石水四个层次。

对杂病治疗也展示了仲景整体思维、系统思维、多维动态、辩证综合的临床思维模式。如水气病的治疗，采用阴阳分治、因势利导的方法，提出发汗治法“腰以上肿，当发汗乃愈”、利尿治法“诸有水者，腰以下肿，当利小便”、峻下逐水三大基本原则，还提出“大气一转，其气乃散”及“血不利则为水”的著名论点，开水气病运转大气、血水并治之先河。再如治疗黄疸采用汗、吐、下、和、温、清、消、补八法，体现的是多维动态临床思维方式。①汗法：黄疸兼表虚，调和营卫，扶表退黄，用桂枝加黄芪汤。

②吐法：方有瓜蒂汤。③下法：黄疸实热瘀结，攻泄湿热，用大黄硝石汤、栀子大黄汤，燥结瘀血内结，用猪膏发煎润燥消瘀。④清法：湿热并重，清利湿热，活血逐黄用茵陈蒿汤；热盛湿蕴，清心除烦，泻下湿热用栀子大黄汤；湿重于热，健脾利湿，清热退黄用茵陈五苓散。⑤消法：湿浊瘀血内阻，除湿祛瘀，用硝石矾石散。⑥和法：黄疸兼少阳证，用小柴胡汤。⑦温法：《伤寒论》259 条提出治寒湿发黄当“于寒湿中求之”，后世医家多推崇茵陈术附汤。⑧补法：治虚劳萎黄，方用小建中汤。

学习《金匮要略》，有助于建立中医临床思维模式，拓展临床诊疗思路。

（三）有助于掌握四诊合参、病证结合、辨证论治的中医临床诊疗体系

仲景首创以病为纲、病证结合、四诊合参、辨证论治的杂病诊疗体系。原书以病分篇，确立了病名诊断在杂病中的纲领地位，而各篇篇名均冠以“病脉证治”“病脉证并治”，并通过四诊举例，进一步说明病与证结合、脉证合参、辨证与施治紧密结合的重要意义。

1. 在疾病诊断辨证上强调四诊合参的多维诊断方法

通过四诊举例，结合八纲，把疾病的各种临床表现，具体落实到脏腑经络的病变上，示范性地运用了病与证相结合的诊断辨证方法。如《中风历节病脉证并治第五》篇：“夫风之为病，当半身不遂，或但臂不遂者，此为痹。脉微而数，中风使然。寸口脉浮而紧，紧则为寒，浮则为虚；寒虚相搏，邪在皮肤；浮者血虚，络脉空虚；贼邪不泻，或左或右；邪气反缓，正气即急；正气引邪，㖞僻不遂。”首先脉症合参进行病名诊断，并提出中风病“内虚邪中”病因病机，进一步根据中风病病位深浅、病情轻重将其分为邪在络、在经、入腑、入脏四个不同层次，不仅是中风病诊断分层的纲领，而且对中风病早期诊断、早期治疗、判断预后都有重要意义。

在四诊合参诊断疾病时重视抓主症。如百合病临床表现复杂，有“意欲食，复不能食，常默默，欲卧不能卧，欲行不能行，饮食或有美时，或有不用闻食臭时，如寒无寒，如热无热，口苦，小便赤，诸药不能治，得药则剧吐利，如有神灵者，身形如和，其脉微数”等，但百合病诊断辨证主要依据是口苦，小便赤，脉微数。再如胸痹表现为“胸痹之病，喘息咳唾，胸背痛，短气，寸口脉沉而迟，关上小紧数”或“胸痹，不得卧，心痛彻背者”等，但诊断胸痹病主要依据是胸背痛，短气。

重脉诊，全书论及脉象有 140 余条，诊脉部位有寸口、趺阳、少阴、少阳，并根据脉象诊断疾病、推测病因、确定病位、阐述病机、指导治疗、判断预后等。

目前我们强调中医四诊合参的多维诊断方法，并不排斥现代医学理化检查在疾病诊断中的重要作用，相反现代医学理化检查可作为中医四诊的延伸与补充，使疾病诊断辨证

更精准。

2. 在疾病治疗时强调辨证为主、结合病症，辨证论治，个体化诊疗

《金匮要略》有辨病治疗，如百合清心润肺治疗百合病，栝楼、薤白宣痹通阳治疗胸痹病，蜀漆祛痰截疟治疗疟疾，乌梅安蛔止痛治疗蛔虫所致腹痛等；也有对症用药，如用麻黄、杏仁止咳，大黄治实热腹满，半夏治呕，茵陈退黄，腹痛加芍药，渴者加栝楼根，气上冲者加桂枝等均为对症用药。但更多的是辨证论治，在辨病基础上，辨清脏腑经络、表里深浅、寒热虚实、轻重缓急，求得病机而后施治，是原书诊治疾病的基本思路。异病同治和同病异治就是辨证论治的体现。异病同治如原书中用肾气丸者有五：一是治脚气上入，少腹不仁；二是治虚劳腰痛，少腹拘急，小便不利；三是治短气有微饮；四是治男子消渴，小便反多，以饮一斗，小便一斗；五是治妇人烦热不得卧，饮食如故，转胞不得溺者。以上五病病机皆属肾气亏虚，故均用肾气丸温肾化气。同病异治指同一疾病病机不同治疗不同，如湿病一身尽痛，表实用麻黄加术汤，表虚用防已黄芪汤，化热用麻杏苡甘汤，阳虚用桂枝附子汤（或白术附子汤、甘草附子汤）。胸痹病机为上焦阳虚，阴寒内盛，痹阻胸阳；治法上宣痹通阳，急者治标、缓者治本，用药则有常有变。胸痹典型证治用栝楼薤白白酒汤；胸痹重证用栝楼薤白半夏汤；胸痹实证用枳实薤白桂枝汤；胸痹虚证用人参汤；胸痹轻证痰饮内阻用茯苓杏仁甘草汤，胸胃气滞用桔枳姜汤；胸痹急症用薏苡附子散。如同为水气病，腰以上肿，当发其汗，用越婢汤发汗散水以疗风水；腰以下肿，当利小便，用防已茯苓汤通阳利水以治皮水。再如支饮咳逆倚息不得卧，用小青龙汤；支饮复出，冲气已平，更咳胸满，用苓甘五味姜辛汤；饮遏冒呕，眩冒，呕吐不渴，用苓甘五味姜辛半夏汤；饮溢身肿，水去呕止，身形浮肿，用苓甘五味姜辛半夏杏仁汤；饮停胃热上冲，面热如醉，用苓甘五味姜辛半杏大黄汤。以上均展现了法随证变、药随法转的辨证论治精神。

（四）组方用药需遵循用药精当、配伍严谨的处方规矩

《金匮要略》根据《内经》立法处方原则，紧扣杂病特点，创制了众多经方。这些经方用药精当，配伍严谨，疗效可靠，被古今医家誉为方书之祖、医方之经。①用药精当：《金匮要略》前 22 篇共载方 205 首，用药 155 味。205 首方剂中，与《伤寒论》重复方剂 37 首，附方 23 首，有方无药 5 首（杏子汤、黄连粉、藜芦甘草汤、附子汤、胶姜汤），实际为 140 首方剂。其中，用药 1 ～ 3 味之方，占 40%；用药 1 ～ 7 味之方，占 88%；用药 8 ～ 25 味之方，占 12%，《金匮要略》方剂中绝大多数用药不超过 7 味药。如 1 味药的瓜蒂散、苦参汤、蛇床子散、黄连粉等；2 味药的百合地黄汤、桔梗汤、当归赤小豆散等；3 味药的茵陈蒿汤、四逆汤、当归生姜羊肉汤等；4 味药的大承气汤、大建中汤、苓

桂术甘汤等；5味药的桂枝汤、大黄牡丹汤、白虎加人参汤等；6味药的橘皮竹茹汤、小建中汤、麻子仁丸等。②配伍严谨：如大承气汤，方中大黄泻热通便，荡涤肠胃，为君药；芒硝助大黄泻热通便，并能软坚润燥，为臣药；硝、黄相须为用，峻下热结力强；厚朴、枳实行气散结，消痞除满，助硝、黄推荡积滞、荡涤肠胃，共为佐使。药仅四味，药少力专，君臣佐使，配伍严谨，治疗阳明腑实、实热腹满、大便不通、脘腹痞满、腹痛拒按等证，疗效可靠。又如麻黄加术汤治疗寒湿表实证，麻黄汤本为伤寒表实而设，而湿邪又不宜大汗，只宜微微似欲汗出，故加白术。麻黄汤加白术，虽发汗而不致多汗，白术合麻黄汤，能并行表里之湿，于发汗峻剂中加一味白术，便转而成为微汗之剂；桂枝汤为治太阳中风的表剂，重用桂枝则成为治疗奔豚气病的桂枝加桂汤。再如小承气汤、厚朴三物汤、厚朴大黄汤三方，药物均为大黄、厚朴、枳实3味，但因分量比例不同，则主治各有重点。由此可见仲景用药之精当，配伍之严谨，组方之精妙。目前面对多种复杂病证，需要紧扣病机组方，用药精当、配伍严谨仍是当代需要弘扬的处方规矩。

（五）系统把握影响疗效的重点环节、发挥综合治疗优势

诸多因素影响着中医疗效，如精准辨证、中药质量、药物的炮制、药物煎煮、药物服法以及药后反应、调护等。原书不仅论述杂病的辨证论治，而且十分重视易被医家忽略、却能影响疾病诊疗效果的各个环节。①中药的炮制。原书多采用㕮咀、切、捣、杵、碎研等方法将药物破碎，使有效成分易于释出，充分发挥药物的治疗作用。还有去皮、去心、炒、炙、烘、炮、熬等多种炮制方法，其主要目的一是去除非药用或药性不同部分，如桂枝茯苓丸方中牡丹注“去心”；二是减轻、避免不良反应，如附子去皮、炮等；三是调和药性，如甘草生用偏清热解毒，炙用补益力强等。②药物的煎煮法。原书载有急煎法大多用于治疗急症，应尽快煎服，如甘草干姜汤、四逆汤；久煎法多用于治疗病久而病情较缓者，用较多的溶液煎药，加热煎煮较长的时间，如温经汤、橘皮竹茹汤；去滓再煎法用于提高汤液的有效浓度，以充分发挥药效；先煎后下；煎煮丸药等。③药物的服法。原书载有多种服药方法：一次服药法（顿服：一日服一次）；分两次服药法；分三次服药法；分四次服药法；分五次服药法；分六次服药法；昼夜服药法；逐步加量法；对发作性病证在发作前服药法；少少吞咽法等。其中约50%的方剂采用一日三次服药法，而其他服药方法，则是根据具体病情灵活变通，以切合病情、治愈疾病为目的。④药后反应。原书也有较为详细的说明，如服用百合地黄汤后“大便当如漆”；甘草麻黄汤应“温服一升，重覆汗出，不汗，再服。慎风寒”；白术附子汤“一服觉身痹，半日许再服，三服都尽，其人如冒状，勿怪，即是术、附并走皮中，逐水气，未得除故耳”。注意这些环节，对于提高临床疗效有重要的实践意义。⑤调护。《金匮要略》每一个处方后都有方后注的内容，涉及剂型制作、煎法、服法、补述证候、灵活加减、服药方法、服药反应、药后饮食调理、药后饮食禁忌等方方面面。这些方后注内容，既是张仲景辨证论治的重要组成部分，又是辨证施护之护理思想的具体体现，对疾病的康复十分重要，切记不可忽视。另外原书不仅记载了药物内治法、还记载了丰富的药物外治法，如通过洗、薰、敷、塞、吹、搐等方法，将药物施加于皮肤、黏膜、孔窍而发挥治疗作用，同时还记载了针灸（针刺）、按摩、推拿等治疗方法，并示范针药合用，内治与外治结合的综合治疗方法。综上，系统把握影响疗效的重点环节、充分发挥综合治疗优势，对提高当代中医临床疗效具有重要意义。

第一章　脏腑经络先后病脉证第一

提　要

本篇论述了脏腑经络先后病脉证的一般原则，属全书概论。篇中根据《内经》《难经》理论，结合临床实践，对杂病病因、发病、预防、病机、诊断、治疗作了示范性与原则性的论述。人体脏腑经络是一个有机整体，正常时相互联系，病变时互为影响。掌握脏腑经络发病与传变的先后规律以及治疗的先后原则，对于诊治杂病具有重要的指导意义。

一、病因、发病与治未病

（一）病因及杂病分类

1. 气候反常

【原文】

問曰：有未至而至①，有至而不至，有至而不去，有至而太過，何謂也？師曰：冬至之後，甲子②夜半少陽③起，少陽之時陽始生，天得溫和。以未得甲子，天因溫和，此爲未至而至也；以得甲子而天未溫和，此爲至而不至也；以得甲子而天大寒不解，此爲至而不去也；以得甲子而天溫如盛夏五六月時，此爲至而太過也。（8）

【校注】

① 未至而至：前面的“至”字是指时令到，后面的“至”字是指与时令相应的气候到。下同。

② 甲子：是古代用天干、地支配合起来计算年月日的方法。天干十个（即甲、乙、

丙、丁、戊、己、庚、辛、壬、癸），地支十二个（即子、丑、寅、卯、辰、巳、午、未、申、酉、戌、亥），相互配合，始于甲子，终于癸亥，共六十个。“甲子”是其中第一个。这里是指冬至后六十日第一个甲子夜半，此时正当雨水节。

③ 少阳：此为古代用来代表时令的名称。

【释义】本条论述节令和气候应该相应，太过或不及都会引起疾病的发生。冬至之后的雨水节，是少阳当令的时候，阳气开始生长，气候逐渐转为温和，这是正常的规律；如未到雨水节，而气候提早温暖，这是时令未到，气候已到；如已到雨水节，气候还未温和，这是时令已到，而气候未到；如已到雨水节，气候仍然很冷，这是时令已到，而严寒气候当去不去；如已到雨水节，气候变得像盛夏那样炎热，这是气候至而太过。总之，凡先至、不至、不去、太过，皆属异常气候，都能使人发生疾病。

春温、夏热、秋凉、冬寒，为我国中原地区四时气候变化的规律，然亦有反常者。故善于养生、治病者，当顺应四时变化，因时制宜。

【临床应用】凡摄生疗疾者，必深谙气候之“常”，且要达“变”。如《素问 · 六元正纪大论》之“用寒远寒”“用热远热”是随时用药的一般原则，若气候有反常变化时，就要作相应变通了。

2. 五邪中人与杂病分类

【原文】

問曰：陽病[①]十八，何謂也？師曰：頭痛、項、腰、脊、臂、腳掣痛。陰病[②]十八，何謂也？師曰：咳、上氣、喘、噦、咽[③]、腸鳴、脹滿、心痛、拘急。五臟病各有十八，合爲九十病，人又有六微，微有十八病，合爲一百八病，五勞[④]、七傷[⑤]、六極[⑥]、婦人三十六病[⑦]不在其中。

清邪居上，濁邪居下。大邪中表，小邪中裏。槃飪[⑧]之邪，從口入者，宿食也。五邪中人，各有法度，風中於前，寒中於暮，濕傷於下，霧傷於上，風令脉浮，寒令脉急，霧傷皮腠，濕流關節，食傷脾胃，極寒傷經，極熱傷絡。(13)

【校注】

① 阳病：指属外表经络的病证。

② 阴病：指属内部脏腑的病证。

③ 咽（yē）：指咽中梗塞。

④ 五劳：《素问 · 宣明五气》及《灵枢 · 九针论》均以久视伤血、久卧伤气、久坐伤肉、久立伤骨、久行伤筋为五劳所伤。

⑤ 七伤：《诸病源候论 · 卷三 · 虚劳候》以大饱伤脾，大怒气逆伤肝，强力举重、久

坐湿地伤肾，形寒饮冷伤肺，忧愁思虑伤心，风雨寒暑伤形，大恐惧不节伤志为七伤。

⑥ 六极：指气极、血极、筋极、骨极、肌极、精极。极，极度劳损。

⑦ 妇人三十六病：《诸病源候论·卷三十八·带下三十六疾候》指十二瘕、九痛、七害、五伤、三痼。

⑧ 槃（gǔ）饪（rèn）：槃，音义同“穀”。饪，熟食也。槃饪，此指饮食。

【释义】本条论述病证的分类方法及五邪中人的特征。“问曰：阳病十八，何谓也？……妇人三十六病，不在其中”一段，是古代医家的疾病分类和计数方法。头、项、腰、脊、臂、脚掣痛六者，病兼上下而在外，通谓之阳病；咳、上气、喘、哕、咽、肠鸣、胀满、心痛、拘急九者，病兼脏腑而在内，通谓之阴病。阳病中有营病、卫病、营卫同病之分，此一病而有三，三六得一十八，故曰阳病十八；阴病中有虚与实之别，此一病而有二，二九得一十八，故曰阴病十八。五脏病各有十八，是指五脏受风、寒、暑、湿、燥、火六淫之邪而为病，且有在气分、血分、气血兼病三者之别，三六合为十八，五个十八，故合为九十病。六微谓六淫之邪中于六腑，腑病较脏病为轻，所以称为六微。六微亦有气分、血分以及气血兼病三者之别，三六合为十八，六个十八，合为一百零八病。而五劳、七伤、六极以及妇人三十六病，不属六淫外感，故不包括在内。

关于五邪中人的特征，首先指出清邪为雾露之邪，故居于上；浊邪谓水湿之邪，故居于下；大邪谓风邪，其性散漫，多中肤表；小邪谓寒邪，其性紧束，常中经络之里；槃饪之邪即宿食，从口而入，损伤脾胃。其次说明五邪中人各有一定的规律，如风为阳邪，中于午前，脉多浮缓；寒为阴邪，中于日暮，脉多紧急；湿为重浊之邪，故伤于下而流入关节；雾为轻清之邪，故伤于上而连及皮腠；脾主运化，故饮食不节则伤脾胃；经脉在里为阴，络脉在外为阳，寒气归阴，所以“极寒伤经”，热气归阳，所以“极热伤络”。本条为古人对病邪特性及中人规律的认识，其中所谓大、小、表、里、上、下、前、暮等，都是相对而言，不是绝对之词。

（二）发病与未病先防、有病早治

【原文】

夫人禀五常[①]，因風氣[②]而生長，風氣雖能生萬物，亦能害萬物，如水能浮舟，亦能覆舟。若五臟元真[③]通暢，人即安和。客氣邪風[④]，中人多死。千般疢難[⑤]，不越三條：一者，經絡受邪，入臟腑，爲內所因也；二者，四肢九竅，血脉相傳，壅塞不通，爲外皮膚所中也；三者，房室、金刃、蟲獸所傷。以此詳之，病由都盡。

若人能養慎，不令邪風干忤經絡；適中經絡，未流傳臟腑，即醫治之，四肢才覺重滯，即導引[⑥]、吐納[⑦]、鍼灸、膏摩[⑧]，勿令九竅閉塞；更能無犯王法[⑨]、禽獸災傷；房室勿令竭乏，服食⑩節其冷熱苦酸辛甘，不遺形體有衰，病則無由入其腠理。腠者，是三焦通會元真之處，爲血氣所注；理者，是皮膚臟腑之文理也。(2)

【校注】

① 人禀五常：禀，受的意思。五常，即五行。

② 风气：此指自然气候。

③ 元真：指元气或真气。

④ 客气邪风：外至曰客，不正曰邪，指令人致病的不正常气候。

⑤ 疢(chèn)难：即疾病。

⑥ 导引：指自我按摩。

⑦ 吐纳：一种通过调整呼吸养生祛病的方法。

⑧ 膏摩：用药膏摩擦体表一定部位的外治方法。

⑨ 无犯王法：王法即国家法令，古代王法中有体罚的规定。无犯王法，即遵守国法，免受刑伤之意。

⑩ 服食：即衣服、饮食。《灵枢·师传》载“食饮衣服，亦欲适寒温”。

【释义】本条从人与自然密切相关的整体观念出发，论述了发病、摄生防病及早期治疗。首先指出正常的自然界气候能生长万物，不正常的气候则会伤害万物，对人体亦不例外。但同时又指出，人对自然不是无能为力的，疾病是可以预防的，只要人体五脏元真通畅，抗病力强，人即安和。疾病的产生虽有多种原因，但不外三条：一是经络受邪，就传入脏腑，此为邪气乘虚入内；二是皮肤受邪，仅在血脉传注，使四肢九窍壅塞不通，其病在外；三是房室、金刃、虫兽所伤，此又与上述发病形式及传变方式不同。

后段重申若人能养生防病，邪气就难以侵犯经络；倘一时不慎，外邪入中经络，即应乘其未传脏腑之时，及早施治。比如四肢才觉重滞，便用导引、吐纳、针灸、膏摩等方法治疗，勿使九窍闭塞不通。如果平素注意调节房室、饮食、起居等各方面，又能防备意外灾伤，使身体强壮，一切致病因素自然无从侵袭腠理。腠理是人体的一种组织，为三焦所主，与皮肤、脏腑关系密切，它既是元真相会之处，又是血气流注的地方。当人体对外抗御能力减退时，它可能成为外邪入侵的门户。

上条基于人体脏腑相关的整体观论治未病，立足人与自然相关的整体观论发病与摄生，以脏腑经络分内外。可见，无论防病、识病、治病，皆需牢记整体观念。本条论发病，既重视内因——五脏元真通畅，又不忽略外因——客气邪风中人，故养身防病，需内养正气，外避邪气。

（三）已病防传、虚实异治

【原文】

問曰：上工①治未病②，何也？師曰：夫治未病者，見肝之病，知肝傳脾，當先實脾③，四季脾王④不受邪，即勿補之。中工不曉相傳，見肝之病，不解實脾，惟治肝也。

夫肝之病，補用酸，助用焦苦，益用甘味之藥調之。酸入肝，焦苦入心，甘入脾。脾能傷腎，腎氣微弱⑤，則水不行；水不行，則心火氣盛，則傷肺；肺被傷，則金氣不行；金氣不行，則肝氣盛，則肝自愈。此治肝補脾之要妙也。肝虚則用此法，實則不在用之。

經曰"虚虚實實，補不足，損有餘"，是其義也。餘臟准此。（1）

【校注】

① 上工：高明的医生。

② 治未病：指治未病的脏腑。

③ 实脾：调补脾脏。

④ 四季脾王：王，通"旺"。农历三、六、九、十二各月之末十八天，为脾土当旺之时。"四季脾王"指一年四季脾气都很旺盛。

⑤ 肾气微弱：指肾的阴寒水气不亢而为害。此"肾气"，与《水气病脉证并治第十四》篇二十一条"肾气上冲"之"肾气"，均指肾的邪气。

【释义】本条从人体脏腑的整体观念出发，论述杂病的治疗法则。脏腑之间具有互相资生、互相制约的关系，一脏有病，可影响他脏。治疗时须照顾整体，治其未病之脏腑，以防疾病传变。如见肝实之病，应该认识到肝病最易传脾，《素问·五运行大论》云："气有余，则制己所胜，而侮所不胜。"故治肝的同时，要注意调补脾脏，就是治其未病，使脾脏正气充实，防止肝病蔓延。如果脾气本旺，则不必实脾。这说明治未病亦当明辨虚实，灵活运用。反之，"见肝之病，不解实脾，惟治肝也"，这是缺乏整体观的治法，就不能得到满意的效果。

治病当分虚实，本条仍举肝病为例来说明。肝病，补用酸，助用焦苦，益用甘味之药调之，为治肝虚的方法。酸入肝，肝虚当补之以本味，所以补用酸；焦苦入心，心为肝之子，子能令母实，所以助用焦苦；甘味之药能够调和中气，正如《难经·十四难》所言"损其肝者缓其中"。至于肝实病证，则需泻肝顾脾，不宜用此法。

"酸入肝……此治肝补脾之要妙也"十五句，是解释肝虚病用酸、甘、焦苦味药物的意义。肝木既虚，肺金便会侮其所胜，这是五行生克制化的一般规律。所以，在肺金未侮肝木之前，就得用酸味药来补肝的本体，用焦苦味药助心火。助心火的目的，源于肝木与心火相生、心火与肺金相克的关系——木生火，心火为肝木之子，子能令母实；火克金，心火充沛则肺金受制不能乘肝，木不受克而肝病自愈。至于本法中用甘味药来调和脾土，其目的在于补土制水，肾水被制，则心火旺盛，心火旺盛则能制约肺金，肺金被制则不能乘侮肝木，则肝之本气自盛；土能荣木，脾气健旺，有助于改善肝虚的病变。可见，这十五句是仲景从脏腑相关的整体观念出发，根据五行生克制化的原理，用调补助益诸法，从多个脏腑进行治疗，以达到纠正肝虚的目的。但需注意，条文中的“伤”字，不能解作“伤害”，而应解作“制约”。

条文最后引用经文，总结了虚实异治的治疗法则：不能虚证用泻法，实证用补法，使虚者更虚，实者愈实。必须虚者补之，实者泻之，才是正治。肝病如此，其他诸脏亦以此类推。

本条肝病实脾，是对已病防传治未病的示范；“四季脾王不受邪，即勿补之”，则是灵活运用此法的明示。虚实异治为疾病治疗的一大纲要，不仅治已病要辨虚实，治未病也应分虚实。

【临床应用】本条理论对临床颇具指导意义。脾为后天之本，营卫气血化生之源。脾脏强健与否，直接影响到病体的恢复或恶化。对于肝实证，脾虚者固然应实脾，即便脾不虚者，泻肝时也应照顾脾脏。譬如用苦寒药泻肝时，应避免太过而损伤脾气。后世疏肝解郁的逍遥散中，配伍白术、炙甘草，即是泻肝顾脾之法。对于肝虚证，尤需顾脾，因培土可以荣木。后世根据本条酸甘焦苦合用的精神，用白芍、五味子、山茱萸、酸枣仁、当归、丹参、地黄等，配以炙甘草、淮小麦、大枣，治疗头目眩晕、视力减退、失眠多梦、舌光红、脉弦细的肝虚证，便是补肝顾脾之法。肝虚顾脾，其实有两层含义：一是用补药不宜太过滋腻，以免阻碍脾运而导致脾病；二是在滋补药中可适当加入健脾助运之品。后世医家基于肝有“体用”不同的认识，治肝虚用滋水涵木、养血柔肝等法，从相生方面以养肝体；治肝实用清肝宁肺、疏肝实脾等法，从相制方面以理肝用，亦是受本条虚实异治理论的启发。不过运用这些治法时，都应注意顾脾，这是治疗肝病的一项重要原则。

二、病机

【原文】

問曰：經云厥陽獨行，何謂也？師曰：此爲有陽無陰，故稱厥陽。(10)

【释义】本条论述厥阳病机。正常情况下，人体的阴与阳总是维持着相对平衡协调的状态，而且阳是以阴为依附的。假如阴气衰竭，阳气失去依附，有升无降，则会导致“有阳无阴”的“厥阳独行”病变。此处“有”“无”两字是相对而言，不是绝对之词。

临床上所见到的肝阳上亢，面赤眩晕，甚至跌仆，即属这一类性质的病证。本条以厥阳为例，说明阴阳失去相对平衡是杂病的病机。

三、诊病举隅

（一）望诊

【原文】

問曰：病人有氣色見於面部，願聞其說。師曰：鼻頭色青，腹中痛，苦冷者死一云腹中冷，苦痛者死。鼻頭色微黑者，有水氣。色黄者，胸上有寒。色白者，亡血也，設微赤，非時者，死。其目正圓者，痙，不治。又色青爲痛，色黑爲勞，色赤爲風，色黄者便難，色鮮明者有留飲。（3）

【释义】本条论述面部望诊在临床上的应用。鼻为“面王”，内应于脾，故首先以鼻代表面部的望诊。鼻部出现青色，青是肝色，又见腹中痛症，为肝乘脾；若再见极度怕冷，则属阳气衰败。鼻部现微黑色，黑为水色，此属肾水反侮脾土之象，主有水气。色黄指面色黄，不单指鼻部。黄为脾色，多系脾病不能散精四布，因而水饮停于胸膈之间，所以色黄者胸上有寒，寒指水饮。面色白是血不能上荣于面，失血过多之征，所以主亡血。如亡血之人面色反现微赤，又不在气候炎热之时，此为血去阴伤，阴不涵阳，虚阳上浮之象。目正圆是两眼直视不能转动，为风邪强盛，五脏之精气亡绝，多见于痉病，证属不治。必须指出，本书各篇中所称死或不治，多表明疾病已陷于危笃，并非绝对不治。“色青为痛”之后，仍论面部望诊。青为血脉凝涩之色，所以主痛。黑为肾色，劳则肾精不足，其色外露，所以主劳。风为阳邪，多从火化，火色赤，所以面赤主风。黄为脾色，若其色鲜明是湿热蕴结，脾气郁滞，多有大便难之症。面色鲜明为体内停积水饮，上泛于面，形成面目浮肿，所以反见明亮光润之色。

面部望诊应注意分部，同一色显现部位不同，主病有别，同一色主病亦不尽相同，故当仔细观察，分辨其不同之处。

【临床应用】望色是望诊中很重要的一个内容，它有助于判断脏腑盛衰、气血有余不足，但需结合全身其他具体病情进行分析才能全面。

【原文】

師曰：吸而微數，其病在中焦，實也，當下之即愈，虛者不治。在上焦者，其吸促；在下焦者，其吸遠，此皆難治。呼吸動搖振振者，不治。（6）

【释义】本条论述望呼吸以辨别病位上下，并判断其预后吉凶。吸气浅短，如由中焦实邪引起的，多因邪气壅塞中焦，影响肺气不降所致，治当下其实。实去之后，气机通利，呼吸自能恢复常态。如吸气短促不因中焦实邪，而是属于虚证，则如《金匮要略心典》所说“为无根失守之气，顷将自散”，故云“不治”。若中焦虽实而又正虚的，下之则伤正，不下则邪无出路，同样也难治。“在上焦者”主要指病在肺，吸气浅短是肺气大虚所致；“在下焦者”主要指病在肾，吸气深长而困难是元气衰竭，肾不纳气所致。假使呼吸时全身振振动摇，是虚弱已甚，形气不能相保的危候。

上、中、下三焦病证皆能影响呼吸，呼吸的改变特点依次为“促”“微数”“远”。凡虚证而见呼吸改变的，不论病位在上、在中、在下，多难治。这里仲景将《难经·四难》“呼出心与肺，吸入肾与肝，呼吸之间，脾受谷味也，其脉在中”的理论具体化了。

（二）闻诊

【原文】

師曰：病人語聲寂然①喜驚呼者，骨節間病；語聲喑喑然②不徹者，心膈間病；語聲啾啾然③細而長者，頭中病一作痛。（4）

【校注】

① 寂然：寂，《广雅·释诂四》“静也”。寂然，谓安静无声。

② 喑喑（yīn）然：喑，默也，哑也。《说文通训定声·临部》“喑，假借为硬瘖”，谓语声低微而不清澈。

③ 啾啾（jiū）然：啾，《说文解字·口部》“小儿声也”，谓唧唧哝哝，喻语声细碎而悠长。

【释义】本条论述闻诊在临床上的应用。骨节间病指关节疼痛一类病证，由于病在关节，转动不利，动则作痛，故病人常喜安静，但偶一转动，其痛甚剧，故又突然惊呼。心膈间病指结胸、心痞、懊憹一类病证，由于气道不畅，所以发声低微而不清澈。头中病指头中痛，痛在头中，如作大声则震动头部，其痛愈甚，所以声不敢扬，但胸膈气道正常无病，所以声音虽细小而长。

病痛在于内而语声发于外，故闻病人语音改变，可以判断病变所在部位。此为仲景闻声察病的示范。

（三）切诊

【原文】

师曰：病人脉浮者在前，其病在表；浮者在後，其病在裏，腰痛背強不能行，必短氣而極也。（9）

【释义】本条论述同一脉象，出现部位不同，主病也不同。一般情况下，脉浮是病邪在表的反映，但其浮脉当见于寸部，因寸部属阳主表，故寸脉浮其病在表，为正气抗邪于表的现象。如果浮脉见于尺部，因尺部属阴主里，故尺脉浮其病在里，一般是肾阴不足，虚阳外浮，阳气不能潜藏的现象。还须指出，表证属实者之见浮脉，必浮而有力；里证属虚者之见浮脉，必浮而无力。

此外，在凭脉辨病时，尚需结合其他症状全面考虑。如尺脉浮，又伴有腰痛背强和呼吸短促时，才能诊断为病在里而属肾虚。这是因为肾藏精主骨，腰为肾之外府，其脉贯脊。肾虚精髓不充，腰脊失养，故腰痛、背强、骨痿不能行走；若肾虚不能纳气归元，则短气而疲惫虚乏。

寸、关、尺三部脉象的变化可反映不同脏腑病证，示人切脉时须分部位，更须脉证合参。

（四）四诊合参

【原文】

師曰：息摇肩者，心中堅；息引胸中上氣者，欬；息張口短氣者，肺痿唾沫。（5）

【释义】本条论述察呼吸、望形态以诊断疾病的方法。息，指呼吸。息摇肩，是呼吸困难，两肩上耸的状态，在病情上有虚有实。条文所指“心中坚”即是实证，由实邪壅塞在胸，以致胸部气闭，呼吸困难，常伴有鼻翼扇动、胸闷咳喘等症，属痰热内蕴、肺气不宣。也有因肾不纳气，元气耗散于上导致的“息摇肩”，就不一定有“心中坚”的症状，往往伴有肢冷汗出。息引胸中上气者咳，为胸中有邪，阻塞气道，以致肺气不降，呼吸时气上逆而致咳，这种情况多见于感冒、咳嗽的病例。呼吸时张口短气、唾沫者，为肺痿，由肺气痿弱不振，司呼吸功能失职，不能敷布津液所致。

察呼吸、望形态是仲景诊断疾病的重要方法与手段，为《素问·阴阳应象大论》“视喘息，听音声，而知所苦”之具体应用。

【原文】

師曰：寸口①脉動者，因其王②時而動。假令肝王色青，四時各隨其色。肝色青而反色白，非其時色脉，皆當病。（7）

【校注】

① 寸口：一名气口，又名脉口。本书脉法，一种是独取寸口法，分寸口、关上、尺中；一种是三部诊法，分寸口（手太阴动脉）、趺阳（足阳明冲阳穴）、少阴（足少阴太溪穴）。凡条文中寸口与关上、尺中并举的，则此寸口仅指两手寸脉；如单举寸口，或寸口与趺阳、少阴对举的，则此寸口包括两手的寸、关、尺三部。本条的寸口，则包括两手的六部脉。

② 王：通“旺”。

【释义】本条论述脉象与四时五色相结合的诊病方法。四时季节改变，脉象和色泽也随之发生变动，但有正常与异常的不同。如春时肝旺，脉弦、色青是为正常。如此时色反白、脉反毛，是非其时而有其色脉，属不正常的现象。

四时气候变化可影响人体的生理功能，且显现于色脉。凡是不符合四时变化的色脉改变，都必须加以关注辨别，做到色脉相参，望切结合。

四、论治

（一）表里同病治则

【原文】

問曰：病有急當救裏、救表者，何謂也？師曰：病，醫下之，續得下利清穀不止，身體疼痛者，急當救裏；後身體疼痛，清便自調者，急當救表也。(14)

【释义】本条论述表里同病时的先后缓急治则。在表里证同时出现时，首先应分别证情的先后缓急，急者先治，缓者后治。如本条所说，病在表，不可下，而误下之，伤其脾胃，以致表证之身体疼痛未除，里证之下利清谷不止又起。权衡表里轻重，此时以里证为急，故应先救其里。因下利清谷不止，正气已经虚弱，不但不能抗邪，且将亡阳虚脱。如此时以为表证未解，而误用汗法更虚其阳，则会导致上下两脱之危候发生。当里证基本解除之后，则又须救表以祛其邪，因此时身体疼痛的表证仍然存在，如不进行救治，势必再行传变入里，引起其他变化。

一般而言，表里同病，应先解表，表解后方可治里，否则易致外邪内陷，造成变证。因此，先表后里的治法，可以视为治疗表里同病的常法，而本条先里后表的治法，则可看作是治疗表里同病的变法。此外，有时表里同病，单解表则里证不去，单治里则外邪不解，且可相互产生不良影响，必须双方兼顾，应用表里同治的治法。然无论先表后里、先里后表或表里同治，均须根据表里双方病情的主次和缓急轻重来决定。

（二）痼疾加卒病治则

【原文】

夫病痼疾，加以卒病，當先治其卒病，後乃治其痼疾也。(15)

【释义】本条论述新久同病时的先后缓急治则。在新病与久病同时存在时，也应首先分别证情的先后缓急，急者先治，缓者后治。因久病势缓，不能急治，卒病势急，稍缓则起变化，且痼疾难拔，卒病易治，故既有痼疾又加卒病者，一般当先治其卒病，后治其痼疾。

杂病中不乏痼疾兼新病的情况，若此时治疗不分新久先后，不仅新病难以速去，而且可能加重痼疾，致生他变。

【临床应用】本条所述是新久同病的一般治则，但在临床应用时，也应根据具体证情灵活掌握。在痼疾与新病互相影响的情况下，治新病又必须照顾到痼疾，如喘家病伤寒，用桂枝汤须加厚朴、杏子。此外，即使是治疗新病，在用药时对于久病的病情以及病人的体质等情况均应考虑。

（三）审因论治原则

【原文】

夫諸病在臟[①]，欲攻[②]之，當隨其所得[③]而攻之。如渴者，與豬苓湯。餘皆仿此。（17）

【校注】

① 在脏：此泛指在里的疾病。

② 攻：作“治疗”解。

③ 所得：指病邪相结合的意思。

【释义】本条举例说明治疗杂病应掌握随其所得的治法。病邪在里固结不解，往往与体内有害物质如痰、水、瘀血、宿食等相结合，医者当随其所得，施以恰当的治法。例如渴而小便不利，审其因若为热与水结而伤阴者，当予猪苓汤育阴利水，水去而热除，渴亦随之而解。其他病证亦可依此类推，如热与食结用大、小承气汤，热与血结用桃仁承气汤，理亦相同。

治病当审证求因，唯有清楚疾病发生的根本原因，方能进行针对性的治疗。如无形邪气与有形病邪固结难去，只有根除了有形病邪．无形邪气才能祛散。

（四）饮食与调护原则

【原文】

師曰：五臟病各有所得[①]者愈，五臟病各有所惡，各隨其所不喜者爲病。病者素不應食，而反暴思之，必發熱也。（16）

【校注】

① 所得：指适合病人的饮食居处。

【释义】本条论述临床应根据五脏喜恶进行治疗和护理。由于五脏的生理特性不同，故五脏病的性质不同，各有其适宜的治法。如肝体阴用阳，肝病阴虚则欲酸收，肝病气郁则欲辛散。又如脾恶湿，胃恶燥，脾为湿困则恶肥甘而喜辛开，胃阴不足则恶苦燥而喜凉润。在安排病人饮食居处等护理方面也应这样。如心主血，心病血热，禁热衣热食；肺主气，肺病气虚，禁寒饮食寒衣。所以要根据五脏特性和其病理特点，近其所喜，远其所恶，适当选用药味，给予恰当调护，才能使疾病获得痊愈，故本条云：“五脏病各有所得者愈。”此外，遇到病人突然想吃平素不喜的食物，是脏气为邪气所改变，食后可能助长病气而引起发热，也不可不加注意。

五脏病得其所宜之气、之味、之处，足以安脏气而却病气；得其所禁所恶之气、之味、之处，足以损脏气而助病邪。

【临床应用】治病用药固然要适合病情，而病人的食服居处等护理工作亦当有益疾病康复。如果不注意饮食禁忌和衣着寒温，违背疾病的特点进行护理，纵然用药适宜，也难收效。

五、预后

【原文】

問曰：寸脉沉大而滑，沉則爲實，滑則爲氣，實氣相搏，血氣入臟即死，入腑即愈，此爲卒厥。何謂也？師曰：唇口青，身冷，爲入臟，即死；如身和，汗自出，爲入腑，即愈。（11）

【释义】本条论述卒厥的病机及预后。“寸脉沉大而滑，沉则为实，滑则为气，实气相搏”四句，是从脉象解释卒厥的病理，但句中有省文，应该说“沉大则为血实，滑则为气实”，血实与气实相并，意方完整。左寸候心主血，右寸候肺主气，本证血气相并，故脉应于寸部，此与《素问·调经论》所谓“血之与气，并走于上，则为大厥”之理相同。血气既相并而成实，已为病邪而非正常的血气，故云“入脏即死”“入腑即愈”。但入脏入腑是假设之词，犹言在外在里。“即死”“即愈”也是相对而言，因为前人认为脏是藏而不泻的，腑是泻而不藏的，病邪入腑尚有出路，故云“即愈”；入脏则病邪无从排泄，故云“即死”。判断卒厥入脏、入腑，主要是结合证候。当病人猝然昏倒之后，如伴有唇口青、身冷，是血液郁滞不流，阳气涣散之内闭外脱的证候，此即为入脏，病情严重；如伴有身和、汗自出，是血气恢复正常运行的征兆，此即为入腑，病情转愈。

从脉象判断病机，从脏腑说明病情轻重，并结合证候推测预后，这是仲景脉证结合以诊病的常用方法。“寸脉沉大而滑”是气血壅实所引起的一种复合脉象，凡遇这种脉象的病人，在未发生猝倒之前，就应见微知著，及早防治。可见，本条尚寓“治未病”的精神。

【原文】

問曰：脉脱①入臟即死，入腑即愈，何謂也？師曰：非爲一病，百病皆然。譬如浸淫瘡②，從口起流向四肢者可治，從四肢流來入口者不可治；病在外者可治，入裏者即死。（12）

【校注】

① 脉脱：指脉乍伏不见。是邪气阻遏正气，血脉一时不通所致。

② 浸淫疮：皮肤病的一种，能从局部遍及全身。

【释义】本条举脉略症，是承上条卒厥一病而言。卒厥，其脉有见沉大而滑者，亦有脉乍伏而不见者，但入脏即死、入腑即愈的病机则相同，故设为问答以明之。本条重申，病在脏，病情重；病在腑，病情轻。病由外传内的难治，由内传外的易治。这是一般规律，即使是属于皮肤病的浸淫疮，其传变情况也是如此，所以说“非为一病，百病皆然”。

小结

本篇以整体观念为指导思想，以脏腑经络学说为理论依据，对疾病的预防、病因、病机、诊断、治疗等各方面，都作了概括性的论述。首先提出内养正气，外慎风邪，可以预防疾病，并举例说明各种疾病有一定的发展规律，可以根据脏腑相互影响、相互制约的关系，于治疗已病脏腑的同时治其未病之脏腑，以预防疾病的传变。未病时重视预防，已病后争取早期治疗，是本篇的一大特色。列“上工治未病”于首条，有临床指导意义。

在病因、病机方面，本篇主要从正邪两方面来阐述，认为人与自然息息相关，不正常的气候常为邪气侵袭人体的诱因，但发病的关键仍在于正气的强弱，若五脏元真通畅，人即安和，病则无由入其腠理。其对于“千般疢难，不越三条”的归纳，为后世病因学说奠定了基础。

关于诊断方面，对望色泽、闻语声、视呼吸、问病情、察脉象，都作了示范性的介绍，主张临床运用时，必须四诊合参。指出病在表为浅，入里为深；在腑易治，入脏难愈；四时气候的变动，可以影响色脉。其主要精神在于启发后学者重视客观的诊断，以探求疾病的本质，判断预后的吉凶；治疗上必须针对病情，因人因时制宜。

在治疗方面，指出虚实必须异治，表里当分缓急，新久宜有先后，攻邪当随其所得，并通过具体病例作出原则性的指示。此外，又提出对病人的饮食居处也必须加以注意。

本篇条文虽简，但所论述的内容，从预防到治疗，从原则到具体，无不具备，全面而又简明，充分体现了中医学的辨证论治特点，是全书的总纲。

第二章 痉湿暍病脉证治第二

提要

本篇论述痉、湿、暍三种疾病的病因病机、辨证治疗。“痉”原作“痓”，《金匮玉函要略辑义》云：“案成无己曰：痓当作痉，传写之误也。痓（zhì），恶也，非强也，今考痓，恶也，见张揖《广雅》。而《说文》痉，强急也。成说为是。”《金匮玉函经二注》《金匮要略编注》《金匮要略方论本义》《金匮要略心典》《金匮要略浅注》等注本均作“痉”，今从之，下同。

外感、内伤均可致痉，本篇所论痉病是素体津液不足，又外感风寒，筋脉失养，以项背强急、口噤，甚至角弓反张为主症的筋脉病变。

湿病有内湿、外湿之分，本篇所论以外湿为主，是由外感湿邪兼风或夹寒，痹着于筋脉肌肉关节，以发热、身重、骨节疼痛为主症的疾病。

暍病即伤暑，属外感伤暑范畴。暑邪以湿、热二气为主，暍病亦有偏热、偏湿之别。偏暑热者，以发热自汗、烦渴溺赤、少气脉虚为主症；偏暑湿者，以身热疼重为主症。

痉、湿、暍三病皆为感受外邪所致，初期都从太阳表证开始，故合为一篇讨论。

第一节　痉　病

一、刚痉与柔痉鉴别

【原文】

太陽病，發熱無汗，反恶寒[①]者，名曰剛痙。（1）

太陽病，發熱汗出而不恶寒[②]，名曰柔痙。（2）

【校注】

① 反恶寒：《针灸甲乙经·卷七·太阳中风感于寒湿发痉第四》无“反”字，《医宗金鉴·订正金匮要略注》疑“反”字为衍文。

② 不恶寒：《脉经·卷八·平痉湿暍脉证第二》“而不恶寒”下有细注“一云恶寒”，据文义，可从。

【释义】上两条论述外感痉病的分类及鉴别要点。痉病由外感所致，初期病在表，故言太阳病。风寒表实者发热、恶寒、无汗，风寒表虚者发热、汗出、恶风。痉病初期兼风寒表实者，名为刚痉；兼中风表虚者，名为柔痉。

既名为痉，须具备项背强急、口噤等筋脉拘急之症，这是古人的省文笔法，悉以“痉”字赅之。

二、误治成痉

【原文】

太陽病，發汗太多，因致痙。（4）

夫風病[①]，下之則痙，復發汗，必拘急[②]。（5）

瘡家[③]雖身疼痛，不可發汗，汗出則痙。（6）

【校注】

① 风病：指太阳中风。

② 拘急：指四肢经脉拘挛强急。

③ 疮家：指久患疮疡或金刃创伤不愈者。

【释义】此三条论述痉病的内因。太阳病表证，虽应发汗，却须“微微似有汗出，不可令如水淋漓”，假如发汗太过，伤津耗液，必致筋脉失养，则易形成痉病。太阳中风本多汗，如误用攻下，津液更伤，易致筋脉失养，而生痉病；如一再发汗，津液复伤，必致筋脉失养而拘急。疮家经常流脓失血，致阴液素亏，虽见身体疼痛之表证，也不可贸然发汗，否则必重伤津液而致痉。以上误治的共同结果都是阴液重伤，是导致痉病发病的内因。

三、主要脉症

【原文】

病者身熱足寒，頸項強急，惡寒，時頭熱，面赤目赤，獨頭動搖，卒口噤[①]，背反張者，痓病也。若發其汗者，寒濕相得，其表益虚，即惡寒甚。發其汗已，其脉如蛇。[②]（7）

【校注】

① 卒口噤：卒（cù），同“猝”，突然之意。卒口噤，突然牙关紧闭，不能言语。

② 若发其汗者……其脉如蛇：此二十五字，成本《伤寒论》无。《金匮方论衍义》云“此症出《伤寒论》中，其衍文者，无发其汗已后二十五字”，今从之。

【释义】本条论述外感痉病的主要证候。太阳主表，其经脉自巅下项，行于脊背两旁。风寒之邪侵及太阳，既有太阳表证之恶寒、项背强急，又见邪郁入里化热的面赤目赤、时头热，足寒是阳郁过重，不能达于四末的表现。

颈项强急、背反张、突然口闭不能言语、独头动摇均为痉病的典型症状，这是太阳邪郁不解，入里化热化燥动风，故由太阳经筋不利的颈项强急，进一步发展为全身筋脉拘急而背反张；阳明之脉夹口入齿中，邪入阳明，筋脉强急则口噤不开；热盛风动，故独头动摇。

条文中“时”“卒”二字突出了痉病具有发作性的特点。

【原文】

夫痓脉，按之緊如弦[①]，直上下行。（9）

【校注】

① 紧如弦：《金匮玉函经二注》《脉经》皆作“紧而弦”，宜从。

【释义】本条论述痉病的主脉。痉病是由筋脉拘急而致，所以其脉亦见强直弦劲之象。“直上下行”，谓从寸到尺，上下三部，皆见强直而弦之脉。

从“按之”两字，可知痉病脉象应是沉紧有力。重按不减，与里虚寒病的虚弦少力脉以及太阳伤寒的浮紧脉不同。

四、证治

（一）表虚津伤柔痉

【原文】

太陽病，其證備，身體強，几几然[①]，脉反沉遲，此爲痓，栝樓桂枝湯主之。（11）

栝樓桂枝湯方：

栝樓根二兩　桂枝三兩　芍藥三兩　甘草二兩　生薑三兩　大棗十二枚

上六味，以水九升，煮取三升，分温三服，取微汗。汗不出，食頃，啜熱粥發之。

【校注】

① 几（shū）几然：几，鸟之短羽。几几，小鸟伸颈欲飞貌。几几然，借喻项背强急，俯仰不能自如的样子。

【释义】本条论述柔痉的证治。太阳病，其证备，指太阳表虚诸症俱备，如头项强痛、发热、汗出、恶风等。太阳病可见项背强，今见全身强急而几几然，这是全身筋脉拘急的表现；太阳中风脉当浮缓，今反见沉迟，是体内津液不足，筋脉失养而拘急之象。以上诸症具有太阳表虚和痉病早期表现，故为柔痉。病属素体津液不足，感受风邪，营卫不利，筋脉失养。治用栝楼桂枝汤解肌祛邪，生津润燥。方中栝楼根生津润燥，滋养筋脉；合桂枝汤解肌祛邪，调和营卫。本方证与《伤寒论》太阳病桂枝加葛根汤证相似而有别。彼为邪盛于表，兼项背强几几，故以桂枝汤加葛根解肌祛邪为主。此是柔痉，素体津伤于里，故重用栝楼根，且将栝楼根置于桂枝汤之前，提示生津柔筋的重要性。

本条虽言“太阳病，其证备”，但一个“脉反沉迟”，便突出了本方证与太阳中风证的区别。另外，此处的脉沉迟，必然是弦而有力，与虚寒证之沉迟无力不同。

【临床应用】本方主治外有风邪，兼津液不足所致的痉病，以项背强、肢体拘急、发热、汗出恶风、苔薄白少津、脉沉迟为主症。临床可用于具有上述证机的小儿抽搐症、小儿慢惊风、颈椎病、流行性脑脊髓膜炎、流行性乙型脑炎，以及各种原因引起的高热惊厥等。

【现代研究】实验研究证实栝楼桂枝汤可改善大鼠脑缺血再灌注损伤症状，其对缺血性脑卒中的保护作用主要反映在能量代谢、脂质代谢、氨基酸代谢等代谢途径的变化[1]。栝楼桂枝汤对局灶性脑缺血再灌注损伤大鼠有保护作用，其机制可能与抑制p38丝裂原活化蛋白激酶（p38MAPK）活化、下调胱天蛋白酶3（Caspase-3）蛋白表达，减少细胞凋亡有关[2]。栝楼桂枝汤可通过抑制核因子κBp65（NF-κBp65）蛋白的表达，促使小胶质细胞由M1型向M2型转化，从而减轻脑缺血诱导的神经炎症，发挥脑保护作用[3]。栝楼桂枝汤辅助治疗脑卒中后下肢痉挛患者，可有效缓解临床症状，调节体内凝血纤溶状态，减轻下肢痉挛程度，进而改善患者下肢运动功能和日常生活活动能力[4]。

（二）表实郁闭欲作刚痉

【原文】

太陽病，無汗而小便反少，氣上衝胸，口噤不得語，欲作剛痙，葛根湯主之。（12）

葛根湯方：

葛根四兩 麻黄三兩（去節） 桂枝二兩（去皮） 芍藥二兩 甘草二兩（炙） 生薑三兩 大棗十二枚

上七味，㕮咀[①]，以水七升，先煮麻黄、葛根，減二升，去沫，內諸藥，煮取三升，去滓，溫服一升，覆取微似汗，不須啜粥，餘如桂枝湯法將息及禁忌。

【校注】

①㕮（fǔ）咀（jǔ）：原指将药物咬碎，在《内经》时代成为碎制药物的一种代称。

【释义】本条论述欲作刚痉的证治。太阳病无汗属表实，由风寒束表，卫气郁闭所致。一般无汗小便应多，有汗则小便少，本证无汗却小便少，其因有二：一是寒束肌表，卫气失宣，不能敷布津液；二是津液不足。表实气郁，既不外达，又不下行，势必逆而上冲，所以出现气上冲胸；邪滞经络，强急不利，故口噤不得语，这是发痉预兆，若病情继续发展，必将出现卧不着席、脚挛龂齿等症，所以说“欲作刚痉”。此属表实气郁，津液失布，筋脉不利。病位在表与筋脉，当治以葛根汤发汗散寒，升津养阴，舒缓筋脉。本方由桂枝汤加麻黄、葛根组成。发汗散寒当用麻黄汤，但恐其发汗太峻而伤津，故用桂枝汤减量加麻黄发散风寒；重用葛根，取其味甘气凉，能起阴气而升津液，滋筋脉而缓挛急。诸药合用，表邪得解，津液得输，筋急得缓，则痉病自止。

栝楼桂枝汤证和葛根汤证皆属痉病有表证，病机都有津液不足，或津液输布不利，致筋脉拘急，故仲景在两方之后，皆强调“取微汗”或“微似汗”，示人治痉不可过汗，以免再伤津液，此确为治痉不可忽视的环节。

【临床应用】本方适用于风寒束表，卫气郁阻，兼津液不足引起的痉病，其主症有恶寒发热、无汗、小便少、头痛、项强、苔白、脉浮紧，可用于具有上述证机的颈椎病、痉挛性斜颈、强直性脊柱炎、肩周炎、血管神经性头痛、咀嚼肌痉挛症、周围性面神经麻痹等。

【现代研究】实验研究证实，葛根汤可以显著降低寒湿凝滞型原发性痛经模型小鼠前列腺素 F2α（PGF2α）水平，改善组织病理学变化，可能与降低肿瘤坏死因子 α（TNF-α）及抗利尿激素（AVP）有关，其作用机制有待进一步深入研究[5]。以葛根汤为主的中药对治疗频发型紧张型头痛起到明显的治疗效果[6]。葛根汤加减治疗可有效降低上呼吸道感染外寒内热证患者体温，增强机体免疫功能，缩短降温时间，且安全性高[7]。

（三）热盛致痉

【原文】

痙爲病一本痙字上有剛字，胸滿口噤，臥不著席，脚攣急，必齘齒①，可與大承氣湯。（13）

大承氣湯方：

大黄四兩（酒洗） 厚朴半斤（炙，去皮） 枳實五枚（炙） 芒硝三合

上四味，以水一斗，先煮二物，取五升，去滓，內大黄，煮取二升，去滓，內芒硝，更上火微一二沸，分溫再服，得下止服。

【校注】

① 齘（xiè）齿：指上下牙齿相磨，切磋有声。

【释义】本条论述阳明热盛致痉证治。太阳病不解，入里化热，阳明热盛，故胸满、心烦；阳明经环口入齿，其支脉可下至足，热盛津伤，经脉失养而筋脉挛急，故出现口噤，卧不着席，脚挛急，齘齿等症。卧不着席为角弓反张之甚，齘齿为口噤之甚。本证由热盛津伤，化燥动风，病情急重，故急宜泄热以存阴，用大承气汤，使热退津保，痉挛可解。

证由阳明热盛津伤所致，急下泄热意在存阴，条文言大承气汤“可与”，而非“主之”，寓有斟酌、慎重之意；方后“得下止服”，表明治疗痉病，应注意顾护津液，即使可下，亦需适度。

【临床应用】本方适用于里热炽盛，伤津灼液，经脉失养导致的痉病，主症有壮热汗出、心烦、渴欲饮冷、角弓反张、口噤齘齿、手足挛急、舌红苔黄、脉数有力。符合上述证机的流行性乙型脑炎、脑卒中等病可用本方。

【现代研究】实验研究证实大承气汤可下调炎症细胞相关因子白细胞介素 1β（IL-1β）、白细胞介素 6（IL-6）、肿瘤坏死因子 α（TNF-α），降低肺组织湿 / 干重比、髓过氧化物酶（myeloperoxidase，MPO）水平，减少 PI3K、Akt 蛋白的表达，表明大承气汤可作用于炎症相关靶点、通过 PI3K/Akt 信号通路干预脓毒症，验证了网络药理学的部分预测结果[8]。大承气汤对大鼠胰腺纤维化具有明显改善作用，其机制可能与大承气汤抑制大鼠胰腺组织 Wnt/β-catenin 通路的激活有关[9]。大承气汤可以改善炎症所致大鼠胃肠功能，其机制可能与清除氧自由基降低氧化应激反应、缩小炎症反应及调节胃动素（MTL）分泌有关[10]。

五、预后

【原文】

太陽病，發熱，脉沉而細者，名曰痙，爲難治。（3）

暴腹脹大者，爲欲解。脉如故，反伏弦者，痙。（8）

痙病有灸瘡，難治。（10）

【释义】以上三条论述影响痉病预后的几种情况。太阳病发热，是病在表，如发痉，脉应如第十一条“脉沉迟”、第九条“脉弦紧”。如反见脉沉而细，说明正不胜邪，不能抗邪于外。此时，若发散在表之邪气则津液更伤，而补养阴津之虚又有留邪之弊，故曰难治。

痉病发作，如由腹部筋脉挛急，忽然转为胀大，说明痉病筋脉拘急之势欲缓解。但如脉象仍弦紧，或者沉伏而弦，说明筋脉紧急未有缓解之势，故仍将发痉。

痉病有灸疮，是指先有灸疮后患痉病。灸后成疮，脓血久渍，暗耗津血。若再患痉病，则津血必然更伤，内燥日盛，可致血枯津竭，其病情较一般为重，所以难治。

第二节 湿 病

一、证候

【原文】

濕家之爲病，一身盡疼一云疼煩，發熱，身色如熏黄也。（15）

【释义】本条论述湿病发黄的证候。素有湿病的人，由于脾虚不能化湿，湿邪留于肌肉关节，所以一身尽痛；湿邪郁久化热，湿热蕴蒸，故身热发黄；因属脾虚湿郁之黄，湿多热少，故其黄色晦黯如烟熏状。

二、治则

（一）微发汗

【原文】

風濕相搏，一身盡疼痛，法當汗出而解，值天陰雨不止，醫云此可發汗。汗之，病不愈者，何也？蓋發其汗，汗大出者，但風氣去，濕氣在，是故不愈也。若治風濕者，發其汗，但微微似欲出汗者，風濕俱去也。（18）

【释义】本条论述对风湿病发汗法的要求。风湿相合侵及体表，郁于肌腠，流注关节，筋脉不利，故一身尽痛。若逢天阴雨不止，两湿相合，外湿更甚。外湿当汗，但汗之病仍不愈，这是汗不得法的缘故。因风为阳邪，其性轻扬，表散迅速。湿为阴邪，其性重浊黏滞，难以骤除。如发汗太过，则风去湿存，且阳气损伤，故病不愈。因此，治风湿病正确的发汗方法，应是微似汗出，使阳气缓缓蒸腾而不致骤泄，则营卫畅通，风湿俱去。

治风湿在表，虽宜汗但忌大汗；不独风湿如此，即便是治疗伤寒太阳病的麻黄汤、桂枝汤、葛根汤，仲景亦指出应“微似汗”。可见，凡需发汗的病证，都不能令其大汗。另外，文中“值天阴雨不止”，提示治疗湿病，要留意气候变化，需考虑外湿对病情以及治疗的影响。

（二）利小便

【原文】

太陽病，關節疼痛而煩，脉沉而細一作緩者，此名濕痹《玉函》云中濕。濕痹之候，小便不利，大便反快，但當利其小便。（14）

【释义】本条论述湿痹证候及治法。湿为六淫之一，首犯太阳之表而见太阳病；湿易痹着筋脉关节，导致阳气不通，故关节痛剧而烦。湿从外来，脉应浮缓，今脉沉而细，沉主里，细主湿，说明里有湿。同时，还见里湿证候，小便不利者，由湿阻于中，阳气不化；大便反快者，为湿趋于肠。故本证为内湿合并外湿，痹阻阳气。法当利小便，先祛里湿。因小便通利，则里湿去而阳气通，外湿自然易除。

名曰“湿痹”，强调了湿邪痹阻阳气。因其内湿重于外湿，故未用汗法，而利小便以通阳化气。可见，凡治表里同病，当辨表里轻重缓急。

三、误治证

（一）误下变证

【原文】

濕家，其人但頭汗出，背強，欲得被覆向火。若下之早則噦，或胸滿，小便不利一云利，舌上如胎[①]者，以丹田[②]有熱，胸上有寒，渴欲得飲而不能飲，則口燥煩也。（16）

【校注】

① 如胎：胎，同苔。如胎，指舌上湿润白滑，似苔非苔，湿盛之证。

② 丹田：穴名，在脐下三寸。这里是泛指下焦，与胸上对举。

【释义】本条论述湿病误下后的变证。病湿之人，因湿困阳郁，阳气不达，气逆向上，故见头汗出；湿滞经脉，故背强；湿阻阳气，失于温煦，故其人恶寒，欲得被覆向火。此时湿盛阳郁，治应温经通阳，散寒除湿。然误攻其里，遂致阳气被伤、上寒下热的寒热错杂变证。误下伤中，胃气上逆而哕；下焦湿热，妨碍气化，故小便不利；上焦阳气被伤，寒湿不化，则胸满、舌上如苔湿润而白滑；湿郁化热，则口燥烦、渴欲得饮；上有寒湿，又不能饮。

（二）坏证

【原文】

溼家下之，額上汗出，微喘，小便利一云不利者，死；若下利不止者，亦死。（17）

【释义】本条论述湿病误下后的坏证。湿为阴邪，最易伤阳，若误用攻下，里阳更伤，虚阳上越，则额上汗出而微喘；阴液下脱，则小便自利，此属阳气上越而阴液下脱之证，病情危笃，故曰“死”。假如误下而下利不止者，为真阳失守，阴脱于下，此为阴阳两竭，故亦主“死”。前条与本条同为湿家误下之变证，但病情不同，预后亦异，其关键在于病人平素中阳之盛衰。前条所论，表阳虽郁，里阳犹治；本条则由中阳素虚，再经误下，则真阳失守，真阴将脱，故预后较差。

同属湿病，皆因误下，但转归不同，只因阳气有盛衰，致病机有差异。故辨证时要审病机，察体质。

四、证治

（一）头中寒湿

【原文】

溼家，病身疼發熱，面黄而喘，頭痛，鼻塞而煩，其脉大，自能飲食，腹中和，無病，病在頭中寒溼，故鼻塞，內藥鼻中則愈《脉經》云：病人喘，而無“溼家病”以下至“而喘”十一字。（19）

【释义】本条论述寒湿在上的证治。寒湿袭表，郁遏卫阳，故身疼发热；寒湿上犯头部清窍，肺气不宣，鼻窍不通，则头痛鼻塞而烦、喘；湿郁于表，故面黄；湿邪尚未传里，故能饮食，腹中和；病位在上在表，所以脉大。本证重点是头中寒湿，故只需局部用药——纳药鼻中，以宣泄上焦寒湿，使肺气通利，则诸症自愈。

【临床应用】本条证治体现了仲景辨治用药的灵活性，病位在上在表，故经鼻就近给药。纳药鼻中，原文未曾指出用何方，后世注家多主张用瓜蒂散搐鼻，令出黄水，以宣泄寒湿，有医家用鹅不食草纳鼻，亦有疗效。后世据此而发挥，用芳香开窍之剂作嗅剂治疗类似病证，如《证治准绳》辛夷散等。

（二）寒湿表实

【原文】

濕家身煩疼，可與麻黄加术湯發其汗爲宜，慎不可以火攻[①]之。（20）

麻黄加术湯方：

麻黄三兩（去節） 桂枝二兩（去皮） 甘草一兩（炙） 杏仁七十個（去皮尖） 白术四兩

上五味，以水九升，先煮麻黄，減二升，去上沫，內諸藥，煮取二升半，去滓，溫服八合，覆取微似汗。

【校注】

① 火攻：指艾灸、温针、熨、熏等法，这是古代常用的方法。

【释义】本条论述寒湿表实的证治。湿病之人身体疼痛而烦扰不宁，这是寒湿痹阻，阳郁不通所致。以方测证，当有恶寒、发热、无汗等表寒证。用麻黄加术汤发汗散寒除湿，温通经脉止痛。表证当从汗解，麻黄汤本为伤寒表实而设，而湿邪又不宜大汗，只宜微微似欲汗出，故加白术。《神农本草经》载“术，味苦，温。主风寒湿痹死肌……止汗”，此处麻黄汤得术，虽发汗而不致多汗，白术合麻黄汤，能并行表里之湿，故为寒湿在表的正治之剂。本证不宜火攻发汗，否则既可令大汗淋漓，风去湿存，又可使火热内攻，与湿相合，引起发黄、衄血等变证。从本方配伍可见仲景用药之精当，于发汗峻剂中加一味白术，便转而成为微汗之剂。

【临床应用】本方适用于寒湿在表，卫气被郁的表实证，主症有身疼痛、恶寒发热、无汗、脉浮紧。可用于符合上述证机的寒湿痹证、水肿，涉及风湿性关节炎、类风湿关节炎、坐骨神经痛、急性肾小球肾炎初起、荨麻疹、多发性肌炎、骨质增生性疾病等。

（三）风湿表实

【原文】

病者一身盡疼，發熱，日晡所[①]劇者，名風濕。此病傷於汗出當風，或久傷取冷所致也。可與麻黄杏仁薏苡甘草湯。（21）

麻黄杏仁薏苡甘草湯方：

麻黄（去節）半兩（湯泡） 甘草一兩（炙） 薏苡仁半兩 杏仁十個（去皮尖，炒）

上剉麻豆大，每服四錢匕，水盞半，煮八分，去滓，溫服，有微汗，避風。

【校注】

① 日晡所：日晡，申时。日晡所，指下午3时至5时。

【释义】本条论述风湿表实的成因和证治。风湿在表，故一身尽疼痛。风与湿合，且渐趋化热，故每到下午阳明气旺之时，正邪相争，发热加重。其发病多由汗出时外受风邪，汗液滞留为湿，或经常贪凉而生湿，风湿相合，侵犯肌腠所致。病属风湿表实，有化热之势。治当以麻杏苡甘汤轻清宣化，解表祛湿。方中麻黄、甘草微发其汗；杏仁宣肺利气以助汗解；薏苡仁甘淡微寒，一可淡渗利湿、通络止痛，二使辛温发散中兼具凉解之用。

注意发热加重的时间，有助于辨识病机。麻黄加术汤主治寒湿表实证，故麻黄配桂枝辛温发汗；本方主治风湿表实渐有化热，故麻黄配薏苡仁温散兼轻清。

【临床应用】本方适用于风湿表实兼化热者，主症可见一身尽疼，发热，并于下午3时至5时加剧，脉濡缓。可治疗具有上述证机的感冒、风湿痹证、水肿等，诸如急性风湿热、风湿性关节炎、类风湿关节炎、急性肾小球肾炎；还可用于符合上述病机的鼻渊以及痤疮、扁平疣、银屑病等皮肤病。

（四）风湿兼气虚

【原文】

風濕，脉浮，身重，汗出惡風者，防己黄耆湯主之。（22）

防己黄耆湯方：

防己一兩　甘草半兩（炒）　白术七錢半　黄耆一兩一分（去蘆）

上剉麻豆大，每抄五錢匕，生薑四片，大棗一枚，水盞半，煎八分，去滓，溫服，良久再服。喘者，加麻黄半兩；胃中不和者，加芍藥三分；氣上衝者，加桂枝三分；下有陳寒者，加細辛三分。服後當如蟲行皮中，從腰下如冰，後坐被上，又以一被繞腰以下，溫，令微汗，差。

【释义】本条论述风湿表虚的证治。脉浮身重，是风湿在表；汗出恶风，是气虚卫表不固。风湿在表，法当汗解，但表气已虚，不宜麻黄发汗，故用防己黄芪汤益气除湿。方中黄芪益气固表，除湿，托邪于表；防己辛散苦泄，祛风除湿；白术协黄芪助卫气，合防己祛湿邪；生姜、大枣、甘草调和营卫。本方扶正祛邪、标本兼顾。配伍颇有特点：一是防己配黄芪，益气补虚，利水除湿，适用于水湿为患兼气虚的病情；一是黄芪配白术，益气补卫固表，适宜于卫虚不固的病情。方后所云“服后当如虫行皮中”，这是卫阳振奋，风湿欲解的征兆。

如病人兼气喘，则加麻黄以宣肺平喘，兼胃中不和者加芍药以调肝理脾胃，兼气上冲者加桂枝降逆平冲，下有沉寒者加细辛通阳散寒。服药后强调“坐被上”“又以一被绕腰以下”，旨在助之以温，远之以寒，助药力以使病愈。

【临床应用】本方可用于气虚湿停引起的多种疾病，如风湿性关节炎、类风湿关节炎、膝关节积液、腰椎间盘突出症、更年期综合征、痛风、高尿酸血症、单纯性肥胖合并高脂血症、荨麻疹、狐臭、骨折愈合后肿胀等。其主症多见身重，或伴疼痛，汗出恶风，舌淡苔白腻，脉浮。

【现代研究】实验研究证实，防己黄芪汤可有效缓解关节炎（CIA）模型小鼠的临床症状和病情，降低临床关节炎评分及发病率，同时具有抑制CIA小鼠关节滑膜中及大鼠胸主动脉环中血管新生的作用[11]。加味防己黄芪汤联合激素治疗小儿肾病综合征可有效缓解患儿的临床症状，改善凝血功能，降低血清尿酸（UA）、血肌酐（SCr）、血尿素氮（BUN）水平，提高临床疗效[12]。防己黄芪汤能降低TNF-α体外诱导的人类风湿关节炎成纤维样滑膜细胞株（MH7A）迁移、侵袭以及黏附能力，其作用机制可能与抑制细胞分泌IL-1β有关[13]。防己黄芪汤通过调节肾脏组织PPARγ/APN/AMPK信号通路，发挥减重与降压双重作用，保护肾脏，从而延缓肥胖性高血压发展进程[14]。防己黄芪汤能够抑制人三阴性乳腺癌细胞MB-MDA-231的增殖、迁移，并且促进其凋亡[15]。

（五）风湿兼阳虚

1. 风湿表阳虚

【原文】

傷寒八九日，風濕相搏，身體疼煩，不能自轉側，不嘔不渴，脉浮虛而濇者，桂枝附子湯主之；若大便堅，小便自利者，去桂加白术湯主之。（23）

桂枝附子湯方：

桂枝四兩（去皮） 生薑三兩（切） 附子三枚（炮，去皮，破八片） 甘草二兩（炙） 大棗十二枚（擘）

上五味，以水六升，煮取二升，去滓，分溫三服。

白术附子湯方：

白术二兩 附子一枚半（炮，去皮） 甘草一兩（炙） 生薑一兩半（切） 大棗六枚

上五味，以水三升，煮取一升，去滓，分溫三服。一服覺身痹，半日許再服，三服都盡，其人如冒狀①，勿怪，即是术、附並走皮中逐水氣，未得除故耳。

【校注】

① 冒状：指昏冒，头晕眼花。此处指服药后的反应。

【释义】本条论述风湿表阳虚的证治。伤寒八九日不解，其原因是风寒与湿相合，致病情缠绵。风寒湿痹着于肌表，经脉不利，故见身体疼烦，不能自转侧。其人不呕不渴，是病邪并未传里犯胃，亦未郁而化热。风寒夹湿为病，且阳气不振，故脉浮虚而兼涩。治用桂枝附子汤温阳散寒，除湿止痛。方中桂枝辛温，祛在表的风邪，又温经止痛；附

子温经助阳，散寒除湿止痛，为治风寒湿痹要药；姜、枣调和营卫，甘草和中缓急。

风湿为病，常与素有内湿有关。内湿不化，当小便不利，大便不实。若其人“大便坚，小便自利者”，说明湿气在表，并无里湿，治疗只需驱除表湿。风邪已去，故去桂枝，而加走皮内、逐水气、去湿痹的白术。

两方证均由风寒湿邪兼阳虚引起，其中桂枝附子汤证为风邪偏重，故用桂枝祛风；白术附子汤证是湿邪偏盛，故去桂加白术；此外，白术附子汤中附子、生姜、大枣、甘草的用量较桂枝附子汤减半，此与前方证风邪较盛，易于速去，后方证湿邪偏重，病性缠绵有关。

【临床应用】桂枝附子汤证病机为阳虚风寒湿痹阻肌表，风邪偏盛；白术附子汤证病机为阳虚风寒湿痹阻肌表，湿邪偏盛。两方主症均有身疼剧而转侧不利，舌淡苔白，脉浮虚而涩，后方尚见大便坚。桂枝附子汤可治疗符合上述证机的寒湿痹证、产后身痛以及雷诺病、坐骨神经痛、慢性痛风性关节炎、心动过缓、心房纤颤、房室传导阻滞等；白术附子汤也可用于符合其证机的风湿性关节炎、类风湿关节炎、膝关节炎、痛风、坐骨神经痛等，并可治阳虚湿滞便秘证。

【现代研究】研究表明，桂枝附子汤对神经根型颈椎病（太阳病阳虚表证）疗效显著，可以改善神经根型颈椎病在颈、项、肩、上肢等部位出现的僵硬、活动受限、怕冷、困重、乏力、疼痛、麻木等症状，安全有效，值得推广应用[16]。桂枝附子汤具有良好的祛风除湿、温经散寒的功效，对于寒湿痹阻型骨性关节炎，可明显改善患者的临床症状，降低患者关节液中的炎症因子的表达，且临床疗效良好[17]。白术附子汤能够抑制乳腺癌骨转移裸鼠模型骨损伤，可能与其下调乳腺癌骨转移组织中骨破坏因子巨噬细胞集落刺激因子（M-CSF）、甲状旁腺素相关肽（PTHrP）基因和蛋白的表达有关[18]。

2. 风湿表里阳气俱虚

【原文】

風濕相搏，骨節疼煩，掣痛不得屈伸，近之則痛劇，汗出短氣，小便不利，惡風，不欲去衣，或身微腫者，甘草附子湯主之。(24)

甘草附子湯方：

甘草二兩（炙） 白术二兩 附子二枚（炮，去皮） 桂枝四兩（去皮）

上四味，以水六升，煮取三升，去滓，溫服一升，日三服。初服得微汗則解，能食，汗出復煩者，服五合。恐一升多者，服六七合爲妙。

【释义】本条论述风湿表里阳气俱虚的证治。风湿已由肌肉侵入关节，病情较上条严重，故骨节疼烦，掣痛，不得屈伸，近之则痛剧；表阳虚，故汗出，恶风，不欲去衣；

里阳虚，气不化水，故短气，小便不利，或身微肿。以上病情是由风寒湿盛、内外阳气皆虚所致。当用甘草附子汤祛风散寒除湿，温助表里阳气。方中甘草配附子，意在缓急止痛；附子、桂枝、白术并用，兼走表里，助阳祛风化湿。

以上风湿三方均治风湿痹证兼阳虚者，但各有特点：桂枝附子汤是表阳虚，风寒湿偏盛，三方中附子用量最大，目的在于合桂枝温经助阳，祛风除湿止痛，并化气利小便；白术附子汤是表阳虚，风寒已减，表湿仍盛，三方中附子用量最小，目的是合白术祛表湿；甘草附子汤是表里阳气俱虚，寒湿偏盛，用附子合甘草重点在于缓急止痛，桂枝、白术、附子温经散寒除湿。

每服药量当适宜，否则也可影响疗效。本条提示每服药量要因人而异，并根据药后反应加以调整。

【临床应用】本方适宜于风寒湿盛，表里阳气俱虚，以骨节疼烦、掣痛、不得屈伸、近之痛剧，汗出恶风，短气，小便不利，或身微肿为主症的病证。可用于符合上述证机的风湿性关节炎、类风湿关节炎、风湿性脊柱炎、肩周炎、坐骨神经痛及肌肉萎缩、痛风等。

【现代研究】研究表明甘草附子汤对骨关节炎有防治作用，其作用机制可能是通过调节骨关节炎相关信号通路的蛋白表达来完成的[19]。

第三节 暍 病

一、脉症

【原文】

太陽中暍①，發熱惡寒，身重而疼痛，其脉弦細芤遲。小便已，洒洒然毛聳②，手足逆冷，小有勞，身即熱，口開③，前板齒④燥。若發其汗，則其惡寒甚；加溫針，則發熱甚；數下之，則淋甚。(25)

【校注】

① 中暍（yē）：《说文解字》“伤暑也”；《玉篇》“中热也”。

② 洒洒然毛耸：洒淅恶寒，毛发耸立。

③ 口开：指暑热内扰，气逆张口作喘。

④ 板齿：即门齿。

【释义】本条论述中暍的脉症及误治后的变证。暑为六淫之一，侵犯太阳之表．故见发热恶寒表证。暑多夹湿，故身重而疼痛。夏暑天气炎热，人体出汗多，易耗伤气阴，所以伤暑又多呈现气阴两伤或阴阳两虚的证候，如喻嘉言所说："夏月人身之阳以汗而外泄，人身之阴以热而内耗，阴阳两俱不足。"其脉或见弦细，或见芤迟，均属阴阳两虚之象。小便时阳气下泄，加之暑热耗气，使阳气一时性虚馁，故小便已洒洒然毛耸；阳虚故手足厥冷；《素问·生气通天论》言"阳气者，烦劳则张"，劳则扰乎阳，阳气外浮，故稍有劳作身即发热，口开气喘；阴津耗伤，则门齿干燥。

暍病既属暑热内盛，气阴两伤之证，治当清暑益气养阴为主。不可妄施汗、下、温针等法，否则将变证迭出。若见表证而误用辛温发汗，则阳气更虚而恶寒甚；若以为有表寒而误用温针法，则更助暑邪，使发热加剧；若误认为口开齿燥是内有燥热而数用攻下，则更伤其阴，津液内竭，热邪内陷，遂使小便由黄赤而转为淋涩。凡此诸症，皆属误治之变。

【临床应用】本条所论暍病证候，有偏暑热和暑湿两种病情，但均未出治法。后文白虎加人参汤和一物瓜蒂汤即分别为此而设。现代治偏暑热者，用王孟英清暑益气汤（西洋参、石斛、麦冬、黄连、竹叶、荷叶、知母、甘草、粳米、西瓜翠衣），重在清热益气，养阴生津；偏暑湿者，用东垣清暑益气汤（人参、黄芪、甘草、当归、麦冬、五味子、青皮、陈皮、神曲、黄柏、葛根、苍术、白术、升麻、生姜、大枣），重在升阳益气除湿，实已囊括在仲景两法之中。

二、证治

（一）暑热耗气伤津

【原文】

太陽中熱者，暍是也。汗出惡寒，身熱而渴，白虎加人参湯主之。（26）

白虎加人参湯方：

知母六兩　石膏一斤（碎）　甘草二兩　粳米六合　人參三兩

上五味，以水一斗，煮米熟湯成，去滓，溫服一升，日三服。

【释义】本条论述伤暑偏于热盛的证治。"暍"是伤暑病，"太阳中热"是暑热邪气侵犯太阳肌表。暑热熏蒸，则大汗出，汗多腠理空疏，故汗后恶寒，与一般表证发热恶寒同时并见不同。暑热邪盛，故必发热；热盛伤津，则口渴。此外，尚可见心烦、气喘、尿赤、口舌干燥、倦怠少气、脉虚等暑伤气津之症。病属暑热内盛，津气两伤，治用白虎加人参汤清热祛暑，益气生津。方中石膏辛寒清热，知母苦寒清热养阴，人参益气生津，甘草、粳米和胃补中。

中暍恶寒，伤寒亦恶寒，两者病机不同。中暍恶寒因腠理开泄，汗出太多，卫外阳气不足；伤寒恶寒因腠理闭塞，卫阳被郁。

条文汗出恶寒的表述，寓示临床有汗出、恶寒症时，当注意其表现特点与先后关系。

【临床应用】本方主治里热亢盛，耗伤气津者，其主症有身热，大汗出，口舌干燥，渴欲引饮，倦怠少气，或伴汗后时时恶风，背恶寒，舌红苔黄燥，脉洪大，按之少力。具有上述证机的糖尿病、甲状腺功能亢进、中暑以及多种病变过程中出现的发热（如产后高热、颅脑术后高热、肿瘤性发热）皆可用本方。

【现代研究】研究表明白虎加人参汤能有效降低严重烧伤大鼠血浆中肌钙蛋白含量，对严重烧伤造成的心肌损害具有保护作用[20]。

（二）暍病湿盛

【原文】

太陽中暍，身熱疼重而脉微弱，此以夏月傷冷水，水行皮中所致也。一物瓜蒂湯主之。（27）

一物瓜蒂湯方：

瓜蒂二十個

上剉，以水一升，煮取五合，去滓，頓服。

【释义】本条论述伤暑偏湿的证治。夏月贪凉饮冷，或汗出入水，使水湿邪气侵入肌腠，郁遏阳气，常致暑热夹湿。伤暑则身热；湿盛则身疼重；暑湿伤阳，故脉微弱。治用一物瓜蒂汤去湿散水。瓜蒂，《神农本草经》载“主大水，身面四肢浮肿”，此用之逐散皮肤水气，水湿去则暑无所依，而病自解，体现了随其所得而攻之的杂病治则。

小结

本篇所论痉、湿、暍三病，均由感受外邪所致，病情变化又都从太阳表证开始，故此三种病证除见于《伤寒论》外，又列于此，作为论述杂病的开始。

外感、内伤均可致痉，本篇所论痉病是素体津液不足，又外感风寒，筋脉失养，以项背强急、口噤，甚至角弓反张为主症的筋脉病变。仲景将痉病分为刚痉和柔痉，刚痉表实郁闭，宜发汗散寒，升津缓急，用葛根汤；柔痉表虚津伤，宜解肌祛邪，生津柔筋，用栝楼桂枝汤。阳明热盛致痉，宜泄热存阴，用大承气汤。并认为痉病的发病和预后都与津液盛衰有关，所以治疗痉病，无论发表、清里，都必须兼顾津液，这是一项重要原则。养阴柔筋药可选用白芍、栝楼根、葛根。

湿病有内湿、外湿之分，本篇所论以外湿为主，是由外感湿邪兼风或夹寒，痹着于筋脉肌肉关节，以发热、身重、骨节疼痛为主症的疾病。本篇治湿病，首辨湿邪所在部位，对风湿在表等外湿证，主张发汗，但强调微汗；里湿为主，则当利小便；寒湿在上，纳药鼻中即可。寒湿表实，宜发汗散寒除湿，用麻黄加术汤；风湿表实，宜轻清宣化、解表祛湿，用麻黄杏仁薏苡甘草汤；风湿兼气虚，宜益气固表除湿，用防己黄芪汤；风湿兼阳虚，宜温阳散寒除湿，若风邪偏胜可用桂枝附子汤，若湿邪偏胜可用白术附子汤；风湿表里阳气俱虚，宜祛风散寒除湿，温助表里阳气，用甘草附子汤。本篇治湿病用药，宣散风寒湿邪，多选麻黄、桂枝、杏仁；风湿化热，则用薏苡仁；风湿兼气虚，以防己配黄芪、白术；风湿兼阳虚，多取附子配桂枝、白术、甘草。除寒湿痛常用附子、麻黄、桂枝；欲缓和发汗之力，可用白术、甘草与发汗药配伍。

暍病即伤暑，属外感伤暑范畴。暑邪以湿、热二气为主，暍病亦有偏热、偏湿之别。偏暑热者，以发热自汗、烦渴溺赤、少气脉虚为主症；偏暑湿者，以身热疼重为主症。辨治暍病，则从暑热偏盛或暑湿偏盛着眼。暑热盛者，易耗气伤津，用白虎加人参汤，暑湿盛者，易阻遏阳气，可用一物瓜蒂汤。故治疗暍病时当顾护正气，禁用汗、下、温针诸法。

参考文献

[1] 郭双，戴成球，金钦，等. 基于GC-TOF-MS代谢组学研究栝楼桂枝汤对脑缺血大鼠的作用机制[J]. 药学研究，2020，39（4）：187-192.

[2] 朱晓勤，曾建伟，胡海霞. 栝楼桂枝汤调控p38MAPK、Caspase-3减轻MCAO大鼠脑缺血再灌注损伤的机制研究[J]. 福建中医药，2019，50（5）：27-31.

[3] 程伟能，南丽红，张玉琴，等. 栝楼桂枝汤对脑缺血/再灌注损伤大鼠小胶质细胞极化的影响[J]. 福建中医药，2021，52（4）：16-19.

[4] 王俊峰，邢仪霞，蒋树林. 栝楼桂枝汤治疗脑卒中后下肢痉挛疗效观察及对下肢运动功能的影响[J]. 新中医，2020，52（17）：28-31.

[5] 刘志刚，张荣春，刘红梅，等. 葛根汤对寒湿凝滞型原发性痛经模型小鼠的治疗作用及其机理研究[J]. 江苏中医药，2020，52（9）：82-85.

[6] 张立平，聂文彬，庞秀花. 葛根汤治疗40例频发型紧张型头痛疗效观察[J]. 中国社区医师，2019，35（15）：106，109.

[7] 潘磊. 葛根汤治疗上呼吸道感染外寒内热证的临床观察[J]. 中国中医药现代远程教育，2019，17（4）：77-78，81.

[8] 付智慧，赵灵灵，周霖，等. 基于网络药理学探讨大承气汤治疗脓毒症的作用机制及关键靶点通路验证[J]. 中国中药杂志：2021，46（20）：5351-5361.

[9] 蔡滨，梁晓强，倪效，等. 大承气汤对大鼠胰腺纤维化的改善作用及Wnt/β-catenin通路的影响[J]. 疑难病杂志，2021，20（5）：497-501，507.

[10] 陈永祥，王明娟，迟栋. 大承气汤治疗对胃肠功能障碍大鼠氧化应激和炎症因子的影响[J]. 亚太传统医药，2021，17（4）：25-29.

[11] 何莲花，栾慧杰，单宏颖，等. 防己黄芪汤对DBA/1小鼠胶原诱导型关节炎及血管新生的影响[J]. 中国实验方剂学杂志：2021，27（17）：16-23.

[12] 朱荣俊. 加味防己黄芪汤联合激素治疗小儿肾病综合征对患儿肾功能与血凝状态的影响[J]. 现代医学与健康研究电子杂志，2021，5（11）：51-54.

[13] 覃清霞，何娟，何欢，等. 防己黄芪汤对人类风湿关节炎成纤维样滑膜细胞功能的影响[J]. 时珍国医国药，2021，32（1）：24-27.

[14] 薛亚楠，刘海涛，王建波，等. 防己黄芪汤对肥胖性高血压大鼠肾脏保护机制研究[J]. 辽宁中医药大学学报，2021，23（6）：28-31.

[15] 杨俊锋，郝艳方，王福科，等. 防己黄芪汤对三阴性乳腺癌细胞MB-MDA-231抑制作用研究[J]. 陕西中医，2021，42（2）：152-155，171.

[16] 刘鑫，杨雷，王浩翔，等. 桂枝附子汤治疗神经根型颈椎病（太阳病阳虚表证）的临床研究[J]. 中国中医骨伤科杂志，2021，29（6）：45-48.

[17] 江共涛，程毅，胡和军，等. 桂枝附子汤治疗寒湿痹阻型骨性关节炎临床研究[J]. 中国中医药现代远程教育，2020，18（22）：76-78.

[18] 刘琦，程旭锋，张新峰，等. 白术附子汤对乳腺癌骨转移裸鼠生存时间及骨转移灶中破骨细胞的影响[J]. 中药新药与临床药理，2013，24（5）：441-445.

[19] 黄思敏，吴雨蒙，张丽，等. 甘草附子汤对大鼠骨关节炎及关节软骨蛋白质组学的影响[J]. 中国中药杂志，2021，46（3）：661-669.

[20] 覃文玺，唐乾利，伍松合，等. 白虎加人参汤对烧伤大鼠早期心肌保护作用的实验研究[J]. 广西中医学院学报，2007，10（4）：3.

第三章 百合狐惑阴阳毒病脉证治第三

提要

本篇包括百合、狐惑、阴阳毒三病。百合病以精神恍惚不定，饮食、行动失常，口苦，小便赤，脉微数为特征，由心肺阴虚内热引起，因以百合为主药故名。狐惑病以目赤、咽喉及前后阴蚀烂为主症，由湿热虫毒蕴结所致。阴阳毒以发斑、咽痛为主症，与感染疫毒有关。

三病虽各有特征，然其病因病机相似，皆由热性病发展变化而来；其症状有相似之处，如百合病之“欲卧不得卧”与狐惑病之“卧起不安”，又如狐惑病与阴阳毒皆有咽痛，因此合为一篇论述。

第一节 百合病

一、脉症、病机与治则

（一）脉症与病机

【原文】

論曰：百合病者，百脉一宗[①]，悉致其病也。意欲食，複不能食，常默默，欲臥不能臥，欲行不能行，飲食或有美時，或有不用聞食臭[②]時，如寒無寒，如熱無熱，口苦，小便赤，諸藥不能治，得藥則劇吐利，如有神靈者，身形如和[③]，其脉微數。

每溺時頭痛者，六十日乃愈；若溺時頭不痛，淅然[④]者，四十日愈；若溺快然，但頭眩者，二十日愈。其證或未病而預見，或病四五日而出，或病二十日，或一月微見者，各隨證治之。（1）

【校注】

① 百脉一宗：百脉，泛指全身之脉；宗，根本。

② 臭（xiù）：气味。《诗・大雅・文王》载“无声无臭”。

③ 身形如和：和，和顺，安和，引申为无病。此言患者看上去无明显病态。

④ 淅（xī）然：形容怕风、寒栗之状。

【释义】本条论述百合病的病因病机、证候、治疗原则和预后，是百合病的总纲。心主血脉，肺朝百脉，心肺为百脉之宗，心肺阴虚则百脉受累，证候百出，故言“百脉一宗，悉致其病”。“宗”当指心肺而言。

百合病的临床表现分为两个方面：一是变幻不定的证候，包括精神恍惚不定，常默默，饮食、行为和感觉失调现象（如意欲食复不能食，欲卧不能卧，欲行不能行，如寒无寒，如热无热等），都是阴血不足影响神明所致。二是阴虚内热的证候，即口苦、小便赤、脉微数等。“诸药不能治，得药则剧吐利”“如有神灵”，是言本病辨治颇难，误治则易引起吐泻。

肺主通调水道，下输膀胱，膀胱外应皮毛，其脉上行至头，入络脑，故原文以小便时有无头痛、恶寒、头眩来判断百合病的愈期。六十日、四十日、二十日可作为判断疾病轻重或痊愈时间的参考，并非定数，不必拘泥。

百合病多为热病之后，余热未清，或因情志不遂，郁火伤阴所致，应根据不同病因，给予恰当的治疗，故曰“各随证治之”，且应根据不同的病因，灵活治疗。

辨别百合病的主要依据为心肺阴虚内热引起的变幻不定的证候，其次是阴虚内热所致的口苦、小便赤、脉微数。

【临床应用】现代临床多将百合病列入情志病范畴，与西医学的神经官能症、自主神经功能紊乱、癔症、抑郁症、甲状腺功能亢进症等有相类似表现。本病除了药物治疗，还可适当辅以心理疏导。

（二）治则

【原文】

百合病，見於陰者，以陽法救之；見於陽者，以陰法救之。見陽攻陰，復發其汗，此爲逆；見陰攻陽，乃復下之，此亦爲逆[①]。（9）

【校注】

① 逆：治法与病情相违背。

【释义】本条论述百合病的治疗原则。心肺阴虚内热是百合病的主要病机，治当补其阴，即所谓“见于阳者，以阴法救之”。阴虚为甚或阴虚日久，可阴损及阳，出现畏寒、乏力等阳虚证候，治疗时就应该“见于阴者，以阳法救之”，酌情加用温阳之品。“病见于阳，复发汗，则阴更伤”“病见于阴，复下之，则更伤其阳”，两者都是错误的。

百合病本为阴虚，但阴阳互根，若病久不愈，亦可阴损及阳。此时，须采用温养法治疗。

二、证治

（一）百合病主方

【原文】

百合病不經吐、下、發汗，病形如初者，百合地黄湯主之。（5）

百合地黄湯方：

百合七枚（擘） 生地黄汁一升

上以水洗百合，漬一宿，當白沫出，去其水，更以泉水二升，煎取一升，去滓，內地黄汁，煎取一升五合，分溫再服。中病勿更服，大便常如漆。

【释义】本条论述百合病的正治法。百合病未经吐、下、汗等误治，证情如第一条所言，就用百合地黄汤治疗。方以百合清心润肺安神；生地黄汁滋肾水，益心阴，清血热；泉水下热气，利小便，用以煎百合，共成润养心肺，凉血清热之剂。阴复热退，百脉调和，病自可愈。服药后大便呈黑色，为服生地黄汁所致，停药后便会消失。

本方具甘寒清热养阴之功，可见仲景并非只谙于寒证。方中生地黄量大，寒凉败胃，故中病即止。

【临床应用】凡心肺阴虚、心神不宁之证皆可以百合地黄汤化裁用之。目前常用本方治疗各种神经官能症、自主神经功能紊乱，亦可作为热性病的善后调理方。临证可酌情选择与甘麦大枣汤、生脉散、酸枣仁汤等方合用。

【现代研究】研究证实，百合地黄汤加减能够提高非小细胞肺癌化疗的治疗效果，并提高中医证候积分，改善肿瘤患者主观整体评估水平及患者的营养不良状态，降低毒副反应[1]。百合地黄汤（含百合地黄粉）的抗抑郁作用机制可能与抑制单胺氧化酶活性进而提高单胺类神经递质含量、抑制炎症反应，以及提高脑内神经营养因子的水平从而起到神经元保护作用等有关[2]。

（二）百合病误汗

【原文】

百合病發汗後者，百合知母湯主之。（2）

百合知母湯方：

百合七枚（擘） 知母三兩（切）

上先以水洗百合，漬一宿，當白沫出，去其水，更以泉水二升，煎取一升，去滓；别以泉水二升煎知母，取一升，去滓，後合和，煎取一升五合，分温再服。

【释义】本条论述百合病误汗后的治法。医者若将百合病之如寒无寒、如热无热误作外感表证，妄用辛温发汗，可致阴液更伤，燥热更甚。此时，应加强清热养阴之效，用百合知母汤。方中仍以百合为主药，配知母养阴清热，除烦润燥，并以泉水煎药，三者相合，共具养阴清热、补虚润燥之功。

【临床应用】本方适宜于心肺阴虚内热较甚，在百合地黄汤证基础上，兼见心烦、口渴等症者。与该证机符合的失眠、干咳、盗汗等，皆可投之。

【现代研究】研究证实，与氟西汀相比，百合知母汤可影响更多的代谢通路而发挥抗抑郁作用[3]。百合知母汤能够降低癫痫幼鼠海马神经元AMP依赖的蛋白激酶（AMPK）表达，提升海马神经元哺乳动物雷帕霉素靶蛋白（mTOR）表达，改善癫痫幼鼠行为学改变及症状[4]。百合知母汤的抗抑郁机制可能与上调慢性温和不可预知应激（CUMS）抑郁症大鼠海马组织中ERK1/2信号通路的关键分子蛋白激酶C（PKC）、MEKmRNA及ERK1/2蛋白有关[5]。

（三）百合病误下

【原文】

百合病下之後者，滑石代赭湯主之。（3）

滑石代赭湯方：

百合七枚（擘） 滑石三兩（碎，綿裹） 代赭石如彈丸大一枚（碎，綿裹）

上先以水洗百合，漬一宿，當白沫出，去其水，更以泉水二升，煎取一升，去滓；别以泉水二升，煎滑石、代赭，取一升，去滓；後合和重煎，取一升五合，分温服。

【释义】本条论述百合病误下后的治法。若将百合病意欲食复不能食、口苦、小便赤视为里实热证，误用攻下法，是犯“虚虚”之戒，下后津液更伤，内热加重，并伤胃气，使和降失常。法当养阴清热，降逆和胃，方用滑石代赭汤。方以百合为主药，滑石、泉水清热，代赭石降逆和胃，合奏清养心肺，和降胃气之效。

本证阴虚内热，故不用苦寒，而以滑石之甘寒清热，合泉水导热下行。

【临床应用】本方用于百合病津伤内热而兼胃失和降者，其主症除百合地黄汤之基本证候外，还可见呕哕、小便短赤。

（四）百合病误吐

【原文】

百合病吐之後者，百合雞子湯主之。（4）

百合雞子湯方：

百合七枚（擘） 雞子黄一枚

上先以水洗百合，漬一宿，當白沫出，去其水，更以泉水二升，煎取一升，去滓，内雞子黄，攪匀，煎五分，溫服。

【释义】本条论述百合病误吐后的治法。若将百合病之恶闻食臭误认为是宿食停滞，而用吐法，不仅心肺之阴愈损，燥热愈增，还伤胃阴扰胃气，故以百合鸡子汤滋养肺胃，润燥除烦。方中百合养阴清热，鸡子黄滋阴润燥。

以上三条均为百合病误治后救治法，因百合病主症仍在，故诸方仍以百合为主药，再根据病机变化酌配救误之品，体现了仲景“知犯何逆，随证治之”的精神。

【临床应用】本方宜于百合病心肺阴虚内热，胃气失和者，以方测证，本方证当在百合病脉症的基础上兼有虚烦不安、胃中不和、小便短赤等症状。本方可用于符合上述证机的鼻衄、热病后虚烦不寐等。

（五）百合病变渴

【原文】

百合病一月不解，變成渴者，百合洗方主之。（6）

百合洗方

上以百合一升，以水一斗，漬之一宿，以洗身。洗已，食煮餅①，勿以鹽豉②也。

【校注】

① 煮饼：饼，古代面食的通称；煮饼，即熟面条。

② 盐豉：盐与豆豉，食“煮饼”时用以调味。

【释义】本条论述百合病经久变渴的治法。百合病经一月之久而不愈，阴虚内热加甚，出现口渴的变症，单服百合地黄汤药力不够，当内服与外洗并用，配合百合洗方，渍水洗身。肺合皮毛，其气相通，百合水洗身，以助养阴润燥。洗罢，食煮饼，以调养胃气、生津，忌用味咸之盐豉，以免耗津增渴。

本条内病外洗，体现了中医的整体观念，有诸内必形诸外，治其外，可调其内。此外，本条还对阴虚内热病情的饮食宜忌做了示范。

【临床应用】本证当为百合病基本症状兼口渴甚。临床以百合煎汤洗浴治燥渴，应配合百合知母汤内服，乃获捷效。有医家用本方洗浴以治下利高热后气阴两伤燥渴不已者。

【原文】

百合病渴不差者，栝樓牡蠣散主之。（7）

栝樓牡蠣散方：

栝樓根　牡蠣（熬）等分

上爲細末，飲服方寸匕[1]，日三服。

【校注】

① 方寸匕：匕，状如今之羹匙。方寸匕，古代量药器具，一方寸匕为体积正方一寸（汉制）的容量。

【释义】本条论述百合病渴不差的治法。热盛津伤，药不胜病，内服外洗渴仍不解，故用栝楼牡蛎散生津止渴，潜降浮阳。方中栝楼根生津止渴，清养肺胃；牡蛎益阴潜阳，引热下行，则口渴自解。

本条与上条是为百合病迁延不已，口渴日渐突出者立法，除了内服栝楼根清热生津止渴，还用牡蛎潜降阴虚上浮之阳，并配合外洗和饮食护理，体现了治疗方法的灵活多样。

【临床应用】本方可作为治疗糖尿病及甲状腺功能亢进症的基础方，也可治疗肺炎、胃炎等病，但均应以热盛伤津，口渴喜冷饮者为宜。

（六）百合病变发热

【原文】

百合病變發熱者一作發寒熱。百合滑石散主之。（8）

百合滑石散方：

百合一兩（炙）[1]　滑石三兩

上爲散，飲服方寸匕，日三服。當微利[2]者，止服，熱則除。

【校注】

① 炙：不是今之蜜炙，作炒、烘、晒，使焦燥易于研末用。

② 微利：小便通利，尿量适度。

【释义】本条论述百合病变发热的治法。百合病里热较盛，外达肌肤，可见发热，或伴有小便短涩不利，治用百合滑石散养阴清热。方中百合养阴清润心肺，伍以滑石清热而利小便，使阴虚得复，里热得除。本条热盛变发热，除了用专药百合养阴，亦未用苦寒药，仍取滑石之甘淡寒清热，导热下行。

百合滑石散与栝楼牡蛎散均用于治疗百合病内热较甚的变证，但两者有所不同。前者是内热达于肌肤，发热较为明显，故用百合滋养肺阴，滑石清热、利小便，使肺阴复，里热除而表热自解。后者是热盛津伤，口渴较甚之证，故用牡蛎引热下行，栝楼根生津止渴。方后“当微利者，止服”，提示百合病阴虚内热，不可过用清利，以免耗伤津液，故药后小便畅利，其热外泄，便应停药。

【临床应用】从方测证，本条主症当在百合病基础上兼见发热、小便短涩不利。本方可与该病其他方剂合用，治疗热病后期复发热者。

第二节 狐惑病

一、脉症与内治方

【原文】

狐惑之爲病，狀如傷寒，默默欲眠，目不得閉，卧起不安，蝕[①]於喉爲惑，蝕於陰[②]爲狐，不欲飲食，惡聞食臭，其面目乍赤、乍黑、乍白。蝕於上部[③]則聲喝[④]一作嗄[⑤]，甘草瀉心湯主之。（10）

甘草瀉心湯方：

甘草四兩 黄芩三兩 人參三兩 乾薑三兩 黄連一兩 大棗十二枚 半夏半升

上七味，水一斗，煮取六升，去滓再煎，温服一升，日三服。

【校注】

① 蚀：腐蚀溃烂。

② 阴：指前后二阴。

③ 上部：指喉部。

④ 声喝（yē）：说话声音噎塞或嘶哑。

⑤ 嗄（shà）：指声音嘶哑。

【释义】本条论狐惑病的证治。狐惑病由湿热虫毒内蕴脾胃所致，咽喉及二阴溃烂是其主要临床表现。湿热熏蒸于上，则口咽部蚀烂，声音嘶哑；湿热下注，则二阴溃烂；湿热内蕴，营卫失和，则状如伤寒，默默欲眠；胃失和降，则不欲饮食，恶闻食臭；热扰心神，则目不得闭，卧起不安。面目乍赤、乍黑、乍白提示患者面目之色时有变化，概由邪正相争，气血不和所致，以甘草泻心汤治之。方中生甘草清热解毒；黄连、黄芩苦寒清热解毒；干姜、半夏辛温燥湿；人参、大枣、甘草扶正和胃，共奏清热除湿，扶正解毒之功。

本方与《伤寒论》治寒热错杂痞证的甘草泻心汤药物组成、药量皆同，唯甘草的炮制方法不同，此方甘草生用，取其清热解毒之功；彼方炙用，意在甘温补中，健脾和胃。可见，药物炮制不同，功效有别。

【临床应用】该方适用于湿热蕴阻脾胃的狐惑病，主症可见前后二阴溃疡、口咽蚀烂、不欲饮食、默默欲眠、苔腻、脉濡。符合上述证机的失眠、白塞综合征（贝赫切特综合征）、复发性口疮、神经衰弱、慢性结肠炎等可用。

【现代研究】研究证实，甘草泻心汤治疗溃疡性结肠炎大鼠疗效显著，其作用机制可能是通过抑制 TLR4/NF-κB 信号通路的激活，从而降低促炎细胞因子的产生，减少炎症反应，从而改善肠道功能，并且能够恢复肠道结构[6]。

【原文】

病者脉數，無熱①，微煩，默默但欲卧，汗出，初得之三四日，目赤如鳩眼②；七八日目四眥③一本此有黄字黑。若能食者，膿已成也，赤小豆當歸散主之。（13）

赤小豆當歸散方：

赤小豆三升（浸，令芽出，曝乾） 當歸

上二味，杵爲散，漿水④服方寸匕，日三服。

【校注】

① 无热：无寒热，是无表证的互词。

② 鸠眼：鸠，斑鸠，其目珠色赤。此处以之喻患者之目色。

③ 四眦（zì）：眦，即眼角。四眦，两眼内外眦。

④ 浆水：浆，酢也。《本草纲目》称浆水又名酸浆，引嘉谟云："炊粟米熟，投冷水中，浸五六日，味酸，生白花，色类浆，故名。"

【释义】本条论述狐惑病成脓的证治。里热表和，见脉数，无寒热而汗出；湿热内蕴扰心，则微心烦而默默欲卧；湿热随肝经上注于目，故目赤如鸠眼，此乃蓄热不解，湿毒不化，即将成脓之象；四眦色黑表明瘀血内积，脓已成熟；病势局限，胃气无扰，故能食。此处以目眦色黑、能食判断脓已成，提示对于酿脓的病变，当根据局部及全身表现分辨脓成与否。

治用赤豆当归散清热渗湿，活血排脓。方中赤小豆渗湿，和血解毒；当归活血，祛瘀生新；浆水清凉解毒。

【临床应用】本方可用于白塞综合征之眼部损害，属于湿热虫毒酿生成脓者，其主症当见前后二阴蚀烂，早期目赤如鸠眼、后期四眦色黑，舌红、苔黄腻，脉滑数或濡数。

该方还可用于治疗下焦湿热所致的便血以及湿疹、脓疱疮、接触性皮炎等皮肤病。狐惑病眼部受累多见于后期，常在疾病反复发作后出现，故条文中的“三四日”“七八日”当灵活看待。

二、外治方

【原文】

蚀於下部[①]则咽乾，苦参湯洗之。（11）

苦参湯方：

苦参一升

以水一斗，煎取七升，去滓。熏洗，日三[②]。

【校注】

① 下部：前阴。

② 苦参汤方……日三：邓珍本及赵开美本无，此据《医统正脉》本补。

【释义】本条论述狐惑病蚀于前阴的治法。湿热下注，则前阴溃烂；足厥阴肝经绕阴器，上循于咽，湿热循经上冲，津不上承，则咽干。方以苦参煎汤熏洗局部，杀虫解毒化湿。

【临床应用】苦参汤常作为湿疹，会阴或肛门瘙痒、肿痛，白塞综合征等病的外洗或漱口方。外治皮肤病常配伍黄柏、蛇床子、赤芍、白鲜皮等。

【原文】

蚀於肛者，雄黄熏之。（12）

雄黄

上一味爲末，筒瓦二枚合之燒，向肛熏之《脉經》云：病人或從呼吸上蝕其咽，或從下焦蝕其肛陰，蝕上爲惑，蝕下爲狐。狐惑病者，豬苓散主之。

【释义】本条论狐惑病蚀于后阴的治法。湿热虫毒下注，肛门蚀烂，用雄黄熏患处，杀虫解毒燥湿，就近治之。

针对狐惑病前后二阴蚀烂，另设外用熏洗方，提示该病当内外并治。

【临床应用】雄黄配伍蛇床子、苦参、百部、花椒、枯矾煎水熏洗患处，可治疗湿热虫毒下注引起的阴痒（包括滴虫性阴道炎、真菌性阴道炎、药物过敏及化学药物刺激者、神经性皮炎等），其证具有阴痒，搔抓后有黄白色液体，带下多等特点。雄黄与冰片、石膏等同用，外敷局部，可治疗带状疱疹。

第三节　阴阳毒病

一、阳毒证治

【原文】

陽毒之爲病，面赤斑斑如錦文[①]，咽喉痛，唾膿血。五日可治，七日不可治，升麻鱉甲湯主之。（14）

升麻鱉甲湯方：

升麻二兩　當歸一兩　蜀椒（炒去汗[②]）一兩　甘草二兩　雄黄半兩（研）　鱉甲手指大一片（炙）

上六味，以水四升，煮取一升，頓服之，老小再服[③]，取汗《肘後》《千金方》陽毒用升麻湯，無鱉甲，有桂；陰毒用甘草湯，無雄黄。

【校注】

① 锦文：文，通纹；锦文，丝织品的花纹。此处形容面部色斑。

② 去汗：指去油。

③ 老小再服：老人与小孩分两次服。

【释义】本条论述阳毒病证治和预后。血分热盛，故面部红斑状如锦纹；热灼咽喉，故咽痛；热盛肉腐成脓，故吐脓血。“五日可治、七日不可治”，强调早期治疗的重要意义。治用升麻鳖甲汤，方中升麻、甘草清热解毒；鳖甲、当归滋阴散瘀；雄黄、蜀椒解毒，共奏清热、解毒、散瘀之功。方后云“取汗”，意在宣散毒疠之气，透达外出，不致疫毒内陷。

阴阳毒乃疫毒累及营血，病情变化较快，应及早治疗，则疫毒之邪尚可透发，若迁延失治，病邪深重，终不可治。本方有透解之功，可见仲景对于因势利导的重视。

【临床应用】现代临床认为阳毒与猩红热、红斑狼疮、紫癜等病属热毒血瘀者相近，上述疾病症见发斑、斑色鲜明、咽喉痛、身痛、舌红、脉数者，可用本方化裁治疗。本方亦可用于多发性肌炎、皮肌炎、寻常型银屑病、慢性荨麻疹等结缔组织疾病，取效颇佳。

二、阴毒证治

【原文】

陰毒之爲病，面目青，身痛如被杖[①]，咽喉痛。五日可治，七日不可治，升麻鱉甲湯

去雄黄、蜀椒主之。(15)

【校注】

① 身痛如被杖：杖，棍棒。形容身体如遭棍棒击打一样疼痛。

【释义】本条论述阴毒病证治和预后。疫毒侵袭血脉，瘀血凝滞，出现面目色青；经脉阻塞，血液流行不畅，故遍身疼痛；疫毒结喉，故作痛。方仍以升麻鳖甲汤解毒散瘀，去雄黄、蜀椒以防损其阴气。阴毒和阳毒在病变部位、感邪轻重、证候表现方面虽有所差异，但同为疫疠热毒引起的血分病证，总以解毒散瘀为法，故均用升麻鳖甲汤为主治疗。

【临床应用】升麻鳖甲汤是历代治疗温毒疫疠的祖方，后世治疗毒证多取升麻、雄黄解毒，当归活血散瘀，鳖甲滋阴破结，甘草败毒和中。本方可用于多发性肌炎、皮肌炎、系统性红斑狼疮、寻常型银屑病、慢性荨麻疹等病辨属热毒血瘀者。其主症有发斑、身痛、咽喉痛、舌红、脉数。

小结

本篇论述了百合病、狐惑病、阴阳毒三种疾病的证治。

百合病多因热病后期，余热未清，或情志不遂，郁而化火造成。病机为心肺阴虚内热，百脉失和。以精神恍惚不定，语言、行动、饮食、感觉失调及口苦、小便赤、脉微数等为特征。以益阴清热、养心润肺为治疗原则，百合地黄汤为该病的主方。因本病证候变幻不定，易被误诊、误治，故篇中特意举了误汗、误下、误吐的救治方药。百合病误汗后，阴伤燥热更甚，宜养阴清热、补虚润燥，用百合知母汤；误下后，津伤内热更甚，宜清养心肺、和降胃气，用滑石代赭汤；误吐后，胃阴胃气被扰，宜滋养肺胃、润燥除烦，用百合鸡子汤。病情变化，出现变证，又当随机变化方药。百合病阴虚内热加甚则变渴，除内服之外，宜配合百合洗方，以养阴润燥；百合病渴不差，宜生津止渴、清养肺胃、益阴潜阳，用栝楼牡蛎散；百合病变发热，里热较盛，宜养阴清热，用栝楼滑石散。篇中还列举了百合病渴久不愈时的饮食宜忌，百合洗方体现了内病外洗的方法。百合病总属阴虚内热，邪少虚多，故清热不用苦寒性燥之品；虚热在上，则以泉水、滑石引热下行，或用牡蛎潜降浮阳，似有上病下治之意。

狐惑病为感染湿热虫毒所致，以咽喉及前后二阴蚀烂及目赤为临床特征。针对湿热虫毒内蕴脾胃所致的狐惑病，采取寒温并用、辛开苦降以除湿热，用甘草泻心汤；对于湿热蕴毒酿脓的狐惑病成脓者，宜清热渗湿，活血排脓，用赤豆当归散；外用熏洗杀虫解毒，用苦参汤。

阴阳毒为感受疫毒所致的疾患，临床以发斑、咽痛为主要症状。仲景根据病人的不同体质、感邪后的不同证候，分为阳毒与阴毒。治疗原则为清热解毒，活血化瘀，强调早期治疗，重视透邪外出。阳毒宜清热解毒散瘀，用升麻鳖甲汤；阴毒宜解毒散瘀，用升麻鳖甲汤去雄黄、蜀椒，以防损其阳气。

参考文献

[1] 赵参军，苏甲林，郑瑾. 百合地黄汤加减对非小细胞肺癌化疗及PG-SGA水平的影响[J]. 河北中医药学报，2021，36（2）：26-29.

[2] 张月月，武占娟，王君明，等. 地黄及其传统复方防治抑郁症研究[J]. 中华中医药学刊：2021（12）：137-140.

[3] 刘职瑞，杨波，刘芳，等. 基于代谢组学的百合知母汤治疗抑郁症的作用研究[J]. 第三军医大学学报，2019，41（20）：1917-1925.

[4] 陈惠军，李志萍，元芳芳，等. 百合知母汤对癫痫模型幼鼠行为学和海马神经发生及AMPK/mTOR水平的影响[J]. 毒理学杂志，2019，33（1）：38-43.

[5] 曹秋实，李德顺，袁丽，等. 百合知母汤对CUMS抑郁症大鼠海马中ERK～（1/2）信号通路关键分子的影响[J]. 中华中医学刊，2017，35（12）：3154-3157.

[6] 陈桥英. 甘草泻心汤对溃疡性结肠炎大鼠TLR4/NF-κB炎症信号通路的调控作用研究[D]. 福州：福建中医药大学，2020.

第四章 疟病脉证并治第四

提要

本篇专论疟病。疟病是指感受疟邪，以寒热往来、寒战壮热、休作有时为临床主要表现的一种疾病。本篇首先论述了疟病之主脉，并根据不同脉证提出治疗法则。其次按疟母、瘅疟、温疟、牝疟等分别论述了疟病的辨证论治和转归。

一、疟病主脉与治则

【原文】

師曰：瘧脉自弦，弦數者多熱，弦遲者多寒，弦小緊者下之差，弦遲者可溫之，弦緊者可發汗、针灸也，浮大者可吐之，弦數者風發①也，以飲食消息止之。(1)

【校注】

① 风发：风，泛指邪气。风发，是指感受外邪，内郁化热。

【释义】本条从脉象论述疟病的病机和治则。“疟脉自弦”有两层含义，一者疟病以往来寒热，发作有时为特征，符合邪踞半表半里之少阳的特点，故脉多弦；二者，强调疟病以邪实为要，邪实郁阻气机，故脉弦。由于病人体质和邪气性质、程度不同，发病后其病理变化和症状表现也不一样，故在弦脉基础上可伴有其他兼脉。兼数象者为热重；兼迟脉者为寒盛。脉弦小而紧者，是病偏于里，多兼有食滞，可酌用攻下法。脉弦迟者，为里寒，可用温热药物以祛寒。脉弦紧而兼有表证者，为风寒在表，可用发汗法或结合针灸治疗。脉浮大者，兼有食积症状，为病变在上，可用催吐法。脉弦数，为感受外邪，内郁化热，除用药物治疗外，也可用甘寒饮食调治，以利疟病恢复。

本条体现了本书以脉论理的精神。此处以脉揭示了疟病的病机，并以脉确立治法。

【临床应用】后世注家将本篇方剂对应于相应治法之下："所言弦数者多热，即白虎加桂枝汤、柴胡去半夏加楼汤证也；弦小紧者下之瘥，鳖甲煎丸是也；弦迟者可温之，柴胡桂枝干姜汤是也；弦紧者可发汗，牡蛎汤是也；浮大者可吐之，蜀漆散是也。"可资参考。

二、疟病分类证治

（一）疟母

【原文】

病瘧以月一日發，當以十五日愈。設不差，當月盡解。如其不差，當云何？師曰：此結為癥瘕[①]，名曰瘧母[②]，急治之，宜鱉甲煎丸。（2）

鱉甲煎丸方：

鱉甲十二分（炙） 烏扇三分（燒） 黃芩三分 柴胡六分 鼠婦三分（熬） 乾薑三分 大黃三分 芍藥五分 桂枝三分 葶藶一分（熬） 石韋三分（去毛） 厚朴三分 牡丹五分（去心） 瞿麥二分 紫葳三分 半夏一分 人參一分 䗪蟲五分（熬） 阿膠三分（炙） 蜂窠四分（炙） 赤消十二分 蜣螂六分（熬） 桃仁二分

上二十三味為末，取鍛竈下灰一斗，清酒一斛五斗，浸灰，候酒盡一半，着鱉甲於中，煮令泛爛如膠漆，絞取汁，內諸藥，煎為丸，如梧子大，空心服七丸，日三服《千金方》用鱉甲十二片，又有海藻三分，大戟一分，䗪蟲五分，無鼠婦、赤消二味，以鱉甲煎和諸藥為丸。

【校注】

① 癥瘕：是腹中有积聚结块的统称，这里指胁下有结块。

② 疟母：指疟病迁延日久，反复发作，正气渐衰，疟邪假血依痰，结成痞块，居于胁下而形成结块的一类疟病。

【释义】本条论述疟母的形成及其证治。古人认为五日为一候，三候为一气，十五日为一个节气。一般天气十五日为一更，人与自然相应，天气更移，人身之气亦随之更移。更移时正气旺而胜邪气，则病易愈，故云："病疟以月一日发，当以十五日愈。"假设疾病未愈，再过十五天，也即一个月当尽解。这是说明人与自然界息息相关，疾病的转归与天气变化有关，但对此应灵活看待。如疟病迁延日久，反复发作，必致正气渐衰，疟邪可假血依痰结成痞块，居于胁下而成疟母。疟母不消，病根未除，则其发热恶寒等症状难以根除，故应及时治疗。方用鳖甲煎丸。方中鳖甲软坚散结消癥，乌扇（即射干）、桃仁、牡丹皮、芍药、紫葳、赤消（即硝石）、大黄、鼠妇、䗪虫、蜂窝、蜣螂活血化瘀，杀虫止疟；葶苈、石韦、瞿麦利湿；柴胡、桂枝、干姜、半夏、厚朴、黄芩清热散寒，调理气机；疟病日久必耗伤气血，故用人参、阿胶益气养血，扶助人体正气；锻灶下灰、清酒为使药，引经入血分，加强活血消积之功。全方寒热并用，攻补兼施，行气化瘀，除痰消癥。具有破瘀消癥，杀虫止疟，扶正祛邪等功用。

本方配伍颇具特色，攻补兼施，寒热并用，治血兼治湿，体现了仲景治疗久病成积一类病证的思路。

【临床应用】凡属正虚邪久不除的各种包块均可选用，如肝硬化、肝脾肿大、卵巢肿瘤及腹腔其他类型的肿瘤等。方中蜣螂与鼠妇一般药房不备，可用其他活血药物代替，如水蛭等。

【现代研究】研究证实，鳖甲煎丸可以显著抑制肝癌细胞（Hep3B）的增殖和转移，其机制可能与通过 PI3K/AKT/GSK-3β 信号通路调控 Snail 转录因子来调节上皮间质转化有关 [1]。miRNA-mRNA 调控网络是鳖甲煎丸抑制肝癌细胞增殖的分子机制，其中代谢通路是主要调控通路，苯乙醇胺氮位甲基移位酶（PNMT）和 ST8α-N- 乙酰神经氨酸 α-2，8- 唾液酸转移酶 5（ST8SIA5）是调控的核心基因 [2]。

（二）瘅疟

【原文】

師曰：陰氣孤絕，陽氣獨發，則熱而少氣煩冤，手足熱而欲嘔，名曰癉瘧①。若但熱不寒者，邪氣內藏於心，外舍分肉之間，令人消鑠脫肉②。（3）

【校注】

① 瘅（dān）疟：瘅，热也。瘅疟是但热不寒的一种疟病。

② 脱肉：《医统正脉》本作“肌肉”。

【释义】本条论述瘅疟的病机和症状。此条原文源出《素问 · 疟论》，“阴气孤绝，阳气独发”，意指阳热太盛，阴不能制阳；“邪气内藏于心，外舍分肉之间”，是指阳热充斥表里内外，提示阳热炽盛是瘅疟的基本病机。由于阳热亢盛，故症见但热不寒；里热炽盛，故手足发热更为明显；热盛耗气伤阴，故令人气短，心中烦闷不舒，恶心欲呕，肌肉消损。

【临床应用】瘅疟又称为热疟，多属于恶性疟，常以疟疾发作伴高热或神昏谵语、舌红苔黄干，脉洪数疾大为特点，治疗总以清热截疟为要。如病人出现持续性高热、神昏等症，病势多凶险，应配合西医急救。

（三）温疟

【原文】

温瘧者，其脉如平，身無寒但熱，骨節疼煩，時嘔[①]，白虎加桂枝湯主之。（4）

白虎加桂枝湯方：

知母六兩　甘草二兩（炙）　石膏一斤　粳米二合　桂枝（去皮）三兩

上銼，每五錢，水一盞半，煎至八分，去滓，温服，汗出愈。

【校注】

① 呕：《脉经》及《备急千金要方》中“呕”下有“朝发暮解，暮发朝解，名曰温疟”。

【释义】本条论述温疟的证治。“其脉如平”是指脉象和平时常见的温疟脉象一样，多见“弦数”；“身无寒但热”是强调温疟偏热盛，相对而言，病人发热重而恶寒轻或不恶寒；“骨节疼烦”，说明表证未解，但邪已入里化热并伤胃气，故身无寒但热，时时呕吐。治疗用白虎汤清热生津止呕，加桂枝以解表邪。

瘅疟、温疟皆属疟病热盛证型，但其病机和症状侧重各有不同。瘅疟热势较甚，不兼表邪或兼有表热，已伤气阴，故症状特点为高热较甚，甚至谵语，不恶寒，气短神疲，舌红苔黄干，脉洪数疾大，病情较重。温疟热势较轻，兼有表寒（即里热表寒），尚未耗伤气阴，故症状特点为高热不甚，多无谵语神昏，尚兼微恶寒或骨节疼痛等表寒证，无气短乏力，舌红苔黄，脉滑数或洪滑，病情较轻。

【临床应用】本方常用于外感风寒，里热炽盛引起的病证，如外感病、中暑、风疹、慢性鼻窦炎及风湿热痹、急性痛风性关节炎等，其证候要点有发热微恶寒，头身疼痛，汗多，口渴喜饮，舌红苔黄，脉滑数或洪滑。

【现代研究】研究显示白虎加桂枝汤加减联合汉章Ⅰ型针刀治疗急性痛风性关节炎可减轻炎性反应，减轻疼痛，提高疗效和生活质量[3]。

（四）牝疟

【原文】

瘧多寒者，名曰牝瘧[①]，蜀漆散主之。（5）

蜀漆散方：

蜀漆（燒去腥）　雲母（燒二日夜）　龍骨等分

上三味，杵為散，未發前，以漿水服半錢。温瘧加蜀漆半分，臨發時服一錢匕一方雲母作雲實。

【校注】

① 牝疟：原本作“牡疟”，据《外台秘要》引《伤寒论》原文改。《医方考》云“牝，

阴也，无阳之名，故多寒名牝疟”。

【释义】本条论述牝疟的证治。牝疟多由内有痰饮，阳气为痰饮所阻，疟邪侵入人体留于阴分导致，病性偏阴偏寒，故发病以寒多热少为特征。蜀漆散乃祛痰截疟之剂，方中蜀漆（即常山苗）祛痰止疟为主药；云母按方后小注为云实更为切中病机，因云实擅长祛痰，《神农本草经》载其“主泄痢肠澼”；龙骨在《神农本草经》也是一味“主咳逆，泄痢脓血”的常用药，两者配合，增强祛痰截疟的作用。方后所谓“温疟加蜀漆半分”，许多注家认为，当系“湿疟”之误。张璐玉曰：“稍加蜀漆则可以治太阴之湿疟，方后有云，湿疟加蜀漆半分。而坊本误作温疟，大谬。”

本方截疟之疗效与服药时间有关，方后曰“未发前”“临发时服”，提示服此方，须在未发前 1 ～ 2 个小时服药，过早过迟，均难奏效，体现了仲景重视服药时间的精神。

【临床应用】临床实践证明，用常山、蜀漆一类方剂治疟，以发作前一天晚上或发作前半天及前两小时各服一次为宜，确能提高疗效。单用蜀漆或常山治疟，虽疗效肯定，但致吐副作用大，且停药后易复发。前人经验，下述方法有助于减轻或避免呕吐之副作用：①酒煎或用姜汁炒熟后使用；②适当配伍半夏、陈皮等和胃止呕药。

三、附《外台秘要》方

（一）牡蛎汤

【原文】

牡蠣湯：治牝瘧。

牡蠣四兩（熬） 麻黄四兩（去節） 甘草二兩 蜀漆三兩

上四味，以水八升，先煮蜀漆、麻黄去上沫，得六升，內諸藥，煮取二升，温服一升。若吐，則勿更服。

【释义】牡蛎汤为治牝疟方。方中除蜀漆祛痰截疟外，还配麻黄专开阴邪之固闭，配牡蛎敛阴助阳、增强化痰之力，似蜀漆散中应用龙骨之意；甘草甘缓，调和诸药。从蜀漆、牡蛎分析，当属痰饮填塞胸中，心阳不得外通，有恶寒重而发热、胸闷作胀等症状；从用麻黄、甘草之药分析，此牝疟常兼有表寒症状，如头身疼痛、骨节酸痛、无汗或少汗等。

该方药物组成与方义与蜀漆散类似，适宜于寒多热少之疟病，唯牡蛎汤病机兼表寒是二者不同之处，因此方中疏散外寒之力较强，用之可使得汗而解，体现了疟病“可发汗”之精神。方后强调“若吐，则勿更服”，提示中病即止。

【临床应用】因本方包含了《水气病脉证并治第十四》篇的甘草麻黄汤，有医家据此用本方治疗肺心病属于外有表寒，内有痰饮之证，以头面四肢浮肿，恶寒无汗或少汗，身体疼重，咳嗽频发，痰多色白质稀，不能平卧为用方要点。

（二）柴胡去半夏加栝楼根汤

【原文】

柴胡去半夏加栝樓湯：治瘧病發渴者，亦治勞瘧。

柴胡八兩　人參　黃芩　甘草各三兩　栝樓根四兩　生薑二兩　大棗十二枚

上七味，以水一斗二升，煮取六升，去滓，再煎取三升，溫服一升，日二服。

【释义】疟病邪踞少阳者，可用和解少阳的小柴胡汤化裁治疗。由于热盛津伤，出现口渴，故去辛燥的半夏，而易以生津润燥的栝楼根。全方具有和解少阳，驱疟生津之效。此方煮药方法与一般不同，是将药先煮去滓，然后再煎，意在和解。

凡久疟不愈，反复发作，以致气血虚弱之疟病，谓之劳疟。方中有人参、甘草补虚，生姜、大枣调营益胃，成攻补兼施之剂，故可谓治劳疟。

【临床应用】凡邪客少阳，兼有津伤而引起的发热、眩晕、黄疸、虚劳、咳嗽、消渴、感冒、疟病等，均可用本方加减治疗。

（三）柴胡桂姜汤

【原文】

柴胡桂薑湯：治瘧寒多微有熱，或但寒不熱。服一劑如神。

柴胡半斤　桂枝三兩（去皮）　乾薑二兩　栝樓根四兩　黃芩三兩　牡蠣二兩（熬）　甘草二兩（炙）

上七味，以水一斗二升，煮取六升，去滓，再煎取三升，溫服一升，日三服，初服微煩，復服汗出，便愈。

【释义】本方所治疟病特点是“寒多微热”或“但寒不热”，说明系寒偏重的疟病，类似牝疟。结合方药分析，病机当属邪踞少阳，兼有痰饮，以疟疾发作，寒多热少，或但寒不热，胸胁满闷，口渴，舌淡苔薄白，脉弦或弦缓为特点。方中以柴胡、黄芩和解少阳为主药；配栝楼根兼清热生津；桂枝、干姜温化痰饮；牡蛎助阳，化痰，软坚；甘草调和诸药。共奏和解少阳，截疟化痰之功。

方后注云“初服微烦”，是服药后寒邪将去，阳气欲通之象。此时应当一鼓作气，乘其势再服药，以达到“汗出”获愈之目的。

此方所治与蜀漆散所主之牝疟，都属于寒多热少，但蜀漆散病机更侧重于痰，病位侧重于脾，故治疗强调截疟化痰，病情偏重。此方病机侧重于少阳枢机不利，病位侧重于肝胆，故治疗强调和解少阳以截疟，病情偏轻，所以方后才注“服一剂如神”。

【临床应用】本方为枢转少阳，温化痰饮之剂，是小柴胡汤的变方。临床上除用治疟疾外，还常用于治疗胆囊炎、肝炎、肺结核、肋膜炎、神经衰弱等证属少阳受邪兼痰饮内停者。

小结

本篇专论疟病，疟病是指感受疟邪，以寒热往来、战寒壮热、休作有时为临床主要表现的一种疾病。首条开始即对疟病做了纲领性论述，指出“疟脉自弦”，从脉象论述病机以邪实为要，提出疟病有偏于表、里、寒、热、在上、在下的不同，故治法也有温、清、吐、汗、下等区别，从而为疟病的辨证论治确定了祛邪为要的基本原则。

本篇以寒热多少为依据，将疟病分为但热不寒的“瘅疟”，热多寒少的“温疟”，寒多热少的“牝疟”三种证型。这三种疟病，若迁延日久，疟邪深入血络，假血依痰，均可结为“疟母”；若日久不愈，反复发作，正气渐衰，均可成为“劳疟”。治疗上，除重视截疟外，还根据病机，结合了清热、祛痰、和解少阳等法。温疟里虽热而兼表寒，尚未耗伤气阴，治宜攻补兼施，行气化瘀，除痰消癥，用白虎加桂枝汤，寒热并用；牝疟多由内生痰饮，阳气为痰饮所阻，疟邪侵入人体留于阴分导致，宜祛痰截疟，用蜀漆散；疟母，治宜破瘀消癥，用鳖甲煎丸。体现了辨证论治的精神。篇中所提到的蜀漆散等方药以及服药方法、饮食调理等，迄今仍为治疗疟疾的有效方法。

参考文献

[1] 孙嘉玲，文彬，杨雪梅，等. 基于PI3K/AKT/GSK-3β信号通路探讨鳖甲煎丸调控肝癌细胞HeP3B增殖转移的机制[J]. 中华中医药杂志，2021，36（3）：1361-1365.

[2] 李明芬，潘爱萍，林英辉，等. 鳖甲煎丸含药血清抑制肝癌细胞的miRNA-mRNA调控机制分析[J]. 中成药，2021，43（6）：1437-1444.

[3] 刘广宇. 白虎加桂枝汤加减联合针刀治疗急性痛风性关节炎的临床研究[J]. 现代医药卫生，2020，36（24）：3924-3927.

第五章　中风历节病脉证并治第五

提　要

本篇所论中风属于杂病，是以口眼㖞斜，半身不遂，甚或猝然昏仆为特征。历节病是以全身多个关节疼痛肿大，痛势剧烈，日久可致骨节变形为主要表现的疾病。

此篇首先提出中风病名，认为其成因是“内虚邪中”，并论述了中风病在络、在经、入腑、入脏的不同见症，为辨别中风病情轻重提供了依据。

历节以肝肾先虚为病之本，风寒湿外侵为病之标，篇中从风湿历节、寒湿历节进行辨治，其主治方剂至今仍为医家所常用。

中风与历节均属广义风病，都有肢体功能障碍见症，皆因内虚邪犯而发病，故合为一篇论述。

第一节　中风病

一、脉症、病因病机与鉴别

【原文】

夫風之為病，當半身不遂，或但臂不遂者，此為痹。脉微而數，中風使然。（1）

【释义】本条论述中风的主要脉症、中风与痹病的鉴别。中风病主症是半侧肢体不能随意运动，痹病主症则为肌肉、筋骨、关节疼痛，甚则屈伸不利。脉微为气血不足，提示中风发病的根本是正气不足；脉数为邪气有余，说明中风发病的诱因是外邪侵袭。故此脉揭示了中风病成因。

仲景首先提出中风的病名，对其病因持“内虚邪中”之说。

【原文】

寸口脉浮而緊，緊則為寒，浮則為虛；寒虛相搏，邪在皮膚①；浮者血虛，絡脉空虛；賊邪不瀉，或左或右；邪氣反緩，正氣即急②，正氣引邪，喎僻不遂③。

邪在於絡，肌膚不仁；邪在於經，即重不勝④；邪入於腑，即不識人；邪入於藏，舌即難言，口吐涎。（2）

【校注】

① 皮肤：与络脉同义，犹言邪在浅表，即第一章所言“为外皮肤所中也”之候。

② 邪气反缓，正气即急：意为受邪的一侧经脉肌肉松弛，无病的一侧（正气正常）经脉肌肉紧张。

③ 㖞僻不遂：即口眼㖞斜，不能随意运动。

④ 重不胜：谓肢体重滞不易举动。

【释义】本条论述了中风的病因病机、口眼㖞斜的机制以及中风病位深浅的辨证。原文可分为两部分理解，从“寸口脉浮而紧”到“㖞僻不遂”为第一部分，是以脉论中风病病因病机，并阐释了口㖞形成机制。寸口脉浮而紧，浮主气血亏虚，脉络不充，紧主外寒侵袭，提示中风的发生与正气亏虚密切相关。外邪乘虚入内，正气无力驱邪，邪不外泄，痹阻经脉，危及脏腑，遂发为中风病。邪气随虚处滞留人体的左侧或右侧，导致该侧气血郁滞，筋脉肌肉失于濡养，废而不用，则呈现弛缓状态；未病一侧气血畅行，筋脉肌肉功能正常，表现为相对紧张状态，正常一侧牵引受病一侧，故见口眼㖞斜。

自“邪在于络”到“口吐涎”为第二部分，论述了中风病在络、在经、入腑、入脏的不同表现。中风病初期，络脉瘀阻，营气不能畅行于肌表，故肌肤麻木不仁，此为中风之轻证。邪痹经脉，气血不能运行于肢体，则肢体重滞难举，此属中风较重之证。邪深入脏腑，浊气蒙闭清窍，神失清灵，志无所主，故出现昏不识人，不能言语，口吐涎等严重症状。

仲景根据中风病病位深浅、病情轻重，将其分为在络、在经、入腑、入脏四个层次，不仅成为中风病辨治的纲领，还寓有早期发现、早期治疗的积极意义，对判断中风的预后亦有重要的作用。

【临床应用】后世对中风病在络、在经、入腑、入脏理论进行了发展，将中风分为中经络和中脏腑两大类。

【原文】

寸口脉遲而緩，遲則為寒，緩則為虛；榮緩則為亡血，衛緩則為中風。邪氣中經，則身癢而癮疹[①]。心氣不足，邪氣入中，則胸滿而短氣。（3）

【校注】

① 癮疹：即风疹，其主症为疹块遍及全身而痒痛，常突然发作，起伏不定。

【释义】本条论述中风与瘾疹的发病机制。营卫气血不足，感受风寒既能引发中风，亦可发为瘾疹。寸口主表，亦主营卫，寸口脉迟而缓，脉迟表示感受外寒，脉缓反映正气虚。条文中的“荣”“卫”是指脉的“沉”“浮”，脉沉而缓为营气不足，多出现血虚表现；脉浮而缓是卫气不足，容易感受外邪。正气不足，外邪入侵，病情轻者，出现身痒、瘾疹；病情重者，则有胸满、短气等。

二、证治

（一）风入心脾

【原文】

侯氏黑散：治大風，四肢煩重，心中惡寒不足者。《外臺》治風癲。

菊花四十分　白术十分　細辛三分　茯苓三分　牡蠣三分　桔梗八分　防風十分　人參三分　礬石三分　黄芩五分　當歸三分　乾薑三分　芎窮三分　桂枝三分

上十四味，杵為散，酒服方寸匕，日一服。初服二十日，温酒調服，禁一切魚肉大蒜，常宜冷食，六十日止，即藥積在腹中不下也，熱食即下矣，冷食自能助藥力。

【释义】本条论述风邪乘虚入中经络的证治。内虚邪中是中风发病的原因，风邪乘虚入中经络，其病情重，传变迅速，故称大风。风邪与痰湿相合，痹阻经脉，郁而化热，故四肢苦烦而重滞。中阳不足，风邪直达于里，则心中恶寒。证属阳虚气血不足，风寒痰热阻络，治宜温阳补虚，祛风散寒，化痰清热，用侯氏黑散治疗。方中人参、白术、茯苓、干姜温阳益气；当归、川芎补血活血；桂枝、防风、细辛温经祛风散寒；桔梗、牡蛎、矾石祛痰除湿；菊花、黄芩清风化郁遏之热。诸药合用，共成扶正祛邪之功。

大风在古代为难治之疾，短期内很难痊愈，为了用药方便，故用散剂。用酒送服，借其温通血脉，利于血行。禁忌鱼肉，是虑其滋腻碍邪。服药时宜冷食，并忌大蒜，以使药物积于腹中缓缓发挥作用，不致药力耗散下走。

【临床应用】侯氏黑散被认为是中医学治疗脑卒中的“第一方”，对于缺血性脑卒中有较好的疗效。本方于补益之中兼祛风散寒、化痰清热，颇合中风病“内虚邪中”的发病特点。方中药物用量之比例至关重要，是临床取效之关键。缺血性脑卒中及其后遗症、高血压、血脂紊乱等辨证属于阳虚气血不足，风痰阻络，以肢体沉重、头目昏眩、畏寒神疲、舌淡红苔白腻、脉弦滑为主症者均可使用。

【现代研究】研究证实，侯氏黑散含药血清可调节 PLCγ2/ERK 及 TGF-β /Smad2 /3 信号通路，促进氧糖剥夺损伤的人脐静脉内皮细胞增殖[1]。侯氏黑散通过对脑缺血大鼠神经导向因子 Netrin-1 /DCC 和分子开关 Rac1/Cdc42/Rho A 的调节促进脑缺血后神经功能的修复[2]。

（二）热盛风动

【原文】

風引湯：除熱癱癇①。

大黄　乾薑　龍骨各四兩　桂枝三兩　甘草　牡蠣各二兩　寒水石　滑石　赤石脂　白石脂　紫石英　石膏各六兩

上十二味，杵，粗篩，以韋囊②盛之，取三指撮，井花水③三升，煮三沸，溫服一升。治大人風引，少小驚癇瘛瘲，日數十發，醫所不療，除熱方。巢氏雲：腳氣宜風引湯。

【校注】

① 癱癇：瘫指半身不遂；痫指癫痫。

② 韦囊：古代用皮革制成的药袋。

③ 井花水：又称井华水，为清晨最先汲取的井泉水，其质洁净。

【释义】此论阳热内盛，肝风内动的证治。风引代表其主症，是指因风动而产生的抽搐；除热言其治法，当清热泻火，平肝息风；热瘫痫概括了本方主治病证，是由于阳热亢盛，热甚生风而致的瘫痪和癫痫。方中紫石英、龙骨、牡蛎、赤石脂、白石脂平肝息风、重镇潜阳；寒水石、石膏、滑石清阳盛之热；大黄苦寒攻下，泻内实之热；干姜、桂枝温通血脉，防止石类药重坠、寒凉伤胃；甘草调和诸药。上药合用，既能清火热之邪，平肝息风，又能温通血脉，适用于热盛动风之证。

本方于大量石类药、寒凉药中配伍两味温热药顾护心脾阳气，体现了重视人体正气的精神。

【临床应用】临床上辨证为热盛里实，肝风内动，风火痰瘀内室的癫证、狂证、痫证、痉病、中风等（涉及癫痫、高血压、癔症、外周神经炎、脑梗死继发性癫痫、脑动脉硬化、短暂性脑缺血、乙型脑炎、结核性脑炎、周期性精神症等病），皆可用风引汤加减，其主症有抽搐、神昏或半身不遂，常伴性急易怒，或高热、口中流涎，或喉间痰声辘辘，面红目赤、便秘溲黄，舌红，苔黄腻，脉滑数或弦数。

（三）血虚受风

【原文】

防己地黄湯：治病如狂狀，妄行，獨語不休，無寒熱，其脉浮。

防己一分　桂枝三分　防風三分　甘草二分

上四味，以酒一杯，漬之一宿，絞取汁，生地黄二斤，㕮咀，蒸之如斗米飯久，以銅器盛其汁，更絞地黄汁，和分再服。

【释义】此论血虚夹风所致癫狂的证治。素体血虚内热，复受风邪，风为阳邪，易于化热，与里之内热相搏，化火生风，扰及心神，故见狂躁、行为反常，独自一人胡言乱语。脉浮而无寒热，提示此非表证脉浮，而是阴虚血热，风火内炽之脉。治用防己地黄汤滋阴降火，养血息风，透表通络。方中重用生地黄汁以补阴血，益五脏，养血息风，滋阴降火；甘草助地黄清热而兼调诸药；防己苦寒，能泻血中湿热而通窍；轻用桂枝、防风疏风，以祛血中之风外出。本证为血虚夹风，方中生地黄一定要重用，正如徐大椿云："此方他药轻而生地独重，乃治血中之风也。"意在养血息风。而桂枝、防风用量不能过大，以免助热。

【临床应用】本方主治阴虚血热夹风，症见精神失常，时而登高而歌，时而发狂大笑，时而怒骂不止，时而独语不休，烦乱不安，夜卧不宁，舌红且干、苔黄，脉虚数或细数等表现的癫证、狂证、痫证，涉及癔病发作、肺性脑病、躁狂抑郁症、精神分裂症、更年期精神病等。辨属风湿热痹的急性风湿性关节炎亦可用本方加减治疗。

（四）外受风寒

【原文】

頭風①摩散方：

大附子一枚（炮）　鹽等分

上二味，爲散。沐了，以方寸匕，已摩②疾上，令藥力行。

【校注】

① 头风：发作性的头痛、头晕、头重之类的疾患。

② 摩：外敷涂搽之意。

【释义】此论头风的外治法。头风多是风寒之邪侵袭头面，经络引急，凝涩不通而致。故用头风摩散外治，直达病所。方中附子大辛大热，以温经散寒，祛风止痛；盐味咸入血分，能引附子入经络而通血脉。本方用法强调在洗完头之后，将药末涂于患处，并稍加按摩，以助药力。

本方属于用药物按摩治疗杂病的外治方法。《脏腑经络先后病脉证第一》篇第二条提及“膏摩”法，此处针对头风，采取的是“摩散”法，可见仲景治疗杂病方法的灵活多样。

【临床应用】头风摩散可治疗风寒痹阻经络，而以头部（或肢体局部）顽固性疼痛、麻木，甚至冷痛，遇风加剧为特点的一些病证，如偏头痛、血管神经性头痛、股外侧神经炎等。按照条文所述方法使用，疗效更显著。

（五）气血两虚感寒夹痰

【原文】

《古今錄驗》續命湯：治中風痱，身體不能自收持，口不能言，冒昧不知痛處，或拘急不得轉側。姚云：與大續命同，兼治婦人產後去血者及老人小兒。

麻黄　桂枝　當歸　人參　石膏　乾薑　甘草各三兩　穹窮一兩①　杏仁四十枚

上九味，以水一斗，煮取四升，溫服一升，當小汗，薄覆脊，憑幾坐，汗出則愈；不汗，更服。無所禁，勿當風。並治但伏不得臥，咳逆上氣，面目浮腫。

【校注】

① 芎䓖一两：邓珍本和赵开美本药后均无剂量，今据《医统正脉》本补剂量“一两”。

【释义】此论气血两虚夹风寒痰热之中风偏枯证治。中风痱，亦称风痱，即中风偏枯证，以手足痿废不用而命名。《灵枢·热病》曰：“痱之为病也，身无痛者，四肢不收，智乱不甚，其言微知，可治，甚则不能言，不可治也。”其病因如尤怡所言：“非特邪气之扰，亦真气之衰也。”气血不足，风寒入中脏腑，窒塞清窍，神失清灵，心无所主，故口不能言语，冒昧不知痛处；风寒痹阻经脉，气血不畅，筋脉失养而不能屈伸，故身体不能自收持，或拘急不得转侧。治宜益气养血，祛风散寒，用《古今录验》续命汤。方中人参、甘草、干姜益气温阳；当归、川芎养血活血；麻黄、桂枝祛风散寒行痹；石膏、杏仁清热宣肺化痰。诸药合用，气血畅旺，风寒外散，痰化热清，营卫通调，则风痱痊愈。

【临床应用】本方主治气血两虚夹风寒痰热的中风偏枯证，其主症有半身不遂或四肢瘫痪，不能言语或言语不清，身体不仁，但神识清楚，苔腻，脉弦滑。可用于具有上述证机的脑梗死、急性脊髓炎伴截瘫、脑动脉血栓形成、闭锁综合征等。根据方后“并治但伏不得卧，咳逆上气”，该方也可用于气血两虚夹风寒痰热的支气管哮喘。

第二节　历节病

一、成因

（一）肝肾不足，水湿浸渍

【原文】

寸口脉沉而弱，沉即主骨，弱即主筋，沉即為腎，弱即為肝。汗出入水中，如水傷心[①]。歷節黄汗[②]出，故曰歷節。（4）

【校注】

① 如水伤心：心主血脉，如水伤心，犹言水湿伤及血脉。

② 黄汗：此指历节病的并发症状，即关节痛处溢出黄汗，故曰“历节黄汗出”，与黄汗病全身汗出色黄不同。

【释义】本条论述肝肾不足，寒湿内侵的历节病机。寸口脉沉而弱，沉为病在里，主肾精气不足，肾主骨，故曰“沉即主骨”“沉即为肾”；弱主肝血虚，肝主筋，故曰“弱即主筋”“弱即为肝”。肝肾精血亏虚，不能充养筋骨，这是历节发病的内因。汗出腠理开泄，又入于水中，寒湿之邪乘虚内侵，郁为湿热，伤及血脉，浸淫筋骨，滞留关节，气血运行不畅，遂致关节肿大疼痛，甚或溢出黄汗，形成历节病。

历节病辨证为肝肾先虚为病之本，寒湿外侵为病之标，且寒湿郁久可化热。治疗时应分辨标本缓急、寒湿热轻重。

【临床应用】由于肝肾不足，筋骨虚弱是历节病发生的内因，故临床对风寒湿痹久治不愈，有骨变筋缩之变化者，常加熟地黄、牛膝、杜仲、续断、桑寄生等药补益肝肾，强壮筋骨，如独活寄生汤、三痹汤。

（二）阴血不足，外受风邪

【原文】

少陰脉浮而弱，弱則血不足，浮則為風，風血相搏，即疼痛如掣。（6）

【释义】本条论述血虚受风的历节病机、主症。少阴脉候心与肾，少阴脉弱主心肾阴血不足，脉浮为感受风邪之征。由于阴血不足，风邪乘虚侵犯，致经脉痹阻，筋骨失养，故关节掣痛，不能屈伸。血虚夹风易于化燥，所致历节以掣痛为特点。

【临床应用】本条未出治法，据其病机，当养血为主，兼以祛风，即“治风先治血，血行风自灭”之意。

（三）气虚饮酒，汗出当风

【原文】

盛人脉濇小，短氣，自汗出，歷節疼，不可屈伸，此皆飲酒汗出當風所致。（7）

【释义】本条论述气虚湿盛历节的病机、证候。身体肥胖之人，出现涩小之脉，多为形盛气衰之体。其外虽看似有余，实则内已不足，故动则气短；中虚而卫阳不固，则自汗出；汗出腠理空虚，风邪遂乘虚侵入；况且肥人多湿，加之饮酒过度，湿从内生；风与湿内外相搏，留滞于筋骨关节之间，阻滞气血运行，导致关节疼痛，不能屈伸。

本条言“饮酒汗出当风”，第四条有“汗出入水中”，可见汗出腠理空疏之时，风寒湿邪常易乘虚而入，故汗出之时，当慎避邪气。此外，入水中，多招致外湿；饮酒太过，易滋生内湿。

【临床应用】临床上治疗形体肥胖的历节病患者，应当注意温阳化气除湿。

（四）胃有蕴热，外感风湿

【原文】

趺陽脉浮而滑，滑則穀氣實，浮則汗自出。（5）

【释义】本条论述胃有蕴热，复感风湿的历节病因。趺阳脉主候脾胃之气，趺阳脉滑主胃热盛，故曰“滑则谷气实”；里热外蒸致腠理开，津液外泄而为汗，故曰“浮则汗自出”。假如值此汗出腠理空疏之时，感受风邪或冒雨涉水，则内热与风湿相搏，亦可发为历节病。

历节病病因为本虚标实，前三条论及肝肾不足、气血虚弱而感受外邪，此条特举胃素蕴热，复受外邪，亦可导致历节病。

（五）过食酸咸，内伤肝肾

【原文】

味酸則傷筋，筋傷則緩，名曰泄；鹹則傷骨，骨傷則痿，名曰枯。枯泄相搏，名曰斷泄。營氣不通，衛不獨行，營衛慎微，三焦無所禦，四屬斷絕[①]，身體羸瘦，獨足腫大，黄汗出，脛冷。假令發熱，便為歷節也。（9）

【校注】

① 四属断绝：四肢得不到气血营养。

【释义】本条论述过食酸咸，内伤肝肾导致历节的病机、证候。原文可分作两部分理解。第一部分自“味酸则伤筋”至“独足肿大”，阐述偏嗜酸咸导致历节的病机、证候。饮食五味适宜，本以养人，但偏嗜五味，则反能伤人。如酸味可补肝，过食酸却反伤肝，肝藏血而主筋，肝伤则血不得藏，筋脉失养，导致弛缓不用，所以称之为“泄”；咸味可益肾，然过食咸反伤肾，肾藏精而主骨生髓，肾伤则精髓不生，骨失充养，以致骨痿软不能行立，故称之为“枯”。总之，偏嗜酸咸，可致肝肾损伤，精血虚亏，此即“枯泄相搏，名曰断泄”之意。肝肾虚损，精血衰少，久则累及营卫气血不足，营气虚则不能司濡养之职，卫气虚则不能行温煦卫外之能，营卫俱衰，则三焦功能失职，四肢得不到气血营养，故曰“四属断绝”。气血不足则身体消瘦，三焦气化失司，决渎失职，致湿浊下注，所以独见两脚肿大。第二部分自“黄汗出，胫冷”至“便为历节也”，指出黄汗与历节的区别。历节病与黄汗病均可见黄汗出，但是历节病两胫发热，黄汗病两胫发冷。此外，历节病多见关节肿痛处有黄汗，黄汗病则为全身出黄汗，且无关节肿痛。

肝肾两虚是形成历节病的主要病机，本条列举过食酸咸可损伤肝肾，说明饮食不节为杂病病因之一。

【临床应用】肝肾不足导致筋骨不健，是历节发病的关键，故防治历节病当注意强筋健骨。

二、证治

（一）风湿历节

【原文】

諸肢節疼痛，身體魁羸[1]，脚腫如脱[2]，頭眩短氣，温温欲吐[3]，桂枝芍藥知母湯主之。（8）

桂枝芍藥知母湯方：

桂枝四兩　芍藥三兩　甘草二兩　麻黄二兩　生薑五兩　白术五兩　知母四兩　防風四兩　附子二枚（炮）

上九味，以水七升，煮取二升，温服七合，日三服。

【校注】

① 身体魁羸：形容关节肿大，身体瘦弱。

② 脚肿如脱：脚，同脚。《说文解字·肉部》云“脚，胫也”。该句形容小腿肿胀，且又麻木不仁，似乎和身体要脱离一样。

③ 温温：作“蕴蕴”解，指心中郁郁不舒。

【释义】本条论述风湿历节的证治。风湿流注筋脉关节，气血运行不畅，故多处肢节疼痛肿大；邪气留恋，病久不解，正气渐衰，则身渐消瘦；湿无出路，流注下肢，则脚肿如脱；湿阻中焦，气机不利则短气；妨碍清阳上达，则头眩；胃失和降，则呕恶。病属风寒湿痹阻经脉骨节，渐次化热伤阴，故治以桂枝芍药知母汤祛风除湿，温经散寒，兼滋阴清热。方中桂枝、麻黄、防风祛风散表湿；白术、附子温经散寒，助阳除里湿；知母、芍药益阴清热、柔筋缓急；生姜、甘草降逆止呕、和胃调中。诸药相伍，表里兼顾，且有温散而不伤阴，养阴却不碍阳之妙。

本证病情复杂，外有风寒湿侵淫筋骨肌肉，内有湿阻脏腑，兼风湿化热伤阴，所以重在治标，用药辛散温燥为主，但兼凉润，以顾护阴血，既防温燥伤阴，又阻止病情发展。

【临床应用】本方常用于辨证为风寒湿热兼夹，以身体多处或某处关节疼痛肿大，或见局部皮肤发红或感觉灼热，每因遭受风、寒、水湿之邪而发作、加重为特点的类风湿关节炎、风湿性关节炎、膝关节滑膜炎、梨状肌综合征等疾病。具体应用时，宜根据风、寒、湿、热的偏重调整方中各药剂量，并可视病位及病邪兼夹等不同情况酌情加味。

【现代研究】研究证实桂枝芍药知母汤可通过上调 PI3K/Akt/mTOR 信号通路改善膝骨关节炎模型大鼠的症状[3]。

（二）寒湿历节

【原文】

病歷節不可屈伸，疼痛，烏頭湯主之。（10）

烏頭湯方：治腳氣疼痛，不可屈伸。

麻黄　芍藥　黄耆各三兩　甘草三兩（炙）　川烏五枚（㕮咀，以蜜二升，煎取一升，即出烏頭）

上五味，㕮咀四味，以水三升，煮取一升，去滓，内蜜煎中，更煎之，服七合。不知，盡服之。

【释义】本条论述寒湿历节的证治。寒湿留滞筋骨关节，痹阻经脉，气血运行不畅，故关节剧烈疼痛而不能屈伸。治当温经散寒，除湿止痛，方用乌头汤。方中乌头温经散寒，除湿止痛；麻黄宣散透表，以祛寒湿；芍药、甘草酸甘柔筋，缓急止痛；黄芪益气固卫，既助麻黄、乌头温经止痛，又可防麻黄过于发散；蜂蜜甘缓，可减乌头之毒性。诸药相合，使寒湿去，阳气通，关节痛除而屈伸自如。

本证寒湿为患，非乌头、麻黄温热之品不能祛其邪。方中芍药甘草相配，酸甘化阴，可防此二药温燥伤阴，不愧为有制之方。

【临床应用】本方主治风寒湿痹阻经脉筋骨，气血运行不畅所致的痛证，如历节、痹病、肩凝、头痛、颈项痛、腹痛、产后身痛等，涉及类风湿关节炎、坐骨神经痛、肩关节周围炎、腰椎间盘突出症、雷诺病、膝关节骨关节炎、未分化脊柱关节病、骨质增生、三叉神经痛等疾病。主症为关节疼痛剧烈而不可屈伸，得热痛减，舌淡苔白腻，脉弦紧或弦迟，其病多因感受寒湿而发或加重。

乌头峻猛有毒，应注意其炮制及煎药法。服乌头汤后，若唇舌肢体麻木，甚至昏眩吐泻，应加注意。如脉搏、呼吸、神志等方面无大的变化，则为“瞑眩”反应，是有效之征。如服后见呼吸急促、心跳加快、脉搏有间歇等现象，甚至神识昏迷，则为中毒反应，应当急救。

（三）附方

1. 矾石汤

【原文】

礬石湯：治脚氣衝心。

礬石二兩

上一味，以漿水一斗五升，煎三五沸，浸脚良。

【释义】本条论述脚气冲心的外治法。脚气病乃由湿邪下注所致的腿脚肿胀痛重或软弱无力、麻木不仁，严重者可发展为脚气冲心，出现心悸、喘急、胸中胀闷、呕吐等症。因这些症状是由湿浊毒气上冲心肺引起，故称脚气冲心。脚气冲心的原因，既有心阳不振，肾气虚不能化气行水，也有脾虚不能运化水湿，湿浊上乘。凡脚气冲心者，除辨证给予内服方外，皆可配合矾石汤外洗腿脚。矾石性燥酸涩，有收湿解毒之功；浆水煎煮，增强解毒之力。故脚气上冲者，用矾石汤温洗浸脚，以燥湿降浊解毒。

【临床应用】本方煎水浸脚可治疗因湿毒郁滞，日久化热，循经上冲引起的现代脚气病（真菌感染）。

2.《千金》三黄湯

【原文】

《千金》三黄湯：治中風手足拘急，百節疼痛，煩熱心亂，惡寒，經日不欲飲食。

麻黄五分　獨活四分　細辛二分　黄耆三分　黄芩三分

上五味，以水六升，煮取二升，分溫三服。一服小汗，二服大汗，心熱加大黄二分，腹滿加枳實一枚，氣逆加人參三分，悸加牡蠣三分，渴加栝樓根三分，先有寒加附子一枚。

【释义】本条论述中风偏枯者卫虚外受风寒湿，郁而化热的证治。卫气不足，风寒湿外袭则恶寒；风寒湿痹阻经脉关节，气血不通，故手足拘急，百节疼痛；风寒湿外闭，阳郁化热，湿热蕴阻，故烦热心乱，不欲饮食。治当祛风散寒胜湿，益气固表清热，用《千金》三黄汤。方中麻黄、独活、细辛祛风散寒，胜湿止痛；黄芪益气固表；黄芩清热燥湿。若胃肠实热积滞，加大黄通腑泄热；腹满加枳实行气除满；胃虚气逆加人参补中益胃；心悸加牡蛎重镇安神；口渴者加栝楼根生津止渴；先有寒，即素有寒也，故加附子峻逐阴寒。

【临床应用】本方可用于素体表虚，感受风寒湿，兼里热内郁之中风后遗症或风湿性关节炎，以恶寒、骨节痛、心中烦热、手足拘急不舒、纳谷不馨、舌淡、苔白为主症。

3.《近效方》术附汤

【原文】

《近效方》术附湯：治風虚頭重眩，苦極，不知食味，暖肌補中，益精氣。

白术二兩　甘草一兩（炙）　附子一枚半（炮去皮）

上三味，剉，每五錢匕，薑五片，棗一枚，水盞半，煎七分，去滓溫服。

【释义】本条论述阳虚夹风寒的头眩证治。风虚指阳虚畏寒恶风。脾肾阳虚，水湿不化，清阳不升，浊阴不降，头目失于温煦，故头部畏风寒，苦于重着昏眩；寒湿困阻脾胃，故饮食乏味。治宜温肾助阳，健脾除湿，用术附汤。方中附子温助肾阳，散寒除湿；白术、甘草健脾益气除湿；生姜、大枣温胃散寒，调和营卫。

本方与《痉湿暍病脉证治第二》篇的白术附子汤药味相同，但药量不同，故主治证候差别很大。可见药量不同，功效亦异。

【临床应用】本方可用于脾肾阳虚头痛、阳虚自汗、妇女寒湿带下以及辨证为阳虚寒湿的梅尼埃病。

4. 崔氏八味丸

【原文】

崔氏八味丸：治脚氣上入，少腹不仁。

乾地黄八兩　山茱萸　薯蕷各四兩　澤瀉　茯苓　牡丹皮各三兩　桂枝　附子（炮）各一兩

上八味，末之，煉蜜和丸，梧子大，酒下十五丸。日再服。

【释义】本条论述肾气虚脚气病的证治。肾气不足、气化失司，水湿毒浊下注，故腿脚肿胀，发为脚气；少腹失于温养则不仁。治宜温肾化气行水，用崔氏八味丸主治。方中桂枝、附子温肾壮阳，以助气化；干地黄、山茱萸滋阴益血，以益肾阴；牡丹皮消瘀；山药、茯苓、泽泻健脾泄湿。

5.《千金方》越婢加术汤

【原文】

《千金方》越婢加术湯：治肉極[①]，熱則身體津脫，腠理開，汗大泄，癘風氣，下焦脚弱。

麻黄六両　石膏半斤　生薑三兩　甘草二兩　白术四兩　大棗十五枚

上六味，以水六升，先煮麻黄，去上沫，內諸藥，煮取三升，分溫三服。惡風加附子一枚，炮。

【校注】

① 肉极：病名，指肌肉极度消瘦。

【释义】本条指出肉极的证治。风湿外侵，渐次化热，迫津外出，津伤液脱，日久肌肉消灼，则形体消瘦，下肢软弱无力；腠理开，汗大泄，风邪疠气乘虚客于营血，营卫气血壅滞不利，则为疠风气。治当疏风清热，除湿健脾，调和营卫，用《千金方》越婢加术汤。方中麻黄宣散风湿，白术健脾除湿，两者相伍，并行表里之湿；石膏清郁热；生姜、大枣、甘草调和营卫而益脾胃。

【临床应用】本方可用于风寒湿热痹阻所致的风湿性关节炎以及风湿外侵，内有郁热引起的急性肾炎。

小结

本篇论述了中风病和历节病两种疾病的证治。

中风病是以突然昏倒，口眼㖞斜，半身不遂，昏不识人为主症的疾病。本篇认为，中风病是由于气血两虚，经脉痹阻，外邪诱发所致。仲景根据其病位深浅将中风病分为在络、在经、入腑、入脏。本篇对于中风病的治疗，总以扶正祛邪为原则，辨证论治。正虚风邪入经络，治宜温阳补虚，祛风散寒，化痰清热，用侯氏黑散治疗；阳热内盛，肝风内动，宜清热泻火，平肝息风，用风引汤；血虚受风，治宜滋阴降火，养血息风，透表通络，用防己地黄汤；外受风寒之头风，治宜温经散寒，祛风止痛，可用头风摩散加以外治；气血两虚夹风寒痰热之中风偏枯证，宜益气养血，祛风散寒，用《古今录验》续命汤。其中风引汤体现了重镇潜阳的治疗原则；侯氏黑散与《古今录验》续命汤则属攻补兼施，于祛风散寒、化痰清热之中兼补气血。

历节病是以多个关节疼痛，甚则骨节肿大变形，疼痛不可屈伸，身体魁羸为特征的疾病。该病内因肝肾亏虚，气血不足或阳气虚弱，外因风寒湿热之邪侵袭。故治疗历节病应“急则治标，缓则治本”。风湿历节，风寒湿热兼并，宜祛风除湿，温经散寒，滋阴清热，用桂枝芍药知母汤；寒湿历节，风寒湿痹关节经脉，治宜温经散寒，除湿止痛，用乌头汤；脚气冲心，湿邪下注，宜收湿解毒，在内服的基础上，配合矾石汤外洗。其中桂枝芍药知母汤、乌头汤均属于“急则治标”的方剂；篇中虽未另举补益肝肾之方，但却再三强调了历节病发生的内因是肝肾亏虚，筋骨不健。本篇制方用药颇具特色，如风引汤中石类药居多以及寒温配伍，防己地黄汤中以酒浸药后绞汁及铜器盛地黄汁，矾石汤浸脚，头风摩散，治历节病两方中都有酸甘化阴、缓急止痛的芍药甘草等。

参考文献

[1] 相阳阳，王璇，张秋霞. 侯氏黑散含药血清对氧糖剥夺损伤血管内皮细胞PLCγ2/ERK及TGF-β/Smad2/3表达的影响[J]. 北京中医药大学学报，2019，42（11）：934-939.

[2] 陆跃，刘建红，赵晖，等. 侯氏黑散对脑缺血大鼠神经导向因子及Rho GTP酶的影响[J]. 首都医科大学学报，2017，38（6）：891-896.

[3] 张付民，张岱阳. 基于PI3K/Akt/mTOR信号通路研究桂枝芍药知母汤治疗膝骨关节炎模型大鼠的作用机制[J]. 湖北中医药大学学报，2019，21（6）：21-25.

第六章　血痹虚劳病脉证并治第六

提要

本篇论述血痹与虚劳病的成因与证治。血痹以肢体局部麻木为主症，是由气血不足，感受外邪所致。血痹与痹病有别，后者以肢体筋骨疼痛为主症，由风寒湿三气杂感引起。

虚劳是由过度劳伤所致的慢性衰弱性疾患的总称，其范围广泛，本篇所论包括气虚、血虚、气血两虚、阴虚、阳虚、阴阳两虚以及虚劳兼风和虚劳夹瘀等，重点是阴阳两虚。治法上虽有补气、益血、温阳、滋阴之别，但重点在调补脾肾。本篇所论虚劳与肺痨不同，应予区别。

因血痹与虚劳均为气血阴阳不足，故合为一篇论述，重点是论述虚劳病。

第一节　血痹病

一、血痹成因及轻证

【原文】

問曰：血痹病，從何得之？師曰：夫尊榮人骨弱肌膚盛，重因疲勞汗出，臥不時動搖，加被微風，遂得之。但以脉自微濇，在寸口、關上小緊，宜針引陽氣，令脉和緊去則愈。（1）

【释义】本条论述血痹病因及轻证的治法。凡养尊处优的人，肌肉虽然丰盛，实则筋骨脆弱，腠理不固，因而抵抗病邪的能力薄弱。这种有余于外不足于内的人，稍事劳动即疲劳汗出，或夜卧时辗转反侧，极易受风，即使外感微风，亦足以形成血痹。脉象也反映了血痹的成因，脉微主卫阳不足，涩为血滞，紧为外受风寒。可见，血痹是因正气不足，外感风寒，使阳气痹阻，血行涩滞引起。因本证正虚不甚，受邪较浅，所以微涩而紧之脉仅见于寸口和关上。治宜用针刺通引阳气，俾阳气行，风寒邪去，血脉调和，血痹则愈。

本病因阳气不行致血行不畅，故治以导引阳气为主，使气行则血行。因受风而气血不畅者，亦不当独祛风邪，应以畅通气血为主，此亦“血行风自灭”之意。可见，血痹治疗的关键在于通阳行痹。

【临床应用】本条指出血痹轻证的治疗，可用针灸，使阳气通畅，气行则血行。临床根据病情可针可药。

二、血痹重证

【原文】

血痹陰陽俱微，寸口關上微，尺中小緊，外證身体不仁，如風痹狀，黄耆桂枝五物湯主之。（2）

黄耆桂枝五物湯方：

黄耆三兩　芍藥三兩　桂枝三兩　生薑六兩　大棗十二枚

上五味，以水六升，煮取二升，温服七合，日三服。一方有人參。

【释义】本条论述血痹重证的证治。阴阳俱微指营卫气血俱不足；寸口关上微是阳气甚虚；尺中小紧为重感风寒。血痹主要以肢体局部麻木不仁为特征，如受邪较重，可兼酸痛感，所以说“如风痹状”。但血痹与风痹的症状是有区别的，前者以麻木为主，后者以疼痛为主。治以黄芪桂枝五物汤温阳行痹，即遵《灵枢 · 邪气脏腑病形》“阴阳形气俱不足，勿取以针，而调以甘药”之意。方用黄芪甘温补气，桂枝、芍药通阳行痹，生姜、大枣调和营卫，共奏益气通阳行痹之效。

上条正虚不甚，感邪较轻，故“脉自微涩，在寸口、关上小紧”，属血痹轻证；本条正虚较甚，受邪亦重，故“寸口关上微，尺中小紧”，属血痹重证。若单用针引阳气，效力不足，故用黄芪桂枝五物汤温通阳气，祛邪行痹。

【临床应用】凡因气虚血滞而致肌肤麻木不仁或半身不遂病证等，均可用本方。如产后身痛、末梢神经炎、肢端血管舒缩功能障碍、糖尿病周围神经病变、肩关节周围炎、神经根型颈椎病、硬皮病、低钙性抽搐符合上述证机者，皆可用本方，亦可针药并用。

【现代研究】研究证实，黄芪桂枝五物汤可减轻周围神经组织炎症损伤，促进损伤神经的修复与再生，其机制可能与降低糖尿病大鼠血清 IL-1β、TNF-α 水平，上调坐骨神经神经生长因子（NGF）mRNA 的表达水平有关[1]。黄芪桂枝五物汤能减轻膝骨关节炎大鼠软骨损伤程度，其机制可能与降低炎症信号通路核苷酸结合寡聚化结构域样受体蛋白 3（NLRP3）、半胱氨酸蛋白酶 -1（CasPase-1）mRNA 及蛋白的表达，进而抑制炎症因子 IL-1β、IL-6、TNF-α 的表达有关[2]。黄芪桂枝五物汤加味可以通过调节 Th1/Th2 和 Th17/Treg 细胞免疫平衡改善变应性鼻炎大鼠症状[3]。

第二节　虚劳病

一、脉象总纲

【原文】

夫男子平人①，脉大爲勞，極虚亦爲勞。（3）

【校注】

① 平人：指外形看似无病，其实内脏气血已经虚损之人，即《难经》所说的“脉病形不病”者。

【释义】本条论述虚劳病的脉象总纲。此处脉大当大而无力，为有余于外，不足于内之象，是真阴不足，虚阳外浮所致；极虚，是轻按觉软，重按则极无力的脉象，为精气内损，元阳不足所致。脉大与极虚，虽形态不同，但都是虚劳病的脉象，所以说“脉大为劳，极虚亦为劳”。

本条以“大”脉和“极虚”脉概括虚劳病的两类脉象，揭示了虚劳病阴虚、阳虚两类不同病机。该篇其余条文中的浮、浮大或芤脉等均属“大”脉范畴，虚、沉弦或微紧等脉皆属脉“极虚”范畴。条首冠以“男子”二字，是强调虚劳病的成因与肾脏亏损有密切关系，并非虚劳病全是男子。

此外，外观似平人，脉却现病象，反映了早发现、早治疗的重要性。

二、辨证

（一）阴血不足

【原文】

男子面色薄者，主渴及亡血，卒喘悸，脉浮者，里虚也。（4）

【释义】本条论述阴血不足的虚劳脉症。血虚不能荣于面，故面色苍白而无华；血虚津亏，则口渴；血虚不能养心，故心悸；阴血不足，多因失血所致，故主亡血；气随血脱，肾不纳气，故稍一动作，即突然气喘；阴血不足，阳气浮越，故脉浮大无力，多见于久病或亡血之后，上述脉症皆由里之阴血虚所致。

本条脉浮里虚，即属于《脏腑经络先后病脉证第一》篇“浮者在后，其病在里”的情况。条文中的喘悸，是稍劳即发，稍息则安，与痰饮蕴肺的喘息引肩，胸满咳嗽，发病时重，平时则轻，症状持续存在者不同。

（二）气血亏虚

【原文】

男子脉虚沉弦，無寒熱，短氣里急，小便不利，面色白，時目瞑[①]，兼衄，少腹滿，此爲勞使之然。（5）

【校注】

① 目瞑：“瞑”“眩”通用。目瞑即目眩，指两眼昏花。

【释义】本条论述气血两虚的虚劳脉症。虚劳病若见到沉弦而无力的脉象，又无外感寒热的症状，是气血两虚的征象。面白、时目瞑、兼衄是肝脾血虚所致；短气、里急、小便不利、少腹满，是肾阳不足，不能温化水液所引起。凡此脉症，都属于虚劳范围，所以说“此为劳使之然”。

条文中“无寒热”是针对外邪随经入腑，阻碍膀胱气化，也可出现短气、小便不利、少腹满等而提出的鉴别点。外感病脉浮而有力，虚劳病脉虚沉弦，故当脉症合参。

（三）阴虚阳浮

【原文】

勞之爲病，其脉浮大，手足煩，春夏劇，秋冬瘥，陰寒[①]精自出，酸削[②]不能行。（6）

【校注】

① 阴寒：即前阴寒冷。

② 酸削：指两腿酸痛消瘦。

【释义】本条论述阴虚阳浮的虚劳证及其与季节的关系。阴虚阳浮于外，故脉浮大无力；阴虚生内热，则手足烦热。证属阴虚阳亢，春夏木火正盛，阳气外浮，则阴愈虚，故病加重；秋冬金水相生，阳气内藏，故病减轻。由于阴损及阳，精关不固，故阴寒精自出。精失而肾虚骨弱，故两腿酸削，无力行动，此即《难经·十四难》“骨痿不能起于床”之候。

人体阴阳随四时阴阳消长而变化，本条充分体现了“天人相应”的思想，提醒医者治病应将“因人制宜”与“因时制宜”相结合。

（四）肾虚无子

【原文】

男子脉浮弱而濇，為無子，精氣清冷一作冷。（7）

【释义】本条论述虚劳无子的脉症。脉浮无力乃真阳不足之象，涩为精血衰少之征；由于真阳不足，精气亏虚，所以精清不温，不能授胎，故无子。正如《诸病源候论·虚劳无子候》所云：“丈夫无子者，其精清如水，冰冷如铁，皆无子之候。”

本条说明真阳不足，精血衰少是男子不育的重要原因，故当温肾填精。

【临床应用】后世曹颖甫主张用当归生姜羊肉汤治疗该证。

（五）虚劳盗汗

【原文】

男子平人，脉虛弱細微者，喜盜汗也。（9）

【释义】本条论述虚劳盗汗的脉象。男子平人，与本篇第3条义同。脉虚微主阳虚、气虚；细弱主阴虚、血虚。因阴阳气血皆虚，故脉见虚弱细微，阳虚不固，阴虚不守，则易发生盗汗。

一般认为盗汗多属阴虚，但虚劳久不愈，病由阴虚及阳，使阳虚不固，阴虚不守，也可发生盗汗。

【临床应用】本证属阴阳气血皆虚，可用桂枝加龙骨牡蛎汤治之。

（六）同脉异证

【原文】

人年五六十，其病脉大者，痹俠背行①，若腸鳴、馬刀俠瘿②者，皆爲勞得之。（10）

【校注】

① 痹夹背行：指脊柱两旁有麻木感。

② 马刀侠瘿：结核生于腋下名马刀，生于颈旁名侠瘿，两者常相联系，或称为瘰

疠病。

【释义】本条论述虚劳病三种证候的辨识。人年五六十，肾气已虚，精气衰少，虚阳浮越或阴虚火旺，则脉大而按之无力。精气内损，经脉失养，所以脊柱两旁有麻木的感觉；若脉大而见肠鸣，则为脾气虚寒，运化失职所致，属虚寒证；若脉大而见马刀侠瘿，则为阴虚阳浮，虚火上炎，痰火相搏所致，属虚热证。以上三种证候，皆属虚劳范畴。

在虚劳病中，同一脉象可见于不同的症状与病机。如同一年龄人，皆呈现大脉，却有虚寒、虚热等不同见证。

（七）脾肾阳虚

【原文】

脉沉小遲，名脱氣[①]，其人疾行則喘喝[②]，手足逆寒，腹滿，甚則溏泄，食不消化也。（11）

【校注】

① 脱气：此喻病机，指阳气虚衰。

② 喘喝：指气喘有声。

【释义】本条论述脾肾阳气虚衰的脉症。脉沉小迟主脾肾阳虚；肾虚不能纳气，故走路稍快则张口气喘；阳虚寒盛则手足逆冷；脾胃阳虚，腐熟和运化功能减退，则腹满便溏，饮食不化。

【临床应用】本证病情较重者，多由于先天不足、后天失养，是脾肾阳气俱衰，治疗上应注重温补脾肾，可用附子理中汤治疗。

（八）精血亏损

【原文】

脉弦而大，弦則為減，大則爲芤，減則爲寒，芤則爲虚，虚寒相搏，此名爲革。婦人則半產漏下[①]，男子則亡血失精。（12）

【校注】

① 漏下：非月经期的阴道出血，淋漓不断。

【释义】本条论述虚劳精血亏损的脉象。革脉具有弦大二脉之象，但其弦是重按则减，虽大却中空，类似芤脉。重按则减之脉主寒，大而中空的脉为虚，这两种脉象相合便是革脉，其特征是外强中空，如按鼓皮，多因妇人半产、漏下，或男子亡血、失精之后，精血大亏，虚阳外浮所致，为虚劳严重之候。

此是以脉揭示病机的又一范例。

三、证治

（一）虚劳失精

1. 阴阳两虚失精

【原文】

夫失精家①，少腹弦急，陰頭寒，目眩一作目眶痛，髮落，脉極虚芤遲，爲清穀、亡血、失精，脉得諸芤動微緊，男子失精，女子夢交②，桂枝加龍骨牡蠣湯主之。（8）

桂枝加龍骨牡蠣湯方《小品》云：虛羸浮热汗出者，除桂，加白薇、附子各三分，故曰二加龙骨汤：

桂枝　芍藥　生薑各三兩　甘草二兩　大棗十二枚　龍骨　牡蠣各三兩③

上七味，以水七升，煮取三升，分溫三服。

【校注】

① 失精家：指经常梦遗、滑精之人。

② 梦交：夜梦性交。

③ 牡蛎各三两：牡蛎之后，邓珍本原无“各三两”，据《医统正脉》本改。

【释义】本条论述阴阳两虚的失精证治。久患失精之人，阴精损耗太过，阴损及阳，下焦失于温煦，故少腹弦急，前阴寒冷；精衰血少，则目眩发落。“脉极虚芤迟，为清谷、亡血、失精”是插笔，意指极虚芤迟的脉象既能见于失精病人，也可见于失血或下利清谷的患者。芤动为阳，是阴虚阳浮之象；微紧为阴，是阳虚内寒之征；脉见芤动微紧乃阴阳两虚，在男子表现为失精，在女子则见夜梦性交。此由阳无阴的滋养致火浮不敛，阴失阳的固摄而精不内守，属阴阳两虚，心肾不交，治当调和阴阳，潜镇摄纳，用桂枝加龙骨牡蛎汤。方中用桂枝汤辛甘化阳、酸甘化阴，调和阴阳，加龙骨、牡蛎潜镇摄纳，使阳能固摄，阴能内守，则失精、梦交自愈。

本证阴阳两虚而致失调，未予滋阴补阳，却用调和阴阳之法，是为治疗阴阳两虚另辟蹊径。

【临床应用】本方适用于阴阳两虚，阳失固摄，阴不内守之证，常用于治疗失精、梦交、自汗、盗汗、遗尿、失眠、早泄、阳痿、脱发、妇女带下、小儿夜啼等，诸如更年期综合征、神经官能症等符合上述病机者。

2. 阳虚失精

天雄散方：

天雄三兩（炮）　白术八兩　桂枝六兩　龍骨三兩

上四味，杵為散，酒服半錢匕，日三服，不知，稍增之。

【释义】此为阳虚失精证立方。本方《外台》卷十六载治男子失精。方中天雄补命门、壮肾阳；白术补脾胃、温中阳；桂枝助天雄以温肾阳；龙骨收敛摄精，共成补阳摄阴之方。

【临床应用】本方可治肾阳不足的失精、腰痛、阳痿、不育症、阴汗、阴冷、更年期综合征等。主症可见阳痿不举、腰膝酸软、精液清冷、早泄滑精、手足不温、怯冷、舌淡白苔薄润、脉沉无力。

（二）虚劳腹痛

1. 小建中汤

【原文】

虛勞里急，悸，衄，腹中痛，夢失精，四肢痠疼，手足煩熱，咽乾口燥，小建中湯主之。（13）

小建中湯方：

桂枝三兩（去皮） 甘草三兩（炙） 大棗十二枚 芍藥六兩 生薑三兩 膠飴一升

上六味，以水七升，煮取三升，去滓，內膠飴，更上微火消解，溫服一升，日三服。嘔家不可用建中湯，以甜故也。

《千金》療男女因積冷氣滯，或大病後不復常，苦四肢沉重，骨肉痠疼，吸吸少氣，行動喘乏，胸滿氣急，腰背強痛，心中虛悸，咽乾唇燥，面體少色，或飲食無味，脇肋腹脹，頭重不舉，多臥少起，甚者積年，輕者百日，漸致瘦弱。五臟氣竭，則難可復常，六脉俱不足，虛寒乏氣，少腹拘急，羸瘠百病，名曰黃耆建中湯，又有人參二兩。

【释义】本条论述虚劳阴阳两虚腹痛的证治。人体阴阳是相互维系的，虚劳病日久，往往阳虚及阴或阴虚及阳，形成阴阳两虚，此时就会出现寒热错杂的证候。阳虚腹部失于温煦，则腹挛急作痛，按之不硬；阴虚生热，则衄血、手足烦热、咽干口燥；阴血不足，心失所养则心悸；阴虚不能内守则梦失精；气血不足，肢体失于濡养，则四肢酸疼。这些都乃阴阳两虚，阴阳失调所致，治以小建中汤甘温建中，调和阴阳。方中胶饴、甘草、大枣甘温建中缓急；桂枝、生姜辛温通阳调卫；芍药酸敛和营，并与甘草相合，缓急止痛。全方辛甘助阳，酸甘化阴，故能调和阴阳。正如《金匮要略心典》谓："欲求阴阳之和者，必于中气，求中气之立者，必以建中也。"

本证阴阳两虚而从中焦脾胃治疗，是基于虚劳久病，脾胃虚弱，化源不继，气血亏虚这一病机关键。因脾胃为后天之本，气血营卫生化之源。此外，脾胃为阴阳升降之枢，中虚失运，则阴阳升降失序。所以，阴阳两虚宜补益脾胃，俾气血充裕，阴阳协调，偏寒偏热症状自除。

【临床应用】本方适宜于阴阳两虚，阴阳失调，偏重脾胃阳虚者，可治疗属上述病机的发热、腹痛、便血、眩晕、胃脘痛、虚黄等症，诸如消化道溃疡、慢性胃炎、肠易激综合征、室性期前收缩、再生障碍性贫血等符合上述病机者。

【现代研究】研究证实，小建中汤具有抗运动性疲劳的作用，其机制可能是通过提高骨骼肌腺苷酸活化蛋白激酶 / 过氧化物酶增殖活化受体辅激活因子 1-α（AMPK/PGC1-α）通路，增强线粒体氧化磷酸化减少代谢产物的堆积，减缓糖原的消耗分解，增强骨骼肌能量合成有关[4]。

2. 黄芪建中汤

【原文】

虛勞里急，諸不足，黃耆建中湯主之。於建中湯內，加黃耆一兩半，餘依上法。氣短胸滿者加生薑，腹滿者去棗，加茯苓一兩半，及療肺虛損不足，補氣，加半夏三兩（14）

【释义】本条承上条续论虚劳阴阳两虚腹痛的证治。里急是腹中拘急，诸不足是气血阴阳俱不足，治疗用黄芪建中汤补中缓急，调和阴阳。方以小建中汤加黄芪而成，由此可知，本证较小建中汤证病情略重，气虚更甚，其证候应包括上条小建中汤诸症，此处以“虚劳里急”一句概之，从加黄芪推测，本证尚有自汗或盗汗、倦怠、身重或不仁等症。

上述三证均属阴阳两虚，其病机区别在于：桂枝加龙骨牡蛎汤证为失精在先，阴损及阳；小建中汤证是脾胃阳气先虚，阳损及阴；黄芪建中汤证是在小建中汤证基础上，气虚显著。三方皆由桂枝汤化裁而来，其作用正如尤怡所言：“桂枝汤外证得之能解肌去邪气，内证得之能补虚调阴阳”（《金匮要略心典》），取桂枝汤调和阴阳的作用。

【临床应用】本方主治阴阳两虚，气虚偏重者。常用于治疗消化道溃疡、再生障碍性贫血、慢性胃炎、食管炎、胃倾倒综合征、神经衰弱等符合上述病机者。并可治疗属于阴阳两虚，气虚偏重的多种虚弱性疾患。

【现代研究】研究证实，黄芪建中汤加减可有效改善腹泻患儿免疫功能，同时降低患儿血清 IL-6、IL-17、TNF-α 水平，有效抑制机体炎性反应，提高治疗效果[5]。加味黄芪建中汤可通过下调 miR-516a-5P 的表达，从而影响 IDO/mTOR 通路，促进调节性 T 细胞（Treg）细胞比例的增加，为免疫性血小板减少症（ITP）的中医药临床治疗提供理论依据[6]。采用黄芪建中汤治疗幽门螺杆菌（HP）阳性胃溃疡的效果显著，可有效根除 HP，降低复发率，提高患者的生活质量[7]。黄芪建中汤具有改善脾胃虚寒型胃溃疡模型大鼠的生存状况的作用，其机制可能与干预 JAK2/STAT3 通路激活所介导的胃黏膜免疫屏障功能障碍有关[8]。

（三）虚劳腰痛

【原文】

虚劳腰痛，少腹拘急，小便不利者，八味腎氣丸主之。方見脚气中①（15）

八味腎氣丸方：

乾地黄八兩 山茱萸 薯蕷各四兩 澤瀉 茯苓 牡丹皮各三兩 桂枝 附子各一兩（炮）

上八味，末之，煉蜜和丸，梧子大。酒下十五丸，日再服。

【校注】

① 方见脚气中：此指本书《中风历节病脉证并治第五》篇之崔氏八味丸。《医统正脉》本作“方见妇人杂病中”。今将八味丸转引至此。

【释义】本条论述虚劳肾阳不足腰痛的证治。腰为肾之外府，肾阳虚则腰痛；肾阳不足，膀胱气化不利，故见少腹拘急，小便不利。治用八味肾气丸温肾化气，方中用干地黄、山茱萸、山药滋补肾阴，桂枝、附子温阳化气，泽泻、茯苓、牡丹皮利湿泄浊。全方共奏助阳化水，滋阴生气之效。方中重用滋阴药，轻取助阳药，诚如柯韵伯所说：“意不在补火，而在微生火，即生肾气也。故不曰温肾，而名肾气。”（《伤寒来苏集》）

【临床应用】本方被广泛用于肾阳不足，气化不利引起的多种疾病，其范围涉及：①心血管系统疾病，如心绞痛、缓慢性心律失常、冠心病窦性心动过缓、高血压、脑血管病伴偏瘫、静脉血栓形成；②呼吸系统疾病，如慢性支气管炎、支气管哮喘；③消化系统疾病，如肠易激综合征、胃肠功能紊乱；④泌尿系统疾病，如肾病综合征、慢性肾功能不全、肾积水、慢性前列腺炎、糖尿病肾病；⑤内分泌系统疾病，如甲状腺功能低下、肾上腺皮质功能低下、糖尿病；⑥生殖系统疾病，如性功能障碍、不育症；⑦骨骼系统疾病，如骨质疏松症、腰椎间盘突出症，其主症多见腰酸痛或腰膝酸软，稍劳即加重，畏寒肢冷，小便不利，但溲不黄、不热，或夜尿频多，面色㿠白，舌淡有齿痕，苔白润，脉沉迟或弱者。

【现代研究】实验证实肾气丸可以抑制膝骨性关节炎大鼠关节内炎症反应，抑制关节软骨降解，修复软骨损伤，改善膝关节功能[9]。金匮肾气丸可能通过 AMPK/mTOR 途径抑制肺组织细胞凋亡和自噬，延缓大鼠慢性阻塞性肺疾病进展[10]。

（四）虚劳不眠

【原文】

虚劳虚煩不得眠，酸棗湯主之。（17）

酸棗湯方：

酸棗仁二升　甘草一兩　知母二兩　茯苓二兩　芎藭二兩《深師》有生薑二兩

上五味，以水八升，煮酸棗仁，得六升，內諸藥，煮取三升，分温三服。

【释义】本条论述虚劳阴血亏虚失眠的证治。肝阴不足，虚热内生则魂不归肝，心血亏虚则神难守舍，虚热扰及心神，故虚烦失眠，证属心肝阴血亏虚，心神失养。治以酸枣仁汤养阴清热，宁心安神。方中酸枣仁养肝阴，益心血；与甘草酸甘合用，以增养阴之力；知母清虚热，川芎理血疏肝，茯苓宁心安神，共奏养阴清热，宁心安神之效；本方于寒凉滋润药中，配伍一味川芎，以调补肝虚证。其重用酸枣仁，轻取川芎，不可忽略。

《伤寒论》栀子豉汤证亦有虚烦不得眠之症，但与本证病机不同。前者是无形之邪热郁于胸膈，其“虚”指无形之邪，是与有形之实邪比较而言，非正气虚；本证是阴血不足，虚热内扰。两者一虚一实，迥然不同。

【临床应用】本方多用于肝阴不足，心血亏虚，虚热内扰引起的失眠、盗汗、眩晕、惊悸等，主要涉及与失眠、精神障碍相关的疾病，如更年期综合征、脑出血急性期狂躁型精神障碍、心脏β受体亢进症、焦虑性神经症、抑郁症、神经衰弱、神经官能症等疾病，符合上述病机者。

【现代研究】研究表明，酸枣仁汤能减少失眠大鼠中脑中缝背核星形胶质细胞和小胶质细胞的激活，改善神经细胞损伤程度，这可能是酸枣仁汤治疗失眠症的作用环节之一[11]。

（五）虚劳兼风

【原文】

虛勞諸不足，風氣①百疾，薯蕷丸主之。（16）

薯蕷丸方：

薯蕷三十分　當歸　桂枝　麯　乾地黄　豆黄卷各十分　甘草二十八分　人参七分　芎窮　芍藥　白术　麥門冬　杏仁各六分　柴胡　桔梗　茯苓各五分　阿膠七分　乾薑三分　白斂二分　防風六分　大棗百枚爲膏

上二十一味，末之，煉蜜和丸，如彈子大，空腹酒服一丸，一百丸為劑。

【校注】

① 风气：泛指外感病邪。因风为百病之长，入侵人体，能引起多种疾病。

【释义】本条论述虚劳兼风证治。虚劳诸不足，是人体气血阴阳皆不足。由于人体诸虚不足，抗病力弱，易受外邪侵袭而形成虚损兼夹外邪之证。治疗应以扶正为主，兼顾祛邪，方用薯蓣丸。方中薯蓣专理脾胃，人参、白术、茯苓、干姜、豆黄卷、大枣、甘草、曲益气调中，当归、川芎、芍药、地黄、麦冬、阿胶养血滋阴，柴胡、桂枝、防风祛风散邪，杏仁、桔梗、白蔹理气开郁，诸药合用以健脾扶正为主。俾脾胃健运，气血生化之源充足，则诸虚可复。

本方配伍具有以下特点：一是气血阴阳俱补，但重在健脾；二是扶正为主，祛风散邪为辅；三是补中兼消，补而不滞。

【临床应用】本方可作为素体气血阴阳俱虚，脾胃尤弱，又易感外邪而引发多种宿疾者的培补方，如用于具备上述病机特点的慢性肺源性心脏病、慢性荨麻疹、白细胞减少症、慢性肾炎、心功能减退、慢性疲劳综合征、脑卒中后遗症等，还可防治慢性乙型肝炎患者反复感冒。

【现代研究】实验研究证实加减薯蓣丸能够通过抑制 NlrP3/ASC/ CasPase–1 通路，降低小鼠海马 IL–1β 等炎症因子的表达，缓解神经炎症，减轻阿尔兹海默症（AD）病理损伤[12]。

（六）虚劳干血

【原文】

五勞虛極羸①瘦，腹滿不能飲食，食傷、憂傷、飲傷、房室傷、饑傷、勞傷、經絡營衛氣傷，內有乾血，肌膚甲错②，兩目黯黑。缓中補虛，大黄䗪蟲丸主之。（18）

大黄䗪虫丸方：

大黄十分（蒸） 黄芩二兩 甘草三兩 桃仁一升 杏仁一升 芍藥四兩 乾地黄十兩 乾漆一兩 蝱蟲一升 水蛭百枚 蠐螬一升 䗪蟲半升

上十二味，末之，煉蜜和丸，小豆大，酒飲服五丸，日三服。

【校注】

① 羸：弱也。

② 肌肤甲错：皮肤枯燥如鳞甲。

【释义】本条论述虚劳兼干血的证治。五劳有两种解释，一指心劳、肝劳、脾劳、肾劳、肺劳；一指“久视伤血，久卧伤气，久坐伤肉，久立伤骨，久行伤筋”（《素问 · 宣明五气》）。七伤指食伤、忧伤、饮伤、房室伤、饥伤、劳伤、经络营卫气伤七种劳伤。由于五劳七伤使人体正气不足，脏腑虚损，以致形体消瘦。腹满不能饮食、肌肤甲错、两目黯黑是虚劳夹干血的证候。虚劳日久不愈，经络气血运行受阻，则产生瘀血，瘀血久留体内遂成“干血”。瘀血内停，则两目黯黑；妨碍新血生成，肌肤失养，故粗糙如鳞甲状。本证因瘀血不去，致新血不生，治宜大黄䗪虫丸祛瘀生新，缓中补虚，方中用大黄、䗪虫、桃仁、虻虫、水蛭、蛴螬、干漆活血化瘀；芍药、地黄养血补虚；杏仁理气；

黄芩清热；甘草、白蜜益气和中。制成丸剂，意在峻药缓用，使祛瘀不伤正，扶正不留瘀，达到攻补兼施的目的，此即“缓中补虚”之意。

针对本证瘀血久留，新血不生的病机特点，仲景创制该方，体现了如下特点：一是妙用虫类药逐瘀；二是破瘀之中兼养血；三是制成丸剂，既可减缓药力，又便于长期服用；四是不忘顾护脾胃。

【临床应用】本方适宜于瘀停日久，或兼血虚的干血证。主症可见腹部胀满，或有肿块，痛处固定，两目黯黑，肌肤甲错，舌边尖有瘀点或瘀斑，脉涩等。可治疗符合上述证机的妇女瘀血经闭、良性肿瘤、肝脾肿大、慢性乙型肝炎、肝硬化、子宫肌瘤、结核性腹膜炎、脂肪肝、高脂血症、前列腺增生症、粘连性肠梗阻、脉管炎等疾病。

【现代研究】研究证实，大黄䗪虫丸具有保护足细胞、降低蛋白尿、减轻肾间质纤维化、抗炎及调整脂质代谢紊乱等多方面药理作用[13]。

（七）附方

1.《千金翼》炙甘草汤

【原文】

《千金翼》炙甘草汤一云復脉湯：治虚勞不足，汗出而悶，脉結悸，行動如常，不出百日，危急者，十一日死。

甘草四兩（炙） 桂枝 生薑各三兩 麥門冬半升 麻仁半升 人參 阿膠各二兩 大棗三十枚 生地黄一斤

上九味，以酒七升，水八升，先煮八味，取三升，去滓，內膠消盡，温服一升，日三服。

【释义】本方即《伤寒论》中的炙甘草汤。虚劳不足，指阴阳气血不足。阳气虚，卫外不固，则汗出；气血两虚，脉道不充，血行不畅，心失所养，则脉结代，胸闷心悸。轻者行动如常人，重者可危及生命。炙甘草汤中甘草、人参、大枣补中益气，麦冬、麻仁养阴润燥，地黄、阿胶养血复脉，桂枝、生姜温阳通脉，共奏滋阴养阳，补益气血之效。

【临床应用】本方常用于治疗气血阴阳不足而出现脉象结代、心悸怔忡等主症的心脏病，诸如符合上述病机的冠心病、病毒性心肌炎、缓慢性心律失常、阵发性心房颤动、窦性心动过缓、病态窦房结综合征、频发性室性期前收缩等。

2.《肘后》獭肝散

【原文】

《肘後》獺肝①散：治冷勞②，又主鬼疰③，一門相染。

獭肝一具

炙乾末之，水服方寸匕，日三服。

【校注】

① 獭肝：《名医别录》载味甘，主治鬼疰蛊毒，止久嗽。《药性论》谓味咸，微热，“治上气咳嗽，劳损疾，瘦病”。可见，獭肝甘温能补虚，尤能止咳宁嗽，故用治冷劳和鬼疰。

② 冷劳：指寒性虚劳。

③ 鬼疰：“疰”同“注”，形容病邪具有传染性，一人方死，另一人复得。其病邪隐蔽难见，似有鬼邪作祟，故名鬼疰，即今之肺痨。

小结

本篇论述了血痹和虚劳的辨证论治。血痹是因气血不足，感受风邪，阳气痹阻，血行涩滞引起，以肢体局部麻木为主症，严重者可见肢体轻微疼痛。对于血痹的治疗，主张通阳行痹。轻证可用针刺的方法引导阳气，重证则用甘温之剂温阳行痹，方用黄芪桂枝五物汤。虚劳是过度劳伤所致的慢性衰弱性疾患的总称，以五脏气血阴阳不足为发病机制，其范围广，可分为阴虚（虚劳不眠）、阳虚（虚劳腰痛）、阴阳两虚（虚劳失精、虚劳腹痛）以及虚中夹实（夹风气、干血）等几大类别，本篇对阴阳两虚论述最多，因为阴阳两虚不仅病情复杂，辨证困难，而且治疗亦不易达到预期的效果。虚劳病变范围很广，篇中论述了五脏气血阴阳不足的各种表现，其中尤以脾肾虚损证候列举为多，因为实践证明，当虚劳病发展到一定阶段，往往以脾肾证候最为多见。

对于虚劳病的治疗，虚劳失精，若阴阳两虚失精，宜调和阴阳、潜镇摄纳，用桂枝加龙骨牡蛎汤，若阳虚失精，宜补阳摄阴，用天雄散方；虚劳腹痛，宜甘温建中、调和阴阳，用小建中汤，或宜补中缓急、调和阴阳，用黄芪建中汤；虚劳腰痛，宜温肾化气，用八味肾气丸；虚劳不眠，宜养阴清热、宁心安神，用酸枣仁汤；虚劳兼风，宜以扶正为主、兼顾祛邪，用薯蓣丸。仲景尤其重视脾胃肾，这是因为肾为先天之本，是真阴真阳所寄之处；脾胃为后天之本，是气血营卫生化之源，故补益脾肾，是虚劳的治本之法。在治法上，本篇重视甘温扶阳，善用调补。篇中诸方，补益脾胃多用饴糖、黄芪、薯蓣、白术、甘草、大枣；温养补肾，则用干地黄、山茱萸、薯蓣与附子、桂枝相配；调和阴阳，多以桂枝汤化裁；滋养阴血，多用干地黄、酸枣仁、芍药。除附方外，虚劳病主方共有 8 首，其中有 5 首是以甘温调补脾气为主，可见仲景治疗虚劳病时，补脾重于补肾。

参考文献

[1] 周雯，方颖，储全根，等. 黄芪桂枝五物汤对糖尿病周围神经病变大鼠血清IL-1β、TNF-α、NGF和坐骨神经NGF mRNA的影响[J]. 安徽中医药大学学报，2020，39（3）：67-71.

[2] 叶秋杰，沈海良，任国卫. 黄芪桂枝五物汤对膝骨关节炎大鼠软骨损伤及NLRP3/CasPase1通路的影响[J]. 新中医，2020，52（8）：25-29.

[3] 陈俊曦，黄东辉，左晓晖，等. 黄芪桂枝五物汤加味对变应性鼻炎大鼠Th1/Th2和Th17/Treg细胞免疫失衡的调节作用[J]. 广州中医药大学学报，2020，37（7）：1327-1331.

[4] 林致辉，周庆莹，王梦妮，等. 小建中汤对运动性疲劳小鼠骨骼肌AMPK/ PGC1-α信号通路的影响[J]. 中国实验方剂学杂志，2020，26（13）：73-78.

[5] 宋保华. 黄芪建中汤加减对腹泻患儿免疫功能及血清IL-6、IL-17、TNF-α水平的影响[J]. 光明中医，2021，36（7）：1087-1090.

[6] 杨阳，胡美薇，傅丽娟，等. 加味黄芪建中汤通过调节miR-516a-5P治疗血小板减少症[J]. 中国病理生理杂志，2021，37（4）：718-724.

[7] 张康勇，张芳侠. 黄芪建中汤治疗幽门螺杆菌阳性胃溃疡的临床效果[J]. 临床医学研究与实践，2020，5（32）：163-165.

[8] 白敏，段永强，杨晓轶，等. 黄芪建中汤对脾胃虚寒型胃溃疡模型大鼠JAK2/STAT3信号通路的影响[J]. 中国实验方剂学杂志：2020，26（20）：32-38.

[9] 李梓灏，黄刚，严伟健，等. 肾气丸对膝骨性关节炎模型大鼠炎症因子和软骨基质的影响[J]. 广州中医药大学学报，2021，38（1）：129-134.

[10] 刘明，谢力，皮淼，等. 金匮肾气丸通过AMPK/mTOR途径抑制肺组织细胞凋亡和自噬在大鼠慢性阻塞性肺疾病中的作用[J]. 天津中医药，2021，38（6）：782-787.

[11] 王慧，罗坤，武静. 酸枣仁汤对失眠大鼠中脑中缝背核神经胶质细胞的影响[J]. 中国实验方剂学杂志，2012，18（21）：235-239.

[12] 王小燕，谭子虎，喻小明，等. 基于NlrP3/ASC/CasPase-1通路探讨加减薯蓣丸对APP/PS1痴呆小鼠神经炎症的影响[J]. 中国实验方剂学杂志，2021，27（3）：8-14.

[13] 谢帆，吴思雨，许陵冬. 大黄䗪虫丸对慢性肾脏病肾脏保护作用的研究进展[J]. 世界科学技术-中医药现代化，2020，22（6）：1803-1806.

第七章 肺痿肺痈咳嗽上气病脉证治第七

提要

本篇论述了肺痿、肺痈、咳嗽上气病，因三者的病变部位均在肺，都可见咳嗽，在病机上存在着相互联系和相互转化的关系，故合为一篇。

肺痿为慢性衰弱性疾病，由肺气痿弱不振所致，以多唾涎沫、短气为主症，有虚热与虚寒之分。

肺痈即肺生痈脓的疾病，由风邪热毒蕴结肺中所致，以咳嗽、胸痛、吐腥臭脓痰为主症，病变可分为表证期、酿脓期、溃脓期三个阶段。

咳嗽上气，即肺气上逆所致的咳嗽、气喘病，有虚实之辨。本篇所论，多为外邪内饮，肺失宣降所致的肺胀证，证候表现为咳嗽气喘，不能平卧，或喉间有痰鸣声等。

第一节 肺痿病

一、成因、脉症与鉴别

【原文】

問曰：熱在上焦者，因欬爲肺痿。肺痿之病，何從得之？師曰：或從汗出，或從嘔吐，或從消渴，小便利數，或從便難，又被快藥[①]下利，重亡津液，故得之。曰：寸口脉數，其人咳，口中反有濁唾涎沫[②]者何？師曰：為肺痿之病。若口中辟辟燥[③]，欬即胸中隱隱痛，脉反滑數，此爲肺癰，欬唾膿血。脉數虛者，爲肺痿；數實者，爲肺癰。（1）

【校注】

① 快药：指作用峻猛的攻下药。

② 浊唾涎沫：浊唾指稠痰，涎沫指稀痰。

③ 辟辟燥：形容口中干燥状。

【释义】本条论述了肺痿病的成因及其与肺痈的鉴别诊断。原文有三层含义，从段首到“故得之”为第一层，论述了虚热肺痿的成因；自“寸口脉数”至“咳唾脓血”为第二层，指出肺痿、肺痈的脉证；最后部分为第三层，论述了肺痿、肺痈的脉诊鉴别。

第一层，肺痿之病可分为虚热和虚寒两类。由于热在上焦，熏灼于肺，肺失肃降，气逆而咳，久则肺气痿弱不振，发为肺痿。究其成因，或发汗过多，或呕吐频作，或因消渴、小便频数，或因便难，又使用了峻猛攻下药，导致津液严重耗伤，津亏阴虚，虚热灼肺，故成本病。

第二层，“寸口脉数”为热在上焦。虚热灼肺，肺气上逆，则咳。阴虚内热，本应干咳无痰，而反吐浊唾涎沫者，是因肺气痿弱，通调失职，不能敷布脾气上散之津，津被热灼，则为稠痰；若肺气虚冷，气不布津，则为稀痰。如果症见口中干燥不适，咳嗽则胸中隐隐作痛，脉滑数者，为热蕴在肺，结聚成痈。由于热壅气滞，津伤不布，故见上述肺痈脉症。

第三层，虚热肺痿、肺痈病变均在肺，属热，脉数，但肺痿是阴虚内热，为虚证，故脉数而虚；肺痈是热聚成痈，为实证，故脉数而实。两者鉴别比较见表 1-7-1。

表 1-7-1　虚热肺痿与肺痈的鉴别

	虚热肺痿	肺痈
病因	上焦有热，耗伤津液	风邪热毒袭肺，壅滞不去
病机	阴虚内热，热灼肺叶，气烁而痿	热毒壅肺，血败肉腐
症状	咳嗽、多唾浊沫	咳嗽、胸中隐痛、口中干燥、咳唾脓血腥臭
脉象	数虚（虚数无力）	数实（滑数有力）
病性	虚	实
治法	益气养阴清热	清热解毒排脓

一个“反”字，突出了虚热肺痿肺气痿弱不用，不能布津的病机特点，有别于单纯的阴虚内热证；对同为肺热的虚热肺痿与肺痈，亦从脉症加以比较。可见，仲景注重类证、类病的比较鉴别。

【临床应用】临床鉴别肺痿、肺痈，应抓主症特征，以脉分虚实。

二、证治

（一）肺中虚冷

【原文】

肺痿吐涎沫而不欬者，其人不渴，必遺尿，小便數，所以然者，以上虚不能制下故也。此爲肺中冷，必眩，多涎唾，甘草乾薑湯以溫之。若服湯已渴者，屬消渴。（5）

甘草乾薑湯方：

甘草四兩（炙） 乾薑二兩（炮）

上㕮咀，以水三升，煮取一升五合，去滓，分溫再服。

【释义】本条论述虚寒肺痿病的证治。肺痿有虚寒虚热之分，本证由“肺中冷”所致，与第一条所论虚热肺痿成因截然不同。上焦阳虚，肺气虚冷，不能敷布津液，故吐涎沫、多涎唾；上焦虚寒，肺气痿弱不振，故不咳不渴；肺冷气弱，“上虚不能制下”，故遗尿或小便频数；肺气虚寒，清阳不升，故见头眩。治用甘草干姜汤温肺复气，温阳散寒。方中炙甘草甘温补中益气，炮干姜苦温，守而不走，温复脾肺之阳。“若服汤已渴者，属消渴”九字，文义难明，存疑待考。

仲景论肺痿，成因言虚热，辨治举虚寒，学者当举一反三。本方补脾温中以暖肺，为“培土生金”之意。

【临床应用】虚寒肺痿的辨证要点为无热恶寒，多唾涎沫，口淡不渴，小便频数或遗尿，舌淡苔白，脉迟，其病机是肺气虚寒，痿弱不用。本方除治疗虚寒肺痿外，还常用于符合上述证机的胃痛、腹痛、呕吐、泄泻、眩晕、咳喘、胸痛、痛经、遗尿、劳淋、过敏性鼻炎等病证。临床应用甘草干姜汤时需注意，一是甘草应用炙甘草，干姜当取炮姜；二是炙甘草的用量宜大于炮姜。

【现代研究】研究表明，甘草干姜汤能够减轻博来霉素导致的大鼠肺纤维化程度，并通过增加抗氧化防御系统和调控沉默调节蛋白 1（SIRT1）和转化生长因子 -β1（TGF-β1）发挥作用[1]。

（二）附方

1.《外台》炙甘草汤

【原文】

《外臺》炙甘草湯：治肺痿涎唾多，心中溫溫液液①者。

甘草四兩（炙） 桂枝 生薑各三兩 麥門冬半升 麻仁半升 人參 阿膠各二兩 大棗三十枚 生地黄一斤

上九味，以酒七升，水八升，先煮八味，取三升，去滓，內膠消盡，溫服一升，日三服。

【校注】

① 温温液液：温温，作蕴蕴解，即郁郁不舒。温温液液，此指郁郁不舒，泛泛欲吐。

【释义】本条为肺痿阴阳俱虚证治。肺有虚热、虚寒之分，但总不离肺气痿弱不振。肺气痿弱，气不布津，聚而成涎，上逆外出，故涎唾多；肺胃阴虚，胃气失于和降，则郁郁不舒，泛泛欲吐。既以炙甘草汤主治，提示本证属肺痿阴阳两虚证，故治以滋补阴液，助阳益气。方中重用炙甘草合人参、大枣补中益气，培土生金；炙甘草配桂枝、生姜又可温助阳气，合之以温复肺气；重用生地黄合麦冬、阿胶、麻仁滋养阴液，以补益肺胃之阴津。待肺胃阴足，肺脾气振，则肺痿则愈。

2.《千金》甘草汤

【原文】

《千金》甘草湯①：

甘草

上一味，以水三升，煮減半，分溫三服。

【校注】

① 邓珍本缺主治和药量。《备急千金要方·卷十七·肺痿第六》载“治肺痿涎唾多出血，心中温温液液，甘草汤方。《千金翼》名温液汤。甘草二两，㕮咀，以水三升，煮取一升半，去滓，分三服”，可参。

【释义】本条为治疗肺痿轻症之方。方中甘草性味甘平，补脾益气，生品微寒可清热，亦寓培土生金意，故可治肺痿轻证。

【现代研究】药理实验显示，甘草中的甘草次酸可抑制人胃癌细胞增殖，促进其凋亡，其机制可能与抑制 PI3K-Akt-mTOR 信号通路激活有关[2]。

3.《千金》生姜甘草汤

【原文】

《千金》生薑甘草湯：治肺痿，欬唾涎沫不止，咽燥而渴。

生薑五兩　人參三兩　甘草四兩　大棗十五枚①

上四味，以水七升，煮取三升，分溫三服。

【校注】

① 大枣十五枚：《备急千金要方·卷十七·肺痿第六》大枣作十二枚。

【释义】本条论述肺痿气津两亏的证治。肺气痿弱不振，不能敷布津液，聚而为痰，随肺气上逆，故咳吐涎沫不止；肺之阴津不足，不能上润，故咽燥而渴。治用生姜甘草汤使肺气复，津液生，则肺痿可愈。

沈明宗云："即炙甘草汤之变方也。甘草、人参、大枣益气扶脾而生津，以生姜辛温宣气行滞化涎沫。俾胃中津液，溉灌于肺，则泽槁回枯，不致肺热叶焦，为治肺痿之良法也。"

4.《千金》桂枝去芍药加皂荚汤

【原文】

《千金》桂枝去芍藥加皂莢湯：治肺痿，吐涎沫。

桂枝　生薑各三兩　甘草二兩　大棗十枚　皂莢一枚（去皮子，炙焦）

上五味，以水七升，微微火煮取三升，分温三服。

【释义】本条论述虚寒肺痿的又一治法。《备急千金要方·卷十七·肺痿》所载为："治肺痿吐涎沫不止，桂枝去芍药加皂荚汤。"方取桂枝汤去芍药，恐其味酸微寒对肺气虚寒、痰涎壅滞不利；加皂荚涤痰利涎通窍；桂枝、生姜辛甘而温以振奋肺阳。诸药合之，共成平喘攻痰之峻剂。

第二节　肺痈病

一、病因病机、脉症及预后

【原文】

問曰：病欬逆，脉之[①]何以知此為肺癰？當有膿血，吐之則死，其脉何類？師曰：寸口脉微[②]而數，微則為風，數則為熱；微則汗出，數則惡寒。風中於衛，呼氣不入；熱過[③]於榮，吸而不出。風傷皮毛，熱傷血肺[④]。風舍於肺，其人則欬，口乾喘滿，咽燥不渴，時唾濁沫[⑤]，時時振寒。熱之所過，血爲之凝滯，蓄結癰膿，吐如米粥。始萌可救，膿成則死。（2）

【校注】

① 脉之：脉字作动词，"脉之"即诊脉，作"诊断"解。

② 微：作"浮"字理解。《医宗金鉴》：脉微之三"微"字，当是三"浮"字。

③ 过：作"至"字解。

④ 热伤血肺：其中之"肺"字，赵开美本作"脉"。

⑤ 时唾浊沫："时唾涎沫"之"时"，赵开美本作"多"。浊沫，即浊唾涎沫。

【释义】本条论述肺痈的病因病机、脉证和预后。症见咳嗽气逆，如何知其是肺痈呢？当有咳吐脓血的主症。但肺痈到吐脓血阶段，病情已较危重。肺痈还可见哪些脉症呢？“脉微而数”，即脉浮数；“微则为风，数则为热”，是以脉阐释肺痈的成因为感受风热邪气。“微则汗出，数则恶寒”指出肺痈初期的病机。风热之邪，其性开泄，易致腠理疏松，故汗出发热恶寒。“风中于卫，呼气不入；热过于营，吸而不出”，是邪壅肺卫，肺失宣降，呼吸不利的表现。风伤皮毛，病邪轻浅尚易驱出；热伤血脉，犹言热盛壅滞营血，病邪已经从表入里。

肺痈的病理变化大致可分为三个阶段，即表证期、酿脓期、溃脓期。

表证期，即“风伤皮毛”阶段，为风热袭表，多见恶寒发热、有汗、咽喉干燥、咳嗽、脉浮数等表证。

酿脓期，即“风舍于肺”阶段，由于风热客肺，伤及血脉，肺气不利，气不布津，停而为痰，瘀热成痈，故多见咳嗽、喘满，口干咽燥，胸痛，多唾浊沫，时时振寒，脉象滑数或数实。

溃脓期，即所谓“脓成”期，邪热壅肺，血脉凝滞，血败肉腐成脓，故咳吐脓血，腥臭异常，形如米粥。

肺痈的预后，“始萌可救，脓成则死”，是因肺痈初起，邪盛正未虚，故治疗易获效；痈脓形成后，正已虚而邪未去，故治疗困难。但临床所见并非皆预后不良，故“死”字不可拘泥。意在提示肺痈应早期治疗。

仲景将肺痈发病的演变过程，分为表证期、酿脓期、溃脓期三个不同阶段，为肺痈分期治疗提供了依据。

本条关于肺痈病因病机的论述，为后世温病学卫气营血辨证奠定了理论基础。

【临床应用】肺痈初起，一般多有恶寒发热表证，但在病机上与伤寒太阳表证有所不同，此由风邪热毒犯肺，阻遏营卫所致，只有当病邪外祛，营卫畅行后，这种寒热才能退尽。故肺痈初期服解表药而热不退者，应迅即转予清肺泄热，以免延误病机。

二、证治

（一）邪实气壅

【原文】

肺癰，喘不得臥，葶藶大棗瀉肺湯主之。（11）

葶藶大棗瀉肺湯方：

葶藶（熬令黄色，搗丸如彈子大） 大棗十二枚上先以水三升，煮棗，取二升，去棗，內葶藶，煮取一升，頓服。

肺癰，胸滿脹，一身面目浮腫，鼻塞清涕出，不聞香臭酸辛，欬逆上氣，喘鳴迫塞，葶藶大棗瀉肺湯主之。方見上，三日一劑，可至三四劑，此先服小青龍湯一劑，乃進。小青龍湯方見咳嗽門中。（15）

【释义】以上两条论述肺痈邪实肺气壅滞的证治。邪壅于肺，宣降失司，气逆不降，故喘不得卧、胸中胀满、咳逆上气、喘鸣迫塞；肺窍不利，则鼻塞清涕出、不闻香臭酸辛；肺失通调，水湿内停，泛溢肌肤，故一身面目浮肿。治用葶苈大枣泻肺汤泻肺开闭。方中葶苈子辛开苦降，泄肺下气，消痰平喘，利水消肿；因其性峻猛，恐伤正气，故佐大枣缓和药性，安中护正，使邪去而正不伤。

以上两条原文，病同证异，病机各有侧重，一为邪实气闭，痰热壅肺，一为痰饮壅盛，肺气壅逆，但均属邪实，导致肺气壅塞，故同用一方治疗，体现了辨证论治的灵活性。本方还反映了仲景治疗内伤杂病时时不忘顾护正气的精神。

【临床应用】临床以咳嗽喘息不得卧、胸胁胀满、痰涎壅盛，甚则一身面目浮肿，形证俱实为使用本方的辨证要点，凡病机为肺气壅塞，邪实气闭者，皆可用之。但是，病人若有“鼻塞清涕出”等表证，应先服小青龙汤之类解表化饮，后再转服本方。

本方可用于治疗渗出性胸膜炎、喘息性支气管炎、肺心病心力衰竭、风心病心力衰竭等符合上述证机者。

【现代研究】相关研究从葶苈大枣泻肺汤中筛选出葶苈子、大枣活性成分共 42 个，作用于 498 个靶点，主要通过 PI3K/Akt 信号通路、环磷酸腺苷（cAMP）信号通路、钙离子信号通路、胰岛素抵抗、甲状腺激素信号通路、T 细胞受体信号通路、缺氧诱导因子（HIF-1）等信号通路作用于充血性心力衰竭（CHF），说明葶苈大枣泻肺汤可通过多成分、多靶点、多通路治疗慢性心力衰竭[3]。

（二）血腐脓溃

【原文】

欬而胸滿，振寒脈數，咽乾不渴，時出濁唾腥臭①，久久吐膿如米粥者，爲肺癰，桔梗湯主之。（12）

桔梗湯方：亦治血痹。

桔梗一兩　甘草二兩

上二味，以水三升，煮取一升，分溫再服，則吐膿血也。

【校注】

① 浊唾腥臭：吐出脓痰，气味腥臭。

【释义】本条论述肺痈成脓的证治。风热蕴肺，肺气不利，故咳而胸满；营郁卫阻，正邪相争，故振寒脉数；热在血分，蒸腾营阴，故咽干不渴；热壅毒蓄，血败肉腐，酿成痈脓，故时出浊唾，其味腥臭，状如米粥。文中“久久”二字说明病久正气渐虚，故以桔梗汤排脓解毒为主。方中桔梗宣肺祛痰排脓，甘草清热解毒。

对于实证为多见的肺痈，当其脓溃之时，正气受损，便以甘缓轻剂桔梗汤解毒排脓，足见仲景对正气的重视。

【临床应用】本方适用于肺痈脓成已溃阶段，症见咳而胸满、振寒脉数、咽干不渴、时出浊唾腥臭、久久吐脓如米粥等。临床本方除治疗肺脓疡外，还可用于痈脓已溃，脓痰排出不畅的急慢性咽喉炎、扁桃体炎、猩红热、肺炎、放射性食管炎等疾病。可将本方与《备急千金要方》苇茎汤合用，亦可酌加清热解毒排脓的金银花、连翘、蒲公英、紫花地丁、鱼腥草、薏苡仁等。

【现代研究】研究显示，桔梗汤总皂苷可显著改善慢性阻塞性肺疾病（COPD）大鼠的肺功能，其机制是通过抑制高度活化的 IKK/NF-KB/MUC5AC 通路实现的 [4]。

三、附方

1.《千金》苇茎汤

【原文】

《千金》葦莖湯：治欬有微熱，煩滿，胸中甲錯，是爲肺癰。

葦莖二升　薏苡仁半升　桃仁五十枚　瓜瓣半升

上四味，以水一斗，先煮葦莖，得五升，去滓，內諸藥，煮取二升，服一升，再服，當吐如膿。

【释义】本条论述肺痈成脓的证治。痰热蕴肺，肺气不利，故咳嗽、胸满；热入营分，内扰心神，故微热、心烦；瘀血内结，新血不生，肌肤失养，故胸中皮肤甲错。治以苇茎汤清肺化痰、活血排脓。方中苇茎清肺泄热；瓜瓣、薏苡仁排脓消痈；桃仁活血化瘀。诸药合用，组成治疗肺痈的常用方剂。

【临床应用】本方治疗肺痈，不论脓成与否，均可服用。若脓未成者，可加鱼腥草、蒲公英、紫花地丁、金银花、连翘等清热解毒之品，促其消散；若脓已成者，可加桔梗、甘草、贝母等以增强化痰排脓之效。

2.《外台》桔梗白散

【原文】

《外臺》桔梗白散：治欬而胸滿，振寒脉數，咽乾不渴，時出濁唾腥臭，久久吐膿如米粥者，爲肺癰。

桔梗 貝母各三分 巴豆一分（去皮，熬，研如脂）

上三味，爲散，強人飲服半錢匕，羸者減之。病在膈上者吐膿血，膈下者瀉出，若下多不止，飲冷水一杯則定。

【释义】本条论述肺痈脓成重证正不虚的证治。本条与前桔梗汤条所述证候相同，但分别用两方治疗。病势较轻者，用桔梗汤排脓解毒；病势较重，且形体壮实者，则宜用本方。方中桔梗开提肺气，祛痰排脓；贝母清化热痰；巴豆逐脓下出。药后，若下之太过，可饮冷水以减巴豆峻下之势。

【临床应用】桔梗白散属祛邪峻剂，治疗肺痈脓成重证，宜用于形体壮实正气未虚者。其用量宜因人而异，体壮者只服半钱匕；体弱者，则更减其量。

第三节 咳嗽上气病

一、辨证与预后

【原文】

上氣①面浮腫，肩息②，其脉浮大，不治；又加利尤甚。(3)

上氣喘而躁者，屬肺脹，欲作風水，發汗則愈。(4)

【校注】

① 上气：气逆不降之意。《周礼》郑玄注："逆喘也。"

② 肩息：指气喘抬肩呼吸，是呼吸极端困难的表现。亦称"息高"或"息贲"。

【释义】以上两条论述咳嗽上气病的虚实辨证和预后。上气面浮肿、肩息既可见于虚证也可见于实证，第3条言其虚喘者，辨证关键在于"其脉浮大"。此处脉浮大是浮大而无根，为虚阳外越之候；兼喘则是肾气虚衰，不能摄纳，病情危重，往往预后不良，故曰不治；由于元气无根，升而不降，故上气；肾阳衰微，水气上溢，故面浮肿；肾虚不能纳气归元，呼吸极度困难，故肩息；若再见下利，则阳脱于上，阴竭于下，阴阳离绝，病情尤为险恶。

第4条言其实喘肺胀者，由外感实邪，内有水饮，兼夹郁热，外内合邪，令肺气胀满，冲逆于上所致。肺失宣降，故喘；水气夹热上冲，故躁；肺气壅闭，不能通调水道，水溢肌表，加之风激水泛，有发风水之势，故曰欲作风水；此时当发汗，使水饮和外邪从汗而解，则肺气宣降复常，诸症自愈。

【临床应用】临床咳嗽上气的虚实辨证，宜脉症合参；气粗声高，以呼出为快，脉浮大有力者，多为实证；气怯声低，但得长饮一息为快，脉浮大无根者，多为虚证。实证应宣肺祛邪、降气平喘，虚证应温肾纳气。实证病程一般较短，容易治愈；虚证病程一般较长，宜慢慢调理。

二、证治

（一）寒邪郁肺

【原文】

欬而上氣，喉中水雞聲①，射干麻黄湯主之。（6）

射干麻黄湯方：

射干十三枚一法三兩　麻黄四兩　生薑四兩　細辛　紫菀　款冬花各三兩　五味子半升　大棗七枚　半夏（大者，洗）八枚一法半升

上九味，以水一斗二升，先煮麻黄兩沸，去上沫，內諸藥，煮取三升，分溫三服。

【校注】

① 水鸡声：水鸡，即青蛙，俗名田鸡；水鸡声，形容喉中痰声犹如蛙鸣，连绵不绝。

【释义】本条论述寒饮郁肺咳嗽上气的证治。寒饮郁肺，肺失清肃，气逆不降，故咳而上气；寒饮随气上逆，阻塞气道，痰气相击，故喉中水鸡声。治用射干麻黄汤温肺化饮、开结降逆平喘。方中射干消痰开结，利咽喉；麻黄发散风寒，宣肺平喘；生姜、细辛散寒行水，且生姜走而不守，可宣利胸中气机；紫菀、款冬花温肺化痰止咳；半夏降逆化痰；五味子收敛肺气，与麻黄、细辛、生姜、半夏诸辛散之品同用，则散中有收，不致耗散正气；大枣安中和药，使邪祛而不伤正。本方散中兼敛，既有麻黄、生姜、细辛、半夏辛温散寒，化饮降逆，又有五味子酸收温肺止咳。如此配伍，使全方辛散不耗气，温燥不伤津，酸敛不留邪。

【临床应用】运用本方要紧扣寒饮郁肺的病机，其主症可见喉中痰鸣，胸中满闷，咳喘，痰白质稀，苔白滑或白腻，脉浮紧或浮弦等。符合上述证机的哮喘、久咳、百日咳等病，可用本方。尤其辨属寒饮的哮喘发作期，不论老幼，本方都能较好地缓解症状，但不易根除，不宜长期服用，以免耗伤肺气。

【现代研究】研究显示，射干麻黄汤可减轻哮喘大鼠气道炎症，调节 Th1/Th2 失衡，降低气道高反应性，这可能是其治疗支气管哮喘的作用机制之一[5]。射干麻黄汤明显降低慢性阻塞性肺疾病大鼠肺泡灌洗液炎症因子水平，改善大鼠肺组织氧化应激损伤及气道

平滑肌病理学变化，其机制可能与调节 EGFR/PI3K 信号通路有关[6]。射干麻黄汤通过黄芩素、黄芩苷、酸枣仁皂苷、儿茶素、槲皮素等多种有效成分，参与机体免疫反应、炎症反应等生物学过程和调控多种信号通路，以“多成分、多靶点、多途径”的特点干预哮喘疾病的发生发展[7]。

（二）痰浊壅肺

【原文】

欬逆上氣，時時吐唾濁，但坐不得眠，皂莢丸主之。（7）

皂莢丸方：

皂莢八兩（刮去皮，用酥炙①）

上一味，末之，蜜丸梧子大，以棗膏和湯，服三丸，日三夜一服。

【校注】

① 酥炙：酥，为用牛或羊奶所制的油。酥炙，即将酥涂于皂荚上，然后用火烘制。

【释义】本条论述痰浊壅肺的咳喘证治。稠痰壅肺，肺失清肃，气逆不降，故咳嗽气喘；肺中稠痰，不断随上逆之气而出，故时时吐出胶稠的浊痰；痰浊壅盛，虽吐而咳逆喘满依然不减，卧则气逆更甚，故但坐不得眠。若不迅速祛除稠痰，则有痰壅气闭的危险。故用涤痰峻剂皂荚丸主之，使稠痰祛除而咳喘自止。方中皂荚辛咸，宣壅导滞，涤痰开窍，由于药力峻猛，故用酥炙蜜丸，以缓其峻猛燥烈之性；枣膏调服，又可顾护脾胃，使痰除而正不伤。方后注“酥炙”“蜜丸”，是为了容易研末，并缓其峻猛燥烈有毒之性；以“枣膏和汤”则是安胃补脾，调理善后之意。服药时间“日三夜一服”，体现了昼夜给药的方法，使药力持续，以缓解危重证候。

“时时吐浊，但坐不得卧”，为痰浊壅肺、胶固难拔的皂荚丸证的特征。方后“刮去皮，用酥炙……蜜丸梧子大，以枣膏和汤，服三丸，日三夜一服”，体现了仲景重视药物的炮制、制剂、煎服法及护理方法的思想。

【临床应用】本方适用于痰浊壅肺，症见咳喘痰多，稠黏如胶，但坐不得卧，咳唾不爽，胸满或痛连胸胁，大便难，脉滑苔黏等。诸如中风、痰饮、喉风等病证，属于痰涎壅盛，形气俱实的，也可酌情运用，但须掌握剂量和服法。

（三）饮热郁肺

【原文】

欬而上氣，此爲肺脹，其人喘，目如脱狀①，脉浮大者，越婢加半夏湯主之。（13）

越婢加半夏湯方：

麻黄六兩　石膏半斤　生薑三兩　大棗十五枚　甘草二兩　半夏半升

上六味，以水六升，先煮麻黄，去上沫，內諸藥，煮取三升，分温三服。

【校注】

① 目如脱状：是形容两目胀突，有如脱出之状。

【释义】本条论述饮热郁肺的咳喘证治。此肺胀是因内有水饮，外感风热，内外合邪，导致肺气胀满。内饮外邪，肺失宣降，则咳而上气；饮热迫肺，气逆不降，故其人喘促，两目胀突有如脱出之状；脉浮主风主表，亦主上；脉大有热，亦主病进，此脉象提示风热夹饮上逆。治宜宣肺泄热，降逆平喘，用越婢加半夏汤。方中麻黄宣肺平喘，与石膏相配，既可辛凉清解，又能发越水气；半夏、生姜散饮降逆；甘草、大枣安中以调和诸药。

仲景辨治咳嗽上气病，善于抓住特异性的症状，将辨病和辨证相结合。如“咳而上气，喉中水鸡声”是哮病的特有症状，而“其人喘，目如脱状”又是喘病的典型表现。

本方麻黄与石膏配伍，辛温与辛寒合用，一宣一清，透邪于外，相反相成，既除病因，又理肺气；麻黄得石膏宣肺平喘而不助热，石膏得麻黄清解肺热而不凉遏，两药相制为用。仲景用药精当，于此可见一斑。

【临床应用】本方证是由外感风热与内饮相结合，饮热郁肺，热重于饮，导致肺气胀满。辨证要点为咳而上气、其人喘、目如脱状、喘重于咳、脉浮大有力。可用于支气管哮喘、支气管炎、肺气肿等病急性发作而见饮热迫肺证候者。

【现代研究】研究证实，越婢加半夏汤能降低过敏性哮喘小鼠血清中免疫球蛋白 E（IgE）含量及肺组织匀浆中 IL-4 浓度，升高小鼠肺组织超氧化物歧化酶（SOD）活力与抑制率水平，提高肺组织抗氧化能力，这可能是其治疗过敏性哮喘作用机制之一[8，9]。

（四）寒饮夹热

1. 寒饮夹热，上迫于肺

【原文】

欬而脉浮者，厚朴麻黄湯主之。（8）

厚朴麻黄湯方：

厚朴五兩　麻黄四兩　石膏如雞子大　杏仁半升　半夏半升　乾薑二兩　細辛二兩　小麥一升　五味子半升

上九味，以水一斗二升，先煮小麥熟，去滓，內諸藥，煮取三升，温服一升，日三服。

【释义】本条论述寒邪夹热上迫于肺的咳嗽上气证治。本条原文简略，应从方测证。“咳”为主症，是指咳喘气急。“浮”指脉象，又概括了病机，脉浮主表，亦主病邪在上，此脉反映了病邪上迫于肺之意。故知本证为病近于表而又邪盛于上。方中重用厚朴行气除满，可知本证应有胸满；石膏用如鸡子大，应有烦躁口渴等症，此乃痰饮郁久化热之象；又方中一派化饮降逆之药，则必有咳嗽喘逆、倚息不能平卧等症状。所以治用厚朴麻黄汤宣肺化饮，利气降逆，止咳平喘。方中厚朴、麻黄、杏仁宣肺利气，降逆平喘；细辛、干姜、半夏化饮止咳；石膏清热除烦；五味子收敛肺气，可防诸药辛散耗气伤阴；小麦护胃和中。

【临床应用】本证应见咳喘、胸满、烦躁、咽喉不利、痰声漉漉、但头汗出、倚息不能平卧、舌苔滑、脉浮等。其病因病机为寒饮夹热，上迫于肺，邪盛于上而近于表。本方常用于急、慢性气管炎、支气管哮喘、上呼吸道感染等具备上述证机者。

【现代研究】研究显示厚朴麻黄汤加减可有效改善慢性支气管炎合并肺气肿患者的肺功能水平，同时可减轻其临床症状以及炎症反应对机体造成的刺激，疗效确切[10]。

2. 水饮夹热，内结胸胁

【原文】

脉沉者，澤漆湯主之。(9)

澤漆湯方：

半夏半升　紫参五兩一作紫菀　澤漆三斤（以東流水五斗，煮取一斗五升）　生薑五兩　白前五兩　甘草　黄芩　人參　桂枝各三兩

上九味，㕮咀，内澤漆汁中，煮取五升，溫服五合，至夜盡。

【释义】本条论述寒饮夹热内结胸胁的咳嗽上气证治。“脉沉者”是与前条“脉浮者”相对而言，脉沉主里，亦为有水之征，此脉揭示了水饮内停，咳喘身肿的病机。从方测证，当有水饮夹热，邪实兼正虚的特点。另据《脉经》记载：“寸口脉沉，胸中引胁痛，胸中有水气，宜服泽漆汤。”可知本证除咳嗽、脉沉之外，还应有胸胁引痛，或身肿，或小便不利。水饮内停，肺失宣降则咳喘；水饮结于胸胁阻滞气机，故咳唾牵引胸胁疼痛；水饮外溢肌肤则身肿；水阻阳气，气化不行，则小便不利。治用泽漆汤逐水通阳，止咳平喘。方中泽漆消痰逐水；紫参据《神农本草经》记载，能利大小便而逐水；半夏、生姜、桂枝散水通阳降逆；人参、甘草益气健脾以扶正；白前降气祛痰；饮邪内结郁久化热，故用黄芩清泄肺热。诸药共奏逐邪安正之功。

本方与厚朴麻黄汤均治疗寒饮夹热的咳嗽上气，但两方证有根本的区别，其鉴别要点见表1-7-2。

表 1-7-2　厚朴麻黄汤证与泽漆汤证的鉴别

方证	病机	主要脉症	治法
厚朴麻黄汤证	饮热偏上而近于表	咳喘、胸满、烦躁、咽喉不利、痰声辘辘、但头汗出、倚息不能平卧、舌苔滑、脉浮	宣肺化饮，利气降逆，止咳平喘
泽漆汤证	饮结胸胁而近于里	咳嗽、胸胁引痛、身肿、小便不利、脉沉	逐水通阳，止咳平喘

【临床应用】本证属水饮为患，邪结于里而偏于胸胁，以寒饮夹热，邪实兼正虚为主要病机，咳喘为主症。临证选方应抓住咳喘、脉沉、胸中有水气致胸胁引痛，或见身肿、小便不利等要点。泽漆汤可治疗具有上述证机的肺气肿、肺心病、细菌性胸膜炎、结核性胸膜炎、胸腔积液及肺部癌肿等。

【现代研究】研究证实，泽漆汤可能通过上调小鼠体内自然杀伤细胞（NK）细胞数量，增强其脱颗粒能力，从而达到抑制小鼠体内肿瘤生长，延长其生存期的作用[11]。

3. 表寒里饮夹热

【原文】

肺脹，欬而上氣，煩躁而喘，脉浮者，心下有水，小青龍加石膏湯主之。(14)

小青龍加石膏湯方《千金》證治同，外更加脇下痛引缺盆：

麻黄　芍藥　桂枝　細辛　甘草　乾薑各三兩　五味子　半夏各半升　石膏二兩

上九味，以水一斗，先煮麻黄，去上沫，內諸藥，煮取三升。強人服一升，羸者減之，日三服，小兒服四合。

【释义】本条论述外寒内饮夹热的咳喘证治。素有水饮内伏，复感风寒而诱发肺胀。心下有水，上逆犯肺，肺失宣降，故咳喘上气；饮郁化热，内扰心神，故烦躁；风寒袭表，故脉浮。此证为外寒内饮夹热所致，治用小青龙加石膏汤解表化饮，清热除烦。方中麻黄、桂枝发汗解表，宣肺平喘；半夏、干姜、细辛温化水饮，散寒降逆；芍药、五味子收敛肺气，以防宣散太过；石膏清热除烦，与麻黄相合，又可发越水气；甘草调和诸药。

仲景善用石膏清肺胃之热，尤其水饮夹热，病位偏上或近表者，更是常与麻黄相配，如越婢加半夏汤、厚朴麻黄汤及本方。用量也灵活变化，重者用至半斤，轻者如鸡子大或二两。

本方与越婢加半夏汤均治肺胀，但两者相异之处甚显，其鉴别要点见表 1-7-3。

表 1-7-3 越鞠加半夏汤证与小青龙加石膏汤证鉴别表

方证	病机	主要脉症	治法
越婢加半夏汤证	饮热互结，热甚于饮	其人喘，目如脱状，喘重于咳	宣肺泄热，降逆平喘
小青龙加石膏汤证	外寒内饮夹热，饮甚于热	咳而上气，烦躁而喘，咳喘并重	解表化饮，清热除烦

【临床应用】运用本方要紧扣外寒里饮、饮郁化热、饮甚于热的病机。辨证要点有咳喘，痰多清稀，烦躁，恶寒发热，无汗，脉浮。本方常用于支气管哮喘，急、慢性支气管炎，肺气肿等病符合上述证机者。

（四）肺胃阴虚气逆

【原文】

大逆①上氣，咽喉不利，止逆下氣者，麥門冬湯主之。（10）

麥門冬湯方：

麥門冬七升　半夏一升　人參二兩②　甘草二兩　粳米三合　大棗十二枚

上六味，以水一斗二升，煮取六升，溫服一升，日三夜一服。

【校注】

① 大逆：徐彬、尤怡、吴谦等注本作“火逆”。

② 人参二两：赵开美本为三两。

【释义】本条论述虚火咳喘的证治。本证是肺胃津液耗损、虚火上炎所致。津伤则阴虚，阴虚火旺，虚火上炎，肺胃气逆，故见咳喘；咽喉为肺胃的门户，肺胃津伤，津不上承，故咽喉干燥不利，咳痰不爽。本病虽见于肺，实源于胃，胃阴不足，则肺津不继。治用麦门冬汤清养肺胃，止逆下气。方中重用麦冬，以其甘寒润肺养胃、清虚热为主；辅以人参、甘草、大枣、粳米益气生津，以滋胃阴，胃得养则气能生津，于是肺得滋养，此即“培土生金”之意；佐以少量半夏降逆化痰，其性虽辛温，但与大量清润滋阴药同用，故不嫌其燥，且麦冬配半夏，则滋而不腻。诸药合用，使津液复，虚火降，逆气平，则咳喘自愈。

本方配伍用药有两处值得体悟，一是大量滋润药配以少量温燥药，二是阴虚火逆证中辅以益气生津药。

【临床应用】本方主治证为“上气”，条文原列于咳嗽上气病中，然多数医家根据《肘后备急方》用本方“治肺痿咳唾涎沫不止，咽喉燥而渴”，认为此条属虚热肺痿之证治。清代沈明宗说：“余窃拟为肺痿之主方也。”其实，关键在方证病机相合，故可异病同治也。

本方证病机为肺胃津亏，阴虚内热，肺胃气逆。主症有咳逆上气，咽喉不利，咯痰不爽，口干欲得凉润，手足心热，舌红少苔，脉象虚数等。可用于慢性咽炎、慢性支气管炎、百日咳、肺结核、矽肺等具备上述证机者；此外，与本方证病机相合的妊娠咳逆、糖尿病、慢性胃炎、胃及十二指肠溃疡以及鼻咽癌、肺癌、喉癌、食管癌放射治疗后出现口干、咽干、舌红少津等毒副反应，也可用本方治疗。

【现代研究】研究显示，麦门冬汤对小鼠间质性肺炎和肺水清除有改善作用，其作用机制可能与抑制 PI3K/AKT/mTOR 信号通路，增强肺组织细胞自噬活性有关[12]。

小结

肺痿即肺气痿弱不用，故短气，多唾浊沫，为肺之虚劳。分为阴虚和阳虚。阴虚肺热，气烁而痿，则为虚热肺痿，此证临床多见，但篇中未出方治，后世医家主张用麦门冬汤。若虚热肺痿日久迁延不愈，阴损及阳，最终可转化为虚寒肺痿；也可由发病之初，素体阳虚，肺中虚冷，病从寒化所致。总属上焦阳虚，肺中虚冷，气沮而痿，则为虚寒肺痿，宜温肺复气，温阳散寒，用甘草干姜汤。

肺痈为外感风邪热毒蕴结肺中引起肺生痈脓，以咳嗽、胸痛、吐腥臭浓痰为主症。本篇将其病理演变分为三个阶段，即表证期、酿脓期、溃脓期，由此，温病卫气营血辨证雏形可见一斑。初期有表证者，即“风伤皮毛”阶段，为风热袭表，多见恶寒发热、有汗、咽喉干燥、咳嗽、脉浮数等表证，以疏风清热解毒为主。表邪不解，“风舍于肺”，热伤营血，则结而为痈，此时又当分为酿脓期和溃脓期两个阶段，酿脓期多见实证，由于风热客肺，伤及血脉，肺气不利，气不布津，停而为痰，瘀热成痈，故多见咳嗽，喘满，口干咽燥，胸痛，多唾浊沫，时时振寒，脉象滑数或数实，治宜清热泻肺；溃脓期，即所谓“脓成期”溃脓之后，正气多伤，邪热壅肺，血脉凝滞，血败肉腐成脓，故多咳吐脓血，腥臭异常，形如米粥，应排脓解毒，用药不宜峻猛。肺痈邪实气壅，宜泻肺开闭，用葶苈大枣泻肺汤；肺痈血腐脓溃，宜排脓解毒，用桔梗汤。

咳嗽上气，即肺气上逆所致的咳嗽、气喘病，有虚实之辨。本篇所论多为外邪内饮，肺失宣降所致的肺胀证，证候表现为咳嗽气喘，不能平卧，或间有痰鸣声等。咳嗽上气当辨虚实、寒热、表里、上下，伏邪和新感，痰蕴还是饮盛。本篇详论实证而略论虚证，属虚者有肺肾之别，篇中列举了肺胃阴虚气逆与肾不纳气；属实者以饮邪所致最多，且常兼外邪，或寒热错杂，亦有实中有虚。对于实证，本篇重视祛邪，宣降肺气。其祛饮多以辛温散化为主，酌兼酸收。寒饮郁肺，宜温肺散寒化饮、开解降逆平喘，用射干麻黄汤；痰浊壅肺，宜涤痰止喘，用皂荚丸；饮热郁肺，宜宣肺泄热，降逆平喘，用越婢加半夏汤；寒饮夹热，若上迫于肺，宜宣肺化饮，利气降逆，止咳平喘，用厚朴麻黄汤，若内结胸胁，宜逐水通阳，止咳平喘，用泽漆汤，若表寒里饮夹热，宜解表化饮，清热除烦，用小青龙加石膏汤；肺胃阴虚气逆，宜清养肺胃，止逆下气，用麦门冬汤。

从本篇看仲景治疗肺系疾病用药规律，肺痿阳虚用甘草配干姜辛甘升阳；肺痈用桔梗宣肺排脓；肺胀主用麻黄，肺有寒饮多用半夏、干姜、细辛、五味子，饮郁化热烦躁用石膏，痰浊黏稠用皂荚，阴虚气逆咳嗽上气重用麦冬配半夏滋阴降逆等。仲景尤重药物配伍后的不同作用趋向，而将其应用于不同的病理趋势。如麻黄与桂枝配伍，重在发汗解表；麻黄与石膏配伍，重在平喘，兼清里热；麻黄与射干配伍，重在开痰散结；麻黄与厚朴、杏仁配伍，重在宣肺理气除满；麻黄与细辛、生姜、款冬花、紫菀、半夏等同用，重在于宣肺散寒、止咳化痰。

参考文献

[1] 陆国辉，李艳茹，高健美. 甘草干姜汤对博来霉素诱导的大鼠肺纤维化SIRT1和TGF-β1蛋白表达的影响[J]. 中药药理与临床，2014，30（6）：25-28.

[2] 刘景华，赵阳，李宾，等. 甘草次酸对胃癌细胞SGC7901增殖、凋亡及PI3K-Akt-mTOR通路的影响[J]. 药物评价研究，2020，43（12）：2444-2449.

[3] 冯思颖，吴威妮，褚庆民，等. 基于网络药理学探讨葶苈大枣泻肺汤治疗慢性心力衰竭的作用机制[J]. 西部中医药，2021，34（5）：26-31.

[4] 郝鹏飞，丁生晨，卞华，等. 桔梗汤总皂苷对慢性阻塞性肺病大鼠IKK/NF-KB/MUC5AC通路的影响[J]. 中国医院药学杂志，2021，41（12）：1197-1201，1207.

[5] 赵红，王长海，魏亚强. 射干麻黄汤对哮喘大鼠气道炎症及外周血Th1/Th2平衡的影响. 中国中医急症，2010，19（3）：466-468.

[6] 谢丽媛，刘莲，荆晶，等. 射干麻黄汤对慢性阻塞性肺疾病大鼠肺组织的保护作用及对EG FR/PI3K信号通路的调节[J]. 中国医药导报，2020，17（21）：12-16，29，198.

[7] 牛红彬. 基于网络药理学的射干麻黄汤对支气管哮喘的作用机制研究[J]. 中医临床研究，2020，12（1）：8-12.

[8] 杨贵方，任佳羽，刘欢，等. 越婢加半夏汤对过敏性哮喘小鼠血清IgE与肺组织中IL-4影响的研究[J]. 贵阳中医学院学报，2016，38（2）：32-35，40.

[9] 任佳羽，杨贵方，胡松岩，等. 越婢加半夏汤降低过敏性哮喘小鼠的血清IgE和升高肺组织中SOD的活力[J]. 中国比较医学杂志，2015，25（9）：18-21，87.

[10] 毕瑞萍，李红梅. 厚朴麻黄汤加减对慢性支气管炎合并肺气肿患者肺功能及血清IL-6、MMP-9、TIMP-1的影响[J]. 光明中医，2021，36（12）：1988-1990.

[11] 胥孜杭，朱杨壮壮，张飞，等. 泽漆汤对肺癌原位模型小鼠的抑制作用[J]. 中国实验方剂学杂志，2019，25（14）：6-12.

[12] 赵跃恒，常姗，史瑞玲，等. 麦门冬汤对间质性肺炎小鼠Ⅱ型肺泡上皮细胞自噬及肺水清除的作用机制研究[J]. 浙江中医药大学学报，2021，45（2）：116-123.

第八章 奔豚气病脉证治第八

提要

本篇专论奔豚气病的成因与证治。该病特征明显，是一种发作性的疾病，发作时自觉有气从下向上冲逆，痛苦异常，气复还则如常人。因其发作有气上下游走，如猪惊而奔之状，故得名。

奔豚气病的发生与肝、肾、心、冲脉关系密切，多因情志失调，肝气郁结，化火上逆，或误汗后心阳虚，肾中寒水之气上逆而成。治疗以平肝降逆、温阳降逆为主。本病应注意与肾积奔豚、冲疝鉴别。

一、成因与主症

【原文】

師曰：病有奔豚，有吐膿①，有驚怖②，有火邪③，此四部病皆從驚發得之。師曰：奔豚病，從少腹起，上衝咽喉，發作欲死，複還止，皆從驚恐得之。（1）

【校注】

① 吐脓：咳吐脓血或呕吐脓血。

② 惊怖：指因遭受外界突然刺激或内心惧怕而出现卧起不安、心悸的病症。

③ 火邪：指太阳病症因使用烧针（或温针）、艾灸、火熏等法不当而引起的病变。

【释义】本条论述奔豚气病的病因与主症。条文举出奔豚、吐脓、惊怖、火邪四部病，但只对奔豚进行论述。本病系一种情志病，每与惊恐等情志因素有关。条文所言的惊恐是泛指七情诸类过极的致病因素，惊伤心神，恐伤肾志，故惊恐是诱发本病的重要原因。其病机为惊恐恼怒等情志因素伤及心肝肾，或肝气郁结，化热上逆，或心肾阳虚，下焦寒水之气上逆，循冲脉上冲至心、胸、咽喉部而发生奔豚气病。

奔豚气病的主症为患者自觉有气从少腹上冲咽喉，痛苦难以忍受，随后冲气渐渐平复，一如常人，故云“发作欲死，复还止”。条文“发作欲死，复还止”突出了本病的特点为发作性，且发无定时，气上冲逆则痛苦不堪，气复还则如常人。

【临床应用】本病主因与七情过极有关，故防治本病时，应注意调适情志。

二、证治

（一）肝郁气逆

【原文】

奔豚氣上衝胸，腹痛，往來寒熱，奔豚湯主之。（2）

奔豚湯方：

甘草　芎窮　當歸各二兩　半夏四兩　黄芩二兩　生葛五兩　芍藥二兩　生薑四兩　甘李根白皮一升

上九味，以水二斗，煮取五升，温服一升，日三夜一服。

【释义】本条论述肝郁气逆所致奔豚的证治。腹痛、气上冲胸，即奔豚主症。惊恐恼怒伤肝，致肝气郁结，气郁化火，引动冲气上逆而发奔豚，故气上冲胸；肝郁气滞，经脉不畅，故腹痛；往来寒热则因肝郁化火，影响少阳，枢机不利，故此往来寒热是奔豚气发于肝的特征，但非奔豚必具之症。治用奔豚汤调肝清热，平冲降逆。方中甘李根白皮为治奔豚气之专品，善平冲降逆，并清肝热，黄芩清少阳之热，当归、川芎、芍药养血调肝，芍药配甘草还可缓急止痛，葛根升脾阳，半夏、生姜和胃降逆，体现泻肝实脾、肝脾同治之意。诸药合用，使肝脾和调，热清逆降，冲气平复，则诸症自除。

本方以甘李根白皮为主药，重在发挥其平冲降逆的独特作用。《外台秘要》载治奔豚方十三首，其中有本品者八首，可知本品为治奔豚气之专药。

【临床应用】本方主治肝郁化热上逆的奔豚气病，也可治疗符合此病机的神经官能症、慢性肝炎、慢性胆囊炎、心律失常等。若无李根白皮，有以川楝子、桑白皮或赭石代之者。

（二）阳虚寒逆

【原文】

發汗後，燒鍼令其汗，鍼處被寒，核起而赤者，必發奔豚，氣從小腹上至心，灸其核上各一壯，與桂枝加桂湯主之。（3）

桂枝加桂湯方：

桂枝五兩 芍藥三兩 甘草二兩（炙） 生薑三兩 大棗十二枚

上五味，以水七升，微火煮取三升，去滓，溫服一升。

【释义】本条论述因误汗后阳虚寒逆奔豚的证治。汗后伤阳，又烧针复发其汗，阳气大伤，卫外不固，外寒乘虚从针孔而入，致局部血行瘀滞，故见核起而红；汗损心阳，心火不能下济肾水，阴寒之气上逆，引动冲气，故发奔豚气病。当内外并治，外用灸法以温经散寒，即灸其核上各一壮；内服桂枝加桂汤以助阳散寒，平冲降逆。

本方于桂枝汤中加桂至五两，便由调和营卫、调和阴阳为主，变为助阳散寒、平冲降逆为主，足见仲景组方用药之灵活性。

【临床应用】本方适宜于阳虚寒逆，引发冲气上逆的奔豚气病。可用于符合该病机的神经官能症、膈肌痉挛、硬皮病、雷诺病、冻疮以及某些心脏病有奔豚气症状者。

（三）阳虚饮动

【原文】

發汗後，臍下悸者，欲作奔豚，茯苓桂枝甘草大棗湯主之。（4）

茯苓桂枝甘草大棗湯方：

茯苓半斤 甘草二兩（炙） 大棗十五枚 桂枝四兩

上四味，以甘爛水一斗，先煮茯苓，減二升，內諸藥，煮取三升，去滓，溫服一升，日三服。甘爛水法：取水二斗，置大盆內，以杓揚之，水上有珠子五六千顆相逐，取用之。

【释义】本条论述误汗后阳虚饮动欲作奔豚的证治。病者下焦素有水饮内停，气化不利，复因发汗过多伤及心阳，致水饮内动，遂自觉脐下筑筑跳动，有发生奔豚的趋势，故曰“欲作奔豚”。治以茯苓桂枝甘草大枣汤温阳利水，降逆平冲。方中以茯苓、桂枝为主，通阳化饮，以防冲逆；甘草、大枣培土制水；此外，茯苓桂枝合用还能交通心肾，治疗动悸；甘烂水，又称甘澜水。其性行而不滞，此处用之避免助水饮之邪。

第 3 条和第 2 条皆为阳虚寒性奔豚，但病机不同，其区别主要在于有无水饮。第 4 条为汗后阳虚，水饮内动，欲作奔豚，故重用茯苓通利水饮，以防冲逆；第 3 条是汗后感寒，奔豚已发，故重用桂枝通阳平冲降逆。以上两方证均属奔豚气病阳虚寒证，方中皆有桂枝平冲降逆，可知，桂枝为治寒性奔豚主药。

【临床应用】本方适用于阳虚寒饮内动的奔豚气病，其主症有脐下悸动、小便不利、脉沉或弦、舌淡苔白滑等。本方可用于具有上述证机的胃肠功能紊乱、慢性胃炎、胃酸过多、癔症、更年期综合征等。

【现代研究】研究证实苓桂甘枣汤对小白鼠有利尿作用。采用利尿实验法发现 100% 的苓桂甘枣汤在投药后第 3、4、5、6 小时均有明显的利尿作用，与呋塞米组相比发挥利尿作用的时间较晚，但利尿作用持续时间较长，6 小时内小白鼠排尿总量与呋塞米相似[1]。

小结

本篇论述了奔豚气病的病因病机及证治。该病特征明显，是一种发作性的疾病，发作时自觉有气从下向上冲逆，痛苦异常，气复还则如常人。因其发作有气上下游走，如猪惊而奔之状，故得名。其病因与情志关系较为密切，条文以惊恐赅七情，恼怒、悲忧自在其中。此外，阳虚、水饮也可引发。无论何因所致，总与冲脉有关，并涉及肝、肾、心。其主症为气从少腹上冲胸、咽喉，发作欲死，复还止。奔豚气病有属寒、属热之别，临证应予以鉴别。属热者，多为肝郁化热，冲气上逆，宜治肝。肝郁气逆，宜调肝清热、平冲降逆，用奔豚汤。属寒者，多因阳虚寒逆或饮动，宜治心肾。阳虚寒逆，宜温经散寒，外用灸法，或助阳散寒、平冲降逆，用桂枝加桂汤；阳虚饮动，宜温阳利水、降逆平冲，用茯苓桂枝甘草大枣汤。

从篇中诸方用药可见，振奋阳气、降逆平冲多取桂枝；缓急止痛多用芍药、甘草；和胃降逆则选半夏、生姜；养血调肝当归、川芎、芍药配伍；培土制水甘草、大枣合用。

参考文献

[1] 孙维敏，王孝先，胡邦仁，等. 茯苓桂枝甘草大枣汤利尿作用实验观察. 新疆中医药，2003，21（1）：8-9.

第九章 胸痹心痛短气病脉证治第九

提 要

本篇主要论述胸痹、心痛的病因病机和证治。因两病的病因病机相同，病位邻近，均有疼痛症状，且可相互影响或合并发生，故合为一篇论述。

胸痹是指以胸膺部痞闷窒塞，甚至疼痛为主症的病证。心痛是以心窝部疼痛，甚或贯通胸背为主症的病证。短气是指呼吸迫促，呼吸之气不相接续，为胸痹、心痛病常见的伴随症状。从篇幅来看，本篇重点论胸痹。

一、胸痹、心痛病机

【原文】

師曰：夫脉當取太過不及①，陽微陰弦②，即胸痹而痛，所以然者，責其極虚也。今陽虚知在上焦，所以胸痹、心痛者，以其陰弦故也。（1）

【校注】

① 太过不及：指脉象改变。盛于正常为太过，弱于正常为不及。

② 阳微阴弦：阳微，指关前之寸脉微；阴弦，指关后之尺脉弦。

【释义】本条是以脉论述胸痹、心痛的病因病机。临证诊脉应首辨其太过与不及。太过之脉主邪盛，不及之脉主正虚。“阳微”指寸脉微，寸脉主上焦，故阳微主上焦阳气不足、胸阳不振，为不及之脉。“阴弦”指尺脉弦，尺脉主下焦，故阴弦主下焦阴寒盛、水饮内停，为太过之脉。“阳微阴弦”指明了上焦阳虚，下焦阴寒水饮之邪得以乘虚上居阳位，邪正相搏，胸阳痹阻，不通则痛，故导致胸痹心痛。邪之所凑，其气必虚，阴寒之邪痹阻心胸，是胸中阳气“极虚”的缘故，但极虚非虚衰至极，只是虚弱较甚之意。“今阳虚知在上焦，所以胸痹心痛者，以其阴弦故也”指出了上焦胸阳之虚与下焦阴邪之盛是构成胸痹心痛不可或缺的两个方面，二者共同导致胸痹、心痛。若仅有前者而无后者，或仅有后者而无前者，胸痹、心痛都不会发生。

诊脉之太过与不及，可以辨病之虚实。胸痹、心痛属本虚标实、虚实夹杂之病，故首当分清标本虚实。以脉理推测病机是仲景常用之法，本条最具代表性。

【原文】

平人無寒熱，短氣不足以息者，實也。（2）

【释义】本条承上条续论胸痹、心痛的病因病机。某些胸痹心痛病者，在邪轻病微未发作时，虽形似常人，但可在不感受外邪、无恶寒发热表证的情况下，突然发生胸膈痞塞、呼吸气短、甚至呼吸困难等症状，这是痰浊、水饮等阴寒邪气壅滞胸中、阻碍气机升降所致，故曰“实也"。

本条“实也”属标实，是与第一条“极虚”所指的本虚相对照。二者指明胸痹、心痛既有胸阳不足而正虚的一面，又有阴邪内阻而邪实的一面，临床上可表现偏虚、偏实的不同。

【临床应用】胸痹、心痛属本虚标实、阳虚阴盛之证。在平时未发病时，从缓治本，以扶阳气之虚为主；而发作之后，则从急治标，以祛阴邪之盛为重。

二、胸痹证治

（一）典型证治

【原文】

胸痹之病，喘息欬唾，胸背痛，短氣，寸口脉沉而遲，關上小緊數，栝樓薤白白酒[①]湯主之。（3）

栝樓薤白白酒湯方：

栝樓實一枚（搗） 薤白半斤 白酒七升

上三味，同煮，取二升，分溫再服。

【校注】

① 白酒：米酒初熟者称为白酒。

【释义】本条论述胸痹病的典型证候和治疗。喘息咳唾、胸背痛、短气是胸痹病的主症。胸阳不振，阴邪上乘，胸阳被阻，胸背之气痹而不通，故胸背痛；邪阻气滞，肺失宣降，故短气、喘息咳唾。寸候上焦，寸口脉沉而迟是主上焦阳虚，胸阳不振；关候中焦，关上小紧主中焦停饮，阴寒内盛。此脉象与第一条“阳微阴弦”同义，皆反映了胸痹病阳虚阴盛、本虚标实的基本病机。治宜通阳散结，豁痰下气，方用栝楼薤白白酒汤。方中栝楼苦寒滑利，豁痰下气，宽畅胸膈；薤白辛温，通阳散结以止痹痛；白酒辛温轻扬，宣散通阳，可助药势。三药合之，使胸阳宣畅，痹阻得通，诸症得解。

胸痹病主症有喘息咳唾、胸背痛、短气，其中胸背痛、短气是辨病的关键。本条所论为胸痹主要脉症，故以下条文凡冠以“胸痹”者，多包括本条脉症在内。栝楼实长于涤痰利气宽胸，但性寒，故配辛温通阳散结的薤白，以去性取用，如此巧妙配伍，构成了宣痹通阳、涤痰宽胸的经典药对。

【临床应用】本方是治疗胸痹的主方，凡属痰饮痹阻胸中，胸阳被遏，以胸闷、胸痛、短气、喘息咳唾为主症的病证，皆可用之。临床常用于治疗符合上述证机的冠心病心绞痛、肋间神经痛、支气管哮喘等。应用时可酌情加入活血、化痰之品。

方中白酒，不必拘泥于米酒，可用高粱酒或绍兴酒等替代，用量因人因证而异。可与水同煎，或以酒兑药服用。

【现代研究】研究证实，栝楼、薤白和白酒对小鼠缺血心肌具有不同程度的保护作用，当白酒与富含硝酸盐 / 亚硝酸盐（NO_3^-/NO_2^-）的栝楼、薤白配伍后，能保护小鼠缺血心肌，在栝楼薤白白酒汤中发挥了显著的佐使作用[1]。在对冠心病心绞痛患者的治疗中加入栝楼薤白白酒汤，可以更加有效的改善患者的临床症状，提高临床治疗的有效率[2]。

（二）痰饮壅盛

【原文】

胸痹不得臥，心痛徹背者，栝樓薤白半夏湯主之。（4）

栝樓薤白半夏湯方：

栝樓實一枚（擣） 薤白三兩 半夏半斤① 白酒一斗

上四味，同煮，取四升，溫服一升，日三服。

【校注】

① 半夏半斤：赵开美本作“半夏半升”。

【释义】本条是承上条进一步论述痰饮壅盛胸痹的证治。既冠以“胸痹”，可知应具备喘息咳唾、胸背痛、短气等胸痹的主症，但病情较上条为重，由喘息咳唾、短气加重至不得平卧，胸背痛进展至心痛彻背，表明痰饮壅盛，痹阻更甚。心之俞在背，心阳被阻，不能布达，故牵引背部而痛。故在栝楼薤白白酒汤的基础上增加辛温之半夏，加强化痰逐饮降逆的功效。

本证较栝楼薤白白酒汤证为重，故添加半夏，并将白酒量增至一斗，服药由日两次改为三次，皆为增强通阳止痛，逐饮散结之目的。可见，证变，不仅药变，服药方法也应调整，方能切合病情。

【临床应用】本方为治胸痹常用方，主治痰饮壅盛，胸阳痹阻，导致胸闷或胸背痛、短气、喘息、咳唾痰涎，甚至不能平卧者。常用于符合上述证机的心绞痛、慢性胃炎、胸膜炎、乳腺增生等。因痰饮壅阻易致气滞血瘀，故本方可适当加入活血化瘀之药。

【现代研究】研究证实，栝楼薤白半夏汤联合西药治疗可改善不稳定型心绞痛患者的临床症状，降低基质金属蛋白酶 9（MMP-9）水平[3]。加味栝楼薤白半夏汤在痰热蕴肺型慢阻肺治疗中疗效确切，可减轻炎性反应，降低炎症因子水平，缓解中医症状[4]。

（三）气结在胸偏虚偏实

【原文】

胸痹心中痞①，留氣结在胸，胸满，脇下逆搶心②，枳實薤白桂枝湯主之；人参湯亦主之。（5）

枳實薤白桂枝湯方：

枳實四枚　厚朴四兩　薤白半斤　桂枝一兩　栝樓一枚（擣）

上五味，以水五升，先煮枳實、厚朴，取二升，去滓，內諸藥，煮數沸，分温三服。

人參湯方：

人参　甘草　乾薑　白术各三兩

上四味，以水八升，煮取三升，温服一升，日三服。

【校注】

① 心中痞：指心胸或胃脘部有痞塞不通感。

② 胁下逆抢（qiāng）心：抢，撞、冲之意。胁下逆抢心，是指胁下气逆上冲心胸。

【释义】本条论述胸痹气结在胸偏虚、偏实的证治，胸痹为阳虚阴盛的虚实夹杂证，有偏虚、偏实的不同，本条是在前述胸痹主症的基础上，又见心中痞闷、胸满、胁下之气上逆攻冲心胸等，病位从胸膺部扩展到胃脘及两胁，形成了胸胃同病的证候。据方测证，枳实薤白桂枝汤证偏实，属有形之气滞，可见腹胀、大便不畅、舌苔厚腻、脉弦紧或弦滑，此乃胸阳不振，停痰蓄饮上逆，结滞胸中所致。治宜通阳宣痹，泄满降逆。方中栝楼豁痰宽胸开结，薤白、桂枝宣痹通阳，枳实消痞除满，厚朴宽中下气。人参汤证偏虚，属无形之气痞，可兼倦怠乏力，气少懒言，四肢欠温，大便溏泄，舌淡，脉迟弱无力等，此为中阳虚衰，寒凝气滞。治宜温中益气，扶助中阳。方中人参、白术、甘草补中益气，干姜温中扶阳，诸药合用，使阳气振奋，阴霾得散，诸症悉除。体现了“塞因塞用”之意。人参汤与《伤寒论》理中汤的药物组成与用量相同，但理中汤用炙甘草，人参汤用生甘草。

本条不仅同病，而且症有相似之处，但毕竟虚实有别，导致胸中气机郁滞的原因不一样，故辨证不同，用方亦异。体现了仲景辨证同中求异，注重比较。

【临床应用】枳实薤白桂枝汤适宜于痰饮痹阻胸阳，并波及胃脘、胁下的胸痹偏实证，其主症有胸闷、胸痛、脘痞、胁腹胀满、苔白厚腻、脉弦滑等，可用于具有上述证机的冠心病心绞痛、渗出性胸膜炎、胃炎、胆囊炎、自主神经功能紊乱、肋间神经痛等。人参汤主治中上焦阳虚，寒凝气滞的胸痹偏虚证，其主症有胸闷、胸痛、脘痞、倦怠乏力、四肢不温、舌淡、脉迟弱无力，可治疗符合上述证机的冠心病、胃及十二指肠溃疡、慢性胃炎、慢性肠炎等。

【现代研究】研究显示栝楼薤白桂枝汤加减可有效改善老年冠心病患者脂代谢水平，提升患者血流动力学功能，提升血红素氧合酶 1（HO-1），降低基质金属蛋白酶 9（MMP-9），降低心血管不良事件率，改善老年冠心病患者的临床疗效[5]。

（四）饮阻气滞

【原文】

胸痹，胸中氣塞，短氣，茯苓杏仁甘草湯主之；橘枳薑湯亦主之。（6）

茯苓杏仁甘草湯方：

茯苓三兩　杏仁五十個　甘草一兩

上三味，以水一斗，煮取五升，溫服一升，日三服。不差，更服。

橘枳薑湯方：

橘皮一斤　枳實三兩　生薑半斤

上三味，以水五升，煮取二升，分溫再服。《肘後》《千金》云：治胸痹，胸中愊愊如滿，噎塞習習如癢，喉中澀，唾燥沫。

【释义】本条论述胸痹饮阻气滞轻症的不同证治。条首虽冠以胸痹，后又列出胸中气塞、短气，可见本证未至胸背痛，属于胸痹病轻证。从方药以宣畅气机，化饮降逆为主，未用通阳宣痹的栝楼、薤白，推知其病机为饮阻气滞，但有偏于饮邪和偏于气滞的不同。饮邪偏盛者，除胸中气塞、短气外，应兼咳嗽气逆、吐涎沫、小便不利，为饮邪上乘及肺，肺失宣降所致，治宜宣肺化饮，方用茯苓杏仁甘草汤。方中茯苓利水祛饮，杏仁宣降肺气，甘草健脾和中。气滞偏盛者，则兼心下痞满、呕吐气逆，为气滞饮停，胃失和降所致，治宜行气化饮，和胃降逆，方用橘枳姜汤。方中橘皮理气和胃，枳实泄满下气，生姜化饮降逆。

本条两方证病情较轻，用药亦平和，正是药随证转的体现。茯苓杏仁甘草汤中，茯苓配杏仁渗利中有宣散，颇合肺气宣降之性；橘枳姜汤中，重用橘皮、生姜，取其理气降逆，兼以化饮，是仲景治胃的常用药对。

【临床应用】以上两方均主治饮阻气滞的胸痹轻证，皆以胸中气塞、短气为主症，茯苓杏仁甘草汤证以饮阻于肺明显，橘枳姜汤证则偏重于气滞在胃，因饮阻、气滞可互为因果，亦可同时并见，故临证时，两方可分可合。

【现代研究】研究证实，茯苓杏仁甘草汤合橘枳姜汤对异丙肾上腺素诱导的大鼠心肌缺血模型具有明显的保护作用[6]。

（五）寒湿痹阻

【原文】

胸痹緩急①者，薏苡附子散主之。（7）

薏苡附子散方：

薏苡仁十五兩　大附子十枚（炮）

上二味，杵為散，服方寸匕，日三服。

【校注】

① 缓急：偏义复词，其义偏在“急”字，在古文中常用来表述情势急迫、困危之意。

【释义】本条论述胸痹寒湿急证的治疗，本条言胸痹且标示“急”，表明病势急迫、病情较重，除“喘息咳唾，胸背痛，短气”外，还应有胸痛剧烈、或心痛彻背、肢体筋脉拘急、面白、肢冷等，是因胸阳不足，阴寒湿邪上乘，痹阻胸阳引起。应治以温阳散寒，除湿止痛，方用薏苡附子散。方中重用附子温里散寒，通阳行痹；薏苡仁除湿宣痹，缓解筋脉拘挛。该方作散剂且用量小，是取其药力雄厚而起效迅速，亦是为了易于储备和携带，方便病情急骤时使用。

本方中薏苡仁、附子皆可除湿开痹，附子之热亦制薏苡仁之凉，合之共奏扶阳逐湿、通痹止痛之效。

【临床应用】本方适用寒湿之邪痹阻胸阳的胸痹急症，以胸痛剧烈、面白唇青、肢冷拘挛为主症者，可用于具备上述证机的心绞痛、心肌梗死、急慢性胃炎、肋间神经痛等。

三、心痛证治

（一）寒饮气逆

【原文】

心中痞，諸逆①，心懸痛②，桂枝生薑枳實湯主之。（8）

桂枝生薑枳實湯方：

桂枝 生薑各三兩 枳實五枚

上三味，以水六升，煮取三升，分温三服。

【校注】

① 诸逆：指停留胃脘的寒邪、痰饮向上冲逆。

② 心悬痛：形容从心窝部位向上牵引疼痛感。

【释义】本条论述寒饮气逆致心痛的证治。寒饮之邪停聚胃脘而痞闷不舒，故曰“心中痞”，胃气因寒饮闭塞不能通降下行，反与寒邪、痰饮一同向上冲逆，致胸阳不展，遂见心窝部位向上牵引的悬痛症状。治用桂枝生姜枳实汤通阳化饮、降逆消痞。方中桂枝通阳散寒；生姜散寒化饮，和降胃气；枳实下气开结，消痞除满。诸药配伍，痞开逆降，心痛可止。

本证与枳实薤白桂枝汤证均有心中痞、气逆等症，但彼证属胸痹，兼心中痞，病势由胸膺向下扩展至胃和两胁，故治法上既用桂枝、枳实、厚朴通阳开结下气，也用栝楼、薤白开胸通痹。此属心痛轻证，以心下痞、心悬痛为主，故不用栝楼、薤白，而以桂枝、生姜、枳实化饮降逆。

桂枝生姜枳实汤与橘枳姜汤均有枳实、生姜，但前证为心痛病，故以气逆心悬痛为主，治用桂枝配枳实、生姜，偏于化饮降逆，通阳止痛；后者属胸痹病，故以胸中气塞、短气为主，方用橘皮配枳实、生姜，偏于理气散结、宽胸除满。

心痛彻背与心悬痛都是描述心痛症的，但表现特点不同。可见细辨主症，有助于辨证识因。

【临床应用】本方主治中焦阳虚，寒饮上逆，阻遏心阳，以胃脘部满闷不舒、疼痛为主症的心痛病，可用于符合上述证机的慢性胃肠炎、功能性消化不良、心绞痛、肺源性心脏病、肋间神经痛等。

（二）阴寒痼结

【原文】

心痛徹背，背痛徹心，烏頭赤石脂丸主之。（9）

烏頭赤石脂丸方：

蜀椒一兩一法二分 烏頭一分（炮） 附子半兩（炮）一法一分 乾薑一兩一法一分 赤石脂一兩一法二分

上五味，末之，蜜丸如梧子大，先食服一丸，日三服。不知，稍加服。

【释义】本条论述阴寒痼结心痛的证治。“心痛彻背，背痛彻心”是指心胸部疼痛牵引到肩背部，肩背疼痛又牵引至心胸，形成心背疼痛相互牵引的症状。据方测证，此痛势急剧，甚者可伴四肢厥冷，冷汗出，面色灰黯，脉沉紧或细微欲绝等，为阴寒痼结，寒气攻冲所致。治宜温阳散寒，峻逐阴邪，方用乌头赤石脂丸。方中乌头、附子、蜀椒、干姜大辛大热，协同配伍，逐寒止痛；赤石脂温涩调中，收敛阳气，并防辛热之品温散太过；用为蜜丸既可解乌、附之毒，亦可缓中止痛。

心痛彻背当区别轻重不同，栝楼薤白半夏汤证之心痛彻背为痰浊壅盛、胸阳痹阻所致，病变在胸中，病程较短，疼痛相对较轻，属于胸痹；乌头赤石脂丸证之心痛彻背为阴寒痼结、寒气攻冲所致，病变在心下，病程较长，疼痛急重，属心痛病。乌头与附子同出一本，但其功用略有不同。乌头偏于治沉寒痼冷，疏散在经之风寒湿邪；附子偏于助阳散寒，温化在脏之寒湿。本证阴寒之邪侵袭心背内外脏腑经络，故乌、附同用，以温振阳气，逐寒散邪，达到迅速止痛的目的。

【临床应用】本方适用于阴寒痼结，阳气痹阻之心痛病，主症可见心痛彻背，背痛彻心，痛势剧烈，痛无休止，甚者可伴四肢厥冷，冷汗出，面白唇青，脉沉紧等，临床可用于救治符合上述证机的心绞痛、心肌梗死、急性胃痛腹痛等。

四、附方

【原文】

九痛丸：治九種心痛。

附子三兩（炮） 生狼牙一兩（炙香） 巴豆一兩（去皮心，熬，研如脂） 人參 乾薑 吴茱萸各一兩

上六味，末之，煉蜜丸如梧子大，酒下。強人初服三丸，日三服；弱者二丸。兼治卒中惡①，腹脹痛，口不能言；又治連年積冷，流注心胸痛②，並冷腫上氣，落馬墜車血疾等，皆主之。忌口如常法。

【校注】

① 卒中恶：指因感受外来的邪气而突然发作的疾病。

② 流注心胸痛："流"指移动，"注"指集中、固定。此处指心胸部疼痛可表现为时而集中，时而移动。

【释义】本条论述九痛丸的适应证、组成及用法。九种心痛是泛指多种原因，如寒冷、积聚、痰饮、虫注、宿食、血结等引起的心胸及胃脘痛证，《备急千金要方·心痛》："一虫心痛，二注心痛，三风心痛，四悸心痛，五食心痛，六饮心痛，七冷心痛，八热心痛，九去来心痛。"其治疗可以温通散寒，化饮逐阴，活血散结，杀虫，消食等为原则。

九痛丸中附子、干姜温散寒邪，吴茱萸开郁，人参补脾扶正，巴豆峻猛攻逐饮、痰、水、食之结聚。方中生狼牙可能为生狼毒之误，狼毒可杀虫破积聚，除寒热、水气。有注家、学者认为此方非仲景方。

【临床应用】全方以辛烈燥热之品为主，适用于阴寒实邪结聚而引起心胸、胃脘部位疼痛的病证。

小结

本篇讨论胸痹心痛的成因、脉证及治法方药。篇中用“阳微阴弦”据脉论病，将胸痹心痛的发病主要归结为上焦阳气虚衰，中下焦阴寒上乘阳位所致，属本虚标实之病。上焦胸阳之虚与中下焦阴邪之盛是构成胸痹心痛不可或缺的两个方面，二者共同导致胸痹、心痛的发生。

胸痹是指以胸膺部痞闷窒塞，甚至疼痛为主症的病证，在症状上以胸背痛、短气、喘息咳唾为主。依据胸痹心痛基本病机和虚实、轻重、缓急的不同变化，治疗以扶正祛邪，急治其标，缓治其本为原则，祛邪以通阳宣痹为主，扶正以温阳益气为主。仲景对胸痹病的辨识颇有特点，首先举出胸痹病的典型证候、主治方，在此基础上，证候稍有变化，则守方加味；接着分别对举同样表现出胸中气结的偏虚、偏实两种病情，以及偏于饮阻、偏于气滞的胸痹轻证；最后论及胸痹急证。至于心痛，则列举了轻重不同两证。示人辨胸痹心痛病，当分辨虚实、缓急、轻重。胸痹典型证治，宜通阳散结、豁痰下气，用栝楼薤白白酒汤；痰饮壅盛，宜通阳散结、祛痰宽胸，用栝楼薤白半夏汤；气结在胸，偏虚者宜温中益气、扶助中阳，用人参汤，偏实者宜通阳宣痹、泄满降逆，用枳实薤白白酒汤；饮阻气滞，偏于饮邪者宜宣肺化饮，用茯苓杏仁甘草汤，偏于气滞者宜行气化饮、和胃降逆，用橘枳姜汤；寒湿痹阻，宜温阳散寒、除湿止痛，用薏苡附子散。

心痛是以心窝部疼痛，甚或贯通胸背为主症的病证，以心痛彻背，背痛彻心或心悬痛为主。心痛寒饮气逆，宜通阳化饮、降逆消痞，用桂枝生姜枳实汤；阴寒痼结，宜温阳散寒、峻逐阴邪，用乌头赤石脂丸。从篇中整个内容来看，体现了证变治变以及证不同治亦不同的特点和辨证论治精神。

短气是指呼吸迫促，呼吸之气不想接续，为胸痹、心痛病常见的伴随症状。

本篇在药物的运用上，栝楼、薤白配伍用以治胸痹，再与枳实、桂枝、生姜等配伍，可以治胸痹与心痛或短气合并证候。以附子、乌头为主组成方剂，用以治阴寒痼冷等是本篇用药特点，具有临床实用价值。

参考文献

[1] 黄汕梅，郭玉洪，赵洋洋，等. 基于NO_3^-–NO_2^-–NO通道探索白酒在瓜蒌薤白白酒汤保护小鼠缺血心肌中的佐使作用[J]. 辽宁中医药大学学报，2021，23（4）：23–27.

[2] 刘义祥. 瓜蒌薤白白酒汤对冠心病心绞痛的疗效观察[J]. 临床医药文献电子杂志，2016，3（57）：11409–11410.

[3] 朱德建，王强，缪世荣，等. 瓜蒌薤白半夏汤对不稳定型心绞痛患者MMP–9及TIMP–1的影响[J]. 河南中医，2021，41（3）：357–360.

[4] 侯军峰. 加味瓜蒌薤白半夏汤对慢阻肺急性加重期患者血清CRP、TNF–α、IL–8的影响[J]. 黑龙江中医药，2020，49（4）：101–102.

[5] 杨艳，朱波，乔克，等. 瓜蒌薤白桂枝汤对老年冠心病患者脂代谢及血浆血红素加氧酶1和基质金属蛋白酶9水平的影响[J]. 世界中医药，2019，14（10）：2732–2736.

[6] 陈新宇，姜玲，张世鹰，等. 茯苓杏仁甘草汤合橘枳姜汤对异丙肾上腺素致急性心肌缺血大鼠的保护作用研究[J]. 中国中医急症，2016，25（5）：753–755，851.

第十章 腹满寒疝宿食病脉证治第十

提要

本篇论述腹满、寒疝、宿食病的脉症和治疗。因三者病位均在腹部，病变多涉及脾胃肠，皆有腹胀满或疼痛的症状，三病的方治可以互参，故合篇论述。

腹满是以腹中胀满为主，可出现于多种不同的病变过程中，病机较为复杂。按照“阳道实，阴道虚”的理论，可将本篇腹满概括为两类，属于实热证的病变多与胃肠有关，或涉及于表；属虚证寒证的，多与脾肾有关，或涉及于肝。

寒疝是由寒邪凝滞引起腹中拘急疼痛为主要症状的病证。在病性上有虚实之分，病位上有里寒和表里俱寒之别，与《内经》所谓七疝有所区别。

宿食，即伤食、食积，是由于脾胃功能失常或饮食不节，导致饮食积滞胃肠的病症。篇中根据食停部位不同，分别采用吐、下法治疗。

第一节 腹满病

一、辩证与治则

（一）虚寒性腹满

【原文】

趺陽脉微弦，法當腹滿，不滿者必便難，兩胠[①]疼痛，此虛寒從下上也，當以溫藥服之。（1）

【校注】

① 胠（qū）：《广雅》："胁也"；《说文解字》："亦（腋）下也。"即腋下胁上，是胁肋的总称。

【释义】本条论述虚寒性腹满的病因、辨证与治法。趺阳脉微，为中阳不足，脉弦属肝，主寒主痛。脾胃虚寒，下焦肝寒之气上犯，致中气痞塞，当有腹满。假如腹不满，则当见大便难、两胠部疼痛。这是脾胃虚寒，运化无权，肝寒上逆，气滞胁下所致。上述脉症，总属虚寒，故当用温药治之。

本证是先有脾气虚寒，又兼肝木乘虚而动，或肾虚寒动于中，属于肝（肾）脾同病的征象，较之脾土本脏自病为重。体现了脏腑发生病变时，可以相互影响的整体观念。故辨治时，应注意脏腑之间的病理联系。

【临床应用】本条证因齐备，治宜疏泄温化。可酌选暖肝煎。

【原文】

腹滿時減。復如故，此爲寒，當與溫藥。（3）

【释义】本条论述虚寒性腹满的辨证与治则。脾胃虚寒，运化失司，气机痞塞则为腹满；无形之寒时聚时散，若得阳煦，暂时消散，则腹满减轻；阴寒复聚，又腹满如故。但毕竟中阳不足，所以时减而不愈，这都是虚寒引起，当用温药治疗。

本条列举了虚寒性腹痛的问诊特点，将问诊用于腹满的寒热虚实辨证中。

本篇第二条以按之痛与不痛分辨虚实，此条以腹满"时减"言其虚，与后面十三条的"腹满不减，减不足言，当须下之"的实证腹满前后呼应，突出了虚实腹满的辨证。

【临床应用】临床辨证时，详问腹满的具体部位与范围、持续时间等，有助于辨别腹满的虚实。

（二）实热性腹满

【原文】

病者腹滿，按之不痛爲虛，痛者爲實[①]，可下之。舌黃未下者，下之黃自去。（2）

【校注】

① 痛者为实：邓珍本作"实者为实"，据赵开美本改。

【释义】本条论述腹满虚实的辨证和实证腹满的治则。虚证腹满由脾阳虚寒凝气聚所致，内无有形实邪积滞，故按之不痛；实证腹满为胃肠有燥屎、宿食等有形实邪积结，腑气不通，故按之疼痛。实证腹满可用攻下法治疗。若苔黄厚干燥者，是实热内结；未经攻下，则正气未虚，攻之后，实热去，病遂愈。言外之意，苔黄已用攻下者，当慎下之，需详审病情，究其未愈之因，以决定是否可下，且如何攻下。

“舌黄未下者，下之黄自去”，是辨证的关键。提示临证使用攻邪法时，当注意前期治疗经过，以免贻误病情。临床诊疗疾病应望、问、切（按）相结合，才能全面掌握病情，本条即是望、问、切（按）合参的示范。

【临床应用】本条论虚实辨证，只言实证治法，未言虚证治法。其实，虚证之治皆详尽于后，如附子粳米汤、大建中汤之类。

（三）辨表里之寒

【原文】

寸口脉弦者，即脇下拘急而痛，其人嗇嗇[①]恶寒也。（5）

【校注】

① 嗇嗇：形容瑟缩畏寒的状态。

【释义】本条论述表里俱寒的腹满证。寸口主表，弦脉主寒主痛。寸口脉弦，为寒邪外袭，阻遏卫阳，故啬啬恶寒；弦又为肝脉，证见胁下拘急而痛，是阴寒邪气凝滞于肝经之故。

【临床应用】本证多因肝阳不足，兼夹外寒，形成内外皆寒，可酌选柴胡桂枝汤去黄芩增芍药治疗。

【原文】

夫中寒家，喜欠。其人清涕出，發熱色和者，善嚏。（6）

中寒，其人下利，以里虚也，欲嚏不能，此人肚中寒一云痛。（7）

【释义】上二条论述阳虚感寒因轻重不同而表现各异。第 6 条是言阳虚不重，复感外寒的轻证。中寒家指中气素虚之人，阳气不振，故常呵欠；如复感外寒，肺气不宣，营卫失和，则清涕出，发热，面色如常；其阳虚不甚，正气尚欲祛邪外出，故时时喷嚏。

第 7 条是论阳虚严重，复受外寒之证。同样是阳虚之人，感受外寒，很快便出现下利，这是里阳素虚，外寒直中于里所致，下利使阳气再伤，正气无力驱邪外出，故欲嚏不能。

上两条说明，同为阳虚感寒，但因阳虚有轻重不同，所以病变进程就不一样。可见，正气的强弱决定了病位的深浅和病情的轻重。第 7 条的病情正是《脏腑经络先后病脉证第一》篇第 2 条“经络受邪，入脏腑，为内所因”的具体表现。

（四）寒实可下之脉症治法

【原文】

其脉數而緊，乃弦，狀如弓弦，按之不移。脉數弦者，當下其寒。脉緊大而遲者，必

心下堅；脉大而緊者，陽中有陰，可下之。（20）

【释义】本条论述寒实可下证的脉象与治法。脉数而紧乃弦，是以紧数的脉象形容弦脉，此“数”并非指脉的至数，是喻脉有急迫之象；紧则言脉有力。紧数相合，是形容脉来状如弓弦，按之不移，为阴寒内结之征。数、大之脉皆属阳脉，主邪盛；弦、紧、迟则为阴脉。数弦脉为里有寒实内结，故当下之；脉紧大而迟者，亦为寒实凝滞胃肠，所以心下坚满；脉大而紧，是阴寒实邪阻遏了阳气，所以言“阳中有阴”。上述病证，皆可用温下法治之。本条两处“脉数”皆不是表示至数。

该条仍然是以脉象揭示病机、指导治疗的范例。

【临床应用】对本条所述之寒实证，后世医家认为可用大黄附子汤治疗，可参。

二、证治

（一）里实兼表寒

【原文】

病腹满，發熱十日，脉浮而數，飲食如故，厚朴七物湯主之。（9）

厚朴七物湯方：

厚朴半斤　甘草　大黄各三兩　大棗十枚　枳實五枚　桂枝二兩　生薑五兩

上七味，以水一斗，煮取四升，溫服八合，日三服。嘔者加半夏五合，下利去大黄，寒多者加生薑至半斤。

【释义】本条论述里实腹满兼表寒的证治。发热十日，仍见脉浮，为表邪未解；“病腹满”置于条首，说明此为主症，是表邪部分化热入里，实热内结肠中所致。因病变重点在肠，未影响脾胃，故饮食如故。证属阳明腑实，兼太阳表邪未解，治宜表里双解，用厚朴七物汤治疗。本方由厚朴三物汤合桂枝汤去芍药组成，方中取桂枝汤解表邪和营卫，因腹满不痛，故去芍药之酸敛；厚朴三物汤行气除满，泻热去实。若呕是胃气上逆，加半夏降逆止呕；下利，为腑气已通，故去大黄；寒多者应在去大黄的基础上，加重生姜量，以温散寒邪。

表里同病，有三种治疗原则：一是先解表，后治里；二是先治里，后解表；三是表里同治。决定表里何先何后的原则，就是详辨表里缓急轻重。

【临床应用】本方适宜于里实热兼表寒的腹满病证，主症可见腹满或痛、拒按、大便不通，兼恶寒发热、苔薄黄、脉浮数等，临床可用于符合上述证机的胃肠型感冒、急性肠炎、痢疾初起、不完全性肠梗阻等。

（二）里实兼少阳

【原文】

按之心下满痛者，此爲實也，當下之，宜大柴胡湯。（12）

大柴胡湯方：

柴胡半斤 黄芩三兩 芍藥三兩 半夏半升（洗） 枳實四枚（炙） 大黄二兩 大棗十二枚 生薑五兩

上八味，以水一斗二升，煮取六升，去滓再煎，温服一升，日三服。

【释义】本条论述里实腹满兼少阳证的证治。心下痞满，且按之作痛，当属里实，实邪当下。心下属胃，此处满痛多连及两胁。结合《伤寒论》大柴胡汤有关条文，尚可有郁郁微烦，往来寒热，胸胁逆满，舌苔黄，脉弦有力等脉症，证属少阳阳明合病，实热内结胆胃。治宜大柴胡汤以和解少阳，通腑泄热。本方为小柴胡汤去参、草，增生姜之量，加芍药、大黄、枳实而成。方中以柴胡为主，配黄芩以和解少阳；半夏、生姜、大枣降逆和胃安中；枳实、大黄清泻阳明热结；芍药缓急止痛。

按之心下痛是辨证的关键，它点明了满痛的部位、满痛的性质。

【临床应用】本方广泛应用于消化系统疾患，如胆囊炎、胆石症、急性胰腺炎、病毒性肝炎、胆汁反流性胃炎、粘连性肠梗阻等。其证多见发热或往来寒热，心下硬满疼痛，兼及两胁，或胁下硬痛，或腹痛偏于一侧，心烦喜呕，大便秘结，苔黄，脉弦有力等，病机为胆胃壅阻，少阳阳明合病。

【现代研究】研究显示，大柴胡汤中5种化学成分能干预胰腺炎动物模型，降低胰腺病理评分，降低血清淀粉酶、TNF-α、IL-6的水平，并且安全无不良反应[1]。大柴胡汤能够治疗高血压病，其作用机制涉及炎症反应、血管内皮功能、钙离子通道转运、神经活性受体等[2]。大柴胡汤能够改善心血管病易感体质，可调节血脂，预防动脉粥样硬化，还能调畅情志，治疗双心疾病[3]。大柴胡汤能激活CREB/PGC-1α通路，保护线粒体结构与功能，有效抑制肥胖大鼠体质量增加[4]。

（三）里实胀重于积

【原文】

痛而閉者，厚朴三物湯主之。（11）

厚朴三物湯方：

厚朴八兩 大黄四兩 枳實五枚

上三味，以水一斗二升，先煮二味，取五升，内大黄，煮取三升，温服一升，以利爲度。

【释义】本条论述里实腹满胀重于积的证治。腹胀满痛而大便不通是实热内结，气滞不行，且气滞重于积滞，故用厚朴三物汤治之。方中重用厚朴、枳实，且先煎，取其行气除满之功，大黄后下以通便泻热，合为行气导滞、通便泻热之方。

本方与小承气汤的药物组成完全相同，只因药物用量不同，不仅方名相异，功效也有别，所以经方不可忽视药量比例。

【临床应用】本方主治胃肠实热内结，腑气不通导致的腹部胀满疼痛，以胀痛为特点，拒按、大便秘结、苔黄燥、脉滑数有力等症，可用于具备上述证机的肠梗阻、消化道术后腹胀、胃扭转、幽门梗阻等。

（四）里实积胀俱重

【原文】

腹滿不減，減不足言，當須下之，宜大承氣湯。（13）

大承氣湯方：

大黄四兩（酒洗） 厚朴半斤（去皮，炙） 枳實五枚（炙） 芒硝三合

上四味，以水一斗，先煮二物，取五升，去滓，內大黄，煮取二升，內芒硝，更上火微一二沸，分溫再服，得下，余勿服。

【释义】本条论述里实腹满积胀并重的证治。“腹满不减”是形容腹部胀满没有减轻的时候，这是由于实热与燥屎内结，腑气不通引起，其积滞与气滞均重。当用下法，方选大承气汤。

此条以腹满“不减”概其邪实内结，第 3 条则以“腹满时减”言其正虚无形气滞，前呼后应，当合参之。

【临床应用】本方主治阳明腑实证，主症可见腹胀持续不减，绕脐腹痛，按之痛剧，大便秘结，烦躁不安，潮热谵语，舌苔黄燥，甚则焦黑起刺，脉沉滑有力，常用于治疗符合上述证机的急性单纯性肠梗阻、急性胰腺炎、急性胆囊炎、呼吸窘迫综合征等。

【现代研究】实验研究证实，大承气汤可作用于炎症相关靶点、通过 PI3K/Akt 信号通路干预脓毒症 [5]。大承气汤对大鼠胰腺纤维化具有明显改善作用，其机制可能与其抑制大鼠胰腺组织 Wnt/β–catenin 通路的激活有关 [6]。大承气汤可以改善炎症所致大鼠胃肠功能，其机制可能与清除氧自由基降低氧化应激反应、缩小炎症反应及调节 MTL 分泌有关 [7]。大承气汤可通过抑制白介素 18 减缓重症急性胰腺炎（SAP）病情发展，降低全身性炎症反应的风险 [8]。

（五）虚寒饮逆

1. 附子粳米汤

【原文】

腹中寒氣，雷鳴切痛，胸脇逆滿，嘔吐，附子粳米湯主之。（10）

附子粳米湯方：

附子一枚（炮） 半夏半升 甘草一兩 大棗十枚 粳米半升

上五味，以水八升，煮米熟湯成，去滓，溫服一升，三日服。

【释义】本条论述虚寒饮逆腹满痛的证治。“腹中寒气”概括了本证病机。脾胃阳虚，阴寒水饮内肆上逆，与气相击，故腹中雷鸣切痛；寒气上逆，则胸胁逆满；胃失和降，则呕吐。治当温中散寒，化饮降逆，用附子粳米汤。附子大辛大热温中散寒止痛，半夏降逆化饮止呕，粳米、甘草、大枣补益脾胃以缓急。诸药合用，阳复阴散，寒饮可化，则腹满痛除。

附子、半夏同用之方不多，二药相配显然非寻常用法。而“雷鸣切痛”则知本证病情较重，所以仲景用药未拘常法。

【临床应用】本方适宜于脾胃阳虚，寒饮（或水湿）内扰上逆引起的消化系统疾病，如胃痉挛、肠疝痛、胃溃疡、胰腺炎等。其主症为腹满冷痛，痛势较甚，喜热喜按，腹中雷鸣，胸胁逆满，呕吐清稀水饮，或夹有不消化的食物，四肢不温，舌淡苔白滑，脉沉迟等。

【现代研究】研究显示附子粳米汤能明显改善脾阳虚大鼠的疼痛症状，可调节血浆降钙素基因相关肽（CGRP）和血管紧张素 II（AngII）水平，说明该方镇痛作用可能与其调节胃肠肽类激素的水平有关[9]。

2. 赤丸

【原文】

寒氣厥逆①，赤丸主之。（16）

赤丸方：

茯苓四兩 烏頭二兩（炮） 半夏四兩（洗）一方用桂 細辛一兩《千金》作人参

上四味，末之，內真朱②為色，煉蜜丸如麻子大，先食酒飲下三丸，日再夜一服；不知，稍增之，以知爲度。

【校注】

① 厥逆：此处有两层含义，一指寒饮上逆的病机，一指手足逆冷的症状。

② 真朱：即朱砂。

【释义】本条论述寒饮上逆腹痛的证治。本条叙证简略，宜结合方药测证。方中乌头、细辛通阳散寒止痛，茯苓、半夏化饮降逆止呕，朱砂镇逆宁心。可知本证为脾肾阳虚，水饮内盛，寒气夹水饮上逆所致，故有腹痛、腹满、呕吐、心下或脐下悸动、手足逆冷等症。故治以赤丸散寒止痛、逐饮降逆。

方中乌头与半夏同用，取其峻逐阴寒、逐饮降逆，与附子粳米汤中附子配半夏相似，都是针对阳虚寒饮上逆之病机，但这种配伍用药在金匮方中并不常见。可见仲景用药有常有变，以切合病情为要。

本证之厥逆，属于沉寒痼冷，水饮久停所致，故用丸剂缓图；四逆汤证、通脉四逆汤证的厥逆，为病入少阴，阳亡迅速，病情危重，故用汤剂，以急驱内寒，回阳救逆。

【临床应用】本方适用于脾胃阳虚，寒气夹饮上逆引起的腹痛厥逆病证，其主症为腹痛剧烈，四肢厥冷，呕吐，心悸，头眩，舌淡苔白滑，脉沉弦或沉滑，具备上述证机的胸痹、哮喘、阴缩等可用本方。但应注意，乌头须炮制方可入药，否则与酒同服，易于中毒。

（六）脾胃虚寒

【原文】

心胸中大寒痛，嘔不能飲食，腹中寒，上衝皮起，出見有頭足①，上下痛而不可觸近，大建中湯主之。（14）

大建中湯方：

蜀椒二合（去汗②） 乾薑四兩 人參二兩

上三味，以水四升，煮取二升，去滓，內膠飴一升，微火煎取一升半，分溫再服。如一炊頃③，可飲粥二升，後更服，當一日食糜④，溫覆之。

【校注】

① 上冲皮起，出见有头足：形容腹中寒气攻冲，腹皮突起如头足样的块状物上下冲动。

② 去汗：邓珍本原无“去”字，此据赵开美本补。

③ 一炊顷：约当烧一餐饭的时间。

④ 食糜：指吃粥。

【释义】本条论述虚寒性腹满痛的证治。本证病因为“腹中寒”，主要病机是脾胃阳衰，中焦寒甚。其病变部位广泛，有腹部上至心胸，从脏腑外涉经络。因寒气上下奔迫，充斥内外，故腹部可见有如头足状之包块，移动起伏；虽痛势剧烈而不可接触，但痛处不定，其状似实而非实证；阴寒之邪冲逆犯胃，则呕不能饮食。总属阳虚阴寒内盛，横行腹中，上逆胸胃，故用大建中汤温中散寒，缓急止痛。方中蜀椒、干姜温中散寒，人参、饴糖温补建中，诸药合用，使中阳得运，阴寒自散。

本条辨证中运用了望腹部、切按腹部以及问诊的方法。

【临床应用】本方主治脾胃阳虚，中焦寒甚导致的腹满痛，其主症可见腹痛腹满，痛势剧烈，病位较广，腹部可见移动性包块，呕吐等。具备上述证机的胃肠痉挛、消化性溃疡、便秘、慢性胰腺炎急性发作、蛔虫症等可用本方治疗。

【现代研究】研究证实，大建中汤可能通过抑制肠胶质细胞活化、减少神经生长因子（NGF）和原肌球蛋白受体激酶 A（TrkA）的表达，进而改善肠易激综合征模型大鼠的内脏痛[10]。大建中汤能抗脾胃虚寒束缚－水浸应激性大鼠胃溃疡，其作用机制可能与升高大鼠黏膜中保护因子 SOD、一氧化氮（NO）、前列腺素 E2（PGE2）的含量，降低侵袭因子丙二醛（MDA）及脑组织 5- 羟色胺（5-HT）的含量相关[11]。

（七）寒实内结

【原文】

脇下偏痛，發熱，其脉緊弦，此寒也，以溫藥下之，宜大黄附子湯。（15）

大黄附子湯方：

大黄三兩　附子三枚（炮）　細辛二兩

上三味，以水五升，煮取二升，分溫三服；若強人煮取二升半，分溫三服，服後如人行四五里，進一服。

【释义】本条论述寒实内结的腹满痛证治。“胁下”，包括两胁及腹部，偏痛为左胁或右胁疼痛；脉紧弦主寒主痛。治“以温药和之”，可知本证病机为寒实内结，腑气不行，故胁腹胀满疼痛不减，拒按，脉象紧弦。多因素有沉寒，阳气不运，积滞内停所致。发热一证，是寒实内结，阳气被郁，并非必见之症。从病机方治测之，本证应有大便不通。治用大黄附子汤，温阳祛寒，通便行滞。方中大黄泻下通便，附子、细辛温阳散寒止痛。合之共奏温下寒实之功。

本方将苦寒的大黄与辛热的附子、细辛配伍，意在去大黄之寒性，取攻下泻实之用。

【临床应用】本方适用于寒实内结引起的腹满痛病证，以胁腹胀满疼痛，拒按，大便不通，形寒肢冷，苔白黏腻，脉紧弦为主症者，可用于具备上述证机的消化道溃疡、急性胆囊炎、胆石症、胆道蛔虫症、泌尿系结石等，亦可用本方灌肠治疗慢性肾衰。

本方主症为腹痛大便不通，因此预后的好坏取决于以服药后大便是否通利。因为寒实内结，阳气已经不足，是邪实正虚，如服温下剂后大便通利，是邪去正复，转危为安；如服药后大便仍不通畅，反增呕吐肢冷，脉象转细，是中阳已败，病情已趋恶化。《备急千金要方》温脾汤（大黄、附子、干姜、人参、甘草）与《普济本事方》中的温脾汤（厚朴、甘草、干姜、桂心、附子、大黄）即本方化裁而来，对于虚寒较盛，阳气不通而积滞内停者更为适宜。

【现代研究】实验研究证实，大黄附子汤加味能通过调节肠道运动和肠黏膜通透性，进而调节炎症状态发挥治疗脓毒症的作用[12]；大剂量大黄附子汤可改善腺嘌呤所致慢性肾衰竭小鼠肾功能和肾脏病理，其机制可能是通过 TGF-β1/BMP-7 及 Smads 信号通路来减轻或阻止肾纤维化的发展[13]。

三、预后

【原文】

病者痿黄①，躁而不渴，胸中寒實，而利不止者，死。（4）

【校注】

① 痿黄："痿"同"萎"，指肤色枯黄，黯淡无泽。

【释义】本条论述寒实内结，里阳衰竭的危候。胸中寒实，伤及脾阳，脾气衰败，故皮色枯黄无泽。胸中阴盛阳微，故躁而不渴。如果疾病进一步发展，脏气不固，下利不止，为脾肾两败，阴液下脱，是为危候。

"躁而不渴"是本条辨证的重点。躁而不烦不渴，显非热所致，而是胸中阴寒凝聚，虚阳上脱之故。

第二节　寒疝病

一、证治

（一）阳虚寒盛

【原文】

腹痛，脉弦而緊，弦則衛氣不行，即惡寒，緊則不欲食，邪正相搏，即爲寒疝。寒疝繞臍痛，若發則白汗①出，手足厥冷，其脉沉弦者，大烏頭煎主之。（17）

烏頭煎方：

烏頭大者五枚（熬，去皮，不㕮咀）

上以水三升，煮取一升，去滓，內蜜二升，煎令水氣盡，取二升，強人服七合，弱人服五合。不差，明日更服，不可一日再服。

【校注】

① 白汗：因剧痛而出的冷汗。

【释义】本条论述寒疝的病机和证治。腹痛而脉弦紧，主寒邪凝结。此处脉弦主里阳虚，卫气不能行于外，故恶寒；紧脉主外寒侵袭，寒邪入里，影响脾胃纳运，则不欲食；阳虚里寒，与外寒相合，凝结三阴经脉所过之脐部，正邪相争，则发为寒疝。可知素体阳虚阴盛是发病的内因，外感寒邪是发病的诱因。寒疝发作时，由于内外皆寒，寒气攻冲，阳气闭阻，故见腹部绕脐剧痛，冷汗出，手足厥冷，脉象由弦紧转为沉紧。证属阴寒内结，寒气极盛，故用大乌头煎破积散寒止痛。方中乌头大辛大热，善驱沉寒痼冷而止痛；用蜜煎，既能制乌头毒性、延长药效，还可缓急止痛。方后云"强人服七合，弱人服五合。不瘥，明日更服，不可一日再服"，提示本方药力峻猛，药量宜因人而异。

本方单用一味乌头，不仅药汁加蜜再煎，而且对每服药量、日服药次数均有详细说明，提示使用峻猛有毒之品，煎服药环节不可忽略。

【临床应用】本方适用于阴寒痼结引起的脘腹痛、头痛、肢体关节痛。其主症可见发作性脐腹剧痛（或头痛或关节痛），畏寒，手足厥冷，不欲饮食，甚者冷汗出、唇青面白，脉沉紧或沉伏。具备上述证机的胃肠功能紊乱、胃肠痉挛、关节外伤后遗症、风湿性关节炎、类风湿关节炎等可用本方。

【现代研究】实验研究证实，川乌总碱对各种致炎剂如角叉菜胶、蛋清、二甲苯、组胺、五羟色胺的致炎作用及巴豆油气囊肿渗出、肉芽组织增生、白细胞游走、前列腺素E（PGE）合成均有明显抑制作用，对可逆性被动阿瑟氏反应（Arthus）反应、大鼠迟发型超敏反应、佐剂关节炎等免疫性炎症也有显著抑制作用，并有明显的镇痛作用[14]。低剂量乌头碱持续给药会诱导心肌功能出现明显变化、能量代谢模式发生明显重构，这可能与其导致心肌细胞多能性增强和/或能量代谢底物选择改变密切相关[15]。附子在心力衰竭大鼠体内吸收较差，代谢速率较快，体内滞留时间短，红参能够显著改善附子在体内的代谢过程，增加附子体内吸收，延长作用时间，从而增加疗效[16]。

（二）血虚寒滞

【原文】

寒疝，腹中痛，及脇痛裏急者，當歸生薑羊肉湯主之。（18）

當歸生薑羊肉湯方：

當歸三兩　生薑五兩　羊肉一斤

上三味，以水八升，煮取三升，溫服七合，日三服。若寒多者，加生薑成一斤；痛多而嘔者，加橘皮二兩，白术一兩。加生薑者，亦加水五升，煮取三升二合，服之。

【释义】本条论述血虚寒疝的证治。本条寒疝为腹中痛连及胁肋，并有拘急之象，由血虚引起。两胁属肝，肝主藏血，血不足则气亦虚，血失濡养，气失温煦，因而胁腹拘急疼痛；病属虚，故痛势较缓，得温得按可减。本条病机为血虚生寒，经脉失养。用当归生姜羊肉汤，养血散寒。方中当归养血，行血中之滞；羊肉乃血肉有情之品，能养血补虚；生姜重用以温散寒邪。本方既有羊肉厚味滋补养血，又有当归、生姜温血散寒，是《素问·阴阳应象大论》“形不足者，温之以气；精不足者，补之以味”治法理论在杂病中的体现。

【临床应用】本方适用于血虚有寒的腹痛病证，其主症为胁腹隐痛且拘急不舒，喜温喜按，面白少华，舌淡，苔白润，脉细。对于符合上述证机的产后腹痛、虚劳病、白细胞减少症、十二指肠球部溃疡、低血压眩晕等，可用本方治疗。

（三）内外俱寒

【原文】

寒疝腹中痛，逆冷，手足不仁，若身疼痛，灸刺諸藥不能治，抵當烏頭桂枝湯主之。（19）

烏頭桂枝湯方：

烏頭[1]

上一味，以蜜二斤，煎減半，去滓，以桂枝湯五合解之[2]，令得一升後，初服二合，不知，即取三合，又不知，復加至五合。其知者，如醉狀，得吐者，爲中病。

桂枝湯方：

桂枝三兩（去皮）　芍藥三兩　甘草二兩（炙）　生薑三兩　大棗十二枚

上五味，剉，以水七升，微火煮取三升，去滓。

【校注】

① 乌头：诸本缺枚数。《备急千金要方》作“秋干乌头实中者五枚，除去角”；《外台》云“秋乌头实中大者十枚，去皮生用，一方五枚”；《医心方》亦作“五枚”。可从。

② 解之：即稀释之意。

【释义】本条论述寒疝兼有表证的证治。本条寒疝腹痛，为内外俱寒。内之阳气亏虚，阴寒内结，故腹中痛；阳虚寒凝血滞，四末失于温煦濡养，则四肢逆冷、手足不仁；外有寒袭肌表，营卫不和，所以身痛。本证总属阳气虚衰，内外皆寒，表里同病，单用灸法、刺法或一般的药物散里寒或祛外寒，均难获效，唯有用乌头桂枝汤峻逐阴寒，两解表里之邪，方可奏效。本方实为大乌头煎与桂枝汤合方，取大乌头煎峻逐痼结之沉寒以止痛，合用桂枝汤调和营卫，散肌表之寒邪，表里同治。方中乌头有毒，其用量宜由小到大，少量递增，以知为度，并应注意煎服法。

本证是里寒复加外寒，且外寒有加重里寒之势，为表里俱急，故须表里两解。

【临床应用】本方适宜于阳虚寒盛，内外俱寒引起的寒疝腹痛，症见腹中痛，手足逆冷且麻木不仁，身体疼痛，舌淡苔白润，脉弦紧。亦可治疗符合上述证机的类风湿关节炎、痛风、坐骨神经痛等骨关节疾病。

二、误治变证

【原文】

夫瘦人繞臍痛，必有風冷①，穀氣不行②，而反下之，其氣必衝，不衝者，心下則痞也。（8）

【校注】

① 风冷：贪食生冷，感受寒邪。

② 谷气不行：指饮食不化，大便不通。

【释义】本条论述虚寒腹痛误下的变证。此“瘦人”乃中焦虚寒，气血不足，又贪食生冷，寒邪直犯于里，寒凝气滞，故大便不通、绕脐痛。按理此证“当与温药”服之，若医者妄用苦寒攻下，不但风冷不除，且阳气更伤。如果伤及下焦阳气，不能制伏阴寒之邪，必然上冲；伤及中焦阳气，阴寒不化，凝滞心下，故气不上冲而成心下痞。

条文前句言“必有风冷”，后言“反”下之，可见用下法是假设之词，重在强调里寒证便秘，不可滥用下法，否则会变生他证，提示瘦人便秘，也不可忽视虚寒所致。

【临床应用】本条绕脐痛、大便不通属中焦阳虚，阴寒积滞，治“当以温药服之”，可酌选《普济本事方》温脾汤（厚朴、干姜、桂心、附子、甘草各二两、大黄四钱）或《备急千金要方》温脾汤（人参、干姜、附子、甘草），《伤寒论》桂枝人参汤亦可，脉沉弱者以后两方为宜。误下后气上冲者，可选用桂枝加桂汤；气不冲心下痞者，可选用半夏泻心汤。

三、附方

（一）《外台》乌头汤

【原文】

《外臺》烏頭湯：治寒疝腹中絞痛，賊風入攻五藏，拘急不得轉側，發作有時，使人陰縮，手足厥逆。方見上。

【释义】本条论述寒疝表里寒盛的证治。此方是从《外台秘要》及《备急千金要方》而来，方中乌头十五枚，桂心六两，芍药四两，甘草三两，生姜一斤，大枣十枚，可知由仲景乌头桂枝汤化裁而成。主要用于素有里寒，复感风寒之邪，直入五脏，外内合邪，寒凝腹中，致腹中绞痛拘急，不能转侧的寒疝病。由于正气未复，故发作有时；寒凝肝脉，故阴器上缩；阳不能外达于四末，则手足厥冷。可见本证比乌头桂枝汤症状更重。方中乌头大辛大热以祛沉寒，桂心辛热，治腹中冷痛，两药合用散寒止痛；芍药、甘草合之以缓急止痛；生姜、大枣能和中温脾胃，共奏温中通阳，散寒止痛之功。

（二）《外台》柴胡桂枝汤

【原文】

《外臺》柴胡桂枝湯方：治心腹卒中痛者。

柴胡四兩　黄芩　人參　芍藥　桂枝　生薑各一兩半　甘草一兩　半夏二合半　大棗六枚

上九味，以水六升，煮取三升，溫服一升，日三服。

【释义】本条论述外寒波及少阳的胸胁腹痛治疗。本方原出于仲景，即《伤寒论·辨太阳病脉证并治下第七》篇146条的柴胡桂枝汤，治疗表寒未解，邪结少阳，外有发热恶寒，肢节烦痛，内有微呕，心下支结之证。《外台秘要》用本方治寒疝腹中痛，外有表邪而内寒重的寒疝当用乌头桂枝汤，若外有表邪而里寒不甚的寒疝，或内夹郁热的心腹卒中痛，则需用柴胡桂枝汤治疗。因外感风寒，内传少阳，气血不畅，故心腹猝痛，并当有气郁化热的表现，如寒热往来，心烦喜呕，胸胁疼痛，脉弦等。所以用桂枝汤与柴胡汤各半量组成合方，小柴胡汤和解少阳，桂枝汤调和营卫，散太阳表邪，调中止痛，合而治疗外感性胸腹两胁疼痛之证。

（三）《外台》走马汤

【原文】

《外臺》走馬湯①：治中惡，心痛腹脹，大便不通。

巴豆二枚（去皮心，熬）　杏仁二枚

上二味，以綿纏，搥令碎，熱湯二合，撚取白汁飲之，當下。老小量之。通治飛屍鬼擊病。

【校注】

① 走马汤：形容病情及药效急速，捷如奔马，故名。

【释义】本条论述中恶急证的证治。本方治疗中恶，通治飞尸、鬼击病。《诸病源候论·中恶候》谓："将摄失宜，精神衰弱，便中鬼毒之气。其状卒然心腹刺痛，闷乱欲死。"《诸病源候论·飞尸候》谓："飞尸者，发无由渐，忽然而至，若飞走之急疾，故谓飞尸。其状心腹刺痛，气息喘急胀满，上冲心胸者是也。”《诸病源候论 · 鬼击候》谓：“鬼击者，谓鬼厉之气击着于人也，得之无渐，卒着如人以刀矛刺状，胸胁腹内绞急切痛，不可抑按，或吐血，或鼻中出血，或下血。”可见此三病，发作急剧，均有剧烈心胸腹部疼痛症状。文中“心痛腹胀，大便不通”为共同症状，主要因臭秽恶毒之气，从口鼻而入于心肺肠胃，气血不行，脏腑被寒浊秽毒壅塞。此为寒实内结，升降受阻，所以用走马汤速攻寒实以开闭结，取峻烈温通的巴豆破积攻坚，开通闭塞为主，佐以苦温之杏仁，宣利肺与大肠之气机，使秽毒从下而泄，二药合用，通行闭塞腑气，泻下胃肠沉寒痼结。

第三节 宿食病

一、宿食脉象

【原文】

脉緊如轉索無常者，有宿食也。（25）

【释义】本条论述宿食的脉象。脉紧如转索无常，是形容紧脉兼有滑象，乍紧乍滑，如绳索转动之状。此为宿食停滞，气机壅滞之象。

【临床应用】本条补充宿食在上脘之脉。结合《伤寒论 · 辨厥阴病脉证并治第十二》篇：“病人手足厥冷，脉乍紧者，邪结在胸中，心下满而烦，饥不能食者，病在胸中，当须吐之，宜瓜蒂散。”

【原文】

脉緊，頭痛風寒，腹中有宿食不化也。一云寸口脉緊。（26）

【释义】本条论紧脉有宿食与外感风寒的不同。脉紧、头痛、寒热既可见于外感风寒，又可见于宿食不化，但两者是有区别的。外感风寒之紧脉，是因寒邪收引凝敛，其紧多与浮脉相兼；出现寒热，是风寒直伤营卫，营卫不和，当伴头身疼痛等表证。宿食不化之紧脉，是宿食内停，食积气壅，气机失调，故脉乍紧乍疏；脾胃失调，营卫不和，亦可见寒热之症；食积于中，清阳不升，浊气上乘，可有头痛，但多伴吞酸、嗳腐、食臭及痞满腹痛等症。由于二者症有相似，故并列以别之。

本条举脉辨证，重申脉症合参的重要性。宿食病除紧脉外，还有浮大、微涩、滑数等不同脉象，这是由于宿食停聚的新久不一，加之人的体质各异等所致。可见，临证思维缜密，辨证施治的效果才佳。

二、宿食在下证治

【原文】

問曰：人病有宿食，何以別之？師曰：寸口脉浮而大，按之反濇，尺中亦微而濇，故知有宿食，大承氣湯主之。（21）

【释义】本条论述宿食的脉因证治。宿食病多因饮食不节，停滞不化所致。由于宿食内结，气塞于上，故在寸口呈现浮大有力的脉象。若食滞久郁，糟粕停于大肠，下焦气血不得宣通，则不仅寸口重按可见涩脉，而且尺脉重按亦沉滞有力。以上皆为宿食停积的脉象，应急予攻之，否则食积难除，所以用大承气汤荡涤宿食。

本条寸口脉浮而大与虚劳病“脉大为劳”有相似之处，但实质不同。本条之浮大按之有力，且见反涩，为食阻气滞所致的实证；虚劳之脉“大而浮”，为阴虚不能敛阳，阳浮越于外，脉大而按之无力，应当鉴别。

【原文】

脉數而滑者，實也，此有宿食，下之愈，宜大承氣湯。（22）

【释义】本条进一步论述宿食的脉因证治。脉数为胃肠有热，脉滑为宿食新停，此为宿食初滞，胃肠气机壅滞不甚，可用大承气汤荡涤肠胃积热食滞。

【临床应用】本条为宿食热结之候，应有脐腹胀痛之主症，方可用大承气汤；如热结稍轻者，可用调胃承气汤加山楂、神曲之类，以泄热导滞消食；如舌脉无热象，可用保和丸加减，以消食导滞。

【原文】

下利不欲食①者，有宿食也，當下之，宜大承氣湯。（23）

大承氣湯方見前痓病中。

【校注】

① 不欲食：邓珍本、赵开美本均作“不饮食”，据其他诸本改。

【释义】本条论述宿食下利的证治。宿食病见到下利，本可使食浊积滞从下而去，但仍不欲食，是宿食尚未悉去，故恶食。可用大承气汤因势利导，使积滞从下全部排出。

【临床应用】病下利而用大承气汤，属通因通用，根据《伤寒论》精神，必须具备以下条件：①脐腹四周按之坚硬有块者；②脉沉实或迟而滑，或滑而疾者；③下利纯水而无粪，其气极臭秽不可近者；④有谵语或兴奋症状者。可供参考。

【现代研究】大承气汤可以改善炎症所致大鼠胃肠功能，其机制可能与清除氧自由基降低氧化应激反应、缩小炎症反应及调节血浆胃动素（MTL）分泌有关[7]；可降低哮喘小鼠肠道大肠杆菌和肠球菌含量、提高乳酸杆菌含量，恢复肠道菌群结构[17]；能有效减轻重症急性胰腺炎大鼠胰腺和肠屏障损伤，其保护机制可能与减少炎症因子经肠淋巴途径的移位，抑制系统炎症反应有关[18]；可能通过抑制活化的JAK2/STAT3通路保护重症急性胰腺炎大鼠肠道[19]；可有效防治急危重症患者急性肠功能障碍并改善临床预后，其机制可能与调节TLR/MyD88/NF-κB-P65信号通路过度激活及其下游炎症因子有关[20]。

三、宿食在上证治

【原文】

宿食在上脘①，當吐之，宜瓜蒂散。（24）

瓜蒂散方：

瓜蒂一分（熬黄） 赤小豆一分（煮）

上二味，杵爲散，以香豉七合煮取汁，和散一錢匕，温服之，不吐者，少加之，以快吐爲度而止亡血及虚者不可與之。

【校注】

① 上脘：胃分上中下三脘，上脘即胃的上部。

【释义】本条论述宿食在上脘的治疗。宿食停积于胃上脘，有胸脘痞闷，泛泛欲吐之症，是正气驱邪外出的表现，应当根据《素问·阴阳应象大论》“其高者，因而越之”的精神，因势利导，用瓜蒂散以吐之。瓜蒂味苦，赤小豆味酸，合之能酸苦涌泄，涌吐胸中实邪；佐以香豉汁以开郁结、和胃气。

【临床应用】本方可用于宿食、痰涎壅塞于上引起的胸膈胀满等症，其病势迫于胸咽，有泛泛欲吐之势者。

小结

腹满是以腹中胀满为主的一个常见症状，可见于多种不同的病变过程中，病机较为复杂。本篇把它作为一个杂病进行论述。其病因很多，有外寒（中寒）、内寒（中寒家）、肝寒、脾胃虚寒、阳虚内盛、实热内结等不同，不外乎寒、热、虚、实四大类。按照“阳道实，阴道虚”的理论，可将本篇腹满概括为两类。实热性腹满，多与胃肠腑实有关；虚寒性腹满，多与脾、肝、肾虚弱有关。仲景非常重视腹满的虚实辨证，将望、问、切合参，尤其重视腹部的形征、症状以及病者的反应。一般而言，虚证寒证多腹满时减，复如故，按之不痛。篇中虽未言喜温喜按，但根据其发热机制，其意自明。实证腹满多按之痛甚，故应拒按；实热证多腹满不减，减不足言。至于其他寒热兼症无须赘言，故仲景略而未详。

腹满的治疗，虚寒证多用温补，寒实证则用温下。至于实热证，虽然当用寒下，但仲景同中求异，列举了实热兼表寒证，说明辨治里实热腹满证，要注意有无表邪；同样是里实热，却要辨无形之气滞与有形之积滞孰轻孰重；此外，还需注意满痛的部位，有心下、偏于一侧胁下、绕脐等不同。对于虚寒证，不仅有阳虚里寒，还列举了水饮阴邪作祟的表现。腹满证治，里实兼表寒，宜表里双解，用厚朴七物汤；里实兼少阳，宜和解少阳、通腑泄热，用大柴胡汤；里实胀重于积，宜行气导滞、通便泻热，用厚朴三物汤；里实积胀俱重，当用下法，用大承气汤；虚寒饮逆，宜温中散寒、化饮降逆，用附子粳米汤，或散寒止痛、逐饮降逆，用赤丸；脾胃虚寒，宜温中散寒、缓急止痛，用大建中汤；寒实内结，宜温阳祛寒、通便行滞，用大黄附子汤。

寒疝是寒气攻冲所致腹痛，其发病有内外皆寒、血虚有寒、阴寒痼结等不同。其辨证也是紧紧围绕腹痛的程度、部位以及伴随症状等展开。寒疝证治，阳虚寒盛，宜破积散寒止痛，用大乌头煎；血虚寒滞，宜养血散寒，用当归生姜羊肉汤；内外俱寒，宜峻逐阴寒、两解表里，用乌头桂枝汤。

宿食本篇重在论脉，或以脉指导治疗，或以脉论辨证。其治疗重视因势利导，就近祛邪，以避免正气损伤。在证治中，如宿食在上，宜涌吐胸中实邪，用瓜蒂散；宿食在下，宜用下法，用大承气汤。

篇中用药有如下特点，对于阴寒内盛者，主要用辛热（或辛温）散寒止痛，如乌头、附子、细辛、干姜、蜀椒之类；正虚较甚，则兼以甘温，如蜜、饴糖；血虚不足，则用当归、羊肉温养。对于痛剧或阴盛之重症，用药不拘常法，如乌头配半夏、附子配半夏。荡涤实邪习用大黄，若实热内结，每与厚朴、枳实（或兼芒硝）配伍；寒实内结，则与附子、细辛为伍。

关于腹满的预后，一般实热证易于获效，预后较好；寒实之证，邪实正虚，预后较差。

参考文献

[1] 孙凯滨，张新雨，张家祥，等. 大柴胡汤中化学成分干预胰腺炎动物模型效果的贝叶斯网状Meta分析[J]. 天津中医药大学学报，2021，40（3）：342-349.

[2] 陈凯明，李焱，薛一涛. 大柴胡汤治疗高血压病潜在机制的网络药理学研究[J]. 中医学报，2021，36（5）：1064-1070.

[3] 郑娴，王凤荣. 大柴胡汤在心血管"治未病"领域中的应用[J]. 吉林中医药，2021，41（3）：329-332.

[4] 李龙春，李晓晔，杜小华，等. 大柴胡汤通过CREB/PGC-1α通路保护营养型肥胖大鼠肝脏粒体功能[J]. 中国实验方剂学杂志，2021，27（9）：26-31.

[5] 付智慧，赵灵灵，周霖，等. 基于网络药理学探讨大承气汤治疗脓毒症的作用机制及关键靶点通路验证[J]. 中国中药杂志：2021，46（20）：5351-5361.

[6] 蔡滨，梁晓强，倪效，等. 大承气汤对大鼠胰腺纤维化的改善作用及Wnt/β-catenin通路的影响[J]. 疑难病杂志，2021，20（5）：497-501，507.

[7] 陈永祥，王明娟，迟栋. 大承气汤治疗对胃肠功能障碍大鼠氧化应激和炎症因子的影响[J]. 亚太传统医药，2021，17（4）：25-29.

[8] 李劼，陈亚峰，奉典旭. 大承气汤对胰腺白介素18表达的影响[J]. 时珍国医国药，2020，31（11）：2681-2684.

[9] 王俊霞，陈继婷，王和生，等. 附子粳米汤对脾阳虚大鼠疼痛模型血浆CGRP和AngII的影响[J]. 中国实验方剂学杂志，2011，17（23）：192-194.

[10] 武静，王慧，杨毅，等. 基于EGC研究大建中汤对肠易激综合征内脏痛模型大鼠的改善作用[J]. 中国药房，2020，31（16）：1973-1978.

[11] 徐佳悦. 大建中汤及其拆方对脾胃虚寒胃溃疡模型大鼠影响的研究[D]. 哈尔滨：黑龙江中医药大学，2020.

[12] 刘福生，方晓磊，袁斯远，等. 大黄附子汤加味对脓毒症大鼠小肠运动水平及黏膜通透性的影响[J]. 中国中医急症，2018，27（8）：1317-1320，1344.

[13] 张琳琳，张海晨，宋云霄，等. 大黄附子汤对腺嘌呤致慢性肾衰竭小鼠外周血TGF-β1、BMP-7水平及肾组织Smad 6、P38蛋白表达的影响[J]. 中医杂志，2019，60（24）：2138-2142.

[14] 师海波，周重楚，李延忠，等. 川乌总碱的抗炎作用[J]. 中国中药杂志，1990，（3）：46-49，64.

[15] 刘泓，岳兰昕，邱丽珍，等. 低剂量乌头碱持续给药重塑hiPSCs–CM线粒体能量代谢模式[J]. 中国药理学通报，2021，37（5）：617–623.

[16] 谢光辉，马增春，梅雨，等. 参附配伍后附子在心力衰竭大鼠体内的药代动力学研究[J]. 中国药物警戒：2021，18（7）：632–636.

[17] 王永安，李亚兰，吴佳佳，等. 基于16S rDNA分析大承气汤对过敏性哮喘小鼠肠道菌群的影响[J]. 中国中医药信息杂志，2021，28（2）：76–80.

[18] 唐义爽，周秉舵，孔婧，等. 大承气汤对重症急性胰腺炎大鼠肠屏障及肠淋巴组织炎症因子的影响[J]. 中国中西医结合杂志，2021，41（2）：218–223.

[19] 沈银峰，巴元明，彭泽旭，等. 大承气汤对重症急性胰腺炎大鼠回肠组织JAK2/STAT3信号通路的影响[J]. 广州中医药大学学报，2020，37（5）：923–928.

[20] 季永欣，庄明东，吴昌安，等. 大承气汤对急危重症患者急性肠功能障碍的影响及TLR/MyD88/NF–κB–P65信号通路调控机制研究[J]. 中国中医急症，2019，28（12）：2156–2159.

第十一章　五脏风寒积聚病脉证并治第十一

提 要

本篇论述了五脏风寒和真脏脉象，三焦各部病症及脏腑积聚脉症，体现了以五脏为核心的辨证方法。其中五脏风寒部分脱简较多。五脏病既有中风、中寒等邪伤脏，又有气血阴阳不和的病机。至于五脏的死脉论述，反映了人以胃气为本的思想。篇中论述了三焦为病与积、聚、槃气三者的鉴别，论述了三焦竭部的思想，既有上、中、下三焦一部有病，可影响到其他两部，又有调理有病的一部，可解除其他两部病证的思想方法。本篇对肝着、脾约、肾着三种病证的论述较为详尽。

第一节　五脏病证

一、肺病

1. 肺中风

【原文】

肺中風者，口燥而喘，身運①而重，冒②而腫脹。（1）

【校注】

① 身运：运，运动，转动。身运，意指身体活动、转动。

② 冒：指昏瞀，头部如有物覆盖。

【释义】本条论述肺中风的症状。风属阳邪，性燥，风燥伤肺，津液被灼，津亏不行，肺失宣降，故口燥而喘；肺失治节，清肃之令不行，气机不利而卫阳不得外达，故身体运转动摇而沉重；肺气不能通调水道，浊阴不降，清阳不升，水气外溢肌肤，故身体冒而肿胀。

原文“中”字应读平声，因杂病以内因为主，与伤寒外邪中人的“中”字不同。有关肺中风的详细证候可参陈言《三因极一病证方论·卷二》。

2. 肺中寒

【原文】

肺中寒，吐濁涕。（2）

【释义】本条论述肺中寒的症状。肺为华盖，中寒则胸阳不布，津液不行，凝聚而变生浊涕，肺开窍于鼻，肺气失宣则鼻窍不利，浊涕难从鼻出而转道于口，故可见口吐浊涕。

3. 肺死脏脉

【原文】

肺死臟，浮之虛，按之弱如葱葉，下無根者死。（3）

【释义】本条论述肺死脏的脉象。肺病极重，肺阴已绝，肺脏真气涣散，虚阳浮于上，故浮取脉虚，沉取弱如葱叶，中空而又无根。此为肺之气阴两败，故主死。

【临床应用】临床尚需结合症状判断。如《伤寒论·辨脉法第一》载“若汗出发瞤，喘不休者，此为肺先绝也”，《脉经·卷四》亦有“口张但气出而不还”之论。四诊合参，方能不误。

二、肝病

1. 肝中风

【原文】

肝中風者，頭目瞤①，兩脇痛，行常傴②，令人嗜甘。（4）

【校注】

① 头目瞤（shùn）：瞤，撤动。头目瞤，指头皮及眼皮的肌肉跳动，掣痛不适。

② 伛（yǔ）：驼背。谓行走时常屈背垂肩，腰不能挺直之状。

【释义】本条论述肝中风的症状。肝为风木之脏，其经布胁肋，连目系，上出额至巅顶。肝中风热，风胜则动，风易从火化，风火扰动于肝，故头目瞤动。肝主筋，经脉下膈通脊，风火之邪消灼精血，脊背筋脉失其濡养而挛急不利，肝之经脉郁结不舒，故两胁痛，行常伛。甘入脾，土气冲和，则木气条达。嗜甘者，正如《素问·脏气法时论》云："肝苦急，急食甘以缓之。"

【临床应用】肝中风的详细症状可参陈言《三因极一病证方论·卷二》。

2. 肝中寒

【原文】

肝中寒者，兩臂不举，舌本[①]燥，喜太息，胸中痛，不得转側，食则吐而汗出也《脉經》《千金》云：時盗汗、咳，食已吐其汁。（5）

【校注】

① 舌本：一指舌根，一指舌体。此处应指舌体而言。

【释义】本条论述肝中寒的症状。肝主筋而司运动，中寒则留滞经脉，阳气不得温煦，故筋脉收引而两臂不举。肝脉循喉咙之后，络于舌本，肝寒不能蒸津上润于舌，故舌本干燥。肝有寒则肝气失条达疏泄，故善太息以舒畅郁滞；肝脉上贯胸膈，寒气闭郁肝，则胸阳不宣，脉络凝塞，故胸中痛，不得转侧。肝病犯胃，胃气不降而上逆，故胃不受食，食则吐；气逆而开，津随之而泄，故吐而汗出。

【临床应用】肝中寒的详细症状可参陈言《三因极一病证方论·卷二》。

3. 肝死脏脉

【原文】

肝死臟，浮之弱，按之如索不來[①]，或曲如蛇行[②]者，死。（6）

【校注】

① 如索不来：沉取脉如绳索，漂浮游移，劲而不柔。

② 曲如蛇行：脉象如蛇行弯曲之状，虽左右奔引，却无畅达柔和之感。

【释义】本条论述肝死脏的脉象。肝之平脉，如《素问·平人气象论》所说"平肝脉来，耎弱招招，如揭长竿末梢，曰肝平"。这是有胃气之肝脉。肝病极重，阴血大伤，真气将散。阴血少而不能充盈血脉，故浮取弱。阳气少而不能通畅血脉，瘀而不行，故脉如绳索，郁阻坚劲，或委屈不前，弯如蛇行。此为肝之气血两败，多属死证。

此条脉如蛇和痉病中脉如蛇预后各不相同，痉病"其脉如蛇"见于腹部暴胀，由脏出腑的证候中，是欲解的脉象。本条"曲如蛇行"见于"浮之弱，按之如索不来"之后，乃病进之脉，实属同形异势，可知仲景脉法是灵活的，临床应结合四诊八纲全面考虑才能作出正确的决定。

4. 肝着证治

【原文】

肝着①，其人常欲蹈其胸上②，先未苦時，但欲飲熱，旋覆花湯主之臣億等校諸本旋覆花湯方，皆同。（7）

旋覆花湯③方：

旋覆花三兩　葱十四莖　新絳少許

上三味，以水三升，煮取一升，頓服之。

【校注】

① 着（zhuó）：留滞附着之义

② 蹈其胸上：蹈，原为足踏之意，蹈其胸上，可理解为用手推揉按压或捶打胸部。

③ 旋覆花汤：邓珍本此处原缺方名、药物及服法，此据赵刻本《妇人杂病脉证并治第二十二》篇所载旋覆花汤增补。

【释义】本条论肝着病的证治。肝着是肝经气血郁滞，留着而不畅行的病证。肝之经脉布胁肋而贯于胸，寒邪侵犯肝经，致肝经气血郁滞，阳气痹结，加之金不制木，寒邪循肝经反注于肺，故患者感到胸胁部痞闷不舒，甚或胀痛、刺痛，欲以手按揉或捶打胸部，使气血暂得畅通，以减轻痛苦。气血得寒则凝，得热则行。本病初起，气血郁滞尚不明显，病情较轻，故只欲饮热，以助阳散寒，通畅气血。肝着既成，经脉凝滞，阳气不通，气血不畅，虽热饮亦不足以愈病，故治以旋覆花汤，行气活血，通阳散结。方中旋覆花苦辛咸温，善通肝络而散结降气；葱白辛温芳香，通阳散寒，宣浊开闭；新绛少许，活血化瘀。三药合用，使气行血畅，阳通寒散，则肝着自愈。方后谓“顿服之”，目的在于使药力集中，以获速效。

治疗肝着要以“通”为要领。

【临床应用】肝着主症是胸胁胀满，局部喜捶打揉按，欲饮热，脉弦涩。其病机是肝经气血郁滞，着而不行。旋覆花汤之新绛究系何物，《神农本草经》未载，医家认识不一，有认为是用具有活血化瘀作用的茜草汁或藏红花汁、苏木汁等药汁初染的大红色丝织品，而陶弘景则称新绛为茜草，新绛为新采收的茜草，以治肝着及妇人半产漏下属于血瘀者，确有疗效。临床可以茜草、红花、苏木等代新绛用。

本方临床可用于治疗具有上述证机特点的梅核气、月经不调、产后漏下、肋间神经痛、肋软骨炎、慢性肝胆疾病、慢性胃炎、冠心病等疾病。

【现代研究】实验研究表明，旋覆花汤化裁能改善痰瘀痹阻型特发性肺纤维化患者的临床症状，有利于其肺功能的提高，疗效显著[1]。

三、心病

1. 心中风

【原文】

心中風者，翕翕發熱，不能起，心中饑，食即嘔吐。（8）

【释义】本条论述心中风的症状。心主火热属阳脏，心经有热，复中风邪，风热相合，向外发泄，所以翕翕发热；风热内盛，壮火食气，心气被伤，故精神疲困，卧不能起。心热移胃，化燥伤津，胃失和降，故虽觉饥饿，但拒纳食物，食入则助热而气逆呕吐。

【临床应用】心中风的详细症状可参陈言《三因极一病证方论·卷二》。有关心中风的治法，曹家达认为不宜寒凉息风，只需防风、黄芪导之外出，大黄、甘草导热下行即可。

2. 心中寒

【原文】

心中寒者，其人苦病心如噉蒜狀[①]，劇者心痛徹背，背痛徹心，譬如蠱注[②]。其脉浮者，自吐乃愈。（9）

【校注】

① 心如噉（dàn）蒜状：噉，吃的意思。即心里难受好像吃蒜后嘈杂而辣之感。

② 蛊注：形容如虫咬一样痛苦难忍。

【释义】本条论述心中寒的症状。心中阴寒，寒凝脉络，阳气被郁，欲越而不得越，故心中有灼辣而如噉蒜状。如病情进一步加剧，心阳闭阻，胸背气机闭塞不通，则心痛彻背，背痛彻心，如同虫咬一样痛苦难忍。如其人脉浮者，邪有上越外出之机，故吐后乃愈。

【临床应用】心中寒的详细症状可参陈言《三因极一病证方论·卷二》。临床上确有些心病表现出胃胀、胃痛等胃部不适，但宜从心或从胃，仍当四诊合参方能定论。

3. 心伤

【原文】

心傷者，其人勞倦，即頭面赤而下重，心中痛而自煩，發熱，當臍跳，其脉弦，此爲心臟傷所致也。（10）

【释义】本条论述心伤的症状。心主血，血生于心，心血不足，气无所附，则症见劳倦疲乏；阳气浮越于上，故头面赤；上盛则下虚，中气不足则腰及下肢沉重无力；心虚失养，热动于中，故心胸疼痛而发热烦躁；心阳浮动于上，肾水动于下，故脐处跳动不宁，有如奔豚欲作之症。脉弦，是心之气阴两伤，不能濡养经脉，且弦脉主阴、主水，故此为心脏伤所致也。

【临床应用】根据本条治法，高学山认为可与小建中汤加人参、黄芪、当归、麦冬，结合临床可加酸枣仁、柏子仁、茯神以养心安神；曹家达认为若心阳虚而肾水妄动者，可用苓桂甘枣汤。

4. 心死脏脉

【原文】

心死臟，浮之實如麻豆，按之益躁疾者，死。（11）

【释义】本条论述心死脏脉象。由于心血枯竭，心阳浮动，血脉失去温润和调之象，所以脉浮取坚硬躁急如弹丸或豆粒样转动，重按则见躁急不宁之象，此为阴气已绝，心气涣散，多属死证。

【临床应用】本条可与心死证合参，如《伤寒论·辨脉法第一》“阳反独留，形体如烟熏，直视摇头者，此心绝也”。临床尚可见到肩息、昏瞀、舌短、口开、面黑如黧等。

5. 心虚邪哭癫狂证

【原文】

邪哭①使魂魄不安者，血氣少也，血氣少者屬於心。心氣虛者，其人則畏，合目欲眠，夢遠行，而精神離散，魂魄妄行。陰氣衰者爲癲，陽氣衰者爲狂。（12）

【校注】

① 邪哭：心脏受邪传肺，而致悲伤哭泣，有如邪鬼作祟，故称邪哭。

【释义】本条论述心脏气血虚少发生邪哭癫狂的症状。心脏受邪传肺而喜悲伤哭泣，心之气血虚少，伤及肝肺，则魂魄不安；心藏神，心虚则神怯，畏惧恐怖。心气不足，肝血虚少，经气不能上注于目，故合目欲眠。心神不敛，精气涣散而魂魄失统，魂不守舍，魄不安宅，故精神魂魄浮荡无依，症见梦远行等精神失常的病变。如果病情进一步发展，阴气虚者可以转变为癫证，阳气虚者可以转变为狂证。

《内经》癫狂未分，《难经》始立足实证分癫狂之阴阳，至仲景则立足虚证分癫狂之阴阳。

【临床应用】临床实践证实，癫狂与心脏之气血两虚有着密切的关系，可见仲景所论在《内经》《难经》的基础上是有所发展的。

四、脾病

1. 脾中风

【原文】

脾中風者，翕翕發熱，形如醉人，腹中煩重[①]，皮目瞤瞤而短氣。(13)

【校注】

① 烦重：心烦而腹重，一解为腹重为甚。

【释义】本条论述脾中风的症状。风为阳邪，脾受风邪，风从热化，故见发热而形如醉人。脾胃湿土，为阴中之至阴，脾主大腹，风热干及于脾脏，脾气郁遏，水湿不化，阳气不能宣达，清阳不能上升，故头目眩晕，且身体困重；湿停阳郁不伸，故腹中烦满重胀。眼胞属脾，风胜则动，风胜于脾，故眼胞皮肤瞤动，甚至眼皮浮肿或肢体肌肉瞤而动。脾不运湿，湿阻气机，呼吸不利则短气。

【临床应用】脾中风的详细症状可参陈言《三因极一病证方论·卷二》。本条治疗，曹家达《金匮发微》认为可与越婢加术汤。

2. 脾死脏脉

【原文】

脾死臟，浮之大堅，按之如覆杯潔潔[①]，狀如搖者，死。臣億等詳五臟各有中風中寒，今脾只載中風，腎中風中寒俱不載者，以古文簡亂極多，去古既遠，無文可以補綴也。(14)

【校注】

① 按之如覆杯洁洁：覆杯，倾倒之杯；洁洁，中空无物。形容脉象中空，如覆空杯。

【释义】本条论述脾死脏的脉象。脾脉应从容和缓而有神。若脾气已绝，不能运化水谷，饮食停聚，则气血无以充养血脉，脉气自然失和；浮取大坚乃脾阴虚，虚阳外浮，又与饮食停聚化热外蒸相合；按之中空乃脾阳将绝；脾气微弱，时有而化食，时无而中止，故脉来摇荡不定，乍疏乍数，或左或右。此为脾之阴阳败散之象，故曰死脏脉。

【临床应用】《脉经·诊五脏六腑气绝症候》中的脾绝证候可参。

3. 脾约证治

【原文】

趺陽脉浮而濇，浮則胃氣強，濇則小便數，浮濇相摶，大便則堅，其脾爲約[①]，麻子仁丸主之。(15)

麻子仁丸方：

麻子仁二升　芍藥半斤　枳實一斤　大黄一斤　厚朴一尺　杏仁一升

上六味，末之，煉蜜和丸梧子大，飲服十丸，日三，以知爲度。

【校注】

① 其脾为约：约，约束，意犹弱者受强者的约束。此指胃热气盛，耗伤脾阴，致使脾不能为胃转输津液，津液失于四布，偏渗膀胱，而肠道失濡，出现以小便频数，大便秘结为主的病证，后世简称“脾约”，并以此作为病证名。

【释义】本条论述脾约病的证治。趺阳脉候脾胃之气，其脉浮而涩，浮为胃热气盛；涩是按之滞涩而不流利，乃脾脏津液不足。胃强脾弱，脾被胃所制约，不能为胃行其津液，故肠道失润而大便干结，膀胱为胃热所迫则小便频数。治宜麻子仁丸泄热润燥，利气通便。方中芍药、麻子仁滋阴润燥，治脾阴之弱；大黄泄热通便，治胃气之强；枳实、厚朴理脾肺之气，以行津液；杏仁润燥而利肺气，以通幽导便；以蜜为丸，意在甘缓润下。诸药合用，使阳明燥热得泄，太阴津液得滋，则脾约可愈。

麻子仁丸攻下之中寓有滋润之意，对后世温病学家启发甚大，如吴鞠通治阴虚便秘的增液汤，实从本方之义而来。

【临床应用】临床上多用本方治疗内有燥热、津液不足所致的习惯性便秘、糖尿病等慢性病所出现的便秘及肛肠术后便秘。

【现代研究】实验证实麻子仁丸能有效改善便秘型小鼠通便功能，提高小鼠胃液蛋白酶活性，其疗效机制可能与提高了淋巴细胞增殖能力有关[2]。另有研究显示，麻子仁丸加减治疗肠系膜淋巴结炎疗效较好[3]。老年功能性便秘采取麻子仁丸加味治疗，可显著降低便秘评分，缩短每次排便及排便间隔时长，有利于生活质量改善[4]。麻子仁丸加减治疗糖尿病便秘患者具有良好的疗效[5]。

五、肾病

1. 肾死脏脉

【原文】

腎死臟，浮之堅，按之亂如轉丸①，益下入尺中者死。（17）

【校注】

① 乱如转丸：形容脉象躁动，犹如弹丸之乱转。

【释义】本条论述肾死脏的脉象。肾脉本当沉实有力，今脉轻取坚而不柔和，重按之乱如转丸，躁动不安，尺部尤为明显，此乃真气不固而外越，元阴元阳将脱，故主死证。

本条精神源自《素问·平人气象论》：“死肾脉来，发如夺索，辟辟如弹石曰肾死。”

【临床应用】判断肾死脉还应与证候合参，《脉经·诊五脏六腑气绝证候》中的肾绝证候可参。

2. 肾着证治

【原文】

腎着[①]之病，其人身体重，腰中冷，如坐水中，形如水狀，反不渴，小便自利，飲食如故，病屬下焦，身勞汗出，衣一作表裏冷濕，久久得之。腰以下冷痛，腹重[②]如帶五千錢，甘薑苓朮湯[③]主之。(16)

甘草乾薑茯苓白朮湯方：

甘草 白朮各二兩 乾薑 茯苓各四兩

上四味，以水五升，煮取三升，分溫三服，腰中即溫。

【校注】

① 肾着：音义同肝着之“着”。

② 腹重：《脉经》《千金》为“腰重”。

③ 甘姜苓术汤：《备急千金要方》作“肾着汤”。

【释义】本条论述肾着病的成因和证治。肾着，即寒湿痹着于腰部的病证，因腰为肾之外府，故名肾着。“身劳汗出，衣里冷湿，久久得之”论肾着病的成因。过劳伤阳，卫外不固，反复汗出，冷汗变为寒湿，久渍腰部，或寒湿之邪乘虚而入，侵淫腰部经脉，痹着阳气，日久形成肾着病。“身体重，腰中冷”“腰以下冷痛”论肾着病的主症。湿性重浊，侵犯腰腿部肌肉经脉，故觉身体沉重；寒湿痹阻，阳气不通，故腰及腰以下冷痛。“如坐水中”“形如水状”“腰重如带五千钱”为喻笔法，意在形容腰中寒湿之盛。“反不渴，小便自利，饮食如故，病属下焦”是鉴别诊断。如果肾气亏虚，膀胱气化失常，既不能蒸腾津液于上，又不能化气行水于下，则必有口渴、小便不利。今反而口不渴，小便自利，说明病不在肾之本脏。饮食如故，说明中焦胃气尚和。病属下焦，是说本病与脾肾无直接关系，不属水气病，病位在躯体下部，肾之外府腰部肌肉经脉。

本证治法上不必温肾，而应温化肌腠经络间之寒湿。以甘姜苓术汤主治。方中干姜配甘草，辛甘化阳，温中散寒，燠土制水；茯苓配白术，甘淡渗水，健脾利湿。诸药合用，使寒去湿除，阳气温行，“腰中即温”肾着遂愈。

本病虽名为肾着，但其病机为腰中寒湿。命名方法体现了仲景以“脏腑辨证”为核心的学术思想。肾着的治疗要领是在健脾化湿药物的基础上，应用辛温散寒的干姜。

【临床应用】临床常用本方治疗呕吐腹泻、老年人小便失禁、阳痿、遗尿、妇女腰冷带下、妊娠下肢浮肿及闭塞性静脉炎、坐骨神经痛等病证，属脾阳不足而有寒湿者。

第二节　三焦病证

（一）三焦竭部

【原文】

問曰：三焦竭部[①]，上焦竭，善噫，何謂也？師曰：上焦受中焦氣未和，不能消穀，故能噫耳。下焦竭，即遺溺失便，其氣不和，不能自禁制，不須治，久則愈。（18）

【校注】

① 三焦竭部：三焦各部所属脏腑的功能衰退，阴血衰竭。

【释义】本条论述上中下三焦各部脏腑生理机能暂时衰退，互相影响或直接发生的病变。三焦之一部属的脏腑生理功能衰退，则会影响其他部，出现受影响部的病证。上焦受气于中焦，如中焦脾胃功能衰退，不能运化水谷，胃中浊气上逆则嗳气，嗳气虽出于上焦，而病机却在中焦脾胃不和。下焦肾、膀胱及大、小肠功能衰退，不能制约二便，就可出现遗尿或大便失禁的症状。疾病主要是由于上焦心肺功能衰退，荣不能守，卫不能固，其气不和于下而致下焦失其制约，二便失禁。本证不需治疗下焦，须待上焦心肺正气恢复，荣卫之气调和，上焦得治，则下焦自安。

本条体现了仲景在辨证、治疗方面的两个特点：一是对病机认识的整体观念，说明三焦在病变上的相互影响；二是求得病变根源而施治的精神。治疗过程中，调和上焦心肺之血气，使五脏元真通畅，既能治疗中焦善噫，又能治疗下角遗尿失便。

（二）热在三焦及大小肠寒热病变

【原文】

師曰：熱在上焦者，因咳爲肺痿；熱在中焦者，則爲堅；熱在下焦者，則尿血，亦令淋秘[①]不通。大腸有寒者，多鶩溏[②]；有熱者，便腸垢。小腸有寒者，其人下重便血；有熱者必痔。（19）

【校注】

① 淋秘：淋指小便淋沥涩痛；秘指小便癃闭不通。

② 鹜溏：鹜即鸭。鹜溏，形容大便粪水杂下，状如鸭粪。

【释义】本条论述热在三焦及大小肠的寒热证。热在上焦，肺失清肃则气逆而咳，久咳津气俱伤，肺叶失润，肺叶痿弱而成肺痿。热在中焦，脾胃津伤，肠道失润，故大便燥结坚硬。热在下焦，肾与膀胱受累，热灼络脉，迫血妄行，故尿血；热结气分，气化不行，故小便淋沥涩痛，或尿闭；内热煎熬津液，则成石淋。

大肠为传导之官，其病则传导失职。临证应分为辨其寒热，大肠有寒，水谷不分，则水粪杂下。大肠有热，燥伤肠液，涩滞不行，则为大便黏滞垢腻而不爽。小肠为受盛之官，病则受盛化物功能失常。故小肠有寒，浊阴停滞，阳虚气陷而不能统摄阴血，则见下重便血；小肠有热，热移广肠，蓄于肛门，则为痔疮。

【临床应用】本条论述的三焦和大小肠病证，只是举例而言，临床当举一反三，不必拘泥于条文。如肺痿、大便坚及尿血、癃闭等证临床也有属寒者，下重便血也有属热者，痔疮亦有寒热之分，故临床实践当以辨证为主。

第三节　积聚槃氣鉴别和积病主脉

【原文】

問曰：病有積、有聚、有槃氣[①]，何謂也？師曰：積者，臟病也，終不移；聚者，腑病也，發作有時，輾轉痛移，爲可治。槃氣者，脇下痛，按之則愈，復發爲槃氣。諸積[②]大法，脉來細而附骨者，乃積也。寸口，積在胸中；微出寸口，積在喉中；關上，積在臍旁；上關上[③]，積在心下；微下關[④]，積在少腹；尺中，積在氣衝[⑤]；脉出左，積在左；脉出右，積在右；脉兩出，積在中央；各以其部處之。（20）

【校注】

① 槃气：即谷气，指水谷之气停积留滞之病。

② 诸积：包括《难经·五十六难》所称五脏之积，即心积曰伏梁，肝积曰肥气，脾积曰痞气，肺积曰息贲，肾积曰奔豚。其病皆由气、血、食、痰、虫等积滞所引起。

③ 上关上：关上即关部，上关上，指关脉的上部。

④ 下关：指关脉的下部。

⑤ 气冲：即气街，穴名，为脐下五寸，任脉旁开二寸。

【释义】本条论述积、聚、槃气的区别和积病的脉诊。积和聚皆为腹部之肿块，但两者有所区别：积病在脏，病在血分，由于气滞血瘀，阴凝积结所致，所形成的痞块，推之不移，痛有定处，为气血渐积，积块可由小到大，按之硬，病位较深难治。聚病在腑，病在气分，由气郁而滞，感寒而聚，故痛无定处，发作有时，推之能移，时聚时散，聚块大小不定，按之柔，病位较浅易治。槃气即水谷之气停积留滞之病，由于谷气壅塞脾胃，土壅木郁，肝郁不舒，故胁下痛，腹满嗳气或呕恶，若按揉则胸胁气机暂时得以舒展，胁痛可缓，但不久因气滞而复结，胁痛再作。

诊断积病的重要指征为脉来细而附骨。因积病多由气血痰食阴寒凝结所致，气郁血瘀，营卫气血不能上行外达，故脉多沉细而不起，好像附着于骨上。临床上可以根据脉沉细出现的部位，来诊断积病的部位。如寸口脉沉细，积病在胸中，因寸口主胸中疾患；微偏于寸部之上的脉沉细，积病在喉中；关脉沉细，积病在脐旁；微偏于关部之上的脉沉细，积病在心下；微偏于关部之下的脉沉细，积病在少腹；尺部脉沉细，积病在气冲；沉细脉象在左脉出现，积病在身体左侧；沉细脉象在右脉出现，积病在身体右侧；沉细之脉在左右两侧出现，积病在中央。治疗积病的立法处方，要根据不同部位，用不同的方法治疗。

本条有关积、聚病的鉴别诊断与《难经·五十五难》的精神是一致的。

【临床应用】积、聚二病在病机和治疗上有一定的联系。聚病日久，气病及血，可转化为积，而积病早期，治疗及时得当，病可由血转气，由脏出腑，由重转轻。根据气血的关系，治血当以理气，行气当养血，所以临床上往往积聚并提。至于具体治疗，本书有下瘀血汤、桂枝茯苓丸、大黄䗪虫丸等方剂可参。槃气之病虽有疼痛，但与积聚之疼痛迥异，不可混淆。槃气之治，可参考后世越鞠丸、六郁汤。

小结

本篇论述了五脏风寒和真脏脉象、三焦各部病证及脏腑积聚脉证。

风与寒两种性质不同的病因直中于五脏中的某一脏，会出现各脏不同的病理变化。五脏之风寒和真脏脉，说明在脏腑病机辨证过程中，一要辨准疾病的部位，二要辨清疾病的性质，三要辨明疾病的轻重程度。可见仲景所论既是五脏证候归类的一种方法，也是脏腑经络辨证要旨的具体表现。

本篇对肝着、肾着、脾约三者的理法方药论述较为完整，说明临证实践，不仅要掌握辨证论治的一般规律，而且要掌握辨证论治的特殊规律。肝着表现为胸胁胀痛或刺痛，喜以手揉按或捶打其胸，喜热饮，为肝经气血郁滞、阳气痹结所致，故仲景用行气活血、通阳散结法治疗，采用旋覆花汤，后世许多通络逐瘀的治法即源于此。脾约表现为大便秘结，小便数，乃胃气强，脾阴弱，燥热伤津所致，篇中设润下法治疗，方用麻子仁丸，对后世温病学家颇有启发。肾着是以腰部及以下冷重痛，身体重，小便自利，口不渴，饮食如故为表现，为阳气不行，寒湿留着于肾之外府所致，故不治肾，通过加强脾阳之温运功能，以除肌肉经脉中的寒湿之邪，方用甘姜苓术汤。以上三方均为目前临床上常用方剂。

由于五脏六腑分属于三焦，因此三焦各部病证，均离不开相关脏腑。而五脏六腑又交相贯通，相生相克，故上中下三焦在生理上相互为用，彼此制约，平衡协调，在病理上则互相影响，相互传变，体现了临床实践要着眼于整体的精神。

本篇指出了积、聚、槃气三病的各自特点，以认识难攻难克之病，并论述了积病的主脉及其脉出之处，以定积之部位。均是在《内经》《难经》理论基础上的进一步发展与运用，对临床具有一定的指导意义。

参考文献

[1] 于国强，石绍顺，付东升. 旋覆花汤化裁辨治痰瘀痹阻型特发性肺纤维化的临床研究[J]. 中医临床研究，2016，8（1）：18-20.

[2] 张泽丹，谭平. 麻子仁丸对便秘型小鼠模型通便功能、胃蛋白酶活性和对淋巴细胞增殖的实验研究[J]. 世界中医药，2017，12（9）：2143-2146.

[3] 吴艾莎. 麻子仁丸加减治疗肠系膜淋巴结炎临床观察[J]. 实用中医药杂志，2020，36（9）：1126-1127.

[4] 李镇宜. 麻子仁丸加味治疗老年功能性便秘的临床观察[J]. 北方药学，2020，17（7）：116-117.

[5] 韩青. 麻子仁丸治疗糖尿病便秘的临床研究[J]. 中国中医药现代远程教育，2016，14（24）：60-61.

第十二章　痰饮咳嗽病脉证并治第十二

提要

本篇专论痰饮病及痰饮所致咳嗽。篇中将痰饮病分为痰饮、悬饮、溢饮、支饮四类。该篇“痰饮”二字有广义与狭义之别，广义“痰饮”为病名，指水饮停积为患的一种杂病；狭义“痰饮”系四饮之一，指饮在肠胃的病变。痰饮为内生病邪，实质就是水饮，故篇中有时又称痰饮为“水”，其形成与脾胃纳运失常有关。痰饮形成后，常内扰脏腑，阻遏阳气，壅滞气机，并可妨碍血行，郁而化热。

篇中提出“温药和之”的痰饮病治疗原则，并据虚实缓急之异，兼用利小便、逐饮、发汗、清热、补益诸法。全篇理法方药丰富，为后世痰饮学说的重要组成部分。

一、成因、脉症、分类与预后

（一）成因与脉症

【原文】

夫病人飲水多，必暴喘满。凡食少飲多，水停心下，甚者则悸，微者短氣。

脉雙弦者，寒也，皆大下後善虚。脉偏弦者，飲也。（12）

【释义】本条论述痰饮病的成因和脉症。病人饮水过多，脾胃运化不及，可致津聚成饮。若上逆犯肺，肺失宣降，可突发喘满，此与《伤寒论·辨太阳病脉证并治中第六》75条“发汗后，饮水多必喘”相似。凡食少者，必脾胃素虚，运化不健，若“饮多”，更妨碍脾胃运化，致水谷不能化生精微，反滞留成饮，停于心下，重则凌心致悸，轻则妨碍呼吸之气而短气。

两手脉俱弦者，主里寒，为峻猛攻下致虚；一手脉弦者，属饮病，由饮邪停积一处所为。此并举“双弦”脉与“偏弦”脉，提示饮病与阳虚里寒病情有别。

【临床应用】本条提示脾虚可致饮停，故防治痰饮病，须顾护脾胃。

（二）四饮脉症

【原文】

問曰：夫飲有四，何謂也？師曰：有痰飲，有懸飲，有溢飲，有支飲。（1）

問曰：四飲何以為異？師曰：其人素盛今瘦，水走腸間，瀝瀝有聲①，謂之痰飲；飲後水流在脇下，咳唾引痛②，謂之懸飲；飲水流行，歸於四肢，當汗出而不汗出，身體疼重，謂之溢飲；咳逆倚息③，短氣不得臥，其形如腫，謂之支飲。（2）

【校注】

① 沥沥有声：沥沥，象声词。形容水饮在肠间流动时所发出的声音。

② 咳唾引痛：咳嗽时牵引胁下疼痛。

③ 咳逆倚息：咳嗽气逆，无法平卧，须倚床呼吸。

【释义】此两条论述饮病分类及主症。痰饮病根据饮停部位分为四类：痰饮（狭义）、悬饮、溢饮、支饮。饮停肠胃者，属痰饮（狭义）。饮走肠间，与气相击，故沥沥有声；饮停在胃，妨碍饮食化生精微，肌肉失于充养，则形体消瘦。饮积胁下，阻碍肝肺气机升降，见咳唾引胸胁疼痛者，属悬饮。饮流四肢肌肤，影响肺气宣发，致当汗出却无汗，身体疼痛沉重者，属溢饮。饮聚胸膈，致肺失宣降，心阳阻遏，出现咳喘倚息，短气不能平卧，外形如肿者，属支饮。

文中论饮停部位运用“走”“流”“归于”等字词，反映了饮邪具有流动性的致病特点。

【临床应用】临证辨治痰饮病，需注意饮停部位。

【原文】

肺飲不弦，但苦喘短氣。（13）

支飲亦喘而不能臥，加短氣，其脉平也。（14）

脉浮而細滑，傷飲。（19）

【释义】

第 13 条论述肺饮脉症。肺饮似应归属支饮，水饮犯肺，气逆不降，故苦于喘促短气，其脉可不弦。

第 14 条再论支饮脉症。支饮为饮停胸膈，妨碍肺气肃降，故喘促短气，不能平卧，可见脉平不弦。

第 19 条指出伤饮的脉象。“伤饮”寓饮病初期、饮邪轻浅，故脉浮不沉；细滑脉寓示饮邪不甚。

此三条列举痰饮病脉不弦、脉平、脉浮而细滑等不同脉象，表明饮停深浅、饮邪轻重、饮病轻重、饮病久暂有别，其脉可各异。说明痰饮病并非只见弦脉。

（三）水在五脏

【原文】

水在心，心下堅築[①]，短氣，惡水不欲飲（3）

水在肺，吐涎沫，欲飲水。（4）

水在脾，少氣身重。（5）

水在肝，脇下支滿，嚏而痛。（6）

水在腎，心下悸[②]。（7）

【校注】

① 心下坚筑：心下，相当于胃脘处；坚，坚实；筑，捣土使坚实。《说文解字》“筑，捣也”；《释名・释言语》“筑，坚实称也”。心下坚筑，指胃脘处感觉坚实不适。

② 心下悸：《医宗金鉴》认为心下悸之“心”字，当是“脐”字。

【释义】上五条论述水饮在五脏的症状。水在某脏，意味饮邪侵扰某脏，其气机受阻，功能失常，故见相应表现。

水饮凌心，阻遏心阳，故心下坚实不适；饮犯心胸，妨碍气机升降，则短气；饮属阴邪，阻遏阳气，所以恶水不欲饮。

水饮射肺，宣降失常，气不布津，则欲饮水；水饮上逆，故吐涎沫。

水饮困脾，运化不健，中气不足，故少气；水饮浸渍肌肉，则身重。

水饮侵肝，郁遏肝气，故胁下支满；饮邪循经扰肺，则嚏引胁下痛。

水饮犯肾，气化失司，饮动于下，故脐下悸。

第 1、2 条将饮病分为四类，似侧重饮停部位；此 5 条言水在五脏，专论饮扰五脏，寓示饮病既需识饮停部位，又要察饮扰何脏，体现了脏腑辨证精神。

【临床应用】水在五脏与四饮宜合看，水在心、水在肾可从痰饮（狭义）辨治；水在肺属支饮；水在脾与痰饮（狭义）、溢饮有关；水在肝归悬饮。

（四）留饮与伏饮

【原文】

夫心下有留飲，其人背寒冷如手大。（8）

留飲者，脇下痛引缺盆，咳嗽則輒已一作轉甚。（9）

胸中有留飲，其人短氣而渴，四肢歷節痛。脉沉者，有留飲。（10）

【释义】上三条论述留饮证候。留饮，指水饮久留不去者。饮流部位不同，见症各异。饮留心下，阻遏阳气，使之不能通达背部，且饮邪又流注于背俞穴，遂致背冷如手大。

饮留胁下，郁遏气机，肝络失和，则胁下痛引缺盆；咳嗽时振动病所，故痛尤甚。

饮留胸中，妨碍呼吸之气，则短气，气不布津故渴。饮留四肢筋脉骨节，阻滞气血流通，故四肢历节痛，其脉沉。

上述脉症反映了饮邪可流注经络肌肉筋骨的致病特点。“留饮”之名，揭示了饮病顽固难去的一面。背冷如手大，启示观察背冷范围有辨证意义。

【临床应用】饮停致背寒冷如手大，应与外感风寒之背恶寒区别。临床治疗该症可酌选苓桂术甘汤。

后世医家根据留饮“四肢历节痛”理论，认为历节、痹证日久，因痰凝关节，瘀滞络脉，可引起肢体麻木、痛剧，甚至骨节变形，故宜酌加化痰散结、活血通络之品。

【原文】

膈上病痰，满喘咳吐，發則寒熱，背痛腰疼，目泣自出，其人振振身瞤劇，必有伏飲。（11）

【校注】

① 振振身瞤剧：振振，指动摇。瞤，颤抖。指病人身体颤抖动摇很厉害，不能自主。

【释义】本条论述膈上伏饮及发作时的表现。伏饮，指痰饮伏于胸膈，难以根除者。饮伏膈上胸中，心阳被阻，肺失肃降，素即胸满气喘、咳吐痰涎等。一旦外邪侵袭，辄引发内饮，加重病情。风寒袭表，正邪相争，太阳经脉不利，故恶寒发热，背痛腰疼；外寒里饮，郁闭肺气，气逆不降，则满喘咳吐加剧，并见涕泪自出，甚者因喘甚而身体振动。

“伏”字反映了痰饮潜伏胸膈深痼难除或不易察觉的一面，提示治疗喘咳病，须铲除病根，以免复发。四饮之外另名留饮与伏饮，意在揭示痰饮致病特点，根据饮邪伏留部位，二者亦可归入四饮之中。

【临床应用】本条病状与哮喘病颇相似，其治疗宜据发作后与未发前分别立法选方。

（五）饮病预后

【原文】

脉弦數者，有寒飲，冬夏難治。（20）

【释义】本条从脉判断寒饮预后。饮病常见脉弦，若脉弦数，为寒饮夹热，冬夏季节较难治。因冬寒利于热却不利于饮，以温法化饮又恐助热；夏热利于饮却不利于热，予清法除热则虑增饮。

本条体现了天人相应的整体观，提示气候会影响疾病，治病当因时制宜。

【临床应用】寒饮夹热，冬夏难治，只是相对单用温药或纯投寒凉而言。若寒温并用，则可兼顾，如小青龙加石膏汤、厚朴麻黄汤等。

【原文】

久咳數歲，其脉弱者可治；實大數者死；其脉虚者，必苦冒，其人本有支飲在胸中故也，治屬飲家。（34）

【释义】本条论述支饮久咳的脉症与预后。此久咳是由饮聚胸中，肺气上逆所致，属支饮范畴。久咳数岁，正气必伤，若见脉弱，是正虚邪不盛，故可治；若脉实大数，为正虚邪盛，攻补两难，则预后不良。久咳脉虚之人，由于饮停胸中，清阳不升，浊阴不降，必然苦冒眩，当从饮病辨治。

饮病久咳的预后，与邪正盛衰关系密切，故仲景治饮病自始至终都注意顾护脾胃。

二、治则

【原文】

病痰飲者，當以溫藥和之。（15）

【释义】本条论述痰饮病治本原则。饮由水聚，其性属阴，易伤阳遏阳，遇寒则凝，得温则行。若脾阳能运、肺气能宣、肾气能化，饮邪遂除，故治痰饮病之本需“温药和之”。“温药”能振奋阳气、开发腠理、通行水道。“和之”有两层含义，一是用温药不可太过温燥，二是温药勿专于温补，即用温药时，应视病情恰当配合行、消、开、导、清之品。

治痰饮阴邪虽宜温药，但须适度，以免温燥伤阴、温补碍邪。

【临床应用】“温药和之”是痰饮病治本之法，若饮邪壅盛或饮郁化热等标急时，不可拘泥“温药”而畏用寒凉，篇中所用石膏、大黄、木防己、葶苈子、甘遂、大戟等，皆为治痰饮不避寒药的范例。

三、证治

（一）饮停心下、肠间

1. 脾虚心下饮停

【原文】

心下有痰飲，胸脇支滿，目眩，苓桂术甘湯主之。（16）

茯苓桂枝白术甘草湯方：

茯苓四兩 桂枝 白术各三兩 甘草二兩

上四味，以水六升，煮取三升，分溫三服，小便則利。

【释义】本条论脾阳虚饮停心下证治。“心下有痰饮”指饮停之处，“心下”，相当于胃脘部位，饮停胃脘，波及胸胁，妨碍气机通达，故胸胁支满；饮阻中焦，清阳不升，浊阴不降，则头晕目眩。病机为脾胃阳虚，饮停心下。治以苓桂术甘汤温阳蠲饮，健脾利水。方中茯苓配桂枝温阳利水消饮，白术配甘草培土制水。四药合用，振奋脾阳，通调水道，导饮从小便下出，故方后谓“小便则利”。

饮停心下，还可见短气、背冷如手大、心下悸、心下痞等症，仲景彼详此略。辨识痰饮病要注意饮停部位，以便选择适宜的祛邪途径。茯苓配桂枝擅于温阳化气利水，是治疗水饮停滞中下焦的常用药对，茯苓用量宜重于桂枝。

【临床应用】凡饮停胃脘或胸胁，脾虚不运，以眩晕、胸胁支满或背冷如手大为主症者，均可选用本方。如梅尼埃病、胸腔积液、慢性充血性心衰、慢性胃炎、胃潴留等病变符合上述证机者，常用本方治疗。该方还可用于一些局部有积液，且符合本方证病机的病变，如胆囊肿大、盆腔积液。

【现代研究】实验研究证实，苓桂术甘汤高剂量组可改善野百合碱诱导的肺动脉高压合并右心衰大鼠的心功能和病理组织改变，降低神经内分泌因子水平，其机制可能与调节 NF-κB 介导的炎症信号通路有关[1]。苓桂术甘汤对心肌成纤维细胞胶原蛋白合成以及A- 平滑肌肌动蛋白（α-SMA）和纤连蛋白（FN）的表达有抑制作用[2]。苓桂术甘汤能够改善急性心肌梗死后后大鼠肠黏膜屏障的损伤与调节肠道通透性、降低肠道炎症反应有关[3]。苓桂术甘汤可在一定程度上减轻豚鼠膜迷路积水[4]。心梗后心衰心肾阳虚证患者加用苓桂术甘汤加减治疗能够取得良好的效果[5]。

2. 阳虚微饮短气

【原文】

夫短氣，有微飲，當從小便去之，苓桂术甘湯主之方見上。腎氣丸亦主之方見腳氣中。（17）

【释义】本条论述阳虚微饮证治。微饮，即水饮轻微者，如第12条“水停心下……微则短气”。饮邪虽微，若妨碍呼吸之气，可致短气。治当温阳利水，导饮邪从小便而出。若脾阳不足兼微饮者，当用苓桂术甘汤温阳健脾，利水消饮；肾气不足有微饮者，应以肾气丸温肾化气，俾气化水行。

苓桂术甘汤健脾消饮、肾气丸补肾消饮，均温而不燥，温中兼消，皆为“温药和之”的代表方。

【临床应用】微饮短气可见于痰饮病初期或治疗后的缓解期。上二方既可作为慢性支气管炎或哮喘病的善后方，也可用于预防其反复发作。

3. 心下饮泛冒眩

【原文】

心下有支飲，其人苦冒眩①，澤瀉湯主之。(25)

澤瀉湯方：

澤瀉五兩　白术二兩

上二味，以水二升，煮取一升，分温再服。

【校注】

① 冒眩：冒，覆盖，引申为如有物冒蔽之意；眩，视物眼黑或旋转。冒眩，指头晕如有物蒙蔽而感觉旋转。

【释义】本条论述水饮冒眩的证治。心下水饮上泛，蒙蔽清阳，故苦于头昏目眩。治当利水消饮，健脾制水，用泽泻汤。方中重用泽泻淡渗利水，引浊阴下行；轻取白术温补培土，以制水饮。本方与苓桂术甘汤均可治饮病眩晕，都有利水之功，但同中有异(表1-12-1)。

表1-12-1　泽泻汤证与苓桂术甘汤证比较表

方证	病机	主症	治法	用药特点
泽泻汤证	心下水饮上泛	冒眩严重	利水消饮为主，兼以健脾制水	重用甘寒的泽泻，轻取苦温的白术
苓桂术甘汤证	脾胃阳虚，饮停心下	胸胁支满，目眩	侧重于温阳蠲饮，健脾与利水相当	重用甘淡性平的茯苓，配以性温的桂枝、白术、甘平的甘草

“苦”字凸显了本证冒眩之严重。泽泻五两，是该药在汤剂中的最大用量，为该方主治冒眩重证的关键。

【临床应用】本方所治冒眩，多表现为头晕目眩较重，甚者如坐舟车，卧床不起，常伴头目昏沉，精神不振，或恶心呕吐，舌体胖大或边有齿印，苔白滑或白腻，脉弦或滑等。可见于梅尼埃病、高脂血症、脑外伤后遗症、高血压病、脑椎－基底动脉供血不足等。此外，耳部疾患如化脓性中耳炎、中耳积液等属水饮上泛者，亦可用之。

【现代研究】研究表明，由 NF-κB 介导的炎症反应通路，可能是泽泻汤减少梅尼埃病炎症反应，缓解膜迷路水肿的重要作用途径之一[6]。泽泻汤能够治疗高血压，可能与其干预神经系统、循环系统、神经退行性疾病、内分泌系统、神经营养因子信号通路等有关[7]。泽泻汤通过多种机制减轻了高脂血症引起的脂质代谢紊乱，这为泽泻汤的进一步药理研究提供了重要的科学依据[8]。

4. 心下饮逆呕吐

【原文】

嘔家本渴，渴者為欲解，今反不渴，心下有支飲故也，小半夏湯主之。《千金》雲：小半夏加茯苓湯。（28）

小半夏湯方：

半夏一升　生薑半斤

上二味，以水七升，煮取一升半，分溫再服。

【释义】本条论心下饮逆致呕的预后及治疗。“呕家”指水饮致呕者，若见口渴，是饮邪随呕尽去，胃阳渐复，为病欲解之征；呕后不渴，为心下仍有饮，故以小半夏汤温化寒饮，降逆止呕。方中半夏、生姜温化水饮，降逆止呕；生姜并制半夏之毒。两药“用水七升，煮取一升半”，久煎浓取，以减半夏毒并增强疗效。

观察水饮致呕者口渴与否，有助于判断饮邪是否祛除。

【临床应用】小半夏汤为治呕的祖方、专方，主治饮停心下，胃气上逆导致的呕吐，其脉症特点是呕吐痰涎或清水，口淡，不渴，苔白滑或白腻，脉弦或滑。可用于多种疾病过程中出现的呕吐，如肿瘤化疗药物引起的呕吐、胃部手术后功能性排空障碍、急性胃肠炎、急性胆囊炎、梅尼埃病等，其辨证以水饮所致者疗效最好，对辨证属其他证型的呕吐，须随证加味。

【现代研究】实验研究证实，小半夏汤类方可有效防治大鼠延迟性化疗性呕吐，其机制可能与降低色氨酸羟化酶（TPH）水平、抑制 5-HT 合成、抑制炎症反应相关信号通路的激活、改善机体对营养物质的消化与吸收功能有关[9，10]。小半夏汤可以改善大鼠化疗致胃肠道黏膜损伤，防治化疗性胃肠黏膜炎，其机制可能与抑制胃肠道炎性因子表达有关[11，12]。

5. 膈间饮逆呕痞眩

【原文】

卒嘔吐，心下痞，膈間有水，眩悸者，小半夏加茯苓湯主之。（30）

小半夏加茯苓湯方：

半夏一升　生薑半斤　茯苓三兩一法四兩

上三味，以水七升，煮取一升五合，分溫再服。

先渴後嘔，為水停心下，此屬飲家，小半夏加茯苓湯主之方見上。（41）

【释义】

30 条论膈间饮停呕吐兼痞眩悸的治疗。膈间，概指胸膈胃脘等处，膈间饮停，影响胃气和降，可突然呕吐；饮阻气滞，则心下痞塞；上凌心胸，遂心悸；妨碍清阳上达，故眩晕。诸症由膈间饮盛上逆，阻碍气机升降所致。用小半夏加茯苓汤利水蠲饮，降逆止呕。本方在小半夏汤基础上，加一味茯苓淡渗利水，导饮下出。

41 条再论心下饮停呕吐的证治。“先渴”系饮停心下，津不上承所致；“后呕”是因渴而饮水，加重饮邪，饮盛上逆。故用小半夏茯苓汤利水蠲饮，降逆止呕。

28 条言饮病“渴者为欲解”，此条指出“先渴后呕，为水停心下”，同样是水饮为患，“渴”症产生的机理与反映的病情却不同，故当“谨守病机，各司其属”。

【临床应用】本方适用于饮停心下所致呕吐，伴心下痞满、心悸、眩晕、舌淡苔白腻或白滑、脉弦等征象者，如尿毒症、急慢性胃炎、贲门痉挛、幽门不全梗阻、恶性肿瘤化疗等导致的呕吐，高血压病、梅尼埃病、颈椎病、前庭神经元炎等引起的眩晕，病毒性心肌病出现的心悸等，凡符合上述证机者，可用本方。

【现代研究】实验研究表明，小半夏加茯苓汤可明显改善顽固性梅尼埃病患者症状，降低眩晕障碍量表（DHI）评分，具有良好疗效[13]。小半夏加茯苓醇提物能诱导 HePG2、人胃腺癌细胞（BGC823）凋亡，其机制可能与激活线粒体途径有关[14]。小半夏加茯苓汤对小鼠肝癌细胞（H22）荷瘤小鼠肿瘤生长具有明显抑制作用，其机制可能与增强凋亡基因 casPase-3 表达有关[15]。小半夏加茯苓汤治疗化疗迟发性呕吐有较好的疗效[16]。

6. 下焦饮逆悸吐眩

【原文】

假令瘦人臍下有悸，吐涎沫而癲眩，此水也，五苓散主之。（31）

五苓散方：

澤瀉一兩一分①　豬苓三分（去皮）　茯苓三分　白术三分（去皮）　桂二分（去皮）

上五味，為末，白飲服方寸匕，日三服，多飲暖水，汗出愈。

【校注】

① 泽泻一两一分：《金匮玉函要略述义》载"按小岛尚质曰：'泽泻一两一分，当作五分，始合古义。此方，《伤寒论》一以铢两称，却是后人所改。'此说确。又按《外台》黄疸，引《伤寒论》，作泽泻五分。益足以征矣"，从之。

【释义】本条论下焦饮逆致悸吐眩的证治。不独虚劳、历节身体羸瘦，痰饮病因水谷不能化生精微充养形体，也可见形瘦，如前第2条言"其人素盛今瘦"。下焦水饮扰动，故脐下悸；饮泛中焦，乃吐涎沫；饮阻清阳上达，则癫眩。此皆由下焦水饮作祟，故用五苓散化气利水，导饮下出。方中泽泻、猪苓、茯苓淡渗利水，祛饮于下；白术性温健脾制水，桂枝辛温通阳化气。诸药合用，共奏通阳化气利水之功。药取白饮（即米汤）送服，以充养胃气；多饮暖水，一可补充水津，增益汗源，二可温助胃阳，鼓舞卫气，以助药力。本方与苓桂术甘汤、泽泻汤、小半夏加茯苓汤均可治水饮致眩症，但各方证同中有异，宜加区别（表1-12-2）。

表1-12-2　五苓散证、苓桂术甘汤证、泽泻汤证、小半夏加茯苓汤证比较表

方证	病机	主症	治法
五苓散证	饮停下焦，泛于中焦	脐下悸，吐涎沫，头眩	化气利水，导浊阴下行
苓桂术甘汤证	脾虚饮停胃脘，升降失常	胸胁支满，目眩，短气	温阳蠲饮，健脾利水
泽泻汤证	心下水饮上泛，蒙蔽清阳	冒眩严重	利水消饮，健脾制水
小半夏加茯苓汤证	膈间停饮，扰及心胃	呕吐，心下痞，眩晕，心下悸	利水蠲饮，降逆止呕

本证为饮停下焦，波及中焦，故方中也含有苓桂药对温阳化气利水。

【临床应用】本方常用于下焦水饮停蓄，膀胱气化不利所致病证，如急性肾小球肾炎水肿、慢性肾炎、肾病综合征、早期肾功能不全、肾衰竭、化疗性肾衰、血液透析失衡综合征、急性泌尿系感染、尿潴留、小儿神经性尿频、脑积水、婴幼儿秋季腹泻、幼儿轮状病毒肠炎、急性胃肠炎等。其辨证要点为小便不利，脐下悸，眩晕，呕吐清涎，苔白腻或白滑。

【现代研究】研究证实，五苓散同方汤剂5种主要缺失成分能显著减轻2 h氧剥夺后复氧6 h的星形胶质细胞水肿，机制可能与其通过降低水通道蛋白（AQP4蛋白）表达水平有关[17]。五苓散可能通过靶向作用关键蛋白和重要通路达到改善糖尿病肾病的效用[18]。五苓散加减方应用于慢性心力衰竭疗效明显，具有一定的安全性，可助于改善患者心肌功能，加快康复，提高患者预后[19]。五苓散能够改善非酒精性脂肪性肝病模型大鼠血清总胆固醇（TC）、甘油三酯（TG）、低密度脂蛋白胆固醇（LDL-C）水平，其作用机制可

能与调控肝组织 TNF-α、p53、IL-17 表达有关[20]。

7. 肠间饮结成实

【原文】

腹滿，口舌乾燥，此腸間有水氣，己椒藶黄丸主之。（29）

防己椒目葶藶大黄丸方：

防己　椒目　葶藶（熬）　大黄各一兩

上四味，末之，蜜丸如梧子大，先食飲服一丸，日三服，稍增，口中有津液。渴者，加芒硝半兩。

【释义】本条论肠间饮结成实的证治。肠间饮停气滞，故腹满；饮阻气结，津不上承，则口舌干燥；水走肠间，故有沥沥之声。证属肠间饮结成实，气机壅阻，治当涤饮泻实，前后分消，用己椒苈黄丸主治。方中苦寒的防己、葶苈合辛温的椒目，利水导饮从小便而去；大黄泻实，涤饮从大便而出；葶苈尚能降泄肺气，以助大肠传导。病在肠腑，宜饭前服药，俾药力直达病所。本方为攻坚决壅之剂，服药量宜渐增。“口中有津液”，是药后饮去气行，津液上达之征；“渴者”为肠间饮结难消，故加芒硝软坚散结，协助大黄荡涤饮邪。

方中加芒硝，即遵《脏腑经络先后病脉证第一》“诸病在脏，欲攻之，当随其所得而攻之”意。彼渴者与猪苓汤，此渴者加芒硝，皆属审因论治，治其所得。

【临床应用】本方主治痰饮结聚肠腑的标实证，以腹胀满、肠间辘辘有声、大便秘结或不畅、苔厚腻、脉沉弦有力为主症，可用于符合上述证机的肝硬化腹水、肺源性心脏病心衰、胸腔积液、心包积液、胃肠功能紊乱等，但脾虚饮停者不可用。

【现代研究】实验观察己椒苈黄丸加味治疗肝硬化腹水临床疗效，结果显示治疗组疗效优于对照组，治疗组腹围及肝功能改善情况均优于对照组，说明己椒苈黄丸加味治疗肝硬化腹水较单纯西医治疗临床疗效显著[21]。

8. 留饮邪实欲去

【原文】

病者脉伏，其人欲自利，利反快，雖利，心下續堅滿，此為留飲欲去故也，甘遂半夏湯主之。（18）

甘遂半夏湯方：

甘遂大者三枚　半夏十二枚（以水一升，煮取半升，去滓）　芍藥五枚　甘草（如指大）一枚（炙）一本作無

上四味，以水二升，煮取半升，去滓，以蜜半升，和藥汁煎取八合，頓服之。

【释义】本条论留饮证治。饮留日久且深，阻遏阳气，妨碍血行，故脉伏。未经攻下而下利，且利后反畅快，为饮邪随下利外出，是留饮有欲去之势。但饮留既久，根深蒂固，终难尽去，加之新饮复积，故心下续坚满。此属留饮邪实，欲去而未尽，治宜因势利导，攻逐水饮，方用甘遂半夏汤。方中甘遂攻逐水饮，半夏散结化饮，芍药顾护脾阴，甘草与甘遂相反相成，可激荡留饮以尽除之。加蜜同煎，可缓急解毒。本方峻逐饮邪，非平常之剂，"顿服"之，中病即止。甘遂半夏汤与己椒苈黄丸都属攻下逐饮剂，主治痰饮实证，但同中有别（表 1–12–3）。

表 1–12–3　甘遂半夏汤证与己椒苈黄丸证比较表

方证	病机	主症	治法	用药特点
甘遂半夏汤证	胃肠留饮邪，欲去未尽	欲自利、心下坚满、脉伏	因势利导，从大便攻逐留饮	甘遂泻下逐饮，半夏散结化饮，芍药顾护脾阴，甘草甘遂相反同用
己椒苈黄丸证	饮聚肠间成，气机壅阻	腹满、口舌干燥、肠间沥沥有声	前后分消，从二便驱逐水饮	防己、椒目、葶苈利水，导饮从小便去，大黄泻实，涤饮从大便出

详审下利后的反应，有助于辨下利之虚实。治留饮顽疾，用药亦不拘常法，故甘遂甘草同用。

【临床应用】本方主治饮邪久留，邪实正未虚的顽症，以久泻伴脘腹坚满，泻后反畅快，苔白滑或白腻，脉沉伏为主症。所治疾病涉及肾积水、尿毒症水肿、肝硬化腹水、肺源性心脏病腹水、肝癌、心包积液、脑积液伴癫痫等。

应用本方注意两点：①甘遂与甘草的剂量比。据临床用法，二药均用水煎时，甘草应小于甘遂，或二药等量；若甘草入水煎，甘遂为末冲服，二药可等量，甘草或可大于甘遂。②煎煮法。宜遵《备急千金要方·卷十八·痰饮第六》记载，甘遂与半夏同煮，芍药与甘草同煮，后将二药汁加蜜合煎。或将半夏、甘草、芍药同煎后，药汁兑入白蜜再煎，送服甘遂末。

【现代研究】实验研究证实，十八反药对中甘草配伍甘遂对肝功能有损伤，即配伍之后毒性增加，属于配伍禁忌，与传统中医药理论相吻合，但甘遂半夏汤全方配伍之后可显著降低甘草伍甘遂的毒性，说明十八反药对只要合理配伍也可用于临床[22]。长期服用甘遂半夏汤可导致大鼠肝损伤，对大鼠肝功能及肝组织形态学的影响存在着剂量依赖性，随着剂量的增加，影响的程度逐渐加重，但损伤具有可逆性[23]。长期服用甘遂半夏汤水煎液可引起白细胞数量可逆性增高，但对大鼠的红细胞、血红蛋白、血小板数量、血糖、心功能、肾功能及形态学无显著影响[24，25]。

（二）饮流胁下

【原文】

脉沉而弦者，懸飲內痛。（21）

病懸飲者，十棗湯主之。（22）

十棗湯方：

芫花（熬）　甘遂　大戟各等分

上三味，搗篩，以水一升五合，先煮肥大棗十枚，取八合，去滓，內藥末，強人服一錢匕，羸人服半錢，平旦溫服之；不下者，明日更加半錢。得快下後，糜粥自養。

【释义】上两条分别论悬饮脉症及悬饮邪实证的治疗。饮流胁下，阻遏气机，故脉沉而弦；胁下饮停，肝络失和，则胁下痛。此属饮积胁下，气机不利之实证，当用十枣汤泻下逐饮。方中三药味苦，其中芫花性温，能破水饮窠囊，消胸中痰水；甘遂、大戟性寒，分别攻逐经隧、脏腑之水饮；另配十枚肥大枣，顾正护中。因该证病位在肝，而平旦乃木旺之时，正气最盛，故要求平旦时服药，以利于驱邪。得药下后，需食粥调养脾胃，避免水饮再积。本方服药量因体质强弱而异；若未得泻下者，次日可稍加量，以防损伤正气。

本方功在峻逐水饮，却以十枣名方，足见顾护正气之重要。

【临床应用】此方属攻下逐水峻剂，适宜于水饮邪盛、形气俱实之悬饮，其主症有咳唾牵引胸胁痛、苔白滑或白腻、脉沉弦有力等。符合上述症机的胸腔积液、腹水等病证，可用之。

【现代研究】实验研究证实，十枣汤外敷神阙穴加艾灸治疗恶性腹水效果显著[26]。十枣汤能够改善博来霉素诱导的大鼠肺纤维化，其作用机制可能与抑制肺组织COL3和TIMP-1的表达有关[27]。

（三）饮溢四肢

【原文】

病溢飲者，當發其汗，大青龍湯主之，小青龍湯亦主之。（23）

大青龍湯方：

麻黃六兩（去節）　桂枝二兩（去皮）　甘草二兩（炙）　杏仁四十個（去皮尖）　生薑三兩　大棗十二枚　石膏如雞子大（碎）

上七味，以水九升，先煮麻黃，減二升，去上沫，內諸藥，煮取三升，去滓，溫服一升，取微似汗，汗多者，溫粉粉之。

小青龍湯方：

麻黄三兩（去節） 芍藥三兩 五味子半升 乾薑三兩 甘草三兩（炙） 細辛三兩 桂枝三兩（去皮） 半夏半升（湯洗）

上八味，以水一斗，先煮麻黄，減二升，去上沫，內諸藥，煮取三升，去滓，溫服一升。

【释义】本条论溢饮的治法与主方。饮流四肢，卫气郁闭，故身体疼重、当汗出而不汗出。病位近于表，故当发汗，使饮随汗出而解。此溢饮一证立二方，其病机主症必然有别。若兼郁热者，必伴发热恶寒，烦躁，脉浮紧，宜大青龙汤发汗散饮，兼清郁热。方中重用麻黄，配伍桂枝、杏仁、生姜，发汗解表，宣肺散饮；石膏清透郁热，炙甘草、大枣和中实脾，以资汗源。溢饮虽当汗，只宜微似汗，否则汗多伤阳，不利饮除。若药后汗多者，可用“温粉粉之”止汗。

若里夹水饮，而见咳嗽喘逆，痰多稀白，恶寒发热，脉弦紧者，宜小青龙汤发汗宣肺，温化寒饮。方中麻黄配桂枝发汗解表，宣肺散饮；干姜合细辛、半夏温化寒饮，降逆止咳；另伍酸敛的芍药、五味子以防辛散太过耗气，酸甘的芍药、炙甘草，避免温燥太过伤津。

此条体现了同病异治精神。均属溢饮，皆用汗法，但大青龙汤发汗散饮清热，小青龙汤发汗宣肺、温化寒饮。

【临床应用】大青龙汤发散之力峻，适宜于风寒束表，内有郁热导致的恶寒发热、不汗出而烦躁、身体疼重、脉浮紧证候，如符合上述证机的无汗证（包括夏季暑热无汗、杂病无汗、空调使用不当引起的无汗症）及感染性疾病。

小青龙汤适宜于寒饮蕴肺，风寒在表导致的咳喘、痰白质稀、身疼重、无汗、恶寒发热、舌淡红、苔白滑、脉弦紧或浮紧证候，如具备上述证机的急慢性支气管炎、支气管哮喘、咳嗽变异性哮喘、小儿哮喘急性发作、过敏性鼻炎等疾病。

【现代研究】实验研究证实，小青龙汤加减可显著降低毛细支气管炎患儿的中医证候积分，降低血清内 SAA、CRP 水平，改善症状体征以及住院时间，提高治疗效果[28]。小青龙汤高剂量组治疗外寒里饮大鼠模型效果明显，其作用机制与其能够下调 PI3K、Akt、mTOR mRNA 的相对表达量有关[29]。小青龙汤能够促进大鼠肺癌细胞凋亡，改善肺组织病理学变化，其机制可能与调节血管内皮生长因子（VEGF）/ 血管内皮生长因子受体（VEGFR）信号通路有关[30]。小青龙汤治疗慢性阻塞性肺疾病稳定期气道黏液高分泌患者，可以减轻患者的临床症状，抑制气道黏液高分泌，减轻气道阻塞，改善肺通气功能，提高患者的生活质量[31]。小青龙汤治疗慢性心衰寒痰阻肺证具有一定的临床疗效，可改善患者临床症状，调节自主神经平衡，抑制炎症因子，为中医药治疗慢性心衰提供新思路[32]。

大青龙汤能够治疗外寒内热型小儿哮喘，可更好地降低患儿炎性反应状态，提升患儿动脉血氧交换能力，从而快速改善患儿临床症状，提升临床治疗疗效[33]。大青龙汤对流感病毒感染引起的细胞免疫功能降低有一定的抑制作用，可以增强全身免疫，并抑制病变肺脏的过度免疫[34]。

（四）饮在胸膈

1. 支饮喘满痞坚

【原文】

膈間支飲，其人喘滿，心下痞堅①，面色黧黑②，其脉沉緊，得之數十日，醫吐下之不愈，木防己湯主之。虛者③即愈，實者④三日復發。複與不愈者，宜木防己湯去石膏加茯苓芒硝湯主之。（24）

木防己湯方：

木防己三兩　石膏十二枚⑤（如雞子大）　桂枝二兩　人參四兩

上四味，以水六升，煮取二升，分溫再服。

木防己去石膏加茯苓芒硝湯方

木防己　桂枝各二兩　人參四兩　芒硝三合　茯苓四兩

上五味，以水六升，煮取二升，去滓，內芒硝，再微煎，分溫再服，微利則愈。

【校注】

① 心下痞坚：胃脘部位有痞塞坚实感。

② 黧（lí）黑：黧，黑中带黄的颜色。黧黑，面色黑而晦黄。

③ 虚者：指心下痞坚变虚软。

④ 实者：指心下痞坚结实如故。

⑤ 十二枚：《金匮玉函要略述义》载“旧本作‘十二枚’，今从《外台秘要》改（本书编者注：《外台》作‘石膏鸡子大，三枚’）。又按，‘三枚’三字，盖衍文也”。

【释义】本条论述支饮喘满痞坚的证治。饮在胸膈，肺气不降，心阳不展，故喘息胸满；饮阻气滞，则心下痞坚；饮聚胸中，妨碍营卫运行，所以面色黧黑；内有寒饮，脉乃沉紧。得病数十日，邪愈缠绵而正益耗伤，又经吐下法攻邪，病仍不愈。此属水饮夹热，结聚胸膈，正气已虚的支饮重证，当通阳利水、清热补虚，用木防己汤。方中木防己利水，桂枝通阳并通血脉，两药合之，通阳利水消饮，使气血畅行；石膏清热，人参补虚。全方共奏攻补兼施，消饮扶正之功。经木防己汤治疗后，若心下痞坚变虚软，是饮消气行，其病将愈；若仍觉心下痞坚结实，寓示水饮结聚未消，其病多有反复；再予此方，仍未愈，说明饮邪痼结难去，当于通阳利水补虚之中，兼软坚散结，故于木防己汤中加芒硝咸寒软坚散结清热，茯苓淡渗利水，又恐寒凉太过，有碍阳气，故去石膏、木防己减量。经此化裁，俾结聚之饮邪，前后分消，故方后指出“微利则愈”。

本证“心下痞坚”与甘遂半夏汤证“心下续坚满”相似，宜加区别。本证属饮聚胸膈，兼气虚郁热的支饮，必伴喘满、面色黧黑、脉沉紧及正虚征象；甘遂半夏汤证为饮留胃肠，欲去未尽，正气未虚的狭义痰饮，必见脉伏、下利，且利后反觉畅快。

本证病情复杂，迁延不愈，故用药寒温并行，攻补兼施；本条从心下痞坚改善与否判断预后，提示临床需注意辨主症与次症，因为主症反映了病变的主要矛盾或矛盾的主要方面。该证因饮邪固结难去而加芒硝，实为首篇第 16 条“随其所得而攻之”的范例。

【临床应用】木防己汤主治胸膈中寒饮郁热兼气虚所致病证，主要脉症有喘促胸满，心下痞坚，面色黧黑，舌淡红，苔滑或腻，脉沉紧，并伴少许热象。若饮盛固结难消者，宜木防己去石膏加茯苓芒硝汤。上两方常用于符合上述症机的慢性充血性心力衰竭，诸如扩张性心肌病、冠心病、高血压性心脏病、肺心病、风湿性心脏病、尿毒症等合并的心衰。

【现代研究】实验研究证实，加减木防己汤为治疗急性痛风性关节炎湿热蕴结证的有效方剂，它能够降低患者的血尿酸，抗炎，减少复发，改善和缓解患者关节活动受限及相关组织关节肿胀情况，在很大程度上提高疗效，同时降低不良反应[35]。加减木防己汤可以改善慢性充血性心力衰竭阳虚血瘀水停证患者的心功能[36]。

2. 支饮胸满兼腑实

【原文】

支飲胸滿者，厚朴大黄湯主之。(26)

厚朴大黄湯方：

厚朴一尺　大黄六兩　枳實四枚

上三味，以水五升，煮取二升，分溫再服。

【释义】本条论述支饮胸满兼腑实的证治。饮停胸膈，阻滞气机，故胸满。治用涤饮通腑、行气导滞的厚朴大黄汤，表明证属于饮邪壅肺，腑气不通。推之，尚应见咳喘、痰多、便秘等症。方用厚朴行滞除满，下气平喘；大黄荡实通腑；枳实破结逐饮。

本方与厚朴三物汤药物组成完全相同，但药量不同，功效各有侧重，主治亦不同，兹列表比较如下（表 1-12-4）。

表 1-12-4　厚朴大黄汤与厚朴三物汤比较表

方证	方证病机	主治	功效	用药
厚朴大黄汤	饮邪壅肺，致腑气不通	痰饮病支饮胸满兼腑实证	涤饮通腑，行气导滞	重用厚朴、大黄，枳实稍轻
厚朴三物汤	实热内结于肠，气滞不行，气滞重于积滞	腹满病胀重于积之里实证	行气除满，泻热通腑	重用厚朴与枳实，大黄略轻

肺壅肠实，致肺气上逆之胸满，虽未用宣肺之品，但腑通气行，肺气自降。

【临床应用】本方适用于饮邪蕴肺，壅滞肠腑所致实证，主症有胸满、咳喘、痰多、便秘腹满、苔腻、脉弦滑有力。可用于急性支气管炎、慢性支气管炎并感染、胸膜炎、心包炎等疾病。

【现代研究】研究证实，小承气汤泻下作用较强，厚朴三物汤理气效果较好，厚朴大黄汤止咳化痰作用明显[37]。

3. 支饮胸满兼腑实

【原文】

支飲不得息，葶藶大棗瀉肺湯主之。方見肺癰篇中。（27）

【释义】本条论述支饮壅肺的证治。不得息，即呼吸困难，为饮阻胸中，肺气不降所致，此属水饮壅肺的支饮急证，当用葶苈大枣泻肺汤开泄肺气，利水逐饮。

【临床应用】本方适宜于水饮邪实壅肺凌心证，其主症有咳喘气急、呼吸困难、胸闷、浊痰或稀痰量多、苔腻或滑、脉弦滑。常用于各种原因引起的胸腔积液（如结核性渗出性胸膜炎、恶性肿瘤所致胸腔积液、术后胸腔积液、反应性胸水等）、心力衰竭、支气管哮喘以及小儿肺炎等。

4. 支饮邪实咳嗽

【原文】

咳家其脉弦，為有水，十棗湯主之。方見上。（32）

夫有支飲家，咳煩，胸中痛者，不卒死，至一百日、一歲，宜十棗湯。方見上。（33）

【释义】

第 32 条论述水饮咳嗽实证证治。咳嗽成因多端，本条至 35 条，皆由水饮致咳。咳嗽脉弦，若属饮盛射肺，气逆上冲，形气俱实者，当以十枣汤峻逐水饮。

第 33 条论述支饮邪实咳烦、胸痛的证治。支饮饮停胸膈，致肺气上逆，胸中气机郁滞，故咳甚、胸中痛，但未至猝死。此为水饮盘踞胸中的支饮重证，若迁延百日或一年左右，正气未虚者，亦可用十枣汤攻逐水饮。

十枣汤既可治悬饮，也可疗支饮，无论其病程长短，关键在于水饮邪实，积结胸胁，形气俱实。

【临床应用】本方适宜于水饮射肺，邪盛体实的咳嗽证，临证除咳甚、脉弦有力外，尚应具备饮盛正未衰之征。

5. 支饮兼外寒咳逆

【原文】

咳逆倚息不得卧，小青龍湯主之。方見上文肺癰中。（35）

【释义】本条论述支饮兼外寒咳逆的证治。咳逆倚息不得卧为支饮主症，此由饮停胸膈，复感外寒，内外合邪，阻遏肺气，气逆不降所致，故用小青龙汤散寒宣肺，温化里饮。

治疗痰饮病，不必拘泥四饮之名，关键要辨病变所涉及脏腑经络，紧扣病机施治，所以前有十枣汤兼治悬饮、支饮，此由小青龙汤并疗溢饮、支饮。

【临床应用】该方适宜于外寒里饮蕴阻于肺，正气未虚的支饮证，除咳逆，倚息不得卧外，尚有咯吐清稀白痰、恶寒发热、无汗、舌质淡红、苔滑、脉浮紧或弦紧等脉症。若正气已虚，当化裁使用。

6. 支饮随证辨治举例

【原文】

青龍湯下已，多唾，口燥，寸脉沉，尺脉微，手足厥逆，氣從小腹上沖胸咽，手足痹，其面翕熱如醉狀[①]，因復下流陰股[②]，小便難，時復冒者，與茯苓桂枝五味甘草湯，治其氣衝。（36）

桂苓五味甘草湯方：

茯苓四兩　桂枝四兩（去皮）　甘草三兩（炙）　五味子半升

上四味，以水八升，煮取三升，去滓，分三，溫服。

【校注】

① 面翕热如醉状：形容面部微红乍热如酒醉的样子。

② 阴股：大腿内侧。

【释义】从本条至以下五条，以案例形式论述支饮体虚者服小青龙汤后的变证及治疗，此承上条论述服小青龙汤后引发冲气上逆的证治。小青龙汤本治正气未虚的支饮咳喘证，若体虚者用之，虽寒饮暂化，但耗阳伤阴，必生变证。服小青龙汤后，上焦停饮未尽，故多唾、寸脉沉；饮阻气滞，津不上承则口燥；肾阳不足，失于温煦，故尺脉微、手足厥逆；气血耗伤，手足筋脉失养，所以麻木不仁；肾阳已虚，复用辛散，致肾气不能固守下焦，冲气夹虚阳上逆，故气从小腹上冲胸咽，面翕热如醉状；冲气下降，大腿内侧遂有热感；肾阳虚不能化气行水，所以小便难；饮邪阻遏清阳上达，则时有眩冒。上述脉症，总由阳虚饮停，冲气上逆所致。宜治标为先，兼顾其本。故用桂苓五味甘草汤敛气平冲为主，方中桂枝平冲降逆，茯苓利水趋下，合之可引逆气下行，甘草配桂枝辛甘化阳，五味子收敛浮阳归肾，皆助桂枝平冲气。

本证见“气从小腹上冲胸咽”，与奔豚气病之气“从少腹起，上冲胸咽”颇为相似，宜加区别。此属阳虚饮停为本，冲气上逆为标，当见多唾、口燥、面翕热如醉状、手足厥逆且麻痹不仁、小便难等。彼以冲气上逆为主，或因肝郁化火，或由下焦水饮，或阴寒邪气诱发，以发作时痛苦异常、气复还则诸症消失为特点。

本方证与苓桂草枣汤证都有汗后伤阳，饮逆气冲的病机及小便不利见症，方中均有桂枝、茯苓、甘草，但茯苓、甘草用量及配伍不同，故其主治、功效有别（表 1–12–5）。

表 1–12–5　桂苓五味甘草汤与茯苓桂枝甘草大枣汤比较表

方证	方证病机	主治病证	功效	用药
桂苓五味甘草汤	寒饮蕴肺，肾阳不足，冲气上逆	痰饮病阳虚饮停兼冲气上逆证	重在平冲降逆，敛气归元	茯苓四两，桂枝四两，炙甘草三两，五味子半升
茯苓桂枝甘草大枣汤	下焦停饮，心阳不足，水饮内动	奔豚气病阳虚饮动证	重在培土制水，通阳降逆	茯苓半斤，桂枝四两，炙甘草二两，大枣十五枚

治病情复杂之证，当分先后缓急。阳虚冲气上逆，缓则恐变，故先治；肺中寒饮虽未尽，但肺气未至壅逆，且饮邪难于速化，则后治。此外，桂枝平冲降逆时，用量稍重。

【临床应用】桂苓五味甘草汤适宜于阳虚夹饮兼冲气上逆所致病证，主要脉症为咳嗽、唾涎、自觉气从小腹上冲胸咽、面部微热如醉状、手足冷或麻木不仁、小便难、舌质淡苔白滑或白腻、脉沉微。符合上述证机的低血压、自主神经功能紊乱、癔症、慢性支气管炎等可用本方。

【现代研究】现代药理研究显示，桂苓五味甘草汤中桂枝具有强心、增强心脏输出量的作用；茯苓的乙醇提取物有使心脏收缩加强的作用；五味子具有“适应原样”作用，能够调节血压中枢，使低者升，高者降，并能增强肾上腺皮质的功能；甘草具有肾上腺糖皮质激素样作用，可使患者血清中钠、氯浓度升高，而钾可降至正常范围。[38] 故本方治疗低血压获效。

【原文】

沖氣即低，而反更咳，胸滿者，用桂苓五味甘草湯去桂加乾薑、細辛，以治其咳滿。（37）

苓甘五味薑辛湯方：

茯苓四兩 甘草 乾薑 細辛各三兩 五味子半升

上五味，以水八升，煮取三升，去滓，溫服半升，日三服。

【释义】本条承前论述支饮冲气已平而寒饮复动的证治。经苓桂五味甘草汤治疗，冲气已平，但咳嗽胸满却转剧，此为肺中寒饮复动，肺气上逆，胸阳阻遏所致，当散寒蠲饮止咳，用苓甘五味姜辛汤。因由上证变化而来，所以宗上方化裁。冲气既平，故去平冲降逆的桂枝；肺有寒饮，乃加干姜、细辛温肺化饮止咳，仍用茯苓利水消饮，甘草培土制饮；正气已虚，故以五味子配细辛、干姜，避免辛散耗气、温燥伤津。诸药合用，冀寒饮渐去，咳满自止。

本方与小青龙汤皆能温肺化饮，方中都有干姜、细辛、五味子、甘草，用量也相等，但配伍不同，主治有别。前者配伍茯苓利水祛饮，培土制水，主治寒饮在肺之体虚者；后者有麻黄、桂枝辛散外寒，半夏温化寒饮，桂枝合芍药调和营卫，主治外寒里饮之体实者。

本方温肺化饮却无麻、桂辛散伤正之虑，因寒饮在肺，故取干姜、细辛、五味子药组，而未用苓桂药对。

【临床应用】本方适宜于寒饮蕴肺而体质偏虚引起的咳喘证，其主症有咳嗽、胸满、咯清稀白痰、背寒喜暖、苔白滑、脉弦。具备上述症机的慢性阻塞性肺病、哮喘、感冒后顽固性咳嗽，慢性肺源性心脏病心力衰竭等可选本方。

【现代研究】实验研究证实，苓甘五味姜辛汤中的化合物能通过与新型冠状病毒（SARS-CoV-2）3CL 水解酶和 ACE2 结合作用于丝氨酸 / 苏氨酸蛋白激酶（AKT1）、MAP 激酶（MAPK1、MAPK3）等靶点，调节朊病毒病信号通路、非洲淋巴细胞瘤病毒感染通路、小细胞肺癌信号通路和非小细胞肺癌信号通路等发挥抗新型冠状病毒感染（COVID-19）作用[39]。苓甘五味姜辛汤治疗脂多糖（LPS）诱导的急性肺损伤（ALI）大鼠，能明显改善 ALI 大鼠肺组织损伤，改善肺水肿，提高机体免疫力，纠正机体细胞免疫抑制状态，抑制 IL-1β、IL-6、IL-8、TNF-α 等炎性因子的合成和释放[40]。此方还能降低慢支大鼠外周血中 NO 的水平，从而改善肺血管舒缩的动态平衡，维持血管、细支气管的正常张力以及肺血管、细支气管的结构重建，维持肺血管、细支气管的内皮完整性[41]。

【原文】

咳滿即止，而更復渴，衝氣復發者，以細辛、乾薑為熱藥也。服之當遂渴，而渴反止者，為支飲也。支飲者，法當冒，冒者必嘔，嘔者復內半夏，以去其水。（38）

桂苓五味甘草去桂加乾薑細辛半夏湯方：

茯苓四兩　甘草　細辛　乾薑各二兩　五味子　半夏各半升

上六味，以水八升，煮取三升，去滓，溫服半升，日三服。

【释义】本条承前论述服苓甘五味姜辛汤的转归及兼冒呕的治疗。服苓甘五味姜辛汤后，若病未愈，可有两种转归：①肺中寒饮渐化，咳满止，但却见口渴、冲气复发。此由干姜、细辛温燥伤津、辛散耗气，引发冲气上逆。仲景未出方，寓意辨证治之。②口不渴，据此推之，当为支饮未愈。因苓甘五味姜辛汤能温肺化饮，若饮化阳复，理应口渴。饮既未尽，又犯胃作祟，妨碍气机升降，必见冒眩、呕吐，故用苓甘五味姜辛汤化裁治之。方中除加半夏化饮降逆，和胃止呕外，还减少了干姜、细辛、甘草之量，一是防止干姜、细辛温燥伤正，引发冲气，二是避免甘草甘缓滞中，加重呕吐。

经方之化裁，包括了药味的增删、药量的加减。

【临床应用】本方适用于寒饮蕴肺扰胃而体虚者，主症为咳嗽、胸满脘痞、咯清稀白痰、眩冒、呕吐、苔白滑或白腻、脉弦滑。慢性支气管炎、哮喘、肺气肿、肺心病心衰等具有本方证病机主症者，可用本方。

【原文】

水去嘔止，其人形腫者，加杏仁主之。其證應內麻黃，以其人遂痹，故不內之。若逆而內之者，必厥。所以然者，以其人血虛，麻黃發其陽故也。（39）

苓甘五味加薑辛半夏杏仁湯方：

茯苓四兩　甘草三兩　五味子半升　乾薑三兩　細辛三兩　半夏半升　杏仁半升（去皮尖）

上七味，以水一斗，煮取三升，去滓，溫服半升，日三服。

【释义】本条承前论述体虚支饮兼形肿的治疗。服桂苓五味甘草去桂加干姜细辛半夏汤后，胃中寒饮得化而呕止，但肺中寒饮未尽，可引起通调失职，饮溢肌表，则形肿。遂于前方加杏仁，宣降肺气，俾水道通调，形肿自消。肺卫郁滞，饮泛肌表，本应首选麻黄发汗宣肺散饮，但虑其手足痹，气血已虚，故未用之。若不顾其虚而加之，必致厥逆等变症，因麻黄发散开泄之力峻，更耗阳伤阴。方中除加杏仁外，还将干姜、细辛、甘草之量增至三两，以增强温肺化饮、兼培脾土之功。

上条因虑温燥辛散太过，甘缓滞中，减干姜、细辛、甘草药量；本条则恐肺中寒饮不化，反增干姜、细辛、甘草药量，体现了仲景用方化裁灵活。

【临床应用】本方可用于体虚而寒饮蕴肺兼胃肠实热的咳嗽证，其主症有咳嗽、胸满、咯稀白痰涎、形体浮肿、舌淡苔白滑、脉弦滑等。间质性肺炎、支气管哮喘、中晚期肺癌、肺纤维化等疾病符合上述症机者可用之。

【原文】

若面熱如醉，此為胃熱上衝熏其面，加大黄以利之。（40）

苓甘五味加薑辛半杏大黄湯方：

茯苓四兩　甘草三兩　五味子半升　乾薑三兩　細辛三兩　半夏半升　杏仁半升　大黄三兩

上八味，以水一斗，煮取三升，去滓，溫服半升，日三服。

【释义】本条承前论述支饮兼胃肠实热上冲的证治。“若”字承上文而言，仍有咳嗽、胸满、冒眩、呕吐、形肿诸症，又见面热如醉，此为肺中尚有寒饮，兼胃肠实热上冲。故于温肺化饮，宣肺降逆的苓甘五味加姜辛半夏杏仁汤中再加大黄以清泻实热。

本证“面热如醉”与第36条“面翕热如醉状”形似而实异。此“面热如醉”为胃肠实热上冲，病性属实，故呈持续面红赤，并伴其他胃肠实热现象，如便秘腹胀、口臭、苔黄；彼“面翕热如醉状”是冲气挟虚阳上逆，病性属虚，其面微红乍热，时有时无，当有冲气挟虚阳时上时下的见症，如气从小腹上冲胸咽，手足厥逆而痹，阴股时有热感，小便难。

36条至40条，相当于一个体虚支饮咳逆患者用小青龙汤后证治变化的病历记录。诸条紧扣体虚支饮之本，逐一列举了冲气上逆、胃肠实热上冲以及寒饮复动引发咳满、冒眩、呕吐、形肿等病情变化及治法方药的相应调整，展现了法随病机变，药随证候转的辨证论治精神。

【临床应用】本方可用于体虚寒饮蕴肺兼胃肠实热的咳嗽证，其主症见咳嗽、胸满、冒眩、呕吐、形肿、面热如醉、便秘腹胀、口臭、苔黄、脉沉弦或弦数等。慢性支气管炎急性发作、过敏性哮喘、过敏性鼻炎、肺气肿等疾病具备上述症机者可用本方。

（五）附方

【原文】

《外臺》茯苓飲[①]：治心胸中有停痰宿水，自吐出水後，心胸間虛，氣滿，不能食，消痰氣，令能食。

茯苓　人參　白术各三兩　枳實二兩　橘皮二兩半　生薑四兩

上六味，水六升，煮取一升八合，分溫三服，如人行八九里進之。

【校注】

①《外台》茯苓饮：此方虽冠以“外台”之名，但据《外台秘要·卷第八·痰饮食不消及呕逆不下食方九首》载，名延年茯苓饮，方后注云“仲景《伤寒论》同”。可见该方原系仲景方。

【释义】本条论述脾气虚兼痰饮的证治。痰饮停滞胸膈胃脘，妨碍胃气和降遂呕吐，呕后水饮虽减，但脾胃必伤。脾胃气虚，纳运失常，故脘腹胀满，不能食。证属饮滞胸胃，脾胃气虚。治当消饮行滞，益气健脾，用《外台》茯苓饮。方中人参、茯苓、白术益气健脾，以绝痰饮生成之源；橘皮、枳实行气化痰，茯苓与生姜消饮邪，橘皮和生姜降胃气。方后注云：“煮取一升八合，分温三服，如人行八九里进之。”似有别于常规用法，一是每服药量偏少，二是服药间隔时间缩短。

本方与苓桂术甘汤、肾气丸均可用于痰饮病饮邪不甚者，宜加区别。本方长于消饮健脾益气，主治胸脘饮停气滞兼脾气弱者；苓桂术甘汤、肾气丸则偏于温阳化饮，故分别适宜于饮停兼脾阳虚、饮停兼肾阳虚之人。

【临床应用】本方适宜于脾胃虚弱，中焦饮阻气滞，邪少虚多的病证，常见胃脘胀满、纳少、乏力、呕吐清稀痰涎、舌淡苔白、脉沉弦或沉缓等主症。该方亦可作为痰饮病脾胃气虚，痰饮未尽的调理方。慢性胃炎、胃下垂、胃弛缓、厌食症等，只要符合上述症机，都可用本方加味治疗。

小结

本篇首提痰饮病名，并将之分为痰饮、悬饮、溢饮、支饮四饮。篇中辨识痰饮病，不仅着眼饮停部位（四饮），还观察饮留久暂（留饮、伏饮）、饮邪微盛（伤饮、微饮）以及水饮对脏腑的影响（水在五脏）。

该篇“痰饮”二字有广义与狭义之别，广义“痰饮”为病名，指水饮停积为患的一种杂病，狭义“痰饮”系四饮之一，指饮在肠胃的病变。痰饮为内生病邪，实质就是水饮，故篇中有时又称痰饮为“水”，其形成与脾胃纳运失常有关。“温药和之”是痰饮病治疗原则。由于痰饮、支饮较常见而复杂，故列举方证较多；悬饮、溢饮相对较简单，则所举方证不多。

饮停心下、肠间为痰饮，若脾虚心下饮停，宜温阳蠲饮，健脾利水，用苓桂术甘汤；若阳虚微饮短气，宜温阳利水，用苓桂术甘汤温阳健脾利水或肾气丸温肾化气行水；若心下饮泛冒眩，宜利水消饮，健脾制水，用泽泻汤；若心下饮逆呕吐，宜温化寒饮，降逆止呕，用小半夏汤；若膈间饮逆呕痞眩，宜利水蠲饮，降逆止呕，用小半夏加茯苓汤；若下焦饮逆悸吐眩，宜化气利水，导饮下出，用五苓散；若肠间饮结成实，宜涤饮泻实，前后分消，用己椒苈黄丸；若留饮邪实欲去，宜因势利导，攻逐水饮，用甘遂半夏汤。

饮流胁下之悬饮，邪盛体实，宜泻下逐饮，用十枣汤。

饮溢四肢之溢饮，外寒里热，宜大青龙汤发汗散饮，兼清郁热；外寒里饮，宜小青龙汤发汗宣肺，温化寒饮。

饮在胸膈为支饮，若支饮喘满痞坚，宜通阳利水、清热补虚，用木防己汤，若饮邪痼结难去，宜兼软坚散结，用木防己汤去石膏加茯苓芒硝汤；若支饮胸满兼腑实，宜涤饮通腑，行气导滞，用厚朴大黄汤；若支饮壅肺不得息，宜开泄肺气，利水逐饮，用葶苈大枣泻肺汤；若支饮邪实咳嗽，宜峻逐水饮，用十枣汤；若支饮兼外寒咳逆，宜散寒宣肺，温化里饮，用小青龙汤。服用小青龙汤后，随证辨治化裁举例，若阳虚饮停，冲气上逆，宜敛气平冲，用桂苓五味甘草汤；若中寒饮复动，肺气上逆，宜散寒蠲饮止咳，用苓甘五味姜辛汤；若兼冒眩、呕吐者，用桂苓五味甘草去桂加姜辛夏汤；若体虚兼形肿，用苓甘五味加姜辛半夏杏仁汤；若兼胃肠实热上冲，用苓甘五味加姜辛半杏大黄汤。

篇中诸方用药特点：振奋阳气多用桂枝；开宣肺气常取麻黄；利水消饮以茯苓、泽泻多见；化饮止呕半夏、生姜合用；温肺化饮多生姜或干姜、细辛、半夏、五味子配伍；饮结成实，多选大黄、葶苈子、甘遂、大戟、芫花；饮结难消则加芒硝；饮病夹热，常选石膏；治饮培土，多用甘草、白术、大枣、蜜。

参考文献

[1] 李白雪，黎桂玉，彭杨芷，等. 苓桂术甘汤对肺动脉高压致右心衰大鼠心功能、神经内分泌因子水平及心脏组织NF-κB蛋白表达的影响[J]. 成都中医药大学学报，2021，44（2）：31-36.

[2] 葛瑞瑞，王翔，汤同娟，等. 苓桂术甘汤含药血清对TGF-β1诱导的心肌成纤维细胞α-SMA和胶原蛋白合成的影响[J]. 海南医学院学报，2021，27（10）：741-746，751.

[3] 翟梦婷，葛瑞瑞，王翔，等. 苓桂术甘汤对急性心肌梗死后大鼠肠黏膜屏障损伤的保护作用研究[J]. 安徽中医药大学学报，2021，40（2）：66–71.

[4] 冷辉，刘欣旭，马贤德，等. 苓桂术甘汤治疗膜迷路积水豚鼠P38MAPK信号通路实验研究[J]. 辽宁中医药大学学报，2020，22（11）：12–17.

[5] 毛桂春. 苓桂术甘汤加减治疗心梗后心衰心肾阳虚证的疗效观察[J]. 内蒙古中医药，2021，40（5）：69–70.

[6] 陈与丰，陈建新，王雅蕾，等. 泽泻汤治疗梅尼埃病作用机制的网络药理学探讨[J]. 世界中医药，2021，16（7）：1060–1066，1073.

[7] 吴萍，张震，何益锋，等. 基于中药整合药理学平台的泽泻汤治疗高血压作用机制研究[J]. 亚太传统医药，2020，16（5）：138–141.

[8] 徐小妹，李丽莎，张亚敏，等. 基于转录组学技术研究泽泻汤对高脂血症大鼠的降脂作用机制（英文）[J]. Journal of Chinese Pharmaceutical Sciences，2021，30（5）：409–420.

[9] 冼奕宏，李雅琦，陈斯琪，等. 基于RNA–Seq技术分析小半夏汤抑制1–PBG诱导的大鼠异食癖行为的转录组学特征[J]. 中药药理与临床，2020，36（6）：47–52.

[10] 赵吉艳，李金曦，张义敏，等. 小半夏汤类方防治延迟性化疗性呕吐的药效及机制研究[J]. 国际中医中药杂志，2020（2）：138–143.

[11] 杜静，张启龙，李贵生，等. 小半夏汤对化疗致胃肠黏膜炎模型大鼠胃肠组织NF–κB、IL–1β、TNF–α mRNA和蛋白表达水平的影响[J]. 山东中医杂志，2018，37（12）：1020–1026.

[12] 杜静，张启龙，李贵生，等. 小半夏汤对化疗大鼠胃肠黏膜修复及其抗氧化应激作用的研究[J]. 辽宁中医杂志，2018，45（4）：851–853，896.

[13] 盛国强. 小半夏加茯苓汤对顽固性梅尼埃病症状及DHI评分影响研究[J]. 现代中西医结合杂志，2018，27（27）：2994–2996.

[14] 贾亚玲，何前松，冯泳，等. 小半夏加茯苓醇提物对HePG2、BGC823线粒体凋亡途径的影响[J]. 重庆医学，2017，46（3）：296–298，301.

[15] 杨林森，何光志，何前松，等. 小半夏加茯苓汤及其组分对H22荷瘤小鼠的抑瘤作用和脾脏casPase–3基因表达的影响[J]. 中华中医药杂志，2014，29（3）：868–871.

[16] 陈娟，方明治，杨兴华. 小半夏加茯苓汤治疗化疗致迟发性呕吐的临床疗效观察[J]. 天津中医药，2013，30（3）：148–150.

[17] 吴桐，孙彩霞，王建农，等. 五苓散同方汤剂缺失成分对氧糖剥夺后星形胶质细胞水肿及水通道蛋白4表达的影响[J]. 中国新药杂志，2021，30（6）：540-545.

[18] 王诗怡，佟奕霖，杨宇峰，等. 基于网络药理学五苓散改善糖尿病肾病作用机制研究[J]. 辽宁中医药大学学报，2021，23（1）：145-150.

[19] 王晓飞. 五苓散加减方治疗慢性心力衰竭的临床效果分析[J]. 当代医学，2020，26（36）：183-184.

[20] 林军，苏林红，叶小丹，等. 五苓散治疗非酒精性脂肪性肝病的网络药理学研究和实验验证[J]. 浙江中医药大学学报，2020，44（11）：1054-1060，1070.

[21] 徐立军，毛云龙. 己椒苈黄丸加味治疗肝硬化腹水临床观察[J]. 四川中医，2012，30（11）：103-104.

[22] 王嘉琛，叶花，刘培，等. 十八反药对甘草与甘遂配伍前后及其相应经方甘遂半夏汤对大鼠脏器及生化指标影响的研究[J]. 山西中医学院学报，2018，19（1）：15-16，24.

[23] 王付，程秀娟，王帮民，等. 甘遂半夏汤对大鼠肝功能及形态学的影响[J]. 中国实验方剂学杂志，2015，21（8）：160-164.

[24] 王付，程秀娟，张大伟，等. 甘遂半夏汤对正常大鼠心肾功能及形态学的影响[J]. 中国实验方剂学杂志，2015，21（8）：155-159.

[25] 王付，程秀娟，王帮民，等. 甘遂半夏汤对大鼠血常规血糖及甲状腺形态的影响[J]. 中国实验方剂学杂志，2015，21（8）：165-168.

[26] 孙海燕，宋素彩，陈妹钦，等. 十枣汤外敷神阙穴加艾灸治疗脾肾阳虚型恶性腹水临床研究[J]. 亚太传统医药，2020，16（11）：145-147.

[27] 赵晓婷，王燕青，牛晓，等. 十枣汤对肺纤维化大鼠肺组织Ⅲ型胶原和基质金属蛋白酶抑制因子1表达的影响[J]. 河北中医，2020，42（7）：1054-1059，1123.

[28] 张艳，赖蓉蓉，贺江飞. 小青龙汤加减治疗小儿毛细支气管炎的临床疗效及对血清SAA、CRP水平的影响[J/OL]. 中华中医药学刊：1-8[2021-06-28]. httPs：//kns-cnki-net. vPn. ccmu. edu. cn/kcms/detail/21. 1546. R. 20210520. 1409. 002. html.

[29] 郑爽，何丽清. 基于PI3K/Akt/mTOR信号通路研究小青龙汤方对小青龙汤证大鼠模型PI3K、Akt、mTOR mRNA表达的影响[J]. 山西中医药大学学报，2021，22（1）：29-32.

[30] 李慧，冷静，赵磊. 小青龙汤对肺癌大鼠VEGF/VEGFR信号通路的影响研究[J]. 现代中西医结合杂志，2021，30（6）：598-602.

[31] 陈楠，杨谦，小青龙汤对COPD气道黏液高分泌患者MUC5AC及生活质量的影响[J]. 中医药信息，2020，37（5）：106–109.

[32] 李兆钰，王永成，周国锋，等. 小青龙汤治疗寒痰阻肺型慢性心力衰竭的临床疗效及作用机制[J]. 中国实验方剂学杂志，2021，27（1）：17–22.

[33] 卢霞，高海光，渠述生. 大青龙汤治疗外寒内热证型小儿哮喘的临床效果以及对IgE、IL–4和TNF–α水平的影响[J]. 世界中医药，2019，14（11）：2950–2954，2959.

[34] 肖佩玉，万正兰，黄际薇. 大青龙汤对流感病毒感染小鼠血清与肺组织中免疫因子的影响研究[J]. 中华医院感染学杂志，2016，26（3）：537–539.

[35] 王语嫣，王玲. 加减木防己汤治疗急性痛风性关节炎湿热蕴结证的临床观察[J]. 实用中医内科杂志，2020，34（5）：55–57.

[36] 钱晶，崔艳静，齐文升. 加减木防己汤对慢性充血性心力衰竭阳虚血瘀水停证患者BNP及EF值的影响[J]. 北京中医药，2011，30（8）：567–569.

[37] 寇俊萍，禹志领，龚树强，等. 小承气汤、厚朴大黄汤及厚朴三物汤药理作用[J]. 中成药，2004（1）：59–61

[38] 段光周. 桂苓五味甘草汤平冲降逆机理初探[J]. 成都中医学院学报，1982（1）：26

[39] 杨晶晶，曹灿，崔瑛，等. 基于网络药理学与分子对接方法的苓甘五味姜辛汤抗新冠肺炎（COVID–19）的作用机制与活性成分研究[J]. 中国医药导刊，2021，23（2）：109–119.

[40] 王宝娟，崔利锋，李冬霞，等. 苓甘五味姜辛汤对脂多糖诱导的急性肺损伤大鼠免疫细胞和炎性细胞因子的影响[J]. 中国中医急症，2019，28（2）：220–224.

[41] 倪明芳. 苓甘五味姜辛汤对慢性阻塞性肺疾病模型大鼠炎症介质影响的实验研究[D]. 武汉：湖北中医学院，2009.

第十三章 消渴小便不利淋病脉证并治第十三

提 要

本篇论述消渴、小便不利和淋病三种病。由于这三种病都有口渴或小便异常的表现，病变部位主要在肾与膀胱，有些方治可以互相通用，故合为一篇论述，以资鉴别。论述的重点是消渴和小便不利。

本篇“消渴”二字有两种含义，一指单纯口渴症状，即口渴引饮，无多食多尿之症。一指消渴病，即以口渴多饮、多食易饥、小便频多，久则形体消瘦为主要特征。本篇对消渴病的发生，突出了胃热、肺胃津伤、肾虚三个方面。所创制的方药，亦为后世消渴病的治疗奠定了基础。

小便不利，指小便短少或尿出不畅，是许多疾病过程中的一个症状。从本篇内容来看，既可见于伤寒太阳、阳明病，也可见于杂病。病变均与肾及膀胱有关。

淋病是以小便淋沥涩痛为主的病证。本篇所论仅涉及淋病的主症和治疗禁忌。

第一节 消渴病

一、病机与脉症

（一）厥阴消渴

【原文】

厥陰之為病，消渴①，氣上衝心②，心中疼熱，飢而不欲食，食即吐，下之不肯止。(1)

【校注】

① 消渴：此指渴饮无度的症状。

② 冲心：《伤寒论·辨厥阴病脉证并治第十二》作“撞心”；“食即吐”后有“蛔”字；“下之不肯止”作“下之利不止”。

【释义】本条论述厥阴病的消渴不可使用下法。厥阴肝经，禀风木而寄相火，在五行之中处于水火之间，下连肾水，为乙癸同源，上接心火，成子母相应。得病易寒易热，寒热夹杂，病涉多脏，常成上热下寒之势。肝气有余，肝火旺犯胃，胃火旺消耗胃中阴液，则口渴引饮；肝气横逆，夹胃气上冲心胸，则气上冲心；胃火旺，火气冲逆，气机逆乱，则见胃中或并及胸骨后灼热疼痛；胃中火热则消谷，故易饥。但由于本证又兼脾肾虚寒，脾主大腹，肠也归属于脾。胃热而脾虚肠寒，故饥而不欲食；肠寒得热得食则虫易动，如素有蛔虫者，进食则可发生吐蛔。若误用下法，必致脾虚寒甚，甚至下利清谷不止。

本条为伤寒厥阴病提纲。因有消渴之症，特置此与杂病中的消渴病进行鉴别。

【临床应用】杂病消渴，消谷善饥，饮一溲一；厥阴消渴，饥而不欲食，食即吐。二者差异迥然，临床不可混淆。

（二）杂病消渴

【原文】

寸口脉浮而遲，浮即為虛，遲即為勞；虛則衛氣不足，勞則榮氣竭。趺陽脉浮而數，浮即為氣①，數即為消穀②而大堅③一作緊。氣盛則溲數，溲數即堅，堅數相搏，即為消渴。（2）

【校注】

① 浮即为气：趺阳脉浮，是胃中热气熏蒸，古云“浮即为气”。

② 数即为消谷：趺阳脉数，是热结于中，即所谓消谷，《灵枢·师传》“胃中热则消谷”。

③ 大坚：《医宗金鉴》《金匮要略方论本义》等注本均作“大便坚”。指大便坚硬。

【释义】本条论述消渴分属虚劳和胃热的病机。消渴病虽可见热证实证的一面，但究其成因，乃内伤积渐而病，正气已伤。故这里的浮脉，当浮而无力，为阳虚气浮之征，故曰“浮即为虚”“虚则卫气不足”；迟乃营血不足、血脉不充之象，故曰“迟即为劳”“劳则荣气竭”。可见劳伤营血，阴血虚少，阳气浮动，燥热内生，可导致消渴病。

趺阳脉主候胃气盛衰，今见浮数，是胃气亢盛，胃热有余；胃热盛则消谷善饥；热盛津伤，则大便干结；中焦有热，津液转输不利，偏渗膀胱，则小便频数。“坚数相搏，即为消渴”概括了消渴病的形成机理，即胃热亢盛，致肠燥便坚，溲数津亏；而津亏肠燥，阳亢无制，则胃热更炽；二者相互影响，遂形成消渴病。

对于消渴病的病机，仲景主要以脉示之。虚劳者，寸口脉浮而迟；胃热者，趺阳脉浮而数。部位虚实简明易辨。

【临床应用】仲景将消渴病归属虚劳范畴，揭示了消渴病的本质属性。当今临床实践中，典型的“三消”病人并不多见，大多都是没有明显症状而血糖、尿糖增高的病人和各种疾病交织的慢性病人。认识消渴病的这一本质，对于其治疗具有重要意义。

【原文】

趺陽脉數，胃中有熱，即消穀引食[①]，大便必堅，小便即數。（8）

【校注】

① 引食：《伤寒论注》《金匮要略心典》《金匮要略浅注》俱作“引饮”。

【释义】本条续论述消渴的病机与脉症。趺阳脉数是胃热之征，故消谷善饥，渴欲饮水。热盛津伤，大肠失其濡润，故大便坚硬。饮水虽多，脾失转输，肾失制约，水液直趋于下，故小便频数。

本条与第2条后半段都是讲胃热气盛，亦即后世所说之中消证，似有重复感。本条原置第7条“淋之为病”后，《心典》疑为错简，而五版教材《金匮要略讲义》（李克光主编）则谓“本条小便频数，茎中不痛，与淋病茎中涩痛者不同，其重见于此者，示人以与淋病鉴别也”。可参。

二、证治

（一）肺胃热盛，津气两伤

【原文】

渴欲飲水，口乾舌燥者，白虎加人参湯主之。方見中暍中。（12）

【释义】本条论述肺胃热盛，津气两伤的消渴证治。胃热盛，耗伤胃阴，肺气热，不能布津，故渴欲饮水；热能伤津，亦能伤气，气虚不能化津，津亏无以上承，形成肺燥，虽饮水也不能润其燥，故口舌干燥。本证病机是肺胃热盛，津气两伤。治宜清热润燥，益气生津，方用白虎加人参汤。方中石膏、知母清肺胃之热，粳米、甘草益胃和中，人参益气生津。诸药合用，以疗热盛津气两伤之证。

“渴欲饮水，口干舌燥”乃肺胃热盛、津气两伤的重要特征，是辨证的眼目。如见消谷易饥，乃属本方适用范畴。

【临床应用】本方适用于肺胃热盛、津气两伤的消渴病，其主症可见渴饮不解、消谷善饥、小便频数、舌红、苔薄乏津、脉数。此外，多种急性发热性疾病、中暑、夏季热、尿崩症、风湿热等符合上述证机者也可选用本方。

【现代研究】实验研究证实，白虎加人参汤能降低 2 型糖尿病转基因动物模型 MKR 小鼠（MKR 小鼠）血清脂多糖（LPS）含量及炎症相关因子水平，并调控 TLR4/NF-κB 信号通路，通过改善内毒素血症、肠道屏障功能，减轻肠道炎症反应，从而改善胰岛素抵抗，降低血糖水平 [1]。白虎加人参汤可降低糖尿病模型大鼠的血糖，对气阴两虚型糖尿病大鼠的肺功能有显著的改善作用，以高剂量效果最为显著 [2]。

（二）肾气亏虚

【原文】

男子消渴，小便反多，以飲一斗，小便一斗，腎氣丸主之。方見腳氣中。（3）

【释义】本条论述肾气亏虚的消渴证治。条首言“男子”意在强调本证与房劳伤肾，精气亏损有关，非但男子，女子亦然。肾气亏虚，既不能蒸腾津液以上润，又不能化气以摄水，因而以饮一斗，小便一斗。故用肾气丸补益肾气之虚，该方滋阴补阳，温化肾气，以恢复其蒸津化气之功，则消渴病解。

肾气丸在《血痹虚劳病脉证并治第六》篇和《痰饮咳嗽病脉证并治第十二》篇中均治小便不利，在本篇则治小便过多。虽然表现不同，但本质都是肾气亏虚，主水失职。

口渴之症，源于津伤则小便短少，源于气化失职则小便不利。今口渴与小便多并见，故曰反，反常之见症也。正是这反常的症状组合，凸显出肾虚消渴的辨证依据。

【临床应用】本方适宜于肾气不足的消渴病，其主症除多尿、多饮外，常见腰酸足肿、阳痿、羸瘦、渴喜热饮、小便清长、脉沉细无力、尺部脉尤弱、舌淡苔少乏津等。本方对肾气不足引起的排尿困难、淋病、糖尿病、尿崩症后期、老年人小便频数或尿失禁、小儿遗尿诸病证，均有良效。

【现代研究】实验研究证实，金匮肾气丸可能通过 AMPK/mTOR 途径抑制肺组织细胞凋亡和自噬，延缓大鼠慢性阻塞性肺疾病进展 [3]；能够提高去卵巢大鼠的骨量，防治绝经后骨质疏松症，其作用机理可能与降低碱性磷酸酶（ALP）、IL-6，提高破骨细胞抑制因子（OPG）含量有关 [4]；金匮肾气丸联合激素治疗肾病综合征患儿能更早改善血脂、白蛋白、尿蛋白、肌酐水平，可以改善患儿免疫状态，可能是通过抑制 TLR4、炎性小体（NLRP3）关键信号蛋白参与炎症反应 [5]；可恢复环磷酰胺所致的小鼠造血功能下降，减轻环磷酰胺所致小鼠染色体突变 [6]。

（三）津伤

【原文】

渴欲飲水不止者，文蛤散主之。（6）

文蛤散方：

文蛤五兩

上一味，杵為散，以沸湯五合，和服方寸匕。

【释义】本条论述肾阴津耗伤渴饮不止的治法。肾为水脏，藏五脏之阴，为阴之根。肾阴不足，则肺阴不济，故燥热口干、渴欲饮水不止。治当咸寒滋阴补肾，以生阴津。方用文蛤一物，制成散剂，缓缓图之。文蛤味咸性寒，可入肾、清热，取之滋阴润燥，潜敛虚火，于病相益。

本条提示，治消渴以清热生津之法不效者，可酌选咸寒潜降敛火之品。

第二节 小便不利病

一、证治

（一）水停气不化津

【原文】

脉浮，小便不利，微熱，消渴者，宜利小便，發汗，五苓散主之。方見上。（4）

渴欲飲水，水入則吐者，名曰水逆[①]，五苓散主之。方見上。（5）

【校注】

① 水逆：水液逆行之意，此指饮水即吐。

【释义】此两条论述水停气不化津致小便不利和水逆的证治。此两条均属膀胱气化不行，小便不利为其主症，第 5 条未言小便不利是省文。第 4 条是发汗后，表邪未解，循经入腑，膀胱气化失职。脉浮、微热，为有表证；水停于下，津液不得输布，故渴欲饮水；水停于胃，胃失和降，饮水则拒不受纳，故水入则吐，但吐后仍然渴饮。两证发病虽有不同，然下焦蓄水、小便不利则一。故治皆当化气行水，利小便，使水去气行，津液得布。方用五苓散，方中泽泻、茯苓、猪苓淡渗利水，白术健脾利水，桂枝通阳化气，兼能解表。

五苓散证以小便不利为主症，消渴为兼症，仲景将其置于消渴病与小便不利之间论述，示人该方既可治消渴，又可治小便不利。

【临床应用】五苓散可用于急慢性肾炎、胃肠炎、泌尿道感染、外伤性尿潴留、尿崩症、早期肾功能不全等属膀胱气化不利的病证，有较好疗效。

【现代研究】实验研究证实，采用五苓散加减治疗老年肥胖代谢综合征痰浊内阻证疗效显著，能够显著改善患者血糖、血脂、血压水平，并对改善患者机体炎性反应状态有积极作用，具有临床应用及推广价值[7]。

（二）上燥下寒水停

【原文】

小便不利者，有水氣，其人苦渴①，栝蔞瞿麥丸主之。（10）

栝蔞瞿麥丸方：

栝蔞根二兩　茯苓　薯蕷各三兩　附子一枚（炮）　瞿麥一兩

上五味，末之，煉蜜丸梧子大，飲服三丸，日三服；不知，增至七八丸，以小便利，腹中溫為知。

【校注】

① 苦渴：原作“若渴”，《医统正脉》本作“苦”，宜从。

【释义】本条论述上燥下寒水停小便不利的证治。肾阳虚，不能化气行水，故小便不利；下焦阳虚，气化不利，津不上承，则出现上焦燥象，故其人苦渴。在上口渴多饮，在下小便不利，必致水液潴留而发生水肿，故云“有水气”。本证病机为肾阳不足，水气内停，下寒上燥。由方后注“腹中温为知”，说明肾阳虚、下焦虚寒是本病的关键。治当温阳化气，利水润燥。方用栝楼瞿麦丸，方中栝楼根生津润燥以治其渴；瞿麦、茯苓淡渗行水，以利小便；薯蓣固护脾阴，使利水而不伤脾之阴液；附子温肾化气，使津液上承，则肺之肃降复常，上焦燥热自解。肾阳得温，小便通利，则下寒自除。

本方既有栝楼根之凉润，又有附子之温化，并用瞿麦、茯苓渗利水湿。全方温阳不伤津，润燥不碍阳，淡渗不劫阴，温润利并行不悖，是其配伍特点。

本方实为肾气丸之变制。两方虽同有温阳化气之功，但本方重在润燥利水，而肾气丸重在滋补肾阴、蒸津摄水，各有所长。

【临床应用】凡属于上部燥热口渴，下部肾阳虚，水气不行，小便不利，或伴下肢浮肿者，皆可用栝楼瞿麦丸随症化裁。符合上述证机的癃闭、急慢性尿路感染、尿路结石、前列腺增生、糖尿病、慢性肾功能不全等病可酌选用本方。但方中瞿麦、茯苓渗利下行，小便过多之上燥下寒证不宜使用。

【现代研究】现代药理研究证实，本方部分药物具有明显的利尿作用，是治疗小便不利的依据。栝楼根含皂角苷和蛋白质及多种氨基酸成分，有升高血糖、致流产及抗早孕作用；对某种移植性肿瘤的生长有抑制作用。瞿麦煎剂有显著的利尿作用，对铜绿假单胞菌、大肠杆菌、伤寒杆菌、弗氏痢疾杆菌有抑制作用，并能促进胃肠蠕动，抑制心脏、降血压，影响肾容积；增加氯化物的排泄，在体外能直接杀灭血吸虫，有用本品治疗癌肿患者。茯苓对清醒家兔慢性实验证明有利尿作用，能增加钠离子（Na^+）、钾离子（K^+）等的排出。山药有明显持久的利尿作用，且能促进电解质特别是 Na^+ 的排出，并有降低血糖，保护肝脏的作用。附子有强心和升压的作用。[8]

（三）湿热夹瘀与脾虚湿盛

【原文】

小便不利，蒲灰散主之；滑石白魚散、茯苓戎鹽湯並主之。（11）

蒲灰散方：

蒲灰七分　滑石三分

上二味，杵為散，飲服方寸匕，日三服。

滑石白魚散方：

滑石二分　亂髮二分（燒）　白魚二分

上三味，杵為散，飲服半錢匕，日三服。

茯苓戎鹽湯方：

茯苓半斤　白朮二兩　戎鹽彈丸大一枚

上三味，先將茯苓、白朮煎成，入戎鹽，再煎，分溫三服①。

【校注】

① 先将茯苓、白术煎成，入戎盐，再煎，分温三服：邓珍本及赵开美本均无，据《四部备要》本补。

【释义】本条论述小便不利的三种治法。原文仅提出小便不利一症而并列三方，说明三方都可治小便不利。但本条详方略证，需以方测之。

蒲灰散由蒲灰、滑石组成，蒲灰即蒲黄粉。方中蒲黄生用，凉血消瘀，滑石清利湿热，合用有清热利湿，化瘀利窍之功。适用于下焦湿热并兼瘀血的小便不利。其症当见小便不利、尿色黄赤。尿道疼痛、小腹拘急等。

滑石白鱼散由滑石、乱发、白鱼组成。白鱼，又名衣鱼、蠹鱼，乃衣帛、书纸中的蠹虫。方中滑石通利小便，清利湿热，乱发（烧炭）止血消瘀，白鱼消瘀行血、疗淋通便，三药合之，具有通利小便、止血散瘀之功。适用于下焦湿热夹瘀，瘀血较重的小便不利。其证候当有小便不利、尿血、尿道刺痛灼热，小腹拘急、痛引脐中等。

茯苓戎盐汤由茯苓、白术、戎盐组成。戎盐即青盐，性味咸寒，此取其走血分、入肾、泄热之功；茯苓、白术健脾利湿，合之具有健脾利湿泄热之功。以方测证，当有小便不利、腹部胀痛，或尿后余沥等症。以下三个方证的鉴别见表 1-13-1。

表 1-13-1　蒲灰散证、滑石白鱼散与茯苓戎盐汤证鉴别表

方证	病机	主要脉症	治法
蒲灰散证	湿热瘀结膀胱	小便短赤不利、尿道灼热疼痛、小腹拘急等	泄热利湿，化瘀利窍
滑石白鱼散证	湿热瘀结膀胱，瘀血较重	小便不利、尿血、尿道刺痛灼热、小腹拘急等	泄热利尿，化瘀止血
茯苓戎盐汤证	脾虚湿重热轻	小便不利、余沥不尽，尿道热痛不甚，腹部胀痛等	健脾利湿泄热

本条出一症而并列三方，临床脉症均赖以方而测，辨治依据全在药性功用，此为仲景以方测证的典型范例。

【临床应用】蒲灰散善治热淋，临床可用治符合其病机主症的尿路感染。滑石白鱼散偏治血淋。茯苓戎盐汤主治脾虚、湿重热轻的劳淋或膏淋。临症常随症加味。

（四）水热互结伤阴

【原文】

脉浮，發熱，渴欲飲水，小便不利者，豬苓湯主之。（13）

豬苓湯方：

豬苓（去皮）　茯苓　阿膠　滑石　澤瀉各一兩

上五味，以水四升，先煮四味，取二升，去滓，內膠烊消，溫服七合，日三服。

【释义】本条论述水热互结、郁热伤阴而小便不利的证治。“脉浮发热”非为表证，乃内热郁发；热邪伤阴，更兼水气内停，不能蒸化上承，故渴欲饮水；水热互结，气化不行，则小便不利。本证病机为水热互结，郁热伤阴。治宜利水滋阴，兼以清热，方用猪苓汤。方中猪苓、茯苓、泽泻淡渗利水，滑石利水清热，阿胶滋阴润燥。合而用之，使水祛则热无所附，津复则口渴自止。

本方于大队渗利之品中，配伍一味滋阴润燥药，以达到利水不伤阴，滋阴不恋邪的效果，此为其配伍特点。

猪苓汤证和五苓散证都可出现小便不利的症状，两者的鉴别见表 1-13-2。

表 1-13-2 五苓散证与猪苓汤证鉴别表

方证	病机	主要脉症	治法
五苓散证	膀胱气化不行，外兼表邪不解	脉浮、小便不利、微热消渴；渴欲饮水、水入则吐	通阳化气行水兼解表
猪苓汤证	膀胱气化不行，内兼郁热阴伤	脉浮发热、渴欲饮水、小便不利	化气行水，滋阴清热

【临床应用】凡属水热互结伤阴而见小便不利，灼热涩痛，心烦，舌红苔黄，脉数者，如肾炎、肾结核、肾盂肾炎、泌尿系感染、肾积水、肾结石、尿路结石、乳糜尿等符合上述证机者，均可用猪苓汤化裁治疗。

【现代研究】实验研究证实，加味猪苓汤可以改善肾功能、降低尿蛋白，减轻肾脏病理损害，具有一定的肾脏保护功能，其机制可能是通过降低肾组织中瞬时受体电位阳离子通道蛋白 6（TRPC6）、钙神经蛋白（CaN）的表达有关[9]。猪苓汤加味具有抑菌杀菌、利尿和提高机体免疫力的作用，对老年复发性泌尿系感染有很好的治疗效果[10]。慢性肾小球肾炎患者采用复方猪苓汤治疗效果显著，能够显著降低患者尿蛋白水平，减少患者并发症发生[11]。

第三节 淋 病

一、主症

【原文】

淋之為病，小便如粟狀①，小腹弦急②，痛引臍中。（7）

【校注】

① 小便如粟状：小便排出粟状之物。

② 弦急：即拘急。

【释义】本条论述淋病的症状。淋病是以小便淋沥涩痛为主症的病证。膀胱热盛，煎熬津液，烁结成石，故小便中有结石如粟米之状；粟状物阻滞膀胱或尿道，小便涩而难出；膀胱居于少腹，因砂石停积，阻滞气机，故小腹拘急疼痛并牵引脐部。

二、治禁

【原文】

淋家不可發汗，發汗則必便血①。（9）

【校注】

① 便血：这里指尿血。

【释义】本条论述淋家禁用汗法。素患淋病者，谓之“淋家”。淋病多因膀胱蓄积有热，久患淋病，必伤阴液。故淋家虽感外邪，亦不可轻易发汗。若误发其汗，则会更伤阴液，令邪热更炽。热伤膀胱血络，就会引起尿血。本条亦见于《伤寒论·辨太阳病脉证并治中第六》84条，可互参。汗法使用不当，可助热、伤阴、耗气，故凡热盛、阴亏、气虚、血少之证，皆当为禁，非独淋病。

小结

本篇“消渴”二字有两种含义，一指单纯的口渴多饮症，一指消渴病，即以口渴多饮、多食易饥、小便频多，久则形体消瘦为主要特征。有关消渴病的成因，本篇提出了虚劳、胃热之说，并为肺胃热盛、津气两伤与肾气不足立法处方。其中，肺胃热盛、津气两伤，宜清热润燥、益气生津，用白虎加人参汤；肾气亏虚，宜滋阴补阳、温化肾气，用肾气丸；肾之阴津耗伤，宜咸寒滋阴补肾，用文蛤散。仲景所创制的方药，为后世辨证论治消渴病奠定了基础。

小便不利，指小便短少或尿出不畅，是许多疾病过程中的一个症状。从本篇内容来看，既可见于伤寒太阳、阳明病，也可见于杂病。病变均与肾及膀胱有关。水停气不化津，宜化气行水，利小便，用五苓散；上燥下寒水停，宜温阳化气，利水润燥，用栝楼瞿麦丸；湿热夹瘀，宜清热利湿，化瘀利窍，用蒲灰散，瘀血偏重者，宜通利小便、止血散瘀，用滑石白鱼散；脾虚湿盛夹热，宜健脾利湿泄热，用茯苓戎盐汤；水热互结伤阴，宜利水滋阴，兼以清热，用猪苓汤，本篇详细论述了小便不利，实证列举了膀胱气化失司、水停下焦与湿热蕴阻下焦夹瘀证，其中对湿热偏重与瘀血偏重分别施治。虚证则有脾虚、肾虚之异，阳虚、阴虚之分。然小便不利总与水湿阻滞有关，细审之，则有寒水内停、水热互结、湿热蕴阻等不同，仲景皆一一列举，足见其辨证的细致。

淋病是以小便淋沥涩痛为主的病证。本篇淋病论述极简，只作鉴别与禁例之用，其辨治可参小便不利及后世之说。

本篇非常强调消渴、小便不利、淋病三者，尤其前两者之间的鉴别。全篇的核心症状不过口渴、小便不利、小便多而已，围绕三个症状的不同组合，借以辨证辨病。仅有口渴的方证有文蛤散、白虎加人参汤；仅有小便不利的方证有蒲灰散、滑石白鱼散、茯苓戎盐汤；口渴、小便不利并见的方证有五苓散、栝楼瞿麦丸、猪苓汤；口渴、小便多并见的方证有肾气丸。由此可见，消渴病以口渴为主，没有小便不利，可有小便反多；小便不利病以小便不利为主，可有口渴，也可以没有口渴；淋病以小便如粟状、痛引脐中为特征。三者区别明显，不应混淆。

参考文献

[1] 蒋宛瑾，谢聪，喻嵘，等. 白虎加人参汤对转基因2型糖尿病MKR小鼠肠道TLR4/NF-κB信号通路及肠道屏障功能的影响[J]. 中草药，2020，51（11）：3005-3012.

[2] 任燕，李娟，樊文煜，等. 白虎加人参汤对气阴两虚型糖尿病模型大鼠肺功能的影响[J]. 中国中医药现代远程教育，2020，18（6）：108-110.

[3] 刘明，谢力，皮淼，等. 金匮肾气丸通过AMPK/mTOR途径抑制肺组织细胞凋亡和自噬在大鼠慢性阻塞性肺疾病中的作用[J]. 天津中医药，2021，38（6）：782-787.

[4] 张倩，杨旭，王媛，等. 金匮肾气丸对去势大鼠骨微结构及ALP、OPG、IL-6的影响[J]. 中国骨质疏松杂志，2020，26（10）：1475-1480.

[5] 鲁静，吴文先. 金匮肾气丸对肾病综合征患儿外周血PBMC中TLR4/NLRP3表达的影响[J]. 中国中西医结合肾病杂志，2020，21（10）：895-898.

[6] 吴海涛，顾海，尹星，等. 金匮肾气丸对环磷酰胺所致骨髓抑制小鼠的影响[J]. 医药导报，2008，27（8）： 923-924.

[7] 李可，吴成亚，张秀媛. 五苓散加减治疗痰浊内阻证老年肥胖代谢综合征临床疗效及对炎症指标的影响[J]. 湖北中医药大学学报，2021，23（3）：103-106.

[8] 张恩勤. 经方研究[M]. 济南： 黄河出版社，1989：318.

[9] 王永超，焦安钦，郑世文，等. 加味猪苓汤对阿霉素肾病综合征大鼠TRPC6、CaN表达的影响[J]. 中国中西医结合肾病杂志，2019，20（6）：520-522，566.

[10] 潘和长，猪苓汤加味治疗老年复发性泌尿系感染的临床观察[J]. 湖北中医学院学报，2009，11（4）：50.

[11] 马文政，王丽，邓铭，等. 复方猪苓汤对慢性肾小球肾炎患者尿蛋白水平及并发症的影响[J]. 医学理论与实践，2020，33（6）：925-927.

第十四章　水气病脉证并治第十四

提要

本篇主要论述水气病的分类、主症、病因、病机、辨证及具体治疗原则、方法。将水气病分为风水、皮水、正水、石水以及黄汗五种，并论述了与水气病密切相关的五脏水、气分、水分、血分等内容。

篇中重点阐发了水气病的发病机制主要与感受外邪及肺、脾、肾、三焦功能失调相关，也与气化失司、血行不利有关。

在治疗方面，本篇明确提出腰以上肿当发汗，腰以下肿当利小便以及对病水腹大、小便不利者可攻下逐水的治疗大法，对指导临床实践很有意义。

一、分类与辨证

（一）四水与黄汗

【原文】

師曰：病有風水、有皮水、有正水、有石水、有黄汗。風水，其脉自浮，外證骨節疼痛，惡風。皮水，其脉亦浮，外證胕腫①，按之沒指，不惡風，其腹如鼓②，不渴，當發其汗。正水，其脉沉遲，外證自喘。石水，其脉自沉，外證腹滿，不喘。黄汗，其脉沉遲，身發熱，胸滿，四肢頭面腫，久不愈，必致癰膿。（1）

【校注】

① 胕（fū）肿："胕"与"肤"通，胕肿指肌肤浮肿，如《素问·水热穴论》云"上下溢于皮肤，故曰胕肿。胕肿者，聚水而生病也"。

② 其腹如鼓：《诸病源候论》作“其腹如故而不满”。

【释义】本条提出了风水、皮水、正水、石水以及黄汗的主要脉证以便鉴别，同时提及相关病证的治法及预后。风水起于外邪袭表犯肺，肺气失宣，通调失司，以致水湿泛溢肌表，故风水初起有明显的脉浮、恶风、骨节疼痛等表证。皮水与肺脾二脏密切相关，为肺失宣肃，脾失运化所致水停肌肤，外证可见肢体肿甚，按之没指。不恶风说明无表证，据此可与风水相鉴别；其腹如故而不满，说明水湿尚未壅聚成盛，发汗可使水从肌表而走，属因势利导之法。正水由于脾肾阳虚，水气内停，并可上逆犯肺，故见腹满、浮肿、气喘、脉沉迟，其病位主要在肾，可波及肺。石水则因肾阳衰微，寒水凝结在下所致，外证可见腹满、少腹硬满如石、不喘、脉沉，病位主要在肾。黄汗乃由水湿浸淫肌腠，湿郁化热，湿热熏蒸，营卫失调所致，外证可见汗出色黄沾衣，四肢头面肿、身热、胸满、脉沉迟，病位在肌腠、营卫，与肺脾有关。黄汗若病久不愈，可转化为痈脓。

风水与皮水脉均浮，前者恶风而后者不恶风；正水与石水脉均沉，前者自喘而后者不喘；黄汗以汗出黄如柏汁为特征，但其身目不黄，应与黄疸别而视之。仲景非常重视病证鉴别，上述脉症并列，寓示当注意区别。

【原文】

寸口脉沉滑者，中有水氣，面目腫大，有熱，名曰風水。視人之目窠上微擁[①]，如蠶[②]新臥起狀，其頸脉[③]動，時時咳，按其手足上，陷而不起者，風水。（3）

【校注】

① 目窠上微拥：“目窠”，原本作“裹”，赵良仁本作“目窠”，徐彬、尤怡、陈修园、黄树曾诸本同，今据改。目窠，指眼胞。拥，通“壅”，义同“肿”，指两眼胞微肿。

②如蚕：《脉经·卷八》无“蚕”字。

③ 颈脉：指足阳明人迎脉，在喉结两旁。

【释义】本条指出了风水发展到严重阶段的脉证。风水初起，邪在表，人体之正气与风邪相争于肌表，故脉浮；此处脉象沉滑，说明水气已盛，为风水肿势加剧之象；病人面目肿大，此为风与水邪犯于胸颈以上所致；卫气被水湿郁遏而化热，则伴有热。

望之眼胞浮肿如刚睡醒的样子，颈部人迎脉搏动明显，目胞属脾属土，颈部人迎脉跳动明显是由肺胃所主，风水邪气上凑，土不制水，经络为水气所阻遏；水气射肺，肺气上逆，故时时咳；按其手足肿处凹陷不起，是水气泛溢四肢肌表，而正气不足，无法复聚所致。

【临床应用】本条所述为风水重证，因水气已盛，射肺侮脾，临床虽可见目胞浮肿、人迎脉搏动明显、时时咳、手足皮肤按之不起、发热、恶风或骨节疼痛等证，切不可误诊为皮水。

【原文】

太陽病，脉浮而緊，法當骨節疼痛，反不疼，身體反重而痠，其人不渴，汗出即愈，此為風水。惡寒者，此為極虛，發汗得之。渴而不惡寒者，此為皮水。身腫而冷，狀如周痹[①]，胸中窒，不能食，反聚痛，暮躁不得眠，此為黃汗，痛在骨節。咳而喘，不渴者，此為脾脹[②]，其狀如腫，發汗即愈。然諸病此者，渴而下利，小便數者，皆不可發汗。（4）

【校注】

① 周痹：病名，痹之一种，以周身上下游走作痛为特点。

② 脾胀：《伤寒论注》《金匮要略心典》《医宗金鉴》等注本均作“肺胀”。

【释义】本条再论水气病的辨证、鉴别、治疗原则和禁忌，可将本条分作五部分加以理解。

第一部分，太阳病表有寒者，本应筋骨疼痛而脉浮紧。如果脉如伤寒而无骨节疼痛，反见肢体酸重、口不渴，说明此非伤寒表实，而是风水，故当发汗，使水湿之邪随汗而出。发汗后恶寒者，为水气病本就阳气不足在先，发汗不得法，再损阳气，致阳气极虚之故。

第二部分，将皮水与第一部分风水相鉴别。此类皮水出现口渴是因水湿困脾，气不化津，津不上承；不恶寒是因病属水湿在里、在脾肺。

第三部分，将黄汗与第二部分皮水相鉴别。全身浮肿而冷，且周身上下游走性疼痛，此为水湿停聚肌表，经脉气血运行不畅所致；阳气郁遏于胸中，故胸中窒塞；湿寒之邪入里损伤脾胃阳气，故不能食，且拘挛疼痛；暮时阴气盛而阳气更衰，诸证加重，故躁不得眠。

第四部分，鉴别风水与肺胀。《肺痿肺痈咳嗽上气病脉证并治第七》篇有云“咳而上气，此为肺胀”，肺胀为病，外受寒邪，内停水饮，肺失宣肃，故而咳喘；又因内外皆寒故不渴；肺失通调，故可见身肿。形证与风水相类，治疗可用汗法，使水寒之邪随汗而走。

第五部分，为风水、皮水、肺胀、黄汗等病使用汗法的禁忌证。若有渴而下利、小便频数，表明体内津液已有耗损，均不可发汗。

条文以是否恶寒或恶风，测之是否有表证；口渴与否，则反映水湿阻遏气机的轻重程度。风水与肺胀，均可见咳喘，然风水以浮肿为主，肺胀则以咳喘为主，二者在发展过程中可相互转化，在治疗上均可使用汗法。上述内容再次体现了仲景非常重视类似病证的比较、鉴别。

【临床应用】临床上对风水、皮水、黄汗、肺胀病在阳气未损，津液未伤阶段，均可采用汗法治疗，如见口渴下利等症状，当慎用汗法，以防伤及津液。另外，黄汗痛在骨节和历节病黄汗出宜加区别，二者虽均可见黄汗出、疼痛，而黄汗者疼痛较轻且无关节变形；历节病痛甚且关节肿大变形，甚至痿废不用。

（二）五脏水

【原文】

心水者，其身重①而少氣，不得臥，煩而躁，其人陰腫。（13）

【校注】

① 身重：《备急千金要方》作“身肿”。

【释义】本条阐述心水病证。心阳虚衰，水气内盛，泛溢肌肤，故见身肿；阳虚水湿之邪阻碍气机，故少气；水气凌心，心阳被遏，卧则水气上逆更甚，故躁烦不得卧。前阴为肾脉所过，肾脉出肺而络于心，心阳虚不能下交于肾，肾水失约，溢于前阴，故前阴肿。

【原文】

肝水者，其腹大，不能自轉側，脇下腹痛，時時津液微生①，小便續通②。（14）

【校注】

① 津液微生：指口中时时微微有津液。

② 小便续通：指小便时通时不通。

【释义】本条论述肝水病证。肝失疏泄，乘犯脾土，脾失运化，水湿内停，故见腹大，难以转侧；水阻气机，肝络不和，故胁腹痛；肝失条达，气机不畅，影响三焦水液代谢，故见“时时津液微生，小便续通”。

【原文】

肺水者，其身腫，小便難，時時鴨溏。（15）

【释义】本条论述肺水病证。肺为水之上源，若通调水道失司，水液无法下注膀胱，则身肿，小便难；肺气宣降失常，大肠传导失司，故见大便溏，水粪混杂而下。

【原文】

脾水者，其腹大，四肢苦重，津液不生，但苦少氣，小便難。（16）

【释义】本条论述脾水病证。脾居腹中，主四肢，脾运失司，水湿泛溢，则可见腹大，四肢重肿；脾虚无法布散津液，气血生化乏源，故见少气、小便难。

【原文】

腎水者，其腹大，臍腫腰痛，不得溺，陰下濕如牛鼻上汗，其足逆冷，面反瘦。（17）

【释义】本条论述肾水病证。肾阳虚，不能化气行水，水聚下焦，且反侮脾土，故见腹大、脐肿；腰为肾之府，肾虚水停，膀胱气化不利，故腰痛、不得溺；水气浸淫前阴，故阴下潮湿如牛鼻上汗；肾阳虚衰，不能温煦四肢，故两足逆冷；肾为五脏先天之本，久病肾虚则五脏气血不荣于面，可见面瘦。

五脏病皆可导致水肿，故应审证求因，随证治之，现将五脏水的病机及辨证要点总结如表 1-14-1。

表 1-14-1　五脏水的病机及辨证要点

五脏水	病机	辨证要点
心水	心阳不足，水气凌心	不得卧，烦而悸
肝水	肝失疏泄，水湿内停	胁下腹痛，小便续通
脾水	脾失健运，水湿泛溢	腹大，四肢苦重
肺水	肺失通调，水湿内盛	小便难，时时鸭溏
肾水	肾虚不化，水湿内聚	腹大，脐肿，腰痛

【临床应用】五脏水，是病及五脏而出现水气内停的各种证候，虽与五脏各自的位置及生理功能相关，可并非水气直接入侵五脏。临床上，病及五脏而患水气者，一般表现较重。从病位来看，心肺属阳，位于上，心肺病水，均有身肿重、烦不得卧等证；肝脾肾皆属阴，位于下，且偏里，此三脏病水气均有腹大。同时也应注意其与风水、皮水的不同。另外，肾水重证亦可见面部及周身浮肿而不显瘦，故不可拘泥于条文。

二、脉症与病因病机

（一）风气相搏

【原文】

脉浮而洪，浮則為風，洪則為氣。風氣相搏，風強則為隱疹，身體為癢，癢為泄風[①]，久為痂癩[②]，氣強則為水，難以俛仰。風氣相擊，身體洪腫，汗出乃愈。惡風則虛，此為風水。不惡風者，小便通利，上焦有寒，其口多涎，此為黃汗。（2）

【校注】

① 泄风：有风邪外泄而致隐疹身痒，故名。

② 痂癞：化脓结痂，如有癞疾。

【释义】本条阐述了风水的形成机制及风水与黄汗的鉴别。风水的形成是由于风邪与水气相结合，同卫气相争于肌表所致。其转归有二：一为风邪胜于水气，风邪湿热侵入营血，则发为瘾疹，身体皮肤发痒，因风邪有外泄之势，故称“泄风”。瘙痒日久，搔破结痂，便形成“痂癞”。二为水气胜于风邪，风为水缚，水为风激而泛溢肌肤为肿，甚则肿满喘促，难以俯仰。此为风水，发汗乃愈。风水与黄汗同是水气为病，然风水有明显的恶风表现，其恶风可因风邪外袭，表卫被遏，亦可是卫气亏虚，表卫不固，故曰“恶风而虚”。而黄汗则不恶风，小便通利，是因水湿阻遏肌腠营卫，偏于上焦，津停而液聚，故其口多涎。

本条列举同为风邪水湿相兼为患，但有风偏盛与水偏盛的不同，发病亦有别，可见仲景审因之细。而皆有四肢头面浮肿的黄汗与风水，症状相似，故本条亦鉴别之，体现了审证时须详辨异同的精神。

（二）脾虚不运，水热互结

【原文】

趺陽脉當伏，今反緊，本自有寒，疝瘕①，腹中痛，醫反下之，下之即胸滿短氣。（6）

趺陽脉當伏，今反數，本自有熱，消穀，小便數，今反不利，此欲作水。（7）

【校注】

① 瘕：病名，指腹中积块，时聚时散，游走无定处之疾。

【释义】上述两条通过趺阳脉的变化，论述了水气病的产生机理。趺阳脉主候脾胃，一般当伏。反紧，说明素有寒疝、瘕积、腹中痛等。寒者温之，而医者未能遵法，反以苦寒下之，重伤阳气，中阳虚衰，水寒不化，上逆导致肺气不宣，故见胸满、气短。反数，则胃中有热，故消谷善饥。此脉本应见小便数，然今却不利，此为水热互结不行所致，水化不利，有溢于肌表之势，故称“此欲作水”。

【临床应用】临床上一定要详查各种脉证的变化，以免失治误治。条文中“医反下之”这种误治的情况应引以为戒。此外，水气病的寒热之偏亦与患者的体质有关，辨证治疗时，当因人制宜，随证治之。

【原文】

寸口脉浮而遲，浮脉則熱，遲脉則潛，熱潛相搏，名曰沉。趺陽脉浮而數，浮脉即熱，數脉即止，熱止相搏，名曰伏。沉伏相搏，名曰水。沉則絡脉虛，伏則小便難，虛難相搏，水走皮膚，即為水矣。（8）

【释义】本条通过脉象来阐释水气病的形成机理。寸口为阳，脉浮亦属阳，热为阳邪，故浮脉即热；迟脉属阴，阴主潜藏，故迟脉则潜。此二者相搏结，则热内郁而不得外达，故称其沉。趺阳脉为胃脉，今见浮而数，是由于热伏于止内而不能行于外，故曰“热止相搏，名曰伏”。热留于内，影响气化，因而小便难，终至水液不循常道而泛溢于皮肤肌肉之间，则形成水气病。

【临床应用】临床对于水热互结之水气病，要把握“气机不行”这个病机关键，若见身肿、内有胃热、小便不利等临床表现者，可酌选疏凿饮子以开郁散结，行气逐水。

（三）肺失通调，肾虚水泛

【原文】

寸口脉弦而緊，弦則衛氣不行，即惡寒，水不沾流[①]，走於腸間。少陰脉緊而沉，緊則為痛，沉則為水，小便即難。（9）

【校注】

① 水不沾流：津液不能流通输布，不循常道运行。

【释义】本条以脉象论病，强调肺肾两脏与水气病的关系。寸口脉主肺，寒气外束，卫阳被遏，故恶寒、脉弦而紧。肺为水之上源，肺气不宣，通调失司，水液不能下输膀胱，留滞于肠间，故发为水气病。少阴脉主肾，肾阳虚衰，寒从内生，故脉紧而沉、身体疼痛；肾阳不足无法温煦膀胱化气行水，故见身肿、小便难。

【临床应用】本条从寸口和少阴之脉辨水病发生的原因。如外感而病水，当固护肺卫，可选用防己黄芪汤加减；若因内伤而病水，当温肾阳以化气利水，可用八味肾气丸加减。

（四）脾肾阳虚

【原文】

問曰：病下利後，渴飲水，小便不利，腹滿因腫[①]者，何也？答曰：此法當病水，若小便自利及汗出者，自當愈。（12）

【校注】

① 因肿：《脉经》作“阴肿”。

【释义】本条论述下利后所致水肿及自愈的机理。由于下利日久，脾肾阳气虚损，气化失司，故见渴欲饮水、小便不利、腹满、阴肿，此时可致水气病发生。但若小便通利且有汗出，此为阳气未衰，脾肾气化功能尚存，水湿邪气外有出路，故可自愈。

辨别脾肾阳虚水气为病的关键在于阳气虚损是否已影响气化。如果气化尚可者，则邪有出路，此可自愈，否则，邪无外出之机，可致水气病的发生。可见，小便与汗出是排出水湿的常见途径，故利小便、发汗是治疗水肿病的重要方法。

（五）肺脾肾三焦功能失常

【原文】

師曰：寸口脉沉而遲，沉則為水，遲則為寒，寒水相搏。趺陽脉伏，水穀不化，脾氣衰則鶩溏，胃氣衰則身腫。少陽[①]脉卑[②]，少陰脉細，男子則小便不利，婦人則經水不通。經為血，血不利則為水，名曰血分。（19）

【校注】

① 少阳：指和髎部位之脉，在上耳角根之前，鬓发之后，即耳门稍前方处。

② 脉卑：指脉按之沉而弱，说明营血不足。

【释义】本条以脉论病，分别从寸口、趺阳、少阳、少阴脉的变化阐释了肺脾肾三焦与水气为病的关系以及由血而病水的机理。沉主水，迟主寒，寸口脉沉迟并见，为水寒相合之象，肺失宣肃，通调失职，故发为水肿。趺阳脉主胃，此脉伏而不起为脾胃衰弱之象，水谷运化失职，故见大便稀溏如鸭便；土不制水，故水湿泛溢为肿。少阳脉主三焦，脉见沉弱无力，说明三焦气化失常，决渎失司，水液不循常道，故为肿。少阴脉主肾与胞宫，脉细说明肾虚血少，故在男子则见小便不利，水气内阻而发为肿；在女子则见经水不通，阻碍水气运行，最终因血凝致水停。因此肿发于经闭之后，与血关系密切，故称为血分。

本条"血不利则为水"说明血分与水、气不能截然分开，许多情况下常互相影响，因而应当重视瘀血内阻造成的水肿。

【临床应用】临床上，据"血不利则为水"这一理论，以活血化瘀利水为法，可治疗因血行不畅或血瘀所致水湿停聚之疾患。

（六）水分、血分

【原文】

問曰：病有血分、水分，何也？師曰：經水前斷，後病水，名曰血分，此病難治；先病水，後經水斷，名曰水分，此病易治。何以故？去水，其經自下。[①]（20）

【校注】

① 邓珍本无此条，此据《脉经》补入。

【释义】本条论述病水血分与水分的区别，并将其预后加以比较。先有经闭而后有水肿者，称为血分，此由经血阻闭不通，影响水液之运行，病在血分，病位较深，故为难治；先有水肿而后经闭者，称为水分，此由水液内停，进而影响水液运行，病位较轻浅，故去其水则经血自通。

【临床应用】临床上，对于因经闭所致水肿者，可用《证治要诀》中的调经散（琥珀、没药、当归、桂心、白芍、细辛、麝香为末，黄酒、姜汁调服）。若为实证，可随证选用本书下瘀血汤、抵当汤等方剂。另外，本条所述血分与水分，临床实践中并不局限于妇人。

（七）气分

【原文】

師曰：寸口脉遲而濇，遲則為寒，濇為血不足。趺陽脉微而遲，微則為氣，遲則為寒。寒氣不足①，則手足逆冷；手足逆冷，則榮衛不利；榮衛不利，則腹滿腸鳴②相逐；氣轉膀胱，榮衛俱勞；陽氣不通即身冷，陰氣不通即骨疼；陽前通③則惡寒，陰前通則痹不仁。陰陽相得，其氣乃行，大氣④一轉，其氣乃散。實則失氣，虛則遺尿，名曰氣分。（30）

【校注】

① 寒气不足：指有寒气而又存在气血不足。

② 肠鸣：原作“胁鸣”，《金匮要略直解》《金匮要略本义》《医宗金鉴》均为“肠鸣”，宜从。

③ 前通：前，《说文解字》注“前，齐断也……古假借作剪”。前通，此处是指不通。

④ 大气：指膻中之宗气。

【释义】本条阐释了气分的脉证、病机以及治疗原则。寸口脉迟而涩说明阳虚而血不足；趺阳脉微而迟，说明中焦阳气不足；气血俱虚而阴寒内盛，故有手足逆冷，腹满肠鸣；阳气不通，失于温煦，则恶寒身冷；营阴不足，血脉不通利，无以濡养关节、肌肤，则骨节疼痛、肌肤麻木不仁。上述均为阴阳不调所致，若阴阳相得，相互协调，气机运行就会通畅，胸中宗气振奋，血脉畅通，则水寒之气自消，气分病自愈。

气分病是阳气衰弱，阴阳相失，大气不转所致，与水气的形成，同出一源，故“大气一转，其气乃散”实为阴寒内盛，阳气不通，引起诸多病证的治疗大法。

【临床应用】临床上运用“大气一转，其气乃散”的原理，指导心肺病、血崩、全身麻木、痿病、痫疾等病症的治疗，均可获得良好的效果。

三、治法

（一）利小便、发汗

【原文】

師曰：諸有水者，腰以下腫，當利小便；腰以上腫，當發汗乃愈。（18）

【释义】本条论述了水气病发汗和利小便的治疗方法。一般的水气病患者，如果腰部以下肿，说明水湿之邪在下在里，当用利小便之法，使水湿从尿液而出；如果腰部以上肿，则说明水湿之邪在上在表，当用发汗之法，使水湿随汗液而走，如此水肿可愈。从本条而知，辨治水气病当注意因势利导。

【临床应用】临床上应分清水气病的虚实寒热，上下分利之法只可用于阳证实证，不可单独用于阴证虚证。如心脾俱虚，或虚中夹瘀之证，虽肿势在下，而不可单纯利水，每用补益心脾，佐以化瘀；又如肾阳虚，肿势在上者，可用温阳化气法。此外，在两法的应用中当注意先后次序，两法亦可配合使用以提高疗效。

（二）攻下逐水

【原文】

夫水病人，目下有卧蠶，面目鮮澤，脉伏，其人消渴。病水腹大，小便不利，其脉沉絕者，有水，可下之。(11)

【释义】本条论述了水气病可用攻下逐饮的适应脉证。如果水气病患者，目胞、面部浮肿，鲜泽光亮，提示水盛而困脾土，脾失健运，水湿泛溢肌肤；脉伏说明水气盛，遏阻脉道较重；水盛气阻，气不化津，津不上承，故见口渴引饮；随着水湿的积聚，气化不利进一步加重，故见腹部胀大有水、小便不利、脉沉绝，对此水势甚重者，可用攻下逐水之法。

【临床应用】临床常将气化功能正常与否作为水气病形成和自愈的关键。例如肺脾肾三脏气化功能紊乱，渴饮而水无出路，故而病水，且不渴饮亦可病水；只要气化功能正常，即便一时渴饮也不会病水，即便暂时病水，亦可自愈。

（三）误治证救治原则

【原文】

問曰：病者苦水①，面目身體四肢皆腫，小便不利，脉之，不言水，反言胸中痛，氣上衝咽，狀如炙肉，當微咳喘。審如②師言，其脉何類？

師曰：寸口沉而緊，沉為水，緊為寒，沉緊相搏，結在關元③，始時當微，年盛不覺。陽衰之後，營衛相干④，陽損陰盛，結寒微動，腎氣上衝，咽喉塞噎，脇下急痛。醫以為留飲而大下之，氣擊不去，其病不除。後重吐之，胃家虛煩，咽燥欲飲水，小便不利，水穀不化，面目手足浮腫。又與葶藶丸下水，當時如小差，食飲過度，腫複如前，胸脇苦痛，象若奔豚，其水揚溢，則浮咳喘逆。當先攻擊衝氣，令止，乃治咳；咳止，其喘自差。先治新病，病當在後。(21)

【校注】

① 苦水：形容词活用作动词，即患水气病或为水气病所苦。

② 审如：审，此为助词。审如，诚如，果然如此之意。

③ 关元：任脉穴，脐下三寸，此处指下焦。

④ 营卫相干：营卫相互触犯，营卫不合之意。干，触犯。

【释义】本条论述了水气病由于误治而引起的变证，并阐明了相应的治疗原则。条文以问答的方式展开，可分为三个部分加以理解。

第一部分，从“问曰”到“其脉何类？”。从一个水气病并发冲气的病例讲起，患者面目四肢浮肿明显，小便不利，然诊其脉后，师不言水肿为主病反着眼于胸中痛、气自少腹上冲咽喉、喉中如有炙肉梗塞以及轻微的咳喘，果真如师所说，那么脉象又如何呢？

第二部分，从“师曰”到“浮咳喘逆”。从其脉象、病史等方面分析了形成水气病的过程及误治引起的变证。师曰：患者寸口脉沉紧，沉主水，紧主寒，沉紧并见，提示水寒之气相结于下焦。开始的时候病情较轻微，再加上壮年体健而不易察觉，到中老年之后，阳气渐衰，营卫不和，阳亏阴盛，结于下焦的水寒之气就会因阳虚不能潜伏而夹胃气上冲，故见咽喉如有异物、胸胁疼痛剧烈等症。医者未能诊出其为寒水之气内结、阴盛阳虚、冲气上逆之病机，误将其诊为饮邪潜伏、留而不去之留饮，用“大下”水饮之法攻逐，法不对证，故气冲不平，病自难除。后又误用吐法，导致冲气未平而胃之气阴两伤，故见虚烦、咽干口燥、渴欲饮水等症。误用吐下使本就虚衰的下焦阳气损伤更为严重，肾之气化功能失常引起小便不利；中阳受损，脾胃两伤，健运失司，水谷不化，土不制水而水气泛溢，可见面目、手足皆发生浮肿。此时医者仍未辨明其证，再以葶苈丸下之，有部分水邪随小便而出，故水肿暂消，但根本问题并未得到解决。此时若患者饮食稍不注意，则旧水不除，新水又生，不但肿势急重，而且气冲更甚，故见胸胁苦痛，象若奔豚。与此同时，水邪随冲气上溢于肺，肺失宣降，通调水道功能亦失调，故见咳喘，浮肿。

从“当先攻击冲气”到条文末，指明了水气病误治之后的救治原则及方法。对于如此复杂的病情，医者应首先分清主次缓急，然后再辨证施治。结合前文可知，寒水互结为病之根本，冲气与咳喘皆为继发症，而又以冲气较急。按照仲景的治病理念，此种情况应先治冲气，待其平复之后，再以温阳化水之法治其喘咳，水逆为咳喘之因，水逆除而咳喘自平。故而“先治新病”，此处即先治冲气、咳喘等新病急病；“病当在后”，是指寒水互结之水气痼疾沉疴应当后治。

【临床应用】临床对于水肿病治疗一定要分清缓急先后，辨证施治。若冲气较咳喘更急的病患，当先攻其冲气，可选茯苓桂枝五味甘草汤，温肾化气以平冲；若冲气已平，仍有咳喘者，可选苓甘五味姜辛汤加减，温肺止咳平喘；气冲、咳喘得到控制后，着重治疗水气本病，可选肾气丸之类加减，温阳化气以行水。

四、证治

（一）风水

1. 风水表虚

【原文】

風水，脉浮身重，汗出惡風者，防己黄芪湯主之。腹痛者加芍藥。（22）

防己黄芪湯方①方见湿病中。

【校注】

① 防己黄芪汤：邓珍本原载药物及煮服法，除白术三分及无加减法外，余同《痉湿暍病脉证第二》篇中的防己黄芪汤。

【释义】本条提出了风水表虚的证治及临床药物加减。风水起于风邪袭表，证见脉浮；水泛肌表见身重；因表虚不固而有汗出恶风。所以治疗以防己黄芪汤益气固表，利水除湿。如有腹痛，可加芍药。

【临床应用】本方适用于卫表气虚不固，风水相搏引起的水气病，其主症有头面、四肢浮肿，身重、汗出恶风、脉浮等。符合上述证机的急、慢性肾炎，病后、产后水肿等病，可用本方治疗。

【现代研究】实验研究证实，防己黄芪汤通过对肥胖型高血压大鼠氧化物酶体增殖激活受体γ（PPAR-γ）/NF-κB 信号通路及内皮素 -1（ET-1）、细胞间黏附分子 -1（ICAM-1）和负责胰岛素敏感性的脂联素和瘦素的影响，保护血管炎症损伤及调节胰岛素敏感性，从而达到保护血管、减重降压的作用[1]。防己黄芪汤可能通过苏氨酸蛋白激酶 1 抗体（LRRK1）基因调控肾脏尿酸转运系统，提高尿酸排泄能力，从而降低血清尿酸水平，同时研究表明，防己黄芪汤除具有直接的肾保护作用，还可通过降低尿酸水平达到间接的肾保护的作用[2]。

2. 风水夹热

【原文】

風水惡風，一身悉腫，脉浮不渴①，續自汗出，無大熱，越婢湯主之。（23）

越婢湯方：

麻黄六兩　石膏半斤　生薑三兩　大棗十五枚　甘草二兩

上五味，以水六升，先煮麻黄，去上沫，內諸藥，煮取三升，分溫三服。惡風者加附子一枚（炮）；風水，加术四兩《古今錄驗》。

【校注】

① 不渴：《金匮要略心典》作"而渴"，宜从之。

【释义】本条提出了风水夹热的证治。风水为病，因风而起，初病在表，故可见恶风、脉浮等症；水为风所激而泛溢周身，故见周身浮肿；口渴提示已有化热趋势；续自汗出而无大热，说明风性开泄且表郁有热，热迫津泄，故见汗出，而热亦随汗出，故无大热，然内之郁热并未尽去。方用越婢汤发越水气，清热散邪。方中重用麻黄，配以生姜发越宣散，石膏清解郁热，大枣、甘草和中调药。本方重用辛凉的石膏，配以辛温的麻黄，意在发越水气，兼清郁热。恶风者加附子，此处恶风是指因发散太过，损伤卫阳，致恶风加重或不解，故以附子温经助阳；加术是指风水、水湿过盛者，宜加白术健脾除湿，与麻黄相配，并行表里之湿，可增强利水消肿的效果。本条方后注的随症加药，实寓治未病之意。

风水表虚与风水夹热两证均可见脉浮、汗出、恶风等症，但两者在病机、治法及用药上迥异，应仔细鉴别之（表 1–14–2）。

表 1–14–2　风水夹热与风水表虚鉴别表

鉴别点	风水夹热	风水表虚
主症	一身悉肿，汗出，口渴	脉浮身重，汗出恶风
机制	热逼汗液外泄	表虚腠理不固
病机	风水夹郁热	风水兼表虚
治法	发汗利水，兼清郁热	益气固表，利水祛湿
方剂	越婢汤	防己黄芪汤
药物	麻黄、石膏、姜、枣、草	防己、黄芪、白术、姜、枣、草

【临床应用】越婢汤适用于风水相搏、内有郁热导致的风水，其主症为恶风、一身悉肿、口渴、续自汗出、表无大热，舌苔薄白或黄白相间而润，脉浮数或弦滑等。可用于急性肾小球肾炎、肾病综合征等符合上述证机者。

【现代研究】实验研究证实，越婢汤可上调阿霉素肾病大鼠肾组织通道形成整合蛋白（AQP1、AQP2）的表达，改善肝功能、肾功能、血脂等相关指标，减轻肾脏病理损害[3]。

（二）皮水

1. 皮水夹热

【原文】

裹水①者，一身面目黄腫，其脉沉，小便不利，故令病水。假如小便自利，此亡津

液，故令渴也，越婢加朮湯主之。方見下。（5）

【校注】

① 里水：应作“皮水”，《脉经》注“一云皮水”，可知里水为皮水。“黄肿”，《脉经》作“洪肿”。

【释义】本条论述了皮水夹热的脉证及治疗。皮水之为病，与肺失通调，脾失健运密切相关。肺气不宣，水道不通；脾失健运水湿，故见面目周身肿甚，脉沉，小便不利。病属水湿内停，郁而化热。故治以越婢加术汤发汗利水，兼清里热。“假如小便自利，此亡津液，故令渴也”是强调如果小便自利而渴，此时津液已伤，不宜再发汗利水。

【临床应用】越婢加术汤主治水气内停，郁而化热导致的水气病，其主症可见周身面目肿甚，小便不利，自汗出，口渴，舌边尖红，脉沉等。可用于具备上述证机的急性肾小球肾炎、慢性肾炎急性发作、风湿性关节炎、类风湿关节炎、蔬菜日光性皮炎等。

2. 皮水表实

【原文】

裏水，越婢加朮湯主之；甘草麻黄湯亦主之。（25）

越婢加朮湯方：見上。於內加白朮四兩，又見腳氣中。

甘草麻黄湯方：

甘草二兩　麻黄四兩

上二味，以水五升，先煮麻黄，去上沫，內甘草，煮取三升，溫服一升，重覆汗出，不汗，再服。慎風寒。

【释义】本条论述了皮水表实证的治疗。皮水夹热者，方用越婢加术汤，详见条文五。皮水如果里热不明显，而表实无汗者，方用甘草麻黄汤发汗，使水随汗而走。方中麻黄宣肺、发汗、利水，甘草健脾和中调药。

【临床应用】甘草麻黄汤适用于内无郁热、脾失健运、肺失通调之皮水表实证，常以身肿无汗、无内热、咳喘、小便不利作为选方指征。越婢加术汤适用于汗出夹热之皮水表实证，应予以区分。

【现代研究】相关报道显示，本方煎煮方法是先煎麻黄，后下甘草。有人通过实验比较了先煎后下法和混合煎法的差异，发现无论是单味药还是复方，采用先煎后下法者，其麻黄生物碱的煎出量或煎出率均高于混合煎法；头煎与二煎的功效，头煎均高于二煎，似可说明麻黄先煎，事出有因。[4]

3. 皮水阳郁

【原文】

皮水為病，四肢腫，水氣在皮膚中，四肢聶聶[①]動者，防己茯苓湯主之。（24）

防己茯苓湯方：

防己三兩　黄耆三兩　桂枝三兩　茯苓六兩　甘草二兩

上五味，以水六升，煮取二升，分温三服。

【校注】

① 聶（zhé）：轻微而动。聶，树叶动貌。

【释义】本条论述皮水气虚阳郁的证治。皮水与脾的关系密切，脾主四肢，脾虚失运，水湿停于皮下，故见四肢浮肿；卫阳被遏于四肢而不得通行，故肿处肌肤有轻微颤动。此属水气过盛而郁阳于内，治以防己茯苓汤通阳化气，分消水湿。方中防己除湿，桂枝通阳，黄芪益气，甘草调中，防己与黄芪相配，气行于表而祛湿，桂枝与茯苓相配，通阳化气利水。诸药合用，使水湿由表里分消。

本方中有三组对药，对后世颇有启发，一是防己配黄芪，利水补虚；二是茯苓配桂枝，通阳利水；三是黄芪配桂枝，温助卫阳。

【临床应用】本方主治脾肺气虚、水湿内停、阳郁于内导致的水气病，其主症为四肢浮肿，可伴肿处局部轻微颤动，小便不利，或兼乏力等。可用本方治疗具备上述证机的急慢性肾炎、肾病综合征、特发性水肿、营养不良性水肿等病。另外，方中防己之名未冠“木”，故以汉防己为宜。

【现代研究】实验研究证实，防己茯苓汤对二甲苯、蛋清所致急性炎症有明显抑制作用，能降低大鼠的毛细血管通透性，抑制棉球肉芽肿增生，并能显著降低炎症组织中 PGE2 的含量；可提高小鼠痛阈值，减少醋酸所致小鼠扭体次数；其有明显的抗炎镇痛作用。[5]

4. 皮水湿热内壅

【原文】

厥而皮水者，蒲灰散主之。方見消渴中。（27）

【释义】本条论述了皮水湿热内壅的证治。皮水见手足厥冷，此为水气外盛而湿热壅内，阳气受阻不能达于四肢之故。治以蒲灰散利湿清热，通利小便。使水湿去阳气通，厥冷自除。方中蒲黄清热利水活血，滑石清利湿热。此即后世叶天士“通阳不在温，而在利小便”之范例也。本方中蒲黄既可消瘀，又能利小便，与滑石相合，能水血同治。

【临床应用】临床上常以蒲灰散治疗水湿外盛、湿热内壅、阳气郁阻之皮水。四肢厥冷、身肿、小便赤涩不通等皆为用方要点。另外，若见四肢厥冷，而小便清长者，则以金匮肾气丸之类温肾化气以通阳。

（三）正水与风水比较

【原文】

水之為病，其脉沉小，屬少陰；浮者為風。無水虛脹者，為氣。水，發其汗即已。脉沉者宜麻黄附子湯；浮者宜杏子湯。（26）

麻黄附子湯方：

麻黄三兩　甘草二兩　附子一枚（炮）

上三味，以水七升，先煮麻黄，去上沫，內諸藥，煮取二升半，溫服八分，日三服。

杏子湯方未見，恐是麻黄杏仁甘草石膏湯。

【释义】本条论述了风水与正水证治及水气病和虚胀的鉴别。水气病如果脉见沉小，属少阴，为正水；若脉象浮，则与肺相关，为风水。两者均可见水气在表之证候，故都可使用发汗之法。具体来说，脉沉小而喘之正水者，方选麻黄附子汤；脉浮之风水者，宜用杏子汤。此外，因阳虚寒凝气滞而胀满者，此非水肿，切不可以汗法治之。麻黄附子汤具有温肾发汗，祛水平喘之功。方中麻黄宣肺发汗，祛水平喘；附子温阳化水，甘草和中调药。

本条原文体现了仲景重视鉴别诊断的精神，正水与风水皆可影响肺，都可用汗法，故比较之；正水与虚胀皆见腹满，一属气滞，一为水停，亦须比较。此外，本条再次反映了治疗水气病时，祛除水气当因势利导的思想。

【临床应用】本方适宜于肾阳不足，水气内停，上犯射肺引起的水气病，其主症有全身浮肿，腹满而喘，畏寒怯冷等。可用于慢性肾小球肾炎、肾病综合征等符合上述证机者。

条文中的杏子汤未见方，后世多认为系麻杏甘石汤或甘草麻黄汤加杏仁。前方适用于风水兼肺有郁热，后方适用于风水而肺无郁热。可参。

【现代研究】有报道南京产的中国乌头久煎剂及川附子（熟附片）煎剂，对离体心脏（蟾蜍、蛙、豚鼠）具有明显的强心作用，熟附片作用较强，煎煮愈久强心愈显著，毒性越低[6]。

（四）黄汗

1. 卫郁营热，表虚湿遏

【原文】

問曰：黄汗之為病，身體腫一作重。發熱汗出而渴，狀如風水，汗沾衣，色正黄如蘗

汁，脉自沉，何從得之？師曰：以汗出入水中浴，水從汗孔入得之，宜耆芍桂酒湯主之。（28）

黄耆芍桂苦酒湯方：

黄耆五兩　芍藥三兩　桂枝三兩

上三味，以苦酒一升，水七升，相和，煮取三升，温服一升，當心煩，服至六七日，乃解。若心煩不止者，以苦酒阻故也一方用美酒醯代苦酒。

【释义】本条论述黄汗的病机与证治。黄汗为病，身体浮肿，发热汗出而渴，其症状与风水相类，但是黄汗的特征是其汗液沾湿内衣，颜色正黄，像黄柏汁，且脉象沉。其形成原因是汗出入水中，水湿之邪从汗孔浸淫肌腠，水湿内蕴，阻遏阳气，导致营卫不畅，卫郁不能行水，水湿滞留于肌腠间，则身体肿；营郁化热，湿热交蒸而成黄汗。治宜用黄芪芍药桂枝苦酒汤固表祛湿，调和营卫，兼泄营热。方中重用黄芪益气实卫，走表祛湿，桂枝、芍药调和营卫，苦酒（即米醋）泄营中郁热。须注意的是该方药性偏于酸敛，初服药时，邪气暂无出路，病人可能感觉心烦；待服药六七天后，营卫调和，营热外泄，则心烦自解。

黄汗与风水均可见身肿，汗出，骨节疼痛等症，但两者在病因、病机、证候、治法上均有差别，应鉴别之（见表 1–14–3）。

表 1–14–3 黄汗与风水鉴别表

鉴别点	黄汗	风水
病因	汗出入水浴，水从汗孔入	风邪袭表
病机	卫郁营热，表虚湿遏	外邪犯表，肺失通调
证候	汗出色黄沾衣，身肿，发热，骨节疼痛，不恶风，脉沉迟	脉浮，恶风，骨节疼痛，头面浮肿，迅及全身，四肢肿而凹陷不起
治法	调和营卫，固表祛湿，兼泄营热	发汗宣肺散水

本方黄汗与历节病的成因有相似之处，即汗出入水中，提示汗出之际，应避免接触水湿。

【临床应用】本方主治表虚湿遏，卫郁营热导致的黄汗病，其主症为汗出色黄沾衣、发热、口渴、身肿、脉沉。可用于符合上述证机的慢性肾小球肾炎、甲状腺功能亢进、内分泌紊乱等不明原因的浮肿以及急性黄疸型肝炎见黄汗者。

2. 气虚湿盛阳郁

【原文】

黄汗之病，兩脛自冷；假令發熱，此屬曆節；食已汗出，又身常暮盗汗出者，此勞氣也；若汗出已，反發熱者，久久其身必甲錯。發熱不止者，必生惡瘡。若身重，汗出已輒輕者，久久必身瞤[①]。瞤即胸中痛，又從腰以上必汗出，下無汗，腰髖弛痛，如有物在皮中狀，劇者不能食，身疼重，煩躁，小便不利，此為黄汗，桂枝加黄芪湯主之。(29)

桂枝加黄耆湯方：

桂枝 芍藥各三兩 甘草二兩 生薑三兩 大棗十二枚 黄耆二兩

上六味，以水八升，煮取三升，温服一升，須臾飲熱稀粥一升餘，以助藥力，温服取微汗；若不汗，更服。

【校注】

①瞤：此作肌肉掣动。

【释义】本条论述了黄汗病与历节病、劳气病的鉴别，以及黄汗气虚湿盛阳郁证的证治。本条可分为三个部分理解。

第一部分，“黄汗之病”到“此属历节”，将黄汗和历节加以鉴别。既曰“黄汗为病”，则应见汗出色黄沾衣、身热、身体肿重等，并见两小腿冷，这是水湿之邪流于下，阻遏阳气所致；假如两小腿发热的，此为历节病，乃因湿热下注关节所致。

第二部分，“食已汗出”到“必生恶疮”，论述了劳气汗出与黄汗的不同。劳气属虚劳，其汗出特点是食后汗出或寐时盗汗，此为营气内虚，卫气不足，每于食后水谷之气不能内守，故汗出，夜寐时，卫入营出遂发盗汗。汗后如果发热，日久营卫枯燥，皮肤则会出现甲错；如果虚热长期不退，熏蒸肌肤日久，则会发为恶疮。

第三部分，“若身重”至“桂枝加黄芪汤主之”，论述了黄汗重症的证治。水湿内阻导致身重，若湿随汗出，则身体会感觉轻快，但是汗出耗气，日久阳气亦虚，故可见肌肉掣动；胸阳不足则胸中作痛；又因上焦阳虚，卫表不固，下焦水湿邪盛，故而腰以上多汗，腰以下汗出不多，并觉腰髋部肌肉弛缓无力疼痛；湿郁皮肤与卫气相搏，故“如有物在皮中”。若病情加重，内伤脾胃，湿困肌肉，则身体疼痛，不欲饮食；水湿郁遏，阳气不宣则烦躁；影响膀胱气化则小便不利。上述皆为黄汗日久出现的变证，主要有营卫失调、气虚湿盛阳郁引起，故用桂枝加黄芪汤调和营卫、通阳散湿。方中取桂枝汤解肌调和营卫，黄芪益气走表祛湿，以助桂枝汤益气和营卫，使阳郁得解。方后有云“饮热稀粥”，旨在助药力以取微汗，使水湿之邪随汗而出。

【临床应用】本方适宜于营卫失调、气虚湿盛阳郁所致的黄汗，其主症为汗出色黄染衣、两胫冷、身疼重、腰以上汗出、腰以下少汗或无汗、腰髋弛痛、不能食、烦躁、小便不利等。可用于符合上述证机的黄疸病、自主神经功能失调、白细胞减少症等。

【现代研究】实验研究证实，桂枝加黄芪汤中桂枝、白芍、大枣能调和营卫，扩张体表血管，轻度发汗，保护体液，另加黄芪益气固表，兴奋中枢神经，加强对下部发汗中枢抑制，调整汗腺功能，营养皮肤，全方具有改善皮肤循环和营养状态，调整汗腺功能，增强免疫力的作用[7]。黄芪加桂枝汤能明显改善肺气虚寒型变应性鼻炎性反应的症状，其作用机制可能与改善患者免疫力有关[8]。

（五）气分病

1. 阳虚阴凝

【原文】

氣分，心下堅，大如盤，邊如旋杯①，水飲所作，桂枝去芍藥加麻辛附子湯主之。（31）

桂枝去芍药加麻黄细辛附子湯方：

桂枝　生薑各三兩　甘草二兩　大棗十二枚　麻黄　細辛各二兩　附子一枚（炮）

上七味，以水七升，煮麻黄，去上沫，內諸藥，煮取二升，分溫三服，當汗出，如蟲行皮中，即愈。

【校注】

① 旋杯：《灵枢·邪气脏腑病形》《难经·五十六难》和本书《五脏风寒积聚病脉证并治第十一》篇都作“覆杯”，谓心下坚大如盘，形状中高边低，按之虽外坚而内如无物，故曰“覆杯”。

【释义】本条论述气分病阳虚阴凝的证治。由于阳虚阴凝，大气不转，水饮停聚，导致气分病，症见心下痞结而坚，以手触之，状如盘大，中高边低，外坚而内空。治以桂枝去芍药加麻黄细辛附子汤温通阳气，散寒化饮。本方即桂枝汤去酸寒阴柔之芍药，加辛散温通的麻黄、细辛、附子所组成。方中桂枝、甘草温振心阳；附子、细辛温肾散陈寒；麻黄、细辛、生姜辛散温通化饮；大枣、甘草补脾益气。诸药共奏温阳散寒，宣通气机，温化水饮之功。服药后阳气通行，推动阴凝之邪，故可见“如虫行皮中”状。

本方辛甘化阳行气，使阳气振奋，周行于身，阴凝得散而病愈。此乃“阴阳相得，其气乃行，大气一转，其气乃散”治则的具体运用。

【临床应用】本方主治阳虚阴凝，水饮内结引起的气分病，其主症为心下坚满、按之有形、如盘如杯、手足逆冷、腹满肠鸣、骨节疼痛或四肢不仁、恶寒身冷等。可用于符合上述证机的慢性气管炎、肝硬化腹水、肝肾综合征、充血性心衰等病。

【现代研究】实验研究证实，加味桂枝去芍药加麻黄细辛附子汤治疗脑梗死恢复期，可有效改善患者神经功能和血液流变学指标，提高患者生活质量[9]。

2. 脾虚气滞

【原文】

心下堅大如盤，邊如旋盤，水飲所作，枳朮湯主之。（32）

枳朮湯方：

枳實七枚　白朮二兩

上二味，以水五升，煮取三升，分溫三服，腹中軟，即當散也。

【释义】本条论述了气分脾虚气滞的证治。此处未见“气分”二字，属省文笔法。由于脾虚气滞，转输失职，以致水饮内聚，痞结于心下，故见心下坚，边如圆盘，并有痞胀脘痛等。治以枳术汤行气散结，健脾化饮。方中枳实行气散结消痞，白术健脾燥湿化饮。

桂枝去芍药加麻辛附子汤与枳术汤都用以治疗气分病心下痞硬，而其病机各异，应鉴别之（表 1-14-4）。

表 1-14-4　桂枝去芍药加麻辛附子汤与枳术汤鉴别表

鉴别点	桂枝去芍药加麻辛附子汤	枳术汤
主症	心下坚，大如盘，边如旋杯	心下坚，大如盘，边如旋杯
兼症	手足逆冷，腹满肠鸣，恶寒身冷，骨节疼痛	脘腹痞满而胀
病机	阳气虚衰，阴寒内盛，水寒凝结于心下	脾虚气滞，水饮痞结于心下
治法	温阳散寒，行气利水	行气散寒，健脾化饮

【临床应用】本方适用于脾虚气滞、水饮痞结于心下导致的气分病，其主症为心下坚满或硬、大如盘、边如旋盘、脘腹部痞满而胀，或伴纳呆、便溏等，可用于具备上述证机的胃溃疡、慢性胃炎、胃下垂、消化不良、脱肛等疾病。

【现代研究】实验研究证实，枳术汤对 2 型糖尿病胃轻瘫脾胃虚弱证有确切疗效[10]。加味枳术汤能够显著促进急性脑梗死（AIS）并发胃肠功能障碍患者胃肠功能恢复，调节胃肠激素及肠道菌群比例，从而有利于改善营养状态，提高临床预后[11]。枳术汤对非糜烂性反流病（NERD）患者有一定疗效，可能与其增加食管下括约肌张力（LESP）、增加食管远端收缩波幅、减少反流次数及调节 5-HT 代谢有关[12]。

（六）附方

【原文】

《外臺》防己黃耆湯①：治風水，脈浮為在表，其人或頭汗出，表無他病，病者但下重，從腰以上為和，腰以下當腫及陰，難以屈伸方見風濕中。

【校注】

①《外台》防己黄芪汤：《外台秘要·卷二十·风水门》载有深师木防己汤，主治与此相同，其方药味与本书前《痉湿暍病脉证第二》篇所载防己黄芪汤相同，唯分量稍异，作“生姜三两，大枣十二枚擘，白术四两，木防己四两，甘草二两炙，黄芪五两”，方后细注云“此本仲景《伤寒论》方”。

【释义】本条论述风水表虚，水湿偏盛的证治。风水为风邪犯肺，通调失职，水泛肌肤。证见脉浮，为水溢肌表所致；风为阳邪，其性轻扬而行于上，故其人头汗出；水为阴邪，其性下趋，故腰以下重或肿，甚者波及外阴部；下肢肿盛，故难以屈伸。因水湿盛于风邪，故曰“表无他病”。本证实属表虚，水湿甚于风邪，故治以防己黄芪汤益气固表，除湿行水，使水湿不仅从肌腠而去，还能从下而走。

五、预后

【原文】

脉得諸沉，當責有水，身體腫重。水病脉出[①]者死。（10）

【校注】

① 脉出：此指水气病之沉脉暴出而无根，上有而下绝无。

【释义】本条论述水气病的脉证及预后。水气为病，脉以沉为主，这是由于水气停滞，阳气受阻不能外达。然而阴寒内盛亦多沉脉，当以“身体肿重”区别之。脉出则说明虽浮而燥盛，按之无根，轻取有脉，重按则散，此为阴盛格阳，真气涣散于外。水气病患者一般脉沉，若水肿未消，突然脉浮而无根，脉与证悖，提示预后不良。

【临床应用】临床上若水气病患者肿未消而出现脉浮无根，与证不符的情况，应提高警惕。

小结

水气病是由于人体脏腑气化功能失调，导致津液运行障碍，以致水湿泛溢肌肤，或留聚腹中，出现水肿或腹部胀大的一种疾病。本篇根据水湿之邪停聚体内有表里深浅的不同，提出了风水、皮水、正水、石水和黄汗的概念，并根据水气病形成的内脏根源以及水湿之邪对脏腑功能的影响，提出了五脏水之名。此外，根据气血水之间密切相关、相互影响的关系，首创气分、水分、血分的概念，体现了多层次、多角度辨识水气病的中医思维模式。

在论述水气病的病因病机时，本篇指出肺、脾、肾三焦功能失调，是导致水气病的重要环节。在对水气病的辨证时，仲景非常注意鉴别诊断，如四水之间、风水与黄汗、风水与肺胀、风水与太阳伤寒的比较均有所涉及。

关于水气病的治疗，本篇重视“因势利导”驱除水湿病邪，提出了“腰以下肿，当利小便”、“腰以上肿，当发汗”和“可下之”的三大原则，对于临床实践具有重要的指导价值。尤其是篇中提出的“大气一转，其气乃散”理论，对后世医家治疗阴寒水湿停留或阳虚气滞所致诸多疾病均有启迪。水气病治疗：风水者，若风水表虚，宜益气固表，利水除湿，用防己黄芪汤，兼腹痛者加芍药；若风水夹热，宜发越水气，清热散邪，用越婢汤；若风水搏结，用杏子汤。皮水者，若皮水夹热，宜发汗利水，兼清里热，用越婢加术汤；若皮水表实，宜发汗宣肺，用甘草麻黄汤；若皮水阳郁，宜通阳化气，分消水湿，用防己茯苓汤；若皮水湿热内壅，宜利湿清热，通利小便，用蒲灰散。而正水阳虚水停，上犯射肺，宜温肾发汗，祛水平喘，用麻黄附子汤。黄汗属卫郁营热，表虚湿遏，宜固表祛湿，调和营卫，兼泄营热，用黄芪芍药桂枝苦酒汤；黄汗属气虚湿盛阳郁，宜调和营卫，通阳散湿，用桂枝加黄芪汤。气分病阳虚阴凝者，宜温通阳气，散寒化饮，用桂枝去芍药加麻黄细辛附子汤；气分病脾虚气滞者，宜行气散结，健脾化饮，用枳术汤。

从篇中所载诸方看，对于水湿在外在上的病变，多取麻黄、杏仁；兼有阳虚，则配附子；水湿在下在里者，多用茯苓；水湿偏于表兼气虚者，则用防己配黄芪。篇中所提出的“血不利则为水”的理论以及用蒲灰散治疗皮水，开启了后世利水兼活血治法的先河。

参考文献

[1] 王建波，张晨新，马永钢，等. 防己黄芪汤对肥胖型高血压大鼠血管内皮保护作用机制研究[J]. 江苏中医药，2020，52（7）：83-87.

[2] 王星，薛宁，李洪雷，等. 防己黄芪汤对高尿酸血症小鼠降尿酸及肾保护作用机制的研究[J]. 中国中药杂志，2020，45（21）：5248-5255.

[3] 宋纯东，宋丹，贾评评，等. 真武汤和越婢汤对阿霉素肾病大鼠AQP1/AQP2的影响[J]. 中国中医基础医学杂志，2020，26（3）：334-337.

[4] 杨蕴祥，等. 奇效良方集成[M]. 长沙：湖南科学技术出版社，1991：51.

[5] 田婧. 防己茯苓汤抗炎镇痛作用的实验研究[J]. 中华中医药学刊，2007，25（12）：2489.

[6] 江苏新医学院. 中药大辞典[M]. 上海：上海科学技术出版社，1986：229.

[7] 张丰强. 中医名方应用大全—现代方证学[M]. 北京：中国医药科技出版社，1992：78.

[8] 罗恬，吴秦川，王乃平. 桂枝加黄芪汤对肺气虚寒型变应性鼻炎的疗效及部分机制分析[J]. 世界中医药，2016，11（12）：2584–2587.

[9] 崔会青. 加味桂枝去芍药加麻黄细辛附子汤对脑梗死患者神经功能的影响[J]. 河南中医，2020，40（10）：1507–1510.

[10] 杨大刚，吴丽辉. 枳术汤对2型糖尿病胃轻瘫脾胃虚弱证胃排空时间的影响[J]. 四川中医，2020，38（2）：116–118.

[11] 吴辉，姚汉云，刘慧，等. 加味枳术汤治疗急性脑梗死并发胃肠功能障碍的疗效及对血清胃肠肽激素和肠道菌群的影响[J]. 湖北中医药大学学报，2019，21（4）：20–24.

[12] 张铮铮，纪意纯，谢娟娟. 枳术汤治疗非糜烂性反流病及对5–羟色胺影响[J]. 辽宁中医药大学学报，2015，17（8）：126–128.

第十五章 黄疸病脉证并治第十五

提要

本篇专论黄疸病。黄疸病以目黄、身黄、小便黄为临床特征。本病早在《黄帝内经》中已有记载，但对其病因、病机、辨证论治进行系统论述的则首推本篇。本篇论述黄疸病病因有湿热、寒湿、火劫、女劳及虚劳，但以湿热发黄为主因，同时与脾肾有关。“脾色必黄，瘀热以行”是黄疸病的主要病机，立足于血分是《金匮要略》治疗黄疸的一大特色。本篇从病因角度，将黄疸分为谷疸、酒疸、女痨疸，而黑疸则是黄疸病内有瘀血的一种证候。

黄疸治法有汗、吐、下、清、温、消、补、和等多种治法，以清热利湿为常法，以治血为突出特点，为后世治疗黄疸病广开法门。

一、病因病机

（一）湿热发黄

【原文】

寸口脉浮而緩，浮則為風，緩則為痹。痹非中風，四肢苦煩，脾色必黃，瘀熱以行。（1）

【释义】 本条总论湿热黄疸的病机。“寸口脉浮而缓”，寸口脉浮意指阳热邪气外熏，因风为阳邪，以此风指代阳热，故言“浮则为风”；缓脉主湿而应于脾，湿邪呆滞，故脉道不利而见缓脉。脉浮缓并见，说明湿与热相合，闭阻于脾，影响脾之转输，故曰“痹”。“痹非中风”为仲景自注，强调“痹”为湿热闭阻于脾，并非太阳中风表证，更非经脉痹阻的中风病。湿热困脾，则四肢疲乏困顿、重滞不舒，故曰“四肢苦烦”，此为湿热黄疸常见之临床症状。

“脾色必黄，瘀热以行”强调黄疸病位在脾，发病与血分相关。湿热蕴郁于脾，不能外泄下行，由气分入血分，血行不畅，湿热瘀蒸，脾色外现于体表，故发为黄疸。若湿热不入于血分则不能发黄，故湿热是否入于血分是黄疸形成的关键病机。

“脾色必黄，瘀热以行”是仲景对湿热黄疸病机的高度概括，提示治黄当治血。

【临床应用】本条理论对黄疸的治疗有重要的指导意义。肝胆病治疗名家关幼波在本条的启发下提出：“阳黄的治疗，以清热利湿为常法，重视疏肝利胆之惯例。以治中焦为要害，突出活血、解毒、化痰。即：治黄必活血，血行黄易却；治黄需解毒，毒解黄易除；治黄要化痰，痰化黄易散。”

【原文】

師曰：病黄疸，發熱煩喘，胸滿口燥者，以病發時，火劫其汗[①]，兩熱所得[②]。然黄家所得，從濕得之。一身盡發熱而黄，肚熱，熱在裏，當下之。（8）

【校注】

① 火劫其汗：指用艾灸、温针或熏法，强迫出其汗。

② 两热所得：此指误治之火与原有之热相搏结。

【释义】本条论述外感或热性病误用火劫发汗而致发黄的机制及治则。“病发时”之“病”宜作黄疸病未发之前的其他热性病理解。因寒热不辨而误用火劫发汗，以致误治之热与表热（或里热）相合，使发热更甚；热邪扰心则烦；熏肺则喘；心肺俱热，气滞于胸则满；母（心）病及子（脾）、子（肺）病累母（脾），热邪熏灼津液则口燥。“然黄家所得，从湿得之”系插笔，意谓黄疸病与湿邪密切相关。单纯的两热相合不能发黄，必然湿郁热蒸，热瘀血分，而成黄疸病。两热相合，热邪盛于里，而致“肚热”；“热在里”，病位偏下，“其下者引而竭之”，故当下之。

“然黄家所得，从湿得之”强调了湿邪是引起黄疸病各种病理因素中的基本要素。人体感邪，是否发黄，关键在于脾胃是否健旺，若里无湿邪内蕴，则不致发黄；脾不运化，脾湿郁遏是导致黄疸发病的重要环节。本条为“诸病黄家，但利其小便”的治则以及后世“无湿不作疸”之说奠定了理论基础。

【临床应用】本条湿热郁结在里，未出方药，沈明宗主张用栀子大黄汤，曹颖甫主张用大黄硝石汤，可参。

（二）寒湿发黄

【原文】

陽明病，脉遲者，食難用飽，飽則發煩，頭眩，小便必難，此欲作穀疸。雖下之，腹滿如故，所以然者，脉遲故也。（3）

【释义】本条论述寒湿之邪欲作谷疸的病机。"实则阳明，虚则太阴"，从条文 2、13 可知，谷疸属于阳明实证，多系实热或湿热为病，其脉当数。今脉见迟象，显系脾胃虚寒证。胃阳虚不能受纳腐熟，脾阳虚则不能运化，故纳差食少，难以饱食；若饱食则食从寒化，增加中焦之寒湿，子病累母则心烦；阻滞清阳则头眩；输化失职则小便亦难，寒湿无从排泄，久之则可形成谷疸。若寒热不辨，误投苦寒攻下之品，必重伤中阳而腹满不减，原因是误下前即脾胃虚寒。

二、分类

（一）谷疸、女劳疸、酒疸

【原文】

趺陽脉緊而數，數則為熱，熱則消穀，緊則為寒，食即為滿。尺脉浮為傷腎，趺陽脉緊為傷脾。風寒相搏，食穀即眩，穀氣不消，胃中苦濁[①]，濁氣下流，小便不通，陰被其寒，熱流膀胱，身體盡黄，名曰穀疸。額上黑，微汗出，手足中熱，薄暮即發，膀胱急，小便自利，名曰女勞疸，腹如水狀，不治。

心中懊憹而熱，不能食，時欲吐，名曰酒疸。（2）

夫病酒黄疸，必小便不利，其候心中熱，足下熱，是其證也。（4）

【校注】

① 苦浊：苦作"病"解。浊指湿热。下"浊气"亦为湿热。

【释义】第 2 条论述黄疸的病机、分类及主症。条文分三段理解。

第一段论述谷疸的病机、主症及谷疸与女劳疸的区别。趺阳脉候脾胃之气，趺阳脉紧主脾阳虚而寒湿内生，输化失职，若勉强进食则致腹满，故曰"紧则为寒，食即为满"；趺阳脉数主胃热亢盛，热盛则"消谷"而善饥。"风寒相搏"中"风"与首条"寸口脉浮"所主之"风"相同，即"热"之互辞；"寒"则泛指阴邪，如寒湿之邪等。胃热与脾寒相合，蕴积于脾胃，进食后加重其湿热，其气上熏而清阳不升，致"食谷即眩"；食物虽被腐熟，但脾不能转输而成"浊气"，留滞于胃则变生湿热；湿热之邪下注，致膀胱气化不利故小便不通。"阴"指太阴脾，太阴寒湿夹胃中湿热流注下焦，壅塞肾与膀胱以及三焦水道，湿热不能从小便外出，而蕴结膀胱。湿热蕴蒸，内迫血分，则身体尽黄。此因饮食不洁所致，故称谷疸。"尺脉浮为伤肾，趺阳脉紧为伤脾"乃插笔，提示女劳疸与谷疸之不同。女劳疸因房劳过度，肾阴亏耗，阳浮于外，故"尺脉浮"；谷疸因脾阳虚，寒邪内生，故"趺阳脉紧"，两者有别。

第二段论述女劳疸的主症与病机。前额乃心所辖，由于肾阴亏损，水不济火，心火迫津液外泄，肾色上泛，则额上黑，微汗出；肾阴虚，其虚热既循足少阴肾经下注至涌泉穴及其周围，又随手厥阴心包经上行至劳宫穴及其附近，故手足中热；肾阴虚火旺，薄暮经气流注于肾经，两阳相合，阴不胜阳，故“薄暮即发”；虚热内迫膀胱，则见小腹拘急；肾气亏虚，固摄无权则小便自利。因系房劳伤肾所致，故称女劳疸。若肾病反侮及脾，脾肾两败，腹部胀大则难治。

第三段论述酒疸的主症与病机。酒性湿热，长期大量饮酒，酒热蕴积于胃，上熏于心，故有心中烦郁难堪、卧起不安、莫可名状等感觉。湿热蕴积脾胃，升清降浊失常，故不能食，若勉强进食则加重了胃之热邪，致胃气上逆而欲吐。湿热蕴蒸，入于血分，瘀热以行，形成黄疸。因系饮酒太过所致，故名酒疸。

本部分“小便自利”一语示女劳疸与谷疸、酒疸之鉴别。谷疸、酒疸由湿热内蕴所致，故“小便不利”，女劳疸因肾虚所致，与湿邪无关，故“小便自利”。此外，谷疸以食谷即眩为主症，酒疸以心中懊侬为主症，女劳疸以手足中热为主症。

第 4 条论述酒疸的症状。酒热湿毒积胃，导致肝胆疏泄失常，三焦膀胱水道不畅，故“必小便不利”而色黄。心中热与上述同理。酒热随胃经下注，则足下即足背发热，与女劳疸之足心热不同。于“小便不利”前加“必”字，寓意深刻，再次突出了酒疸的发生与湿热熏蒸，邪无出路有关。

三、辨证

（一）湿热发黄与寒湿发黄

【原文】

脉沉，渴欲飲水，小便不利者，皆發黄。（9）

【释义】本条论述湿热发黄的脉症。脉沉主湿热郁滞在里；湿热消耗津液，故“渴欲饮水”。因湿热郁滞，脾失输化，故小便不利而湿无由排泄，日久湿热波及血分而成黄疸。此近似于后世之阳黄。

“小便不利”既是湿热黄疸的临床表现，也是脾失输化，湿邪留恋的重要反映，提示在治疗上“利小便”是黄疸病的重要治法之一，通过利小便给湿热之邪以出路。另外，观察小便对早期诊断黄疸病有一定的参考价值。

【原文】

腹滿，舌[1]痿黄，燥[2]不得睡，屬黄家。舌痿疑作身痿。（10）

【校注】

① 舌：《医宗金鉴》认为当作“身”，可从。

② 燥：《医统正脉》作“躁”。

【释义】本条论述寒湿发黄的证候。“身萎黄”近似于后世之阴黄，指身黄而不润泽，此多系寒湿所致。寒湿中阻，输化失职，故腹满；寒湿困脾，累及于心，则躁不得睡；日久波及血分而成黄疸。

寒湿与湿热谷疸鉴别：一是能食不能食。《伤寒论·辨阳明病脉证并治法第八》第190条言“阳明病，若能食名中风，不能食名中寒”。由于“热则消谷”，故湿热谷疸能食，但多食后腹满胀、头眩，而寒湿谷疸者胃中无火，故患者多不能食或“食难用饱，饱则发烦头眩”。二是脉象各异。湿热谷疸常见脉滑数有力，少数亦见迟而有力之脉象，而中焦寒湿者，脉多沉迟。三是黄疸色泽。湿热谷疸色泽鲜明，寒湿黄疸色泽晦暗。另外，湿热谷疸大便黏腻，舌苔黄腻；寒湿黄疸大便溏薄，舌苔白腻滑润。

【临床应用】寒湿欲作谷疸或已成谷疸，在治法上宜采用温法，宜理中、四逆辈等。

四、证治

（一）谷疸

【原文】

穀疸之為病，寒熱不食，食即頭眩，心胸不安，久久發黃，為穀疸，茵陳蒿湯主之。（13）

茵陳蒿湯方：

茵陳蒿六兩　梔子十四枚　大黃二兩

上三味，以水一斗，先煮茵陳，減六升，內二味，煮取三升，去滓，分溫三服。小便當利，尿如皂角汁狀，色正赤，一宿腹減，黃從小便去也。

【释义】本条论谷疸证治。饮食不节，湿热蕴积脾胃，导致营卫生化之源壅滞而形寒发热，但此“寒热”与外感表证之寒热不同；湿热困阻脾胃，运化失司，则不能饮食；若勉强进食则脾胃湿热更盛，上熏则头眩、心胸不安，日久湿热波及血分则发为谷疸。治以茵陈蒿汤，以清利湿热，活血退黄。方中茵陈蒿清热利湿退黄；栀子清热除烦，泄三焦湿热而退黄；大黄泄热逐瘀，通利大便。三药合用，祛邪以复脾运之功，使湿热从前阴而出，故方后言“小便当利，尿如皂角汁状，色正赤，一宿腹减，黄从小便去也”。此反证本条当具腹满、小便不利等症。

本方重用苦辛微寒的茵陈蒿（可用至 30 ～ 60g，与大黄比例为 3∶1），以清热利湿退黄，奠定了该药作为治疗黄疸要药的基础。方中大黄仅用二两，并与栀子同下，说明其用不重在通腑攻下，而是泄热逐瘀。

【临床应用】本方适用于湿热内蕴的阳黄证，其主症为身目发黄如橘子色、腹满而痛、口渴欲饮、发烦、食则头昏目眩、小便短黄不利、大便秘结或黏腻不爽、舌红苔黄腻、脉滑数。本方可用于符合上述证机的下列疾病，如急性黄疸型肝炎、重症肝炎、肝硬化、肝癌、钩端螺旋体病、胆道蛔虫症、胆囊炎、胆石症、妊娠合并肝内胆汁淤积症等。

【现代研究】实验研究证实，加味茵陈蒿汤可改善熊去氧胆酸应答不佳的原发性胆汁性胆管炎患者的肝纤维化，其作用机制可能与调节 TGF-β1/Smad3 途径相关[1]。茵陈蒿汤通过抑制 JAK2/STAT3 信号通路抑制肝癌细胞增殖，诱导细胞凋亡[2]。lncRNA PVT1/miRNA-30a-5P 介导的细胞自噬和凋亡可能是茵陈蒿汤治疗 SAP 的一个药物靶点，这为进一步开发中药方剂茵陈蒿汤治疗重症急性胰腺炎提供了实验基础和理论依据[3]。

（二）酒疸

1. 治法

【原文】

酒黄疸者，或無熱，靖言了了①，腹滿欲吐，鼻燥。其脉浮者，先吐之；沉弦者，先下之。（5）

酒疸，心中熱，欲嘔者，吐之愈。（6）

【校注】

① 靖言了了：邓珍本为“请言了”，据《脉经》补。此指神情安静，语言不乱。

【释义】第 5 条论述酒疸证治。酒疸患者，湿热内蕴，其病势有在上、在中、在下之异。胃中湿热上熏，则见欲吐鼻燥；湿热下注，则见腹满；病势在中，而尚未扰及心神，是以神情安静，语言不乱。酒疸之治，应因势利导，可吐可下。若脉浮，示湿热上熏，当因其势而吐之；若脉沉弦，示湿热下注，当因其势而竭之。

第 6 条论酒疸可吐之证。欲呕，乃正气驱酒毒湿热外达之征；心中热系湿热酒毒熏蒸于胃之象，故因其欲呕之势而尽涌吐之，绝其病根，以免上熏或下注。

原文中“先吐”“先下”的两个“先”字，意指此为临时权宜措施，并不能解决全部问题。在吐下后，还应循急则治其标，缓则治其本的原则，确定下一步治法。

【临床应用】临床上如鼻燥脉浮而欲吐者，是湿热内蕴于胃，病势趋于上部，可用瓜蒂散吐之；如腹满脉沉弦者，为湿热内结于肠胃，病势趋于下部，可用栀子大黄汤下之。

2. 证治

【原文】

酒黄疸，心中懊憹，或熱痛，梔子大黄湯主之。（15）

梔子大黄湯方：

梔子十四枚　大黄一兩　枳實五枚　豉一升

上四味，以水六升，煮取二升，分温三服。

【释义】本条继论酒疸证治。酒疸，若酒热特盛，不但心中懊侬而热，因热壅气滞，可发展为胸脘疼痛，此乃酒疸实热瘀结之重症。治以栀子大黄汤，清心除烦，上下分消。方中栀子清热利湿除烦；大黄泄热逐瘀；大黄与枳实相合，使部分酒毒湿热从二便而出；栀子与淡豆豉相伍，使部分酒热经口鼻而散。

栀子大黄汤与茵陈蒿汤均可治湿热蕴结阳黄证，均用大黄和栀子。两者不同点在于病位病机，栀子大黄汤为胃热上熏心包而热偏盛，故以清泄心胃实热为主；茵陈蒿汤是腹中三焦湿热俱盛，故其方长于利湿泄热通便。

【临床应用】本方适宜于湿热黄疸热重于湿，病位偏于中上二焦者，其主症除“心中懊侬或热痛”外，还当有不能食、小便不利、足下热、腹满欲吐、鼻燥等。临床主要用于治疗热重湿轻之肝胆疾患或心经郁热者，如急性黄疸型肝炎、急性胆囊炎、胆道感染等疾病。

【现代研究】实验研究证实，栀子大黄汤对四氯化碳致小鼠急性肝损伤有保护作用，其机制可能与抗脂质过氧化和抑制细胞凋亡有关[4]。

（三）女劳疸

【原文】

黄家，日晡所發熱，而反悪寒，此為女勞得之。膀胱急，少腹滿，身盡黄，額上黑，足下熱，因作黑疸。其腹脹如水狀，大便必黑，時溏，此女勞之病，非水也。腹滿者難治，硝石礬石散主之。（14）

硝石礬石散方：

硝石　礬石（燒）等分

上二味，為散，以大麥粥汁，和服方寸匕，日三服。病隨大小便去，小便正黄，大便正黑，是候也。

【释义】本条论女劳疸兼瘀血证治。本条前三句为湿热发黄的谷疸、酒疸与女劳疸的鉴别。“黄家”为久患黄疸之人，“黄家”如属于湿热郁结阳明，因阳明经旺于申酉，此时正邪相争，故傍晚时分发热或发热加重。但实热不应恶寒，现“反恶寒”，故知非阳明热证，乃女劳疸阴虚及阳所致。“日晡所发热”为肾阴虚阳亢所致，与第 2 条“手足中热，薄暮即发”理同；“恶寒”则因瘀血湿浊蕴结在肾，导致肾阳气化不利，影响太阳膀胱表气卫外而致。“膀胱急”“额上黑”“足下热”均为肾阴虚阳亢所致，与第 2 条理同；血瘀热结，扰及下焦，故少腹满、腹胀如水状，因为瘀热所致，故曰“非水也”；瘀血下行，兼湿邪陷于大肠，则大便必黑、时溏。因肾阴亏虚，血瘀热结兼湿浊，其发展趋势有成黑疸之可能，故以硝石矾石散治之。“硝石矾石散”乃倒装笔法，其应承“非水也”之后。“腹满者难治”为脾肾衰败之候，故难治。此句置其前，强调不可掉以轻心。方中硝石即火硝，味苦咸性寒，能入血分消瘀活血；矾石入气分化湿兼活血，以大麦粥调服，使邪去而不伤正。诸药合用，共奏消瘀退黄，化湿散结之功，可使病邪从前后二阴分消而去，故方后云：“病随大小便去，小便正黄，大便正黑，是候也。”

本证治法属于女劳疸发展成黑疸的治标之法。此外，从本方用大麦粥调服，可见仲景处处顾护脾胃的思想。

【临床应用】本方适用于湿热瘀血互结的黑疸，其主症可见膀胱急、额上黑、足下热、手足中热、少腹满、大便黑、时溏等。本方原为散剂，临床应用可将其制作成丸剂、片剂或胶囊，分次以大麦粥服用。

【现代研究】硝石矾石散对肝内胆汁淤积模型有很好的治疗作用[5]。有实验研究不同药物组成的硝石矾石散对小鼠免疫性肝损伤的影响，发现火硝白矾组小鼠丙氨酸氨基转移酶（ALT）、谷草转氨酶（AST）明显降低（$P < 0.05$），肝脏病理损伤减轻，表明火硝白矾组对免疫性肝损伤模型有很好的保护作用[6]。

（四）湿重于热黄疸

【原文】

黄疸病，茵陳五苓散主之一本云：茵陳湯及五苓散並主之。（18）

茵陳五苓散方：

茵陳蒿末十分　五苓散五分方見痰飲中

上二物，和，先食飲方寸匕，日三服。

【释义】本条论述湿重于热的黄疸证治。茵陈五苓散即《痰饮咳嗽病脉证并治第十二》篇五苓散加茵陈。以方测证，本条为湿重于热之黄疸，可见形寒发热、纳呆呕恶、小便不利、腹胀便溏、不渴、四肢困倦及苔腻等，故用茵陈五苓散利湿清热退黄。方中茵陈利湿清热退黄；五苓散通阳化气利小便，两者相合，可使湿热之邪从小便而出。正合“诸病黄家，但利其小便”的主旨。

【临床应用】本方适用于湿重于热的黄疸，其主症可见身黄如橘子色、小便不利、呕恶纳呆、腹胀体倦、苔腻淡黄等。可用于符合上述证机的急性黄疸型肝炎、肝硬化、多种心脏病心力衰竭而见黄疸者。

【现代研究】实验研究证实，加味茵陈五苓散能够改善肝脂肪变性，可能与降低miR-34a的表达、进而提高过氧化物酶体增殖受体γ辅激活因子α（PGC-1α）和磷酸烯醇式丙酮酸羧激酶（PEPCK）表达，促进糖异生有关[7]。茵陈五苓散合藤类药有利于调节 Th17/Treg 细胞亚群失衡，抑制炎症反应，改善症状，治疗急性痛风性关节炎疗效确切[8]。茵陈五苓散治疗肝硬化腹水的机制与降低血清 NO、ET-1 水平及调节肝脏水通道蛋白 -2（AQP-2）基因表达有关[9]。

（五）热盛里实黄疸

【原文】

黄疸腹滿，小便不利而赤，自汗出，此為表和裏實，當下之，宜大黄硝石湯。（19）

大黄硝石湯方：

大黄　黄蘗　硝石各四兩　梔子十五枚

上四味，以水六升，煮取二升，去滓，內硝，更煮，取一升，頓服。

【释义】本条论述热盛里实黄疸的证治。黄疸病，由于里热蕴结成实，壅滞气机，则腹满；湿热郁阻，气化失司，故小便不利而赤；热盛于湿，迫津外出，故自汗出。"此为表和里实"，示人此汗出非表虚所致，乃里热成实，故应用下法攻泄湿热，方用大黄硝石汤。方中大黄、硝石通腑泄热，攻下瘀热结滞；栀子清利三焦之湿热；黄柏清泄里热，并能除湿。方后注强调"顿服"，以速取攻泄湿热之效。方中大黄、硝石不仅通腑泄热，并具逐瘀之功。

【临床应用】本方适宜于湿热黄疸中热盛里实者，其主症除身目黄如橘子色、小便黄赤不利、汗出外，必有腹部胀满拒按，大便不通，脉滑数有力等。可用于符合上述证机的急性传染性肝炎、黄疸出血型钩端螺旋体病等。

【现代研究】实验研究证实，大黄具有利胆作用，并能降低十二指肠平滑肌张力，促进肠蠕动，具有抗病毒、抑制试管内细菌生长的作用，并有促进胆囊收缩的作用；栀子浸膏对血中胆红素的出现量有抑制作用。[10]

（六）黄疸兼证与变证

1. 黄疸兼表虚

【原文】

諸病黄家，但利其小便。假令脉浮，當以汗解之，宜桂枝加黄芪湯主之。方見水氣病中。（16）

【释义】本条论述黄疸的基本治则及黄疸兼表虚证的证治。由于"黄家所得，从湿得之"，无论湿热发黄或寒湿发黄或湿瘀发黄，总离不开一个"湿"字。湿邪往往贯穿黄疸始终，利小便可使湿邪从小便外泄，有利于黄疸消退，故言"诸病黄家，但利其小便"。若黄疸初期见表虚证，脉浮、自汗、恶风、或恶寒者，为卫表气虚，湿郁于表，营卫不和。此时不可拘泥于利小便法，仍当发汗解表，调和营卫，扶正祛邪，以桂枝加黄芪汤治之。方中桂枝汤发汗解肌、调和营卫，加黄芪固表除湿，助正托邪。

本条既示人常法，又示人变法，通利小便是黄疸的正治法，而发汗解表为黄疸的变治法。今并列之，提示医者贵在知常达变，灵活变通。

【临床应用】本方适宜于黄疸初起伴恶寒发热、脉浮，属表虚而内热不重者。若表实而内有湿热者，可用《伤寒论》麻黄连翘赤小豆汤。本方还可用于表虚之人外感汗多、湿疹、中耳炎、痔瘘、脐炎、化脓症、小儿汗多易外感、放化疗后以及原因不明之白细胞减少者。

2. 黄疸兼少阳

【原文】

諸黄，腹痛而嘔者，宜柴胡湯必小柴胡湯，方見嘔吐中。（21）

【释义】本条论述湿热反侮少阳的黄疸证治。“诸黄”概指湿热发黄而言。若少阳胆经正气有虚，则中焦脾胃之湿热甚至于寒皆可乘虚反侮之，致胆经之气不利，而见胁下腹痛、呕吐甚或往来寒热等症。因其反侮之势，治宜柴胡汤，和解少阳，扶正达邪退黄。“宜柴胡汤”条文未明言小柴胡汤或大柴胡汤，虽然原文后注“必小柴胡汤”，但此语应为后世所加。故临证时，应通过辨证确定择用大柴胡汤还是小柴胡汤，不能拘泥原文后所注。

【临床应用】如黄疸初期或恢复期湿热不甚，以少阳枢机不利，胃气上逆为主者，用小柴胡汤和解少阳、疏肝和胃为宜；若表现以腹满便秘等阳明里实热证突出，则当用大柴胡汤通下里实，和解少阳。

3. 黄疸误治变哕

【原文】

黄疸病，小便色不變，欲自利，腹滿而喘，不可除熱，熱除必噦。噦者，小半夏湯主之方見痰飲中。（20）

【释义】本条论述黄疸误治变证的证治。“黄疸病，小便色不变，欲自利”，为太阴虚寒证。其腹满必时减喜按。土虚不生肺金则气喘。此等证候为脾胃阳虚之寒湿发黄证，属阴黄。若视为阳明实热而用栀子、大黄等药除热，必重伤脾胃之阳，致胃气上逆而哕。此时当用小半夏汤温中止哕，降逆和胃。

本条体现了仲景治病的灵活性以及治疗黄疸病时对脾胃的重视。

【临床应用】本证当属脾胃阳虚寒湿发黄，理应温中散寒除湿，当误治后出现哕逆变证，仲景先用小半夏汤治其变证，哕止后再从本治，自不待言。从前第 1、3 条原文可见，无论湿热发黄还是寒湿发黄，总与脾胃关系密切，故仲景非常重视恢复脾气的运化与胃气的和降。根据本证病情特点，哕止后可用茵陈术附汤之类。

（七）萎黄

1. 燥结血瘀发黄

【原文】

諸黄，猪膏髮煎主之。（17）

猪膏髮煎方：

猪膏半斤　亂髮如雞子大三枚

上二味，和膏中煎之，髮消藥成，分再服。病從小便出。

【释义】本条论述胃肠燥结兼瘀血的萎黄证治。“诸黄”指各种黄疸病后期，湿热已去，津枯血瘀，胃肠燥结之萎黄证。当症见肌肤萎黄、饮食不消、少腹急满、大便秘结、小便不利等，以胃肠燥结兼瘀血内停为主要矛盾，故用猪膏发煎润燥祛瘀，通利二便。方中猪膏补虚润燥，通大便；乱发消瘀，利小便。两药同用，使肠胃津液充足，气血畅利而无瘀滞，病从大小二便而除，则黄疸可愈，故言“病从小便出”。

【临床应用】本方适用于肠燥津亏血瘀之萎黄证，湿热及寒湿黄疸不可用。

2. 脾胃虚弱萎黄

【原文】

男子黄，小便自利，當與虛勞小建中湯。方見虛勞中。（22）

【释义】本条论述脾胃虚弱萎黄的证治。条首虽曰“男子黄”，但本证并非只见于男子，女性亦可见之。“小便自利”为鉴别谷疸、酒疸和女劳疸之关键：谷疸、酒疸为湿热瘀结，故小便不利；女劳疸为肾阴虚瘀结，小便自利而兼有额黑、手足中热等症。本条所言之黄为萎黄，不论男女老少，妇女或经病、产后、大失血之后，气血虚损等均可引起。故治以小建中汤，建立中气，补益气血，使纳谷增加，则萎黄自愈。

本条既然为“虚劳”而致发黄，故凡补益气血之方剂均可酌选，临床可辨证选用归芪建中汤、人参养荣汤、八味肾气丸等。

【临床应用】小建中汤适宜于脾胃虚弱，气血亏虚，肌肤失养所致的萎黄，其主症为皮肤发黄而无光泽，伴气短懒言、倦怠少食、舌淡苔薄等。本方可用于符合上述证机的溶血性黄疸及黄疸型肝炎恢复期。

五、转归与预后

【原文】

酒疸下之，久久為黑疸，目青面黑，心中如噉蒜虀狀，大便正黑，皮膚爪之不仁，其

脉浮弱，雖黑微黄，故知之。（7）

【释义】本条论述酒疸误下变为黑疸的证候。从本篇条文 5 可知，酒疸若腹满、脉沉弦即可下，若不具可下之征而下之，或具可下之征而大下、久下之，必损伤脾、胃、肠之气而成黑疸。脾胃之气受伤则目青面黑；脾失统摄，阴血溢于肠，故大便正黑；脾不主肌肉则爪之不仁；误下伤阴，虚热内生，与酒热、瘀血相合，故心中有热辣感；脉浮弱为阴虚阳浮，正气亏虚之征；面目虽黑，然黑中带黄，因黄乃脾色，此由酒疸误下所致也，不同于女劳疸之纯黑。

【临床应用】喻昌曰："酒疸之黑，女劳疸之黑，殊不相同，女劳疸之黑，为肾气所发，酒疸之黑乃营血腐败之色，黄者，水谷之精气，为湿热瘀血而下行，其光体之色转为晦暗。"其说可参。

【原文】

黄疸之病，當以十八日為期，治之十日以上瘥，反劇[①]為難治。（11）

【校注】

① 剧：邓珍本作"極"，据《医统正脉》本改。

【释义】本条论述黄疸病预后。本篇首条云"脾色必黄，瘀热以行"，表明黄疸的受病脏腑主要在脾，脾为湿土，寄旺于四季之末各十八日，故"当以十八日为期"，提示治黄疸病必须十分注意脾气的旺盛与否。脾气旺盛则宜驱邪外达，一般治疗 10 天左右逐渐好转；反而加剧者，多系脾气虚弱，正不胜邪，预后不良。

【临床应用】本条对湿热黄疸以十八日为期推断预后，是仲景临床经验之总结，与当今某些传染性黄疸型肝炎（如甲型肝炎）预后的判断大体是相符的，当然其十八日为约数，不可拘泥。

【原文】

疸而渴者，其疸難治；疸而不渴者，其疸可治。發於陰部，其人必嘔；陽部，其人振寒而發熱也。（12）

【释义】本条专论黄疸的预后。黄疸病见口渴，若喜冷饮为湿热化燥之征，说明热势较甚，津已亏损，若口渴喜热饮而不多，说明湿热之邪寒化且伤脾阳，引起气虚不能布津，上述两种口渴的疸病，正气已衰，皆不好治，故曰"疸而渴者，其疸难治"。若黄疸病口不渴，说明里热不甚，正气未伤而能胜邪，此时黄疸治之不难，故曰"其疸可治"。呕吐症多发病于里，故言"发于阴部"；振寒、发热症多发于表，故言"发于阳部"。这里的发于阴、发于阳，即首篇第 13 条疾病分类法的具体体现。

【临床应用】审察口渴与否，渴喜冷饮还是热饮，只能辨其热重、热轻，或湿热、寒湿，很难决定其难治与不难治，临证必须结合症状、脉象、舌苔综合判断，不可单凭口渴与否来决定。

六、附方

（一）瓜蒂汤

【原文】

瓜蒂湯：治諸黄。方見暍病中。

【释义】本条指出瓜蒂汤可治黄病。此处“诸黄”，泛指谷疸、酒疸等黄疸。瓜蒂，《神农本草经》载“主大水，面目四肢浮肿，下水；令人吐。”此取瓜蒂汤涌吐在上脘的水湿痰浊以治黄疸。但后世使用较少。近有报道以瓜蒂研末搐鼻，渗出黄水，治黄疸有效。

（二）《千金》麻黄醇酒汤

【原文】

《千金》麻黄醇酒湯：治黄疸。

麻黄三兩

上一味，以美清酒五升，煮取二升半，頓服盡。冬月用酒，春月用水煮之。

【释义】此为汗法治黄疸立方。此方载于《备急千金要方·十卷·伤寒发黄门》，主治“伤寒热出表，发黄疸”，药味煎法与此基本相同，用法后尚有“温覆汗出而愈”。本篇第16条云“假令脉浮，当以汗解之，宜桂枝加黄芪汤”，彼方是为表虚而设；本方发汗解表，当为表实而立，适用于黄疸初期表实无汗且里无热者。

小结

本篇所论黄疸病，范围广泛，既重点论述了以目黄、身黄、小便黄为特征的狭义黄疸，还兼论了身面发黄的广义发黄病证。本篇虽然从病因角度将黄疸分作谷疸、酒疸、女劳疸，但具体论治时，却又在谷疸、酒疸、女劳疸之外，列举了辨黄疸的湿热轻重、热盛里实、兼变证等方法，篇中还提出了诸疸之转归——可发为黑疸。

本篇论黄疸病因，尤其重视湿邪，其次为里热；对黄疸病所涉脏腑，强调脾胃与肾。在论述湿热发黄的病机关键时，强调湿邪郁阻脾胃，瘀热以行，导致皮色发黄。在黄疸的治疗中，强调利小便，并根据黄疸病上下表里的不同部位，提出了吐、下、发汗。所出方治则包括汗、吐、下、和、温、清、消、补等多种治法。谷疸湿热并重，宜清利湿热，活血退黄，用茵陈蒿汤；酒疸热重于湿，宜清心除烦，上下分消，用栀子大黄汤；女劳疸脾肾亏虚，湿热夹瘀，宜消瘀退黄，化湿散结，用硝石矾石散；黄疸湿重于热，宜利湿清热退黄，用茵陈五苓散；黄疸热盛里实，宜攻泄湿热，用大黄硝石汤；黄疸兼表虚，宜发汗解表，调和营卫，扶正祛邪，用桂枝加黄芪汤；黄疸兼少阳，宜和解少阳，扶正达邪退黄，用柴胡汤；黄疸误治变哕，宜温中止哕，降逆和胃，用小半夏汤；萎黄燥结血瘀发黄，宜润燥祛瘀，通利二便，用猪膏发煎；萎黄脾胃虚弱，宜建立中气，补益气血，用小建中汤。

从本篇诸方看，利湿清热退黄多取茵陈、栀子、黄柏；逐瘀泄热，每选大黄、硝石。

参考文献

[1] 陈逸云，郑玥琪，时桢，等. 加味茵陈蒿汤对UDCA应答不佳的原发性胆汁性胆管炎患者肝纤维化的影响[J]. 上海中医药大学学报，2021，35（3）：28-32.

[2] 谭章斌，丁文俊，徐由财，等. 茵陈蒿汤抑制JAK2/STAT3信号通路调控肝癌细胞增殖与凋亡[J]. 现代消化及介入诊疗，2021，26（3）：295-299.

[3] 项红，胡凤林，陶旭锋，等. 茵陈蒿汤调控lncRNA PVT1/miRNA-30a-5P信号通路对重症急性胰腺炎大鼠模型的保护作用[J]. 临床肝胆病杂志，2021，37（1）：147-152.

[4] 李伦，钟伟超，梁伟海，等. 栀子大黄汤对四氯化碳致小鼠急性肝损伤的保护作用[J]. 中国实验方剂学杂志，2016，22（12）：108-112.

[5] 崔宇，卢秉久，赵悦. 硝石矾石散对肝内胆汁淤积型大鼠血清学及Na-K-ATP酶活性的影响[J]. 辽宁中医药大学学报，2012，14（7）：104-105.

[6] 季小梅，张秋霞，赵晖，等. 硝石矾石散对小鼠免疫性肝损伤模型的影响. 中国中医基础医学杂志，2006，12（12）：921.

[7] 郑丁，时昭红，郭洁，等. 加味茵陈五苓散对非酒精性脂肪肝模型大鼠miR-34a及糖异生的影响[J]. 天津中医药，2021，38（4）：511-514.

[8] 曹志娇，张征，李金梅，等. 茵陈五苓散合藤类药治疗急性痛风性关节炎疗效及对Th17/Treg细胞平衡的影响[J]. 中国中医急症，2020，29（12）：2111-2114.

[9] 苏林红，柳侠平，林军. 茵陈五苓散对肝硬化腹水大鼠模型的影响[J]. 中国现代应用药学，2020，37（2）：161-164.

[10] 张恩勤. 经方研究[M]. 济南：黄河出版社，1989：82.

第十六章 惊悸吐衄下血胸满瘀血病脉证治第十六

提 要

本篇论述了惊、悸、吐、衄、下血和瘀血等病的辨证论治，胸满仅是瘀血的一个伴见症状。由于上述病证均与心和血脉有密切联系，故合为一篇讨论。

惊与悸有别，惊指惊恐，精神不定，卧起不安；悸是自觉心中跳动不安。惊多发于外，悸多自内生。突然受惊必致心悸，心悸又易发生惊恐，二者常互为因果，故临床上惊悸常常并称。

血证是本篇的重点内容。吐、衄、下血和瘀血，皆为血分病证。导致出血的原因很多，本篇从火热迫血妄行和虚寒气不摄血两方面进行论述。对吐衄下血的治疗，虽仅举出方剂四首，但温凉补泻，各具法度。

本篇所论瘀血的主要脉证，对临床辨证最具诊断价值，为后世瘀血学说的发展奠定了坚实的基础。文中提出“当下之”，可谓瘀血的总治则。

第一节 惊悸病

一、成因

【原文】

寸口脉動而弱，動即為驚，弱則為悸。（1）

【释义】本条从脉象论述惊和悸的病因病机。诊得寸口脉如豆动摇不宁者，为动脉，多主惊证；若脉细软无力，重按乃见者，为弱脉，多见于悸证。由于外界刺激，如卒受惊恐，使血气逆乱，心无所主，神无所归，可见精神不宁，卧起不安，脉见动摇不宁，故曰动即为惊。若气血不足，心脉失养，则脉象软弱无力，故曰弱则为悸。若寸口脉动、弱并见，则是心之气血内虚，又为惊恐所触，可见精神惶恐，坐卧不安，心中悸动不宁，是为惊悸。

一般而言，惊证病程短而多实证，悸证病久而多虚证。惊与悸本有外来与内生的不同，但从临床所见，受惊必致心悸，而心悸又易发生惊恐，两者常互为因果。

【临床应用】本条以动、弱二脉区别惊悸，但二者常相互影响，兼而发生。受惊者必致心悸，而悸者心之气血内虚，更易惊恐。临床辨证时仅以脉之动、弱诊断惊、悸，还不足为凭，当脉证合参，方为全面。如见坐卧不安，心中悸动不宁等症状，是为惊悸。

二、证治

（一）火劫致惊

【原文】

火邪者，桂枝去芍藥加蜀漆牡蠣龍骨救逆湯主之。(12)

桂枝救逆湯方：

桂枝三兩（去皮） 甘草二兩（炙） 生薑三兩 牡蠣五兩（熬） 龍骨四两 大棗十二枚 蜀漆三兩（洗去腥）

上為末，以水一斗二升，先煮蜀漆，減二升，內諸藥，煮取三升，去滓，溫服一升。

【释义】本条论述火劫致惊的治法。火邪者，是指使用熏、熨、烧针等法，强迫发汗，导致损伤心阳，神气浮越，临床可见心悸、惊狂、卧起不安等症。治宜温通心阳，镇惊安神。方用桂枝去芍药加蜀漆牡蛎龙骨救逆汤，方中桂枝汤去芍药之阴柔以助心阳，加龙骨、牡蛎固摄镇惊以安心神，心阳既虚则痰浊易生，故用蜀漆涤痰逐邪以止惊狂。因其所主证情紧急，且由火邪致逆，故方名“救逆”。

【临床应用】临证应用本方不必拘泥于火邪致惊，凡病机属心阳不足，痰浊扰心，神气散乱，症见惊狂、卧起不安以及心悸、胸满、烦躁不寐、妄闻妄视、舌苔白润滑或滑腻，脉来疾数者，均可选用。

临床可用本方治疗多种心脏病（风湿性心脏病快速房颤、病毒性心肌炎、频发房性早搏、高血压心脏病频发性期前收缩等）所致的心悸、胸闷、气短、乏力、脉促或结等，只要符合上述证机者均可使用。

本方中蜀漆乃常山之苗，二药功用大同小异，可以取代。临床用之，常借其涌吐之力助桂枝，以达祛痰之功。

（二）水饮致悸

【原文】

心下悸者，半夏麻黄丸主之。（13）

半夏麻黄丸方：

半夏　麻黄等分

上二味，末之，煉蜜和丸小豆大，飲服三丸，日三服。

【释义】本条论述水饮致悸的治法。心下指胃脘部，水饮内停，胃阳被遏，故心下悸动。治宜通阳蠲饮，降逆定悸，方用半夏麻黄丸。方中半夏蠲饮降逆，麻黄宣发阳气，阳气得宣，饮邪得降，则悸动自宁。因郁遏之阳不能过发，凌心之水不易速去，故以丸剂小量，缓缓图之。

仲景治饮盛阳虚之悸，多用桂枝、茯苓配伍，以通阳利水祛饮，治在心脾；本证饮盛阳郁，故用半夏配麻黄，以蠲饮降逆通阳，治在肺胃。

【临床应用】本方适宜于饮盛阳郁所致的心下悸，常伴喘、呕、胸闷，舌苔白滑等症。本方为主可治疗冠心病、肺源性心脏病所致的心律失常以及因贲门痉挛、幽门水肿、急慢性胃炎等所致的心下痞满症，还可治疗支气管炎、支气管哮喘具备上述证机者。

悸证不尽属虚，也有属实者，临床当据证而辨。水饮之心下悸，常兼有眩晕，胸脘痞满，脉弦滑；血虚之心下悸，常兼有面色少华，倦怠乏力，舌淡脉细弱；心阳伤之心下悸，常兼有善惊易恐，起卧不安，少寐多梦。

【现代研究】实验研究证实，麻黄碱能使心肌收缩力增强，心输出量增加；能使冠脉、脑、肌肉血管扩张，血流量增加；使肾、脾等内脏和皮肤、黏膜血管收缩，血流量降低；能引起收缩压和舒张压上升，脉压增大，其升压作用缓慢而持久。[1]

第二节 吐衄下血病

一、成因

【原文】

夫酒客①咳者，必致吐血，此因極飲過度所致也。（7）

【校注】

① 酒客：指长期饮酒的人。

【释义】本条论述酒客咳、吐血的病因病机。平素嗜好饮酒的人，而患咳嗽，常可导致吐血。这是因为饮酒过度，湿热蕴郁，积于胃而熏于肺，肺失清肃故咳，进而灼伤血络，则必致吐血。

【临床应用】吐血之因，有气虚不摄者，有阴虚火旺、迫血妄行者，此则为湿热熏蒸之吐血。因长期饮酒所致吐血，治疗时不可专治其血，当以泻热除湿为主，据陈念祖主张，可用泻心汤。

二、辨证

（一）表热里热衄血

【原文】

又曰：從春至夏衄者太陽，從秋至冬衄者陽明。（3）

【释义】本条从四时气候论述衄血的辨证。手足太阳、手足阳明 4 条经脉，皆循行于鼻，故鼻衄多属太阳、阳明为病。从春至夏，阳气生发，若外感风寒，客于肌表，阳气被郁，不能外发，逆而上升，血随气逆而致衄，故春夏衄者多属太阳；从秋至冬，阳气内藏，若里热上蒸，迫血上逆而致衄，多属阳明。

【临床应用】临床辨治衄血，应考虑天人相应的关系。衄血通常与表里之热有关。一般而言，春夏衄血多属外感病，秋冬衄血多属内伤杂病。然春夏衄血亦有属阳明里热证者，秋冬衄血亦有属太阳表热证者，临床当据证而定。

（二）内伤吐衄下血

【原文】

病人面無色，無寒熱。脉沉弦者，衄；浮弱，手按之絕者，下血；煩咳者，必吐血。（5）

【释义】本条论述吐血、衄血、下血的不同脉症。患者面无血色，是血脱失荣之征，即《灵枢·决气》所云："血脱者，色白，夭然不泽。"无寒热，指没有外感病的恶寒、发热症状，说明由内伤所致。内伤出血可有吐、衄、下血等不同证候，尚需进一步辨证。若脉见沉弦，沉以主里候肾，弦为肝脉，肝肾阴虚，水不涵木，阳气亢逆，血随气涌，故见衄血；若脉见浮弱；按之则无；则为虚阳外浮，阳不摄阴而阴血脱于下的下血证；若脉浮弱，又见心烦咳逆者，是为阴虚有热，虚热上扰，熏灼心肺，故必吐血。

【临床应用】本条为内伤失血辨证的总纲。内伤失血有虚实之分，结合本书《血痹虚劳病脉证并治第六》篇第 4、5 条，可知本条的失血与虚劳亦有关系。

（三）虚寒亡血

【原文】

寸口脉弦而大，弦则為減，大則為芤，減則為寒，芤則為虛，寒虛相擊，此名曰革，婦人則半産漏下，男子則亡血。（8）

【释义】本条论述虚寒亡血的脉象。此条即《血痹虚劳病脉证并治第六》篇第 12 条。这里专论失血，故条文末未载“失精”二字。其释义详见《血痹虚劳病脉证并治第六》篇。

此条紧接在第 6、第 7 条之后，意在说明亡血不一定都是阴虚有热，也可出现阳虚之象。

三、治禁与预后

（一）禁汗

【原文】

衄家不可汗，汗出必額上陷[①]，脉緊急，直視不能眴[②]，不得眠。（4）

【校注】

① 额上陷：额上两旁动脉处因血脱于上而微微下陷不起。

② 眴（shùn）：形容眼珠转动。

【释义】本条论述衄家禁汗及误汗的变证。衄家，指经常衄血的病人，其阴血必亏少，虽有表证，亦不可辛温发汗。因汗血同源，若发汗则阴血重伤，经脉、目睛以及心神均失其濡养，故可见额上陷，脉紧急，目直视不能转动，不得眠等症。

凡属阴血亏损而兼外感者，当禁用汗法。

【原文】

亡血不可發其表，汗出即寒慄而振。（9）

【释义】本条论述亡血误汗的变证。亡血之人，虽有表邪，也不能发汗攻表。若更发其汗，不仅阴血更伤，而且阳气随津外泄而有亡阳之变。阳虚周身失于温煦，筋脉失养，故寒慄而振。

本条与第 4 条均论亡血禁汗，但汗后变证有伤阴与伤阳的不同。彼条误汗后呈现一派伤阴之象，本条误汗后却表现出阳虚之证，这与人的体质有阴阳之别有关。

亡血之人不可误用汗法。因汗血同源，误汗既伤阴血，又损阳气，会出现多种变证。

（二）预后

【原文】

師曰：尺脉浮，目睛暈黄[①]，衄未止。暈黄去，目睛慧了[②]，知衄今止。（2）

【校注】

① 目睛晕黄：有两种情况，一是望诊可见黑睛周围有黄晕，与黄疸白珠发黄有别；二是病人自觉视物昏黄不清。

② 目睛慧了：指目睛清明，视物清晰。

【释义】本条从望诊切脉以判断衄血的预后。尺脉候肾，肾脉宜沉不宜浮，尺脉浮为肾阴亏虚，相火不潜之征。目为肝窍，肝主藏血。肝经郁热，上扰于目，则见目睛晕黄，视物不清。肝肾阴虚，阳亢火动，迫血妄行，损伤阳络则衄血，故知衄未止。若晕黄退去，目睛清明，视物清晰，说明阴复火降，热退血宁，故知衄血当止。

【原文】

夫吐血，咳逆上氣，其脉數而有熱，不得卧者，死。（6）

【释义】本条论述吐血的预后。本证吐血与咳逆并见，多由阴虚火旺，肺络损伤所致。吐血必致阴血亏虚，阴虚则火旺，虚火灼肺，肃降失常，不但吐血不止，反而加重咳逆上气。如此吐血、咳逆互为因果，以致阴不敛阳，虚阳外浮而见脉数、身热；虚火上浮，扰动心神，故虚烦不得眠。吐血不止，终将气随血脱，其病难治，预后险恶，故云死。

【临床应用】本条继第 5 条“烦咳者，必吐血”之后，也可理解为是吐血的进一步发展，乃金水为病，阴伤阳盛之候，多属劳咳吐血证。若见干咳少痰，烦咳咯血，潮热盗汗，舌红少苔乏津，脉虚数者，为肺络大伤，阴虚劳热咳血，治宜滋阴润肺，清热止血，佐以敛肺化瘀之法。如见骨枯肌脱，高热不休，夜甚于昼，烦咳无痰，或咯血，脉洪大而数，重按无根者，为真阴已竭，劳热至极，多属阴虚劳瘵后期，药已无力，预后多不良。

四、证治

（一）虚寒吐血

【原文】

吐血不止者，柏葉湯主之。（14）

柏葉湯方：

柏葉　乾姜各三兩　艾三把

上三味，以水五升，取馬通汁一升，合煮，取一升，分溫再服。

【释义】本条论述虚寒吐血的证治。吐血日久不止，如为中气虚寒，血不归经所致，治以柏叶汤。方取柏叶之清降，折其逆上之势而收敛止血；干姜辛热，温阳守中；艾叶苦辛温，温经止血；马通汁微温，可引血下行以止血。四味合用，共奏温中止血之效。

马通汁即马粪加水过滤取汁而成，临床常以童便代之，其效亦佳。若将柏叶、干姜、艾叶三药炒炭使用，止血效果更佳。

【临床应用】柏叶汤为治疗虚寒吐血之方，其主症除见吐血不止外，当见面色萎黄或苍白，血色淡红或黯红，神疲体倦，舌淡苔白，脉虚无力等。本方临床应用并不限于吐血，亦可用于衄血、咳血或下血等。符合上述证机的胃溃疡出血、肺结核咯血可用之。若阴虚火盛，迫血妄行者，非本方所宜。

【现代研究】实验研究证实，柏叶汤具有调节大鼠凝血时间的作用，能够提高大鼠血小板计数水平；凉血止血药侧柏叶在柏叶汤中的配伍对脾胃虚寒型胃出血模型大鼠具有缩短凝血时间、提高血小板计数、抑制胃溃疡形成的作用。[2]

（二）热盛吐衄

【原文】

心氣不足①，吐血、衄血，瀉心湯主之。（17）

瀉心湯方：亦治霍亂。

大黃二兩　黃連　黃芩各一兩

上三味，以水三升，煮取一升，頓服之。

【校注】

① 心气不足：《备急千金要方》作“心气不定”，可从，即心烦不安之意。

【释义】本条论述热盛吐衄的证治。心藏神，主血脉，若心火亢盛，扰乱心神于内，迫血妄行于上，故见心烦不安、吐血、衄血。治以泻心汤清热泻火而止血。方中黄连长于清心火，黄芩泻上焦之火，大黄苦寒降泄，三药合用，直折其热，使火降则血亦自止。

本方与《伤寒论》大黄黄连泻心汤组成相同，但煎服法不同，彼“以麻沸汤二升，渍之须臾，绞去滓，分温再服”，不用煎煮，是取其清淡之性味，以泻胃热，消痞满。此“以水三升，煮取一升，顿服之”，乃取其降火止血之功。

泻心汤与柏叶汤均治吐血，但有寒温之别，为治疗血证的两大方法。两方证鉴别见表1-16-1。

本方特点是药味少而作用专一。全方无一止血药，却能达止血目的，乃因三药苦寒，泻心即是泻火，泻火即是止血。此外，方中大黄除可泻热外，还有逐瘀之效，用于血证尤为精当，具有止血不留瘀之意。

表 1–16–1　泻心汤证与柏叶汤证鉴别表

方证	病机	主要脉症	治法
泻心汤证	火热亢盛，迫血妄行	吐血衄血，血色鲜红，来势较急，面赤口渴，烦躁便秘，舌红苔黄，脉数有力	清热泻火止血
柏叶汤证	中气虚寒，气不摄血	吐血不止，血色黯红，面色苍白或萎黄，形倦神疲，舌淡苔白，脉微弱或虚而无力	温中止血

服用本方应注意两点：一是服药的次数，当遵方后注“顿服之”之嘱，不宜多服，以免伤正。二是善后处理，血止后应立即采用甘寒养胃法，以益气阴而善其后。

【临床应用】本方适用于火热充斥，迫血妄行的吐血、衄血、便血、尿血等多种出血证，在辨证上当把握是暴病、新病，即或有吐血史，也应是暴发，除具出血一症外，兼有心中烦热或热痛、面红、唇红、吐血鲜红、舌红苔黄、脉数有力等。泻心汤对符合上述证机的上消化道出血其效尤佳，本方还可异病同治，用于胃脘痞塞、胃脘痛，以及糜烂性胃炎、食管炎、精神分裂症、癫痫、胆囊炎、胆石症、细菌性痢疾、口腔炎、痤疮、结节性红斑、带状疱疹、银屑病等多种疾病属火热炽盛者。

【现代研究】实验研究证实，泻心汤可通过提高脑缺血再灌注损伤大鼠脑内 Na^{+}–K^{+}–ATP、Ca^{2+}–ATP 酶及抗氧化酶活力，减轻受损组织中的水肿及氧化应激损伤，且抑制转核因子的激活及炎性因子的转录，发挥对全脑缺血再灌注大鼠脑组织损伤的保护作用[3]。泻心汤可作用于前列腺素内过氧化物合成酶 2（PTGS2）、ICAM–1、MMP–9、IL–6 等靶点，通过调节花生四烯酸代谢、NF–κB 信号通路、血管内皮生长因子信号通路等多条信号通路，协同干预动脉粥样硬化[4]。对 C6 大鼠神经胶质瘤细胞前列腺素 E2 的释放有抑制作用[5]。泻心汤通过作用于内源性凝血系统，促进血小板聚集和血管收缩表现出明显的促凝血和止血作用，并对不良刺激所致的胃黏膜损伤具有保护作用[6]。泻心汤能显著降低糖尿病大鼠的血糖，减轻糖尿病大鼠体重，其效果与阳性药盐酸二甲双胍效果相当，对高糖高脂饲料 + 链脲佐菌素诱导的糖尿病模型大鼠有显著的降血糖作用[7]。

（三）虚寒便血

【原文】

下血，先便後血，此遠血也，黄土湯主之。（15）

黄土湯方亦主吐血衄血：

甘草　乾地黄　白术　附子（炮）　阿膠　黄芩各三两　竈中黄土半斤

上七味，以水八升，煮取三升，分温二服。

【释义】本条论述虚寒便血的证治。下血，指大便出血。先见大便，便后出血，出血部位来自直肠以上，距肛门较远，故称为远血。病由中焦虚寒，脾失统摄而血渗于下所致，治宜黄土汤温脾摄血。方中灶心黄土又名伏龙肝，温中涩肠止血；配以附子、白术、甘草温阳散寒，健脾以摄血；地黄、阿胶滋阴养血以止血；黄芩反佐，苦寒坚阴止血，并制白术、附子，以防温燥动血。诸药刚柔相济，温阳不伤阴，滋阴不损阳，共奏温中止血之功。

本条与第14条比较，两者病机均为中焦阳虚，何以一为吐血，一为便血？吐血者责之于胃气上逆，兼有上焦阳虚，其病位偏上在胃，出血势急；便血者责之于脾气下陷，兼有下焦阳虚之故，其病位偏下在肠，出血势缓。一般便血之人不一定吐血，而吐血者必伴有便血。灶心土目前药房少备，可用赤石脂代之。

本方配伍用药有两点值得关注：一是在使用味辛性热的附子、白术、灶心黄土中，配伍苦寒的黄芩坚阴；二是在止血主方中，配伍养血补血之干地黄、阿胶。提示治虚寒性出血，当注意避免温燥动血、伤血，毕竟血属阴，不易耐受温燥太过。这一用药思路对后世颇有启迪。

【临床应用】本方适用于脾气虚寒，不能统血所致的便血，其主症是血色紫黯，并伴腹痛、喜温喜按、面色无华、神疲懒言、四肢不温、舌淡、脉细虚无力等。临床上黄土汤可治疗符合上述证机的各种出血证，如吐血、衄血、崩漏、血尿等。涉及上消化道出血、肺结核与支气管扩张咯血、消化道肿瘤出血、肛裂出血、血小板减少性紫癜、功能失调性子宫出血、先兆流产等疾病。此外，本方可异病同治用于痛经、泄泻、呕吐，辨证属脾胃虚寒、肾阳不足者。

（四）湿热便血

【原文】

下血，先血後便，此近血也，赤小豆當歸散主之。方見狐惑中。（16）

【释义】本条论述湿热便血的证治。便血在先，大便在后，出血部位距肛门较近，故称为近血。其病机多因湿热蕴结大肠，灼伤阴络，迫血下行所致。治宜赤小豆当归散清热利湿，活血止血。

本方与黄土汤均治便血，但有虚实寒热之分。两方证对比鉴别见表1-16-2。

表1-16-2 赤小豆当归散证与黄土汤证鉴别表

方证	病机	主要脉症	治法
赤小豆当归散证	大肠湿热，迫血下行	下血鲜红或有黏液，大便不畅，苔黄腻，脉数	清热利湿，活血止血
黄土汤证	脾气虚寒，气不摄血	下血黯紫稀薄，便溏腹痛，面色无华，神疲懒言，手足不温，舌淡脉细	温脾摄血

本方两味药皆无止血之功，合之却能收止血之效，其意就在审因治血。同样，取当归之活血，也达止血不留瘀的目的。

【临床应用】本条所论近血，即后世所称“肠风下血”及“脏毒”，其中包括痔疾、肛裂、肛周脓肿等病。本方适用于湿热蕴阻大肠所致者，其主症为所下之血色鲜红或有黏液，并伴有大便不畅，苔黄腻等。属于下焦湿热的便血证。

远血与近血的辨证，除以血、便排出的先后为依据外，还应结合出血部位、时间、血色、血量及全身脉证综合考虑，方为全面。

赤小豆当归散对痔疾感染而成脓肿者，有较好的疗效，还可治疗狐惑酿脓证。

第三节　瘀血病

【原文】

病人胸满，唇痿舌青，口燥，但欲漱[①]水不欲嚥，無寒熱，脉微大來遲，腹不滿，其人言我滿，為有瘀血。（10）

【校注】

① 漱：邓珍本作“嗽”，据赵开美本改。

【释义】本条论述瘀血的脉证。瘀血阻滞，气机痞塞，故胸部满闷；瘀血内阻，新血不生，血不外荣，故唇痿舌青；血瘀津液不布，不能上濡，故口燥，但病由瘀血，并非津亏，故虽口燥却只欲漱水而不欲咽；此非外感为患，故无寒热之表证。脉微大来迟，是谓脉体虽大，但脉势不足，往来涩滞迟缓，为瘀血阻滞之象。腹满为病人自觉症状，由于瘀血内结，导致气机运行不畅，而非宿食、水饮留于肠胃，故患者自觉腹部胀满，而察其外形并无胀满之表现。

【临床应用】唇痿舌青和口燥但欲漱水不欲咽，是辨别瘀血的两大指征，特别是舌质紫黯或舌边尖有青紫色瘀斑，有明确的诊断价值。此外，胸腹胀满尚可见刺痛、拒按，脉微大来迟即指脉象涩滞迟缓。这些都是辨瘀血证的重要依据。

【原文】

病者如熱狀，煩滿，口乾燥而渴，其脉反無熱，此為陰伏[①]，是瘀血也，當下之。（11）

【校注】

① 阴伏：邓珍本作“阴状”，据赵开美本改。

【释义】本条论述瘀血化热的脉证和治法。患者自觉发热，心烦胸满，口干燥而渴，但诊其脉，却并无热象，这说明热不在气分，而深伏于血分，是瘀血阻滞日久，郁而化热，伏于阴分所致，故曰“阴伏”。治疗当以攻下瘀血为主，使瘀血祛，郁热解，则诸证自除。

本条针对瘀血化热证提出“当下之”。即通过攻下瘀血，使瘀血去而热无所附，则诸症自解，体现了《脏腑经络先后病脉证第一》篇第 17 条“夫诸病在脏，欲攻之，当随其所得而攻之”的审因论治思想。

【临床应用】本条瘀血化热证的辨证要点：如热状、烦满、口干燥而渴。此外，脉涩或舌有瘀斑等为瘀血症状。临证当根据瘀血病情的寒热、轻重、缓急及部位不同，分别采用化瘀或逐瘀等不同方法治疗，不可拘泥于下法。

小结

本篇主要论述了惊悸、吐血、衄血、下血及瘀血的证治。

惊与悸有别，惊指惊恐，精神不定，卧起不安；悸是自觉心中跳动不安。惊多发于外，悸多自内生。突然受惊必致心悸，心悸又易发生惊恐，二者常互为因果，故临床上惊悸常常并称。仲景以脉揭示惊、悸成因常分属虚、实两端。在证治上，又列举了虚实夹杂引起的惊狂证与水饮实邪导致的心下悸动，示人惊、悸的发病有虚有实。火劫致惊，宜温通心阳，镇惊安神，用桂枝去芍药加蜀漆牡蛎龙骨救逆汤；水饮致悸，宜通阳蠲饮，降逆定悸，用半夏麻黄丸。

血证包括出血证和瘀血证两类，是本篇的重点。篇中列举了引起出血的多种原因，或因四时气候相关，或饮酒过度，或因虚寒亡血。其病机总不离火热迫血妄行和虚寒气不摄血两方面。对吐衄、下血的治疗，篇中各列两种不同证治，举出 4 首方剂，虽不能概括完全，但温清补泻，各具法度。虚寒吐血，宜温中止血，用柏叶汤；热盛吐衄，宜清热泻火而止血，用泻心汤；虚寒便血，宜温脾摄血，用黄土汤；湿热便血，宜清热利湿，活血止血，用赤小豆当归散。柏叶汤、泻心汤主治血从上出者，组方重点在于止血与清降；黄土汤治疗血从下渗，组方重点在于止血兼养血。本篇还提出“衄家不可汗”“亡血不可发其表”的治疗禁忌。概括本篇治血证的特点，重在审因治血，并提示止血之中应兼化瘀以防留瘀。

关于瘀血，本篇只列了两条，以示其主要脉证。其中唇痿舌青、口燥、但欲漱水不欲咽，对临床瘀血辨证有诊断价值。若瘀久化热，热伏血分，可见心烦、口干燥而渴，常有热证而无热脉。瘀血的治疗，本篇有法无方，在“当下之”原则指导下，可酌情选用其他篇所载活血化瘀方剂，如鳖甲煎丸、大黄䗪虫丸、桂枝茯苓丸、下瘀血汤、大黄甘遂汤等。

参考文献

[1] 吴雪荣. 麻黄药理作用研究进展[J]. 中国中医药现代远程教育，2010，8（5）：173.

[2] 梁振钰，刘茜，陈桂敏. 侧柏叶在柏叶汤中的配伍意义探讨[J]. 中华中医药杂志，2016，31（8）：2971–2973.

[3] 王晶，郭平. 三黄泻心汤抗大鼠脑缺血再灌注损伤作用机制的研究[J]. 山东中医药大学学报，2002，26（4）：306–307.

[4] 王单单，袁会莹，吴作敏，等. 基于网络药理学的三黄泻心汤抗As作用机制研究[J]. 中国动脉硬化杂志，2020，28（11）：972–980.

[5] 马华. 葛根汤、麻黄汤、桃核承气汤及三黄泻心汤对C6大鼠神经胶质瘤细胞释放前列腺素E2的影响[J]. 国外医学：中医中药分册，2000，（1）：37.

[6] 刘保林，宣园园，王晓虎，等. 三黄泻心汤治疗上消化道出血的药效学研究[J]. 中药药理与临床，2003，（3）：1–3.

[7] 刘巧，胡慧玲，岳青，等. 三黄泻心汤对Ⅱ型糖尿病大鼠的降血糖作用研究[J]. 中药与临床，2018，9（2）：43–47.

第十七章 呕吐哕下利病脉证治第十七

提要

本篇论述呕吐、哕、下利病的脉因证治。呕吐包括胃反，呕吐是因胃失和降，胃气上逆，使饮食、痰涎等物自胃中上涌，从口而出的一类病证。下利包括后世之泄泻与痢疾。哕即呃逆，指胃膈气逆不顺，逆气上行喉间，导致喉间呃呃有声，不能自制之病证。

本篇所论呕吐、哕、下利病，其病因涉及虚寒、实热、痰饮、湿阻、湿热等，病机主要是脾胃升降失常，亦与肾阳不足有关。根据“实则阳明，虚则太阴”“阳病属腑，阴病属脏”的理论，一般实证、热证，多以和胃降逆，通腑去邪；虚证、寒证则以温中散寒、健脾补肾为主。因为呕吐、哕、下利均属胃肠疾病，常相互影响，也可合并发生，故合为一篇论述。

本篇内容广泛，条文及载方数量位居全书各篇章之最，篇中系统地论述了脾胃病的病机和证治，对后世脾胃学说的发展具有很大的促进作用。

第一节 呕吐病

一、成因与脉症

（一）饮邪致呕

【原文】

先嘔卻渴者，此为欲解。先渴卻嘔者，為水停心下，此屬飲家。嘔家本渴，今反不渴

者，以心下有支飲故也，此屬支飲。（2）

【释义】本条论述水饮所致呕吐的辨证。水停心下，或心下有支饮，是指呕吐的成因为水饮内停，客于心下，使胃失和降，上逆而呕。此处支饮二字，概括了饮邪支撑于心下的病机，指水饮停留，心下有支撑胀满感。水饮呕吐常有三种表现：即先呕却渴、先渴却呕、呕而不渴。先呕却渴，即呕吐后口渴饮水，是病情将要好转的预兆，因心下水饮随呕吐而排出，邪去正复，胃阳回升，故欲饮水；先渴却呕，即口渴引饮，饮后作吐，因心下久有水饮存在，气化受阻，津不上承，故口渴饮水，饮后反加重停饮，脾不及运化，胃失和降，饮邪上逆，故饮后作吐；呕而不渴，水饮为津液凝聚为患，另外，呕吐亦伤津，故常有口渴，今呕吐后，口反不渴，是津液损伤不明显，同时水饮尚未尽解。

呕吐与口渴应注意辨其先后关系，先呕却渴者多为饮去阳复之兆；先渴却呕与呕而不渴均为水饮内停所致。

【临床应用】口渴一症寒热虚实均可导致，若水饮内停，气化不利，津不上承而口渴，方用茯苓泽泻汤；若吐后饮邪渐去，阳气欲复者，方用猪苓散调治；若热邪伤津者，方用白虎加人参汤。

（二）虚寒胃反

【原文】

問曰：病人脉數，數為熱，當消穀引食，而反吐者，何也？師曰：以發其汗，令陽微，膈氣虚，脉乃數。數為客熱①，不能消穀，胃中虚冷故也。

脉弦者，虚也，胃氣無餘，朝食暮吐，變為胃反②。寒在於上，醫反下之，今脉反弦，故名曰虚。（3）

【校注】

① 客热：即假热，是相对于真热而言。

② 胃反：此指以朝食暮吐，暮食朝吐，宿谷不化为主症的一种病证。

【释义】本条论述虚寒胃反的病因病机。第一段论述误汗致胃阳虚损形成胃反。脉数一般主热证，消谷引食多为胃热气盛。病人虽脉数却反见呕吐，不能消谷，乃胃中虚冷，故其脉必数而无力。此脉数所主之证非真热而是假热，即所谓“客热”。本证是医者误用汗法，伤及胃阳，使胃气虚寒，虚阳浮越所致。

第二段论述误下致胃阳不足形成胃反。虚阳浮越之脉数，医者误以为里实证而予苦寒攻下，复损胃阳，土虚木乘，故见弦脉，此必弦而无力。胃阳不足，不能腐熟水谷，则朝食暮吐，暮食朝吐，形成宿谷不化之胃反。

【原文】

寸口脉微而數，微則無氣，無氣則榮虛，榮虛則血不足，血不足則胸中冷。(4)

【释义】本条论述寸脉微数亦主胸中冷。这里寸口包含两手寸关尺三部。脉微而数指脉象数而无力，此脉除上条所谓“胃中虚冷”所致外，胸中寒冷，宗气不足，卫气营血虚少，亦是主要原因之一。本条与上条旨在说明寸口脉数而无力既主中阳不足之虚寒胃反，亦主宗气不足之胸中寒冷。

【临床应用】虚寒胃反证，治疗应着眼于胃阳虚的本质，不可妄用汗下之法，以免阳气进一步损伤，用药可参考本篇大半夏汤、半夏干姜散等温中补虚方。

【原文】

趺陽脉浮而濇，浮則為虛，濇則傷脾，脾傷則不磨，朝食暮吐，暮食朝吐，宿穀不化，名曰胃反。脉緊而濇，其病難治。(5)

【释义】本条论述虚寒胃反的病机、脉症及预后。趺阳脉候中焦脾胃之气，脾以升为健，胃以降为顺。浮脉为阳候胃，涩脉为阴候脾。趺阳脉浮而涩，浮为胃阳虚浮，胃不降，故曰“浮则为虚”；涩则为脾阴虚损，脾失健运，故曰“涩则伤脾”。胃阳不足，脾阴亏虚，不能腐熟水谷，则出现朝食暮吐，暮食朝吐，宿谷不化的胃反证。

胃反病若脉由浮而涩转为紧而涩，说明病情较重。脉紧为寒盛，脉涩主津亏，寒盛则阳虚，津亏则燥结。治疗时温阳则伤阴，滋阴则伤阳，故其病难治。

本条从呕吐与进食发生的时间、呕吐物的性状概括了虚寒胃反的主症。

【临床应用】脾胃位居中州，为气机升降之枢纽。对脾胃病的治疗既要重视脾的升清运化，又要重视胃的摄纳和降；既要照顾胃阳，又要照顾脾阴，否则阳盛而阴耗，阴盛而阳亡。

二、治禁

【原文】

夫嘔家有癰膿，不可治嘔，膿盡自愈。(1)

【释义】本条论述胃有痈疡致呕的治疗禁忌。一般呕吐多为胃失和降所致，治疗应以和胃降逆止呕为原则，若呕吐物含有痈脓，是胃腑有痈疡存在，即不能用降逆止呕法，应以消痈排脓为治，待痈消脓尽，其呕自止。

本条示人辨治呕吐的特例。一般而言，凡是呕吐，基本治则应和胃降逆止呕，但若呕吐物含有痈脓或毒物等，则当例外，绝不能止呕。

【临床应用】临床见呕吐脓血或咳吐脓血者，治疗可用解毒排脓之法，方用《金匮要略》排脓散、排脓汤、桔梗汤等。

【原文】

病人欲吐者，不可下之。（6）

【释义】本条论述欲吐的治禁。欲吐为胃失和降，胃气上逆，正气驱邪外出的现象，治疗应顺其病势，因势利导，用涌吐之法，以助正祛邪。若逆其病势而用攻下法，必致病邪内陷，加重病情。故吐若非腑气不通，浊气上冲所致者，皆不可予攻下之法。

本条体现了治病应重视因势利导的精神。

【临床应用】临床对食积，误食毒物、不洁之物或异物等，只要出现呕吐者，胃内有害之物即可向外排泄，不治亦可自愈；若病重且呕吐不畅者，可给催吐药物，促使毒物排泄，方用瓜蒂散。

三、证治

（一）虚寒呕吐

1. 肝胃虚寒

【原文】

嘔而胸滿者，茱萸湯主之。（8）

茱萸湯方：

吴茱萸一升　人参三兩　生薑六兩　大棗十二枚

上四味，以水五升，煮取三升，溫服七合，日三服。

乾嘔，吐涎沫，頭痛者，茱萸湯主之。方見上。（9）

【释义】以上两条论述肝胃虚寒，寒饮上逆的呕吐证治。第 8 条的呕而胸满，为胃阳不足，寒饮内停，上逆胸膈。第 9 条的干呕、吐涎沫、头痛，为厥阴肝经寒气犯胃，并上逆巅顶所致。肝之经脉上抵巅顶，肝寒夹饮邪上逆于巅，则头痛。治以温阳散寒，降逆止呕，方用茱萸汤。方中吴茱萸疏解肝胃寒气，散寒止痛，降逆止呕；生姜温胃散寒化饮；人参、大枣补气益胃。方中吴茱萸辛苦性温，是疏降肝胃寒逆，治疗厥阴头痛的要药。

以上两条所述症状略有不同，前者是病在胃影响及胸，伴见胸满，后者是病在肝胃，以头痛为特征，但两者胃寒停饮，胃失和降，寒饮上逆的病机相同。

【临床应用】本方适宜于肝胃虚寒，饮邪上逆引起的呕吐而胸满，或呕吐伴见巅顶疼痛，或呕吐而胁腹胀满者。本方可用于治疗慢性胃炎、血管神经性头痛、高血压头痛、梅尼埃病、妊娠呕吐属肝胃虚寒者。

【现代研究】实验研究证实，吴茱萸汤具有抑制脊髓肿瘤（S180 肉瘤）生长的作用，能改善心脏功能[1]。水煎醇沉法制备的吴茱萸汤注射液为 α、β 受体混合兴奋剂，能改善休克、心衰，改善衰竭的肾功能，对气随血脱、阳随阴亡的气虚阳脱型厥脱证（包括休克）确有一定的回阳固脱之功，其强心、升压、调节和改善微循环的作用可能是其药理基础[2]。吴茱萸总碱能明显抑制血管紧张素Ⅱ诱导的心肌细胞肥大，心肌细胞表面积和蛋白质含量的增加，其保护心肌细胞保护作用可能与增加细胞一氧化氮（NO）的生成，促进丝裂素活化蛋白激酶磷酸酶 -1 的表达以及增加丝裂原活化蛋白激酶去磷酸化有关[1]。

2. 虚寒胃反

【原文】

胃反嘔吐者，大半夏湯主之。《千金》云：治胃反不受食，食入即吐。《外臺》云：治嘔，心下痞硬者。（16）

大半夏湯方：

半夏二升（洗完用） 人参三兩 白蜜一升

上三味，以水一斗二升，和蜜揚之二百四十遍，煮取二升半，溫服一升，餘分再服。

【释义】本条论述虚寒胃反的证治。"胃反呕吐"，即上条的"朝食暮吐，暮食朝吐，宿谷不化"的胃反病。大半夏汤和胃降逆，补虚润燥。方中半夏和胃降逆止呕，人参、白蜜益气补虚润燥。虚寒胃反证与一般的脾胃虚寒证不同，因为津亏的后果已经明显，故方中有白蜜润燥。

【临床应用】脾胃虚寒，胃气上逆，肠道燥结是本方证的病机关键，故除呕吐外，可见心下痞硬、神疲乏力、形体消瘦、便如羊屎等症。凡进食后，食物运行困难或迟缓，呕吐未消化的食物，证属虚寒者，可用大半夏汤治疗。贲门痉挛、幽门水肿、幽门梗阻、贲门失弛缓症等病出现上述证机者，可用本方。若大便稀溏者可去白蜜。

【现代研究】实验研究证实，大半夏汤对化疗所致呕吐有较好疗效，能提高化疗呕吐家兔胃免疫活性细胞（ICC）含量，大半夏汤的止呕机理可能与其能提升 ICC 水平有关[3]。

3. 阴盛格阳

【原文】

嘔而脉弱，小便復利，身有微熱，見厥者難治，四逆湯主之。（14）

四逆湯方：

附子一枚（生用） 乾薑一兩半 甘草二兩（炙）

上三味，以水三升，煮取一升二合，去滓，分溫再服。強人可大附子一枚，乾薑三兩。

【释义】本条论述呕吐致阴盛格阳的厥逆证治。呕吐而症见脉弱、小便自利、身有微热、四肢厥冷，病属阴盛格阳。心脾阳虚，胃气上逆，故呕而脉弱；阴盛于下，肾气不固，故小便自利；阴盛于内，格阳于外，则故身微热而四肢厥冷。此为心脾肾阳气虚衰的危重症，大有阳气欲脱之势，故曰“难治”。治用四逆汤，以回阳救逆。方中生附子、干姜温阳散寒，回阳救逆，炙甘草益气和胃，并制姜、附之燥烈。

【临床应用】临床对呕吐或吐泻致阳气虚脱的危急重症，宜用四逆汤，或四逆汤加人参，或参附汤急救回阳。本方可用于治疗低血容量性休克、心力衰竭等属心肾阳虚者。

（二）寒饮呕吐

1. 寒饮停胃

【原文】

諸嘔吐，穀不得下者，小半夏湯主之。方見痰飲中。（12）

【释义】本条论述寒饮停胃的呕吐证治。诸呕吐，谷不得下者，是指各种原因的呕吐，其病机皆为胃失和降，胃气上逆，饮食水谷不能运化下行所致。寒饮停胃的呕吐，其呕吐物多为清稀痰涎，或未消化的食物。小半夏汤散寒化饮，和胃降逆。方中半夏开饮结而降逆气，生姜散寒和胃以止呕吐。

本条体现了异病同治的思想。小半夏汤首见于痰饮病，次见于黄疸误下后致哕，今又作为寒饮呕吐的基本方，足见本方擅长和胃降逆。

【临床应用】小半夏汤被后世誉为止呕祖方，临床凡寒、热、虚、实所致的各种呕吐，经适当配伍皆可治疗。临床多用于治疗急慢性胃炎、幽门不全梗阻、幽门水肿、肿瘤、化疗引起的呕吐等属寒饮停胃者。

【现代研究】实验研究证实，小半夏汤能防治化疗性恶心呕吐，其作用机制可能与阻断 5-HT3 受体和神经激肽 -1（NK1）受体有关[4]。小半夏汤能防治化疗性胃肠黏膜炎，其机制可能与抑制胃肠道炎性相关因子 NF-κB、IL-1β、TNF-α 的蛋白表达有关[5]。

2. 阳虚停饮

【原文】

乾嘔，吐逆，吐涎沫，半夏乾薑散主之。（20）

半夏乾薑散方：

半夏　乾薑等分

上二味，杵為散，取方寸匕，漿水一升半，煎取七合，頓服之。

【释义】本条论述中阳不足，寒饮内盛的呕吐证治。中阳不足，胃寒气逆，则为干呕、吐逆；中阳不足，寒饮不化，聚为痰饮，随胃气上逆，则吐涎沫。方用半夏干姜散温中散寒，化饮降逆。方中半夏和胃降逆止呕，干姜温中散寒化饮，浆水甘酸调中止呕。“顿服之”则药力集中，以取速效。

吐涎沫为阳虚寒饮内盛的特征。可见，辨治呕吐时，应注意观察其呕吐之物。

【临床应用】本方主治阳虚停饮导致的呕吐及多唾症，其主症除呕吐涎沫外，尚有胃脘冷痛，呕吐物及口气清冷，口淡，喜热饮热食，舌淡苔滑，脉沉迟等症。

3. 饮结胸胃

【原文】

病人胸中似喘不喘，似嘔不嘔，似噦不噦，徹心中憒憒然無奈[①]者，生薑半夏湯主之。(21)

生薑半夏湯方[②]：

半夏半斤[③]　生薑汁一升

上二味，以水三升，煮半夏取二升，內生薑汁，煮取一升半，小冷，分四服，日三夜一服。止，停後服。

【校注】

① 彻心中愦愦然无奈：指胸胃中懊侬不宁，心烦意乱，痛苦无可名状，使人有无可奈何之感。彻，通之意；愦，《大宋重修广韵》曰“愦，心乱也”。

② 生姜半夏汤方：邓珍本原脱方名，此据赵开美本补入。

③ 半夏半斤：赵开美本为“半夏半升”。

【释义】本条论述寒饮搏结于胸胃的证治。胸为气海，为呼吸往来之道，清气出入之所，且内藏心肺，下临脾胃。寒饮搏结胸胃，肺胃气机升降不利，心胸阳气受阻，则出现似喘不喘、似呕不呕、似哕不哕，心胸中极度烦闷不舒的感觉。治用生姜半夏汤宣散寒饮，舒展阳气。该方重用生姜汁以辛散寒饮，通阳开结，配半夏以化饮降逆。方后云“小冷”，即待药液稍冷再服，以防胃寒而饮热药出现寒热格拒现象。此即《素问·五常政大论》“治寒以热，凉而行之”的反佐之法。“分四服”，意在少量频服，以发挥药力的持续作用，并防药量过大而致呕吐。

小半夏汤、半夏干姜散、生姜半夏汤三方均由半夏与姜组成，故其病机皆属寒饮内停，胃气上逆；主症皆有呕吐；治疗皆以散寒化饮，和胃止呕为法。小半夏汤重用半夏降逆化饮，乃胃气上逆甚；半夏干姜散用温阳守中的干姜，乃中阳不足较甚；生姜半夏汤重用生姜汁以加强辛散饮结，乃胸胃气机遏郁突出。

【临床应用】生姜半夏汤证的特点：寒痰蒙蔽心包，神气闭郁，机窍失灵。而生姜半夏汤方的特殊功效在于不独散结，且能开窍，可谓内服开窍剂之渊薮。本方适宜于寒饮搏结胸胃，气机郁阻者，可用于上述病机导致的呕吐。

4. 脾虚饮停

【原文】

胃反，吐而渴欲飲水者，茯苓澤瀉湯主之。（18）

茯苓澤瀉湯方《外臺》云：治消渴脉絕，胃反吐食之，有小麥一升：

茯苓半斤　澤瀉四兩　甘草二兩　桂枝二兩　白朮三兩　生薑四兩

上六味，以水一斗，煮取三升，內澤瀉，再煮取二升半，溫服八合，日三服。

【释义】本条论述脾虚不运，胃有停饮呕渴并见证治。本条的胃反，乃反复呕吐之意。此证呕吐与口渴反复交替出现，其呕吐物多为水饮；口渴是由于脾虚不运，水饮不能气化，津不上承所致；呕吐为胃有停饮，胃失和降，水饮随胃气上逆而吐。因口渴饮水多，更助饮邪，则愈吐愈渴，愈渴愈吐，故形成呕渴并见的胃反证。治宜健脾温胃，化饮降逆，方用茯苓泽泻汤。方中茯苓、泽泻、白术健脾淡渗利饮；桂枝、生姜通阳化饮，和胃止呕；甘草调和脾胃。

本证呕与渴并见，究其原因是脾胃阳虚，失之运化。此与治疗消渴水逆的五苓散证颇为相似，所不同者，五苓散证为水蓄下焦，治以利小便为法，故泽泻用量独重；茯苓泽泻汤证为饮停中焦，其治以温胃阳化饮邪为主，故用五苓散去猪苓，重用茯苓，并配甘草、生姜与桂枝相伍以辛甘化阳。

【临床应用】本方适宜于脾虚饮阻气逆引起的呕吐，其主症是呕吐清涎，呕后口渴，以愈呕愈渴，愈饮愈呕，反复不止为特点，临床可治疗胃窦炎、幽门水肿、慢性肾炎、梅尼埃病等具备上述证机者。本方标本兼治，若脾胃阳虚，气化障碍者，可重用桂枝、生姜、甘草；若饮邪较盛，呕吐较著者，可重用茯苓、泽泻、白术。

【现代研究】实验研究证实，加味茯苓泽泻汤能通过抑制高脂血症大鼠 MPO 的活性，升高 NO 的含量，进而对血管内皮功能的完整性起到一定的保护作用[6]。

5. 呕后调治

【原文】

嘔吐而病在膈上，後思水者，解，急與之。思水者，豬苓散主之。（13）

豬苓散方：

豬苓　茯苓　白朮各等分

上三味，杵為散，飲服方寸匕，日三服。

【释义】本条论述呕吐的调治方法。呕吐而病在膈上，为饮停于胃，上逆于膈而呕吐。呕吐之后口渴思水是饮去阳复，病将向愈，所以说“后思水者，解”。停饮从呕吐而去，胃阳恢复，思水润其燥，当“急与之”水，但应“少少与饮之，令胃气和则愈”。若此时饮水过多，因胃弱不能消水，势必旧饮尚未尽解，而新饮必然复增，故用猪苓散健脾利饮，防止饮邪复发。方中猪苓、茯苓淡渗利饮，白术健脾化湿。

【临床应用】本方药物平淡，其功效较茯苓泽泻汤弱，可用于脾虚停饮的呕吐轻证，或用于呕吐之后的善后调理。

（三）实热呕吐

1. 肠热犯胃

【原文】

乾嘔而利者，黄芩加半夏生薑湯主之。（11）

黄芩加半夏生薑湯方：

黄芩三兩　甘草二兩（炙）　芍藥二兩　半夏半升　生薑三兩　大棗十二枚

上六味，以水一斗，煮取三升，去滓，溫服一升，日再夜一服。

【释义】本条论述邪热客犯肠胃的下利兼呕吐证治。邪热内陷，下迫于肠则下利，邪热上扰于胃则干呕。虽是下利与干呕并见，因其病变重心在肠，故以下利为主症。其症可见下利腹痛，肠鸣，利下热臭或垢积，舌红苔黄，脉数等。治用黄芩加半夏生姜汤清热止利，兼以和胃降逆。方中用黄芩清热燥湿止利；芍药泄热和营，缓急止痛；甘草、大枣益气顾正；半夏、生姜以和胃止呕。

【临床应用】本方既可治疗干呕而暴注下迫的热泻，又可治疗干呕而下利脓血的热痢。亦可用于大肠湿热阻滞，兼有水饮停胃者，或用于肠热胃寒证。

2. 热郁少阳

【原文】

嘔而發熱者，小柴胡湯主之。（15）

小柴胡湯方：

柴胡半斤　黄芩三兩　人參三兩　甘草三兩　半夏半斤①　生薑三兩　大棗十二枚

上七味，以水一斗二升，煮取六升，去滓，再煎取三升，溫服一升，日三服。

【校注】

① 半夏半斤：《伤寒论》《医统正脉》本均为“半夏半升”，当从。

【释义】本条论述少阳邪热迫胃致呕吐的证治。呕而发热，是邪在少阳之证，少阳邪热迫胃，导致胃气上逆而呕吐。呕乃指口苦咽干，心烦喜呕；发热当为往来寒热，并可伴见胸胁苦满等症。治用小柴胡汤疏解清热，和胃降逆。方中柴胡、黄芩和利少阳枢机，疏解邪热；半夏、生姜降逆止呕；人参、甘草、大枣扶正祛邪。

此即“有柴胡证，但见一证便是，不必悉具”的示范。《黄疸病脉证并治第十五》篇“诸黄，腹痛而呕者”，用柴胡汤。本证呕而发热，亦用小柴胡汤

【临床应用】小柴胡汤临床应用甚为广泛，凡肝胆（胰）胃肠疾病，只要有柴胡证，便可应用，如用于治疗肝炎、胆囊炎、胰腺炎、胃炎等，亦可治疗多种发热性疾病。

【现代研究】实验研究显示，小柴胡汤能显著抑制 MMP-9 和 MMP-2 基因表达，这可能是其治疗子宫内膜异位症的机制之一[7]。小柴胡汤加味有明显的抗抑郁作用，其机制可能与其上调大鼠海马内胶质细胞谷氨酸运载蛋白 1（EAAT1）、EAAT2、EAAT3 基因和囊泡谷氨酸转运蛋白 1（VGLUT1）蛋白表达有关[8]。

3. 胃肠实热

【原文】

食已即吐者，大黄甘草湯主之《外臺》方，又治吐水。（17）

大黄甘草湯方：

大黄四兩　甘草一兩

上二味，以水三升，煮取一升，分温再服。

【释义】本条论述胃肠实热呕吐的证治。食已即吐是食物已入胃，但旋即尽吐而出。病因实热壅阻于肠，腑气不通，胃气上冲。此证在下则肠失传导而便秘，在上则胃不纳谷以下降，且火性急迫上冲，故食已即吐。治用大黄甘草汤泻热通腑，使实热去，大便通，胃气和，则呕吐自止。方中重用大黄通腑泻下，荡涤肠胃实热；甘草缓急和中，使攻下而不伤胃气。

原文第 6 条云“病人欲吐者，不可下之”，本条言“食已即吐者”，可用下法。因前者病邪在上，有欲出之势，故因势利导，用催吐法；后者病邪在下，为实热壅阻肠胃，腑气不通，邪不下行，反而上冲，故泻热通腑，釜底抽薪。两者均未用止呕药，而呕反止，反映了仲景随机立法，因势利导，辨证用药之精神。

【临床应用】本方主治实热壅阻肠道引起的呕吐，除食已即吐外，其症可见胃脘灼热，疼痛拒按，口苦口臭，大便不通，小便短黄，舌红苔薄黄少津，脉滑有力等症。可用于急性胃炎、急性胆囊炎、急性胰腺炎、急性阑尾炎、肠梗阻等病出现上述证机者。

【现代研究】实验研究证实，大黄甘草汤可有效促进其胃肠蠕动，松弛肠道括约肌，抑制体内炎症细胞因子的释放，从而起到治疗其急性胰腺炎的作用[9]。

4. 水热互结在上

【原文】

吐後，渴欲得水而貪飲者，文蛤湯主之；兼主微風，脉緊，頭痛。（19）

文蛤湯方：

文蛤五兩 麻黄三兩 甘草三兩 生薑三兩 石膏五兩 杏仁五十枚 大棗十二枚

上七味，以水六升，煮取二升，温服一升，汗出即愈。

【释义】本条论述吐后贪饮的证治。“吐后，渴欲得水而贪饮”，本属正常现象，因吐后伤津，故渴欲饮水以润燥。本证为水热互结，邪热迫胃则呕吐；吐后水去热留，热而消水则贪饮；贪饮不消，水与热必再次相结而致病。治宜发散祛邪，清热止渴，方用文蛤汤。文蛤汤由大青龙汤去桂枝加文蛤组成。方中文蛤咸寒，配石膏以清热生津止渴；麻黄、杏仁宣肺，以透发水饮邪热；甘草、生姜、大枣调和营卫，顾护脾胃。方后云“汗出即愈”，说明本方有透表达邪之效，故可兼主微风、脉紧、头痛。

本证治用文蛤汤发散清热，历代医家对其颇有争议，但在治呕方中亦不失一法。用发散法，通过宣肺治疗水热互结，其优势有二：一是水热从汗孔而外泄，二是水热从膀胱而下泄，因肺为水之上源，主皮毛而通水道。方中麻黄与石膏相配可发越水气；麻黄与杏仁相配可宣肺降饮。

【临床应用】文蛤汤、大青龙汤、麻杏石甘汤、越婢汤是同类方，此类方都有解肌透热，发散肺胃郁热的作用。临床凡肺胃郁热不能透发者，皆可随机化裁应用。

（四）寒热错杂

【原文】

嘔而腸鳴，心下痞者，半夏瀉心湯主之。（10）

半夏瀉心湯方：

半夏半升（洗） 黄芩 乾薑 人參各三兩 黄連一兩 大棗十二枚 甘草三兩（炙）

上七味，以水一斗，煮取六升，去滓，再煮取三升，温服一升，日三服。

【释义】本条论述寒热错杂的呕吐证治。寒指脾气虚寒，热指胃肠湿热。其病机为寒热互结中焦，脾胃升降失调，气机运行阻滞。寒热结于中焦则心下痞，胃气上逆则呕吐，脾失健运则肠鸣。本证虽然上有呕吐，中有痞满，下有肠鸣，但因其病变痼结在中焦，故当以心下痞为主症。治宜寒热并调，开结除痞，和胃降逆，方用半夏泻心汤。方中干姜、半夏辛温散寒降逆，开结止呕；黄芩、黄连苦寒清热降浊，燥湿除痞；人参、甘草、大枣甘缓补益中气，和调脾胃。本方寒温之药并用，辛开苦降补益之法并施，共奏开结除痞，调和胃肠之功效。

半夏泻心汤与黄芩加半夏生姜汤均有胃肠症状，但半夏泻心汤治胃兼治肠，黄芩加半夏生姜汤治肠兼治胃。

本证治疗独取中焦者，因中焦脾胃为气机上下之枢，枢机通利，升降有权，上下交通，则痞、呕、肠鸣自除。

【临床应用】半夏泻心汤主治脾胃寒热虚实错杂之痞证，其主症除见呕吐肠鸣，心下痞外，常伴见舌质淡胖，苔薄黄而润，或薄白而润，脉濡缓等。临床常用于治疗急慢性胃炎、胃及十二指肠溃疡、口腔黏膜溃疡、胆囊炎、胰腺炎等病出现寒热互结，兼气虚夹湿证机者。

【现代研究】实验研究证实，半夏泻心汤具有显著改善糖尿病小鼠糖脂代谢、促进胰岛素分泌的作用，可用于临床糖尿病的治疗，其作用机制有待进一步探讨[10]。现代药理学研究提示半夏泻心汤具有保护胃黏膜、调节血糖和血脂代谢、抗细胞凋亡、调节肠道菌群及调节神经递质等作用[11]。

（五）附方

【原文】

《外臺》黄芩湯：治乾嘔下利。

黄芩　人参　乾薑各三兩　桂枝一兩　大棗十二枚　半夏半升

上六味，以水七升，煮取三升，温分三服。

【释义】本条论述胃寒肠热的呕利证治。脾胃虚寒，胃失和降则干呕；肠热传化吸收失职则下利。治用黄芩汤温胃补虚，清肠止利。方中干姜、桂枝温胃阳，散寒气；半夏降逆止呕；人参、大枣补虚和中；黄芩清肠止利。

【临床应用】黄芩汤可用于干呕吐涎，或恶心呕吐清稀水饮，并见轻度腹痛下利，滞下不爽的胃寒肠热证。

第二节　哕　病

一、治则

【原文】

噦而腹满，視其前後①，知何部不利，利之則愈。（7）

【校注】

①前后：这里指大小便。

【释义】本条论述哕而腹满的辨证与治法。哕而腹满，哕根源于腹满，腹满根源于下部不利，治疗用通利二便法，可知病由实邪内阻，气机壅逆上冲所致。六腑以通为用，腑气不通，浊气上逆，则发为哕逆。下部不利者，或为小便不利，或为大便不通。哕而腹满，小便不利者，为膀胱水湿阻滞，逆气上冲，利小便则水湿下行，胃气和降，哕逆自止；哕而腹满，大便不利者，为胃肠积滞不通，浊气上冲，通利大便则积滞下行，腑气得通，哕逆自止。

本条提示凡见哕逆现象者，应注意审查大便或小便是否通利，不能见哕止哕，体现了审证求因，又示范了辨哕病的方法。

【临床应用】哕逆有虚有实，“利之则愈”，仅适用于实邪内阻，腑气不通，气机壅逆上冲所致者。大法已备，方药可随机应用，前部小便不利者宜用五苓散类方，后部大便不利者宜用承气辈类方。此治法亦适用于呕而腹满的病证。

二、证治

（一）胃寒气逆

【原文】

乾嘔，噦，若手足厥者，橘皮湯主之。（22）

橘皮湯方：

橘皮四兩　生薑半斤

上二味，以水七升，煮取三升，溫服一升，下咽即愈。

【释义】本条论述胃寒气逆致干呕、哕逆的证治。胃寒气逆，胃失和降则干呕、哕逆；胃阳被遏，不达四末，则手足厥冷。治用橘皮汤通阳和胃。方中橘皮理气和胃降逆，生姜散寒通阳止呕哕。本证病情单纯，用药简单，若药证相符，用之得当，便可取“下咽即愈”之效。

【临床应用】一般胃寒者，凡食凉物或偶受风冷出现呃逆，可用本方治疗。

（二）胃虚夹热

【原文】

噦逆者，橘皮竹茹湯主之。（23）

橘皮竹茹湯方：

橘皮二升　竹茹二升　大棗三十枚　生薑半斤　甘草五兩　人參一兩

上六味，以水一斗，煮取三升，溫服一升，日三服。

【释义】本条论述胃虚夹热的哕逆证治。引起哕逆的原因较多，本证以方测知，是由胃中虚热，气逆上冲所致。此证多见于久病体弱，或大吐下后，出现哕声低微，虚烦不安，少气口干，不欲多饮，手足心热，苔薄黄或苔少，脉虚数等症。治以橘皮竹茹汤补虚清热，和胃降逆。方中橘皮、生姜理气和胃，降逆止哕；竹茹甘寒清胃热，除虚烦，止哕逆；人参、甘草、大枣安中补虚。

本篇论治哕逆的三条原文，包括胃寒气逆、胃虚夹热、实邪内阻三证，所立通阳和胃、补虚清热、通利二便三种治法，已为后世辨治哕逆奠定了基础。方中竹茹甘寒清热而不伤胃，又能降逆气，止呕哕，是治疗胃虚夹热，气逆上冲的一味要药。

【临床应用】本方主治胃虚夹热之哕逆，可用于反流性胃炎、膈肌痉挛、神经性呕吐、妊娠呕吐等病具备上述证机者。

（三）附方

【原文】

《千金翼》小承氣湯[1]：治大便不通，噦，數讝語。方見上。

【校注】

① 此方载于《千金翼》，仅分量稍有出入：厚朴二两（炙）、大黄四两、枳实五枚（炙）。

【释义】本条论述大便不通致哕的证治。因胃肠实热阻滞，则大便秘结；腑气不通，浊气上冲，则哕逆频作；热扰神明，则谵语。方以小承气汤泄热通便。俟大便畅行，实热下泄，腑气得通，则哕逆等症可除。

【临床应用】临床若见腹满，大便结滞不通，哕逆频作，甚至不能进水谷，属于胃肠实热阻滞者，可用本方。

第三节　下利病

一、脉症、病机与预后

【原文】

夫六腑氣絶[1]於外者，手足寒，上氣，脚縮[2]；五臟氣絕於內者，利不禁，下甚者，手足不仁。（24）

【校注】

① 气绝：脏腑之气虚衰之意。《医宗金鉴》曰“气绝非为脱绝，乃谓虚绝也”。

② 脚缩：指小腿肌肉不时挛急、收引。

【释义】本条总论呕吐、哕、下利的病机及预后。人体以脏腑为本，六腑属阳，阳主卫外，其气行于表；五脏属阴，阴主内守，其行于里。所谓“六腑气绝于外”“五脏气绝于内”，是指脏腑气衰，外不足以行表，内不能固守封藏的病理而言。由于六腑以胃为本，诸腑皆受气于胃，故六腑之气虚衰的关键是胃阳虚衰；五脏以肾为先天之本，脾为后天之本，诸脏之气发源于肾，并受后天脾气的充养，故五脏之气虚衰的关键是脾肾气衰。

若胃阳虚衰，则诸腑之气不能达于表，故手足寒冷；胃之受纳和降失职，故呕吐、哕逆；上焦不能受气于中焦，宗气亦随之虚弱，故上气喘促；筋脉失于温煦，故蜷卧脚缩。若脾肾气衰，则脏气不能固藏而下利，初期以脾病为主，脾虚失运，清气下陷，故泄利不禁；久病及肾，肾阳亦衰，固摄失职，故下利尤甚；阴液随利而下泄，致阳不温煦，阴不濡养，故手足麻痹不仁。

此条位居呕吐、哕与下利条文之间，承上启下，旨在阐明胃肠疾病的一般变化规律，即初病在胃肠，日久必及脾与肾，故治疗应重视胃脾肾。

【原文】

下利，脉沉弦者，下重；脉大者，為未止；脉微弱數者，為欲自止，雖發熱不死。(25)

【释义】本条论述下利的脉症表现和预后。脉沉主里，脉弦主痛，下利而脉沉弦，是病邪在里，气机不畅，传导失常，故见下利不爽，里急后重，腹痛；下利而脉大者，大主热邪内盛，大主病进，故见下利不止，即所谓“为未止”，下利脉微弱而数，数为脉，于微弱中见之，虽正气不足，然邪气渐衰，阳气渐复，邪衰正复，利将自止，故曰“为欲自止”。此虽有身热，而必不甚，且不久将退，故曰“不死”。

【临床应用】本证可参考应用本篇第35条的白头翁汤。

【原文】

下利，手足厥冷，無脉者，灸之不溫，若脉不還，反微喘者，死。少陰負趺陽①者，為順也。(26)

【校注】

①少阴负趺阳：即趺阳脉比少阴脉稍有力之意。

【释义】本条论述脾肾虚衰下利危候的顺逆预后。利下而见手足厥冷，无脉，是脾肾阳虚之危候。此证虽用艾灸温之，但阳气衰微，积重难返，难以速回，故而厥冷不去，所以说“灸之不温”。此时转归有二：若温之，阳气不复，脉气不还，反见微喘，更是阴气下竭，阳气上脱，阴阳欲将离决的死证；若脉气见回，趺阳脉较少阴脉有力，说明脉有胃气，有治愈的希望，预后为顺。

本条提示，对于脾肾阳虚下利危候的预后判断，关键是预测机体阳气与胃气的存亡。若有阳气、胃气则生；无阳气、胃气则死。

【临床应用】凡下利重危患者，应首诊脉之有无。

【原文】

下利，有微熱而渴，脉弱者，今自愈。（27）

【释义】本条论述阴寒下利将愈的脉症。虚寒下利，症见微热、口渴，是阳气来复之兆，更见脉弱，说明脉症相符，正衰而邪气亦衰，正复邪去，故知病将自愈。

【临床应用】下利若大热大渴为阳热过盛，其脉必数大有力；此证脉弱，“小则病退”，故断为邪退阳复自愈之候。下利轻证，若脉症相符者，可不用药物治疗，以饮食调理之。

【原文】

下利，脉數，有微熱汗出，今自愈；設脉緊，為未解。（28）

【释义】本条再论阴寒下利向愈与未解的脉症。本条下利微热汗出，与第27条下利微热而渴，皆兆示阳气回复。第27条脉弱为邪衰，本条脉数（数而无力）仍主阳复，非邪气有余，故当“自愈”。假若阴寒下利而脉紧，为阴寒仍盛，阳气未复，紧主寒，故知病“未解”。

【原文】

下利脉數而渴者，今自愈；設不差，必清①膿血，以有熱故也。（29）

【校注】

① 清：通“圊”，指如厕。下同。

【释义】本条论述阴寒下利阳复太过的病机。此下利出现脉数，口渴，与前第27、28条均论阴寒下利，阳气来复，病将自愈之机。若下利出现脉数有力，口渴喜凉饮者，为阳复太过。阳复太过则为邪热，邪热损伤肠道脉络，内陷血分，必见大便脓血。

阴寒下利阳复太过者，亦可转化为热证，甚至热陷血分出现便脓血。提示应注意病情转机。

【临床应用】临床阳复太过的便脓血症治疗同湿热痢。

【原文】

下利脉反弦，發熱身汗者，自愈。（30）

【释义】本条再论阴寒下利向愈的脉症。阴寒下利属于里证，其脉应沉，今脉不沉却见弦象，故曰反弦。下利而脉弦，并见发热，身汗，是阳气来复，营卫和谐之征。

以上原文第27、28、30条列举了阴寒下利时阳气有回复的征兆，如身体自觉温暖舒适，畏寒或恶寒消除，遍身漐漐小汗出，其脉或弱，或数，或反弦等。

【临床应用】下利阳气来复有自愈之机者，亦可用饮食调理促使病愈。

【原文】

下利，寸脉反浮數，尺中自濇者，必清膿血。(32)

【释义】本条从脉象论述热利脓血的病机。下利多属里证，故脉应沉而不浮；如属阴寒证，当迟而不数。今下利寸脉反浮数，可知非阴寒所致，而是热利之候。寸口属阳以候气，寸口脉浮数为阳热气盛；尺脉属阴以候血，尺中自涩为阴血虚损。寸脉浮数而尺中自涩，气分热邪内陷血分，热邪灼伤肠道脉络，营血腐败，故下利脓血。

【临床应用】临床对实热或湿热下利应及时治疗，否则邪热可由气分迅即深入血分，临床可用白头翁汤治疗。

【原文】

下利，脉沉而遲，其人面少赤，身有微熱，下利清穀者，必鬱冒①，汗出而解，病人必微熱②。所以然者，其面戴陽③，下虛故也。(34)

【校注】

① 郁冒：指郁闷昏冒，即心胸郁闷，头昏目瞀。

② 必微热：《医统正脉》本作"必微厥"。

③ 戴阳：指虚阳上浮致面赤如妆者。

【释义】本条论述虚寒下利而虚阳浮越的病机变化。下利清谷，脉象沉迟，为脾肾阳虚之征；面赤如妆，身有微热，为阴寒内盛，格阳于外之象；郁冒为下元亏虚，阴寒内盛，虚阳上浮所致。此时应急与通脉四逆之类回阳救逆。若误将面少赤、身有微热视为表证，以为可通过"汗出而解"，而妄用汗法，则势必使阳气更虚，甚至阳欲脱绝，使其人微厥。之所以禁用汗法，是因面少赤、身有微热为虚阳上浮的戴阳证，其根本原因是脾肾阳虚，阴寒内盛所致，即所谓"下虚故也"。

本条提示，下利见面赤、身热应注意辨寒热真假，而下利物的性状、面赤身热的程度皆是辨证的关键之处。

【临床应用】对虚寒下利致虚阳浮越者，治疗应扶阳护阳，可用通脉四逆汤，切忌发汗。

【原文】

下利後脉絕，手足厥冷，晬時①脉還，手足溫者生，脉不還者死。(35)

【校注】

① 晬（zuì）时：即一昼夜，又称一周时。

【释义】本条论述虚寒下利脉微欲绝的两种转归。下利后脉绝，手足厥冷，为阴竭阳衰之危候，病情凶险，其转归预后可依阳气存亡与否而定。若经一昼夜，脉气来复，手足转温，是阳气来复，生机未息之兆，故主生。若经一昼夜，脉仍不还，手足不温，是真阳已竭，生机已灭，故主死。

【临床应用】下利脉微欲绝者，应及时救治，勿失良机，不可专俟阳气来复。

二、治法与禁忌

（一）湿滞气利治法

【原文】

下利氣者，當利其小便。（31）

【释义】本条论述气滞湿困下利气的治法。下利气指泄泻与矢气并见，因气随利出，频频不已，故称气利。病由脾虚不运，湿阻气滞，蕴郁肠道所致。下利气除大便溏泄而矢气外，并有肠鸣腹胀，小便不利等症。治当用利小便法，以分利肠中湿邪，使小便利，湿邪去，气机通畅，肠道调和，则下利已，矢气除。

下利气者，用利小便法，是治疗水湿泄泻的重要法则，可达“利小便以实大便”之效，此即后世所谓“急开支河”之法。

【临床应用】该法可用五苓散。

（二）虚寒下利治禁

【原文】

下利清穀，不可攻其表，汗出必脹滿。（33）

【释义】本条论述虚寒下利治禁。这里下利指泄泻，下利清谷是因脾肾阳虚，不能腐熟运化，小肠受盛与大肠传导失常。因里虚证较急，治当先温其里，即使夹有表证，也不可径用汗法攻表。若误攻其表，必汗出阳气益虚，阴寒更甚，从而又增腹部胀满之症。即《素问·异法方宜论》所谓“脏寒生满病”是也。虚寒下利若不夹表证，则更不应以汗法治之。

下利清谷是指下利清冷，夹有未消化水谷，此乃辨脾肾阳虚下利的关键症状。

【临床应用】下利清谷因脾肾阳虚者，可用四逆汤温阳散寒止泻，切忌用麻桂之类发汗。

三、证治

（一）虚寒下利

1. 虚寒下利兼表

【原文】

下利，腹脹滿，身體疼痛者，先溫其裏，乃攻其表。溫裏宜四逆湯，攻表宜桂枝湯。（36）

四逆湯方：方見上。

桂枝湯方：

桂枝三兩（去皮）　芍藥三兩　甘草二兩（炙）　生姜三兩　大棗十二枚

上五味，㕮咀，以水七升，微火煮取三升，去滓，適寒溫服一升。服已，須臾，啜稀粥一升，以助藥力，溫覆令一時許，遍身漐漐微似有汗者益佳，不可令如水淋漓。若一服汗出病差，停後服。

【释义】本条论述虚寒下利兼表证的证治。下利腹胀满，是脾肾阳虚，阴寒内盛，运化失司；身体疼痛，是风寒外束，邪滞于表。本证为表里同病，但以里虚证为急为重，故应先救里而后治表。治里用四逆汤温中回阳，俟阳回利止，然后用桂枝汤解表散寒，调和营卫。

表里同病的治则有先表后里、先里后表、表里同治三法，总原则是急者先治。本条为《脏腑经络先后病脉证第一》篇第 14 条治则的具体示范。

【现代研究】实验研究证实[12]，四逆汤可改善慢性心力衰竭大鼠心脏功能，其机制可能与抑制内质网激酶（PERK）/ 转录激活子 4（ATF4）信号通路从而减轻内质网应激有关。四逆汤预先给药对肠缺血再灌注后肠黏膜具有保护作用，可能与其清除氧自由基、促进 Bcl-2 蛋白表达来抑制肠黏膜细胞凋亡有关[13]。四逆汤具有较好的抗动脉粥样硬化作用，其作用机制与调节脂代谢、保护血管内皮细胞功能等有关[14]。

2. 寒厥下利

【原文】

下利清穀，裏寒外熱，汗出而厥者，通脉四逆湯主之。（45）

通脉四逆湯方：

附子大者一枚（生用）　乾薑三兩（強人可四兩）　甘草二兩（炙）

上三味，以水三升，煮取一升二合，去滓，分溫再服。

【释义】本条论述寒厥下利，阴盛格阳的证治。下利清谷，是脾肾阳虚，阴寒内盛，运化失司，不能腐熟水谷；若阴盛于内，格阳于外，故身有微热，或见面赤如妆等症，此为里真寒外假热之象。由于下利甚则阴从下而竭，汗出多则阳随汗而外脱，阴阳之气不相顺接，故见汗出而四肢厥冷，或脉微欲绝，是阳气欲脱之危候。因病情危重，治当急用通脉四逆汤以回阳救逆。本方由四逆汤倍用干姜，选附子大者一枚组成，以增强其回阳救逆之功。

下利清谷，四肢厥冷，是虚寒下利，脾肾阳虚的突出特征。

【临床应用】临床凡久患下利清谷，并见精神倦怠萎靡，形寒畏冷，面赤如妆，冷汗质黏，腹隐痛，喜温暖，脉微欲绝等症者，可用通脉四逆汤以急救回阳。

3. 虚寒下利脓血

【原文】

下利便膿血者，桃花湯主之。（42）

桃花湯方：

赤石脂一斤（一半剉、一半篩末） 乾薑一兩 粳米一升

上三味，以水七升，煮米令熟，去滓，溫七合，內赤石脂末方寸匕，日三服。若一服愈，餘勿服。

【释义】本条论述虚寒下利便脓血的证治。此下利脓血为气血虚陷，中阳大伤，滑脱失禁所致。其症脓血混杂，赤白相兼，血色紫黯，并见神疲乏力，面黄无华，食少，四肢不温，寒怕冷，腹痛隐隐，喜温喜按，舌质淡，苔薄白，脉细弱无力。治用桃花汤温中涩肠固脱。方中赤石脂性温味甘涩而质重，功能涩肠固脱，干姜温中暖脾，粳米养胃和中，方后指出“内赤石脂末”冲服，是为增强涩肠固脱之效。方名桃花汤，是因方中赤石脂色似桃花，又名桃花石，故名之。

【临床应用】本方适用于下利脓血证属虚寒者。本方常用于慢性溃疡性结肠炎、慢性菌痢、慢性阿米巴痢疾等病出现上述证机者。

【现代研究】对桃花汤煎剂和粉剂进行药效学比较研究，发现桃花汤煎剂和粉剂均能明显减少蓖麻油引起的腹泻小鼠的湿粪数；桃花汤煎剂和粉剂均能明显抑制新斯的明引起的小鼠小肠运动亢进作用。[15]

4. 虚寒肠滑气利

【原文】

氣利①，訶梨勒散主之。（47）

訶梨勒散方：

訶梨勒十枚（煨）

上一味，為散，粥飲和②，頓服。疑非仲景方。

【校注】

① 气利：指下利滑脱，大便随矢气而排出。

② 粥饮和：用米粥之汤饮调和。

【释义】本条论述虚寒性肠滑气利证治。气利乃中气下陷，气虚不固所致。气利症见泄泻滑脱不禁，大便随矢气而出，甚至不能自己控制。治以诃梨勒散温涩固脱，涩肠止泻。方中诃梨勒即诃子，煨用则专以涩肠固脱，并用粥饮和服，以补益建立中气。

气利与前第 31 条下利气分属不同病证。下利气为脾虚不运，湿阻气滞，邪气偏盛，故以下利而矢气频颇为特征；气利为中气虚寒，不能固摄，纯虚无实，以利下无度，滑脱不禁为特征。两者治法亦不同，下利气以利小便为大法，而气利则以收涩固脱为原则。

【临床应用】本方除治疗肠滑气利证外，亦可治疗久咳、久泄、久痢等证。可与温阳补气法同用。若有实邪者则不能用，以防固涩而敛邪。

【现代研究】实验研究证实，诃子可减轻溃疡性结肠炎小鼠肠道炎症及腹泻症状，修复肺部损伤，达到“肺肠同治”的作用[16]。诃子含有鞣质、多酚、多糖、挥发油等化学成分，具有抗菌、收缩血管、提高免疫功能、抗肿瘤、清除自由基等药理作用[17]。

（二）实热下利

1. 大肠湿热

【原文】

熱利下重者，白頭翁湯主之。（43）

白頭翁湯方：

白頭翁二兩　黄連　黄蘗　秦皮各三兩

上四味，以水七升，煮取二升，去滓，温服一升；不愈，更服。

【释义】本条论述热利下重的证治。热利下重，热利是指湿热下利；下重是指里急后重，滞下不爽。其病机为湿热胶结于肠，腐灼肠道血络，恶臭之物欲出不畅。其症并见发热，口渴，心烦，腹痛下坠，下利秽黏热臭，或利下脓血色泽鲜明，或利下脓血赤白相杂，肛门灼痛，舌质红苔黄腻，脉数等症。治用白头翁汤清热凉血，燥湿止利。方中白头翁清热凉血；秦皮泻热涩肠；黄连、黄柏清热燥湿，坚阴厚肠以止利。

【临床应用】本方除治疗肠道湿热胶结热痢外，亦可用于下焦湿热，如膀胱湿热、湿热带下等。可治疗急慢性菌痢、盆腔炎、泌尿系感染等病具备上述证机者。

【现代研究】实验研究证实，白头翁汤的化学成分主要有生物碱类、香豆素类、皂苷类、柠檬苦素类等，具有抗炎、抗菌、免疫调节、抗肿瘤等药理作用[18]。白头翁汤可以通过抑制 P38MAPK/ 肌球蛋白轻链激酶（MLCK）通路的激活，恢复细胞极性蛋白

（occludin）、上皮细胞及神经周细胞跨膜蛋白（claudin-1）、紧密连接蛋白（ZO-1）蛋白的表达水平，降低血清中内毒素含量，促进肠黏膜机械屏障修复，维持紧密连接的完整性，降低肠黏膜的通透性，达到治疗溃疡性结肠炎的作用[19]。

2. 实热内结

【原文】

下利，三部脉皆平，按之心下堅者，急下之，宜大承氣湯。（37）

【释义】本条论述实热下利心下坚的证治。下利指利下不爽，臭秽浊垢，为实热致胃肠吸收传化功能失调；三部脉皆平指寸关尺三部脉如平人之象，不虚不浮，说明正气尚盛而不虚；按之心下坚，指脘腹满痛，按之坚硬，是因有形实滞内结肠腑。本证因实热结滞而致下利，下利日久既可伤津液，又可伤正故应“急下之”。治用大承气汤攻下里实，使积滞去，则利自止。

腹诊对于胃肠道病变非常重要，本条“按之心下坚”点明了本证的辨证要点，也是应用大承气汤的关键指征。

【现代研究】实验研究证实，大承气汤可以改善炎症所致大鼠胃肠功能，其机制可能与清除氧自由基降低氧化应激反应、缩小炎症反应及调节 MTL 分泌有关[20]。大承气汤可能通过药物反应、脂多糖反应和反向调节凋亡等生物过程，以及抗炎、抗氧化活性、反向调节细胞凋亡以及调节胰腺分泌等方式来实现治疗急性胰腺炎的作用，涉及 IL-17，TNF，NF-κB 等多条信号通路[21]。大承气汤可减轻雨蛙素联合脂多糖引起的重症急性胰腺炎并发肝损伤小鼠模型，其机制可能与抑制 RIP3-MCP1 信号通路、减轻炎性反应有关[22]。

【原文】

下利，脉遲而滑者，實也，利未欲止，急下之，宜大承氣湯。（38）

【释义】本条论实热下利脉迟而滑的证治。下利脉迟而滑，指下利脉虽迟滞，但滑动有力。脉迟为邪实内阻，气滞不行，脉气被阻；脉滑为食积不消，胃肠不和。下利不止，是因实邪未去之故。宜大承气汤攻下积滞，积滞去，利自止。

胃肠实热，脉象亦可出现迟滞象，其要点在于“滑”，即迟滑有力。

【原文】

下利脉反滑者，當有所去，下乃愈，宜大承氣湯。（39）

【释义】本条论实热下利脉反滑的证治。下利日久必伤气阴，脉应细弱，今下利而反见滑脉，是宿食积滞不消，邪气未尽之故，故曰“当有所去”。治疗用大承气汤攻下未尽之邪，邪实去，利自愈，故曰“下乃愈”。

本条再次证明脉滑为实证下利的辨证关键之一。

【原文】

下利已差，至其年月日時復發者，以病不盡故也，當下之，宜大承氣湯。(40)

大承氣湯方：見痙病中。

【释义】本条论实热下利愈而复发的证治。下利已愈，至其年月日时复发者，是因病有夙根未尽。此多因病之初，治疗不彻底，或治疗失当，收涩太早，关门留寇，以致病邪未能根除，余邪留滞胃肠，故每到一定季节，因气候节令变化，或为饮食失调，或劳倦内伤等因素影响，而再次发生下利。后世称之为“休息痢”。治疗应从本论治，除邪务尽，方用大承气汤攻下未尽之邪，以绝其病根。

以上四条论实热下利，方用大承气汤，乃“通因通用”之治。

【临床应用】实热下利的特点可见泻下之物臭如败卵，或泻下不爽，或得泻痛减，并见腹胀、腹痛、拒按，或腹部可触及包块，舌苔浊垢等。本证除用大承气汤外，如果腹部坚硬症状不突出者，可用白头翁汤治疗。

【原文】

下利讝語者，有燥屎也，小承氣湯主之。(41)

小承氣湯方：

大黄四兩　厚朴二兩（炙）　枳實大者三枚（炙）

上三味，以水四升，煮取一升二合，去滓，分溫二服。得利則止。

【释义】本条论述热结旁流的下利证治。下利谵语，有虚有实。下利谵语属胃肠实热，燥屎内结，热扰神明。所谓“热结旁流”是对本病病机的概括，其症可见腹部疼痛，坚硬拒按，下利臭秽不畅，潮热汗出，谵语，舌苔黄燥，脉滑数有力等。治用小承气汤通腑泄热，使热结得解，而下利谵语则自愈。

【临床应用】小承气汤与大承气汤皆能治疗实热下利，临床应据病情轻重缓急取用之。

【现代研究】实验研究证实，大承气汤可能通过增加线粒体外膜B淋巴细胞瘤-2基因（Bcl-2）表达，抑制兔抗人单克隆抗体（Bax）向线粒体膜移位，从而减轻多器官功能障碍综合征大鼠小肠平滑肌线粒体的损伤，促进胃肠动力的恢复[23]。

（三）利后虚烦

【原文】

下利後更煩，按之心下濡者，為虛煩也，梔子豉湯主之。(44)

梔子豉湯方：

栀子十四枚　香豉四合（綿裹）

上二味，以水四升，先煮栀子得二升半，內豉，煮取一升半，去滓，分二服，溫進一服，得吐則止。

【释义】本条论述下利后虚烦的证治。下利如因实热所致，其症本有心烦，实邪已去，则心烦可除，但今下利后，不但心烦未除，反而有甚于初，此乃无形邪热余留胸膈，扰及心神所致。病因肠腑有形积滞已去，则心下按之濡软不坚，故曰“虚烦”。治用栀子豉汤清热除烦。方中栀子清心除烦，豆豉宣泄胸中郁热。两药配伍，余热得除，虚烦则解。方后“得吐则止”句，有注家谓本方为涌吐之剂，从临床来看服用本方并非皆有呕吐。

“虚烦”之“虚”是本证辨证眼目。此“虚”是心下有形实邪已去，按之濡软不坚，宛若空虚无物，以此烘托无形余热聚集，内扰胸膈而致“烦”。

【临床应用】本方对无形余热具有清透宣泄之功，可视作实热下利后的调治方。凡热病好转后，余热未尽，出现心中烦躁者，可用之。

（四）下利肺痛

【原文】

下利肺痛，紫参湯主之。（46）

紫参湯方：

紫参半斤　甘草三兩

上二味，以水五升，先煮紫参，取二升，內甘草，煮取一升半，分溫三服疑非仲景方。

【释义】本条注家争议较大，有认为肺痛不知何证而存疑，有认为肺痛是腹痛之误，亦有认为肺痛即胸痛等；紫参亦众说不一，没有定论。故对本条存疑不释。

小结

本篇系统地论述了呕吐、哕、下利的发病原因、辨证论治及预后。

本篇对呕吐病因病机、病变部位、症状特点、方药运用、治疗禁忌等进行了较全面的论述。呕吐的基本病机为胃失和降，胃气上逆，其治以和胃降逆为主要原则。针对呕吐的不同原因及证候表现，治疗方药有13方，但并非见呕止呕，而是舍标求本之治，因其证候不同，故治方各异，最终均可达和胃降逆止呕之效。篇中将呕吐分四大类辨治：虚寒呕吐、停饮呕吐、实热呕吐、寒热错杂呕吐。虚寒呕吐，若肝胃虚寒，宜温阳散寒，降逆止呕，用茱萸汤；若虚寒胃反，宜和胃降逆，补虚润燥，用大半夏汤；若阴盛格阳，宜回阳救逆，用四逆汤。寒饮呕吐，若寒饮停胃，宜散寒化饮，和胃降逆，用小半夏汤；若阳虚停饮，宜温中散寒，化饮降逆，用半夏干姜散；若饮结胸胃，宜散寒饮，舒展阳气，用生姜半夏汤；脾虚饮停，宜健脾温胃，化饮降逆，用茯苓泽泻汤；呕后调治，宜健脾利饮，防止饮邪复发，用猪苓散。实热呕吐，若肠热犯胃，宜清热止利，用黄芩加半夏生姜汤兼以和胃降逆；若热郁少阳，宜疏解清热，和胃降逆，用小柴胡汤；若胃肠实热，宜泻热通腑，用大黄甘草汤；若水热互结在上，宜发散祛邪，清热止渴，用文蛤汤。寒热错杂呕吐，宜寒热并调，开结除痞，和胃降逆，用半夏泻心汤。原文提出的“呕家有痈脓，不可治呕”“病人欲吐者，不可下之”“食已即吐者，可下之”，反映了辨证求本、审因论治、因势利导的治疗精神。本篇治呕吐诸方，常用姜（生姜、生姜汁或干姜）、半夏；止哕则多选陈皮配生姜。

本篇治疗哕逆，条文仅三条，但提出了通阳和胃、补虚清热、通利二便之法，为寒热虚实哕逆治疗奠定了基础。胃寒气逆，宜通阳和胃，用橘皮汤；胃虚夹热，宜补虚清热，和胃降逆，用橘皮竹茹汤。

本篇下利包括泄泻、痢疾，病变主要责之大肠传导失职，初病以胃肠为主，日久病及脾肾。下利之证有寒、热、虚、实之分，治有温、下、清、利、涩之法，其证可概括为虚寒与实热两大类，所出方治与《伤寒论》多有重复。虚寒下利，若虚寒下利兼表，宜用四逆汤温中回阳，阳回利止后，用桂枝汤宜解表散寒，调和营卫；若寒厥下利，急宜回阳救逆，用通脉四逆汤；若虚寒下利脓血，宜温中涩肠固脱，用桃花汤；若虚寒肠滑气利，宜温涩固脱，涩肠止泻，用诃梨勒散。实热下利，若大肠湿热，宜清热凉血，燥湿止利，用白头翁汤；若实热内结，宜攻下里实，用大承气汤。利后虚烦，宜清热除烦，用栀子豉汤。篇中对湿阻气滞者用利小便法，下利滑脱不禁者用固涩法，均为下利的治疗另辟蹊径。篇中对虚寒性下利转归及预后判断，关键在辨邪正消长和阳气盛衰。

本篇呕吐、哕、下利病，其病情初起多实证、热证，多与胃肠有关，其治以和胃降逆，通腑祛邪为法；病至后期多属虚证、寒证，多与脾肾有关，其治以扶正补虚，健脾益肾为法。

参考文献

[1] 王莉. 吴茱萸汤对鼠S180生长的抑制作用及其机制的实验研究[D]. 沈阳：辽宁中医药大学，2006.

[2] 王晓燕. 吴茱萸汤的药理作用与临床应用[J]. 河南中医，2009，29（1）：100-102.

[3] 王燕燕，黄悦. 大半夏汤对化疗呕吐家兔胃Cajal间质细胞水平影响研究[J]. 四川中医，2018，36（1）：63-66.

[4] 杜静，张启龙，李贵生，等. 小半夏汤对1-PBG和P物质致异食癖大鼠脑干Fos蛋白表达的影响[J]. 中药药理与临床，2019，35（4）：15-20.

[5] 杜静，张启龙，李贵生，等. 小半夏汤对化疗致胃肠黏膜炎模型大鼠胃肠组织NF-κB、IL-1β、TNF-α mRNA和蛋白表达水平的影响[J]. 山东中医杂志，2018，37（12）：1020-1026.

[6] 李文雄，孙赫，韦伟标，等. 加味茯苓泽泻汤对高脂血症大鼠血清NO和MPO水平的影响[J]. 动物医学进展，2014，35（9）：77-81.

[7] 陈璐，周忠明. 小柴胡汤冲剂对子宫内膜异位症大鼠MMP-9和MMP-2基因表达的干预作用[J]. 中国医院药学杂志，2017，37（3）：239-243.

[8] 许二平，毛梦迪，尚立芝，等. 小柴胡汤加味对慢性束缚抑郁模型大鼠海马谷氨酸转运体EAATs，VGLUTs表达的影响[J]. 中国实验方剂学杂志，2020，26（23）：27-36.

[9] 张和金. 用大黄甘草汤辅助治疗急性胰腺炎的效果探析[J]. 当代医药论丛，2016，14（17）：142-143.

[10] 杜立娟，吴倩，倪青. 半夏泻心汤对糖尿病小鼠糖脂代谢及胰岛素分泌的影响[J]. 北京中医药，2021，40（3）：246-249.

[11] 彭林佳，刁建新，王琳琳. 半夏泻心汤药理作用研究进展[J]. 中国医药导报，2019，16（36）：37-39，45.

[12] 于游，杜莹，南明花，等. 四逆汤对阿霉素诱导的慢性心力衰竭大鼠内质网应激的影响[J]. 广州中医药大学学报，2021，38（5）：991-996.

[13] 刘克玄，吴伟康，何威，等. 四逆汤对大鼠肠缺血再灌注损伤后肠黏膜的保护效应[J]. 中国中药杂志，2006，（4）：329-332，348.

[14] 雎世聪，邹旭峰，王元红，等. 基于TLR-2/4-IRF3信号通路研究四逆汤抗动脉粥样硬化的机制[J]. 中华中医药杂志，2019，34（11）：5470-5474.

[15] 王留兴. 桃花汤粉剂对小鼠腹泻和小肠运动功能的影响. 长春中医药大学学报，2008，24（2）：140–141.

[16] 张强，杜春洁，胡佳惠，等. 基于“肺与大肠相表里”理论探讨诃子对溃疡性结肠炎模型小鼠的治疗作用[J]. 现代中药研究与实践，2020，34（5）：34–38.

[17] 王嘉伦，王培杰，易智威，等. 诃子的化学成分、药理作用及炮制配伍应用研究进展[J]. 中医药信息，2016，33（3）：123–126.

[18] 金燊懿，毕凌，焦丽静，等. 白头翁汤化学成分及药理作用研究进展[J]. 上海中医药杂志，2019，53（3）：109–111.

[19] 张培培，杨欣，梁国强，等. 加味白头翁汤通过P38MAPK–MLCK信号通路影响溃疡性结肠炎模型大鼠肠黏膜紧密连接蛋白[J]. 中国中药杂志：2021（21）：5719–5726.

[20] 陈永祥，王明娟，迟栋. 大承气汤治疗对胃肠功能障碍大鼠氧化应激和炎症因子的影响[J]. 亚太传统医药，2021，17（4）：25–29.

[21] 杨景喻，王锐，金涛，等. 基于网络药理学探讨大承气汤治疗急性胰腺炎的物质基础和分子机制[J]. 中国中药杂志，2020，45（6）：1423–1432.

[22] 孙文杰，陈亚峰，李红昌，等. 大承气汤干预重症急性胰腺炎并发肝损伤的作用机制[J]. 中成药，2020，42（1）：200–203.

[23] 罗鹏，谢明征，齐清会. 大承气汤通过线粒体途径减轻多器官功能障碍综合征大鼠小肠平滑肌的损伤[J]. 中华危重病急救医学，2015，27（2）：106–109.

第十八章　疮痈肠痈浸淫病脉证并治第十八

提要

本篇论述了痈肿、肠痈、金疮、浸淫疮四种疾病的辨证治疗及预后，由于这些疾病都属于外科病范围，所以合为一篇讨论。其中“疮”指金疮，即本书《脏腑经络先后病脉证第一》篇所言金刃刀伤。“痈”指痈肿，为体表痈疡之一。“肠痈”属内痈的一种，指痈肿发生于肠腑之内。“浸淫疮”是一种皮肤病。

篇中金疮及浸淫疮有方无证，重点讨论了肠痈的辨证论治，其理法方药至今仍指导着临床实践。

第一节　痈肿病

一、痈肿初起脉症

【原文】

諸浮數脉，應當發熱，而反洒淅[1]恶寒，若有痛處，當發其癰。（1）

【校注】

① 洒淅：形容凉水突然洒在身上，或冷风突然吹到身上，那种寒冷感。

【释义】本条论述痈肿初起的脉症。凡浮数脉象，一般应有发热等表证，若以洒淅恶寒为甚，身体某一局部有固定痛点，此为热毒壅滞，营卫不通之象，即可判断将发痈肿。

外感病与痈肿初起都常见脉浮数而恶寒，但前者为外邪束表，必恶寒而发热；后者为热毒内郁，必振寒而发热，身体局部当有红肿热痛现象。

二、痈肿辨脓法

【原文】

師曰：諸癰腫，欲知有膿無膿，以手掩腫上，熱者爲有膿，不熱者為無膿。（2）

【释义】本条论述辨别痈肿有脓、无脓的一种方法。凡诊痈肿，欲知其有脓或无脓，可用手掩于痈肿上，若有热感，即为有脓的征象；反之，即为无脓。正如《灵枢·痈疽》所说："热盛则肉腐，肉腐则为脓。"

此条提示了辨痈肿脓成与否时运用切诊的重要性。

【临床应用】在临床上，单凭触及痈肿发热与否作为有脓无脓的诊断是不够的，尚应结合局部其他征象，综合判断，方不致有误。

第二节 肠痈病

一、脓未成证治

【原文】

腸癰者，少腹腫痞[①]，按之即痛如淋[②]，小便自調，時時發熱，自汗出，復惡寒。其脉遲緊者，膿未成，可下之，當有血。脉洪數者，膿已成，不可下也。大黄牡丹湯主之。（4）

大黄牡丹湯方：

大黄四兩　牡丹一兩　桃仁五十個　瓜子半升　芒硝三合

上五味，以水六升，煮取一升，去滓，內芒硝，再煎沸，頓服之，有膿當下；如無膿，當下血。

【校注】

① 肿痞：肠痈已成，形肿于外，痞满于内。

② 按之痛如淋：按压阑尾部位，疼痛牵引至前阴，如害淋病那样刺痛。

【释义】本条论述肠痈脓未成的证治。肠痈之病，由于营血瘀结于肠中，经脉不通，故少腹肿痞，按之即疼痛加剧，一如淋病样感觉，少腹拘急，痛引脐中，故而拒按；因病在肠而不在膀胱，故小便正常；正邪相争于里，营卫失调于表，故时时发热、恶寒、自汗出；“其脉迟紧”，表明热毒壅聚，营卫瘀结，脓尚未成。此时当急用攻下法，以清热逐瘀，解毒消痈，使脓毒污血从大便泄出，故曰“可下之，当有血”。治用大黄牡丹汤，方中大黄、芒硝荡涤实热，宣通壅滞；牡丹皮、桃仁凉血逐瘀；瓜子（冬瓜仁或栝楼仁均可）排脓消痈。本方中大黄与他药同煎，后下芒硝，并取大黄逐瘀之功。若热盛肉腐，痈脓已成，脉洪数者，则不可下也。

本方与《肺痿肺痈咳嗽上气病脉证治第七》篇苇茎汤均属热瘀互结为患，都治内痈，但本方针对肠痈，病位在下；苇茎汤针对肺痈，病位在上。虽两者均以清热解毒，逐瘀消痈为治，但大黄牡丹汤用大黄、芒硝等导邪下出，苇茎汤以清肺泄热为要。提示虽病机有相同之处，但病位不同，用方选药也有所区别。

无论内痈（发于肠），还是外痈（发于肌表），脓成与否，其治法不同，故当分辨之。此外，内痈脓未成，应急予泄热逐瘀消痈。

【临床应用】本方主治肠痈热毒蕴蓄，营血瘀结，尚未成脓的里热实证，其主症有少腹肿痞疼痛，按之尤甚，或拒按，发热，时时汗出，或伴恶寒，舌红苔黄，脉数或弦滑或迟紧有力等。可用于符合上述证机的急性阑尾炎、阑尾周围脓肿、盆腔脓肿、急性盆腔炎、肝脓肿、肺脓肿、急性胆囊炎、胰腺炎、腹部手术后引起的粘连性肠梗阻等疾病。

【现代研究】实验研究证实，大黄牡丹汤可通过调节 PTGS2、PTGS1、HSP90AA1、BAX、CASP3、ESR1、ESR2、FASN、JUN、NOS2 等靶点，调控 P53 信号通路等来抑制炎症反应、调节免疫功能对溃疡性结肠炎起到治疗作用[1]。

二、脓已成证治

【原文】

腸癰之爲病，其身甲错，腹皮急，按之濡，如腫狀，腹無積聚，身無熱，脉數，此為腸內有癰膿，薏苡附子敗醬散主之。（3）

薏苡附子敗醬散方：

薏苡仁十分　附子二分　敗醬五分

上三味，杵為末，取方寸匕，以水二升，煎減半，頓服小便當下。

【释义】本条论述肠痈脓已成的证治。肠痈失治或误治，以致热毒结聚，肉腐化脓，郁遏阳气，其局部表现为腹皮紧张拘急，按之濡软如肿状，此与腹内“积聚”坚硬者不同。由于热毒聚于局部而影响血分，故全身发热不明显而脉数。至于“其身甲错”，则为营血内耗，不能营养肌肤所致。治以薏苡附子败酱散，方中重用薏苡仁排脓消痈利肠；败酱清热解毒，祛瘀排脓；轻用附子为佐者，辛散温通，振奋阳气以行滞散结。

本方重用薏苡仁，轻用附子，两药比例为5∶1，体现本方药性偏于寒凉，与肠痈热毒结聚，痈脓已成的病机相合。

【临床应用】本方适宜于肠痈脓成，热毒不盛，兼阳气不足者，其主症可见少腹痛，或少腹扪及包块，腹皮紧张，但按之濡软，全身不发热，脉略数少力或不数，舌淡红或微红，苔白或淡黄腻等。可用于符合上述证机的慢性阑尾炎、阑尾周围脓肿、肺脓肿、肝脓肿、慢性盆腔炎、卵巢囊肿、输卵管积液、宫外孕包块、真菌性肠炎等病。

【现代研究】实验研究证实，薏苡附子败酱散对小鼠溃疡性结肠炎肠黏膜有修复作用，可以改善结肠黏膜的通透性，能够上调重组与合成蛋白（Nrf2）及其下游抗氧化蛋白HO–1的表达，增加Nrf2 mRNA表达，对溃疡性结肠炎有治疗作用[2]。薏苡附子败酱散能够增加乳酸杆菌和双歧杆菌的数量，降低LPS和IL–6的水平，改善糖尿病小鼠的糖脂代谢，发挥治疗糖尿病的作用[3]。

第三节 金疮病

一、脉症

【原文】

問曰，寸口脉浮微而濇，法當亡血，若汗出，設不汗者云何？答曰：若身有瘡，被刀斧所傷，亡血故也。（5）

【释义】本条论述金疮出血的脉症。寸口脉浮微是浮而无力之象，主阳气不足，涩为阴血亏乏；浮微而涩并见，是气血双亏，阴阳俱虚，多见于亡血或多汗之人。假如没有汗出过多病史，但病人身上有创伤，被刀斧等利器所伤而失血，也可导这种脉象。

【临床应用】临床见到浮而无力兼涩的脉象，除此条所言亡血、耗津外，还可见于亡阳、气耗，但无论何种情况，都提示亏虚较重，才会导致脉涩而不行。治当大力生津、补血、益气、温阳，佐以调津、活血、行气、通阳。

二、证治

（一）血脉瘀阻

【原文】

病金瘡，王不留行散主之。（6）

王不留行散方[①]：

王不留行十分（八月八日採） 蒴藋[②]細葉十分（七月七日採） 桑東南根白皮十分（三月三日採） 甘草十八分 川椒三分（除目及閉口者） 黄芩二分 乾薑二分 芍藥二分 厚朴二分

上九味，桑根皮以上三味燒灰存性，勿令灰過；各别杵篩，合治之為散，服方寸匕。小瘡即粉之，大瘡但服之。產後亦可服。如風寒，桑東根勿取之。前三物，皆陰乾百日。

【校注】

① 王不留行散方：邓珍本原无此方名，据《医统正脉》本补。

② 蒴藋（shuò diào）：为忍冬科植物蒴藋的全草或根。黄元御《长沙药解》论蒴藋“味酸微凉，入足厥阴肝经，行血通经，消瘀化凝”，还有接骨草、接骨木、落得打、秧心草、血满草、八棱麻等异名。

【释义】本条论述金疮的治疗。“金疮”是指被刀斧等金属器械所致的创伤，亦属外科疾患。由于经脉肌肤创伤，局部气血瘀滞，故用王不留行散消瘀止血镇痛。通过治疗后，营卫通行，则肌肤得其营养，金疮自能向愈。方中王不留行祛瘀活血，“主金疮，止血逐痛”（《神农本草经》），故为本方主药；蒴藋行血通经，消瘀化凝；桑白皮续绝脉、愈伤口，三味烧灰存性，取入血止血之意；黄芩清热解毒，芍药敛阴养血，活血止痛；川椒、干姜祛风散寒，温通气血，厚朴燥湿利气行滞，三药合用，以防风寒湿浸渍金疮局部；甘草解毒生肌，调和诸药。此方寒温相配，气血兼顾，既可外用，亦可内服。“小疮即粉之”，指损伤不大，外敷可也；“大疮”则须内服；“产后亦可服”者，取其行瘀止血，行气活血之功。风寒去桑皮，是嫌其于寒凉之故。

在仲景治瘀诸法中，王不留行散体现了活血以止血的治法，后世如明代缪仲淳、清代唐宗海将活血止血法奉为治疗血证的主要大法，实受王不留行散治法的影响。

【临床应用】王不留行散可用于治疗各种机械创伤导致的皮肉筋脉破损、流血不止或肿痛或术后伤口久不愈合，以及肋间神经痛、肋软骨炎、引产或流产后恶露不尽、慢性盆腔炎等属于瘀血阻滞者。

（二）金疮成脓

【原文】

排膿散方：

枳實十六枚 芍藥六分 桔梗二分

上三味，杵為散，取雞子黄一枚，以藥散與雞黄相等，揉和令相得，飲和服之，日一服。

【释义】本方未列主治证，但方名排脓散，当有排脓之功。观其用药，乃枳实芍药散加桔梗、鸡子黄所成。枳实芍药散主治产后腹痛，方后又云“并主痈脓”，可知本方确能用于各种痈脓之证。方中枳实行气导滞为君，《神农本草经》谓其有“长肌肉”之功，臣以芍药养血活血，佐以桔梗理气排脓，更加鸡子黄益脾养血。全方以理气活血为主，兼可养血生肌。盖气行则血活，血行则脓消；养血则生肌，新肉生则腐肉去。腐去脓消，疮痈自愈。

【临床应用】本方可用于急性化脓性疾病，脓成或将溃或初溃，热毒较盛之证，以局部红、肿、热、痛为特点。

【现代研究】实验研究证实，排脓散全方对醋酸所致小鼠腹腔毛细血管通透性亢进具有抑制作用，枳实药效作用最强，芍药和桔梗中抗炎作用的主要活性成分分别为芍药苷和桔梗皂苷，枳实的抗炎活性成分为柚皮苷和新陈皮苷[4]。

（三）脓毒兼营卫失和

【原文】

排膿湯方：

甘草二兩　桔梗三兩　生薑一兩　大棗十枚

上四味，以水三升，煮取一升，溫服五合，日再服。

【释义】本方亦未载主治证，观其用药，乃桔梗汤加生姜、大枣而成。桔梗长于入肺消痰排脓；甘草解毒除热，配合桔梗以奏排脓消肿解毒之效；佐以生姜、大枣调和营卫。四药合用，对于上部痈脓，微有寒热者，较为适宜。

本方与《肺痿肺痈咳嗽上气病脉证治第七》篇桔梗汤皆用桔梗、甘草为主药，但桔梗汤主治肺痈“咽干不渴，时出浊唾腥臭，久久吐脓如米粥者”，重用甘草倍于桔梗，除清热排脓外，还强调健脾益气，更适合于脓毒已溃之上部痈脓；而本方桔梗用量大于甘草，侧重消痈排脓，适宜于脓毒初成，兼营卫失和之征。

【临床应用】以上两方，一散一汤，虽未载主治，但均为排脓而设，排脓散以治肠痈、胃痈为主，排脓汤以治肺痈为主。一般化脓性疾病如肺痈、胃痈、肝痈、肠痈、瘰疬溃疡流脓、中耳炎流脓、脐痈流脓及卵巢脓肿，凡属内痈、金疮皆可根据病位选择。唯两方药力较薄，应用时均可适当加入解毒排脓药，其效更显。

第四节　浸淫疮病

一、预后

【原文】

浸淫瘡[①]，從口流向四肢者可治，從四肢流來入口者不可治。(7)

【校注】

① 浸淫疮："浸淫"二字叠韵，渐渍也，渐染也。孙思邈曰"浸淫疮者，浅搔之蔓延长不止，瘙痒者，初如疥，搔之转生汁相连者是也"。

【释义】本条论述浸淫疮的预后。浸淫疮是一种皮肤病，初起形如粟米，范围较小，瘙痒不止，搔破则黄水淋漓，浸渍皮肤，蔓延迅速，浸淫成片，遍及全身，故称浸淫疮。若该疮从口部向四肢蔓延，是病邪由内向外发散，故易治；如该疮从四肢流向心胸、口部，蔓延发展，是病邪内攻，故病重难治。

【临床应用】临床上判断浸淫疮的预后，不仅要依据疮毒浸淫的内外浅深顺序，还需结合疮面波及范围，局部是否脓溃流溢，是否伴见高热，神志是否清灵，舌脉顺逆等情况综合分析。

二、证治

【原文】

浸淫瘡，黃連粉主之。方未見。(8)

【释义】黄连粉方虽未见，但以黄连为主药是无疑的。《素问·至真要大论》云："诸痛痒疮，皆属于心。"本病多由湿热火毒所致，遂以黄连粉泻心火、解热毒、燥湿浊，内服外用皆可，使邪去毒消，疮即可愈。

【临床应用】本方可治疗湿疹、脂溢性皮炎、单纯疱疹、带状疱疹、毛囊炎、疖、丹毒、神经性皮炎、红斑狼疮、口腔炎、牙龈炎、中耳炎、结膜炎等病属湿热火毒炽盛者。

本方强调将黄连研粉，外用宜以粉敷患处，切不可以黄连煎水浸泡或外洗患处，若用水剂外洗或浸泡，则分泌物随水四布浸淫，扩大病变范围，加重病情。

【现代研究】对黄连的现代药理研究证实，黄连的化学成分丰富，包括生物碱类、木脂素类、黄酮类及酸性成分等，其中尤以生物碱类中小檗碱的研究报道较多。黄连的药理作用广泛，对多种疾病的治疗均有很大价值，其可通过不同的途径和作用靶点起到保护心脑血管、抗肿瘤、降血糖、抗病原微生物、抗炎以及改善消化系统等作用。[5]

小结

“痈”指痈肿，为体表痈疡之一。“肠痈”属内痈的一种，指痈肿发生于肠腑之内。本篇对痈肿及肠痈的辨识有两个特点：一是重视对痈肿的局部或肠痈外应的腹部运用切诊进行诊察；二是重视分辨脓成与否。对于肠痈的治疗，脓未成的里实热证，主张用攻下法，宜清热逐瘀，解毒消痈，用大黄牡丹汤；脓已成则不可攻下，宜解毒排脓，通阳散结，用薏苡附子败酱散。“疮”指金疮，即本书《脏腑经络先后病脉证第一》篇所言金刃刀伤，血脉瘀阻，用王不留行，散瘀止血镇痛；金疮成脓，用排脓散，以理气活血为主，兼可养血生肌；脓毒兼营卫失和，用排脓汤方以排脓消肿解毒。“浸淫疮”是一种皮肤病，治疗上可用黄连粉。

以上四病皆属外科病证，都以痈脓肿毒，营卫郁滞为特点，故篇中对其治疗重视清热解毒，活血消瘀，行气通阳。篇中从切按痈肿局部有热或无热来判断有脓无脓，对后世痈肿的辨证颇有启发。篇中根据肠痈脓成与否进行辨治，并创制了大黄牡丹汤、薏苡附子败酱散，对后世外科理论和临床实践的发展具有极大的指导意义。

参考文献

[1] 朱茜，龙再菊. 基于网络药理学探讨大黄牡丹汤治疗溃疡性结肠炎的机制[J/OL]. 世界中医药，2021，16（12）：1775-1779.

[2] 方静，陈江，彭君伟，等. 基于Nrf2通路探讨薏苡附子败酱散治疗溃疡性结肠炎的作用机制[J]. 中国实验方剂学杂志，2018，24（13）：85-92.

[3] 陈玲玲，张思为，李董平，等. 薏苡附子败酱散对糖尿病小鼠炎症因子及肠道菌群的影响[J]. 陕西中医，2018，39（4）：415-418.

[4] 陈君超，李禄进，文世梅，等. 排脓散活性成分对小鼠的抗炎作用及其配伍的定量研究. 中西医结合学报，2009，（6）：541-544.

[5] 付琳，付强，李冀，等. 黄连化学成分及药理作用研究进展[J]. 中医药学报，2021，49（2）：87-92.

第十九章　趺蹶手指臂肿转筋阴狐疝蚘虫病脉证治第十九

提 要

本篇论述趺蹶、手指臂肿、转筋、阴狐疝、蚘虫（蛔虫）等病证的辨证和治疗，其中以蛔虫病为重点。因这五种病证性质各异，既不便于归类，又不能各自成篇，故在论述杂病之后，合为一篇讨论。

趺蹶是指由于太阳经脉受伤，筋脉拘急所致足背强直，行动不便的一种足部疾病。手指臂肿是指风痰阻滞经络致手指臂部肿胀、震颤，身体肌肉跳动的病证。转筋是指突然发生筋脉拘挛掣痛的病证，以下肢为多见，甚则牵引小腹作痛，多因湿浊化热，伤及筋脉引起。阴狐疝是一种阴囊偏大偏小，时上时下的病证，多因寒凝肝经所致。蛔虫病是以时常发生腹脐部剧烈疼痛，甚或吐出和便出蛔虫为特征的一种肠道寄生虫病。

第一节　趺蹶病

【原文】

師曰：病趺蹶，其人但能前，不能卻，刺腨入二寸，此太陽經傷也。（1）

【释义】本条论述趺蹶的证治及成因。趺蹶是一种足背强直，行动不便，只能前行，不能后退的一种足部疾病。“此太阳经伤也”句，应在“刺腨入二寸”之前，为倒装文法，指出趺蹶形成的原因是足太阳经脉受伤，经气不行，筋脉失养。其治疗当针刺足太阳经脉腨部穴位，以调其经气，舒缓筋脉。

【临床应用】针刺承山穴治疗腨部疾病，确有很好的疗效。“刺腨入二寸”，不可拘泥。

第二节 手指臂肿病

【原文】

病人常以手指臂腫動，此人身體瞤瞤者，藜蘆甘草湯主之。(2)

藜蘆甘草湯方：未見。

【释义】本条论述手指臂肿的证治。风胜则动，湿胜则肿，本病以手指臂部肿胀、震颤，身体肌肉跳动为主，是由风痰阻滞经脉引起。风痰窜于经络，故手指及臂部肿胀、颤动，甚至牵及身体局部肌肉掣动。以药测证，本证尚可伴胸闷、短气、温欲吐，苔白腻，脉滑等，故治以涌吐导痰的藜芦甘草汤。原方虽已散佚，但必有藜芦、甘草二味，藜芦辛寒有毒，能涌吐风痰，甘草能缓解其毒性。合之，使风痰去，其症自解。

由本条启示，一些肢体局部肿胀、掣动的病变，可能与风痰阻滞经脉有关。

【临床应用】后世对于此种病证，多用导痰汤或指迷茯苓丸，可参。

第三节 转筋病

【原文】

轉筋之為病，其人臂腳直，脉上下行，微弦。轉筋入腹者，雞屎白散主之。(3)

雞屎白散方：

雞屎白

上一味，為散，取方寸匕，以水六合，和，温服①。

【校注】

① 和，温服：《肘后备急方》《外台秘要》均作“煮三沸，顿服之，勿令病者知之”。

【释义】本条论述转筋的证治。转筋，俗称抽筋，是一种四肢筋脉拘挛，牵引作痛的病证，多发于下肢，其转筋之甚者，可从两腿内侧牵引小腹作痛，称为转筋入腹。此由湿浊化热伤阴，筋脉失养所致，故症见臂（上肢）、脚（下肢）强直，不能屈伸，脉微弦，直上下行，失于柔和之象。治用鸡屎白散，利湿清热，舒缓筋脉。鸡屎白微寒泄热，通利小便，导湿邪从下而去。

【临床应用】本方适宜于湿热引起的转筋，也可用于符合此病机的老年抽筋症。

第四节　阴狐疝气病

【原文】

陰狐疝氣者，偏有小大，時時上下，蜘蛛散主之。（4）

蜘蛛散方：

蜘蛛十四枚（熬焦）　桂枝半兩

上二味為散，取八分一匕，飲和服，日再服。蜜丸亦可。

【释义】本条论述阴狐疝气的证治。阴狐疝气，简称狐疝，是一种阴囊偏大偏小，时上时下的病证。其病常因久立、长途行走或咳嗽劳作而诱发或加重。其轻者仅有坠胀感，重者由阴囊牵引少腹剧痛。以方测之，本证为寒气凝结于厥阴肝经所致，故治以辛温通利，暖肝散结，方用蜘蛛散。蜘蛛善于破结利气，配桂枝辛温，散寒通阳。因本证有轻重、缓急，病急用散，势缓者宜丸，故方后注云“蜜丸亦可”。

【临床应用】本方适宜于寒气凝结足厥阴肝经所致的阴狐疝气，其主症可见阴囊偏有大小，时上时下，卧则入腹，立则下囊，阴冷胀痛，甚者痛引少腹，舌淡苔白润，脉弦紧等。本方可用于符合上述证机的腹股沟斜疝，亦可异病同治，用于狐臭及肚脐、腹股沟部出现的异味。

蜘蛛品种多，有的品种有毒，有的品种无毒，运用时，应慎重为宜。近有人提出宜用大黑蜘蛛，不可用花蜘蛛，也有学者认为当用袋蜘蛛，可供参考。

第五节　蛔虫病

（一）脉症

【原文】

問曰：病腹痛有蟲，其脉何以別之？師曰：腹中痛，其脉當沉，若弦，反洪大，故有蚘蟲。（5）

【释义】本条论述蛔虫腹痛的脉诊。腹痛是蛔虫病的主要症状，但腹痛可见于多种疾病，须加以鉴别。一般来说，里寒所致的腹痛其脉当沉或弦，今反见洪大而无热象，此乃蛔虫扰动，气机逆乱之象，为诊断蛔虫病的依据之一。

【临床应用】脉洪大只是蛔虫病的脉象之一，并非蛔虫病皆见洪大脉。如蛔虫病腹痛剧烈时，亦常见脉沉细而伏。蛔虫病的诊断除腹痛外，常可见口吐清涎，眼白睛有蓝色斑点，面部有白斑，睡中龂齿，鼻孔瘙痒，喜嗜异物等。诊断该病的直接依据是在粪便、呕吐物中找到蛔虫卵或成虫。

（二）证治

1. 胃虚蛔动

【原文】

蚘蟲之為病，令人吐涎，心痛，發作有時，毒藥不止，甘草粉蜜湯主之。（6）

甘草粉蜜湯方：

甘草二兩　粉一兩　蜜四兩

上三味，以水三升，先煮甘草，取二升，去滓，内粉蜜，攪令和，煎如薄粥，溫服一升，差即止。

【释义】本条论述蛔虫病的证治。吐涎为口吐清水，《灵枢・口问》云：“虫动则胃缓，胃缓则廉泉开，故涎下。”心痛是指上腹部疼痛。蛔虫窜扰于胃肠，故吐涎心痛；虫动则痛作，虫静则痛止，所以发作有时。毒药不止，是指已用过一般杀虫药而无效，所以改用安蛔和胃之剂，以缓解疼痛，待病势缓和后，再用杀虫药治疗。甘草粉蜜汤中甘草、粉、蜜，皆是甘平安胃之药，服后可以安蛔缓痛。

临床要注意原方蜜、甘草、粉的用量之比为4∶2∶1。方中所用之“粉”，注家有米粉、铅粉两种不同见解。因铅粉有毒，且方后注云“煎如薄粥”，故“粉”当为米粉。

【临床应用】甘草粉蜜汤可治疗蛔虫性腹痛及蛔虫性肠梗阻、胆道蛔虫病。

2. 蛔厥

【原文】

蚘厥者，當吐蚘，令[①]病者靜而復時煩，此為臟寒，蚘上入膈，故煩。須臾復止，得食而嘔。又煩者，蚘聞食臭出，其人當自吐蚘。（7）

蚘厥者，烏梅丸主之。（8）

烏梅丸方：

烏梅三百枚　細辛六兩　乾薑十兩　黃連一斤　當歸四兩　附子六兩（炮）

川椒四兩（去汗）　桂枝六兩　人參六兩　黃蘗六兩

上十味，異擣篩，合治之，以苦酒漬烏梅一宿，去核，蒸之五升米下，飯熟，擣成泥，和藥令相得，內臼中，與蜜杵二千下，丸如梧子大，先食飲服十丸，日三服②，稍加至二十丸。禁生冷滑臭等食。

【校注】

① 令：《金匮玉函经二注》作“今”，宜从。

② 日三服：邓珍本无“日”字，据《医统正脉》本补。

【释义】此两条论述蛔厥的证治。蛔厥是因蛔虫扰动，腹痛剧烈，以致手足逆冷的病证。肠中有寒，膈中有热，寒热错杂，以致蛔虫内动，上扰胸膈，故心烦；窜扰于胃，则吐蛔；蛔虫因寒而动，得温则安，故病者静而复时烦；如得饮食，引动蛔虫，所以得食则呕；因气机被扰，阴阳之气不相顺接，故见手足厥冷。对此脏寒蛔动，寒热错杂蛔厥证，当用乌梅丸寒温并用，杀虫安蛔。蛔有得酸则静、得辛则伏、得苦则安的特性。故方中重用乌梅，醋渍以安蛔止痛；黄连、黄柏，清热安蛔；桂枝、附子、干姜、川椒、细辛温脏祛寒，安蛔止痛；人参、当归、蜜补气养血，扶正安脏。

蛔厥与脏厥不同，脏厥为真阳极虚，脏气垂绝之候，出现周身肤冷，躁无宁时，脉微而厥，急以四逆汤、白通加猪胆汁汤之类救之。蛔厥虫动痛作，甚则吐蛔，手足厥冷，静而时烦，得食而呕，故用乌梅丸安蛔温胃补虚。

【临床应用】乌梅丸适用于肠中虚寒，蛔虫上扰所致的蛔厥，其主症可见上腹痛，呕吐，甚则吐蛔，烦躁不安，痛剧则四肢厥冷，痛止则安静如常，脉象沉伏等。可用于胆道蛔虫症、蛔虫性肠梗阻、胆汁反流性胃炎、反流性食管炎、慢性结肠炎、胆囊鞭毛虫症、十二指肠壅积症、胆汁性肝硬化继发肝肾综合征、急慢性菌痢、感染性休克、宫颈癌术后呕吐等病。

【现代研究】实验研究证实，乌梅丸有明显的麻醉蛔虫虫体的作用，并能明显促进胆囊收缩及胆汁的分泌[1]。乌梅丸具有降血糖作用，其作用机理可能是促进胰岛β-细胞再生和功能恢复、刺激胰岛β-细胞分泌胰岛素、增加外周组织对葡萄糖的利用等多方面的综合作用[2]。研究发现乌梅丸能够抑制Jak、STAT3、IL-6的异常激活，促进抗炎因子IL-10的表达，抑制促炎因子TNF-α的表达，这提示乌梅丸不仅可以减少M1型促炎巨噬细胞，同时增加M2型抗炎巨噬细胞的表达，恢复促炎/抗炎轴的平衡以治疗溃疡性结肠炎[3]。

小结

本篇将几种不便归类的病证置于内科杂病后加以论述，既体现了《金匮要略》病种杂多的特点，也反映了《脏腑经络先后病脉证第一》辨脏腑经络病的特点。

趺蹶指足背强直，行动不便，只能前行，不能后退的病证。是由太阳经脉受伤所致，治疗可用针刺足太阳经穴（如承山穴）的方法，以通利经气，舒缓筋脉。

手指臂肿是以手指臂部肿胀，或身体肌肉跳动为主症的病证，乃由于风痰阻滞经络所致，可用藜芦甘草汤以涌吐风痰。后世医家常用导痰汤、《指迷》茯苓丸，可谓是对此法的运用与发挥。

转筋是一种筋脉拘挛作痛的病证，以下肢为多见，甚则牵引小腹拘急疼痛，脉象强直而弦。若由湿浊化热，伤及筋脉所致治疗可用鸡屎白散泻浊去湿，舒缓筋脉。

阴狐疝是一种阴囊偏大偏小，时上时下的病证。如果因寒凝厥阴肝经所致，可用蜘蛛散辛温通利，温经散寒。

蛔虫病时常发生脐腹部剧烈疼痛，甚或吐出蛔虫。其腹痛应与一般性腹痛加以鉴别，一般腹痛属于寒者，脉多沉或弦，如腹痛脉不沉不弦，反而洪大，又无热象者，可能是蛔虫病致痛。治疗一般以杀虫为主如用毒药杀虫后病仍不愈，而胃虚蛔动者，可用甘草粉蜜汤和胃缓痛。若蛔虫上扰，腹痛烈而致手足逆冷，静而时烦，反复发作，甚至吐蛔者，则属蛔厥证，可用乌梅丸温脏安蛔，杀虫扶正。

参考文献

[1] 梁晓夏，张保国，刘庆芳. 乌梅丸（汤）现代药效学研究[J]. 中成药，2008，（10）：1520-1522.

[2] 张小欢，胡建平，李瑛. 乌梅丸治疗糖尿病的拆方研究[J]. 中国实验方剂学杂志，2006，（9）：41-44.

[3] 贾瑞，王萌，闫曙光，等. 基于巨噬细胞极化探讨寒热并用法治疗溃疡性结肠炎的作用机制[J]. 中医学报，2021，36（5）：915-919.

第二十章　妇人妊娠病脉证并治第二十

提　要

本篇论述了妇女妊娠期间常见疾病的辨证论治，主要内容有妊娠的诊断、妊娠与癥病的鉴别、妊娠呕吐（恶阻）、妊娠腹痛、妊娠下血、妊娠小便难、妊娠水气、胎动不安等病证的诊断和治疗。其中以妊娠腹痛和下血为论述重点，因为二者直接关系到胎儿的孕育，并可由此导致早产和流产，所以论述较详细具体。本篇还提出了去病安胎养胎的方法。

一、妊娠诊断与恶阻轻证调治

【原文】

師曰：婦人得平脉，陰脉小弱，其人渴[①]，不能食，無寒熱，名妊娠，桂枝湯主之方見利中。於法六十日當有此證，設有醫治逆者，卻一月，加吐下者，則絕之。（1）

【校注】

① 渴：《金匮要略心典》作“呕”解，亦通。

【释义】本条论述妊娠的诊断及恶阻轻证的调治。凡值生育年龄的已婚妇女，停经以后，出现平和之脉，且尺脉较关脉稍见小弱，并伴有呕吐、不能食等症，而无外感寒热之象，这是早期妊娠的表现，后世称为恶阻，属于妊娠期的生理性变化，一般多在 12 周左右自然消失，此即《素问・腹中论》所说“身有病而无邪脉”。妇人妊娠两个月左右，尺脉多见滑象，即《素问・阴阳别论》所谓“阴搏阳别，谓之有子”。今阴脉小弱，乃胎元初结，经血归胞养胎，胎气未盛，以致阴血相对不足，故尺脉未滑反见小弱，寸关则见无病平脉。这种妊娠初期的生理变化，可引起体内阴阳气血一时失调。冲脉之气上逆犯胃，胃气上逆故不能食、呕吐。故尤怡“其人渴”之后云“一作呕，亦通”。此属妊娠呕吐的轻证，治宜桂枝汤调和阴阳，温胃降逆，使脾胃调和，则恶阻可愈。因妊娠反应多发生在怀孕两月左右，故原文说“于法六十日当有此证”。本证大多可自行缓解，逐渐消失，纵有少数较重者，经用药调治，亦可获愈。但是，在此期间如若失治误治，致使反应延续至妊娠三个月非但未愈，反而新增呕吐与腹泻者，应暂停服药，采用饮食调养为主或随证施治，以绝病根，否则有可能损伤胎气，导致流产，所以说“却一月加吐下者，则绝之”。

本条脉象与《素问·平人气象论》“妇人少阴脉动者，妊子也”及《素问·阴阳别论》“阴搏阳别谓之有子”的脉象不同，提示妊娠妇女体质有别、身体状态不同，其脉象可有相应变化。

【临床应用】本方适用于脾胃虚弱，阴阳失调的妊娠呕吐轻证，其主症有妊娠早期不欲食、呕吐、神疲乏力，舌淡红苔白润，脉缓带滑等，符合上述证机的妊娠呕吐、妊娠背冷、妊娠癃闭、乳汁自溢等可用本方。

二、胎癥鉴别与癥病治疗

【原文】

婦人宿有癥病①，經斷未及三月，而得漏下不止，胎動在臍上者，為癥痼害。妊娠六月動者，前三月，經水利時，胎。下血者，後斷三月，衃②也。所以血不止者，其癥不去故也。當下其癥，桂枝茯苓丸主之。（2）

桂枝茯苓丸方：

桂枝　茯苓　牡丹（去心）　桃仁（去皮尖，熬）　芍藥各等分

上五味，末之，煉蜜和丸，如兔屎大，每日食前服一丸。不知，加至三丸。

【校注】

① 癥病：病名。指腹内有瘀阻积块的疾病。

② 衃（pēi）：一般指色紫而黯的瘀血，又作癥痼的互辞。

【释义】本条论述癥病与妊娠的鉴别及癥病的证治。妇人素有癥病，现停经未及三月，忽又漏下不止，并觉脐上似有胎动，此乃癥病阻碍气机，气行不畅所致，并非胎动。因一般胎动俱在受孕后四个月才出现，且此时部位在脐下，所以说“为癥痼害”。经停六个月，自觉有胎动，且经停前三月月经正常，此后胞宫又按月逐渐增大，按之柔软不痛者，这才是有胎孕。若前三个月，经水失常，后三个月又停经，胞宫亦未按月长大，复

见漏下不止，此乃癥病。今下血不止，是瘀血内阻，血不归经所致。治当化瘀消癥，瘀去血方止。方中桂枝温通血脉，芍药和营调血脉，牡丹皮、桃仁化瘀消癥，茯苓健脾渗湿。瘀积有形，非旦夕可除，用蜜为丸长期服用，并从小剂量开始服起，以缓攻其癥，亦示祛邪要注意少伤或不伤胎之间，攻邪而不伤正。

本条治法上体现了治瘀兼治湿的精神。“素有癥病”为瘀积日久，必致气滞湿阻，故大队活血药中配伍一味茯苓。

【临床应用】本方临床应用非常广泛，凡病机与瘀血阻滞、寒湿凝滞有关的病证均可使用，如子宫肌瘤、卵巢囊肿、慢性盆腔炎、慢性附件炎、子宫内膜异位症、痛经等病。

【现代研究】实验研究证实，桂枝茯苓丸能有效改善子宫肌瘤模型大鼠的形态学指标，其机制可能与激活 PI3K/AKT 通路，下调雌二醇（E2）、孕酮（P）、雌激素受体（ER）的表达，上调 CasPase-3 的表达有关[1]。对子宫内膜异位症大鼠的治疗中桂枝茯苓丸的效果较佳，其作用机制可能与大鼠免疫功能的调节、异位内膜中 MMP-9、MMP-2 表达有关[2]。桂枝茯苓丸可抑制前列腺增生，可能作用机制为白桦脂酸发挥雌激素样作用，与雌激素受体 α 结合[3]。

三、证治

（一）腹痛

1. 阳虚寒盛

【原文】

婦人懷娠六七月，脉弦，發熱，其胎愈脹①，腹痛惡寒者，少腹如扇②，所以然者，子臟開③故也，當以附子湯溫其臟。方未見。（3）

【校注】

① 其胎愈胀：妊娠后期常常腹胀，称“胎胀”。“其胎愈胀”指腹胀加重之意。

② 少腹如扇：指少腹冷，像风吹一样。

③ 子脏开：此指子宫寒冷。子脏，即子宫。

【释义】本条论述妊娠阳虚寒盛腹痛证治。妊娠六七个月，出现脉弦发热，腹痛恶寒，并自觉胎胀加重，少腹作冷，如有被扇冷风之感，此因阳虚不能温煦胞宫，子宫不能司闭藏之职所致，阳虚阴盛，寒凝气滞，故自觉胎胀，弦脉主寒、主痛，故见腹痛恶寒；发热非外感，而是虚阳外浮的假热。故以附子汤温阳散寒，暖宫安胎。原方未见，但后世医家多主张用《伤寒论》附子汤（炮附子二枚，茯苓、芍药各三两，白术四两，人参二两）。

附子虽有堕胎之弊，但本证阳虚阴盛，此处用之以扶阳散寒，是去病安胎的方法。实本《素问·六元正纪大论》“有故无殒”之旨，故能无殒。

【临床应用】本方适用于阳虚寒盛的妊娠腹痛，其主症为妊娠6～7个月后，腹痛，伴少腹阵阵作冷、腹胀、畏寒肢冷，舌淡苔白润，脉弦无力或沉迟无力等。可用于具备上述证机的妊娠腹痛、子肿、胎水、先兆流产、习惯性流产、早产等病证。

关于妊娠期使用附子汤的问题，不少医家因附子大热有毒，走而不守，功能破坚，而认为附子不利于妊娠，正如张璐所谓“世人皆以附子为堕胎百药长”，故自仲景之后，因畏其堕胎，妊娠少有用者。不过今世医家根据《内经》“有故无殒”的精神，不乏于妊娠期运用附子者。如刘长天临床曾屡用附子及其他妊娠禁药治疗孕期疾病，认为只要用药对证，处方周详，不但效佳，而且毫无伤胎之虞。由此观之，附子并非妊娠期绝对禁忌，只要辨证准确，是能收到祛病安胎之效的。

2. 肝脾失调

【原文】

婦人懷妊，腹中㽲痛[1]，當歸芍藥散主之（5）

當歸芍藥散方：

當歸三兩　芍藥一斤　茯苓四兩　白朮四兩　澤瀉半斤　芎藭半斤一作三两

上六味，杵為散，取方寸匕，酒和，日三服。

【校注】

① 㽲（xiǔ）痛：“㽲”字读“jiǎo”或“zhèn”时，指腹中急痛；读“xiǔ”时，指绵绵作痛，本条即腹中拘急，绵绵作痛。

【释义】本条论述妊娠肝脾不和腹痛的证治。妇人妊娠后，气血归胞养胎，故可见全身气血相对不足。肝血不足，则血行迟滞；脾气不足，则湿由内生。肝脾不和，湿停血滞，故腹中拘急，绵绵作痛。此外，尚可见小便不利、足跗浮肿、头昏、面唇少华等症。当归芍药散养血调肝，健脾利湿。方中重用芍药养血柔肝，缓急止痛，佐以归、芎调肝和血，更配以茯苓、白术、泽泻健脾利湿，使肝血足而气条达，脾运健而湿邪除，肝脾调和，则诸证自愈。

原书《水气病脉证并治第十四》篇提出妇人病水有血分、水分之不同，但未出方。本证病机为血滞与水湿为患，可供血分、水分选用。

【临床应用】本方适宜于肝脾不调，气郁血滞湿阻导致的妊娠腹痛，其主症有少腹拘急，绵绵作痛，伴头晕、面唇少华、纳少、体倦、小便不利，舌淡苔白润，脉弦细或弦缓等。

本方广泛用于妇科、内科、五官科、外科等符合上述证机的诸多病证，常见如妊娠腹痛、妇人杂病腹痛、痛经、月经前后诸症、胎水肿满等妇科病。

【现代研究】实验研究证实，当归芍药散含药血清对 NF-κB、PPARγ 信号通路有显著的调控作用，并可降低其下游促炎因子 IL-6、MCP-1 的分泌水平，对代谢性炎症有明确的治疗作用，减缓了动脉粥样硬化的病理进程[5]。当归芍药散可能通过抑制子宫收缩，调节血管舒缩物质，改善子宫供血，从而对原发性痛经产生治疗作用[6]。加味当归芍药散对刀豆蛋白 A（Con A）诱导急性小鼠肝损伤具有明显的保护作用，其机制可能与上调 Nrf2 信号通路有关[7]。当归芍药散可改善 SAMP8 老化加速小鼠模型（SAMP8 小鼠）认知能力，其机制可能与降低泛素 - 蛋白酶体途径（UPP 途径）中泛素（Ub）及升高雌三醇（E3）、26S 蛋白酶体（26S）、去泛素酶（UCHL1）、重组人泛素片段末端酯酶 L3（UCHL3）的表达，减少β- 淀粉样蛋白（Aβ）和 血浆磷酸化 tau 蛋白（P-Tau）异常沉积有关[8]。当归芍药散对醋酸和催产素所致平滑肌痉挛有抑制作用，对催产素引起的离体子宫痉挛有松弛平滑肌的作用，并能明显的减少和降低出血时间和出血量及缩短大鼠的凝血酶原作用时间[9]。

（二）胞阻

【原文】

師曰：婦人有漏下①者，有半產②後因續下血都不絕者，有妊娠下血者，假令妊娠腹中痛，爲胞阻③，膠艾湯主之。（4）

芎歸膠艾湯方一方加乾薑一兩。胡氏治婦人胞動無乾薑：

芎窮　阿膠　甘草各二兩　艾草　當歸各三兩　芍藥四兩　乾地黄六兩④

上七味，以水五升，清酒三升，合煮取三升，去滓，內膠令消盡，溫服一升，日三服。不差，更作。

【校注】

① 漏下：妇女不在行经时间，阴道流血，量不多，淋漓不止。

② 半产：指未足月而流产者，三个月以前为小产，三个月以后为半产。

③ 胞阻：以妊娠期间下血腹痛为主症。“胞”言其病位，“阻”概其病机，凡冲任亏损、阴血下漏，不能入胞养胎而出现的下血、腹痛称为胞阻或胞漏。

④ 干地黄六两：邓珍本及赵开美本药后均无剂量，据《金匮玉函经二注》本补为六两。

【释义】本条论述冲任虚寒所致妇人三种下血的证治。妇人下血之证，常见三种情况：一为经水淋漓不断的漏下；二为半产后下血不止；三为妊娠胞阻下血。妇人此三种下血，病因虽不同，其病机均属冲任脉虚，阴气不能内守。冲为血海，任主胞胎，冲任虚损，不能制约经血，故漏下、月经过多或半产下血不止；冲任不固，胎失所系，故妊娠下血，胎动不安，腹中疼痛。故均用胶艾汤以调补冲任，固经养血。胶艾汤由四物汤加阿胶、艾叶、甘草组成。方中阿胶养血止血，艾叶温经暖宫止血，二药合用调经安胎，为治崩漏之要药；干地黄、芍药、当归、川芎养血和血；甘草调和诸药，清酒以行药力。诸药合用，既和血止血，又暖宫调经，并能安胎。

《太平惠民和剂局方》中的补血调经妇科要方四物汤即本方去阿胶、艾叶、甘草衍变而来，故芎归胶艾汤可视为补血剂之祖方。

【临床应用】本方适宜于冲任虚损，血虚兼寒的妇人下血证，其主症为所下之血色呈浅淡或黯淡、质稀，或伴腹痛，喜温喜按，头晕目眩，肢冷，舌淡，脉细等。可用于符合上述证机的崩漏、产后恶露不绝、胎漏、胎动不安、滑胎等多种妇科出血病证，涉及宫外孕、先兆流产、习惯性流产等疾病。

【现代研究】实验研究证实，胶艾汤可能通过激活内源性、外源性凝血系统和调节血栓素 B2（TXB2）、尿 6- 酮 - 前列素 F1a（6-keto-PGF1a）的水平发挥止血功能[10]。

（三）恶阻

【原文】

妊娠嘔吐不止，乾薑人参半夏丸主之。（6）

乾薑人参半夏丸方：

乾薑　人参各一兩　半夏二兩

上三味，末之，以生薑汁糊為丸，如梧子大，飲服十丸，日三服。

【释义】本条论述恶阻重证的治疗。恶阻本是妇人妊娠常有的反应，多由胃虚气逆所致，但妊娠反应多持续时间不长，一般可不药而愈。本证呕吐不止，为妊娠反应较重，而且持续时间长，一般药物又不易治愈，故宗“有故无殒”之意，用干姜人参半夏丸治疗。以方测证，可知本证病机是胃虚寒饮，浊气上逆，胃失和降，其证必见呕吐清水或涎沫，并伴口淡无味，不渴或渴喜热饮，头眩心悸，倦怠嗜卧，舌淡苔白滑，脉弦或细滑。治以温中补虚，蠲饮降逆。方中干姜温中散寒，人参扶正补虚，半夏、生姜汁蠲饮降逆，和胃止呕。以丸药服之，便于受纳，以取和缓补益之效。

【临床应用】本方适用于脾胃虚弱，寒饮上逆的恶阻重证，其主症有妊娠呕吐不止，频繁剧烈，呕吐物为清水或涎沫，食不下，口淡乏味，舌淡苔白滑等。可用于治疗符合上述证机的妊娠恶阻以及内科杂病的腹痛、呕吐、痞证、眩晕等病。

四、小便难

【原文】

妊娠小便難，飲食如故，當歸貝母苦参丸主之。（7）

當歸貝母苦参丸方男子加滑石半兩：

當歸　貝母　苦参各四兩

上三味，末之，煉蜜丸如小豆大，飲服三丸，加至十丸。

【释义】本条论述妊娠血虚热郁的小便不利证治。妊娠妇女但见小便难而饮食如常，可知其病在下焦，不在中焦。此由怀孕之后，血虚有热，气郁化燥，兼膀胱湿热，气化不利，所以小便难而不爽。故治以当归贝母苦参丸养血开郁，清热除湿。方中当归养血润燥，贝母利气解郁，兼清水之上源，苦参利湿除热。合而用之，俾血得濡养，郁结解除，湿热得清，则小便自能畅利。

本方通过贝母利气解郁治上焦，配合苦参利湿清热治下焦，以治疗妊娠小便难，说明下病可以治上，关键要辨明下病的根源所在。

【临床应用】本方适宜于血虚气郁，兼膀胱湿热的妊娠小便难，其主症有小便短黄不爽，或尿频、尿急、淋沥涩痛，舌红苔黄，脉细滑数等。可用于符合上述证机的妊娠膀胱炎、妊娠尿潴留、妊娠大便难及急慢性前列腺炎、慢性支气管炎、肾盂肾炎等疾病。

【现代研究】实验研究证实，加味当归贝母苦参丸能降低前列腺组织 IL–1β、TNF–a 水平，提高 IL–10 水平，改善前列腺组织的病理损伤，这可能是加味当归贝母苦参丸改善前列腺炎患者症状的分子机制之一[11]。当归贝母苦参丸加味方可以下调荷瘤小鼠肿瘤组织血管内皮生长因子 A（VEGFA）、MMP13 和 TGF–β 的表达，进而发挥抗肿瘤作用[12]。

（五）水肿

【原文】

妊娠有水氣，身重，小便不利，洒淅恶寒，起即頭眩，葵子茯苓散主之。（8）

葵子茯苓散方：

葵子一斤　茯苓三兩

上二味，杵為散，飲服方寸匕，日三服，小便利則愈。

【释义】本条论述妊娠水气的证治。妊娠水气即后世所称“子肿”。本证因于胎气影响，膀胱气化被阻，水湿停聚所致。水盛身肿故身重；水停而卫气不行，故洒淅恶寒；水阻清阳，清阳不升即头眩。本病关键是气化不行，小便不利，故以葵子茯苓散利水通阳为治。方中葵子滑利通窍，茯苓淡渗利水，使小便通利而水湿去，阳气自通，诸证遂除，故方后云“小便利则愈”。

本条与上条都属妊娠期所发生的小便病变，但不同的是一为“小便难”，一为“小便不利”。“难”者为不爽；“不利”为不通畅。上条由于血虚热郁气滞，兼膀胱湿热而小便难，故用当归贝母苦参丸养血开郁，清热利湿；本条是由于受胎气影响，气化被阻，小便不利而成水肿，故以葵子茯苓散滑利通窍，利水通阳。

【临床应用】本方适用于水湿内盛，气化受阻的妊娠水肿实证，该法为治标的权宜之法，不宜长期使用。若孕妇素体虚弱或有滑胎史者，则不宜用本方。

对于葵子茯苓散中“葵子”一味药，《本草纲目》云“能利窍通乳，消肿滑胎也”，所以一些《金匮要略》注家也认为葵子性滑利，有滑胎之弊，妊娠不宜用。但从本方看出葵子并非妊娠禁用之品，但若素体气虚，或有滑胎史者，则不宜用本方。

（六）妊娠养胎

1. 血虚湿热

【原文】

婦人妊娠，宜常服當歸散主之。（9）

當歸散方：

當歸　黄芩　芍藥　芎藭各一斤　白术半斤

上五味，杵為散，酒飲服方寸匕，日再服。妊娠常服即易產，胎無疾苦，產後百病悉主之。

【释义】本条论述妊娠血虚湿热的治法。妇人妊娠最重肝脾二脏。肝主藏血，血以养胎；脾主运化，乃气血生化之源。本条即属肝血不足，脾失健运之证。肝血虚气郁而生内热，脾不运而生湿，湿热内阻，可影响胎儿，故用当归散养血健脾，清化湿热。方中当归、芍药、川芎补肝养血以舒血气之源，白术健脾除湿，黄芩坚阴清热。合而用之，使血虚得补，湿热可除，而奏祛病安胎之效。

原文“常服”二字须活看。主要指妊娠而肝脾虚弱兼有湿热者宜常服之，并非妊娠无病而常服之药。

对方后“妊娠常服即易产，胎无疾苦。产后百病悉主之”，亦应符合肝虚脾弱，血虚湿热病机者。并非产后百病，都可概用当归散。

本方用药法，对后世颇有启发。后世将黄芩、白术视为安胎圣药，即源于此。二药是通过健脾，祛除伤胎的湿热而间接起到安胎作用的，并非为安胎通用之品。

【临床应用】本方适宜于妊娠肝虚脾弱，血虚夹湿热者，可见身体瘦弱，食少体倦，头晕烦热，舌淡苔黄腻，脉弦滑体小等。可用于符合上述证机的胎漏、胎动不安、带下等。

2. 脾虚寒湿

【原文】

妊娠養胎，白术散主之。（10）

白朮散方見《外臺》：

白朮　芎藭　蜀椒三分（去汗）　牡蠣二分①

上四味，杵為散，酒服一錢匕，日三服，夜一服。但苦痛，加芍藥；心下毒痛，倍加穹藭；心煩吐痛，不能食飲，加細辛一兩，半夏大者二十枚。服之後，更以醋漿水服之。若嘔，以醋漿水服之；復不解者，小麥汁服之。已後渴者，大麥粥服之。病雖愈，服之勿置。

【校注】

① 牡蛎二分：邓珍本及赵开美本药后都无剂量，据《外台秘要》补入。

【释义】本条论述妊娠脾虚寒湿的治法。由于妇女体质有差异，故妊娠后，会出现寒化或热化的变化。前条是为湿热不化而设，本条则为脾虚寒湿中阻出其治法。脾虚而寒湿中阻，每见脘腹时痛，呕吐清涎，不思饮食，白带时下，胎动不安等症。故治以白术散温中除湿，健脾安胎。方中白术健脾燥湿，川芎和肝疏气，蜀椒温中散寒，牡蛎敛摄固胎，白术伍川芎，能健脾温血养胎，蜀椒配牡蛎有镇逆固胎的作用。条文中“妊娠养胎”为泛指之词，即通过祛病而达到保胎安胎的作用，无病则不需服用。

当归散与白术散均为去病安胎之剂，治法都为调理肝脾，但两者的区别在于：当归散侧重于调补肝血，多用于血虚而湿热不化之证；白术散重点在于温中健脾，多用于寒湿偏盛之证。

【临床应用】白术散只适用于妊娠脾虚而寒湿中阻之人，其主症可见素体脾胃较弱，纳差呕吐，倦怠乏力，脘腹时痛，白带较多，苔白滑，脉缓滑等。可用于妊娠胎动不安、呕吐、便秘等病符合上述证机者。

【现代研究】本方作为养胎之方，用于体虚孕妇，确有疗效，方中牡蛎含有丰富的钙质，是人体构成骨骼和牙齿的主要成分，而孕妇的需钙量远较普通人高，牡蛎正是起到了这种作用；方中白术含有的维生素 A、D，能促进无机盐中磷和钙的代谢，维生素 D 还能促进钙的吸收，并能减少二便中的排泄，因此，白术和牡蛎起着一种化学协同作用。[13]

（七）心火气盛不得小便

【原文】

婦人傷胎，懷身腹满，不得小便，從腰以下重，如有水氣狀，懷身七月，太陰當養不

養[①]，此心氣實，當刺瀉勞宮及關元[②]，小便微利則愈見《玉函》。(11)

【校注】

① 太阴当养不养：《脉经》《诸病源候论》《备急千金要方》均有“妊娠七月，手太阴脉养之”的记载。

② 劳宫及关元：穴名。劳宫在手掌中，为手厥阴心包经之荥穴。关元在脐下三寸，为任脉经穴，亦即小肠之募穴。

【释义】本条论述了妊娠伤胎的证治。妊娠七月，正当手太阴肺经养胎之时，但由于心气实而心火旺，肺金为心火所乘，以致太阴当养不养，由此胎失所养，则胎气不顺，肺失通调，则水道不利，所以发生不得小便，从腰以下重，如有水气状等症。治疗用针刺劳宫以泻心气，刺关元以顺胎气，气行则水行，小便通利，则诸症自愈。

后世医家逐月分经养胎之说，实源于此。对本条针刺劳宫与关元穴，后世争议较大，有谓孕妇禁刺之穴，亦有谓刺之深浅适度，补泻得宜亦可。总之，非针刺识验精熟者，切莫轻试。

【临床应用】仲景提出刺关元，亦寓“有故无殒”、急则治标之意。

小结

仲景在对妊娠病的辨治中，重视肝脾两脏，在治法上突出了肝脾同调，气血并治，水血同治等。如篇中的当归芍药散、当归散、白术散，皆是运用此法的范例，无论是妊娠腹痛，还是妊娠养胎，仲景都非常重视肝脾。妊娠阳虚寒盛腹痛，宜温阳散寒，暖宫安胎，用附子汤；妊娠肝脾失调腹痛，宜养血调肝，健脾利湿，用当归芍药散；妊娠胞阻，宜调补冲任，固经养血，用胶艾汤；妊娠恶阻轻证，可用桂枝汤调和阴阳，温胃降逆，重证宜温中补虚，蠲饮降逆，用干姜人参半夏丸；妊娠小便难血虚热郁，宜养血开郁，清热除湿，用当归贝母苦参丸；妊娠水肿气化受阻，宜利水通阳，用葵子茯苓散；妊娠心火气盛不得小便，针刺劳宫、关元以泻心气、顺胎气。本篇所论的妊娠养胎，是通过防治疾病，以达到养胎安胎的效果，血虚湿热，宜养血健脾，清化湿热，用当归散；脾虚寒湿，宜温中除湿，健脾安胎，用白术散。仲景治疗妊娠病还注重气血两端，癥病者，用桂枝茯苓丸化瘀消癥，有证有方，有常有变，为后世治疗妇科病重视调理气血奠定了基础。

仲景在本篇治疗用药上实践了《素问·六元正纪大论》“有故无殒”的理论。方书认为，凡滑利攻下和破血之品，皆对妊娠不利，当谨慎使用。但仲景不为此说所圈，谨守病机，注意配伍、剂型和服用剂量，大胆用于妊娠疾患。如治妇人妊娠六七月，阳虚阴盛腹痛，用附子汤温其脏，在于谨守下焦寒甚，阳虚不能温养胞胎之病机，使病祛而胎安，即“有故无殒”之意。妊娠呕吐不止因于胃中寒饮上逆者，以干姜人参半夏丸治之。余如用葵子茯苓散治妊娠有水气等，不胜枚举。用补法人皆共知，故仲景略而不详；攻逐之法，人所畏之，故详尽论述，庶几后学者能善用之。

此外，仲景根据不同病情，运用适宜的剂型，汤、丸、散各有所宜。本篇载方十首而丸散居七，汤居三。为此，徐彬注曰：“盖汤者，荡也。妊娠以安胎为主，则攻补皆不宜骤，故缓以图之耳。”

本篇对妊娠病的论述条文虽不多，但内容精要，涉及范围较广，不仅为后世妊娠病治疗奠定了基础，而且对研究妊娠病辨证治疗规律具有重要的指导作用。

参考文献

[1] 姚祺，郭辉，陈玲玲，等. 桂枝茯苓丸抗大鼠子宫肌瘤作用机制研究[J]. 世界中医药，2020，15（24）：3761–3766.

[2] 陈光元，黄平，廖小花，等. 桂枝茯苓丸对子宫内膜异位症大鼠的治疗作用及机制[J]. 临床合理用药杂志，2021，14（5）：26–28.

[3] 杨安平，刘辉，范丽霞，等. 基于网络药理学探讨桂枝茯苓丸治疗良性前列腺增生的作用机制[J]. 中药材，2020，43（6）：1456–1461.

[4] 贺慧媛，刘长天. 略谈妊娠用附子的体会[J]. 时珍国医药，2006，（6）：1070.

[5] 刘卫红，贾丽超，张蕾，等. 当归芍药散含药血清对脂多糖诱导的RAW 264. 7细胞炎症因子及信号通路的影响[J]. 环球中医药，2020，13（11）：1853–1858.

[6] 华永庆，丁爱华，段金廒，等. 当归芍药散对缩宫素诱导的大鼠在体子宫收缩及血管舒缩因子的影响[J]. 中草药，2013，44（4）：459–462.

[7] 张驰，魏琳，王军，等. 加味当归芍药散对Con A诱导的免疫性肝损伤小鼠保护作用[J]. 中药药理与临床，2019，35（6）：11–15.

[8] 陈云慧，夏军，淮文英，等. 当归芍药散调控泛素–蛋白酶体途径改善SAMP8小鼠认知能力的作用及其机制研究[J]. 中国实验方剂学杂志，2022，28（24）：8–16.

[9] 周永禄，周世清，王晓东，等. 当归芍药散的药理研究[J]. 中成药，1991，（12）：28.

[10] 贺卫和，王志琪，蒋孟良，等. 胶艾汤止血机制的实验研究[J]. 世界中西医结合杂志，2012，7（12）：1032-1033，1041.

[11] 郑军状，董静波，陈伟伟，等. 当归贝母苦参丸对CNP大鼠前列腺组织IL-1β、IL-10、TNF-a表达的影响[J]. 中国中医药现代远程教育，2020，18（23）：126-130.

[12] 樊晓明，翟宇，安霞，等. 加味当归贝母苦参丸对胃癌荷瘤鼠肿瘤组织VEGFA、MMP13和TGF-β表达的影响[J]. 中医药学报，2018，46（4）：31-35.

[13] 邓惠明. 我对张仲景白术散中牡蛎的体会[J]. 浙江中医杂志，1957，（2）：64.

第二十一章　妇人产后病脉证治第二十一

提要

本篇论述妇人产后常见病的证治，包括新产后痉、郁冒、大便难三大证；产后腹痛、产后中风、产后下利、产后烦乱呕逆等各病证。篇中涉及的病因病机包括阴虚津亏、血虚里寒、气血不足、瘀血内阻、外感六淫、饮食劳倦等。在治法上，既强调不忘产后亡血伤津，气血俱虚的特点，以顾护津液，滋养阴血为总原则，又不避攻邪诸法。

一、产后三病病机与证治

（一）病机

【原文】

問曰：新產婦人有三病，一者病痙，二者病鬱冒[①]，三者大便難，何謂也？師曰：新產血虛，多汗出，喜中風，故令病痙；亡血復汗，寒多，故令鬱冒；亡津液，胃燥，故大便難。（1）

【校注】

① 郁冒：指头昏目眩，郁闷不舒。

【释义】本条论述新产妇人常见三病及病机。产后痉病多由于生产时失血过多，筋脉失养，加之气虚不固，汗多腠理空虚，感受风邪，致使筋脉拘急不舒而发，主要表现为肢体痉挛、抽搐。郁冒指郁闷昏冒，症见郁闷、眩晕、昏瞀，或有表证，是由于产后失血，复被发汗，腠理不固，寒邪乘袭，郁闭于外，气逆而上冲所致。大便难指大便秘结或排解费力，是因产后失血，津液重伤，肠道失濡所致。

此产后三证，病机均与亡血伤津有关，治疗当以养血生津为要。

【临床应用】本条未列方药，根据病机，产后痉病多以养血祛风为法，可选四物汤配葛根汤，或配栝楼桂枝汤，或配玉真散加减。郁冒多以养血益气，伍以祛邪为法，可选八珍汤配桂枝汤加减。大便难一般以补血润肠通便为法，用四物汤配五仁丸加减，但若大便数日不解，质地燥硬，脘腹胀满，舌红苔黄干，脉滑数有力，也可用承气汤类方急下以存阴。

此外，产后郁冒应与产后血晕区别。产后血晕指产妇突然出现头晕眼花，不能起坐，或泛恶欲呕，或心下满闷，痰涌气急，甚则神昏口噤不省人事，其病情危急，抢救不及时可导致死亡。

（二）证治

1. 郁冒大便难并见

【原文】

產婦鬱冒，其脉微弱，不能食，大便反堅，但頭汗出。所以然者，血虚而厥，厥而必冒。冒家欲解，必大汗出，以血虛下厥，孤陽上出，故頭汗出。所以產婦喜汗出者，亡陰血虛，陽氣獨盛，故當汗出，陰陽乃復。大便堅，嘔不能食，小柴胡湯主之方見嘔吐中。（2）

【释义】本条论述产妇郁冒兼大便难的病机和证治。全文可分为三段理解。“产妇郁……但头汗出”为第一段，论述产妇郁冒除头眩目瞀、郁闷不舒外，尚伴有脉微弱，呕不能食，大便坚，但头汗出等症状。

“所以然者……阴阳乃复”为第二段，论述产妇汗多的机制。产后亡阴血虚，阳气独盛，故通过汗出损阳，使阴阳平衡，因此，此处汗出乃产后机体自身调节的一个外在表现。今产妇由周身汗出变为“但头汗出”，并见郁冒主症，其病必由感受寒邪（即上条之寒多），使表气郁闭而里气不宣，导致偏盛之阳气上逆，出现郁冒与但头汗出等症，故云“血虚而厥，厥而必冒”“血虚下厥，孤阳上出，故头汗出”。所以，郁冒欲解，必待外邪去，使表气和而周身汗出，则里气畅而气不上逆，郁冒自愈。故云“冒家欲解，必大汗出”，此“大汗出”是与“但头汗出”相对而言的，实指周身汗出，非大汗淋漓之谓。

“大便坚……小柴胡汤主之”为第三段，论述本病的治疗。表闭里郁，气机上逆，胃失和降则呕不能食；血虚肠燥则大便难；正虚血亏则脉微弱。故治用小柴胡汤扶正达邪，和利枢机，使外邪得去，里气宣通，阴阳调和，诸证悉去。

本条阐析了产妇但头汗出与大汗出（实指周身汗出）的不同机制与辨证意义，说明辨治产后病时，应留意其汗出部位及范围。

【临床应用】本方适宜于产后正气不足，外邪乘袭，气机上逆的郁冒，其主症可见头昏目眩，郁闷不舒，但头汗出，呕不能食，大便坚，舌淡红，苔薄白润，脉虚缓等。符合上述证机的产后发热可用本方。

【现代研究】国内外学者对本方的药理作用研究证实，小柴胡汤不良反应较少，能够调节免疫、抗炎、调节内分泌、抗肝纤维化、抗肿瘤等，可用来治疗多种疾病[1]。小柴胡汤可减缓四氯化碳（CCl_4）致肝细胞损伤，对抗化学性肝细胞损伤具有辅助保护功能[2]。

2. 胃肠实热

【原文】

病解能食，七八日更發熱者，此為胃實，大承氣湯主之方見痓病中。（3）

【释义】本条论述郁冒病解后转为胃实的证治。上证服小柴胡汤，表和汗出，郁冒得解，不呕能食。但因疾病初愈，未至强盛，新病易起。今新病以大承气汤；主之，知其七八日更发热为胃家实之阳明实证。

从本证用大承气汤可知，仲景治产后病不拘于补法，重在辨证论治。

【临床应用】大承气汤用于产后，必须具备实热内结胃肠的病机，且能胜任攻下者。其主症应见能食，发热，腹满腹痛拒按，大便秘结，舌红苔黄燥，脉象沉滑有力等“胃实”之状。产后病中运用攻下法，尤须中病即止，不可过用，以免过下伤津耗液。

二、产后腹痛证治

（一）血虚里寒

【原文】

產後腹中㽲痛，當歸生姜羊肉湯主之；並治腹中寒疝，虛勞不足。（4）

當歸生姜羊肉湯方見寒疝中。

【释义】本条论述产后血虚里寒的腹痛证治。当归生姜羊肉汤具有补虚养血，散寒止痛之功，本证以此方主治，可知其腹痛属血虚里寒，其腹痛应表现为腹中拘急，绵绵作痛，喜温喜按。本方尚可异病同治，用于寒疝及虚劳不足。

【临床应用】本方适宜于产后血虚里寒的腹痛，其主症为腹中拘急，绵绵作痛，喜温喜按，舌淡苔薄润，脉弦细或沉细。可用于符合上述证机的痛经、月经后期、月经量少、不孕症等，并可用于血虚有寒之人的食疗方。

【现代研究】实验研究证实，当归对子宫具有兴奋和抑制两种作用，受平滑肌松弛的藁本内酯的影响，在游离子宫内，当归注射液表现出抑制作用，在离体状态下，有机酸能促进组织胺受体兴奋，这种对子宫的双相调节作用是治疗诸多妇产科疾病的药理基础[3]。此外，本方还具有抑制血小板凝集、增强心血管作用、镇痛等多种功效，其可能通过降低患者 5-HT 的水平及升高患者子宫、关元、命门的皮温，减轻患者的疼痛程度，改善患者寒凝状态，从而对寒凝性型原发性痛经取得良好的治疗效果[4]。

（二）气血郁滞

【原文】

產後腹痛，煩満不得臥，枳實芍藥散主之。（5）

枳實芍藥散方：

枳實（燒令黑，勿太過） 芍藥等分

上二味，杵為散，服方寸匕，日三服，並主癰膿，以麥粥下之。

【释义】本条论述气血郁滞的产后腹痛证治。本条腹痛以烦满不得卧为特点，当属实证，是由气滞血郁所致，且气滞重于积滞，故胀满疼痛较甚，以致难以安卧，或伴恶露量少不畅。治用枳实芍药散行气散结，和血止痛。方中枳实破气散结，炒黑并能行血中之气；芍药和血止痛；大麦粥和胃安中。

“并主痈脓”，意指若气血郁滞日久，郁而化热，邪热炽盛则有血腐酿脓成痈的可能，枳实芍药散能行气活血散结，故可防止成痈化脓。

本条与上条对比，病机一虚一实，治法一补一疏，故知产后病应分虚实，而不可泥于温补。

【临床应用】本方适用于产后气血郁滞，且气郁重于血滞之腹痛，其主症为腹部胀满疼痛，多为胀甚于痛，难以安卧，或伴恶露量少，脘痞不食，胸胁满闷等。本方可用于符合上述证机的胃痛、腹痛、胃下垂、子宫脱垂、痛经、慢性肝炎、慢性胆结石、冠心病心绞痛、淋巴结核、痈疽疔毒等属于气血郁滞者，亦可酌选本方。

【现代研究】实验研究证实，枳实芍药散可能通过调节血清血管活性肠肽的表达从而改善便秘型肠易激综合征大鼠胃肠功能的紊乱[5]。枳实芍药散可降低肠道的敏感性，其机制可能在于调节肥大细胞及其 P 物质的分泌[6]。

（三）瘀血内结

【原文】

師曰：產婦腹痛，法當以枳實芍藥散，假令不愈者，此為腹中有乾血①著臍下，宜下瘀血湯主之；亦主經水不利。（6）

下瘀血湯方：

大黄二兩 桃仁二十枚 䗪蟲二十枚（熬，去足）

上三味，末之，煉蜜和為四丸，以酒一升，煎一丸，取八合，頓服之，新血②下如豚肝。

【校注】

① 干血：由瘀血久留进一步演变而成的一种病理性产物。类似于陈旧性瘀血，较一般性瘀血更为顽固，难于攻逐。

② 新血：指因服药后攻下之瘀血。

【释义】本条论述瘀血内结的产后腹痛证治。产后脐下小腹或少腹部位疼痛拒按，或呈刺痛，恶露紫黯有块，量少不行，甚或恶露不下，曾用枳实芍药散治之不愈，知其是有干血停积，病重药轻，当改用下瘀血汤破血逐瘀。方中大黄荡逐瘀血，桃仁活血化瘀，䗪虫逐瘀破结，三味相合，破血之力颇猛。用蜜为丸，是缓其性而不使骤发，酒煎是取其引入血分。服药后如见恶露下如豚肝，是瘀血下行的验兆。

本条蕴含了试探法的治病精神，故先投轻剂枳实芍药散，不效，再改用下瘀血汤，强化逐瘀力度。

【临床应用】本方适宜于瘀血内结导致的产后腹痛，其主症可见少腹刺痛，痛处固定，按之有块或伴恶露不下，舌紫黯或有瘀点瘀斑，脉涩。可用于符合上述证机的产后腹痛、急慢性盆腔炎、附件炎、闭经、痛经经行不畅等妇科病，还可广泛用于消化、神经、精神、生殖等系统的瘀血病证，如乙型肝炎、肝硬化、溃疡病、肠粘连、精神分裂症、脑卒中后遗症、前列腺增生、畸精症等。

【现代研究】实验研究证实，下瘀血汤对腺嘌呤致肾纤维化大鼠具有保护作用，其机制与抑制 Wnt/β-catenin 和 TGF-β1/Smad 信号通路串联相关[7]。下瘀血汤可通过增加 ACE2 的表达，抑制 ACE、血管紧张素Ⅱ（Ang Ⅱ）和 TGF-β1 的表达，使 RAS 中促进肝纤维化的经典通路 ACE-Ang Ⅱ -AT1R 转变为抑制肝纤维化的 ACE2-Ang（1-7）-Mas 受体轴为主导，从而抑制肝纤维化[8]。下瘀血汤对糖尿病肾脏有明显的保护作用，其机制可能与其降低肾脏 TGFβ1 表达，增加骨形态发生蛋白 7（BMP7）的表达进而降低纤溶酶原激活物抑制剂 -1（PAI1）表达有关[9]。

（四）实热瘀结

【原文】

產後七八日，無太陽證，少腹堅痛，此惡露不盡，不大便，煩躁發熱，切脉微實，再倍發熱，日晡時煩躁者，不食，食則譫語，至夜即愈，宜大承氣湯主之。熱在裏，結在膀胱①也。②方見痙病中。（7）

【校注】

① 膀胱：即上条“脐下”的互辞，泛指下腹部，含子宫之意。

② 不大便……结在膀胱也：《脉经》作“不大便四五日，趺阳脉微实再倍，其人发热，日晡时所烦躁者，不能食，谵语；利之则愈，宜承气汤，热在里，结在膀胱”。

【释义】本条论述实热瘀结产后腹痛的证治。产后少腹坚痛，并见恶露不下，无恶寒发热太阳表证，可知属瘀血内结。本可与前条之下瘀血汤攻下瘀血，但其与不大便，不能食，食则谵语，发热烦躁日晡时尤甚，脉微实，再倍发热之里热实证同见。不能食，不大便，腹中痛是阳明腑实，腑气不通之故；因日晡为阳明所主，再倍发热、日晡时烦躁尤甚，说明其阳明里热盛；食则谵语，故主里热炽盛，内扰神明；脉微实主邪气盛，正未虚。故知本证为“热在里，结在膀胱”之实热瘀结证，治疗以攻下瘀热为法，可予大承气汤。方中用大黄既取其荡涤实热之效，也兼取其攻逐瘀血之意。

大承气汤在《金匮要略》中先后出现 5 次，主治热盛动风之痉病、阳明腑实之腹满、宿食积滞的实证、实热下利、实热瘀结之腹痛等不同病证，其病证皆属于实，病邪则有热、实、瘀之不同，但均通过因势利导，给邪以去路。体现了“异病同治”的思想。

三、产后中风证治

（一）太阳中风

【原文】

產後風，續之數十日不解，頭微痛，惡寒，時時有熱，心下悶，乾嘔汗出。雖久，陽旦證續在耳，可與陽旦湯即桂枝湯，方見下利中。（8）

【释义】本条论述产后中风营卫不和的证治。产后体虚，复感风寒外邪，正气虽不能驱邪外出，但邪亦不甚，故持续数十日病尚在表，其头微痛、恶寒、时发热、胸脘闷、干呕、汗出等太阳中风表证仍在，故用桂枝汤解表驱邪，调和营卫。

关于阳旦汤，林亿认为指桂枝汤；喻嘉言认为是桂枝汤加黄芩；魏荔彤认为是桂枝汤加附子；陈修园认为是桂枝汤增桂加附子；何志雄谓是桂枝汤加芍药、黄芩等，可根据临床情况临证选用。

本条治产后病不泥于温补，治表病不拘于日期，而以证为主，有是证则用是药，体现仲景辨证论治中的圆机活法。

【临床应用】本方适宜于产后体虚，风邪外袭，致营卫不和的中风证，其主症有头微痛、恶寒，时时发热，自汗出，心下闷，干呕，舌淡红、苔薄白润，脉浮缓等。本方可用于符合上述证机的产后发热。

（二）阳虚中风

【原文】

產後中風，發熱，面正赤，喘而頭痛，竹葉湯主之。（9）

竹葉湯方：

竹葉一把　葛根三兩　防風　桔梗　桂枝　人參　甘草各一兩　附子一枚（炮）　大棗十五枚　生薑五兩

上十味，以水一斗，煮取二升半，分溫三服，溫覆使汗出。頸項強，用大附子一枚，破之如豆大，煎藥揚去沫。嘔者，加半夏半升洗。

【释义】本条论述产后中风兼阳虚的证治。产后正虚，风邪袭表，成正虚邪实之候。其中发热头痛，为中风之征；面红而赤，气喘，乃元阳不固，虚阳上浮，兼有卫气闭郁，肺气不降之象。另外尚可见如恶寒无汗，身疼乏力，四肢欠温，舌质淡红，舌苔薄白，脉浮无力等脉症。治用竹叶汤扶正祛邪，表里同治。方中竹叶、葛根、防风、桔梗、桂枝疏解外邪，其中竹叶《名医别录》云“主胸中痰热，咳逆止气”，此处并有降逆之意；人参、附子温阳益气；甘草、生姜、大枣调和营卫。

本条治法明示治产后病祛邪时，勿忘扶正。

【临床应用】本方可以治疗流行性感冒、食管炎、支气管炎、慢性胃炎、神经性头痛、淋巴结炎、产后发热、妊娠发热、产后缺乳、带下等病属阳虚血弱，风邪外袭，虚阳浮越者。

四、虚热烦呕

【原文】

婦人乳中虛，煩亂嘔逆，安中益氣，竹皮大丸主之。（10）

竹皮大丸方：

生竹茹二分　石膏二分　桂枝一分　甘草七分　白薇一分

上五味，末之，棗肉和丸，彈子大，以飲服一丸，日三夜二服。有熱者，倍白薇；煩喘者，加柏實一分。

【释义】本条论述产后中虚内热，胃失和降的证治。生子曰“乳”，乳中虚指新产妇人正气亏虚之病机。以方测证，其虚主要表现为气虚阴血不足。产后血虚阴亏，虚热内扰心神，则心中烦乱；热邪犯胃，胃气失和，则呕逆不安。治用竹皮大丸清热降逆，安中益气。方中重用甘草为君，功能益气安中；与桂枝相配，可辛甘化气；竹茹、石膏清胃热以止呕逆；白薇退虚热；枣肉助甘草健脾益气又养血，亦可调和诸药。

【临床应用】本方适宜于气阴不足，虚热内扰，胃失和降引起的产后心烦、呕逆证；兼见食欲不振，神疲乏力，低热留恋，舌红苔少，脉滑数无力等。可用治符合上述证机的妊娠呕吐、神经性呕吐、病毒性肝炎、急性胃炎、消化性溃疡、反流性食管炎、更年期综合征、癔症等。

五、热利伤阴

【原文】

產後下利虛極，白頭翁加甘草阿膠湯主之。（11）

白頭翁加甘草阿膠湯方：

白頭翁二兩　黄連　蘖皮　秦皮各三兩　甘草二兩　阿膠二兩

上六味，以水七升，煮取二升半，內膠令消盡，分溫三服。

【释义】本条论述产后热痢伤阴的证治。下痢以白头翁汤为主方，可知其痢由湿热下注所致，其症应以大便脓血，腹痛即便，里急后重，肛门灼热，身热口渴，舌红苔黄为特点；“虚极”主要指产后阴血不足，可见面黄乏力，虚烦不寐，脉象虚数等。治用白头翁加甘草阿胶汤清热利湿，养血和中。方中以白头翁汤清利湿热，阿胶补益阴血，甘草益气和中。

本条方治再次体现了仲景治产后病因实邪所致者，既不避苦寒清泄以祛邪，又不忘扶正气的攻补兼施精神。

【临床应用】本方适用于湿热下痢兼气血不足者，其主症可见便下脓血，赤多白少；里急后重，肛门灼热，身热口渴，少气神疲，舌红苔黄，脉虚数等。可用于符合上述证机的产后下痢、久痢伤阴或阴虚之体的下痢，以及阿米巴痢疾、急性坏死性肠炎、急性泌尿系感染、宫颈切除后引起的大出血、红斑狼疮、滴虫性肠炎等病证。但临床使用本方时可根据湿热与血虚的轻重调整两类药物的比例。

六、附方

（一）《千金》三物黄芩汤

【原文】

治婦人在草蓐[①]，自發露得風[②]，四肢苦煩熱。頭痛者，與小柴胡湯；頭不痛，但煩者，此湯主之。

黄芩一兩[③]　苦參二兩　乾地黄四兩

上三味，以水八升，煮取二升，溫服一升，多吐下蟲。

【校注】

① 草蓐：草垫子、草席。这里指产床。古称妇女临产为坐蓐。

② 发露得风：指产妇分娩时，因产床不洁或产后保养不慎而感受病邪。发，暴露；露，露天，在室外。

③ 黄芩一两：《备急千金要方》黄芩用量为二两，“服一升”下有“日二”。

【释义】本条论述产后四肢烦热的不同证治。产后四肢苦于烦热，若由少阳枢机不利所致者，宜以小柴胡汤和解少阳，其证并见两侧头痛，往来寒热，胸胁苦满，默默不欲饮食等。若由于下焦湿热，血虚生热所致者，宜用三物黄芩汤，方中用黄芩、苦参清热燥湿，除烦；重用干地黄，滋阴养血，以兼顾产后。三药合用，既清热燥湿，又滋养阴血。其证还可见带下黄白腥臭，或阴部瘙痒，大便不爽，肛门灼热，虚烦少寐，苔黄少，脉象虚数等。

【临床应用】三物黄芩汤是临床治疗阴虚湿热之良方，后世医家常用治阴道炎、急慢性盆腔炎、附件炎、红斑性肢痛、糖尿病、乙肝相关性肾炎、乙肝相关性皮疹等属上述证机者。

（二）《千金》内补当归建中汤

【原文】

治婦人產後，虛羸不足，腹中刺痛不止，吸吸[①]少氣，或苦少腹中急摩痛[②]，引腰背，不能食飲。產後一月，日得服四五劑為善，令人強壯，宜。

當歸四兩　桂枝三兩　芍藥六兩　生薑三兩　甘草二兩　大棗十二枚

上六味，以水一斗，煮取三升，分溫三服，一日令盡。若大虛，加飴糖六兩，湯成內之，於火上暖，令飴消。若去血過多，崩傷內衄不止，加地黃六兩、阿膠二兩，合八味，湯成內阿膠。若無當歸，以芎藭代之；若無生薑，以干薑代之。

【校注】

① 吸吸：指忍痛时的“嘶嘶”吸气之声。

② 少腹中急摩痛：即少腹拘急挛痛。

【释义】本条论述产后气血不足腹中疼痛的证治。由于产后虚羸，气血不足，不能煦养，故腹中疼痛，绵绵不已，或为腹中拘急，痛引腰背；脾气亏虚，运化不健，故吸吸少气，不能食饮。当归建中汤即小建中汤加当归，当归功能养肝补血，与小建中汤合用，有建中益气，养血柔肝之效，为产后气血不足，脾胃虚弱之代表方。

本方与黄芪建中汤均为小建中汤加味方，然此方加当归重在补血，彼加黄芪重在补气，故主治迥异。

【临床应用】本方可用治气血不足，脾胃虚弱所致的胃脘痛、腹痛、痛经、不孕等病。

【现代研究】实验研究证实，当归建中汤对利血平性溃疡和大鼠幽门结扎性溃疡有明显抑制作用[10]。

小结

本篇重点论述了妇人产后常见病的证治。篇中关于产后病的大部分内容都极经典，为后世对产后病发病特点、证治规律的认识奠定了基础。

对于新产妇人，篇中提出：虚，尤其是阴血伤损为其主要病理基础，在此阶段，若失血过多，津液伤损，易致产后痉病、郁冒、大便难三大病证。

郁冒大便难并见，宜扶正达邪，和利枢机，用小柴胡汤；胃肠实热，用大承气汤。对产后腹痛的辨证，仲景特别注重对其腹痛特点和兼症的辨识，如血虚里寒腹痛以腹中拘急，绵绵作痛，喜温喜按为特征，宜补虚养血，散寒止痛，用当归生姜羊肉汤；气血郁滞，以小腹胀满疼痛严重，以致不能安卧为特征，宜行气散结，和血止痛，用枳实芍药散；瘀血内结，则以脐下小腹或少腹部位坚痛拒按，或呈刺痛为特征，宜破血逐瘀，用下瘀血汤；瘀血与阳明实热相兼，以阳明实热为急，以腹中坚痛，不大便，不能食，食则谵语，发热烦躁日晡时尤甚为突出特征，宜攻下瘀热，可予大承气汤。产后中风者，若太阳中风，宜解表驱邪，调和营卫，用桂枝汤；若阳虚中风，宜扶正祛邪，表里同治，用竹叶汤。虚热烦呕者，宜清热降逆，安中益气，用竹皮大丸。热利伤阴者，宜清热利湿，养血和中，用白头翁加甘草阿胶汤。

对产后病的治疗，本篇既不拘于产后，所以有下瘀血汤攻下瘀血、大承气汤苦寒攻下、白头翁加甘草阿胶汤苦寒清热解毒燥湿；同时，又不忘于产后，所以用小柴胡汤治产后郁冒，桂枝汤治产后中风，竹叶汤在疏风散邪中兼以温阳固脱，白头翁汤加阿胶、甘草；竹皮大丸用石膏时配以甘草（重用）、桂枝等。

本篇所列多种产后病，虽然各自主症不同，病机有别，用方给药各有所选，但其治疗都注重护顾津血，仲景常通过以下几种方法护顾津血：①运用滋养津血之品：如当归生姜羊肉汤中用当归，枳实芍药散和阳旦汤中用芍药，下瘀血汤中用白蜜，竹叶汤、竹皮大丸中用大枣，白头翁加甘草阿胶汤中用阿胶等。②泻热以防热伤津血：如大承气汤急下热结以存阴，竹皮大丸后大胆运用石膏等。③损阳以就阴：针对产后阴虚血弱孤阳独亢的情况，通过发汗使独阳得散，恢复阴阳平衡，如小柴胡汤之用。

参考文献

[1] 张志雄，刘春芳，刘明洋，等. 小柴胡汤的药理作用及临床应用研究进展[J]. 中医药临床杂志，2021，33（3）：580-584.

[2] 李晶晶，王思芦，李金娉，等. 小柴胡汤及其拆方对体外四氯化碳致肝细胞损伤的影响[J]. 江苏农业科学，2020，48（16）：217-221.

[3] 黄红泓，覃日宏，柳贤福. 中药当归的化学成分分析与药理作用探究[J]. 世界最新医学信息文摘，2019，19（58）：127，153.

[4] 刘倩，廉永红，李玉婷，等. 当归生姜羊肉汤治疗寒凝型原发性痛经的临床观察[J]. 中国民间疗法，2020，28（24）：65-69.

[5] 辛丹，季旭明，张亚楠，等. 枳实芍药散对C-IBS大鼠VIP的调节作用[J]. 医学研究杂志，2019，48（7）：72-75.

[6] 陈萌，张冬梅，韦兰兰，枳实芍药散对大鼠肠道高敏性的影响[J]. 中国实验方剂学杂志，2007，（6）：49.

[7] 魏丹丹，李闪闪，王永杰，等. 下瘀血汤通过Wnt/β-catenin和TGF-β_1/Smad信号串联干预肾纤维化大鼠的机制[J]. 中国实验方剂学杂志，2021，27（10）：8-14.

[8] 加秀凤，谢纪文，朱锐. 下瘀血汤调控ACE2介导的RAS自稳抑制肝纤维化实验研究[J]. 中西医结合研究，2021，13（1）：24-29，32.

[9] 杜月光，杨明华，柴可夫，等. 新加下瘀血汤对糖尿病大鼠肾脏骨形成蛋白7和转化生长因子β1表达的影响[J]. 中国实验方剂学杂志，2010，16（11）：135-138.

[10] 张仲一，高岚，胡觉民，等. 当归建中汤抗胃溃疡的实验研究[J]. 天津中医学院学报，2004，（3）：134-135.

第二十二章 妇人杂病脉证并治第二十二

提要

本篇论述了妇人杂病的病因病机及证治。妇人杂病指除妊娠病、产后病之外妇人所特有或常见的疾病，涉及内容广泛，主要包括月经病、带下病、梅核气、脏躁、转胞、腹痛、热入血室及前阴疾患等病证。提出“虚”“积冷”“结气”为妇人杂病总的病因病机，“审阴阳、分虚实、行针药”为妇人杂病之治疗总则，在具体治法和剂型方面也较为丰富，包括了汤、散、丸、酒、膏等内服剂型及洗剂、坐药等外治剂型，其理法方药为后世妇科杂病辨证论治奠定了良好基础。

一、成因、证候与治则

【原文】

婦人之病，因虚、積冷、結氣，為諸經水斷絕，至有歷年，血寒積結，胞門①寒傷，經絡凝堅。在上嘔吐涎唾，久成肺癰，形體損分。在中盤結，繞臍寒疝；或兩脇疼痛，與臟相連；或結熱中，痛在關元，脉數無瘡，肌若魚鱗，時着男子，非止女身。在下未多，經候不勻，令陰掣痛，少腹惡寒；或引腰脊，下根氣街，氣衝急痛，膝脛疼煩。奄忽眩冒②，狀如厥癲；或有憂慘，悲傷多嗔③，此皆帶下④，非有鬼神。久則羸瘦，脉虚多寒。三十六病，千變萬端；審脉陰陽，虛實緊弦；行其針藥，治危得安；其雖同病，脉各異源；子當辨記，勿謂不然。（8）

【校注】

① 胞门：即子宫，意同《妇人妊娠病脉证并治第二十》篇之“子脏”。

② 奄忽眩冒：奄忽，即突然。奄忽眩冒，意突发晕厥。

③ 多嗔（chēn）：嗔，即怒；多嗔，意为时常发怒。

④ 带下：此条泛指妇人经带诸病。

【释义】本条为妇人杂病的辨治总纲，概论了妇人杂病的病因病机、证候变化及其论治原则。

在生理条件下，妇人应气血充盈，气机调和，血脉通畅，则月事应时而下。若三者之中一有所异，皆能导致经水不调，甚或经水断绝等妇人杂病。因此，虚、积冷、结气为妇女杂病的三个主要原因。其中，“虚”指气血虚少，气虚则不能生血摄血，血少则不足以营养冲任；“积冷”即寒冷久积，多因阳气虚衰，温煦功能减弱，寒邪凝结不散所致；“结气”指气机郁结，多由情志刺激所致。以上三大病因所致的“为诸经水断绝”虽仅就月经病而言，然日久必然损耗气血，营卫不畅，因此气滞血凝，其所造成病变可涉及上、中、下三焦。

虚、积冷、结气若影响上、中、下三焦可引起多种疾病，并相互影响。在上焦多涉及肺，咳吐涎沫，损伤肺络而成肺痈，若日久不愈正气虚衰，则形体消瘦。在中焦则肝脾受病，若素体阳虚则病从寒化，症见两胁疼痛和绕脐疝痛；素体阳旺则病从热化，见脐下关元穴处疼痛，此为热灼血瘀，不通则痛。瘀血内阻，新血不得外荣肌肤，故见肌肤状如鳞甲、干燥等证候。以上病变男女均可出现，故曰“时着男子，非止女身”。虚、积冷、结气影响下焦则多产生妇女经带诸病，如月经失调，前阴掣痛，或少腹恶寒，甚至牵及腰背；或下连气街，冲气急痛，同时伴有两腿膝胫疼烦等症。虚、冷、结气还可致气机疏泄、条达失常，从而产生眩冒、昏厥癫狂、忧伤恼怒等情志方面的疾患，非鬼神作怪。

妇人杂病虽变化多端，然在辨证时，应详察脉之阴阳，以辨寒热虚实，尤其对病同脉异之证，更应详加审察，审症求因予以针对性治疗；具体治法或施针灸或用汤药，以达转危为安的目的。其总的精神示人治疗杂病要掌握辨证论治的原则，凭脉辨证，脉症合参。

“虚、积冷、结气”虽可影响上、中、下三焦而产生诸多病证，但条文侧重论述其对“在下”妇人杂病的影响，故此三者为辨妇人杂病病因病机之总纲。

妇人杂病变化多端，临证辨治当注意“审阴阳、分虚实、行针药”，注重凭脉辨证，脉症合参，这也是治疗杂病要掌握的辨证论治总则。

二、病证与辨治

（一）热入血室

1. 辨证和治禁

【原文】

婦人傷寒發熱，經水適來，晝日明瞭，暮則譫語，如見鬼狀者，此為熱入血室[①]，治之無犯胃氣及上二焦，必自愈。（2）

【校注】

① 热入血室：血室，主要指子宫，并与肝、冲任脉相关。热入血室指妇女在月经期间感受外邪，邪热与血互结于血室，或虽不在行经期但阳明邪热炽盛、迫血妄行而出现的病证。

【释义】本条论述了热入血室发为谵语的特点及治禁。妇人外感发热过程中适值经期，邪热乘虚内陷，血热相抟于血室，可见谵语如见鬼状之症。血室、夜暮属阴，故谵语发于暮间而昼日明了。此症不同于阳明腑实证之谵语，又非邪犯心包、热扰心神之谵语，故治疗上不可用汗、吐、下之法攻伐胃气及上焦清气。但清其血室之热，其病自愈。

谵语是热入血室的主症之一，当注意与阳明谵语、热陷心包之谵语区别。热入血室之谵语以昼日明了，暮则谵语为特点，其热多往来寒热，治以清其血室之热；阳明谵语，热在阳明气分，其证发热谵语而不恶寒，日晡剧，至夜愈，治以泄热攻下；热陷心包之谵语每见于高热重病危证中，常伴昏迷，甚至循衣摸床，撮空理线，直视喘促等动风、精竭、气脱之象，临证时当注意辨证，以免误治。

条文中“必自愈”，并非不药待其自愈，乃因邪热虽入血室，尚未与血相结，此时经水未断，治疗时当注意使邪有出路，随经血外泄则病愈，此亦因势利导的体现。

2. 寒热如疟

【原文】

婦人中風，七八日續來寒熱，發作有時，經水適斷，此為熱入血室，其血必結，故使如瘧狀，發作有時，小柴胡湯主之。方見嘔吐中。（1）

【释义】妇人中风七八日，发热恶寒当去，仍发热恶寒，且发作有时如疟状，若适值经期，经行中断，则为外邪乘行经血室空虚内陷，与经血互结。其病机属正虚邪结，枢机不利，治当以小柴胡汤清里透外散结，扶正达邪，使枢机得转，血室之热外泄。

小柴胡汤是和法的代表方，适用于火郁邪结，正虚邪陷的基本病机，本证热入血室与小柴胡汤证病机相符，故可用本方治疗。方中黄芩与柴胡相配清里透外，黄芩与半夏相配辛开苦降；配人参、甘草、大枣扶正达邪，诸药配伍可达和解的整体要求。

【现代研究】实验研究证实，小柴胡汤能显著抑制 MMP-9 和 MMP-2 基因表达，这可能是其治疗子宫内膜异位症的机制之一[1]。

3. 胸胁满如结胸

【原文】

婦人中風，發熱惡寒，經水適來，得七八日，熱除，脉遲，身涼和，胸脇滿，如結胸狀①，譫語者，此為熱入血室也。當刺期門②，隨其實而取之。(3)

【校注】

① 结胸：指邪气结于胸中出现胸闷、胸痛一类痛证。参见《伤寒论》。

② 期门：穴位名。足厥阴肝经之募穴，位于乳头下二肋，当第六肋间隙取之。

【释义】本条论述热入血室，表热已罢的证治。妇人患太阳中风同时，适逢行经，七八日后，症由发热恶寒转至热除身凉，脉由浮转至迟缓，脉症合参，当属表邪已解病愈之象。此时见胸胁满如结胸状及谵语诸症，可知表证虽解然病未愈，邪热乘血室空虚而内陷，与血相结形成热入血室证。血室为肝所主，肝脉络胁布胸，郁热循经，故胸胁满如结胸状，故治疗上当取肝之募穴期门以泄肝经、血室之郁热，使邪有出路。

4. 下血谵语

【原文】

陽明病，下血譫語者，此為熱入血室，但頭汗出，當刺期門，隨其實而瀉之，濈然汗出者，愈。(4)

【释义】本条是论述阳明病热入血室的证治。妇人患阳明病虽不逢经期，但由于冲脉隶于阳明，若阳明里热太盛，邪热亦可循经侵入血室，热迫血行致下血；热扰神魂则谵语；热蒸于上，迫津外泄则但头汗出。治疗上仍刺肝之募穴期门以泻其热，刺后经络疏通，正胜邪却，周身汗出则病愈。

热入血室应以泻热为主进行治疗，本条热邪虽从阳明而来，但已转入血室，故不治阳明病，仍刺肝之募穴期门以泻血室之热。

以上 4 条文，皆论热入血室之证，虽见症不同，病情各异，但邪热内陷血室的病机则一，故在治疗上不论针刺或用药，都以泻热为主。和利枢机，扶正达邪，清透兼施为其正治法，不可妄用破血之品或单纯清热凉血之药。

【临床应用】针刺期门或用小柴胡汤均是泻血室之热的具体应用。同时还应根据热入血室的不同表现、症情轻重，分别而治。血未结者可兼以清热凉血。

（二）梅核气

【原文】

婦人咽中如有炙臠[①]，半夏厚朴湯主之。（5）

半夏厚朴湯方《千金》作胸满，心下堅，咽中帖帖，如有炙肉，吐之不出，吞之不下：

半夏一升　厚朴三兩　茯苓四兩　生薑五兩　乾蘇葉二兩

上五味，以水七升，煮取四升，分温四服，日三夜一服。

【校注】

① 炙脔：肉切成块名脔，炙脔即烤肉块。

【释义】本条论述气郁痰凝梅核气的证治。咽中如有炙脔，是指咽中阻塞如有异物感，但饮食吞咽并无障碍，也无疼痛，即后世所称梅核气。半夏厚朴汤方中半夏、厚朴、生姜辛以散结，苦以降逆；茯苓下气化痰降逆；苏叶芳香宣气解郁。诸药合用，开结化痰，顺气降逆。以方测证，病机属痰气交阻上逆于咽喉。本病的形成，多由情志不遂，气机不畅，气郁则肺不布津，聚而为痰；或情志抑郁不舒，偶感寒邪，依痰凝聚，上逆于咽喉之间，气与痰搏结而成。故用半夏厚朴汤辛开苦降，解郁化痰，使气顺痰消，则咽中炙脔感可除。

本方为痰凝气滞咽喉而设，方中半夏厚朴辛开苦降，散结下气；苏叶轻宣芳香，宣通郁气，为治痰气互结，气郁不舒的常用组合。

【临床应用】本方适宜于痰气互结于咽喉引起的病证，其主症为咽中如有物梗塞，咯之不出，吞之不下，但饮食吞咽无碍，兼精神抑郁，心烦易怒，失眠，胸闷，善太息等症。本方可用治符合上述证机的慢性咽喉炎、慢性支气管炎、支气管哮喘、急性胃炎、眩晕及神经官能症等。

【现代研究】实验研究证实，半夏厚朴汤可以治疗顺铂导致的水貂的呕吐，其机制可能与 SP/NK1R 信号活化有关[2]。半夏厚朴汤可能通过刺激局部神经多肽能神经改善声音嘶哑、咽喉食管部异物感和吞咽反射异常等症状[3]。实验还发现，中高剂量加味半夏厚朴汤能明显延长戊巴比妥钠小鼠睡眠时间、提高入睡率，能显著抑制小鼠自主活动时间，说明半夏厚朴汤具有镇静、催眠作用，对失眠症具有一定的疗效[4]。

（三）脏躁

【原文】

婦人臟躁，喜悲傷欲哭，象如神靈所作，數欠伸，甘麥大棗湯主之。（6）

甘麥大棗湯方：

甘草三兩　小麥一升　大棗十枚

上三味，以水六升，煮取三升，温分三服。亦補脾氣。

【释义】本条论述脏躁的证治。脏躁主要表现为精神失常，症如“喜悲伤欲哭”，以哭笑无常，喜怒不节，语言不能自主，频作欠伸，神疲乏力等为主症，由于发作无常，故曰“象如神灵所作”。甘麦大枣汤补益心脾，功兼两脏。方中小麦养心安神、甘草大枣甘润补中。以方测证，本病脏阴不足，虚热内扰是其病机关键。

本病与梅核气、百合病均可表现为精神抑郁等情志症状，当注意鉴别。

本方虽为平和之剂，但藉甘平以补脾气，甘润以滋脾精，使阴精足则郁火熄，脏不躁而心神有所主，故可治脏阴不足，虚热内扰。

【临床应用】甘麦大枣汤常用于治疗神经、精神疾患属心脾两虚者，如癔病、精神分裂症、神经衰弱、更年期综合征、小儿夜啼盗汗、厌食等疾病具有本方证病机者。本方常与养阴安神，化痰解郁之方合用，以增强疗效。该方尚可用作大病后气阴两伤的辅助饮食疗法。

【现代研究】实验研究证实，甘麦大枣汤治疗抑郁症的作用机制主要与其能够增加抑郁症患者单胺类神经递质含量、调节单胺系统功能；降低中枢及外周促炎因子，调节中枢和外周炎症；降低血清促肾上腺皮质激素（ACTH）和皮质类固醇（CORT），抑制HPA轴亢进；增加脑源性神经营养因子（BDNF）mRNA及蛋白表达等有关。[5]

（四）月经病

1. 虚寒夹瘀崩漏

【原文】

問曰：婦人年五十所，病下利①數十日不止，暮即發熱，少腹裏急，腹滿，手掌煩熱，唇口乾燥，何也？師曰：此病屬帶下。何以故？曾經半產，瘀血在少腹不去。何以知之？其證唇口乾燥，故知之，當以温經湯主之。（9）

温經湯方：

吴茱萸三兩　當歸二兩　芎藭二兩　芍藥二兩　人參二兩　桂枝二兩　阿膠二兩　牡丹（去心）二兩　生薑二兩　甘草二兩　半夏半升　麥門冬一升（去心）

上十二味，以水一斗，煮取三升，分温三服。亦主婦人少腹寒，久不受胎，兼取崩中去血，或月水來過多，及至期不來。

【校注】

① 下利：多数注家认为当是“下血”。

【释义】本条论述妇人冲任虚寒夹有瘀血而致崩漏的证治。妇人年五十所，七七之期任脉虚，太冲脉衰，经水当止。今下血数十日不止，乃属崩漏。崩漏证有虚实，年五十所之妇人加之“曾经半产，瘀血在少腹不去”，证属冲任虚寒夹瘀。冲任虚损，气血不畅，瘀血内留，则胞宫失养，故见崩漏下血，并伴少腹里急、腹满，或刺痛、拒按等症。下血数十日不止，耗损阴血，阴血虚则不能济阳，故见暮即发热、手掌烦热等症。瘀血不去则新血不生，阴津不能上承，故见唇口干燥。治用温经汤温养血脉，方中吴茱萸、生姜、桂枝温经散寒，通利血脉；阿胶、川芎、当归、芍药、牡丹皮养血和血行瘀；人参、甘草益气补虚；半夏、麦冬润燥相合，养阴和中。诸药合用，能温经散寒，调补冲任、养血行瘀、扶正祛邪，使经寒者得温，气血虚者得补，瘀者得行，则新血自生。本方亦可主治妇人少腹寒、久不受孕，或月经不调属冲任虚寒者。

温经汤集温、润、养、散药物于一炉，阴阳兼顾，虚实并治，温经养血而不留瘀，活血散寒而不伤正，故为妇科调经的祖方。

【临床应用】温经汤适宜于冲任虚寒夹有瘀血的月经病，其主症为少腹里急，腹满或疼痛拒按，崩漏不止或月经后期、量少甚或闭经，经期腹痛，并兼有气血不足症状等。常用治功能失调性子宫出血、子宫内膜增生、子宫内膜异位症、痛经、闭经、不孕、习惯性流产、胎动不安以及男子精室虚寒所致的不育症等符合上述证机者。

【现代研究】实验研究证实，温经汤对大鼠实验性子宫内膜异位症（EMs）具有较好的治疗作用，机制与降低低氧诱导因子-1α（HIF-1α）表达，改善异位病灶乏氧，诱导异位内膜线粒体损伤有关；温经汤可作用于间脑，促进促黄体生成激素释放因子（LH-RH）的分泌，然而对于卵巢的作用尚不清楚。[6] 加减温经汤通过抑制 Rho/Rho 相关卷曲螺旋蛋白激酶（ROCK）信号通路相关因子的过度激活，改善卵巢子宫组织微血管调节的失衡，从而治疗妇科寒凝血瘀证。[7]

2. 冲任虚寒漏下

【原文】

婦人陷經①，漏下黑不解，膠薑湯主之臣億等校諸本無膠薑湯方，想是前妊娠中膠艾湯。（12）

【校注】

① 陷经：意指经气下陷，下血不止。

【释义】本条论述妇人陷经的证治。陷经是病名，又概括了病机，其“漏下黑不解”是其主症；经气下陷、气虚不摄为其病机；胶姜汤为其主治之方。以方测证，其漏下色黑，乃因冲任虚寒不能固摄经血所致，故用温经散寒、固冲养血止血的胶姜汤主治。胶姜汤药物组成不详，后世多数医家认为系胶艾汤加干姜，林亿等人认为恐是胶艾汤。

3. 瘀血阻络漏下

【原文】

寸口脉弦而大，弦則為減，大則為芤，減則為寒，芤則為虛，寒虛相摶，此名曰革，婦人則半產漏下，旋覆花湯主之。（11）

旋覆花湯方：

旋覆花三兩　葱十四莖　新絳少許

上三味，以水三升，煮取一升，頓服之。

【释义】本条论述半产漏下的脉证机制与治疗。本条原文已见于《血痹虚劳病脉证并治第六》篇，相比之下，句首多“寸口”，句末多“旋覆花汤主之”，少“男子亡血失精”句，可见本条复列于此，是专为妇人病而设。旋覆花汤乃疏肝通络之剂，在《五脏风寒积聚病脉证并治十一》篇中用治肝经气血郁滞之肝着病，根据异病同治的精神，以方测证、以症推理，本方用于妇人半产漏下亦当属气血郁滞之证。本条之脉理，已详见于前，不释。

【现代研究】实验研究证实，旋覆花汤能有效阻断大鼠肝纤维化和肝窦毛细血管化的形成，证明了活血化瘀为主方药治疗肝纤维化的有效性。[8]

4. 瘀血内阻经水不利

【原文】

帶下，經水不利，少腹滿痛，經一月再見者，土瓜根散主之。（10）

土瓜根散方陰㿉腫①亦主之：

土瓜根　芍藥　桂枝　䗪蟲各三分

上四味，杵為散，酒服方寸匕，日三服。

【校注】

① 阴㿉（tuí）肿：指外阴部有较硬的卵状肿块。《本草纲目・鲮鲤》引《摘玄方》“妇人阴颓，硬如卵状”。

【释义】本条论述瘀血内阻致经水不利的证治。妇人经行不畅证有虚实，若兼见腹部既满且痛，多为气滞血瘀；月经一月两潮，虚实皆可见。本条治用土瓜根散行气通瘀，方中土瓜根苦寒清热，行瘀通经；芍药和营止痛；桂枝温经行血；䗪虫破血攻瘀，加酒以行药势，瘀血去则经水自调。以方测证，当属瘀血内阻之病机，并可伴有少腹按痛，月经量少，色紫有块，舌紫黯，脉涩等症。

土瓜根散证与温经汤证在病机上既有相似之处，又略有不同。土瓜根散病机为瘀血内阻，属实；温经汤病机为虚寒夹瘀，虚实错杂。

【临床应用】土瓜根散适用于瘀血内阻的月经不调，使经少不畅能通、经一月两潮可调。方中之土瓜根即葫芦科植物王瓜的块根，目前临床很少用，常用丹参、桃仁等代之。临床上常以本方治疗痛经、闭经、月经不调、输卵管不全阻塞、附件炎、盆腔炎等属瘀血内阻的病机者。

5. 瘀热内结经水不利下

【原文】

婦人經水不利下，抵當湯主之亦治男子膀胱滿急，有瘀血者。（14）

抵當湯方：

水蛭三十個（熬） 虻蟲三十個（熬，去翅足） 桃仁二十個 （去皮尖）

大黄三兩（酒浸）

上四味，為末，以水五升，煮取三升，去滓，溫服一升。

【释义】本条论述经闭不行属瘀热内结的证治。原文述证简略，辨证重心在于“经水不利下”，是由经行不畅进而经闭不行。抵当汤为攻下瘀血峻剂，方中水蛭、虻虫破血攻瘀，大黄、桃仁活血祛瘀。以方测证，本条经水不利下属瘀热内结成实，其症尚有少腹硬满结痛拒按，脉象沉涩等症。故用破血攻瘀的抵当汤，瘀血去新血生，其经自行。

抵当汤证与土瓜根散证均属瘀血内阻病机，但同中有异，前者病机为瘀热内结成实，病重；后者病机为瘀血内阻，病浅。

【临床应用】抵当汤适用于瘀热内结、形气俱实的闭经，应用时还当具有某些蓄血的见症。可用治子宫肌瘤、急性盆腔炎、急性附件炎、顽固性痛经等属瘀热内结较重者。本方为破血逐瘀峻剂，应用时注意掌握中病即止，或“不下，更服”。

【现代研究】实验研究证实，抵当汤可以通过下调磷酸化真核翻译起始因子（P-eIF2α）及人内质网应激相关蛋白（CHOP 蛋白）的表达，抑制与细胞凋亡相关的信号通路的活化，从而抑制过度的内质网应激损伤，对脑出血半暗带区的神经细胞有保护作用，从而减轻凋亡[9]。Th1/Th2 信号漂移与深静脉血栓形成的发生密切相关，抵当汤呈剂量依赖性地升高 Th2 细胞因子的分泌，抑制 Th1 细胞因子表达，进而调节 Th1/Th2 信号平衡，达到治疗深静脉血栓形成的目的[10]。抵当汤可有效抑制实验性颈动脉损伤后再狭窄大鼠 VEGF-A、Ang Ⅱ水平，抑制炎性因子 IL-6、TNF-α 表达，并具有降脂效应其作用以低剂量为佳[11]。

6. 水血互结少腹满

【原文】

婦人少腹滿如敦①狀，小便微難而不渴，生後②者，此為水與血并結在血室也，大黄甘遂湯主之。（13）

大黄甘遂湯方：

大黄四兩　甘遂二兩　阿膠二兩

上三味，以水三升，煮取一升，頓服之，其血當下。

【校注】

① 敦（duì）：是古代盛食物的器具，上下稍锐，中部肥大。

② 生后：产后。

【释义】本条论述妇人水血并结血室的证治。“妇人少腹满如敦状”为其辨证重心，兼小便微难而口不渴，二者相合，多为有形实邪凝结于下焦。方证并析，可知证属水血结于血室，故以大黄甘遂汤破血逐水，水血兼攻。方中大黄攻瘀，甘遂逐水，阿胶滋阴养血以扶正，诸药合用，使水邪瘀热下泄，则少腹满如敦状可解，且又祛邪不伤正。由于方中大黄、甘遂药性峻猛，多易伤正，虽有阿胶养血护正，但仍不可多用，故方后云“顿服之”。大黄甘遂汤方中大黄、甘遂活血逐水相兼，体现了治血兼治水的辨治思路。

大黄甘遂汤与抵当汤皆主治瘀血实证，并见少腹满症，但两者同中有异，临床应以鉴别。

【临床应用】本方适用于水血互结血室之证，其主症为少腹胀满，甚则突起如敦状，小便微难，伴产后恶露量少或闭经等。可用于产后恶露不下、月经不调、癃闭、臌胀、癫狂等符合上述证机的病证，亦可用于附睾瘀积症。

【现代研究】实验研究证实，大黄甘遂汤能上调肝硬化腹水大鼠腹膜水通道蛋白 -1 的表达，可能是其发挥利水作用机制之一[12]。将大黄甘遂汤改为丸剂的研究中发现，方中的胶类炒珠研粉较阿胶容易吸收，并可降低原胶的黏滞碍胃之性及祛除腥味，能增加药效[13]。

（五）带下病

1. 湿热带下

【原文】

婦人經水閉不利，臟堅癖不止①，中有乾血，下白物②，礬石丸主之。（15）

礬石丸方：

礬石三分（燒）　杏仁一分

上二味，末之，煉蜜和丸棗核大，內臟中③，劇者再內之。

【校注】

① 脏坚癖不止：胞宫内有干血坚结不散。

② 白物：白带。

③ 内脏中：脏指阴道，指将药物放入阴道中。

【释义】本条论述瘀血内阻，湿热带下的外治法。“脏坚癖不止，中有干血”，为干血内阻，积久滞而为湿、郁而为热；湿热下注，腐败可成带下。用矾石丸纳人阴中为坐药，除湿热以止带。方中矾石燥湿清热、敛涩止带，解毒杀虫；杏仁、白蜜滋润以制矾石燥涩之性。润涩相伍，使带下止而不致干涩不适。

本证治法体现了先治卒病，后治痼疾的精神。本方外用，开创了外治法治带下之先河。

【临床应用】矾石丸为湿热带下的外治方，主要治疗妇科炎症，如宫颈炎，真菌性、滴虫性阴道炎，属于瘀积兼湿热内蕴者，皆可用之。其主症可见带下多，色黄质稠，或伴臭秽，苔黄腻，脉濡数等。应用时应先将药物用纱布包好，经高温消毒后，方可纳入阴中。如有阴道或宫颈糜烂者，则先宜治其糜烂，暂不宜用本法治疗。

【现代研究】药理研究证实，外用枯矾的稀薄液，能收到消炎、收敛、防腐的作用。同时还发现，矾石有良好的抗阴道滴虫和抗菌作用。其中对金黄色葡萄球菌和变形杆菌有抑制作用，对大肠杆菌、铜绿色假单胞菌、痢疾杆菌以及白念珠菌等，亦有明显的抑制作用。[14]

2. 寒湿带下

【原文】

蛇床子散方：溫陰中坐藥①。（20）

蛇床子仁

上一味，末之，以白粉②少许，和令相得，如棗大，綿裹內之，自然溫。

【校注】

① 坐药：指纳药阴道或肛门中，即现今栓剂。此处指纳药阴道中。

② 白粉：一说为铅粉，另一说为米粉。前者燥湿除秽而杀虫；后者可作为外用药的赋形剂。

【释义】本条论述寒湿带下的外治法。从条文“温阴中”及方后云“绵裹内之，自然温”可知，病人自觉阴中寒冷甚至连及后阴。蛇床子散方中蛇床子性温味苦，能暖宫化湿除痒，白粉燥湿除秽杀虫，二药合用具暖宫除湿，杀虫止痒功效。以方测证，可知此由阴寒湿浊之邪凝着下焦所致，当见带下清稀，腰部重坠，阴冷伴瘙痒等症。用蛇床子散为坐药，使药直达病所，以逐阴中寒湿，并能杀虫除痒。

本方与矾石丸为带下阴痒外治方，均能杀虫止痒。

【临床应用】本方适用于寒湿凝滞下焦的带下病，其主症为带下多，质稀色白，可伴阴冷瘙痒等。可用治宫颈糜烂，滴虫性、真菌性阴道炎，湿疹，外阴瘙痒症，包皮、龟头念珠菌病等属下焦寒湿证者，尤其对滴虫性阴道炎阴中冷而兼痒者疗效较佳。因铅粉有毒，即使外治寒湿带下，用量亦宜小，时间宜暂；若连续使用，则易中毒。故久用最好去铅粉，而用艾叶暖宫散寒。

【现代研究】实验研究证实，蛇床子煎剂中蛇床子为主药，该药味辛苦、性温，有燥湿、止痒、杀虫之功效，既抗真菌和滴虫，又能止外阴及肛门瘙痒。[15]

（六）腹痛

1. 风冷血滞

【原文】

婦人六十二種風，及腹中血氣刺痛，紅藍花酒主之。（16）

紅藍花酒方疑非仲景方：

紅藍花一兩

上一味，以酒一大升，煎減半，頓服一半。未止，再服。

【释义】本条论述风血相搏，血凝气滞的腹痛证治。妇人六十二种风，泛指一切风邪。风为百病之长，六淫之首，有善行数变、无处不到的特性。若不慎外感风邪，与血气相搏滞于腹中，阻碍气血运行，故见腹中刺痛。此瘀血腹痛，治用红蓝酒活血化瘀，理气止痛。方中红蓝花辛温活血止痛，以酒辛行气血，使血行流畅，风邪得散，通则不痛。

本条“腹中刺痛”，点明了本证为瘀血疼痛的特点。本证虽风邪为因，而瘀血为其病机，故本方用血药而不用风药，为“治风先治血，血行风自死”的示范。

【现代研究】药理实验显示，红花煎剂对小鼠、豚鼠、兔、犬、猫之离体、在体子宫及家兔子宫瘘均有兴奋作用[16]。红蓝花酒对降低前列腺素的含量效果显著，这可能是其治疗痛经的机制之一[17]。

2. 肝脾失调

【原文】

婦人腹中諸疾痛，當歸芍藥散主之。（17）

當歸芍藥散方見前妊娠中。

【释义】本条论述妇人肝脾不调腹痛的治疗。前妊娠病篇中，仲景曾用当归芍药散主治肝脾不和，气郁血滞湿阻的妊娠腹痛，此言可治妇人腹中诸疾痛，表明妇人腹痛的原因虽与寒热虚实、气滞血瘀有关，但肝脾失调、气血失和较为多见，故以之为治。其证候、方药分析参见《妇人妊娠病脉证并治第二十》篇第 5 条。

本方既治妊娠腹痛，又治妇人杂病腹痛，体现了仲景治疗妇人腹痛重在调理肝脾的思路。

【现代研究】实验研究证实，当归芍药散可抑制 APP/PS1 小鼠脑内 Aβ 纤维斑块，同时可明显改善其学习记忆及认知能力，可能与调节蛋白法尼基修饰水平有关[18]。当归芍药散可纠正肾病综合征大鼠电解质紊乱[19]。当归芍药散能够抑制慢性盆腔炎模型大鼠子宫组织 P50、P52、P65 以及 NF-κB 蛋白的表达，并减少血清中促炎因子的水平、增加抗炎因子的水平，且具有明显的剂量依赖性。当归芍药散可能通过抑制 NF-κB 信号转导通路，降低炎症反应，发挥抗炎免疫作用[20]。当归芍药散能改善血管性痴呆大鼠的学习记忆能力，可能通过 PI3K/AKT 信号通路发挥对血管性痴呆的治疗作用[21]。

3. 脾虚营弱

【原文】

婦人腹中痛，小建中湯主之。（18）

小建中湯方見前虛勞中。

【释义】本条论述妇人中焦脾虚腹痛的治疗。本条所论腹痛脉症不全，以方测证，并参《血痹虚劳病脉证并治第六》第 13 条，本证病机当属脾虚营弱之证，其证候、方药分析参见《血痹虚劳病脉证并治第六》篇第 13 条。

妇人腹痛，多与气血失和有关，且证有寒热虚实之不同，故治法方药各异。以上 3 条均为妇人杂病腹痛证治。

小建中汤在本书见于三处，首见于《血痹虚劳病脉证并治第六》篇第 13 条，治疗中焦阴阳两虚之虚劳腹痛；次见于《黄疸病脉证并治第十五》篇第 22 条，治疗脾虚萎黄；后见于《妇人杂病脉证并治第二十二》篇本条，治妇人中虚腹痛证。三条病虽不同，然阴阳失调，中焦脾虚之病机则一，故均用之，体现了仲景异病同治的精神。

【现代研究】实验研究证实，小建中汤具有抗运动性疲劳的作用，其机制可能是通过提高骨骼肌 AMPK/PGC1-α 通路，增强线粒体氧化磷酸化减少代谢产物的堆积，减缓糖原的消耗分解，增强骨骼肌能量合成有关[22]。小建中汤能够通过激活 KeaP1-Nrf2-ARE 信号通路发挥抗氧化作用，继而提高小鼠抗疲劳能力[23]。

（七）转胞

【原文】

問曰：婦人病，飲食如故，煩熱不得臥，而反倚息者，何也？師曰：此名轉胞[1]，不得溺也，以胞系了戾[2]，故致此病，但利小便則愈，宜腎氣丸主之。(19)

腎氣丸方：

乾地黄八兩　薯蕷四兩　山茱萸四兩　澤瀉三兩　茯苓三兩　牡丹皮三兩　桂枝一兩　附子（炮）一兩

上八味，末之，煉蜜和丸梧子大，酒下十五丸，加至二十五丸，日再服。

【校注】

① 转胞（pāo）："胞"同"脬"，即膀胱。转胞，病证名，以小便不通，脐下急痛为主症。

② 胞系了戾："了"通"缭"，戾指扭曲，"了戾"即纠缠扭曲。"胞系了戾"，即膀胱之系缭绕不顺。

【释义】本条论述妇人转胞的证治。转胞以小便不通，脐下急迫为主症。以方测证，本条的病机为肾气虚，膀胱气化不行。由于病在下焦，中焦无病，故饮食如故；膀胱气化不行故不得尿；小便不利，浊气上逆，肺失宣降，故烦热不得卧而反倚息，治以化气利小便的肾气丸。该方集寒热补泻之药于方中，补阴之虚可以生气，助阳之弱可以化水，阴阳并调，则肾气充，膀胱气化正常，小便不利诸证可解。

转胞的其病机较复杂，本条肾气虚，膀胱气化不行仅为其中之一。此外尚有中气下陷、肺虚通调失职、下焦湿热阻滞、妊娠胎气上迫或忍溺入房等均可致本病，而见胞系了戾之小便不利，当审证求因，审因论治。

肾气丸在本书中有五处：首见于《中风历节病脉证并治第五》篇"脚气上入，少腹不仁"；次见于《血痹虚劳病脉证并治第六》篇"虚劳腰痛，少腹拘急，小便不利"；三见于《痰饮咳嗽病脉证并治第十二》篇"夫短气有微饮"；四见于《消渴小便不利淋病脉证并治第十三》篇"男子消渴，小便反多，以饮一斗，小便一斗"；五现于《妇人杂病脉证并治第二十二》篇之转胞。以上五病，虽症状不同，但病机皆属于肾气虚，气化功能失调，故均可用肾气丸治疗，充分展现了仲景紧扣病机施治的精神。

（八）前阴诸疾

1. 阴疮

【原文】

少陰脉滑而數者，陰中即生瘡，陰中蝕瘡爛者，狼牙湯洗之。（21）

狼牙湯方：

狼牙三兩

上一味，以水四升，煮取半升，以綿纏筯如繭，浸湯瀝陰中，日四遍。

【释义】本条论述妇人前阴疮蚀的外治法。少阴脉候肾，肾主前后二阴，“少阴脉滑数”乃湿热下注，蕴结不散，聚于肾之窍前阴，热盛血腐，故令前阴中生疮，久则可致热毒腐蚀而糜烂，此即“阴中蚀疮烂者”，出现前阴痒痛，浊带淋漓。治用狼牙汤洗涤阴部，目的在于清热燥湿，杀虫止痒。狼牙草味苦辛性寒，有毒，能清热燥湿，以毒攻毒而杀虫，故用之外洗阴部。

矾石丸、蛇床子散、狼牙汤三方均为除湿止带、杀虫止痒之外用方剂，主治妇人带下、前阴疾患，但三者同中有异。矾石丸与狼牙汤均可清热燥湿，主治下焦湿热、妇人湿热带下；蛇床子散苦温燥湿，主治下焦寒湿之证，对于下焦阳虚寒滞及下焦寒湿之阴痒均有效。

【临床应用】狼牙汤中狼牙草市售多缺，后世医家多以狼毒或龙牙草带幼苗的根芽代之。但狼毒有毒，用之宜慎。

此外当注意的是，带下、前阴疾患，若有疮痛溃烂，不可外治坐药，当用洗剂以利清疮排毒，如狼牙汤证便是。

【现代研究】实验研究证实，狼牙汤能杀灭阴道毛滴虫，其灭滴效果明显优于灭滴灵（甲硝唑）。狼牙汤无论是高剂量，还是低剂量，对家兔完整皮肤，破损皮肤用药，及大鼠皮下注射，均未出现毒性反应及刺激症状；给家兔滴眼亦未见红肿、渗出等刺激症状；大鼠阴道连续给药 7 天，也未出现局部刺激症状，阴道组织切片镜检未见细胞形态学上的变化；经解剖心、肝、肺、肾等主要脏器，均与对照组无差异，说明本品无毒性和刺激性。[24]

2. 阴吹

【原文】

胃氣下泄，陰吹①而正喧②，此穀氣之實也，膏髮煎導之。（22）

膏髮煎方見黄疸中。

【校注】

① 阴吹：指前阴出气，犹如后阴矢气一样。

② 正喧：指前阴出气频繁，声响连续不断。

【释义】本条指出阴吹的成因和证治。正常情况下，胃肠中浊气当从后阴排出为矢气，而本条之浊气却从前阴排泄连续不断，故日“阴吹而正喧”。究其原因，乃“胃气下泄”“谷气实也”；以方测症，本证还当有大便燥结，小便不利之症，证属胃肠燥结兼瘀，故治用猪膏发煎化瘀润肠通便。方中猪膏滋润填精，乱发活血化瘀，使大便通畅，浊气下行，则阴吹可止。

【临床应用】临床上阴吹病并不少见，以生育后的女性多见，症有轻重，临床上当注意辨证论治。若属气虚下陷者，多用补中益气汤加减；若因痰饮所致，可用《温病条辨》橘半桂苓枳姜汤主治；对于胃肠燥结兼瘀之阴吹，猪膏发煎化瘀润肠通便，使浊气下泄归于肠道，则阴吹可愈。猪膏发煎还可治疗胃肠燥结的萎黄证。

（九）其他病变

1. 饮证误下成痞辨治

【原文】

婦人吐涎沫，醫反下之，心下即痞，當先治其吐涎沫，小青龍湯主之。涎沫止，乃治痞，瀉心湯主之。（7）

小青龍湯方見痰飲中。

瀉心湯方見驚悸中。

【释义】本条论述妇人上焦寒饮误下成痞的先后治疗。吐涎沫者，多见上焦寒饮，治当温化寒饮。若误用下法，以致损伤中阳，寒饮内陷可成心下痞证，此与《伤寒论》误下成痞的机理相同。虽经误下，若仍吐涎沫且证属上焦寒饮，可用小青龙汤温散寒饮。待寒饮解除，或咳喘、吐涎沫止后，可根据辨证，选用泻心汤以治其心下痞满证，其辨治思路与《伤寒论》表解乃可攻痞相同。

2. 疳虫蚀齿

【原文】

小兒疳蟲蝕齒方疑非仲景方：（23）

雄黄　葶藶

上二味，末之，取臘日豬脂鎔，以槐枝綿裹頭四五枚，點藥烙之。

【释义】本条林亿等疑非仲景方，但《金匮玉函要略辑义》曰“玉函经第八卷末亦载小儿药三方，盖另有幼科书而亡佚者，此类岂其遗方耶”，程云来也认为此方可能是仲景

《口齿论》错简于此，二说均有参考价值。临床上此方可治疗小儿疳热生虫，牙龈糜烂，或牙齿蛀蚀之口齿疾患，方中雄黄、葶苈、猪脂、槐枝行气活血，消肿杀虫；用油脂初溶，乘热烙其局部，有杀虫蚀虫之功。

小结

本篇概论了妇人杂病的病因证治，同时论述了妇人常见的月经病、带下病、梅核气、脏躁、热入血室、转胞、腹痛、阴疮及阴吹的证治。

篇中提出妇人之病“因虚、积冷、结气”为妇科杂病的总纲，并指出妇科病与内科病可相互影响，提出了脉症合参，既病早治，针药结合的论治原则。热入血室者，若寒热如疟，宜清里透外散结，扶正达邪，用小柴胡汤；若胸胁满如结胸或下血谵语，取肝之募穴期门以泄肝经、血室之郁热。梅核气者，宜辛开苦降，解郁化痰，用半夏厚朴汤。脏躁者，宜补益心脾，功兼两脏，用甘麦大枣汤。月经病，崩漏者，若虚寒夹瘀崩漏，宜温经散寒，养血行瘀，用温经汤；若冲任虚寒漏下，宜温经散寒固冲，养血止血，用胶姜汤；瘀血阻络漏下，宜疏肝通络，用旋覆花汤。经水不利者，瘀阻经水不利，宜行气通瘀，用土瓜根散；瘀热内结经水不利下，宜破血攻瘀，用抵当汤；水血互结少腹满，宜破血逐水，水血兼攻，用大黄甘遂汤。带下病，若湿热带下，宜清热除湿止带，用矾石丸；若寒湿带下，宜暖宫除湿，杀虫止痒，用蛇床子散。腹痛，若风冷血滞，宜活血化瘀，理气止痛，用红蓝酒；肝脾失调，宜养血柔肝，用当归芍药散；脾虚营弱，宜和营止痛，用小建中汤。转胞，宜化气利小便，用肾气丸。前阴诸疾，阴疮者，宜清热燥湿，杀虫止痒，用狼牙汤；阴吹者，宜化瘀润肠通便，用猪膏发煎。饮证误下成痞辨治，先治吐涎沫，用小青龙汤温散寒饮，涎沫止，用泻心汤以治其心下痞满证。疳虫蚀齿，宜行气活血，消肿杀虫，用小儿疳虫蚀齿方。

本篇对妇女经带诸疾作了较为详尽的论述，尤其重点论述了月经病的证治。但篇中除论述了妇人特有的经、带、胎、产、热入血室、阴疮、阴吹等病外，还将梅核气、脏躁、转胞、腹痛等并非女性独见的病证列入其中，可知情志病与女性关系密切；治腹痛的红蓝花酒、当归芍药散、小建中汤，或调血气，或调肝脾，或建中补脾，无不表明，仲景治妇人病注重调理气血、调理肝脾的精神。

此外，前《水气病脉证并治第十四》篇有水分、血分之论，却未设方治。而《妇人妊娠病脉证并治第二十》篇及本篇俱有水血同治之方，可见妇人病水血同病为常有之病变特点。

本篇在治疗方法上较为丰富多样，内治法中有汤剂、丸剂、散剂和酒剂。外治法中洗剂、纳入阴中的坐药及针刺等，均给后人以很大的启发。

总之，本篇虽然论述妇人胎产以外的疾患，但妇人诸疾可相互影响，故在学习本篇时应与《妇人妊娠病脉证并治第二十》《妇人产后病脉证并治第二十一》《水气病脉证并治第十四》篇以及《伤寒论》的有关条文进行互参，融会贯通，以达全面理解和掌握的目的。

参考文献

[1] 陈璐，周忠明. 小柴胡汤冲剂对子宫内膜异位症大鼠MMP-9和MMP-2基因表达的干预作用[J]. 中国医院药学杂志，2017，37（3）：239-243.

[2] 黄仕文，范方田，嵇晶，等. 半夏厚朴汤对顺铂所致水貂呕吐模型的作用及机制研究[J]. 南京中医药大学学报，2020，36（6）：842-845.

[3] 赵崇智，周仙仕. 半夏厚朴汤实验研究新进展[J]. 辽宁中医药大学学报，2013，15（12）：232-235.

[4] 覃军，刘惠玲，邱孟. 半夏厚朴汤对失眠症治疗作用的实验研究[J]. 中国中医药现代远程教育，2010，8（9）：88-89.

[5] 杨雪静，许二平，尚立芝. 甘麦大枣汤及其合方治疗抑郁症研究新进展[J]. 中国实验方剂学杂志，2021，27（24）：55-60.

[6] 任艳青，成秀梅，方惠敏，等. 基于调控HIF-1α表达探讨温经汤改善大鼠子宫内膜异位症的机制[J]. 中国实验方剂学杂志，2020，26（23）：63-70.

[7] 王迪，成秀梅，李新华，等. 加减温经汤对妇科寒凝血瘀证大鼠Rho/ROCK信号通路相关因子表达的影响[J]. 中国中医药信息杂志，2020，27（8）：51-56.

[8] 陆雄，顾宏图，卢红，等. 旋覆花汤对肝纤维化、肝窦毛细血管化逆转作用的实验研究[J]. 中国中医药科技，1999，6（6）：366-377.

[9] 单慧毓，张冬梅，卢靖，等. 抵当汤对脑出血大鼠eIF2α、P-eIF2α及CHOP蛋白表达的影响[J]. 吉林中医药，2020，40（6）：792-795.

[10] 安震，张玥，张玉冬，等. 抵当汤调控深静脉血栓形成大鼠Th1/Th2信号漂移的实验研究[J]. 江苏中医药，2018，50（11）：76-78.

[11] 孙志，张作记，刘妍. 抵当汤对颈动脉损伤后再狭窄大鼠VEGF-A、AngⅡ的影响[J]. 山西中医学院学报，2018，19（5）：26-29.

[12] 欧阳钦. 肝硬化大鼠腹膜水通道蛋白-1的表达及大黄甘遂汤的干预作用研究[J]. 浙江中医杂志，2012，47（4）：249-251.

[13] 周成灿，张仲信. 大黄甘遂汤剂改浅得[J]. 中成药研究，1986，（1）：47.

[14] 杨百茀，李培生. 实用经方集成[M]. 北京：人民卫生出版社，1996：559.

[15] 肖伟，肖国权. 复方蛇床子煎剂治疗外阴及肛门部瘙痒60例临床观察[J]. 中国医药导报，2007，（3）：92.

[16] 江苏新医学院. 中药大辞典[M]. 上海：上海人民出版社，1977：993.

[17] 刘茂. 红蓝花酒对痛经患者血浆中前列腺素影响的实验研究[J]. 河南中医，1994，14（5）：270

[18] 李富周，贺春香，余婧萍，等. 当归芍药散改善$APP_{swe}/PS1_{\Delta E9}$转基因小鼠学习记忆能力及机制研究[J]. 湖南中医药大学学报，2020，40（9）：1094-1100.

[19] 杨明月，岳晓莉，周敏，等. 基于电解质研究当归芍药散对肾病综合征大鼠作用[J]. 辽宁中医药大学学报，2017，19（1）：39-41.

[20] 杨堃，邓卉，王彩霞，等. 当归芍药散对慢性盆腔炎大鼠子宫组织NF-κB信号通路蛋白的影响[J]. 中医药导报，2020，26（9）：7-11.

[21] 刘宪，吴甜，刘梦，等. 当归芍药散通过PI3K/AKT信号通路抗血管性痴呆的作用机制[J]. 中药新药与临床药理，2019，30（3）：289-295.

[22] 林致辉，周庆莹，王梦妮，等. 小建中汤对运动性疲劳小鼠骨骼肌AMPK/PGC1-α信号通路的影响[J]. 中国实验方剂学杂志，2020，26（13）：73-78.

[23] 郝佳梦，周庆莹，陈章风，等. 小建中汤激活KeaP1-Nrf2-ARE信号通路抗小鼠运动性疲劳的作用[J]. 中国老年学杂志，2019，39（23）：5800-5803.

[24] 刘渡舟. 经方临证指南[M]. 天津：天津科学技术出版社，1993：251

第二十三章　杂疗方第二十三

退五臟虛熱，四時加減柴胡飲子方：

冬三月加柴胡八分　白术八分　陳皮五分　大腹檳榔四枚，并皮子用　生薑五分　桔梗七分

春三月加枳实　減白术共六味

夏三月加生薑三分　枳實五分　甘草三分，共八味

秋三月加陳皮三分，共六味

上各㕮咀，分為三貼，一貼以水三升，煮取二升，分溫三服。如人行四五裏進一服。如四體壅，添甘草少许，每貼分作三小貼，每小贴以水一升，煮取七合，溫服，再合滓為一服，重煮，都成四服疑非仲景方。

長服訶梨勒丸方疑非仲景方：

訶梨勒煨　陳皮　厚朴各三兩

上三味，末之，煉蜜丸如梧子大，酒飲服二十丸，加至三十丸。

三物備急丸方見《千金方》，司空裴秀為散用亦可。先和成汁，乃傾口中，令從齒間得入，至良驗：

大黄一兩　乾薑一兩　巴豆一兩，去皮、心，熬，外研如脂

上藥各須精新，先搗大黄、乾薑為末，研巴豆，內中，合治一千杵，用為散，蜜和丸亦佳，密器中貯之，莫令歇。主心腹諸卒暴百病。若中恶客忤，心腹脹滿，卒痛如錐刺，氣急口噤，停屍卒死者，以暖水苦酒服大豆許三四丸，或不下，捧頭起，灌令下咽，須臾當差。如未差，更與三丸，當腹中鳴，即吐下，便差。若口噤，亦須折齒灌之。

治傷寒，令愈不復，紫石寒食散方見《千金翼》：

紫石英　白石英　赤石脂　鐘乳碓煉　栝樓根　防風　桔梗　文蛤　鬼臼各十分　太一餘糧十分，燒　乾薑　附子炮，去皮　桂枝去皮，各四分

上十三味，杵為散，酒服方寸匕。

救卒死方：

薤搗汁，灌鼻中。

又方：

雄雞冠割取血，管吹内鼻中。

豬脂如雞子大，苦酒一升，煮沸，灌喉中。

雞肝及血，塗面上，以灰圍四旁，立起。

大豆二七粒，以雞子白並酒和，盡以吞之。

救卒死而壯熱者方：

礬石半斤，以水一斗半，煮消，以漬脚，令沒踝。

救卒死而目閉者方：

騎牛臨面，搗薤汁灌耳中，吹皂莢末鼻中，立效。

救卒死而張口反折者方：

灸手足兩爪後十四壯了，飲以五毒諸膏散有巴豆者。

救卒死而四肢不收失便者方：

馬屎一升，水三斗，煮取二斗以洗之。又取牛洞稀糞也一升，溫酒灌口中，灸心下一寸、臍上三寸、臍下四寸，各一百壯，差。

救小兒卒死而吐利，不知是何病方：

狗屎一丸，絞取汁以灌之。無濕者，水煮乾者取汁。

治尸蹶方：尸蹶脉動而無氣，氣閉不通，故靜而死也。

治方脉證見上卷：

菖蒲屑，内鼻兩孔中吹之。令人以桂屑着舌下。

又方：

剔取左角髮方寸，燒末，酒和，灌令入喉，立起。

救卒死、客忤死，還魂湯主之。方《千金方》云：主卒忤鬼擊飛尸，诸奄忽气绝，无復覺，或已無脉，口噤拗不開，去齒下湯。湯下口不下者，分病人髮左右，捉擒肩引之。藥下，復增取一升，須臾立蘇：

麻黄三兩，去節、一方四兩　杏仁去皮尖，七十個　甘草一兩，炙，《千金》用桂心二兩

上三味，以水八升，煮取三升，去滓，分令咽之。通治諸感忤。

又方：

韭根一把　烏梅二七個　吳茱萸半升，炒

上三味，以水一斗，煮之。以病人櫛内中，三沸，櫛浮者生，沉者死。煮取三升，去滓，分飲之。

救自縊死方　救自縊死，旦至暮，雖已冷，必可治。暮至旦，小難也。恐此當言陰氣盛故也。然夏時夜短於晝，又热，猶應可治。又云：心下若微溫者，一日以上，猶可治之。方：

徐徐抱解，不得截繩，上下安被臥之。一人以脚踏其兩肩，手少挽其髮，常弦弦勿縱之。一人以手按據胸上，數動之。一人摩捋臂脛，屈伸之。若已僵，但漸漸強屈之，并按其腹。如此一炊頃，氣從口出，呼吸眼開，而猶引按莫置，亦勿苦勞之。須臾，少桂湯及粥清含與之，令濡喉，漸漸能咽，及稍止。若向令兩人以管吹其兩耳，冞好。此法最善，無不活也。

療中暍方　凡中暍死，不可使得冷，得冷便死，療之方：

屈草帶，繞暍人臍，使三、兩人溺其中，令溫。亦可用熱泥和屈草，亦可扣瓦椀底，按及車缸，以著暍人，取令溺，須得流去。此謂道路窮，卒無湯，當令溺其中，欲使多人溺，取令溫若湯，便可與之，不可泥及車缸，恐此物冷。暍既在夏月，得熱泥土，暖車缸，亦可用也。

救溺死方

取灶中灰兩石餘，以埋人，從頭至足。水出七孔，即活。

上療自縊、溺、暍之法，并出自張仲景為之。其意殊絕，殆非常情所及，本草所能關，實救人之大術矣。傷寒家數有暍病，非此遇熱之暍見《外臺》《肘後》目。

治馬墜及一切筋骨損方見《肘後方》：

大黃一兩，切，浸，湯成下　緋帛如手大，燒灰　亂髮如雞子大，燒灰用　久用炊單布一尺，燒灰　敗蒲一握，三寸　桃仁四十九個，去皮尖，熬　甘草如中指節，炙，剉

上七味，以童子小便，量多少，煎湯成，内酒一大盞；次下大黃，去滓，分溫三服。先剉敗蒲席半領，煎湯浴，衣被蓋覆，斯須，通利數行，痛楚立差。利及浴水赤，勿怪，即瘀血也。

第二十四章 禽兽鱼虫禁忌并治第二十四

凡飲食滋味，以養於生，食之有妨，反能為害。自非服藥煉液，焉能不飲食乎？切見時人，不閑調攝，疾疢競起，若不因食而生，苟全其生，須知切忌者矣。所食之味，有與病相宜，有與身為害，若得宜則益體，害則成疾，以此致危，例皆難療。凡煮藥飲汁，以解毒者，雖云救急，不可熱飲，諸毒病得熱更甚，宜冷飲之。

肝病禁辛，心病禁鹹，脾病禁酸，肺病禁苦，腎病禁甘。春不食肝，夏不食心，秋不食肺，冬不食腎，四季不食脾。辨曰：春不食肝者，為肝氣王，脾氣敗，若食肝，則又補肝，脾氣敗尤甚不可救。又肝王之時，不可以死氣入肝，恐傷魂也。若非王時即虛，以補肝之佳，余臟准此。

凡肝臟，自不可輕瞰，自死者彌甚。

凡心皆為神識所舍，勿食之，使人來生復其報對矣。

凡肉及肝，落地不着塵土者，不可食之。豬肉落水浮者，不可食。

諸肉及魚，若狗不食、鳥不啄者，不可食。

諸肉不乾，火炙不動，見水自動者，不可食之。

肉中有如朱點者，不可食之。

六畜肉，熱血不斷者，不可食之。

父母及身本命肉，食之令人神魂不安。

食肥肉及熱羹，不得飲冷水。

諸五藏及魚，投地塵土不污者，不可食之。

穢飯、餒肉、臭魚，食之皆傷人。

自死肉，口閉者，不可食之。

六畜自死，皆疫死，則有毒，不可食之。

獸自死，北首及伏地者，食之殺人。

食生肉，飽飲乳，變成白蟲。一作血蠱。

疫死牛肉，食之令病洞下，亦致堅積，宜利藥下之。

脯藏米甕中，有毒，及經夏食之，發腎病。

治自死六畜肉中毒方：

黄蘗屑，擣服方寸匕。

治食鬱肉漏脯中毒方鬱肉，密器蓋之，隔宿者是也；漏脯，茅屋湘下，沾著者是也：

燒犬屎，酒服方寸匕，每服人乳汁亦良。飲生韭汁三升，亦得。

治黍米中藏乾脯，食之中毒方：

大豆濃煮汁，飲數升即解。亦治狸肉漏脯等毒。

治食生肉中毒方：

掘地深三尺，取其下土三升，以水五升，煮數沸，澄清汁，飲一升，即愈。

治六畜鳥獸肝中毒方：

水浸豆豉，絞取汁，服數升愈。

馬脚無夜眼者，不可食之。

食酸馬肉，不飲酒，則殺人。

馬肉不可熱食，傷人心。

馬鞍下肉，食之殺人。

白馬黑頭者，不可食之。

白馬青蹄者，不可食之。

馬肉、㹠肉共食，飽醉臥，大忌。

驢、馬肉合猪肉食之，成霍亂。

馬肝及毛，不可妄食，中毒害人。

治馬肝毒中人未死方：

雄鼠屎二七粒，末之，水和服，日再服屎尖者是。

又方：

人垢，取方寸匕，服之佳。

治食馬肉中毒欲死方，

香豉二兩　杏仁三兩

上二味，蒸一食頃熟，杵之服，日再服。

又方：

煮蘆根汁，飲之良。

疫死牛，或目赤，或黄，食之大忌。

牛肉共猪肉食之，必作寸白蟲。

青牛腸，不可合犬肉食之。

牛肺，從三月至五月，其中有蟲如馬尾，割去勿食，食則損人。

牛、羊、猪肉，皆不得以楮木、桑木蒸炙，食之，令人腹内生蟲。

噉蛇牛肉殺人。何以知之？噉蛇者，毛髮向後順者，是也。

治噉蛇牛肉食之欲死方：

飲人乳汁一升，立愈。

又方：

以泔洗頭，飲一升，愈。

牛肚細切，以水一斗，煮取一升，暖飲之，大汗出者愈。

治食牛肉中毒方：

甘草煮汁，飲之，即解。

羊肉，其有宿熱者，不可食之。

羊肉不可共生魚、酪食之，害人。

羊蹄甲中有珠子白者，名羊懸筋，食之令人癲。

白羊黑頭，食其腦，作腸癰。

羊肝共生椒食之，破人五臟。

豬肉共羊肝和食之，令人心悶。

豬肉以生胡荽同食，爛人臍。

豬脂不可合梅子食之。

豬肉和葵食之，少氣。

鹿肉不可和蒲白作羹，食之發惡瘡。

麋脂及梅李子，若妊娠食之，令子青盲，男子傷精。

麞肉不可合蝦及生菜、梅、李果食之，皆病人。

痼疾人，不可食熊肉，令終身不愈。

白犬自死，不出舌者，食之害人。

食狗鼠餘，令人發瘻瘡。

治食犬肉不消成病方，心下堅，或腹脹，口乾大渴，心急發熱，妄語如狂，或洞下方

杏仁一升，合皮，熟，研用

上一味，以沸湯三升和取汁，分三服；利下肉片，大驗。

婦人妊娠，不可食兔肉、山羊肉及鱉、雞、鴨，令子無聲音。

兔肉不可合白雞肉食之，令人面發黃。

兔肉著乾薑食之，成霍亂。

凡鳥自死，口不開，翅不合者，不可食之。

諸禽肉，肝青者，食之殺人。

雞有六翮四距者，不可食之。

烏雞白首者，不可食之。

雞不可共葫蒜食之，滯氣。

山雞不可合鳥獸肉食之。

雉肉久食之，令人瘦。

鴨卵不可合鱉肉食之。

婦人妊娠，食雀肉，令子淫亂無恥。

雀肉不可合李子食之。

燕肉勿食，入水為蛟龍所瞰。

治食鳥獸中箭肉毒方　鳥獸有中毒箭死者，其肉有毒，解之方

大豆煮汁，及鹽汁，服之解。

魚頭正白，如連珠至脊上，食之殺人。

魚頭中無腮者，不可食之，杀人。

魚無腸膽者，不可食之，三年陰不起，女子絕生。

魚頭似有角者，不可食之。魚目合者，不可食之。

六甲日，勿食鱗甲之物。

魚不可合雞肉食之。

魚不得合鸕鷀肉食之。

鯉魚鮓不可合小豆藿食之；其子不可合豬肝食之，害人。

鯉魚不可合犬肉食之。

鯽魚不可合猴雉肉食之一云：不可合豬肝食。

鯷魚合鹿肉生食，令人筋甲縮。

青魚鮓不可合生葫荽及生葵并麥中食之。

鰌、鱔不可合白犬血食之。

龜肉不可合酒、果子食之。

鱉目四陷者，及厭下有王字形者，不可食之。其肉不得合雞、鴨子食之。

龜、鱉肉不可合莧菜食之。

蝦無須及腹下通黑，煮之反白者，不可食之。

食膾，飲乳酪，令人腹中生蟲，為瘕。

鱠食之，在心胸間不化，吐復不出，速下除之，久成癥病，治之方。

橘皮一兩　大黄二兩　朴硝二两

上三味，以水一大升，煮至小升，頓服即消。

治食鱠不化成癥病方　食鱠多，不消，結為癥病，治之方：

馬鞭草

上一味，搗汁飲之。或以薑葉汁，飲之一升，亦消。又可服吐藥吐之。

食鱼中毒，面腫烦亂，治之方：

橘皮

濃煎汁，服之即解。

食鯸鮧鱼中毒方：

蘆根

煮汁，服之即解。

蟹目相向，足斑目赤者，不可食之。

食蟹中毒治之方：

紫蘇

煮汁，飲之三升。紫蘇子搗汁飲之，亦良。

又方：

冬瓜汁，飲二升。食冬瓜亦可。

凡蟹未遇霜，多毒。其熟者，乃可食之。

蜘蛛落食中，有毒，勿食之。

凡蜂、蠅、蟲、蟻等，多集食上，食之致瘻。

第二十五章　果实菜谷禁忌并治第二十五

果子生食，生瘡。

果子落地经宿，蟲蟻食之者，人大忌食之。

生米停留多日，有损處，食之伤人。

桃子多食，令人熱，仍不得入水浴，令人病淋瀝寒熱病。

杏酪不熟，伤人。

梅多食，壞人齿。

李不可多食，令人臚胀。

林檎不可多食，令人百脉弱。

橘柚多食，令人口爽，不知五味。

梨不可多食，令人寒中。金瘡、产妇亦不宜食。

樱、桃、杏多食，伤筋骨。

安石榴不可多食，损人肺。

胡桃不可多食，令人动痰飲。

生棗多食，令人熱渴，气胀。寒熱羸瘦者，不可食，伤人。

食諸果中毒治之方：

豬骨燒過

上一味，末之，水服方寸匕。亦治馬肝、漏脯等毒。

木耳赤色及仰生者，勿食。

菌仰卷及赤色者，不可食。

食諸菌中毒，悶亂欲死，治之方

人糞汁，飲一升。士漿，飲一二升。大豆濃煮汁，飲之。服諸吐利藥，并解。食楓柱菌而哭不止，治之以前方。

誤食野芋，煩毒欲死，治之以前方其野芋根，山東人名魁芋。人種芋三年不收，亦成野芋，并殺人。

蜀椒閉口者，有毒，誤食之，戟人咽喉，气病欲絕，或吐下白沫，身體痹冷，急冶之方：

肉桂煎汁飲之。多飲冷水一二升，或食蒜，或飲地漿，或濃煮豉汁，飲之，并解。

正月勿食生蔥，令人面生遊風。

二月勿食蓼，傷人腎。

三月勿食小蒜，傷人志性。

四月、八月勿食胡荽，傷人神。

五月勿食韭，令人乏氣力。

五月五日勿食一切生菜，發百病。

六月、七月勿食茱萸，傷神氣。

八月、九月勿食薑，傷人神。

十月勿食椒，損人心，傷心脉。

十一月、十二月勿食薤，令人多涕唾。

四季勿食生葵，令人飲食不化，發百病。非但食中，藥中皆不可用，深宜慎之。

時病差未健，食生菜，手足必腫。

夜食生菜，不利人。

十月勿食被霜生菜，令人面無光，目澀，心痛，腰疼，或發心瘧。瘧發時，手足十指爪皆青，困委。

蔥、韭初生芽者，食之傷人心氣。

飲白酒，食生韭，令人病增。

生蔥不可共蜜食之，殺人。獨顆蒜彌忌。

棗合生蔥食之，令人病。

生蔥和雄雞、雉、白犬肉食之，令人七竅經年流血。

食糖、蜜後四日内，食生蔥、韭，令人心痛。

夜食諸薑、蒜、蔥等，傷人心。

蕪菁根多食，令人氣脹。

薤不可共牛肉作羹，食之成瘕病。韭亦然。

蓴多食，動痔疾。

野苣不可同蜜食之，作内痔。

白苣不可共酪同食，作䘌蟲。

黄瓜食之，發熱病。

葵心不可食，傷人，葉尤冷，黄背赤莖者，勿食之。

胡荽久食之，令人多忘。

病人不可食胡荽及黄花菜。

芋不可多食，動病。

妊婦食姜，令子餘指。

蓼多食，發心痛。

蓼和生魚食之，令人奪氣，陰核疼痛。

芥菜不可共兔肉食之，成惡邪病。

小蒜多食，傷人心力。

食躁式或躁方

豉，濃煮汁飲之。

誤食鉤吻殺人解之方　鉤吻與芹菜相似，誤食之，殺人，解之方《肘後》云：與茱萸、食芹相似。

薺苨八兩

上一味，水六升，煮取二升，分溫二服鉤吻生地傍無它草，其莖有毛，以此別之。

治誤食水莨菪中毒方　菜中有水莨菪，葉圓而光，有毒。誤食之，令人狂亂，狀如中風，或吐血，治之方：

甘草

煮汁，服之即解。

治食芹菜中龍精毒方　春秋二時，龍帶精入芹菜中，人偶食之為病。發時手青腹满，痛不可忍，名蛟龍病，治之方：

硬糖二三升

上一味，日兩度服之，吐出如蜥蜴三五枚，差。

食苦瓠中毒治之方：

黍穰煮汁，數服之，解。

扁豆，寒熱者不可食之。

久食小豆，令人枯燥。

食大豆屑，忌噉豬肉。

大麥久食，令人作癬。

白黍米不可同飴、蜜食，亦不可合葵食之。

莜麥麵多食之，令人髮落。

鹽多食，傷人肺。

食冷物，冰人齒。食熱物，勿飲冷水。

飲酒，食生蒼耳，令人心痛。

夏月大醉汗流，不得冷水洗着身，及使扇，即成病。

飲酒，大忌灸腹背，令人腸結。

醉後勿飽食，發寒熱。

飲酒食豬肉，臥秫稻穰中，則發黃。

食飴，多飲酒，大忌。

凡水及酒，照見人影動者，不可飲之。

醋合酪食之，令人血瘕。

食白米粥，勿食生蒼耳，成走疰。

食甜粥已，食鹽即吐。

犀角筋攪飲食，沫出，及澆地墳起者，食之殺人。

飲食中毒，煩滿，治之方：

苦參三兩　苦酒一升半

上二味，煮三沸，三上三下，服之，吐食出即差。或以水煮亦得。

又方：

犀角湯亦佳。

貪食，食多不消，心腹堅滿痛，治之方：

鹽一升，水三升

上二味，煮令鹽消，分三服，當吐出食，便差。

礬石，生入腹，破人心肝。亦禁水。

商陸，以水服，殺人。

葶藶子傅頭瘡，藥成入腦，殺人。

水銀入人耳，及六畜等，皆死。以金銀著耳邊，水銀則吐。

苦楝無子者，殺人。

凡諸毒，多是假毒以投，不知時，宜煮甘草薺苨汁飲之，通除諸毒藥。

参考书目

[1] 王叔和. 脉经[M]. 北京：人民卫生出版社，1956.

[2] 喻昌. 医门法律[M]. 上海：上海卫生出版社，1957.

[3] 巢元方. 诸病源候论[M]. 北京：人民军医出版社，2006.

[4] 孙思邈. 备急千金要方[M]. 北京：人民卫生出版社，1955.

[5] 陈言. 三因极一病证方论[M]. 北京：人民卫生出版社，2007.

[6] 赵良仁. 金匮方论衍义[M]. 周衡，王旭东，点校. 北京：中国中医药出版社，1993.

[7] 柯琴. 伤寒来苏集[M]. 上海：上海科学技术出版社，1986.

[8] 徐忠可. 金匮要略论注[M]. 邓明仲，张家礼，点校. 北京：人民卫生出版社，1993.

[9] 程林. 金匮要略直解[M]. 上海：上海古籍出版社，1996.

[10] 宋书功. 金匮要略广注校诠[M]. 北京：人民卫生出版社，1994.

[11] 赵良仁. 金匮玉函经二注[M]. 周衡，王旭东，点校. 北京：人民卫生出版社，1990.

[12] 曹炳章. 中国医学大成第十册・沈注金匮要略[M]. 北京：中国中医药出版社，1997.

[13] 张璐. 张氏医通[M]. 上海：上海科学技术出版社，1963.

[14] 魏荔彤. 金匮要略方论本义[M]. 杜雨茂，赵天才，薛生易，点校. 北京：人民卫生出版社，1997.

[15] 尤怡. 金匮要略心典[M]. 上海：上海人民出版社，1975.

[16] 吴谦. 医宗金鉴・订正仲景全书・金匮要略注[M]. 北京：人民卫生出版社，1963.

[17] 黄元御. 金匮悬解[M]. 上海：锦章书局石印本，1920.

[18] 朱光被. 金匮要略正义[M]. 杭州：浙江科学技术出版社，1991.

[19] 陈念祖. 金匮要略浅注[M]. 上海：图书集成印书局，1902（清光绪二十八年）.

[20] 丹波元简. 金匮玉函要略辑义[M]. 上海：中医书局，1925.

[21] 章楠. 伤寒论本旨[M]. 上海：上海古籍出版社，1996.

[22] 丹波元坚. 金匮玉函要略述义[M]. 北京：人民卫生出版社，1957.

[23] 高学山. 高注金匮要略[M]. 上海：卫生出版社，1956.

[24] 唐宗海. 金匮要略浅注补正[M]. 上海：千顷堂书局，1908.

[25] 曹家达. 曹氏伤寒金匮发微合刊[M]. 上海：千顷堂书局，1956.

[26] 陆渊雷. 金匮要略今释[M]. 北京：人民卫生出版社，1955.

[27] 黄树曾. 金匮要略释义[M]. 北京：人民卫生出版社，1956.

[28] 任应秋. 金匮要略语译[M]. 北京：人民卫生出版社，1958.
[29] 南京中医学院金匮教研组. 金匮要略学习参考资料[M]. 北京：人民卫生出版社，1965.
[30] 谭日强. 金匮要略浅述[M]. 北京：人民卫生出版社，1981.
[31] 何任. 金匮要略新解[M]. 杭州：浙江科学技术出版社，1982.
[32] 梁运通. 金匮释按[M]. 呼和浩特：内蒙古人民出版社，1984.
[33] 李克光. 高等医药院校教材・金匮要略讲义[M]. 上海：上海科学技术出版社，1985.
[34] 杨百茀. 金匮集释[M]. 武汉：湖北科学技术出版社，1984.
[35] 金寿山. 金匮诠释[M]. 上海：上海中医学院出版社，1986.
[36] 程门雪. 金匮篇解[M]. 何时希，整理. 北京：人民卫生出版社，1986.
[37] 王廷富. 金匮要略指难[M]. 成都：四川科学技术出版社，1986.
[38] 李克光. 高等中医药院校教学参考丛书・金匮要略[M]. 北京：人民卫生出版社，1989.
[39] 李克光. 金匮要略译释[M]. 上海：上海科学技术出版社，1993.
[40] 孟如. 高等医药院校教材・金匮要略选读[M]. 上海：上海科学技术出版社，1997.
[41] 陈继藩. 中医药学高级丛书・金匮要略[M]. 北京：人民卫生出版社，2000.
[42] 范永升. 新世纪全国高等中医药院校规划教材・金匮要略[M]. 北京：中国中医药出版社，2003.
[43] 张家礼. 新世纪全国高等中医药院校七年制规划教材・金匮要略[M]. 北京：中国中医药出版社，2004.
[44] 钱超尘主编，梁永宣校注. 元邓珍本《新编金匮方论》校注[M]. 北京：学苑出版社，2009.
[45] 张家礼. 金匮要略理论与实践[M]. 北京：人民卫生出版社出版，2009.
[46] 张琦，林昌松. 卫生部“十二五”规划教材、全国高等中医药院校规划教材・金匮要略[M]. 北京：人民卫生出版社，2012.
[47] 张琦. 全国中医药行业高等教育“十三五”规划教材・金匮要略理论与实践[M]. 北京：中国中医药出版社，2017.
[48] 范永升. 全国中医药行业高等教育“十三五”规划教材，金匮要略[M]. 北京：中国中医药出版社，2019.

中篇

《金匮要略》研究

第一章 《金匮要略》四诊研究进展

中医四诊根植于中国传统文化，在中医诊疗体系中具有不可替代的作用。《黄帝内经》奠定了四诊方法的基础。《难经》明确了四诊的基本概念。《金匮要略》中蕴含了丰富的诊断学内容，强调四诊合参，侧重于问诊和脉诊，舌诊相对较少。在《脏腑经络先后病脉证第一》篇中对四诊及四诊合参做了纲领性的举例说明，在其后各篇具体病证的诊治中全面细致地运用望、闻、问、切四诊搜集疾病信息，以供准确地诊断疾病。《金匮要略》在疾病的诊断和辨证方法上，都具有鲜明的中医特色，对中医诊断学的创立具有指导意义和实用价值。

一、望诊

“望而知之谓之神”，望诊是诊察疾病的第一步，被列为四诊之首。人是一个有机的整体，内在脏腑与外在体表、四肢、五官是统一的。局部病变可以影响全身，全身病变也可反映于某一局部；外部有病可以内传入里，内脏有病也可以反映于外。故“有诸内者，必形诸外”，通过望诊能视外而知内。望诊是通过对病人的神态、色泽、体形及呼吸动态等整体情况的观察，对诊断疾病、判断预后来说是第一手的客观资料，并能为下一步治疗奠定基础。《金匮要略》中望诊内容主要包括望神态、望面色、望舌、望呼吸、望形体、望局部、望排泄物七个方面。

（一）望神态

望神态包括观察神志、表情及情绪的变化。突然神志不清，昏不识人，不能言语，口吐涎，多见于中风邪入脏腑，如《中风历节病脉证并治第五》篇第 2 条之“邪入于腑，即不识人；邪入于脏，舌即难言，口吐涎”，是由浊气蒙蔽清窍而致。神昏伴有谵语者，多见于阳明腑实、热入血室，如《妇人杂病脉证并治第二十二》篇第 2 条之“妇人伤寒发热，经水适来，昼日明了，暮则谵语，如见鬼状者，此为热入血室”，是由热邪侵扰阴血，影响心营而致。胆怯多畏，喜悲伤哭泣，多见于脏躁病，如《妇人杂病脉证并治第二十二》篇第6条之“妇人脏躁，喜悲伤欲哭，象如神灵所作，数欠伸，甘麦大枣汤主之”是由脏阴不足而致。烦躁一症在《金匮要略》中虽未主死证，然在临床中如见到患者原来精神极度萎靡，突然躁扰不宁，喋喋不休，颧红如妆，是精气衰竭、阴阳不能维系的垂危之兆，预后多不良。“目正圆者，痉，不治。”此指两目圆睁直视不能转，瞳神散大，状如鱼眼，临床上多为危证。因痉病周身筋脉紧张，目系强急，乃脏精不能上荣所致，故预后不良。

（二）望面色

面部的色泽可反映出脏腑的气血盛衰，望面色可以辨别脏腑及气血的病变。如《灵枢·决气》曰：“血脱者，色白，夭然不泽。”如阳毒之“面赤斑斑如锦纹”，阴毒之“面目青，身痛如被杖”。如黄疸病之皮肤、面目皆黄，黄色鲜明如橘子色，多因脾胃湿热；黄色晦暗如烟熏，多因脾胃为寒湿所困。又如黑疸之“目青面黑”，膈间支饮之“面色黧黑”，女劳疸之“额上黑”，虚劳干血之“两目暗黑”，产后阳虚中风之“面正赤”等。亦可通过望面目形态诊断疾病，如风水之“如蚕新卧起状”以及衄家误汗会导致变证出现“额上陷”和“直视不能眴”等。

（三）望舌

望舌是望诊的重要内容，“舌为心之苗”，望舌可以辨别脏腑的寒热虚实。曹炳章《辨舌指南》曰：“辨舌质可辨脏腑之虚实，视舌苔可察六淫之浅深。”《金匮要略》中仅有7处提到舌诊，分别为第二篇的第16条之“舌上如胎者”，是由于寒湿在上，阳郁不能升腾所致；第十篇第2条之“舌黄未下者，下之黄自去”，是根据舌诊苔黄或白而分其虚实，苔黄者为有形或无形实邪化热之象，属实热证，苔白者多属于虚寒证，届时可结合脉诊和腹诊进行辨别；第十一篇第5条之“舌本燥”是由于肝中寒，津难上承所致；第十二篇第29条已椒苈黄丸证的“口舌干燥”，是因饮阻气机致津液不能上润于口；第十三篇第12条白虎加人参汤证的“口干舌燥”，是因肺胃热盛伤及津液而致；第十六篇第10条瘀血证的“唇痿舌青，口燥，但欲漱水不欲咽”，是瘀血所致；第二十二篇第9条温经汤证的“唇口干燥”也是瘀血所致。

（四）望呼吸

呼吸是生命的重要指征。通过望呼吸动态的变化可辨别病位之上下、病情之虚实，并判断其预后吉凶等。如第一篇第5条之“息摇肩”，即呼吸伴肩部摇动，是呼吸极度困难，通过肩部的运动而起代偿作用。呼吸异常主证有虚实之异。呼吸声高息粗，主胸中邪实阻滞，闭塞肺气，致肺气不降，如痰热内蕴之肺痈、水饮内停之支饮等。第一篇第6条之“吸而微数”，有虚实之分。吸气短促有力，主中焦邪实；短促无力，主真气耗散；吸气浅短或深长而困难，难以续接，亦主肺肾大虚；呼吸时引动全身振振动摇，以助呼吸，是虚极，表现为呼吸极度困难，全身震颤，不能自持，是形气相失、阴阳离决不治的危重证候。

（五）望形体

望形体是通过望人体的宏观外貌、身体的强弱胖瘦，测知内脏精气的盛衰。人的形体有壮、弱、肥、瘦之分。凡形体强壮者，多表现为骨骼肌肉强健、皮肤润泽，反映脏腑精气充实，虽然有病，但正气尚充，预后多佳；凡形体衰弱者，多表现为骨骼细小，肌肉消瘦，皮肤干涩，反映脏腑精气不足，体弱易病，若病则预后较差。形体肥胖者多形盛气虚，阳气不足，易感受外邪，聚湿生痰，故有“肥人多湿”之说。如尊荣人骨弱肌肤盛，肌肉虽然丰盛，实则筋骨脆弱，腠理不固，易感受外邪，形成血痹；羸瘦之躯，形体消瘦，多属阴血不足，正气虚衰，如虚劳病之“虚极羸瘦”、风湿历节之“身体魁羸”。

（六）望局部

身肿、面肿为水气病。骨节肿大变形，疼痛不可屈伸为历节病。目正圆，直视不能眴，主津亏血竭。口噤，独头动摇，角弓反张是痉病的典型症状。四肢聂聂动见于皮水。马刀侠瘿即腋下颈旁之瘰疬，多因痰热搏结而成。肌肤甲错，两目暗黑主瘀血。腹中寒，上冲皮起，出见有头足，是为寒疝。

（七）望排泄物

通过对排泄物（咳唾物、呕吐物、汁、大小便、白带等）色、质、量等变化的观察，诊断疾病及辨证论治。譬如吐涎沫而癫眩之痰饮病。汗出沾衣，色黄如柏汁之黄汗病。咳唾脓血稠痰之肺痈。大便清稀，完谷不化，多属中焦虚寒证。大便燥结多属胃肠实热证。大便脓血兼腹痛，里急后重，多为湿热痢疾。大便下血，有两种情况，如先血后便，血色鲜红，为近血，多见于痔疮出血；若先便后血，血色褐暗，是远血，多见于胃肠病。小便如粟状，尿有砂石，小腹弦急，痛引脐中为石淋；尿中带血，为尿血，多属下焦热盛，热伤血络。

二、闻诊

“闻而知之谓之圣”，闻诊的主要内容包括听声音（语音、痰鸣音、肠鸣音、呼吸音等）、嗅气味等。根据声音的异常变化判定病位与病邪的性质。如“语声喑喑然不彻者，心膈间病”“语声啾啾然细而长者，头中病”，论述了通过声音的变化，判断病位。“喉中有水鸡声”是寒饮郁肺；“雷鸣切痛”为阳虚寒湿内停；“水走肠间，沥沥有声”为痰饮。

三、问诊

“问而知之谓之工”，问诊是诊察疾病的重要方法。问诊的目的在于充分收集其他三诊无法取得的与辨证关系密切的资料，如疾病发生的时间、原因或诱因，治疗的经过，自觉症状以及既往健康情况等。了解这些情况对正确判断疾病的病因、病位、病性十分重要。

问诊的内容丰富，应围绕主症展开。如第一篇第16条的“病者素不应食，而反暴思之，必发热”；第十篇“寒疝绕脐痛，若发则白汗出，手足厥冷”；第十五篇第“不能食，时欲吐，名曰酒疸”“酒疸下之……心中如啖蒜齑状”；第十六篇“先便后血”“先血后便”；第十七篇第7条“知何部不利”；第十一篇肝着的主症“其人常欲蹈其胸上”；第二十二篇梅核气“妇人咽中如有炙脔”等都是问诊的内容。

四、切诊

（一）脉诊

“切而知之谓之巧”，切脉是四诊中的重要一环。脉象即脉动应指的形象。心主血脉，包括血和脉两个方面。脉为血之府，心与脉相连。心脏有规律的搏动，推动血液在脉管内运行，脉管也随之产生有节律的搏动。血液在脉管内运行均由宗气所推动。肺朝百脉，即是循行于全身的血脉均汇聚于肺，且肺主气，通过肺气的敷布，血液才能布散全身。脾统血，脾胃为气血生化之源。肝藏血，主疏泄，调节循环血量。肾藏精，精化气，是人体阳气的根本，是脏腑功能活动的原动力，且精可以化生血，是生成血液的物质基础。因此脉象的形成，与脏腑气血密切相关。脉的搏动是人体生命活动的标志，脉象可以反映脏腑经络的病理变化，通过诊脉可判断生死、调理虚实、祛除邪气、平衡阴阳。《金匮要略》特别重视脉诊，全书有145条论及脉象，对脉诊做了全面而深入的论述，内容丰富，涉及面广，故有“时病重舌，杂病重脉”之说。

1. 诊脉部位

《金匮要略》诊脉部位有：寸口脉、趺阳脉、少阴脉、少阳脉、人迎脉。不同部位的脉象可反映不同部位及不同脏腑病变。

（1）寸口脉　寸口又称脉口、气口，其位置在腕后桡动脉搏动处。寸口为手太阴肺经之动脉，为气血会聚之处，而五脏六腑十二经脉气血的运行皆起于肺而止于肺，故脏腑气血之病变可反映于寸口。手太阴肺经起于中焦，与脾胃之气相通，而脾胃为后天之本，气血生化之源，故脏腑气血之盛衰都可反映于寸口，所以独取寸口可以诊察全身的病变。

寸口脉是《金匮要略》脉诊出现频率最高的部位，也是当今临床诊断疾病必诊之部位。寸口脉，一是指寸、关、尺三部脉，如“寸口脉动者，因其旺时而动”，即指寸、关、尺三部脉随时令变化而变化；二是单指寸脉，单指寸脉时则多与关、尺脉并提，如“寸口脉沉而迟，关上小紧数”。

（2）趺阳脉 在足背上五寸骨间动脉处，即足阳明胃经冲阳穴处。趺阳脉主要用于诊断脾胃病，如《呕吐哕下利病脉证治第十七》篇第5条所说：“趺阳脉浮而涩，浮则为虚，涩则伤脾，脾伤则不磨，朝食暮吐，暮食朝吐，宿谷不化，名曰胃反。”

（3）少阴脉 指手少阴心经神门穴之脉，在掌后锐骨端陷中；足少阴肾经太溪穴之脉，在足内踝后五分陷中。少阴脉主要用于诊断心肾病或下焦病变，如《中风历节病脉证并治第五》篇第6条所说：“少阴脉浮而弱，弱则血不足，浮则为风，风血相搏，即疼痛如掣。”少阴脉浮而弱为心血不足，血脉不充，风邪乘虚而入。

（4）少阳脉 指手少阳三焦经的禾髎穴之脉，在上耳角根之前、鬓发之后，即耳门微前上方。少阳脉主要用于诊断三焦病，如《水气病脉证并治第十四》篇第19条：“少阳脉卑，少阴脉细，男子则小便不利，妇人则经水不通。”少阳脉以候三焦之气，《黄帝内经》曰：“三焦者，决渎之官，水道出焉。”今少阳脉卑，则不能决渎矣，在男子则小便不利。

（5）人迎脉 即足阳明胃经人迎脉，在颈旁喉结两侧。人迎脉主要用于诊肺胃病。人迎脉以沉伏不显为常，若脉动浮浅可见即为病态。《水气病脉证并治第十四》篇第3条：“视人之目窠上微拥，如蚕新卧起状，其颈脉动，时时咳，按其手足上，陷而不起者，风水。”目下为胃脉所过，颈脉为人迎脉又为肺气所主，风水上壅，肺胃两经水气遏阻，故见眼胞微肿、颈脉搏动明显等风水重证的表现。

自汉以降，医家多以《难经》的“独取寸口”与“三部九候”诊病论脉，但尚不及《金匮要略》三部诊法全面。仲景虽三部诊法并提，但从诊脉部位出现的频率看，仍是偏诊寸口，非“独取寸口”。

2. 脉象合参

《金匮要略》记载了20余种脉象，如浮、沉、弦、滑、数、紧、急、伏、脱、绝、迟、涩、细、弱、微、虚、缓、大、小、洪、实、坚、出、芤、革、动、平等脉象。诊脉部位有：寸口脉、趺阳脉、少阴脉、少阳脉、人迎脉。仲景十分重视把多部位脉象合参，这样更能准确把握病情及阐述病因病机。

（1）寸口、趺阳、少阳、少阴合参 《水气病脉证并治第十四》篇第19条：“寸口脉沉而迟，沉则为水，迟则为寒，寒水相搏。趺阳脉伏，水谷不化，脾气衰则鹜溏，胃气衰则身肿。少阳脉卑，少阴脉细，男子则小便不利，妇人则经水不通。”寸口诊上焦病，趺阳诊中焦病，少阳诊三焦病，少阴诊下焦病。将四部脉象合参，目的是阐述此水气病形成与肺脾肾三焦功能失调有密切关系。

（2）寸口与人迎脉合参　《水气病脉证并治第十四》篇第3条："寸口脉沉滑者，中有水气，面目肿大，有热，名曰风水。视人之目窠上微拥，如蚕新卧起状，其颈脉动，时时咳，按其手足上，陷而不起者，风水。"此风水寸口脉由浮到沉，又出现人迎脉动甚，手足肿，按之陷而不起，将寸口与人迎脉合参，诊断为风水夹热重证，为水气已盛，射肺侮脾。

（3）寸关尺三部合参　如血痹的"寸口关上微，尺中小紧"是论正气与邪气的盛衰关系；胸痹"寸口脉沉而迟，关上小紧数"、痰饮"寸脉迟，尺脉微"，是论上焦与中焦的标本因果关系。

（4）数脉合论辨析复杂病情　《血痹虚劳病脉证并治第六》篇第8条："脉得诸芤动微紧，男子失精，女子梦交。"芤动为阴虚阳浮，微紧为阳虚里寒，脉见芤动微紧为阴阳两虚，心肾不交，心神浮动，故见男子失精、女子梦交。

3. 脉诊的应用

诊脉首先要辨脉象的太过不及，把握是邪盛还是正虚。"夫脉当取太过不及"，"太过"即脉象改变盛于正常，为邪气盛；"不及"即脉象改变不足于正常，为正气虚。《金匮要略》各篇大多有"病脉证治"之名，提示诊治疾病须脉症合参。书中脉诊主要是据脉诊断疾病、阐述病因病机、辨病位、辨病性、指导治疗、判断预后等方面。

（1）据脉诊断疾病　如《血痹虚劳病脉证并治第六》篇曰"夫男子平人，脉大为劳，极虚亦为劳"，是以脉诊断虚劳病；《腹满寒疝宿食病脉证治第十》篇曰"脉紧如转索无常者，有宿食也"，是以脉诊断宿食病；《肺痿肺痈咳嗽上气病脉证治第七》篇第1条谓"脉数虚者，为肺痿；数实者，为肺痈"，是以脉象鉴别肺痿与肺痈。

（2）据脉阐述病因病机　《胸痹心痛短气病脉证治第九》篇第1条谓"阳微阴弦，即胸痹而痛"，是以脉象阳微阴弦阐述胸痹心痛的病因病机。"阳微"指寸脉微，寸脉主上焦，故阳微主上焦阳气不足、胸阳不振。"阴弦"指尺脉弦，尺脉主下焦，故阴弦主下焦阴寒盛、水饮内停。"阳微阴弦"指上焦阳虚，下焦阴寒水饮之邪得以乘虚上居阳位，胸阳痹阻，不通则痛，故导致胸痹心痛。《惊悸吐衄下血胸满瘀血病脉证治第十六》篇第1条谓"寸口脉动而弱，动即为惊，弱则为悸"，是以脉象阐述惊和悸的病因病机。诊得寸口脉如豆动摇不宁者，为动脉，多主惊证；若脉细软无力，重按乃见者，为弱脉，多见于悸证。

（3）据脉辨病位　《脏腑经络先后病脉证第一》篇第9条谓"病人脉浮者在前，其病在表；浮者在后，其病在里"，则以脉象确定病位深浅。关前寸脉浮者，其病在表；关后尺脉浮者，其病在里。同样都是浮脉，但因出现部位不同，则主病不同，病位亦有深浅之不同。《血痹虚劳病脉证并治第六》篇中血痹重证与轻证脉象表现基本一致，只是紧脉出现的部位不同而已。轻证“在寸口、关上小紧”，受邪较浅，治宜针刺以引阳气，阳气通则血行邪去；重证“尺中小紧”，邪气深入，治用黄芪桂枝五物汤温阳行痹。

（4）据脉辨病性　据脉辨病证的寒热虚实。凡属虚寒证，脉多见浮、虚、弱、涩、细、迟、弦等，且按之无力；凡实热证，脉多浮数、滑数等，且按之有力。《呕吐哕下利病脉证治第十七》篇第3条之“脉弦者，虚也，胃气无余”，即弦虚脉为胃气虚弱。《中风历节病脉证并治第五》篇第5条之“趺阳脉浮而滑，滑则谷气实，浮则汗自出”，脉浮滑为脾胃素有湿热蕴郁。《疟病脉证并治第四》篇第1条之“疟脉自弦，弦数者多热，弦迟者多寒”，是据脉辨疟病寒热。《腹满寒疝宿食病脉证治第十》篇第22条“脉数而滑者，实也，此有宿食，下之愈”，说明脉数而滑为实热证，下之愈；第1条“趺阳脉微弦，法当腹满，不满者必便难，两胁疼痛，此虚寒从下上也，当以温药服之”，说明趺阳脉微弦为虚寒证，当以温药服之。

（5）据脉指导治疗　《腹满寒疝宿食病脉证治第十》篇第15条：“胁下偏痛，发热，其脉紧弦，此寒也，以温药下之，宜大黄附子汤。”《肺痿肺痈咳嗽上气病脉证治第七》篇第8条“咳而脉浮者，厚朴麻黄汤主之”，第9条“脉沉者，泽漆汤主之”。同为咳嗽，由于脉象表现不同，用方迥然有别。《水气病脉证并治第十四》篇第26条：“水之为病，其脉沉小，属少阴；浮者为风。……脉沉者宜麻黄附子汤；浮者宜杏子汤。”水气病如果脉见沉小，属少阴，为正水；若脉象浮，则与肺相关，为风水。脉沉小而喘之正水者，方选麻黄附子汤；脉浮之风水者，宜用杏子汤。同为水气病，脉象不同，用方有别。

（6）据脉判断预后　《呕吐哕下利病脉证治第十七》篇第35条：“下利后脉绝，手足厥冷，晬时脉还，手足温者生，脉不还者死。”下利脉绝，手足厥冷，是阴竭阳衰，病情凶险。此时给予回阳救逆治疗，经过一昼夜，脉复还，肢体温暖者，说明阳气来复，生机未息；若经一昼夜而脉仍不还，手足不温，则是真阳已绝，生机已灭。《五脏风寒积聚病脉证并治第十一》篇第3、6、11、14、17条论述五脏的死脉，五脏死脉是脏腑衰竭、真气败露、胃气将绝的将死之脉。“肺死脏，浮之虚，按之弱如葱叶，下无根者死。”“肝死脏，浮之弱，按之如索不来，或曲如蛇行者，死。”“心死脏，浮之实如麻豆，按之益躁疾者，死。”“脾死脏，浮之大坚，按之如覆杯洁洁，状如摇者，死。”“肾死脏，浮之坚，按之乱如转丸，益下入尺中者死。”五脏死脉预示着脏腑衰竭，真气败露，胃气将绝，预后险恶。

（二）腹诊

腹诊指腹部按诊。腹内藏肝、胆、脾、胃、大肠、小肠、肾、膀胱、子宫等重要脏腑，这些脏腑一旦发生病变，其表现即可反映于腹部。因此，腹部按诊在诊断疾病中有重要作用。

腹诊的意义：一是按压腹部不同部位，以确定病变部位及病变脏腑。如按之心下满痛者，多涉及胃、肝、胆等脏腑；按之脐腹疼痛者，多涉及胃、大肠、小肠等脏腑；按之少腹或小腹疼痛者，多涉及大肠、小肠、膀胱、子宫等脏腑。二是通过按腹部可了解胀满、肿块、压痛等情况，以协助诊断疾病与辨病证的虚实。在《金匮要略》中腹诊主要应用在以下几个方面：

（1）用于辨证的虚实　如《腹满寒疝宿食病脉证治第十》篇曰："病者腹满，按之不痛为虚，痛者为实。"按之腹不痛者，多为阳气虚弱，气虚不运，故属虚证；按之腹痛者，多见燥屎或宿食等有形实邪阻塞，故属实证。同时，还应结合"腹满时减"为虚、"腹满不减"为实以协助诊断。如《呕吐哕下利病脉证治第十七》篇第 44 条："下利后更烦，按之心下濡者，为虚烦也。"下利后，按之心下濡软者，为有形实邪已去，其心烦由无形邪热所致，故曰虚烦。如《呕吐哕下利病脉证治第十七》篇第 37 条："下利，三部脉皆平，按之心下坚者，急下之，宜大承气汤。"心下坚是指脐腹部位按之坚硬疼痛，为实滞下利，故用大承气汤攻其实，则利自止。

（2）用于辨病位　如《腹满寒疝宿食病脉证治第十》篇第 12 条："按之心下满痛者，此为实也，当下之，宜大柴胡汤。"此病涉及胃肠肝胆，为少阳阳明合病。按之心下满痛，是关键指征，故用大柴胡汤和解通下。

（3）用于病的诊断及鉴别　如《疮痈肠痈浸淫病脉证并治第十八》篇第 4 条："肠痈者，少腹肿痞，按之即痛如淋，小便自调。"按之即痛如淋，即按压少腹肿痞处，其疼痛可放射至前阴部，呈淋痛样，但小便正常。表明"按之痛如淋"不仅是诊断肠痈的主要依据，而且是肠痈与淋病鉴别的要点。

（4）用于症状的观察　如《水气病脉证并治第十四》篇第 1 条："（皮水）外证胕肿，按之没指。"按之没指，是对皮水症状的观察，指肢体肿甚，按之没指。另外，《金匮要略》中有些腹部症状虽未明确提到按诊，但症状涉及按诊。如《惊悸吐衄下血胸满瘀血病脉证治第十六》篇第 10 条："腹不满，其人言我满，为有瘀血。"其中腹不满应包括按诊而知腹不满。

五、中医四诊研究进展

（一）历代研究概述

中医四诊是历代医家临床诊病经验的积累。《黄帝内经》奠定了四诊方法的基础，《素问》曰“视而可见”“听声音，而知所苦”“言而可知”“扪而可得”。《素问·阴阳应象大论》言：“善诊者，察色按脉，先别阴阳。审清浊而知部分，视喘息、听声音而知所苦，观权衡规矩而知病所主，按尺寸、观浮沉滑涩而知病所生。以治无过，以诊则不失矣。”《难经》明确了四诊的基本概念，公元前5世纪，著名医家扁鹊就以“切脉、望色、听声、写（犹审）形”等为人诊病。《黄帝内经》和《难经》不仅奠定了望、闻、问、切四诊的理论基础和方法，而且提出诊断疾病必须结合致病的内外因素全面考虑。公元2世纪，西汉名医淳于意首创“诊籍”，即病案，作为复诊的参考。东汉医家张仲景所著的《伤寒杂病论》，把病、脉、证、治结合起来，确立了诊病、辨证、论治的规范。西晋王叔和所著《脉经》是我国最早的脉学专著，既阐明脉理，又分述寸口、三部九候、二十四脉法等，对后世影响很大。隋代巢元方的《诸病源候论》是一部论述病源与证候诊断的专著，载列各种疾病证候1739论。唐代孙思邈在《备急千金要方·大医精诚》中指出：“五脏六腑之盈虚，血脉营卫之通塞，固非耳目之所察，必先诊候以审之。”指出诊病要透过现象看本质。宋代朱肱《南阳活人书》强调治伤寒切脉是辨别表里虚实的关键，陈言的《三因极一病证方论》论述了内因、外因、不内外因“三因辨证”。金元时期滑伯仁的《诊家枢要》专论诊法；戴启宗的《脉诀勘误集解》对脉学贡献较大。金元四大家对诊断学的论述各有特色，如刘河间辨证重视病机，张子和重视症状鉴别，李东垣重视外感内伤证候的异同，朱丹溪重视气血痰郁的辨证。明清时期，四诊的研究进一步发展。明代李时珍著《濒湖脉学》，摘取诸家脉学精华，详分27种脉，编成歌诀，便于诵习。《景岳全书·传忠录》详细阐述问诊技巧，即现在广泛应用的“十问歌”。清代李延昰《脉诀汇辨》、贺升平《脉要图注详解》等把脉学与生理、病理及证候结合起来进行研究。清代《医宗金鉴·四诊心法要诀》以四言歌诀简要地介绍了四诊理论和方法，便于使用。明清时期对辨证的研究更为深入，尤以伤寒、温病的诊断与辨证最为突出。明清重《伤寒论》，致力于六经辨证研究的有百余家，各有精辟见解。如叶天士《外感温热篇》中的卫气营血辨证，吴鞠通《温病条辨》中的三焦辨证，分别开创了对温热病病变表现特征与转变规律的研究。在舌诊方面，明代申斗垣的《伤寒观舌心法》、清代张登的《伤寒舌鉴》、清代傅松元的《舌苔统志》中对察舌辨证多有研究。近代曹炳章著《彩图辨舌指南》，将辨舌、诊断与治法并提，内容翔实。中华人民共和国成立以来，中医诊断学受到教学、医疗和科研工作者的重视，运用现代科学技术手段进行研究，这为中医诊病、辨证开辟了新途径。

（二）现代化研究概况

中医诊疗独具特色，四诊合参是中医在采集临床信息时所遵从的重要准则，突出了中医整体观的思辨特点。所谓“四诊合参”是指望、闻、问、切四诊并重，诸法参用，综合考虑所收集的病情资料，进而做出相应诊断。只有四诊信息的采集准确、相互合参，才能更准确地判断机体的生命状态[1]。四诊信息主要通过目测观察、语言描述、主观感受等渠道来获得，进而判断病证，其诊断结果常伴有主观性与模糊性，这成为限制中医进一步发展的主要原因。

中医药的发展必须在守正的基础上进行创新，善于吸取当代自然科学和社会科学的成果为中医所用，才能继续保持其旺盛的生命力，加速推进四诊客观化研究。伴随着现代数学、物理、信息技术的不断发展，诸如模糊数学、数理逻辑、3D 打印、全息投影、等离激元材料、人工智能、云计算、量子计算机算法、第五代移动通信（5G）、增强现实（AR）等新技术不断涌现，为中医四诊的客观化、标准化、数字化、集成化、智能化发展提供了有力的理论与技术支撑，中医四诊现代化研究取得了重要进展[2，3]。

1. 望诊的现代化研究

望诊系统主要由图像采集系统和特征处理系统构成，通过计算机数字图像处理和模式识别等方法，对面色、面部光泽、舌色、舌苔等特征进行分析。

面诊现代化研究主要采用光学技术、光电容积技术以及数码相机拍摄结合图像处理与智能模式识别等技术，涉及采集环境设置、面部区域定位与分割、面部特征提取与识别等内容。郑氏等[4]将图像采集系统制作为箱体式上下结构，并模拟日光光源，可有效避免光线反射不均现象。胡氏等[5]用无创性 GD–3 型光电血流容积仪，测量面部不同部位血流容积值及三类偏色的血流容积值，发现光电血流容积值能较为准确地反映循环系统的功能状态。在特征处理方面，陈氏等[6]采用椭圆肤色模型和主动外观模型算法对面部皮肤进行感兴趣区域分割，该方法面色识别率可达 89.08%。

舌诊的现代化研究主要包括舌象图片采集、舌象特征处理（如色彩校正、舌体分割、苔质分离）以及舌象特征识别（舌色苔色颜色识别、舌质苔质特征识别、舌形舌态特征识别）等。张氏[7]等利用高光谱图像技术采集舌象，可同时采集几百个不同光谱波段下的成像信息，极大程度地丰富了舌象信息。

但目前舌、面采集设备光源的种类、参数等具有多样性，尚无公认的最佳标准。针对面部五脏反射区域分割、舌象的动态形态等研究尚处于较基础阶段，未能很好地体现中医内在辨证论治原理，有待进一步探究。

2. 闻诊的现代化研究

闻诊的现代化研究主要包括“听声音”和“嗅气味”两方面内容。

中医声诊客观化研究，主要借助于计算机学、物理学、空气动力学等现代科学技术，实现对患者语音的高低、强弱、清浊等特征分析以判断病证。郭氏等[8]通过加频率固定、声强固定的参考音，利用声强校准原理，将人的语音归一化到同一位置的声音幅度值，从而消除传统听诊因距离和发音角度变化带来的信号的不确定性。胡氏[9]使用隐马尔可夫模型、深度学习分类法等分析线谱对参数、线性预测倒谱系数等声音信号，通过特征互补提高声音参数识别不同证型的能力。董氏等[10]等分析不同频段的能量和熵值特征数据，发现慢性咽炎各证型组间的能量和熵值特征在较多频段存在差异，为本病中医证型的辨别提供客观参考依据。

嗅诊现代化研究主要集中在电子鼻的研发。电子鼻主要由气体采集器、气体传感器阵列和信号处理系统三部分组成，是一种对气体具有高度交叉敏感性的智能设备[11]。李灿东教授[12]团队研制的第3代薄膜型阵列式气体传感器的医用电子鼻，通过气体传感器阵列收集气味信号，提取气味图谱响应曲线的振幅和斜率等作为客观的特征参数。林氏等[13]将电子鼻应用在慢性胃炎不同病位的研究中，通过对比慢性胃炎患者和健康者的气味图谱特征，初步判断慢性胃炎常见病位间的气味差异。

声诊仪与电子鼻的研制，在促进中医闻诊的客观化研究与临床应用方面十分重要，但嗅诊较声诊更难量化，目前临床运用研究报道较少。

3. 问诊的现代化研究

问诊的现代化研究主要为问诊量表研制与问诊模型构建。

中医证候量表研制方法主要结合统计学与数据挖掘等方法，其中流行病学调查法、德尔菲专家咨询法、文献法等主要用于条目设计方面；因子分析、隐变量分析、结构方程模型等被应用于中医量表研制中证候的量化方面。目前量表在中医临床研究中应用越来越多[14-17]。王天芳等[18]参照心理测量学的相关方法研制出了信度较好，并具有良好的结构效度的疲劳自评量表，并在量表的运用方面做了有益的尝试。近年来，患者报告结局量表分别从心理、功能、躯体感受等不同维度，通过标准化的问卷收集患者填写的信息，在中医疗效评价方面发挥了重要作用。

随着机器学习、深度学习等的快速发展，越来越多的研究者开始关注问诊模型的构建。王氏[19]以慢性胃炎患者中医问诊数据为研究样本，使用多标记学习、深度学习等方法解决了临床上患者证候兼夹问题，促进了中医证候诊断客观化、数字化研究。梁氏等[20]以“人机结合，以人为主”的方法，探索病证问诊与数据挖掘相结合，用数据挖掘的方法对帕金森病的中医证型以及症状进行了研究，并进一步客观化、规范化了帕金森病患者的中医问诊内容。刘氏等[21]研制的心系问诊采集系统，经临床测试显示其界面友好，性能稳定，基本实现了中医心系问诊信息采集的规范化、程序化及数字化。

4. 脉诊的现代化研究

脉诊的现代化研究主要集中在脉诊仪的研制，各种脉诊仪的主要区别在于传感器类别及其探头分布与组合方式的不同。传感器关系到脉象信息获取的质量，是脉象仪的关键硬件。用于脉象采集的传感器按工作原理分为压力式传感器、光电式传感器、超声多普勒式传感器、网格图像法传感器等。其中，压力式传感器因与中医“浮、中、沉”取脉原理相符，应用最多。张氏[22]设计的穿戴式脉象仪，采用压阻式传感器来提取脉象信号，并可模拟中医“浮、中、沉”的切脉手法。丁氏等[23]应用基于手机腕带充气式智能脉诊系统对脾虚泄泻虚脉患者检测，发现“浮、中、沉”三个脉位虚脉的参数均小于平脉组。周氏[24]制作的新型三通道自动加压脉象仪，可满足中医“三部九候”脉象采集要求。郭氏等[25]将脉象特点与疾病进行关联分析，发现冠心病患者脉象非线性动力学特征递归率（RR）和诱捕时间（TT）鉴别颈动脉斑块的诊断价值较好，脉图可为评估冠心病患者颈动脉粥样硬化的发展程度提供参考依据。

5. 四诊合参的现代化研究

四诊合参的现代化研究始于二十世纪七八十年代，代表性的研究成果是中医关幼波肝炎诊疗程序[26]和中医诊断治疗系统（TCMS）[27]。中医关幼波肝炎诊疗程序是借助模糊数学、模糊集合论等数学工具，模拟关幼波临床诊疗肝炎的过程，通过程序完成中医四诊合参，进而实现了以中医专家临床经验的机器模拟诊治疾病。中医诊断治疗系统原理与中医关幼波肝炎诊疗程序类似，增加了内、外、妇、儿疾病的中医辨证论治，相当于升级版的中医专家系统。

中医四诊合参现代化研究的第二阶段为数字化发展期，倾向于构建中医药的知识库和综合数据库，该阶段代表性的研究成果是中医计算机辅助诊疗（MACD）系统[28]和中医辅助诊疗系统（WF-Ⅲ）[29]。MACD系统由上海市中西医结合医院与颐圣计算机系统有限公司合作开发，通过构建开放性的数据库和自行编辑知识库模块，当输入一组症状后，系统可向医生提供多种可能的诊疗数据以供参考选择，还可借助经典理论知识库做出相关推论和多次诊断，帮助医生开拓诊疗思路，从而更好地适应复杂多变的临床环境，提升医生诊疗效率。WF-Ⅲ由朱文锋教授研发，该系统基于中医诊断治疗思维原理结合国家《中医临床诊疗术语》，构建了涵盖1000种病状、460种疾病病种、60项辨证要素、170种常见证候、1700个标准证候、670首常用方剂的中医药数据库，创造性地提出以“症状－辨证要素－证候”为核心的辨证统一体系，借助计算机技术设置常阈证治法、调阈证治法、兼容证治法、选项证治法、按病证治法、验方治疗法、要素治疗法、主证治疗法、成药治疗法等中医诊断模块，从而实现对多种疾病的中医灵活诊疗，在中医医疗、科研及教学等方面具有广泛实用性。

中医四诊合参现代化研究的第三阶段为智能化发展期，主要是结合图像分析技术、人工智能语音识别技术、电子鼻气味识别技术、智能传感器技术、神经网络技术及多信息融合等现代化技术实现了中医四诊合参数字化向智能化的转变，该阶段代表性的研究成果为 BD-SZ 便携式四诊合参辅助诊疗仪 [30] 和中医太空舱 [31]。BD-SZ 便携式四诊合参辅助诊疗仪由北京中医药大学与山西博德电器有限公司合作开发，主要组成部分包括具有脉诊压力信息采集和光电指端容积脉搏波采集功能的脉诊装置、具有数字声音采集麦克和声卡功能的闻声诊装置、具有图像采集和色彩统计功能的舌诊模块以及具有四诊信息集成功能的软件模块。该诊疗仪借助各类传感器，将所收集到的四诊信息集成到终端数据库，以笔记本电脑为载体模拟医生的诊察过程，实现了中医四诊合参的自动化和可移动化，为医生提供可供参考的中医诊疗建议。中医太空舱由李灿东教授团队研发，该设备应用系统工程原理，以中医状态为核心，融合人工智能和大数据技术，构建信息采集、信息集合、模型识别、诊疗匹配以及中医状态评估、干预和评价的集成系统，进一步提升了中医诊疗系统处理不同信息的能力、传感器的可靠性、四诊信息采集系统的稳定性和流畅性。该设备主要由人体信息采集模块、四诊信息集成模块、智能算法处理模块、系统集成模块、大数据校验模块五个联动模块组成，涵盖线上咨询和线下诊疗双重医疗服务模式，可实现中医四诊信息量化采集和智能化辨识，可为使用者提供实时、整体、动态、个性化的闭环式中医智能化诊疗服务。

综上，在中医四诊研究发展历程中，技术在不断提升，模式在不断优化，体验感在不断升级，但始终围绕中医的望诊、闻诊、问诊、切诊在研究。中医四诊并非机械地将不同诊法放在一起，而是蕴含着很关键的中医思维。因此，若要真正实现四诊合参的智能化，不仅要借助现代化科学技术，还要解决诸如四诊信息的标准化处理、四诊信息集成处理以及如何体现中医思维、更好地满足临床应用需求等共性问题。

（高彦彬　李益萌）

参考文献

[1] 李灿东 . 中医诊断学 [M]. 北京：中国中医药出版社，2016：18-19.

[2] 夏淑洁，周智慧，李佐飞，等 . 四诊现代化研究原理与应用 [J]. 天津中医药，2020，7（10）：1090-1094.

[3] 王忆勤 . 中医诊断技术发展及四诊信息融合研究 [J]. 上海中医药大学学报，2019，33（1）：7–13.

[4] 郑冬梅，郭东杰，戴振东，等 . 中医色诊图像采集系统的设计与实现及实验研究 [J]. 中国生物医学工程学报，2011，30（5）：731–737.

[5] 胡志希，谢梦洲，袁肇凯，等 . 数字化中医诊断学实验教学模式的构建与实践 [J]. 湖南中医药大学学报，2013，33（1）：134–137.

[6] 陈梦竹，岑翼刚，许家佗，等 . 基于图像处理的望诊面色自动识别研究 [J]. 中国中医药信息杂志，2018，25（12）：102–106.

[7] 张冬，张俊华，孟昭鹏，等 . 基于高光谱图像技术的中医舌诊客观化研究展望 [J]. 中国中医基础医学杂志，2019，25（9）：1324–1326.

[8] 郭佳，雍小嘉，赵刚 . 中医闻诊声音采集方法研究与改进 [J]. 科学技术与工程，2012，12（18）：228–230.

[9] 胡赣 . 基于特征组合的中医声诊客观化研究 [D]. 上海：华东理工大学，2014.

[10] 董伟，王忆勤，郑荣华，等 . 100 例慢性咽炎患者语音信号的证型特征分析 [J]. 河北中医，2015，37（11）：1613–1615，1619.

[11] 何庆华，王正国，田逢春，等 . 电子鼻技术在医学中的应用 [J]. 中国医学物理学杂志，2010，28（5）：53–55，60.

[12] 林雪娟，吴清海，李灿东 . 基于气体传感器阵列技术的医用电子鼻研究 [C]. 中国中西医结合学会诊断专业委员会 2009 年会论文集，2009：306–309.

[13] 林雪娟，梁丽丽，刘丽桑，等 . 基于证素辨证的慢性胃炎常见病位间的气味图谱特征研究 [J]. 中华中医药杂志，2016，31（10）：3966–3969.

[14] 郑舞，刘国萍，朱文华，等 . 中医脾系问诊信息采集系统研制与评价 [J]. 中国中医药信息杂志，2013，20（11）：19–21.

[15] 陈洁，孙敬和，冼绍祥，等 . 中医心系疾病 PRO 量表研制及条目筛选 [J]. 时珍国医国药，2016，27（2）：408–411.

[16] 黄松珉，谢利民，徐颖鹏，等 . 基于中医辨证思路构建膝骨关节炎 PRO 量表的评价 [J]. 中国中医基础医学杂志，2018，24（11）：1565–1568.

[17] 韩芳，曹克刚，高颖 . 清肝解郁方对偏头痛患者基于患者报告的结局（PRO）评价量表的临床研究 [J]. 天津中医药，2016，33（9）：517–520.

[18] 王天芳，薛晓琳 . 疲劳自评量表的理论构建及其研制 [J]. 北京中医药大学学报，2007，（30）：221 –223.

[19] 王立文 . 基于深度学习与条件随机场的多标记学习方法的中医问诊建模研究 [D]. 上海：华东理工大学，2013.
[20] 梁建庆，何建成 . 基于数字化系统的中医问诊诊断客观化研究 [J]. 中华中医药杂志，2014，29（5）：1534–1538.
[21] 刘国萍，王忆勤，郭睿，等 . 中医心系问诊采集系统初步研制及评价 [J]. 世界科学技术 – 中医药现代化，2008，10（5）：16–20.
[22] 张西洋 . 穿戴式脉象检测装置及其信号处理的研究 [D]. 上海：华东理工大学，2016.
[23] 丁姝，林一帆，胡文平 . 移动腕带充气式脉诊仪检测脾虚泄泻虚脉脉象图分析 [J]. 亚太传统医药，2019，15（10）：118–121.
[24] 周侃恒 . 新型三探头自加压脉象仪的研制 [D]. 上海：华东理工大学，2015.
[25] 郭睿，王忆勤，燕海霞，等 . 脉图的递归定量分析及对冠心病颈动脉血管硬化程度的评价 [J]. 中华中医药杂志，2016，31（5）：1695–1699.
[26] 郭荣江，马斌荣，谢敏，等 . 中医计算机诊断治疗系统与模糊数学模型 [J]. 计算机学报，1981，4（4）：260–266.
[27] 陈五零，邱国柱，REBECCAWONC. TCMS—中医专家诊疗系统 [J]. 中国医药学报，1987，1（1）：34–35.
[28] 蒋方健，嵇金宝，曹烨民，等 . 中医计算机辅助诊疗系统的临床应用研究 [J]. 江苏中医，2000，21（5）：15–16.
[29] 朱文锋 . 中医（辅助）诊疗系统的研究 [J]. 中国中医基础医学杂志，2003，9(10)：8–11.
[30] 王晶，牛欣 . BD–SZ 便携式四诊合参辅助诊疗仪的研究与应用前景 [J]. 世界中医药，2011，6（1）：65.
[31] 赵文，陈启亮，李永，等 . 四诊合参现代化发展研究 [J]. 天津中医药，2020，7（10）：1090–1094.

第二章 《金匮要略》治则治法研究进展

治则治法是中医理论体系的重要组成部分。治则是治疗疾病时必须遵循的基本原则，是在整体观念与辨证论治思想指导下制定的治疗疾病的准则，对临床立法、处方等具有普遍的指导意义。治法是在治则指导下制定的针对疾病与证候的具体治疗措施[1, 2]。《黄帝内经》奠定了中医治则治法的理论基础，提出“治未病”“治病必求于本”“调整阴阳”“三因制宜”等中医治疗学的基本准则，并阐发了部分治法，如“寒者热之，热者寒之，微者逆之，甚者从之”。东汉张仲景所著《伤寒杂病论》，在传承《黄帝内经》治则的基础上，按照阴阳、表里、寒热、上下、虚实分类，建立起以脏腑经络病机理论为核心的六经、脏腑病证治疗体系，建立了理论与实践相统一的中医治则基础。《金匮要略》提出了“治未病”“扶正祛邪”“调整阴阳”“调补脾肾”“调补气血”“通调津液”“随其所得而攻之”“同病异治、异病同治”等治则与治法，对促进汉之后治则治法的发展，起到了极大的推动作用，对于临床具有重要的指导意义。《金匮要略》治未病研究另有专篇论述，本篇不再详细论述。

一、治则

（一）扶正祛邪

扶正祛邪是中医学的主要治则之一。扶正，是培补机体正气以治疗疾病的治疗原则，即使用扶助正气的药物或其他疗法，配合适当的营养和功能锻炼等辅助方法，以增强体质、提高抵抗力，从而祛除邪气，以达到战胜疾病、恢复健康的目的。祛邪，是消除病邪以治疗疾病的治疗原则，就是利用祛除邪气的药物或其他疗法，以祛除病邪，达到邪去正复、恢复健康的目的。

扶正与祛邪是相辅相成的两个方面。扶正是为了祛邪，通过增强正气以祛邪外出，从而恢复健康，即所谓“正盛邪自去”；祛邪是为了扶正，消除致病因素的损害而达到保护正气、恢复健康的目的，即所谓“邪去正自安”。《素问·通评虚实论》曰：“邪气盛则实，精气夺则虚。”提出邪气盛与正气虚的病机。在治疗方面，《素问·三部九候论》云：“实则泻之，虚则补之。”扶正适用于以正虚为主，而邪不盛实的虚证。所谓“虚则补之”就是这一原则的具体应用，如气虚、阳虚、阴虚、血虚证，分别采取补气、壮阳、滋阴、养血法治疗。祛邪适用于以邪实为主，而正未虚衰的实证。“实则泻之”就是这一原则的具体应用，如临床上常用的汗、吐、下、清热、利湿、消导、行气、活血等治疗方法。若属虚实错杂证，则应扶正祛邪并用。

《金匮要略》在传承《黄帝内经》治则的基础上，建立起以脏腑经络病机理论为核心的脏腑病证治疗体系，确立了理论与实践相统一的中医治则基础，对中医学邪正观的建立与发展，起到了承前启后的作用。《金匮要略》提出“客气邪风”是导致疾病发生的外在条件，“五脏元真通畅”则是防止疾病产生的内在依据；指出在扶正祛邪理论指导下养生防病，内养正气，外慎邪气，并提出扶正祛邪的具体治法与方药。

1. 扶正为主

扶正为主主要适用于正虚邪不盛，以正虚为矛盾主要方面的病证。如《血痹虚劳病脉证并治第六》篇中的五脏气血阴阳不足导致的虚劳病，治疗多以扶正为主，虚劳腹痛，宜甘温建中、调和阴阳，用小建中汤，或宜补中缓急、调和阴阳，用黄芪建中汤；阴阳两虚失精，宜调和阴阳、潜镇摄纳，用桂枝加龙骨牡蛎汤。另外，对肾气亏虚、气化失职导致的“男子消渴，小便反多，以饮一斗，小便一斗”“脚气上入，少腹不仁”“虚劳腰痛，少腹拘急，小便不利”“短气有微饮，当从小便去之”“妇人烦热不得卧，但饮食如故之转胞不得溺者”，均用肾气丸温肾化气。

扶正为主在《金匮要略》中更体现在重视温补脾肾。因为肾为先天之本，是真阴真阳所寄之处；脾胃为后天之本，是气血营卫生化之源。内伤杂病，包括虚劳病，后期多出现脾肾亏虚证候。故补益脾肾既是虚劳的治本之法，也是培补正气的重要治法。补益脾胃多用饴糖、黄芪、山药、白术、甘草、大枣，代表方为小建中汤、黄芪建中汤及理中汤；温养补肾，则用干地黄、山茱萸、山药与附子、桂枝相配，代表方为八味肾气丸；调和阴阳，多以桂枝汤化裁；滋养阴血，多用干地黄、酸枣仁、芍药。除附方外，虚劳病主方共有 8 首，其中有 5 首是以甘温调补脾气为主，可见仲景在扶正补虚治疗虚劳病时，补脾重于补肾。

2. 祛邪为主

此法主要用于邪实而正虚不显，以邪实为矛盾主要方面的病证。《金匮要略》全书，在祛邪方面采用了多种治法及方药：解表法如桂枝汤、麻黄加术汤等，涌吐法如瓜蒂散，清热法如泻心汤、白头翁汤等，祛痰法如皂荚丸等，逐饮法如十枣汤、甘遂半夏汤等，利水法如越婢汤、越婢加术汤等，攻下法如大承气汤、小承气汤等，破瘀法如下瘀血汤、大黄䗪虫丸、桂枝茯苓丸等，祛寒法如大乌头煎、乌头桂枝汤等，祛湿法如茵陈蒿汤、苓桂术甘汤、防己黄芪汤、麻杏苡甘汤等。

（1）因势利导以祛邪　对于邪实之证，《金匮要略》特别注重“因势利导”的治则，即按病邪所在的部位，因其势而就近祛邪，以达到避免损伤正气的目的。邪之出路在上可从咳、从呕、从汗而解，在下则主要是从大小便而除。这是因势利导祛邪，给邪“出路”的两个重要方面。如《腹满寒疝宿食病脉证治第十》篇“下利不欲食者，有宿食也，当下之，宜大承气汤”“宿食在上脘，当吐之，宜瓜蒂散”；《痰饮咳嗽病脉证并治第十二》篇用甘遂半夏汤治疗留饮自利；《水气病脉证并治第十四》篇治疗水气病的原则是“腰以上肿，当发其汗”，可用越婢汤发汗散水以疗风水，“腰以下肿，当利小便”，可用防己茯苓汤通阳利水以治皮水等，都是因势利导以祛邪治病的范例。再如《呕吐哕下利病脉证治第十七》篇之“夫呕家有痈脓，不可治呕，脓尽自愈”“病人欲吐者，不可下之”等，都体现了祛邪应重视因势利导的原则。

（2）随其所得以祛邪　“随其所得以祛邪”是指在两种或两种以上病邪相结合的情况下，病情复杂，痼结难解，医者应辨清各种病邪的性质，有针对性地祛除病邪，从而达到治愈疾病的目的。“随其所得以祛邪”出自《金匮要略·脏腑经络先后病脉证第一》：“夫诸病在脏，欲攻之，当随其所得而攻之。如渴者，与猪苓汤。余皆仿此。”“所得”为病邪相结合之意，病邪在里，痼结不解，多与体内的痰、水、瘀血、宿食等相结合有关。因此，医生应审因论治，随其所得，攻其有形实邪，使无形之邪得以祛除，使病得愈。如果渴而小便不利，审其因为热与水结而伤阴者，治以猪苓汤育阴利水，水去热除，则渴解；若热与宿食内结，可用大、小承气汤下其宿食，其热亦除；若热与血结，可用桃仁承气汤下其瘀血，其热亦除。以上都是随其所得以祛邪的范例。随其所得以祛邪不完全是为无形之邪而设，凡有形之邪与有形之邪结合，也会使病情复杂化，痼结难解。临证时，当审因而治，从而达到治愈疾病的目的，这样才能全面体现仲景的辨证论治观。

3. 扶正祛邪兼顾

扶正祛邪兼顾适用于正虚邪实之病证。杂病常虚实夹杂，因此治疗时应辨明正虚邪实孰轻孰重，治以扶正祛邪兼顾，包括扶正兼祛邪、祛邪兼扶正和攻补兼施。

（1）扶正兼祛邪　此法适用于正虚为主兼感外邪，或正虚邪实而邪实较缓者。如虚劳兼感外邪之证，治疗应以扶正为主，兼顾祛邪，方用薯蓣丸。如微饮的治疗，若脾阳不足兼微饮者，当用苓桂术甘汤温阳健脾，利水消饮；肾气不足有微饮者，应以肾气丸温肾化饮。

（2）祛邪以扶正　此法适用于正虚邪实而邪实较急者。如虚劳兼干血的治疗，可用大黄䗪虫丸祛瘀生新。《痰饮咳嗽病脉证并治第十二》篇第33条："夫有支饮家，咳烦，胸中痛者，不卒死，至一百日、一岁，宜十枣汤。"此乃水饮犯肺，肺气上逆，饮遏心阳，心肺俱病的支饮重证，虽迁延百日或一年，正气不甚虚者，仍可选用十枣汤攻逐饮邪以治之。

（3）攻补兼施　此法适用于邪实正虚均不可忽视者。如虚寒夹瘀崩漏，宜温经散寒，养血行瘀，用温经汤；血痹重证，正虚较甚，感邪也重，宜温通阳气，祛邪行痹，用黄芪桂枝五物汤。

4. 祛邪不忘顾护正气

祛邪不忘顾护正气是仲景治疗外感病及内伤杂病时坚持的重要原则，体现在药物配伍、剂型和炮制方法、服用方法和服药后护理等多方面[2]。

（1）药物配伍　凡峻逐之剂都配伍缓和药性、顾护正气之品，以防峻剂伤正。如十枣汤、葶苈大枣泻肺汤、大柴胡汤、大青龙汤中的大枣，大乌头煎、甘遂半夏汤中的白蜜，甘草麻黄汤、大黄甘草汤中的甘草，麻黄加术汤中的白术等均为顾护正气之品。

（2）药物剂型和炮制方法　峻剂丸服，缓和药性，以防峻剂伤正。如治疗虚劳内有干血攻补兼施的大黄䗪虫丸，治疗妇人产后瘀血内结腹痛，破血逐瘀的下瘀血汤，治疗痰浊壅肺而成咳喘的涤痰利窍峻剂皂荚丸，均为峻剂丸服，意在缓攻，以防峻剂伤正。另外，采用酥炙、蜜煎、蜜丸、枣膏调服的方法，缓其燥烈之性，以免损伤中气。

（3）剂量及服用方法　根据患者体质的强弱采用不同剂量，如服十枣汤攻逐水饮，方后强调"强人服一钱匕，羸人服半钱"；服大乌头煎祛寒止痛时提出"不差，明日更服，不可一日再服"；服小青龙加石膏汤解表化饮、清热除烦时，注明"强人服一升，羸者减之，日三服，小儿服四合"等。

（4）服药后护理　如大青龙汤方后注"汗多者，温粉粉之"；十枣汤方后注"得快下后，糜粥自养"；大建中汤方后注指出，服药后"当一日食糜，温覆之"；治风湿要"覆取微似汗"等，皆强调通过药后护理以顾护正气。另外多方后注明"得下止服""顿服之"等，提示中病即止，不可过量伤正；久病、淋家、衄家禁用汗法，均有久病扶正之意。

（二）调和阴阳

阴平阳秘，精神乃治；阴阳乖戾，疾病乃起。阴阳失调是人体失去生理平衡状态而发生病理变化的根本原因。治病必求于本，治本的基本原则就是调和阴阳。《素问·至真要大论》曰："谨察阴阳之所在而调之，以平为期。"从根本上讲，人体患病是阴阳的协调平衡遭到破坏，出现了偏盛偏衰的结果，故调和阴阳、以平为期是中医治疗疾病的根本法则。调和阴阳，是针对机体阴阳偏盛偏衰的变化，采取"损其有余，补其不足"的原则，使阴阳恢复新的动态平衡。《金匮要略》调和阴阳的思想体现在杂病病机、治疗总则、具体治法及遣方用药中。

1. 阴阳失调是杂病的基本病机

《脏腑经络先后病脉证第一》篇第 10 条："经云厥阳独行，何谓也？师曰：此为有阳无阴，故称厥阳。"本条举厥阳为例，提示阴阳失去相对平衡协调是杂病的病机。

2. 调和阴阳是杂病治疗总则

阴阳失调是杂病的基本病机，调和阴阳是杂病治疗的基本治则，贯穿《金匮要略》之始终。《妇人杂病脉证并治第二十二》篇第 8 条："三十六病，千变万端；审脉阴阳，虚实紧弦；行其针药，治危得安。"本条举妇人杂病变化多端，临证辨治当注意"审阴阳、分虚实、行针药"，注重凭脉辨证，脉症合参，这也是治疗杂病要掌握的辨证论治总则。

（1）具体治法　《金匮要略》针对不同杂病提出的具体治法，充分体现了调和阴阳的基本治则。如治疗痰饮，"当以温药和之"；治疗水气病，"腰以下肿，当利小便；腰以上肿，当发汗乃愈"；治疗黄疸，"但利其小便"；治疗湿病，"微微似欲出汗"；治疗百合病，"见于阴者，以阳法救之；见于阳者，以阴法救之"；治疗瘀血，"当下之"；治疗虚寒性腹满，"当以温药服之"；治疗实热性腹满，"可下之"；治疗宿食，宿食在上可吐之，宿食在下可下之等。这些针对不同杂病提出的具体治法，充分体现了损其有余、补其不足、以平为期、调和阴阳的基本治则。

《金匮要略》在明辨阴阳的前提下，以"八纲"来概括复杂的证，用《黄帝内经》的立法处方原则，创制众多经方，反映出汗、吐、下、和、温、清、消、补"八法"，体现了调和阴阳的基本治则。如汗法的桂枝汤、麻黄加术汤等；吐法的瓜蒂散；下法的大承气汤、小承气汤、大黄附子汤、麻子仁丸等；和法的小柴胡汤等；温法的大乌头煎、通脉四逆汤等；清法的泻心汤、白头翁汤等；消法的枳术汤、鳖甲煎丸、大黄䗪虫丸、桂枝茯苓丸等；补法的当归生姜羊肉汤、八味肾气丸等。这些治法及方药都体现了平调阴阳的基本治则。

（2）遣方用药　《金匮要略》平调阴阳治则常常体现在组方配伍方面。

① 损其有余，补其不足，调和阴阳。实热性腹满，宿食在下，腑气不通，可用大承气汤、小承气汤通腑泻热，损其有余；气血不足、阴阳两虚的虚劳可用小建中汤、黄芪

建中汤甘温建中，八味肾气丸育阴温阳，补其不足，调和阴阳。

② 寒温并用，升降相因，调和阴阳。寒热互结中焦、脾胃升降失司的呕吐、心下痞、肠鸣甚或下利，可用半夏泻心汤。方中寒温并用——黄芩、黄连苦寒清其热，干姜、半夏辛温开结散其寒；升降同用——半夏助胃降浊气，人参助脾升清阳；补泻同用——黄芩、黄连泻其实，人参、大枣补其虚。全方寒温并用，升降相因，辛开苦降，补气和中，邪去正复。

③ 阴中求阳，阳中求阴。《金匮要略》治疗肾阳不足、气化不利导致的多种病证的肾气丸，方中用地黄、山茱萸、山药等滋补肾阴以生气，从阴中求阳；桂枝、附子温肾助阳化气，气生津，为阳中求阴。正如张景岳所云："善补阳者，必于阴中求阳，则阳得阴助而生化无穷；善补阴者，必于阳中求阴，则阴得阳升而泉源不竭。"

④ 辛甘化阳，酸甘化阴，调和阴阳。《金匮要略》治疗虚劳之阴阳两虚的方剂，大多是在桂枝汤的基础上加减而成，如小建中汤、黄芪建中汤、桂枝加龙骨牡蛎汤、薯蓣丸等。桂枝汤调和营卫、阴阳，主要配伍在于桂枝配甘草，辛甘以化阳；芍药配甘草，酸甘以化阴；更加生姜、大枣一辛一甘，共奏调和阴阳之功。

⑤ 发汗解表，散中有收。寒湿表实的湿病，可用麻黄加术汤发汗散寒除湿。湿病发汗宜微微似欲出汗为好，但方中麻黄汤为发汗峻剂，故加白术可并行表里之湿，并制约麻黄峻烈之性，防其辛散太过，耗伤人体正气，使发汗峻剂变为微汗之剂。

（三）标本缓急

标和本是一个相对概念，有多种含义。对于疾病而言，从邪正关系讲，正气为本，邪气为标；从病因病机与症状关系讲，病因病机为本，症状为标；从疾病先后讲，旧病为本，新病为标。缓急有两义：一为病症缓急，二为治疗原则缓急。《素问·标本病传论》说："小大不利，治其标。"《素问·至真要大论》说："病有盛衰，治有缓急。"《金匮要略·脏腑经络先后病脉证第一》中论述了表里同病、新久同病的先后缓急治疗原则，在杂病治疗中体现了急则治其标，缓则治其本及标本兼治的原则。

1. 急则治其标，缓则治其本

急则治其标的原则，一般适用于新病且病情严重，或疾病发展过程中出现危及生命的某些症状或证候时。缓则治其本的原则，一般适用于慢性疾病，病势向愈，正气已虚，邪尚未尽之际。

《胸痹心痛短气病脉证治第九》篇中指出胸痹的病机为阳微阴弦，本虚标实，治疗以扶正祛邪为原则，发作时急治其标，以通阳宣痹，祛阴邪之盛；未发作时缓治其本，以温阳益气为主。再如痰饮病，以阳虚为本，水饮为标。"病痰饮者，当以温药和之。""温药和之”是痰饮病治本之法。但当饮邪壅盛等标证突出时，宜发汗、分消、攻逐，如支饮、悬饮用十枣汤，支饮胸满用厚朴大黄汤，溢饮用大青龙汤、小青龙汤，痰饮用甘遂半夏汤、己椒苈黄丸等，均为急则治其标；若饮衰大半，则又转“微饮”治法，续与苓桂术甘汤、肾气丸温肾健脾治疗，均为缓则治其本。治疗水气病，腰以上肿，当发其汗，腰以下肿，当利小便，但“病水腹大，小便不利，其脉沉绝者，有水，可下之”，指出水势严重，标证突出时，可急则治其标，攻下逐水。另外，《金匮要略》中的众多方剂如治疗虚劳兼感外邪的薯蓣丸，治疗虚劳兼干血的大黄䗪虫丸，治疗痰饮的苓桂术甘汤，治疗虚寒夹瘀崩漏的温经汤，治疗血痹重证的黄芪桂枝五物汤等，均体现出扶正祛邪、标本兼治的治则。

2. 表里同病，急者先治

表里同病的治则，一般而言是先表后里，但也有先里后表、表里同治者，总原则是急者先治。

（1）*表里同病，先里后表*　如虚寒下利兼表证，“下利，腹胀满，身体疼痛者，先温其里，乃攻其表。温里宜四逆汤，攻表宜桂枝汤”。本证为表里同病，但以里虚证为急为重，故应先救里而后治表。治里用四逆汤温中回阳，俟阳回利止，然后用桂枝汤解表散寒，调和营卫。

（2）*表里同病，表里同治*　如里实证腹满兼表寒证，“病腹满，发热十日，脉浮而数，饮食如故，厚朴七物汤主之”。证属阳明腑实兼太阳表邪未解，治宜表里双解，用厚朴七物汤治疗。本方由厚朴三物汤合桂枝汤去芍药组成。方中厚朴三物汤行气除满，泻热祛实；桂枝汤解表邪、和营卫，因腹满不痛，故去芍药之酸敛。

3. 新久同病，先后缓急

《脏腑经络先后病脉证第一》篇第15条云：“夫病痼疾，加以卒病，当先治其卒病，后乃治其痼疾也。”新病势急，缓治易起变化；痼疾势缓，难以骤愈。故在新病与久病同时存在时，一般先治其新病，后治痼疾。本条所述是新久同病的一般治则，但在临床上，应根据具体病情灵活应用。在痼疾与新病互相影响的情况下，治新病必须照顾到痼疾，如喘家病伤寒，用桂枝汤即须加厚朴、杏子。

急则治标，缓则治本，标本俱急，标本兼治；表里同病，先表后里，先里后表，表里同治；新久同病，先治新病，后治痼疾，或新病痼疾兼顾。关键是急重先治。

（四）辨证论治

紧扣病机施治，运用四诊八纲，在辨病的基础上，分析证候，辨清脏腑经络，表里深浅、寒热虚实、轻重缓急，求得病机而后施治，是《金匮要略》诊治疾病的基本思路。

辨证论治贯穿全书的始终，其中同病异治、异病同治、因人制宜是中医辨证论治特色的具体体现。

1. 同病异治

同一疾病，因病位之深浅、病证之虚实、病程之长短、病性之寒热及病因病机之不同，治法就不同，即同病异治。如同为胸痹，因有虚实、轻重、缓急的不同，故治疗也不同。如胸痹典型证治，宜通阳散结，豁痰下气，用栝楼薤白白酒汤。痰饮壅盛，宜通阳散结，祛痰宽胸，用栝楼薤白半夏汤。气结在胸，偏虚者，宜温中益气，扶助中阳，用人参汤；偏实者，宜通阳宣痹，泄满降逆，用枳实薤白白酒汤。胸痹饮阻气滞轻证，偏于饮邪者，宜宣肺化饮，用茯苓杏仁甘草汤；偏于气滞者，宜行气化饮，和胃降逆，用橘枳姜汤。胸痹寒湿痹阻急证，宜温阳散寒，除湿止痛，用薏苡附子散。这充分体现了同病异治，辨证论治特色。再如水气病，腰以上肿，当发其汗，可用越婢汤发汗散水以疗风水；腰以下肿，当利小便，可用防己茯苓汤通阳利水以治皮水。同为“短气有微饮”，苓桂术甘汤主之，肾气丸亦主之，是病位在脾、在肾之不同。同是呕吐，因其有虚寒、实热、痰饮、寒热错杂等不同的病机，可分别采用大半夏汤、大黄甘草汤、小半夏汤、半夏泻心汤等多方治疗。

同病异治可概括为以下六种类型：一是病同而阶段不同；二是病同而症状不同；三是病同而病因病机不同；四是病同而体质不同；五是病同而病位不同；六是病同而病变性质不同。因此，治疗方法也不同。

2. 异病同治

不同的疾病，在其病变过程中，由于病机相同、证候相同，治疗方法及用方亦可相同，即异病同治。例如《金匮要略》中用大承气汤治疗了五种不同的疾病：一是《痉湿暍病脉证治第二》篇主治热盛致痉的痉病；二是《腹满寒疝宿食病脉证治第十》篇治里实积胀俱重之腹满病；三是《腹满寒疝宿食病脉证治第十》篇治食积在下的宿食病；四是《呕吐哕下利病脉证治第十七》篇治疗实热下利病；五是《妇人产后病脉证治第二十一》篇治实热瘀结腹痛的产后病。上述五种不同的疾病，其病机都与实热内结胃肠有关，故均用大承气汤泻热通腑治疗。又如书中用肾气丸者有五：一是《中风历节病脉证并治第五》篇治脚气上入，少腹不仁；二是《血痹虚劳病脉证并治第六》篇治虚劳腰痛，少腹拘急，小便不利；三是《痰饮咳嗽病脉证并治第十二》篇治短气有微饮，当从小便去之；四是《消渴小便不利淋病脉证并治第十三》篇治男子消渴，小便反多，以饮一斗，小便一斗；五是《妇人杂病脉证并治第二十二》篇治妇人烦热不得卧，但饮食如故之转胞不得溺者。上述五种不同的疾病，其病机皆属肾气亏虚，气化失职，故均用肾气丸温肾化气治疗。再如葶苈大枣泻肺汤既可治疗肺痈，又能治疗支饮。因其病机皆属痰涎、饮邪壅塞于肺，故均可用葶苈大枣泻肺汤泻水逐痰、开宣肺气。

异病同治可概括为以下四种类型：一是病不同而病因、症状相同；二是疾病及症状不同而病机相同；三是疾病及症状不同而病因相同；四是疾病不同而主症及病机相同。因此，治疗方法也相同。

3. 因人制宜

疾病的发生、发展与个体的差异密切相关。《金匮要略》治疗内伤杂病十分重视因人制宜，多体现在服药方法上。

（1）因体质制宜　因人制宜要考虑的因素很多，但体质的强弱是其重点。仲景在应用峻剂祛邪时，十分重视病人的体质强弱和病人对药物的耐受性，并强调根据病人体质的强弱采用不同的剂量。如服十枣汤攻逐水饮，方后强调“强人服一钱匕，羸人服半钱”；服大乌头煎祛寒止痛时强调“强人服七合，弱人服五合”。

（2）因年龄与性别制宜　老年人与儿童的抗病能力及对药物的耐受性均不同于青壮年，故服药次数及服药量应有所不同。如服用升麻鳖甲汤治疗阴阳毒时强调“煮取一升，顿服之，老小再服”，指出青壮年可以顿服，老人与儿童应分两次服。如服小青龙加石膏汤解表化饮、清热除烦时，注明“强人服一升，羸者减之，日三服，小儿服四合”，指出小儿药量与成人不同。此外《金匮要略》设妇人妊娠、妇人产后、妇人杂病专篇，强调“其虽同病，脉各异源，子当辨记，勿谓不然”，可谓因性别制宜的明证。

（五）调整脏腑

人体是一个有机的整体，脏与脏、脏与腑、腑与腑之间，生理上相互协调、相互为用，病理上相互影响。脏腑是人体生命活动的中心，脏腑功能正常是人体生命活动的根本，脏腑功能的失调是脏腑病理改变的基础。因此，调整脏腑功能使之重新恢复平衡状态，是治疗内伤杂病的基本原则。肾为先天之本，脾为后天之本。先天生后天，后天养先天，二者相互促进，相得益彰。故脾、肾在人体生命活动中占有极其重要的地位。《金匮要略》在疾病辨证论治中始终贯穿着调补脾肾的思想，尤其在虚劳病的辨证论治中更加重视调补脾肾，以固根本。

1. 调补脾胃

脾主运化，主统血，主肌肉四肢，开窍于口，与胃相表里。脾胃为后天之本，气血生化之源，在人体生命活动中占有极其重要的地位，脾胃强弱是决定人之寿夭的重要因素，调补脾胃是培补正气、养生防衰、治疗疾病的重要原则。《金匮要略》在疾病的辨证论治中始终贯穿着调补脾胃的思想。

（1）治疗虚证，补养脾胃为先 虚劳是由过度劳伤所致的慢性衰弱性疾病的总称，多由气虚、血虚、气血两虚、阴虚、阳虚、阴阳两虚而致。虚劳久病，脾胃虚弱。因脾胃为后天之本，气血营卫生化之源，又为阴阳升降之枢，故中虚失运，则阴阳升降失序。故对于虚劳病的治疗，仲景尤其重视补养脾胃，补益脾胃多用饴糖、黄芪、薯蓣、白术、甘草、大枣等，并创制了小建中汤、黄芪建中汤、桂枝加龙骨牡蛎汤、薯蓣丸等补养脾胃，调和阴阳，扶助正气。

（2）治实祛邪，不忘顾护脾胃 治疗实证祛除邪气的同时，不忘顾护脾胃，是仲景治疗外感病及内伤杂病时坚持的重要原则，体现在药物配伍、服用方法和护理等方面。如治疗水饮邪实的悬饮、支饮，用十枣汤峻逐水饮时配伍大枣顾护脾胃，及服药快下后"糜粥自养"，也是补养脾胃，顾护正气。张仲景在许多治疗实证，祛除邪气的方剂中配伍生姜、大枣、甘草都是要时时顾护脾胃。

（3）调补脾胃，重在调和 代表方为半夏泻心汤。方中寒温并用——黄芩、黄连苦寒清其热，干姜、半夏辛温开结散其寒；升降同用——半夏助胃降浊气，人参助脾升清阳；补泻同用——黄芩、黄连泻其实，人参、大枣补其虚。全方寒温并用，升降相因，辛开苦降，补气和中，主治寒热互结中焦、脾胃升降失司的呕吐，心下痞，肠鸣，甚或下利之症。临床多用来治疗慢性胃肠炎表现为胃热肠寒者，或其他疾病表现为寒热错杂者。

路振平[3]将《金匮要略》调补脾胃之法归纳为八法：①温脾法，如黄土汤；②滋脾法，如小建中汤；③燥脾法，如茵陈五苓散、苓桂术甘汤；④清胃法，如泻心汤；⑤温胃法，如半夏干姜散、大建中汤、大半夏汤；⑥益胃法，如麦门冬汤；⑦降胃法，如旋覆代赭汤、橘皮竹茹汤；⑧泻胃法，如大黄甘草汤。他指出，仲景十分注意脾胃内部阴阳的协调平衡，严格地区别脾胃的因、症、脉、治，治疗时常二者兼顾，且往往将脾胃与他脏同治。另有调中法，即调理中焦，维护或恢复脾胃功能以治疗疾病的方法。

张惠茹[4]将《金匮要略》调补脾胃法归纳为：①益脾胃，助化源，阴阳兼顾（养阴扶阳不离乎甘味药，阴阳兼顾常使用桂枝汤）；②顾脾气，扶中阳，温运并施（治湿痹用术附桂枝，治痰饮用桂姜苓术；治虚寒用温中祛寒，治瘀滞用温运顾脾）；③畅气机，复升降，脾胃兼顾（脏腑气逆多用姜夏，气滞痞痛多用姜橘枳朴，健脾利湿调其升降，通腑去积化瘀散结）；④治虚劳，倡建中，重视补脾（治虚劳之疾创制建中之方，治他脏之虚不废补脾之法，治阴寒盛极回阳不离温中，制补土之方绝无壅中之弊）。

2. 补肾固本

肾为先天之本，生命之根。肾藏元阴元阳，主藏精，主水液代谢，主骨生髓，与膀胱相表里。肾气强弱是决定人之寿夭的重要因素。内伤杂病，包括虚劳，久病及肾，肾气亏虚。仲景治疗内伤杂病十分重视补肾固本。如治疗《中风历节病脉证并治第五》篇中的脚气上入，少腹不仁；治疗《血痹虚劳病脉证并治第六》篇中的虚劳腰痛，少腹拘急，小便不利；治疗《痰饮咳嗽病脉证并治第十二》篇中的短气有微饮；治疗《消渴小便不利淋病脉证并治第十三》篇中的男子消渴，小便反多，以饮一斗，小便一斗；治疗《妇人杂病脉证并治第二十二》篇中的妇人烦热不得卧，但饮食如故之转胞不得溺者。以上五病，虽然主症不同，但病机皆属肾气亏虚，气化失职，故均用肾气丸补肾固本、温肾化气治疗。治疗男子虚劳失精，除用桂枝汤健脾胃、调补阴阳外，加龙骨、牡蛎收敛固精。治疗男子失精，腰膝冷痛，偏于肾阳虚者，用天雄散温补肾阳、固精。

3. 调肝

肝主疏泄，主藏血，体阴用阳，调畅情志，促进脾胃运化、血液运行和津液代谢。肝在人体生命活动中占有重要的地位，调肝之法是治疗疾病的重要原则。《金匮要略》首条就提出肝虚病证需补肝顾脾，“补用酸，助用焦苦，益用甘味之药调之”；肝实病证需泻肝顾脾。《金匮要略》调肝之法论述颇详，包括疏肝、养肝、暖肝、清肝、镇肝、调肝理脾、疏肝降冲、养肝安神等，有较高的临床应用价值。

杨扶国[5]将《金匮要略》调肝之法归纳为九法：①建中抑木法，如小建中汤；②调肝理脾法，如当归芍药散；③疏肝降冲法，如奔豚汤；④养肝安神法，如甘麦大枣汤；⑤解郁化痰法，如半夏厚朴汤；⑥补肝止血法，如胶艾汤、温经汤；⑦和络化瘀法，如旋覆花汤；⑧清肝利湿法，如茵陈蒿汤；⑨寒降息风法，如风引汤。

边秀娟[6]将《金匮要略》调肝之法分为五种：①疏肝法，如半夏厚朴汤、当归芍药散、旋覆花汤；②暖肝法，如吴茱萸汤、大黄附子汤；③补肝法，如当归生姜羊肉汤、酸枣仁汤；④清肝法，如奔豚汤、甘草泻心汤、茵陈蒿汤；⑤镇肝法，如风引汤。

薛近芳[7]总结了调肝之法在妇人病中的运用：泻肝散结法，如小柴胡汤；温肝调经法，如温经汤；疏肝理气法，如半夏厚朴汤；补肝养胎法，如当归散、当归芍药散；暖肝缓急法，如当归生姜羊肉汤；调肝和血法，如枳实芍药散。

4. 治肺

肺主气，司呼吸，参与宗气形成，主一身之气；肺朝百脉，辅助心主血脉；肺为水之上源，主宣发肃降，通调水道。肺在人体生命活动中占有十分重要的地位，调肺之法是治疗疾病的重要原则。《金匮要略》论述治肺之法颇详，有较高的临床应用价值。

张建荣等[8]将《金匮要略》治肺之法整理为十四法：①温肺化饮法，如甘草干姜汤、苓甘五味姜辛汤；②健脾化饮法，如苓桂术甘汤；③温肾化饮法，如肾气丸；④润肺化痰法，如麦门冬汤；⑤利窍涤痰法，如皂荚丸；⑥宣肺化饮法，如射干麻黄汤；⑦温化解表法，如小青龙汤；⑧清化解表法，如越婢加半夏汤、小青龙加石膏汤：⑨泻肺逐饮法，如葶苈大枣泻肺汤；⑩清肺活血法，如苇茎汤：⑪排脓解毒法，如桔梗汤；⑫理气降痰法，如栝楼薤白白酒汤等胸痹类方；⑬补虚消癌法，如木防己汤、木防己去石膏加茯苓芒硝汤；⑭攻逐水饮法，如十枣汤。

罗玲[9]补充治肺法还有通阳逐水、平喘止咳法，如泽漆汤；通阳散寒、蠲饮散结法，如生姜半夏汤；解表扶正、固脱定喘法，如竹叶汤。

（六）调补气血

气血是构成和维持生命活动的物质基础，气机升降出入异常，影响着血液的正常运行。调补气血是《金匮要略》治疗内伤杂病的重要法则之一。

1. 补益气血

（1）补气　多用人参、黄芪、甘草、大枣、粳米、白术、山药等。治疗时要根据脏腑的生理特性及脏腑辨证加减用药。如脾胃气虚应甘温建中，可用小建中汤、黄芪建中汤等；肾气虚应温肾化气，可用肾气丸；心气虚要配以宁心安神的药物，如茯苓、茯神、酸枣仁等。

（2）补血　多用当归、干地黄、生地黄、芍药、川芎、阿胶等。代表方为胶艾汤。胶艾汤去阿胶、甘草、艾叶即为《太平惠民和剂局方》中补血调经妇科要方四物汤。故胶艾汤可视为补血剂的祖方。血虚里寒腹痛可用当归生姜羊肉汤。

（3）气血双补　治疗虚劳诸不足、风气百疾的薯蓣丸，方中用人参、茯苓、白术、甘草、干地黄、当归、川芎、勺约，寓有八珍汤之意，可视为气血双补的代表方。

2. 调畅气血

《金匮要略》应用调畅气血法治疗内伤杂病可概括为十三法。

（1）益气活血法　血痹是由气血不足，外受风寒，阳气痹阻于血络而成。轻者用针刺法导引阳气，气行则血行，血痹自愈。重者则配以黄芪桂枝五物汤，益气活血，祛风除痹。

（2）滋阴养血活血法　虚劳病人，虚极羸瘦，阴津不足，血液亏虚且不能正常运行而瘀滞，瘀血日久，而发生“干血”。治疗用大黄䗪虫丸养血滋阴，活血祛瘀。

（3）温经活血法　冲任虚寒，导致漏下、半产后下血不止、妊娠下血腹痛（胞阻）以及月经失调久不受胎等，可用胶艾汤或温经汤以温经散寒，活血养血。

（4）行气活血法　肝着为胁肋部气血郁滞，症见胸胁痞闷不舒，甚或胀痛、刺痛，病人常欲蹈其胸上，用旋覆花汤行气活血。

（5）攻下瘀血法　产后干血着脐下，小腹疼痛拒按，用下瘀血汤攻下瘀血；兼有阳明热盛里实者，用大承气汤攻下瘀热。瘀血经闭，用抵当汤通经活血。

（6）逐瘀利水法　血不利则为水，水停亦可导致瘀血。妇人先停经而后病水，为血分；先病水而后停经，为水分。产后水血俱结在血室，则用大黄甘遂汤逐瘀养血利水。

（7）化痰活血法　痰浊阻络导致胸痹，喘息咳唾，胸背痛，甚或不得卧，用栝楼薤白白酒汤或栝楼薤白半夏汤豁痰宽胸，温通血脉。

（8）清热逐瘀法　肠痈热毒蕴蓄，营血瘀结，尚未成脓的里热实证，可用大黄牡丹汤清热逐瘀，解毒消痈。

（9）解毒活血法　热毒灼伤血络，可导致络脉出血，或瘀滞在皮下，或瘀滞在脏腑之中。治用清热解毒、活血止血法，如治疗阴阳毒的升麻鳖甲汤。

（10）活血祛风法　外感风寒邪气，导致瘀血腹痛，用红蓝花酒活血祛瘀，止痛祛风，取“祛风先活血，血行风自灭”之意。

（11）化瘀利湿法　妇人腹痛，证属肝脾失调，气郁血滞湿阻，可用当归芍药散调肝健脾，化瘀利湿。下焦湿热兼瘀血的小便不利，可用蒲灰散、滑石白鱼散。

（12）化瘀退黄法　如茵陈蒿汤、硝石矾石散、大黄硝石汤。

（13）活血消癥法　妇人宿有癥病，月经量多或漏下不止，或孕后下血，用桂枝茯苓丸活血消癥。疟病迁延日久，反复发作，必致正气渐衰，疟邪可假血依痰结成痞块，居于胁下而成疟母，治疗可用鳖甲煎丸破瘀消癥。

（七）通调津液

津液来源于水谷。津液的生成、输布与排泄是一个复杂的过程，是脏腑相互协调配合的结果，尤其以肺、脾、肾三脏为重要。无论外感还是内伤导致的脏腑功能失调、水液代谢失常，均可引起津液代谢失常病变。通调津液也是《金匮要略》的重要治则之一。《金匮要略》通调津液之法包括发汗解表、通利小便、逐水攻下、前后分消等。

1. 发汗解表

外邪侵犯人体，首先犯肺，影响肺宣发肃降、通调水道的功能，导致水气内停。水气散漫于肌表，停滞在肌肉关节中，即为湿病。病变初期大都有表证，治疗当用发汗解表法，如风湿在表用麻杏苡甘汤，寒湿在表用麻黄加术汤，风湿表虚用防己黄芪汤。虽无外感，而由脏腑功能失调致水液代谢失常，饮溢四肢肌表，发生溢饮，表现为身体疼重、无汗、郁热烦躁者，用大青龙汤发汗解表，宣散肌表饮邪；咳喘、痰多者，用小青龙汤或射干麻黄汤外散风寒，内化水饮。

2. 通利小便

水气内停，无论湿病、饮病还是水气病，祛除水气是主要治则，其中利小便法是祛除水气最快、最便捷有效的治法。《金匮要略》通利小便法可归纳为六类：①温肾利小便，如肾气丸；②健脾利小便，如苓桂术甘汤、茯苓泽泻汤、苓桂甘枣汤等；③通阳利小便，如五苓散；④滋阴利小便，如猪苓汤；⑤益气利小便，如防己黄芪汤；⑥发汗利小便，如越婢汤；⑦清热利小便，如茵陈五苓散；⑧化瘀利小便，如蒲灰散、滑石白鱼散。

3. 逐水攻下

水气停留两胁之悬饮及水肿病人，见腹水胀大，小便短少，属阳证实证者，可用十枣汤、甘遂半夏汤等逐水攻下。

4. 分消利水

分消利水分以下三种：①前后分消，水气停留在腹部肠间，阻遏气机，津液不能上承，表现为腹满，口舌干燥，或大便干结，或大便不畅，用己椒苈黄丸前后分消，疏通气机，通调津液；②表里分消，如越婢加术汤、五苓散、防己茯苓汤；③上下分消，如百合滑石汤。另外气、血、水三者关系密切，在通调津液过程中离不开调气。“血不利则为水”，在通调津液时还要注意调血，可水血并治，如用当归芍药散活血利水。

二、治法

（一）常用治法

1. 汗法

汗法又称解表法。《金匮要略》用本法治疗的病证有痉、湿、疟、咳嗽上气、腹满寒疝、痰饮、水气、黄汗、黄疸、下利、产后中风等。不少学者对《金匮要略》有关汗法的内容做了较为全面的整理和总结。

朱云龙[10]将《金匮要略》的汗法归纳为六类（十六法）：①生津发汗，荣养经脉。包括调和营卫，解肌生津；发散升津，柔和筋脉。②发汗祛湿，宣痹止痛。包括辛温发汗，散寒祛湿；开腠通阳，宣肺利湿；固卫发汗，扶表祛湿；助阳发汗，祛湿止痛。③发汗利水，通调水道。包括发汗利尿，表里分消；固卫发汗，扶表利水；温经发汗，温阳利水；辛凉合用，发越水气。④和解发汗，引邪外出。包括和解表里，邪随汗出；重凉清里，微温解表；重热轻清，和解发汗。⑤调和营卫，发汗解表。包括调和营卫，发汗解肌；调和营卫，固阳发汗。⑥发汗排毒。

廖世煌[11]将《金匮要略》的汗法归纳为十法：发汗平喘法，生津发汗止痉法，微汗除湿治痹法（包括表实风湿微汗法、风湿历节发汗法、体虚风湿发汗法），发汗消肿法，解表通痹法，发汗治疟法，发汗治黄法，发表散寒止痛法，扶正祛邪解表法，温阳发汗化气法。

刘亚军[12]等将《金匮要略》所载与解表有关的方剂做了分析，归纳为解表十二法：微汗散湿法，透表解毒法，解表柔筋法，温阳化湿法，益气解表法，发表清里法，散寒化饮法，解表通下法，发汗消肿法，温阳散寒法，发表润燥法，祛风固脱法。

金光亮[13]将《金匮要略》汗法的基本运用归纳为汗以祛风，汗以祛湿，汗以散饮，汗以行水。汗法与他法合用有汗温合用，汗清同施，汗下互伍，汗补相配。

另外，《金匮要略》对表里同病者将汗法与治里证之法合用，如厚朴七物汤，解表寒与行气除满合用；乌头桂枝汤，解表寒与温阳散寒止痛合用；小青龙汤，解表寒与化里饮合用；白虎桂枝汤、大青龙汤，解表寒与清里热合用。同时，《金匮要略》明确提出了汗法禁忌，如“暍病”“疮家”“衄家”“亡血家”“淋家”及“下利清谷”者，不可轻易用汗法，否则将引起不良后果。

2. 吐法

《金匮要略》用本法治疗的病证有中暍夹湿、疟、宿食、酒疸、手指臂肿动。本法以瓜蒂、藜芦为催吐的主药。

王旭东[14]认为《金匮要略》：①已认识到呕吐是机体的一种排异反应而有意识地加以应用，如《五脏风寒积聚病脉证并治第十一》篇云：“心中寒……其脉浮者，自吐乃愈”，《呕吐哕下利病脉证治第十七》篇云：“病人欲吐者，不可下之”。②认识到吐法只适用于病在脘上或在表之阴性实邪，即病在表、在上之实、积、寒、痰。③明确指出了应用吐法的指征，最主要的有两点：一是脉浮大；二是泛恶，即“欲吐”。④注意到药专力宏，旨在速效。他同时归纳了吐法的禁忌：禁用于中下焦疾病；禁用于阴液亏耗疾病；禁用于妇人妊娠。他还指出，应将药后产生的呕吐反应与有意识的催吐区别开来。

3. 下法

《金匮要略》用本法治疗的病证有痉、疟、腹满寒疝宿食病、脾约、痰饮、水气、黄疸、瘀血、呕吐、下利、肠痈以及妊娠病、产后病、妇人杂病等。下法应用面甚广，是仲景常用的治法。

何任[15]将《金匮要略》的下法归纳为十类：①寒下，如大承气汤；②温下，如大黄附子汤；③润下，如麻子仁丸；④逐水，如十枣汤；⑤攻瘀，如抵当汤；⑥水血俱去，如大黄甘遂汤；⑦清泄湿热，如茵陈蒿汤；⑧除满解表，如厚朴七物汤；⑨攻下止呕，如大黄甘草汤；⑩峻下祛积，如走马汤。他指出，下法是针对不同病情，以泻下药为主，配合其他药物进行治疗的方法。大致说来，就是以泻下药配合行气药、活血祛瘀药、清热利湿药、温里药、利水逐饮药、攻水药、养益安脏药等，以治疗相应的病证。

贾士安[16]归纳了《金匮要略》下法所治病证：①肺系病证，如邪壅中焦，肺气不降；饮停胸膈，肺气不利；②肝胆病证，如疟夹食滞；阳明热盛，伤津动风；邪郁少阳，热陷阳明；湿热熏蒸，发为黄疸；③脾胃病证，如实热积滞肠胃；寒实内结，秽毒壅塞，大便不通；宿食停积；实热积滞，胃气上逆；肠中积滞，传导失职；④气血津液病证，如瘀血化热，水气壅盛；⑤外科病证；⑥妇科病证，如癥病下血，产后发热。

4. 温法

《金匮要略》温法可分为十六类：①温中祛寒，如人参汤、大建中汤、附子粳米汤；②温中止呕，如生姜半夏汤、半夏干姜散、吴茱萸汤；③回阳救逆，如四逆汤；④温阳散寒止痛，如大乌头煎、乌头赤石脂丸；⑤温肺复气与温肺化饮，如甘草干姜汤、小青龙汤；⑥温阳行痹，如黄芪桂枝五物汤；⑦辛温通络散结，如旋覆花汤；⑧温经散寒，如乌头汤；⑨暖宫散寒，调补冲任，如温经汤、胶艾汤；⑩温血散寒止痛，如当归生姜羊肉汤；⑪解表温里，如乌头桂枝汤；⑫温阳祛湿，如桂枝附子汤、甘草附子汤；⑬温中补虚，如小建中汤；⑭温中止血，如柏叶汤、黄土汤；⑮温肾助阳，如八味肾气丸；⑯温下腑实，如大黄附子汤。

张工彧[17]以五脏为纲，将《金匮要略》温法归纳为：①温肺祛寒法，可蠲饮平喘、宣肺通阳、生金培土；②温通心阳法，可治心痹、消心痛、愈心悸；③温脾助阳法，可止痛泻、愈肾着、疗血证、治厥逆、止疝痛；④暖肝散寒法，可止头痛、治寒疝、疗肝着；⑤温肾益阳法；⑥通里散寒法，可温里解表、温散寒湿、温补冲任、温阳行痹、温阳平冲、温寒攻下。

5. 清法

清法是《金匮要略》中的重要治法之一，治疗的病证丨分广泛，如中暍、百合病、狐惑病、阴阳毒、瘅疟、温疟、历节化热、虚劳虚烦不得眠、虚热肺痿、肺痈、痰饮化热、消渴、热淋、水气病夹热、黄疸、吐血衄血、便血、实热呕吐、下利、肠痈、浸淫疮、妇人热入血室、湿热带下、阴中生疮等。

秦书礼[18]等将《金匮要略》中清法归纳为五类：①清热化湿法，如甘草泻心汤、赤小豆当归散、茵陈蒿汤、白头翁汤；②清热泻火法，如泻心汤；③清热滋阴法，如麦门冬汤、百合地黄汤、酸枣仁汤；④清热凉血逐瘀法，如大黄牡丹汤、下瘀血汤；⑤清热生津法，如白虎人参汤。

另外还有清热生津、解肌发表法，如白虎加桂枝汤；清热除烦法，如栀子豉汤。清热法应用范围甚广，其中不少是与其他治法结合应用。若热邪深入，与痰、水、瘀血等互结，则各随其所得而治之。

6. 和法

和法含义广泛，有清而和者，有温而和者，有消而和者，有补而和者，有燥而和者，有润而和者，有兼表而和者，有兼攻而和者。《金匮要略》所用和法，有如下几种：①和解少阳，如小柴胡汤；②调和营卫，代表方为桂枝汤；③调和肝脾，如当归芍药散，养胎之当归散亦属此类；④调和胃肠，代表方为半夏泻心汤、黄芩加半夏生姜汤，前者主治胃而兼治肠，后者主治肠而兼治胃。

7. 补法

补法是《金匮要略》的常用治法，可分为四个方面：①补气，代表方如小建中汤、黄芪建中汤，以黄芪、甘草为主药；②补血，后世以四物汤为代表，《妇人妊娠病脉证并治第二十》篇之胶艾汤即含四物汤，胶艾汤为补血代表方，当归芍药散、当归生姜羊肉汤等亦属此范畴；③补阴，代表方如酸枣仁汤、麦门冬汤、百合地黄汤，《金匮要略》中养阴方多以甘寒清润、养阴生津为主，并非纯用滋腻，对后世温病学派的发展具有深远影响；④补阳，代表方如人参汤、肾气丸，以附子、干姜为主药。

徐一丹[19]将《金匮要略》的温补法分为九类：①温补行气，如人参汤；②温补理血，其中温补行血，如黄芪桂枝五物汤，温补摄血，如黄土汤；③温补除湿，如桂枝附子汤、白术附子汤、甘草附子汤；④温补化饮，如苓桂术甘汤、肾气丸；⑤温补治水，其中温补利水，如麻黄附子汤，温补摄水，如肾气丸；⑥温补止痛，如附子粳米汤、大建中汤、小建中汤、当归生姜羊肉汤；⑦温补止呕，如茱萸汤、半夏干姜散；⑧温补止利，如桃花汤；⑨温补退黄，如桂枝加黄芪汤。

郑大正[20]认为，《金匮要略》补法中广泛运用通补法，此法以补为本，以通为用，寓通于补，通补兼施。他将通补法归纳为以下十类：①益气健运，调节气机，如小建中汤、黄芪建中汤；②益气生津，清热降逆，如白虎加人参汤；③益气解毒，调其升降，如甘草泻心汤；④益气建中，温通祛风，如人参汤；⑤育阴通阳，泻热利湿，如猪苓汤；⑥滋阴养血，祛瘀通络，如大黄䗪虫丸；⑦气血双补，宣行祛风，如薯蓣丸；⑧温阳健脾，祛风通络，如甘草附子汤、白术附子汤；⑨固气生津，散风清热，如竹叶汤、竹皮大丸；⑩益阴补阳，宣行气化，如肾气丸。

（二）对症治法

1. 治呕法

《金匮要略》治呕，针对病因病机不同，可归纳为十二法：①肝胃虚寒，宜温阳散寒，降逆止呕，用茱萸汤；②虚寒胃反，宜和胃降逆，补虚润燥，用大半夏汤；③阴盛格阳，宜回阳救逆，用四逆汤；④寒饮呕吐，若寒饮停胃，宜散寒化饮，和胃降逆，用小半夏汤；⑤阳虚停饮，宜温中散寒，化饮降逆，用半夏干姜散；⑥饮结胸胃，宜散寒饮，舒展阳气，用生姜半夏汤；⑦脾虚饮停，宜健脾温胃，化饮降逆，用茯苓泽泻汤；⑧实热呕吐，若肠热犯胃，宜清热止利，和胃降逆，用黄芩加半夏生姜汤；⑨热郁少阳，宜疏解清热，和胃降逆，用小柴胡汤；⑩胃肠实热，宜泻热通腑，用大黄甘草汤；⑪水热互结在上，宜发散祛邪，清热止渴，用文蛤汤；⑫寒热错杂呕吐，宜寒热并调，开结除痞，和胃降逆，用半夏泻心汤。

2. 治痛法

《金匮要略》治痛内容丰富，针对不同的病因其治法可归纳为以下十二法：①温中止痛法，如小建中汤、大建中汤等；②散寒止痛法，如乌头汤等；③安蛔驱虫止痛法，如乌梅丸；④化瘀止痛法，如当归芍药散、红蓝花酒、下瘀血汤、抵当汤等；⑤行气活血止痛法，如枳实芍药散、旋覆花汤等；⑥攻逐水饮止痛法，如十枣汤等；⑦清利湿热止痛法，如白头翁汤；⑧通阳止痛法，如栝楼薤白白酒汤或栝楼薤白半夏汤；⑨泻热通腑止痛法，如大承气汤等；⑩温下寒实止痛法，如大黄附子汤；⑪解表透邪止痛法，如麻黄加术汤；⑫温经通阳止痛法，如甘草附子汤。

《金匮要略》中治痛用药规律：解表透邪止痛善用桂枝、麻黄；温阳散寒止痛善用附子、干姜；活血化瘀止痛善用大黄；补虚养血止痛善用芍药、当归、川芎。

3. 治痹法

《金匮要略》治痹法可归纳为以下六法：①解表透邪、宣痹化湿法，如麻黄加术汤；②温阳散寒通痹法，如乌头汤；③通阳行痹、祛风除湿法，如桂枝芍药知母汤；④益气通阳、活血通痹法，如黄芪桂枝五物汤；⑤解表助阳除湿法，如桂枝附子汤；⑥清热疏风、祛湿通络法，如白虎桂枝汤。

4. 治喘法

《金匮要略》治喘法可归纳为以下十法：①散寒化饮法，如小青龙汤；②宣肺清热法，如越婢加半夏汤、小青龙加石膏汤；③宣肺化饮法，如射干麻黄汤；④泻肺逐饮法，如葶苈大枣泻肺汤；⑤健脾化饮法，如苓桂术甘汤；⑥温肾化饮法，如肾气丸；⑦润肺化痰法，如麦门冬汤；⑧利窍涤痰法，如皂荚丸；⑨攻逐水饮法，如十枣汤；⑩清肺活血法，如苇茎汤；⑪通腑泻下法，如厚朴大黄汤。

（三）外治法

外治法可分为使用药物的外治法和非药物的外治法。前者以中药原药材，或经过加工炮制，或制成一定的制剂，通过洗、熏、敷、塞、吹、搐等方法，施加于皮肤、黏膜、孔窍而发挥治疗作用；后者则用针灸（针刺）、按摩、推拿以及其他手法作用于人体特定穴位或特定部位，通过疏通经络、运行气血、回复阳气，从而达到治愈疾病的目的。

1. 导法

导法指将具有泻下作用的药物汁液灌入肛中，或把润滑性的栓剂塞入肛内以通便泻下，治疗大便秘结或由腑气不通所引起的其他疾病的方法。胃中津液不足，肠道失润，腑气不通，迫走前阴所致的阴吹证可用本法治疗。

2. 鼻疗法

鼻疗法是将药物制成各种制剂，通过塞、吹、滴、搐等方法通过鼻腔给药，以治疗全身疾病的方法。鼻为肺窍，肺主表，外合皮毛，与卫气相通。若寒湿上犯头部清窍，则头痛鼻塞而烦，面黄而喘；饮食如故，说明寒湿在上在表，无犯中焦。对此头中寒湿病证，只需局部用药，可用药物塞入鼻中，以宣散上焦寒湿。原文并未给出方药，历代医家多用瓜蒂散（瓜蒂一味研末）吹鼻或搐鼻，或用绵裹塞鼻中，令黄水出，达到宣泄上焦寒湿的作用，可资参考。

3. 栓剂疗法

栓剂疗法是将药物制成栓剂放入阴道或肛门以治疗疾病的方法，《金匮要略》称为"坐药"。如用矾石丸纳阴道中治疗湿热带下，用蛇床子散温阴中坐药治疗寒湿带下等。

4. 熏洗法

熏洗法是将药物制成液体制剂，通过浸渍或洗浴，以治疗全身疾病的方法。如仲景用狼牙汤外洗治疗妇人阴疮；用百合洗方治疗百合病；用药物熏洗治疗狐惑病，前阴溃疡可用苦参汤洗之，后阴溃疡可用雄黄熏之。

5. 灸法

灸法指运用艾绒或其他药物在体表的穴位上烧灼、温熨，借灸火的热力以及药物的作用，通过经络的传导，以温通气血、扶正祛邪、回阳救逆，达到防治疾病目的的方法。仲景用灸法主要取其回阳救逆作用以救急。

6. 针刺法

针刺法具有疏通经络、运行气血、祛邪外出的作用。《金匮要略》用针刺法治疗疾病，一是重在祛邪，如邪热乘虚陷入血室，结为瘀热，可针刺肝经之募穴期门，泻其瘀热，通其经络；二是重在疏通经络，如血痹轻证用针刺法以导引阳气，阳气行则邪气去，邪去则脉和而不紧，此亦血行风自灭之意。

（四）其他治法

1. 反治法

反治法是指顺从疾病的假象而治疗的方法。究其实质，是在治病求本法则指导下，针对疾病的本质而进行治疗的方法。

（1）通因通用　是指用通利的药物治疗具有实性通泄症状的病证的方法。如食积腹泻，治以消导泻下；瘀血所致的崩漏，治以活血化瘀等。又如《金匮要略》用大承气汤、小承气汤治疗实热下痢。

（2）热因热用　是指用温热性的药物治疗阴盛格阳证的方法。如《金匮要略·呕吐哕下利病脉证治第十七》之“呕而脉弱，小便复利，身有微热，见厥者难治，四逆汤主之”，就是用通脉四逆汤治疗由于阴寒内盛，阳气被格拒于外的真寒假热的病证。

（3）寒因寒用　是指用寒性药物治疗具有假寒症状的病证的方法。适用于里热炽盛，阳盛格阴的真热假寒证。如《金匮要略·痉湿暍病脉证治第二》中“太阳中热者”的“汗出恶寒”，是暑热熏蒸，里热迫津外泄，腠理空疏而恶寒，非表证发热恶寒及阳虚内寒，故用白虎加人参汤清热祛暑，益气生津。

（4）塞因塞用　是指用补益的药物治疗因虚而致闭塞不通的真虚假实证的方法。如《金匮要略》用肾气丸治疗肾气虚，膀胱气化不行，小便不通，脐下急痛的转胞病证；用附子汤治疗妊娠阳虚寒盛之腹胀、腹痛病证，均为用补益方药治疗因虚而致闭塞不通的病证。

2. 急救法

《金匮要略》记载了汉代的急救技术及方法，为中医临床急救医学的形成奠定了基础。《金匮要略·杂疗方第二十三》记载了救卒死证治方12首，救尸厥证治方2首，救溺死证、自缢死证、中死证治方各1首。急救方法可归纳如下：①辨证内服救治法。如中恶客忤引起的停尸卒死，多由邪气卒犯，故急救中须配合祛邪之法，如三物备急丸和还魂汤，前者攻里祛恶除秽，后者发表宣散表邪，是急救中常用的内服救治方。②外治救治法。包括吹鼻法和浸渍法，如救卒死方，薤捣汁，灌鼻中；治尸厥方，菖蒲屑，内鼻两孔中吹之；救卒死而壮热方，矾石半斤，以水一斗半，煮消，以渍脚，令没踝。③灸法救治法。如救卒死而张口反折者方，灸手足两爪后十四壮，饮以五毒诸膏散；救卒死而四肢不收失便者方，马屎一升，水三斗，煮取二斗以洗之，灸心下一寸，脐上三寸，脐下四寸，各一百壮，取灸法助阳以复其阳气。④人工呼吸法。如救自缢死方，“徐徐抱解，不得截绳，上下安被卧之。一人以脚踏其两肩，手少挽其发，常弦弦勿纵之。一人以手按据胸上，数动之。一人摩捋臂胫，屈伸之。若已僵，但渐渐强屈之，并按其腹。如此一炊顷，气从口出，呼吸眼开，而犹引按莫置，亦勿苦劳之”。

三、中医治则治法发展

《黄帝内经》初步奠定了中医治则治法的理论基础，通过历代医家的不断补充与发展，现已形成内容丰富的中医治则治法理论体系[21-25]。

（一）战国秦汉时期——奠定了中医治则治法理论基础

《黄帝内经》提出“治之大则”“治未病”“治病必求于本”“调整阴阳”“三因制宜”“标本缓急”等中医治疗学的基本准则，奠定了中医治则治法的理论基础。《难经》首次用五行生克理论指导针刺的治病原则，提出了“实则泻其子，虚则补其母”“迎随补泻”“补卫泻营”等“虚实补泻治则与五脏治则”。东汉张仲景著《伤寒杂病论》，在传承《黄帝内经》治则思想的基础上，按照阴阳、表里、寒热、上下、虚实分类，建立起以脏腑经络病机理论为核心的六经、脏腑病证治疗体系，奠定了理论与实践相统一的中医治则基础，对促进汉以后治则体系的发展，起到了极大的推动作用。《神农本草经》提出“治寒以热药，治热以寒药，饮食不消以吐下药”，开医药结合确立治则之先河。

（二）两晋隋唐时期——中医治则治法理论体系逐步形成

在这一时期，中医治则理论呈现出多样化、具体化的发展趋势，中医学治病求本、辨证论治等基本理论得到更为具体的体现。隋代杨上善《黄帝内经太素》将《黄帝内经》理论分为摄生、阴阳、脏腑、经脉、设方等，设方中包括“知古今”“知要道”“知地方”“知形志所宜”等治则理论。唐代孙思邈继《脉经》的脏腑辨证之后，提出脏腑虚实寒热辨证之法，对后世脏腑辨证的发展有着深远的影响。孙思邈在《备急千金要方》中对很多疾病提出治则治法，如将虚损分多种，并提出“补剂兼泻”“以泻为补”“寒温相济”“劳则补子”等治疗法则。唐代王冰承袭《黄帝内经》治疗思想，注《素问·至真要大论》云：“诸寒之而热者取之阴，热之而寒者取之阳”，提出了“壮水之主，以制阳光；益火之源，以消阴翳”的理论，至今在临床上仍有很强的指导意义。《素问·至真要大论》云：“寒者热之，热者寒之。微者逆之，甚者从之。”王冰注释：“逆者，正治也；从者，反治也。逆病气而正治，则以寒攻热，以热攻寒。虽从顺病气，乃反治法也”，首次明确提出正治反治这一治则。众医家从不同角度对《黄帝内经》《伤寒杂病论》等经典著作中治则治法的相关理论进行阐述，加以汇集，并融入个人见解，使治则治法理论得到充实，且自成体系。

（三）宋金元时期——中医治则治法理论渐趋完善

宋代钱乙对多种疾病提出了具体治疗原则，如论治疮疹应“温凉药治之”“宜解毒”“不可妄下即妄攻发”；论治惊风时，提倡“急惊合凉泻”“慢惊合温补”。宋代许叔微在《伤寒九十论》中对因虚受邪之证，提出“先去邪后议补”的治疗原则，对后世攻邪派的出现产生了较大影响。宋代严用和重视脾胃，强调肾中“真阳”“真火”对脾胃健运有着重要作用，提出了“补脾不若补肾”的观点。严用和首次提出“五秘”之说，即风秘、气秘、湿秘、冷秘、热秘，总结出相应的四个治则，即“燥则润之”“湿则滑之”“秘则通之”“寒则温之”。在论治痰饮时，严用和提出“人之气道贵乎顺，顺则津液流通，决无痰饮之患”的观点，即讲求顺气的治则，这一理论对后世医家治疗痰饮有着深远影响。

金元时期中医学术活跃，百家争鸣，促进了中医治则治法理论渐趋完善。金代刘完素在《黄帝内经》运气学说和临床实践的基础上提出火热论，创立寒凉派，善用寒凉保阴之法治疗火热病证。对于外感火热病证，主张用寒凉解表法，为后世对温病论治做出了重要贡献；治疗消渴病，主张“补肾水阴寒之虚，而泻心火阳热之实，除肠胃燥热之甚，济一身津液之衰”；强调中风为心火暴盛、肾水虚衰所致，创内风火盛之说，治疗上主张益肾水来降心火，使“火归水中”，创著名方地黄饮子，至今仍有效地指导着临床。金代张从正以攻邪为主，善用汗吐下三法治病，以达“邪去而元气自复”之效，主张慎用补法，只有“脉脱下虚，无邪无积之人，始可议补”。张元素阐述了各脏腑病的治疗原则，并强调在治疗中应着重调理脾胃[7]。金代李东垣在研究《黄帝内经》《难经》等典籍的基础上创立补土派，认为“内伤百病，脾胃由生”，治疗上善用温补脾胃之法，提出“升阳散火”“甘温除热”治法。元代朱丹溪提出相火论，认为“阳常有余，阴常不足”，创立滋阴派，力倡滋阴降火，以达到保护阴精、抑制相火的目的。

宋金元时期百家争鸣，促进了中医治则治法理论的发展，众多的治疗原则使中医临床对复杂的证候有了多种应对措施。

（四）明清时期——中医治则治法理论体系进一步发展

明代张景岳提出“凡诊病施治必先审阴阳，乃为医道之纲”，强调阴阳学说不仅是中医理论体系的核心，也是中医辨证论治的关键。张景岳对阴阳精气虚损的治疗提出了精辟见解：“善补阳者，必于阴中求阳，则阳得阴助而生化无穷；善补阴者，必于阳中求阴，则阴得阳升而泉源不竭”，故创制右归丸、右归饮、左归丸、左归饮。明代吴又可创立瘟疫学说，提出“九传治法”，成为瘟疫治疗的重要原则，指出瘟疫病的治疗当以祛邪为要务，慎用补剂；若机体抗病能力严重低下时，则又当攻补兼施。明代汪机推崇李东垣，注重培护脾胃元气。明代徐春甫以“东垣论五脏六腑皆主于脾胃”为依据，提出肝、心、肺、肾皆需脾胃化生营养，脾胃虚则俱病，皆可从脾胃调治，明确提出“补肾滋阴要识养脾之助”“调理脾胃以安和五脏”的治疗思路。清代吴澄认为虚损之证脾胃是关键，虚损之人多为阴火所烁，脾阴易伤，故治虚损应以理脾阴为要法，提出脾虚当分阴阳、“虚损健脾勿忘脾阴”的观点。此言与李东垣脾胃学说相得益彰而实补其未备，使“调理脾胃”之治则更加完善。清代叶天士“先安未受邪之地”的观点是根据温病传变特点提出的具有既病防变思想的早期治疗原则，并且详细论述温病的卫气营血传变规律，提出“在卫汗之可也，到气才可清气，入营犹可透热转气，入血……直须凉血散血”[8]。叶天士创“久病入络”病机学说，提出“络以通为用”“络虚通补”的治疗原则，为慢病防治开拓了新路径。清代吴瑭根据温病化燥伤阴的病理特点，结合温热病邪侵袭脏腑部位的差异，创制了宣白承气汤、导赤承气汤、牛黄承气汤、桃仁承气汤及攻补兼施的增液承气汤、护胃承气汤、新加黄龙汤等诸承气变方，至今仍被广泛应用于临床。清代唐容川提出止血、宁血、消瘀及补血的治血四法。王清任确立活血化瘀的治疗原则，被后世医家所推崇。王泰林总结治肝三十法，丰富了中医治疗肝病的临床手段。郑氏喉科郑梅涧、郑枢扶父子，倡阴亏之说，立养阴之法，认为白喉乃感受燥邪、耗伤肺阴、热毒熏蒸于咽喉而发，论治上“总以养阴兼辛凉而散为主”。这一时期新安医家、扶阳流派、孟河医派、岭南医学、龙江医派等均对中医治则治法理论的发展做出了贡献。

（五）现代——中医治则治法理论创新发展

关于中医治则学的概念内涵，有学者[26, 27]提出：治则应是在中医理论指导下制定的，对保持健康、祛除疾病、恢复健康都具有普遍指导意义的防病治病规律，是治疗、预防和养生都必须遵循的准则。这个定义有三个特点：①未强调辨证论治的指导；②强调防病治病规律，不单指治疗规律；③强调保持和恢复健康、预防和养生。这个定义拓宽了中医治则的内涵和外延，从理论上阐明了整个治则体系，明确了治则不仅是治疗，也是预防、养生所应遵循的准则。它着眼于人而不是着眼于病，体现了中医重视预防养生、防重于治的思想，既弘扬了中医学整体观念，又把防病治病的理论有机地结合起来，比较准确地体现了治则体系的特色。中医治则学的内容和范畴应包括治未病，既病防变，治病求本；调整阴阳，以平为期；扶正祛邪；同病异治，异病同治；三因制宜，随证治之；辨证治则；辨病治则；治疗手段的选择原则等。

现代中医学在传承中医治则治法理论的基础上，结合临床实践及基础研究，不断创新重大疾病病机理论及治则治法，指导临床实践，使中医临床疗效不断提高。基础研究使中医治则治法作用机制被逐步阐明。

阴阳学说贯穿中医学思想体系，反映了中医学的整体观念，可运用在疾病的诊断及治疗用药上。阴阳不和，偏盛偏衰，均能使人体阴阳平衡失调而引起疾病。因此，治疗疾病、维持正常生理活动，就要谨察阴阳之所在而调之，以平为期。平调阴阳，已成为治病之宗，临床运用平调阴阳法治疗各种疑难杂症和慢性非传染性疾病如慢性肾病、慢性胃病寒热互结、肺病久咳不已、卒中后遗症、绝经前后诸症等，常能收到较好疗效。“祛邪扶正”治则在自身免疫病、肿瘤、心血管疾病、慢性肝病、慢性肾病及老年病等慢性疾病的防治中都取得了显著效果。“祛邪”可通过多种途径清除病灶，使机体从宏观到微观都处于一种自我调控状态；“扶正”可起到增强体质、调节免疫、调节机体功能、提高机体对自然界的适应能力和抗病能力、调节机体内环境等作用。祛邪而不伤正，故远期疗效明显。

近年来，对常用中医治法（如活血化瘀、通里攻下、清热解毒、扶正固本、通络等）的研究取得了显著成就。

“血瘀证与活血化瘀研究”获2004年国家科学技术进步奖一等奖，系统研究了血瘀证的科学内涵、活血化瘀疗效机制，首创以活血化瘀法为主治疗冠心病，使疗效明显提高；首创以活血化瘀方药防治介入治疗后冠脉再狭窄及心绞痛复发，使二者的复发率明显下降；建立了血瘀证诊断和疗效评价标准、冠心病辨证和疗效评价标准；将活血化瘀药分为和血药、活血药和破血药三类，为心脑血管病以活血化瘀为主治疗和向其他学科辐射奠定了理论基础。活血化瘀法不仅在心脑血管疾病防治方面取得了显著效果，而且广泛应用于临床各科，切实提高了难治病的疗效。该研究逐步深入地阐明了活血化瘀法通过改善器官血液供应、提高循环血液流变性、保护血管内皮细胞、增强免疫功能、抗过氧化损伤等作用机制而发挥治疗作用[28-31]。

通里攻下法应用于中西医结合治疗急腹症开非手术疗法治愈急腹症的先河。该法用于治疗成人呼吸窘迫综合征，显著提高了抢救成功率。通里攻下法的作用机制被证明与保护肠屏障、抑制细菌或/和内毒素异位、减轻肠源性内毒素血症、抗炎性细胞因子、改善局部血液循环等环节有关[32]。

清热解毒法用于治疗感染性疾病获得显著疗效，特别是中西医结合、菌毒并治理论的提出和实践，使危重病急救医学领域多脏器功能失常综合征的病死率显著降低。清热解毒法用于治疗肿瘤、血液病、自身免疫性疾病等非感染性疾病也获得了长足发展。清热解毒法的作用机制除直接抑菌抗病毒、抑制内毒素效应外，还与下调过度炎性反应、增强机体免疫功能、保护细胞器等功能有关[33]。

扶正固本法配合放化疗治疗肿瘤已成为肿瘤综合疗法中的中国模式，正在被世界主流医学所接受，其机制主要与增强免疫功能，抑制肿瘤转移和对放射治疗、化学药物治疗的增敏减毒等作用环节有关[34]。

“中医脉络学说构建及其指导微血管病变防治”获2019年国家科技进步一等奖，循证医学研究表明通络法治疗心血管疾病解决了以下几个国际心血管领域的临床难题。由中国医学科学院阜外医院杨跃进教授牵头，9家三甲医院共同参与开展的“通心络胶囊防治急性心梗介入治疗后心肌无复流循证医学临床试验”显示：通心络胶囊可改善心肌血流灌注、缩小心肌梗死面积、改善心功能，疗效提高了20%[35]；由武汉大学人民医院黄从新教授牵头，30家三甲医院参与开展的“参松养心胶囊治疗室性早搏伴心功能不全的循证医学研究”表明：参松养心胶囊可明显减少室性早搏、改善心功能，为这一国际临床难题提供了新的治疗药物[36]；由南京医科大学一附院李新立教授牵头，23家三甲医院参与开展的“芪苈强心胶囊治疗慢性心力衰竭循证研究”表明：西医国际标准化治疗+芪苈强心胶囊治疗慢性心力衰竭，临床疗效可提高16%[37]。通络治疗明显提高了急性心肌梗死无再流、慢性心力衰竭的临床疗效，为治疗室性早搏伴心功能不全提供了新药物，填补了窦性心动过缓伴早搏快慢兼治、整合调律药物治疗的空白。通络治疗不仅在心血管疾病防治方面取得了显著效果，而且广泛应用于慢病防治，切实提高了临床疗效。基础研究表明通络可保护内皮细胞结构，使内皮细胞紧密连接，促进内皮细胞增殖，减少内皮细胞凋亡，调节内皮细胞关键分子及信号网络，从而对内皮细胞介导的组织细胞发挥保护作用。故保护内皮细胞是通络治疗微血管病变的核心机制，也是通络治疗络病相关重大疾病（急性心肌梗死无再流、慢性心力衰竭、室早伴心功能不全、窦性心动过缓伴早搏、急性脑梗死、糖尿病肾病等）的共性核心机制[38]。

（高彦彬　赵慧玲）

参考文献

[1] 宋菲，胡建鹏，王键，等．中医治则治法理论的形成与发展[J]. 中医药临床杂志，2016（12）：1657–1659.

[2] 张家礼，陈国权．《金匮要略理论与实践》[M]. 北京：人民卫生出版社，2009.

[3] 路振平．仲景治胃调脾八法初探[J]. 江苏中医杂志，1982（3）：6–7.

[4] 张惠茹．试论《金匮》调中法[J]. 成都中医学院学报，1992（1）：8–11.

[5] 杨扶国．《金匮》中的肝病治法[J]. 吉林中医药，1984（1）：9–10.

[6] 边秀娟．《金匮要略》肝病证治探讨[J]. 江西中医学院学报，2007，19（1）：33–34.

[7] 薛近芳．浅谈《金匮》妇人病治肝法的运用[J]. 黑龙江中医药，1987（1）：50.

[8] 张建荣．谈《金匮要略》肺病从痰论治十四法[J]. 陕西中医函授，1994（2）：7–10.

[9] 罗玲．《金匮要略》肺系病证辨治探析[J]. 中国中医急症，2007，16（12）：1521.

[10] 朱云龙．对《金匮》运用汗法的初步探讨[J]. 中医杂志，1991（12）：8–10.

[11] 廖世煌．发汗解表法在《金匮要略》中的运用浅释[J]. 新中医，1991（4）：15–17.

[12] 刘亚军 .《金匮要略》解表 12 法 [J]. 国医论坛，1996（3）：8–10.
[13] 金光亮 .《金匮》汗法运用浅析 [J]. 国医论坛，1990（4）：8–9.
[14] 王旭东 .《金匮》论吐法 [J]. 江西中医药，1986（4）：5–6.
[15] 何任 .《金匮》下法说略 [J]. 浙江中医学院学报，1991（2）：45–46.
[16] 贾士安 .《金匮要略》下法运用琐谈 [J]. 中医函授通讯，1994（6）：12–13.
[17] 张工彧 .《金匮要略》温法治疗杂病述要 [J]. 中国医药学报，1997（4）：53–54.
[18] 秦书礼 .《金匮要略》清法临证运用举例 [J]. 江苏中医杂志，1987（2）：8–9.
[19] 徐一丹 . 论《金匮》温补法 [J]. 成都中医学院学报，1988（1）：4–5.
[20] 郑大正 .《金匮要略》通补十法探析 [J]. 浙江中医学院学报，1992（1）：8–9.
[21] 李姿慧 . 中医治则治法研究与探讨 [J]. 安徽中医学院学报，2007，26（6）：1–3.
[22] 周超凡 . 中医治则学 [M]. 北京：中医古籍出版社，1997.
[23] 周超凡 . 历代中医治则治法精粹 [M]. 北京：人民军医出版社，2008.
[24] 张登本，孙理军 . 治则治法理论研究的现状与思考 [J]. 中医药学刊，2005（1）：17–19.
[25] 刘荣奎 . 中医治则治法的演变与发展 [J]. 山东中医杂志，2006（3）：152–153.
[26] 于智敏，周超凡 . 中医治则基本理论问题研究 [J]. 中国中医基础理论杂志，1995，1（2）：14.
[27] 陆广莘 . 中医学之道 [M]. 北京：人民卫生出版社，2001.
[28] 项铮 . 中医药界的浓墨重彩："血瘀证与活血化瘀"研究获国家科技进步一等奖纪实 [N]. 科技日报，2004–2–23.
[29] 朱宇滢，包素珍 . 活血化瘀法理论源流及临床应用探讨 [J]. 中华中医药杂志，2021，36（4）：2259–2261.
[30] 刘智美 . 活血化瘀法治疗冠心病的研究进展 [J]. 光明中医，2019，34（21）：3257–3260.
[31] 陈健鑫 . 活血化瘀法治疗冠心病心肌微循环障碍研究进展 [J]. 大众科技，2021，23（260）：108–111.
[32] 吴咸中 . 急腹症研究 [M]. 上海科学技术出版社，1988.
[33] 陆付耳 . 清热解毒治法研究的思路与方法 [J]. 中国中西医结合杂志，2004，24（12）：1124–1128.
[34] 邱晓 . 中药"扶正固本"与化疗药联合抗肿瘤的研究进展 [J]. 世界中西医结合杂志，2018，13（11）：1615–1618.
[35] LI X D, YANG Y J, GENG Y J, et al. Tongxinluo reduces myocardial no-reflow and

ischemia-reperfusion injury by stimulating the phosphorylation of eNOS via the PKA pathway[J]. American Journal of Physiology Heart and Circulatory Physiology, 2010, 299 (4): H1255-61.

[36] WANG X, ZHANG S, ZHANG B L, et al. Effects of traditional chinese medicine Shensong Yangxin capsules on heart rhythm and function in congestive heart failure patients with frequent ventricular premature complexes: a randomized, double-blind, multicenter clinical trial[J]. Chinese Medical Journal, 2017, 130 (14): 1639-1647.

[37] LI X, ZHANG J, MA A, et al. A multicenter, randomized, double-blind, parallel-group, placebo-controlled study of the effects of Qili Qiangxin capsules in patients with chronic heart failure[J]. Journal of the American College of Cardiology, 2013, 62 (12): 1065-1072.

[38] 高长安，吴以岭院士团队．理论原创脉络学说破解微血管病变难题 [N]. 中国科学报，2020–1–13.

第三章 《金匮要略》方药研究进展

《金匮要略》根据《黄帝内经》立法处方原则，紧扣杂病特点，创制了众多经方，被古今医家誉为“方书之祖，医方之经”。这些经方配伍严谨，用药精当，化裁灵活，疗效可靠，对后世影响深远。《金匮要略》前22篇共载方205首，用药155味。205首方剂中，与《伤寒论》重复方剂37首，附方23首，有方无药5首（杏子汤、黄连粉、藜芦甘草汤、附子汤、胶姜汤），故实际为140首方剂。《金匮要略》中绝大多数方剂用药不超过7味。在《金匮要略》的140首方剂中，用药1～3味之方，占40%；用药1～7味之方，占88%；用药8～25味之方，占12%。《金匮要略》记载有汤、散、丸、煎、酒、导、熏、洗等内治法和外治法多种剂型，以汤剂为最常见剂型，其次为散剂、丸剂。140首方剂中，汤剂92方，约占66%；散剂27方，约占19%；丸剂15方，约占11%[1]。后世医家对《金匮要略》的用药思路与特色、药物炮制、药物用量、药物煎服法、药物配伍、方剂临床应用与药理学研究等方面开展了大量研究，现概述如下。

一、药物研究

（一）《金匮要略》用药思路与特色

《金匮要略》的用药思路可归纳为辨病选药、辨证选药、对症选药、随症加减等，其用药特色为用药精当、斟酌用量、针对脏腑生理病理特点用药等，现分述如下。

1. 辨病用药

每一种疾病在病因病机、临床表现、发展演变趋势等方面均有其特点与规律，治疗有相应治则与方药。辨病选药针对疾病的基本病机，是治疗选药的较高层次。如《金匮要略》中百合清心润肺治疗百合病，栝楼、薤白宣痹通阳治疗胸痹，蜀漆祛痰截疟治疗疟疾，乌梅安蛔止痛治疗蛔虫所致腹痛等，均为辨病选药。

2. 辨证选药

同一疾病由于病变阶段、个人体质、外部环境等差异可表现为不同的证，治法、方药亦相应有别。《金匮要略》在辨病用药的基础上进一步结合辨证选药组方，如治百合病，在辨病选百合的基础上，结合辨证选药，处方有百合地黄汤、百合知母汤、滑石代赭石汤等；治疗胸痹，在辨病选栝楼、薤白的基础上，结合辨证选药，处方有栝楼薤白白酒汤、栝楼薤白半夏汤、枳实薤白桂枝汤等。辨病、辨证相结合处方选药，是仲景用药的重要思路及用药特色之一，也是其方药取得良效的基础。

3. 对症用药

每一种疾病都有其基本病机，辨病选药针对疾病的基本病机，是治疗选药的较高层次。临床上，有时病人出现的症状虽然不能反映疾病的基本病机，却是当前的主要矛盾，需要及时处理。如多种疾病出现的呕吐均可选用小半夏汤和胃降逆止呕，下利滑脱不止用诃子涩肠止利，均为对症用药。另外，临床上还有不少疾病因各种原因尚未掌握其发展演变规律，只能针对病人的当前症状进行治疗。如用麻黄、苦杏仁止咳，大黄治实热腹满，半夏治呕，茵陈退黄等均为对症用药。

4. 随症加减

随着疾病的发展变化，疾病的病机症状不同，用药也不同。《金匮要略》用药常随症加减，灵活化裁，使之切合病情。如治疗胸痹喘息咳唾、胸背痛、短气的基础方为栝楼薤白白酒汤，若痰浊壅盛而见不得卧、心痛彻背，则加半夏而成栝楼薤白半夏汤；若出现“心中痞，胁下逆抢心”等症，属中焦阴寒痰浊上乘，则加枳实、厚朴、桂枝而成枳实薤白桂枝汤。以上均体现了《金匮要略》随症加减、用药灵活的思路。

5. 用药精当

用药精当是《金匮要略》用药特色之一。《金匮要略》中绝大多数方剂用药不超过 7 味，充分体现了其用药精当。《金匮要略》非常重视药物的主治功效，抓住疾病的主要矛盾，药少力专，针对性强，疗效卓著。如治疗痰喘的皂荚丸，寒疝腹痛剧烈的大乌头煎，肺气郁闭、喘不得卧的葶苈大枣泻肺汤等。

6. 斟酌用量

药物与疗效存在着量效关系，药物的用量直接影响着治疗作用。以桂枝的用量为例，常用量为三两，多用于解表、温阳建中；次为二两，多用于表邪不太重，或方中已用麻黄，或用于温经、温化阳气；四两多用于痹证、历节；一两用于阳虚外感，或与大量养阴药相伍用于肾气丸中，阴中求阳；用五两者仅一方，即桂枝加桂汤，有平冲降逆之功。药物用量比例变化可直接影响治疗作用。以桂枝、芍药为例，桂枝汤中二药均为三两，有调和营卫之功；小建中汤中桂枝三两，芍药六两，再加饴糖而为补虚缓急之方；桂枝加桂汤中用桂枝五两，芍药三两，成为治奔豚气之方。另外《金匮要略》十分强调根据病人体质、年龄、药性等决定服药量。如小青龙加石膏汤要求"强人服一升，羸者减之……小儿服四合"；十枣汤要求"强人服一钱匕，羸人服半钱……不下者，明日复加半钱"，既根据体质定用量，又强调峻下逐水之剂不可一日再服。

7. 针对脏腑生理和病理特点用药

《金匮要略》强调"五脏病各有所得者愈"，"所得"即要顺应五脏之性。脏腑具有不同的生理特性及病理特点，仲景对各脏腑病证的治疗用药注意针对其特点，如肝体阴用阳，治肝虚多用酸柔养阴之药，治肝实多用疏肝理气之品。治疗妊娠腹痛等病的当归芍药散以当归、芍药养血柔肝，治肝着的旋覆花汤以旋覆花调畅肝气即体现了这一点。

（二）重视药物炮制

《金匮要略》对药物的炮制，多采用㕮咀、切、捣、杵、研碎等方法将药物破碎，使有效成分易于释出，以充分发挥药物的治疗作用。此外，还有去皮、去心、炒、炙、烘、炮、熬等多种炮制方法，其主要目的：一是去除非药用或药性不同部分，如桂枝茯苓丸方中牡丹注"去心"，因牡丹心为木质部分，无药效作用，故去之；二是减轻、避免不良反应，如附子去皮、炮等；三是调和药性，如甘草生用偏清热解毒，炙用补益力强等。

《金匮要略》在辨证准确的基础上，通过多种措施，恰当使用药性峻烈的药物，做到有故无殒。如使用乌头配伍蜜、使用附子配伍甘草等，通过配伍减轻毒副作用；附子去皮、炮，通过炮制减轻毒副作用；附子、乌头等有毒之品先煎久煮以减毒性；根据体质酌定用量，强调峻剂不可一日再服；小量开始，不知渐加，中病即止，且密切注意药后反应，如乌头桂枝汤方后注"初服二合，不知，即取三合，又不知，复加至五合。其知者，如醉状，得吐者，为中病"；注意药后调理等。

（三）药量研究

药量包括方剂中每味中药的用量、各药之间的药量比、一首方每次服药量、每日服药量等。恰当的药量是确保方剂安全有效的关键。临床实践证明，在辨证准确、选方恰当之后，方中药量就成为影响疗效的重要因素之一，所以有"中医不传之秘在量上"之说。经方创始之初，即对药物用量有明确规定。但医家应用经方时用量并非一致。有崇尚经方药量者，也有随病情斟酌变化者。仲景药量的折算不确定，不仅影响疗效，还可能带来危害。研究经方药物的用量，首先需要搞清方中药物用量与当今法定单位的折算关系。

经方药量折算的研究，历代医家及史学界学者已做了不少工作。但迄今为止仍缺乏被业界公认的定论。现代医家及史学家有关汉代度量衡制与当今法定计量单位折算的主要研究成果如下。

（1）重量 重量是经方使用最多的计量单位，涉及斤、两、铢，尚有个别方剂的药量是以“分”标示的，如薯蓣丸。其实这里的“分”不是具体的计量单位，而是“份”的意思。从《汉书·律历志》“权者，铢、斤、钧、石也，所以秤物平施，知轻重也”可知，汉代度量单位中是没有“分”的。正如梁代陶弘景在《本草经集注》所言：“古秤唯有铢两，而无分名。”关于经方中的重量问题，诸家研究的主要观点如下：①一两为13.9206g，一斤为222.73g；②一两约折合今之13.8g，一斤折合今之220g；③一两折合为15.625g，一斤折合为250g。

（2）容量 经方以容量单位计量的有斗、升、合，比较公认的观点是一升折合今之大约200mL。

（3）长度 经方以长度单位计量的有尺、寸，为数不多。比较公认的观点是一尺约等于23cm。

（4）其他方法 ①以具体个数标示药物用量的折算：《金匮要略》的方剂中却有不少药物是以个数计量的，故有必要将这些药物的个数折算为当今的重量。②比照实物大小标示药量的折算：《金匮要略》中有如“梧子大”“弹子大”等，由于对具体实物的大小缺乏考证，难以一一仿制测其重量。③标示散剂用量的折算：《金匮要略》中散剂的每次服药量多以“方寸匕”计量，如百合滑石散、栝楼牡蛎散、赤豆当归散；部分散剂用量为“一钱匕”“半钱匕”，如蜀漆散、天雄散、白术散等。比较公认的观点是“一方寸匕”普通药粉为3.13g，金石药粉为6.20g；“一钱匕”普通药粉约为2.10g，金石药粉约为4.12g。

（四）重视药物煎服法

1. 煎药方法

仲景善于根据病情与方药的不同选择不同的煎法。由于古代难以准确计时，因而通过控制加水量与煎取量的比例来掌握，在当时不失为切实可行的办法。《金匮要略》常用煎法如下。

（1）急煎法 本法大多用于治疗急症，应尽快煎服。一般煎去溶液的一半或小半即可。如甘草干姜汤、四逆汤。

（2）久煎法 本法多用于治疗病久而病情较缓者。用较多的溶液煎药，加热煎煮较长的时间，一般煎去2/3至3/4的水分。如温经汤、橘皮竹茹汤。

（3）去滓再煎法 本法可使药液浓缩，提高汤液的有效浓度，以充分发挥药效。如大、小柴胡汤，半夏泻心汤，甘草泻心汤等，都是先以水煎煮诸药，去滓后再煎。治疗百合病的滑石代赭汤、百合知母汤是将方中药物分别煎煮，去渣后再将药液混合煎。

（4）先煎后下 目的是增加药物疗效，减少药物不良反应。对有效成分不易煎出如矿石及贝壳类药物、有毒副反应如乌头类药物、方中主药或用量独大药物多用先煎久煮方法；对质轻有效成分易挥发如薄荷、砂仁等中药，或有效成分受热不稳定如大黄等中药用后下煎法。如茵陈蒿汤的煎药法，先煎主药茵陈，可缓除其热中之湿，后下大黄、栀子，可以峻攻其热。

（5）煎煮丸药 本法可更好地发挥药效。如下瘀血汤，取大黄、桃仁、䗪虫为末，炼蜜和为四丸。煎一丸，取八合，顿服之。方中大黄、桃仁、䗪虫攻逐瘀血，用蜜为丸意在缓和诸药；以酒煎药，旨在引入血分，直达病所，更好地发挥药效。方后注服后"血下如豚肝"，是瘀血得下的明证，提示药已奏效。

2. 煎药溶媒

《金匮要略》煎药的溶媒有清水、甘澜水、浆水、酒、苦酒、蜜等数种。其中以水应用最多，有时用酒、醋等有机溶剂。

（1）水 水是廉价而优良的溶剂。中药复方在水煎过程中不但使各种有效成分得以混合，而且可能引起复杂的化学变化，由简单的物质化合而产生新的物质，发挥更好的疗效。另外，中药复方在水煎过程中，某些原来不溶于水的成分也可变为可溶，如小青龙汤中的五味子含有机酸，可与麻黄所含的生物碱结合成盐，因而加大在水中的溶解度。

（2）酒 《金匮要略》方中酒的使用方法有以下几种：①酒煎药物法，如栝楼薤白白酒汤、鳖甲煎丸等；②水酒混合煎药法，如炙甘草汤、芎归胶艾汤；③酒浸药物绞取汁法，如防己地黄汤；④酒洗药物法，如大、小承气汤中之大黄皆用酒洗；⑤酒送服散法，如白术散、薯蓣丸等。据《唐本草》记载，古时酒类甚多，"惟米酒入药用"。而烧酒是元代发明的，故《金匮要略》所用之酒均为米酒。米酒呈琥珀色，一般称为"清酒"。米酒初热，其色白，也称"白酒"。

（3）苦酒 即米醋，因酸苦而温，故称之为"苦酒"。《金匮要略》方中苦酒汤、黄芪芍药桂枝苦酒汤、乌梅丸三方，分别取其消痈肿、散水气及安蛔之功。

（4）蜂蜜 《金匮要略》方对蜂蜜的用法有炼蜜为丸者；有与药共煮者；有先煮别药，去滓，纳蜜再煎者；有先炼蜜为丸，后以酒煮之者；有外用栓剂等等。概括其功效如下：①润肠治便秘，如治脾约的麻子仁丸；②甘缓而止痛，如治疗心腹痛的甘草粉蜜汤；③缓峻药之性，如治痰浊壅肺咳喘的皂荚丸、治产后瘀血内结腹痛的下瘀血汤等，均用蜂蜜为丸；④解峻药之毒，如大乌头煎、乌头汤、乌头桂枝汤等方中乌头均用蜂蜜煎煮；⑤黏合诸药为丸，炼蜜为丸具有良好的滋养作用，且味甘能矫味，还能防止药材有效成分的氧化变质，使药圆整光洁、滋润，含水量少，崩解缓慢，作用持久。

3. 服药方法

《金匮要略》方具体服药方法归纳如下：一次服药法（顿服，一日服一次），分两次服药法，分三次服药法，分四次服药法，分五次服药法，分六次服药法，昼夜服药法，逐步加量法，对发作性病证在发作前服药法，少少吞咽法。其中，以一日三次服用的方剂最多，《金匮要略》中约有半数的方子使用此法。由此可知，日三次服药法是传统的常规服药方法，而其他服药方法，则是根据具体病情，灵活变通，以切合病情、治愈疾病为目的。

《金匮要略》每一个处方后都有方后注的内容，涉及剂型制作、煎法、服法、补述证候、灵活加减、服药方法、服药反应、药后饮食调理、药后饮食禁忌等方面。这些方后注内容，既是张仲景辨证论治的重要组成部分，又是辨证施护之护理思想的具体体现，对疾病的康复十分重要，切记不可忽视。

从方剂统计可知，《金匮要略》方以药味较少、力求精专的小方或中方为多，而对于复杂的病证，亦用及大方。从剂型可知，《金匮要略》方的内治法与外治法剂型已较完善，足供后世效法。从配伍可知，《金匮要略》方配伍严谨，为后世之规矩准绳。从加减可知，《金匮要略》方随机应变，加减灵活，选药用量因人、因地、因时、因病而异，以切合病情为原则。从煎法可知，《金匮要略》方既有一般煎法，又有特殊煎法，溶剂选择十分讲究。从服药法可知，《金匮要略》方多为一剂药日分三次温服，并视特殊病情采用特殊服法。从方后注内容可知，仲景对于病人服药后的病情观察及护理等诸多方面，可以说是面面俱到。

二、方剂研究

《金匮要略》前22篇中，载方205首，组方严谨，用药精练，体现出八法互用、七情配伍。组方配伍原则最早见于《素问·至真要大论》“主病之谓君，佐君之谓臣，应臣之谓使”，又云“君一臣二，制之小也；君一臣三佐五，制之中也；君一臣三佐九，制之大也”。前人针对不同病情，把单味药的应用及方剂中药与药之间的不同配伍关系总结为单行、相须、相使、相畏、相杀、相恶、相反，称为方药配伍之七情。“七情”的提法首见于《神农本草经》，其序例云：“药……有单行者，有相须者，有相使者，有相畏者，有相恶者，有相反者，有相杀者。凡此七情，合和视之。”《金匮要略》方中七情配伍科学严谨，切合复杂之病情，大体上反映了汗、吐、下、和、温、清、消、补等治法。若按目前方剂学分类，大致可以归纳为18类：解表剂如桂枝汤、麻黄加术汤，涌吐剂如瓜蒂散，泻下剂如大承气汤、小承气汤、大黄附子汤、麻子仁丸，和解剂如小柴胡汤，表里双解剂如大柴胡汤、厚朴七物汤、乌头桂枝汤，温里回阳剂如大乌头煎、通脉四逆汤，清热泻火剂如泻心汤、白头翁汤，消痰化积剂如枳术汤、鳖甲煎丸，补益剂如当归生姜羊肉汤、八味肾气丸，安神剂如酸枣仁汤、甘麦大枣汤，固涩剂如桃花汤、桂枝加龙骨牡蛎汤，理气剂如半夏厚朴汤、枳实薤白桂枝汤，理血剂如大黄䗪虫丸、桂枝茯苓丸、温经汤、黄土汤、柏叶汤，祛湿剂如茵陈蒿汤、苓桂术甘汤、防己黄芪汤、桂枝芍药知母汤、麻杏苡甘汤，润燥剂如麦门冬汤，祛痰剂如皂荚丸、苓甘五味姜辛汤，驱虫剂如乌梅丸，疮痈剂如大黄牡丹汤等。其内容十分丰富，为方剂学的发展奠定了基础。药物的功用各有所长，也各有所偏，通过合理的配伍，增强或改变其原有的功用，调其偏性，制其毒性，消除或延缓其对人体的不利因素，使各具特性的药物发挥综合作用，所谓“药有个性之专长，方有合群之妙用”，即是此意。

（一）方剂配伍规律研究

有学者[2-4]依据《伤寒论》《金匮要略》分析仲景方药配伍有以下规律。

1. 寒药温药并用

清上温下，和胃降逆，如黄连汤；寒温并用，辛开苦降，升降同施，如半夏泻心汤；温表散寒，清里泻热，如大青龙汤；温阳散寒，通里泻下，如大黄附子汤；温化水饮，清解郁热，如木防己汤；温阳散寒，凉血止血，如柏叶汤；清泄胃热，温散肠寒，如乌梅丸等。

2. 表药里药并用

外邪里热，解表药与清里药共进，如大青龙汤；外邪里结，解表药与攻里药同投，如厚朴七物汤；外邪内饮，解表药与化饮药合用，如小青龙汤；内外俱寒，解表药与温里药兼施，如麻黄附子细辛汤等。

3. 升药与降药并用

升降并用，上下兼顾，如栝楼牡蛎散；以升载降，协同治上，如白散方；升降结合，调理气机，如四逆散、厚朴麻黄汤等。

4. 气分药与血分药并用

补气药合补血药，如薯蓣丸、温经汤；清气药配凉血药，如蒲灰散、白头翁汤；补气药伍活血药，如黄芪桂枝五物汤；行气药合活血药，如枳实芍药散等。

5. 五味相合

（1）辛苦结合　即辛味药与苦味药配伍，具有以下作用：①宣降肺气，止咳平喘，化饮逐痰，如射干麻黄汤、厚朴麻黄汤、己椒苈黄丸等；②寒热并用，苦降辛开，调理胃肠，如半夏泻心汤、黄芩加半夏泻心汤、乌梅丸等；③宣痹泄浊，通阳开结，用治胸痹心痛病证，如栝楼薤白白酒汤、栝楼薤白半夏汤、枳实薤白桂枝汤；④解表攻里，通腑祛实，宣畅气机，如厚朴七物汤、大柴胡汤、大黄附子汤等。

（2）辛酸相合　即辛味药与酸味药配伍，辛能散、能开，酸能收、能合。如桂枝汤中既用辛温解肌通阳的桂枝，又用酸寒敛阴和营的芍药，一散一收，发汗中有敛汗之力，和营中有调卫之功，既辛散风寒，又不致伤阴。小青龙汤、射干麻黄汤、苓甘五味姜辛汤诸方，均以干姜、细辛辛散肺寒，配五味子酸敛肺气，使散中有收，收中有散，散不伤正，收不留邪，治疗肺寒痰饮喘咳。

（3）辛甘结合　即辛味药与甘味药配伍，如治虚劳的小建中汤，用甘平的饴糖与辛温的桂枝配伍，使阳气化生，恢复脾胃的健运功能；治脾胃虚寒的甘草干姜汤，甘草与干姜配伍，使中焦阳气化生，亦取辛甘化阳之意。

（4）酸甘结合　即酸味药与甘味药配伍，酸甘化阴生津。如芍药甘草汤，用甘草与芍药相配，酸甘化阴生津，敛阴养血，治疗气血不和而致的腹痛、筋脉挛痛。小建中汤、桂枝加龙骨牡蛎汤用白芍配甘草、大枣，也取酸甘化阴之效，使阴阳得以协调。

（5）酸苦辛结合　即酸味药与苦味、辛味药配伍。如乌梅丸取酸味的乌梅、苦味的黄连、辛味的川椒，再配其他苦、辛味药，用治蛔厥，疗效显著。

6. 补药与泻药并用

（1）补泻并用　大实有羸状，至虚有盛候，虚实夹杂为疑难杂病之特点。仲景针对具体病情，常治以虚实兼顾，补泻并用。如防己黄芪汤，方中防己祛风行水，黄芪益气固表利水，两者相合，祛风除湿而不伤正，益气固表而不恋邪；白术健脾祛湿，既助防己祛湿行水，又增黄芪益气固表之力；方中除湿健脾并用，扶正与祛邪兼顾，使风湿俱去，诸症自除。再如猪苓汤以利水渗湿为主，以清热养阴为辅，体现了利水而不伤阴、滋阴而不碍湿的配伍特点。

（2）泻中寓补　大实之病，正气必虚，故在祛邪的同时配少量扶正药，使邪去而又不伤正。如大黄䗪虫丸，方中用大黄、䗪虫、桃仁、水蛭等药活血化瘀；芍药、地黄养血补虚；甘草、白蜜益气和中，全方共奏扶正祛瘀、攻补兼施、缓中补虚之效，治疗虚劳干血之证。又如鳖甲煎丸重用鳖甲软坚散结，大黄、桃仁、䗪虫、蜣螂等活血破瘀，佐以人参、阿胶、芍药等扶助正气，即是此意。

（3）补中寓泻　大虚之体，邪气易犯，故在扶正的同时，配少量祛邪药，使正复不恋邪。如温补肾气的肾气丸，用附子、桂枝、熟地黄、山药、山茱萸育阴温阳，配泻火利湿的牡丹皮、茯苓、泽泻以泻肾浊，即是此意。

7. 辨证用药与辨病用药相结合

如黄疸病多以茵陈为专药，根据不同的证，配以不同的药，热盛者与黄柏、栀子相伍，组方为栀子柏皮汤、茵陈蒿汤；湿盛者与五苓散相伍，为茵陈五苓散。再如热痢一病，多以黄连为专药，邪热内陷阳明者，配葛根、黄芩为葛根黄芩黄连汤；热痢下重者，配白头翁、黄柏、秦皮为白头翁汤。

8. 峻烈药与甘缓药相结合

如大乌头煎、乌头汤、乌头桂枝汤等方中乌头均用蜂蜜煎煮，意在解峻药之毒，缓峻药之性。十枣汤中甘遂、芫花、大戟配伍大枣，益气护胃，制毒缓峻，攻逐水饮而不伤正。

还有学者将《金匮要略》应用相反相成的具体方法归纳为寒热并用（解表清里、温下清上、寒热反佐、去性存用）、攻补兼施（散补并行、清补同用、消补共用、攻邪互正）、散敛并行、燥润互济（燥润并重，以燥佐润）、平调阴阳、数法兼备 6 个方面，并且将应用相反相成的基本原则概括为注重辨证、审慎选药、权衡药量和讲究服法。[5]

（二）药物常用配伍与应用

1. 麻黄、桂枝配伍应用

麻黄、桂枝二药均入肺、膀胱经，均具有辛温发汗、解表散寒的作用。麻黄为发汗峻剂，偏于发汗散寒而解表；桂枝偏于发汗解肌，调和营卫，其发汗力较弱，重在温经通脉。在发汗解表、止咳平喘、通阳利水作用方面，两药配伍，可治疗湿病、欲作刚痉证、溢饮证、支饮证、痰饮咳喘证、风湿历节病、寒饮凝结的气分证等。

葛根汤中麻黄与桂枝相合，辛温发散，开泄太阳之邪，治疗风寒外束、筋脉拘急的欲作刚痉证。桂枝芍药知母汤中麻黄量轻，与桂枝配伍，意在祛风而温散表湿，治疗风湿历节。小青龙汤中麻黄与桂枝配伍，在外散风寒，在内温化水饮，治疗外寒内饮的溢饮证和外寒内饮的支饮证。大青龙汤和小青龙加石膏汤，两方中麻黄配伍桂枝，其桂枝量轻，并配伍辛寒之石膏，变峻汗为微汗，既解表邪，又清泄在里郁热；大青龙汤治疗外感风寒内有郁热之溢饮证，小青龙加石膏汤治疗外寒内饮夹热之咳喘证。桂枝去芍药加麻黄附子细辛汤中，麻黄配伍桂枝，既能散阴寒，又能温脾胃，更能开结散饮，以治疗寒饮凝结的气分证。

2. 桂枝、芍药配伍应用

桂枝辛温解肌、温经通阳，芍药敛阴和营、行血止痛。桂、芍相合，一阳一阴，一收一散，一寒一温，相互制约，相互为用，共奏解肌发汗、通调血脉、缓急止痛、振奋中阳、调理脾胃之功，治疗太阳中风证、外感湿病、太阳痉病、历节病、虚劳里急证、虚劳里急诸不足证、虚劳风气百疾、虚劳失精、血痹重症、疟母、血瘀致经水不利、阳虚寒逆之奔豚气、黄汗、溢饮、寒饮夹热之咳喘、寒疝兼表、癥病下血、冲任虚寒夹瘀所致崩漏等。

桂枝汤中桂、芍相合，一收一散，解肌发汗，调和营卫，治疗太阳中风之风寒表虚证。栝楼桂枝汤、葛根汤治疗太阳痉病，外有表证、里有津液不足之证，桂、芍相伍，既制约桂枝辛温发散之性，又可温经通脉，缓急止痛，治疗柔痉和刚痉。温经汤、鳖甲煎丸、土瓜根散、桂枝茯苓丸均有温经散寒、活血化瘀的作用，方中用桂枝温阳通经，活血化瘀；芍药补血通络，消瘀行血；桂、芍相伍，化瘀而不伤阴血，补血而不助瘀滞。治疗经气不畅、瘀血内阻诸证，如疟母、癥病下血、冲任虚寒夹瘀之崩漏、血瘀之经水不利等。桂枝加桂汤中桂、芍相合，温阳平冲，治疗阳虚寒逆的奔豚气。桂枝加龙骨牡蛎汤、小建中汤、黄芪建中汤、薯蓣丸四方用桂枝辛甘温，入血分，通阳气，又能振奋脾阳，白芍敛阴和营而入营分，缓急止痛又善养胃阴，分别治疗虚劳失精证、虚劳腹痛证、虚劳腹痛兼气虚证、虚劳风气百疾证。黄芪桂枝五物汤，桂枝配芍药辛甘化阳，助阳活血，治疗血痹重证。芪芍桂酒汤、桂枝加黄芪汤中桂枝、芍药和营养血，益阴止汗，治疗黄汗证。乌头桂枝汤治疗寒疝兼表证，用桂枝辛温解表、温阳通经，配芍药敛阴和营、行血止痛。小青龙汤、小青龙加石膏汤，分别治疗溢饮和咳嗽上气属寒饮夹热者，用桂枝辛温解肌，祛在表之邪，芍药敛阴和营，防辛散太过，桂、芍相配，相辅相成。

3. 桂枝、茯苓配伍应用

桂枝辛温，通阳利水，化瘀消癥；茯苓益气健脾，利水消痰。桂、苓配伍，可治疗脾虚水肿证、下焦水逆证、妇人癥病、膈间支饮、欲作奔豚证、下虚上实咳逆证、皮水阳郁证等。

苓桂术甘汤中桂枝温阳化气，茯苓健脾益气、利水除湿。茯苓与桂枝同用，既能温阳化气，又能健脾利水，可治疗脾虚水肿。五苓散和苓桂甘枣汤中茯苓健脾利尿，加桂枝通阳利水，并能平冲降逆，故前者治疗水停下焦而上逆的下焦水逆证，后者治疗水停下焦而脐下悸欲作奔豚证。桂枝茯苓丸中桂、苓配伍，温经通脉，散瘀消水，治疗痰浊瘀血之妇人癥病。木防己去石膏加茯苓芒硝汤，桂枝通阳降逆，茯苓祛痰散水，茯苓、桂枝配伍，温阳利水，治疗膈间支饮。桂苓五味甘草汤中桂枝、茯苓为伍，通阳降逆，利水消痰，治疗下虚上实之咳逆证。防己茯苓汤中桂枝、茯苓配伍，通阳气，散水饮，治疗皮水阳郁证。

4. 防己、黄芪配伍应用

防己味辛苦、性寒，苦以燥湿，辛以降泄利湿散水。黄芪甘温，补气升阳，走表祛湿，利水消肿。黄芪以升为主，防己以降为要。二药组合，一升一降，利水消肿，治疗风湿表虚证、风水表虚证、皮水阳郁证。

防己黄芪汤中，黄芪实卫走表祛湿，防己祛风除湿、通经络止疼痛。二药配伍，既可治疗风湿表虚证，又可治疗风水表虚证。防己茯苓汤中黄芪益气助阳，防己利水消肿，二药组合，益气助阳，利水消肿，相得益彰，治疗皮水阳郁证。

5. 细辛、五味子配伍应用

细辛辛散温通，温肺化饮，发散风寒。五味子酸涩收敛，敛肺滋肾，养阴生津，敛汗涩精。二药配伍，一散一敛，一宣一摄，相互制约，相互促进，相反相成，散不耗正，敛不碍邪，利肺之开阖，发挥温肺止咳与敛肺止咳的协同作用，共奏温化痰饮、敛肺止咳之功，而无辛燥伤气耗阴之弊，治疗寒饮郁肺之咳喘证、咳嗽上气病属寒饮夹热证、外寒内饮之溢饮证、支饮复出、支饮呕冒证、溢饮身肿证、支饮未尽胃热上熏证等。配方有射干麻黄汤、厚朴麻黄汤、小青龙汤、小青龙加石膏汤、桂苓五味姜辛汤、桂苓五味甘草去桂加干姜细辛半夏汤、桂苓五味加姜辛半夏杏仁汤、苓甘五味加姜辛半杏大黄汤。

6. 栝楼、薤白配伍应用

栝楼甘寒，宽胸散结，行气化痰。薤白辛温散结通阳，行气止痛。二药配方有栝楼薤白白酒汤、栝楼薤白半夏汤、枳实薤白桂枝汤。

栝楼薤白白酒汤，薤白配栝楼，相须为用，加强了行气散结、祛痰通阳的作用，治疗痰浊阻滞的胸痹典型病证。栝楼薤白半夏汤，主治痰浊壅盛的胸痹重证，用薤白行气散结，配栝楼开胸散结，亦属相须为用，加半夏祛痰散结。枳实薤白桂枝汤治疗胸痹偏痰阻气滞之实证，栝楼、薤白配伍，通阳行气散结，加枳实和桂枝，意在理气通阳。

薤白与栝楼配伍，还需注意其用量关系。若治痰为主，栝楼用量为重，若治阳气郁滞为主，薤白用量为重。

7. 麻黄、石膏配伍应用

麻黄辛温发汗，宣肺止咳，利尿消肿；石膏辛寒清热，生津止渴。二药配伍，温寒并用，升降相须，相互制约，相互为用，其宣肺平喘、发越水气、清热降火、利水消肿的力量增强，同时制约对方过于辛温和寒凉之性，治疗风水夹热证、皮水夹热证、溢饮证、饮热郁肺之咳嗽上气病以及寒饮夹热之咳嗽上气病。配方有越婢汤、越婢加术汤、大青龙汤、小青龙加石膏汤、越婢加半夏汤以及厚朴麻黄汤。

越婢汤中麻黄辛温发汗解表，使肌肤营卫中水气、湿邪从汗而解，石膏辛寒清泄邪热，石膏与麻黄同用，既能清邪热，又能散水气，治疗太阳风水夹热证。如皮水夹热，“一身面目黄肿，其脉沉，小便不利”者，可用上方加白术以加强健脾除湿之效，即越婢加术汤。大青龙汤中麻黄辛温解表以治外寒，石膏辛寒以清内热，麻黄与石膏同用，治疗外寒内热的溢饮证。小青龙加石膏汤、越婢加半夏汤、厚朴麻黄汤三方均有麻黄配石膏，一温一寒，一升一降，相互制约，相互为用，既宣肺清热，又可解表化饮，止咳平喘，治疗饮热郁肺之咳嗽上气病和寒饮夹热之咳嗽上气病。

8. 麻黄、附子配伍应用

麻黄辛温发汗，既治风寒表实证，又能通经活络，治疗风湿肌肉关节疼痛。附子大辛大热，温壮阳气，祛除寒凝水湿。麻黄尚有宣肺发汗、利水消肿之功，附子又有温肾壮阳、化气行水之力，相辅为用，利水消肿，治疗水气病以及气分病属阳虚寒凝者。配方有麻黄附子汤、桂枝去芍药加麻辛附子汤。

麻黄附子汤中，麻黄解表，附子助阳，二者配伍，助里阳而散肌表之水，治疗肾阳虚的正水证。桂枝去芍药加麻辛附子汤，麻黄附子配伍，温经助阳，散寒化饮，祛除寒凝水湿，治疗阳虚寒凝、水停气阻的气分病。

9. 茵陈、栀子配伍应用

茵陈味苦性寒，清热利湿，利胆退黄。栀子苦寒清降，清利三焦之火而利小便，且能凉血止血。二者均为苦寒之品，清热燥湿，利胆退黄，善于治疗湿热蕴结之黄疸，配方有茵陈蒿汤。

10. 枳实、厚朴配伍应用

枳实苦而微寒，消积滞除痞满，以破气为主；厚朴苦温，偏于消腹满、除胃胀，以下气为专。枳实有泻痰之力，厚朴有消痰之功。二药相伍，功效倍增，具有较强的破气除满、行痰消痞作用。治疗阳明腑实证、阳明痉证、宿食腹满证、阳明腑实兼表证、脾约证、支饮腹满证等。

大承气汤、小承气汤、厚朴三物汤中，用枳实、厚朴行气除满，治疗热入阳明的腑实证及下利谵语证、阳明热盛的痉证、腹满之胀重于积证。厚朴七物汤用厚朴三物汤行气除满，再加桂枝汤去芍药以疗阳明腑实胀满兼表证。麻子仁丸用枳实、厚朴行胃肠之气，通腑导滞，治疗脾约证。厚朴大黄汤中枳实有泻痰之力，厚朴具消痰之功，二药相伍，相得益彰，消痞除满，祛痰散结，治疗支饮腹满证。

11. 大黄、䗪虫配伍应用

大黄苦寒攻下，荡涤肠胃实热积滞，又入血分，活血化瘀，推陈致新。䗪虫咸寒，破血逐瘀，通络散结。大黄、䗪虫配伍，治疗疟母、产后瘀血腹痛证、虚劳干血证、瘀血经闭证。配方有鳖甲煎丸、大黄䗪虫丸、下瘀血汤。

鳖甲煎丸方中大黄入血而偏于泻，䗪虫入血而偏于通，一通一泻使脉络畅通，瘀血得散，治疗痰结血瘀的疟母证。大黄䗪虫丸，以大黄、䗪虫配伍为主组方，再配伍活血药和补益药，攻中寓补，意在缓攻瘀血。下瘀血汤中大黄、䗪虫相配，逐瘀破结，再配伍桃仁活血化瘀，治疗产后瘀血腹痛、瘀血经闭证。

12. 大黄、附子配伍应用

大黄苦寒泻下，多用于胃肠实热便秘证。附子辛热，助阳散寒，多适用脾肾阳虚证。二药配伍，寒温并用，苦辛通降，治疗寒实证。配方有大黄附子汤。

13. 麦冬、半夏配伍应用

麦冬味甘微寒，润肺生津，清热除烦，以滋润见长。半夏味辛性温，除湿化痰和胃，以燥湿见长。气阴已伤，痰阻未除，单用麦冬则痰阻不开，单用半夏则阴液难复，两药相配，相反相成。同时半夏又能下逆气，止咽痛，治烦呕，对痰阻气逆之证有良好疗效。配方有麦门冬汤和温经汤，分别治疗虚热肺痿、崩漏下血。

14. 相反药物配伍应用

《金匮要略》方中还有相反药物配伍应用，如乌头与半夏配伍、附子与半夏配伍、甘遂与甘草配伍，属于“十八反”范畴，有关“十八反”的药物配伍，药典将其列入配伍禁忌。但也有临床验证，乌头与半夏配伍未见明显的毒性增强。临床应用一定要辨证准确，药量适中，并注意药物炮制和煎服法。有关“十八反”的药物配伍应用，仍需要进一步深入研究。

（三）方剂临床应用及药理研究

1. 葛根汤

本方临床用于风寒束表，卫气郁阻，兼津液不足引起的痉病，其主症有恶寒发热、无汗、小便少、头痛、项强、苔白、脉浮紧，可用于具有上述病机的颈椎病、痉挛性斜颈、强直性脊柱炎、肩周炎、血管神经性头痛、咀嚼肌痉挛症、周围性面神经麻痹等。

现代药理研究表明，葛根汤具有抗炎镇痛、免疫调节、抗流感病毒、抗过敏、抗氧化、降血压等作用[6, 7]。现代药理学研究发现，葛根的有效成分主要为葛根素、大豆苷、大豆素等异黄酮类化合物，具有抑制血小板聚集、抗血栓、改善血液循环、抗心律失常、降血压、降血脂和血糖、保护脑神经、抗肿瘤以及抗氧化等作用。目前，葛根已经广泛应用于心脑血管系统疾病、肝损伤、糖尿病以及肿瘤等的临床治疗中，葛根中的葛根素可通过增强抗氧化酶系统发挥抗氧化及降压作用[8]。耿子凯[9]从抑制病毒复制、减轻炎性损伤、免疫调节等环节，对葛根汤进行药效评价和抗病毒作用靶点、作用机制研究发现，其在体外具有抗甲型H1N1流感病毒活性作用。体外抗病毒实验表明，葛根汤水提物能够显著抑制H1N1所造成的MDCK犬肾细胞系病变，且呈剂量依赖性关系；葛根汤具有炎性抑制和免疫调节活性，可显著降低非致死性感染模型小鼠肺组织中促炎细胞因子白细胞介素1α（IL-1α）\白细胞介素6（IL-6）和肿瘤坏死因子-α（TNF-α）的表达；葛根汤治疗后Toll样受体7（TLR7）信号通路激活水平下调。

2. 大承气汤

大承气汤既治热病，又治杂病。主治证候为典型的阳明腑实重证，也可用于里热炽盛，伤津灼液，经脉失养导致的痉病，主症有壮热汗出、心烦、渴欲饮冷、角弓反张、口噤龂齿、手足挛急、舌红苔黄、脉数有力。符合上述病机的流行性乙型脑炎、脑卒中等病可用本方。后世医家对大承气汤方的发展大致归纳为两方面：①攻下与解毒、凉血、活血药合方，即在承气汤中酌情配伍清热解毒、泻火凉血及活血行气药，如解毒承气汤、导赤承气汤、白虎承气汤等；②攻邪与扶正兼顾，即于承气汤中加入益气养血的人参、当归，或者加入滋阴增液的生地黄、玄参、麦冬等，方如黄龙汤、新加黄龙汤、增液承气汤。大承气汤经过上述多方面的衍化，功效则由原来的峻下热结，发展到泻热解毒、泻火凉血、清气攻下、活血攻下、补气养血攻下及增液攻下等方面；主治范围也由原来的单纯阳明腑实证，扩大到兼气分热毒证、热毒蕴蒸于肌肤的表里同病、热结胃肠而波及血分的气血同病、邪实正虚的虚实夹杂证等。

基础研究表明，大承气汤具有以下作用：①可抑制肠道对葡萄糖、钠离子和水的吸收，引起肠腔容积增大，继而刺激肠壁，使肠蠕动加快，而产生泻下的作用；②能促进胃肠蠕动，增强推进功能，增加肠道容积，对于单纯性肠梗阻有肯定疗效；③能显著增加肠血流量，改善肠管的血运状态，增加肠蠕动；④能通过抑制透明质酸酶活性而防止连接毛细血管内质细胞的黏合质中所含的透明质酸解聚，从而降低毛细血管通透性，减少炎性渗出物，降低炎症病灶的扩散；⑤对产生内毒素的肠道常见革兰阴性杆菌呈抑制效应，大承气汤在全身炎症反应综合征过程中可以有效地抑制内毒素的转移和TNF-α、IL-6等炎症反应性细胞因子的产生；⑥能明显减少急性出血坏死性胰腺炎并发急性肺损伤大鼠的肺泡巨噬细胞的数量，抑制其吞噬活性，改善急性肺损伤；⑦可改善急性肝损伤大鼠肠道菌群失调，降低血浆内毒素水平，对急性肝损伤肠源性内毒素血症具有明显干预作用，对急性肝损伤大鼠具有保护作用；⑧可促进肠道微生态的稳定，降低肠壁通透性，提高肠黏膜屏障免疫功能；⑨能促进浆细胞分泌免疫球蛋白，调节脓毒血症中的免疫紊乱[10-14]。此外，大承气汤还具有抗菌抗内毒素、降低炎性因子释放、清热解毒、促进上皮细胞损伤修复的作用[15]。

3. 防己黄芪汤

本方可用于风湿表虚证及卫表气虚不固、风水相搏引起的水气病。临床用于治疗如风湿性关节炎、类风湿关节炎、膝关节积液、腰椎间盘突出症、痛风、高尿酸血症、单纯性肥胖合并高脂血症、荨麻疹、骨折愈合后肿胀、急慢性肾炎等疾病，尤以治疗风湿病、急慢性肾炎较常见。其主症多为身重，或伴疼痛，汗出恶风，头面、四肢浮肿，舌淡苔白腻，脉浮。

基础研究表明，防己黄芪汤具有抑制炎性介质释放，改善脂质代谢紊乱，提高胰岛素敏感性，提高足细胞特异性蛋白表达，清除氧自由基，抗炎，镇痛，利尿，降血脂，抗肝、肾功能损伤，抗动脉硬化等作用[16-20]。如防己黄芪汤具有抑制炎性介质释放的作用，可降低成纤维样滑膜细胞的迁移、侵袭能力，抑制类风湿关节炎的进展[16，17]；可调控肥胖型高血压大鼠的过氧化物酶体增殖物激活受体 γ/ 核因子 κB（PPAR-γ/NF-κB）信号通路、改善内皮素 1（ET-1）、可溶性细胞间黏附因子 1（ICAM-1）、调整脂联素 - 瘦素的失衡状态及胰岛素敏感性，保护血管炎症损伤及调节胰岛素敏感性，从而起到保护血管、减重降压的作用[18]；提高肾足细胞裂孔膜蛋白 Nephrin 的表达，发挥肾脏保护作用[19]；能清除氧自由基，减轻肝纤维化过程中出现的氧化损伤[20]；可通过富含亮氨酸重复序列激酶 1（LRRK1）基因调控肾脏尿酸转运系统，提高尿酸排泄能力，从而降低血清尿酸水平，达到间接的肾保护的作用[21]；对心肌纤维化具有保护作用[22]。

4. 白虎加人参汤

本方主治里热亢盛，耗伤气津之证，其主症有身热，大汗出，口舌干燥，渴欲引饮，倦怠少气，或伴汗后时时恶风，背恶寒，舌红苔黄燥，脉洪大，按之少力。具有上述证机的糖尿病、甲状腺功能亢进症、尿崩症、中暑以及多种病变过程中出现的发热（如产后高热、颅脑术后高热、肿瘤性发热）皆可用本方。

基础研究表明，白虎加人参汤具有降血糖、改善胰岛素抵抗、抑制炎症反应、改善肠道屏障、保护心肌损伤等作用。如可降低糖尿病模型大鼠及糖尿病 MKR 小鼠的血糖，抗氧化应激反应，提高脂联素水平，改善胰岛素抵抗，发挥综合调节代谢的作用[23，24]；可降低糖尿病 MKR 小鼠血清 LPS 含量及炎症相关因子水平，并调控 Toll 样受体 4/ 核因子 κB（TLR4/NF-κB）信号通路，通过改善内毒素血症、肠道屏障功能，减轻肠道炎症反应，从而改善胰岛素抵抗，降低血糖水平[25]；能有效降低严重烧伤大鼠血浆中肌钙蛋白含量，对严重烧伤造成的心肌损害具有保护作用[26]。

5. 百合地黄汤、百合知母汤

百合地黄汤治疗病机为心肺阴虚、心神不宁的各种神经官能症、自主神经功能紊乱，可酌情选择与甘麦大枣汤、生脉散、酸枣仁汤等方合用化裁。本方还可用于热性病的善后调理。在百合地黄汤证基础上，兼见心烦、口渴、失眠、干咳、盗汗等症者，可用百合知母汤化裁治疗。

基础研究证实，百合地黄汤可抑制单胺氧化酶，增加小鼠脑内的单胺类神经递质，具有抗抑郁的作用[27, 28]；百合地黄汤加味对 Lewis 肺癌有显著的抑制作用，可抑制肿瘤细胞增殖，降低增殖细胞核抗原（PCNA）蛋白及细胞周期素 D1（CyclinD1）蛋白的表达，有较好的抗肿瘤转移作用[29]；百合地黄汤合甘麦大枣汤对行为绝望动物抑郁模型具有抗抑郁作用；百合知母汤能影响多个脂质代谢通路发挥抗抑郁作用[30]，明显改善动物精神状态，降低肾阴虚证大鼠下丘脑多巴胺的含量；百合知母总皂苷是百合知母汤抗抑郁作用的活性成分之一，可增加中枢 5- 羟色胺含量，且改善神经递质传递能力[31]；通过下调钙调神经磷酸酶的表达，抑制淋巴细胞增殖，阻止气道重塑，进而控制哮喘的急性发作[32, 33]；百合知母总皂苷抗抑郁作用很有可能与其增加脑内神经递质、逆转下丘脑 - 垂体 - 肾上腺皮质（HPA 轴）功能亢进等有关；百合知母汤含药血清对大鼠卵巢颗粒细胞生长有促进作用[34]。

6. 半夏泻心汤、甘草泻心汤

半夏泻心汤主治脾胃寒热虚实错杂之痞证，除见呕吐肠鸣、心下痞外，常伴见舌质淡胖，苔薄黄而润，或薄白而润，脉濡缓等。临床中凡遇患者自觉胃脘中灼热，欲食凉（此胃热之候），然而食凉后腹中不适，或胀或泻（此脾虚寒之候），多属半夏泻心汤类证候。半夏泻心汤临床常用于治疗急慢性胃炎、胃及十二指肠溃疡、口腔黏膜溃疡、胆囊炎、胰腺炎等病出现寒热互结，兼气虚夹湿证机者。

实验研究证实，半夏泻心汤具有调节胃肠动力、抑制幽门螺旋杆菌活性、调节免疫反应、保护胃黏膜、修复肠上皮屏障、调节中枢递质、调节肠道菌群结构、纠正糖脂代谢、抗氧化应激等作用。半夏泻心汤可修复慢性萎缩性胃炎的胃黏膜损伤，促进胃肠动力，改善功能性消化不良，抑制溃疡性结肠炎中巨噬细胞向 M1 型极化，调节免疫功能，减轻炎症反应等[35-38]；可调控氧化应激及核因子 κB/ 一氧化氮合酶（NF-κB/iNOS）信号通路，改善 2 型糖尿病大鼠胰岛素抵抗[39]；可改变肠道菌群结构，改善糖尿病大鼠胰岛功能[40]；可调节脑肠肽如胃饥饿素、P 物质、胆囊收缩素、血管活性肠肽、生长抑素、降钙素基因相关肽的水平，纠正 2 型糖尿病大鼠糖脂代谢紊乱，调控氧化应激反应[40]；半夏泻心汤可抑制 MIN6 胰岛 β 细胞的凋亡，可能与其增加细胞内超氧化物歧化酶、谷胱甘肽过氧化物酶的含量，降低细胞内活性氧、丙二醛的含量，抑制氧化应激反应有关[41]。

甘草泻心汤适用于湿热蕴阻脾胃的狐惑病，可见前后二阴溃疡，口咽蚀烂，不欲饮食，默默欲眠，苔腻，脉濡。符合上述证机的失眠、贝赫切特综合征（白塞综合征）、复发性口疮、神经衰弱、慢性结肠炎等可用。基础研究证实，甘草泻心汤治疗溃疡性结肠炎大鼠疗效显著，其作用机制可能是通过抑制 TLR4/NF-κB 信号通路的激活，从而降低促炎细胞因子的产生，上调抗炎因子的水平，减少炎症反应，减少细胞的应激损伤和过度凋亡，保护肠上皮细胞屏障稳态，从而改善肠道功能，并且能够恢复肠道结构[42，43]。

7. 鳖甲煎丸

本方扶正祛邪，消癥散结，是治疗疟母之主方。鳖甲煎丸寒热并用，攻补兼施，升降结合，气血津液同治，集诸法于一方，且以丸剂缓攻，攻邪而不伤正，祛邪于渐消缓散之中。鳖甲煎丸常用于治疗各种慢性病引起的肝脾肿大，如慢性肝炎、肝硬化、肝脾肿大、卵巢肿瘤及腹腔其他类型肿瘤等，均有消除症状、缩小肝脾肿大的作用。

基础研究证实，鳖甲煎丸具有调节肠道菌群、抗纤维化、抗肿瘤、调脂稳斑的作用。鳖甲煎丸能够改善 NAFLD 大鼠肠道菌群紊乱，降低肠道通透性[44]；能明显抑制大鼠肝纤维化组织结缔组织生长因子促纤维化炎症因子的表达，降解细胞外基质[45]；鳖甲煎丸可下调 wnt/β 连锁蛋白（Wnt/β-catenin）信号分子的表达，抑制肿瘤生长，对胸腺、脾脏有保护作用，在抗肿瘤方面具有广阔的前景[46]；可调脂稳斑，保护血管内皮，抗动脉粥样硬化[47，48]。

8. 侯氏黑散

侯氏黑散被认为是中医学治疗脑卒中的“第一方”，对于缺血性脑卒中有较好的疗效。本方于补益之中兼祛风散寒、化痰清热，颇合中风病“内虚邪中”的发病特点。方中药物用量之比例至关重要，是临床取效之关键。缺血性脑卒中及其后遗症、高血压病、血脂异常综合征等辨证属于阳虚气血不足，风痰阻络，以肢体沉重、头目昏眩、畏寒神疲、舌淡红苔白腻、脉弦滑为主症者均可使用。

基础研究证实，侯氏黑散在治疗缺血性脑卒中的过程中，可修复及保护神经，降低血脂，减少炎症反应[49]，促进脑缺血后神经纤维再生[50，51]；侯氏黑散含药血清可调节磷酯酶 Cγ2/ 细胞外调节蛋白激酶（PLCγ2/ERK）及转化生长因子 β/Smad2、3（TGF-β/Smad2/3）信号通路，促进氧糖剥夺损伤的入脐静脉内皮细胞增殖[52]；可减轻脑缺血后神经功能评分；减轻脑缺血后组织病理学形态改变，促进神经元存活；减轻神经元、血管、星形胶质细胞和线粒体超微结构损伤，改善脑缺血大鼠神经血管单元病理损伤。侯氏黑散通过对脑缺血大鼠神经导向因子 Netrin-1/DCC 和分子开关 Rac 相关的 C3 肉毒素底物 1/ 细胞分裂周期蛋白 42/RAS 同源基因家族成员 A（Rac1/Cdc42/RhoA）的调节促进脑缺血后神经功能的修复。侯氏黑散化学成分中的绿原酸、木犀草苷、木犀草素、人参皂苷

Rg1 可从促炎、抑炎两方面调节炎症因子 NO、TNF-α、IL-6、IL-10、转化生长因子 β1（TGF-β1）分泌，减轻脂多糖诱导小鼠 BV2 小胶质细胞系过度活化，其机制与核因子 κB（NF-κB）通路活化的调节有关[53]。

9. 桂枝芍药知母汤

本方常用于辨证为风寒湿热兼夹，以身体多处或某处关节疼痛肿大，或见局部皮肤发红或感觉灼热，每因遭受风、寒、水湿之邪而发作、加重为特点的类风湿关节炎、风湿性关节炎、膝关节滑膜炎、梨状肌综合征等疾病。具体应用时，宜根据风、寒、湿、热的偏重调整方中各药剂量，并可视病位及病邪兼夹等不同情况酌情加味。

基础研究证实，桂枝芍药知母汤可抑制人成纤维样滑膜细胞中炎症因子的表达[54]；提高抗炎调控因子的表达，负反馈抑制炎性信号通路，从而治疗痛风性关节炎[55]；具有免疫抑制作用，抑制膝关节滑膜组织衬里层细胞增生及炎症细胞浸润，治疗胶原诱导性关节炎（CIA）大鼠[56]。桂枝芍药知母汤缓解类风湿关节炎的网络调控机制研究表明，桂枝芍药知母汤缓解类风湿关节炎关键网络靶标，主要参与代谢类通路、免疫 - 炎症调节通路、骨破坏相关通路和血管新生相关通路，桂枝芍药知母汤抗类风湿关节炎的作用可能是通过逆转炎症 - 免疫系统的失衡，调节机体代谢，缓解骨破坏和抑制血管新生而实现[57]。

10. 黄芪桂枝五物汤

凡因气虚血滞而致肌肤麻木不仁或半身不遂病证，如产后身痛、末梢神经炎、肢端血管舒缩功能障碍、糖尿病周围神经病变、肩关节周围炎、神经根型颈椎病、硬皮病、低钙性抽搐符合上述证机者，均可用本方，亦可针药并用。

基础研究证实，黄芪桂枝五物汤具有镇痛和关节损伤修复作用，可以发挥调节免疫功能，控制炎性反应和血管新生进程，减少神经疼痛细胞因子产生，减轻骨关节炎骨损伤，促进软骨修复，减少疼痛[58-60]；可减轻糖尿病大鼠周围神经组织炎症损伤，促进损伤神经的修复与再生，其机制可能与降低糖尿病大鼠血清 IL-1β、TNF-α 水平，上调坐骨神经生长因子 NGF mRNA 的表达水平有关[61]。黄芪桂枝五物汤治疗骨关节炎网络药理学研究表明，黄芪桂枝五物汤治疗骨关节炎主要涉及 AGE-RAGE 信号通路、MAPK 信号通路、核因子 κB 信号通路、肿瘤坏死因子信号通路、白细胞介素 17 信号通路等，可能通过调控脂多糖的反应、氧化应激反应等，通过多成分、多靶点、多通路调控的特点发挥治疗骨关节炎的作用[62]。黄芪桂枝五物汤能抑制炎性反应、减轻免疫复合物沉积、减轻足细胞骨架损伤，对 IgA 肾病小鼠肾脏具有保护作用[63，64]。

11. 小建中汤、黄芪建中汤

小建中汤适用于阴阳两虚、阴阳失调偏于脾胃阳虚者；黄芪建中汤适用于阴阳两虚，气虚偏重的发热、腹痛、便血、眩晕、胃脘痛、虚黄等病症，诸如消化道溃疡、慢性胃炎、肠易激综合征、神经衰弱、室性期前收缩、再生障碍性贫血等病，证属阴阳两虚，偏重脾胃阳虚者，可用小建中汤加减治疗；证属阴阳两虚，气虚偏重者，可用黄芪建中汤加减治疗。

基础研究证实，小建中汤具有调节胃肠功能、抗炎、调节免疫、抑制氧化应激、保护胃黏膜等作用。黄芪建中汤具有保护胃黏膜、促进胃动力、逆转胃黏膜组织学改变、调节免疫功能、降血糖等作用。小建中汤可抑制或脱敏肠黏膜中的瞬间受体电位离子通道蛋白（TRPA1）通道，减少5-羟色胺的释放，恢复高脂饮食诱导的大鼠胃肠功能紊乱[65]；能有效修复并减少胃溃疡大鼠胃黏膜的损伤，具有调节脑-肠轴的功能[66]；能够降低炎症小体活化，上调大鼠海马区线粒体自噬水平，发挥抗抑郁作用[67]；逆转氧化应激损伤，发挥抗疲劳作用[68]。小建中汤对炎症具有显著的抑制作用，这为其临床应用于消化道溃疡等疾病提供了药理学实验基础；小建中汤能明显提高小鼠的碳粒廓清指数和校正吞噬指数，提示其可以提高机体非特异性免疫功能。黄芪建中汤可通过调控Toll样受体2/髓样分化初级应答基因88（TLR-2/MyD88）信号通路，抑制促炎因子生成，加速抗炎因子分泌，增加胃黏膜血流量，进而激发胃溃疡上皮细胞增殖，修复胃黏膜[69]；黄芪建中汤具有抗疲劳作用，能促进机体的能量储备和调节能量代谢，减少代谢产物的堆积[70]；黄芪建中汤能改善脾虚型大鼠的贫血状况及低蛋白血症，抑制胃酸分泌，降低胃蛋白酶活性，调节血清胃泌素而对脾气虚型大鼠胃脘痛有较好疗效；可通过增加自然杀伤细胞、白细胞介素2及干扰素的活性而调节机体免疫功能；可提高虚寒胃痛患者淋巴细胞转化率及血清IgG含量，有提高细胞免疫功能的作用[71]；能显著降低正常和四氧嘧啶糖尿病小鼠的空腹血糖，表明其具有类似磺脲类和双胍类降糖药的作用[72]。

12. 肾气丸

本方在《金匮要略》中主治虚劳病、痰饮病、消渴病、妇人转胞病和脚气病。历代医家对金匮肾气丸的发展应用可归纳为以下几点：①肾气丸加味，如济生肾气丸、十补丸等；②肾气丸减味，如钱乙之六味地黄丸；③肾气丸加减，如朱震亨之滋阴大补丸，张景岳的左归丸、右归丸、左归饮、右归饮，高鼓峰创制的七味都气丸等；④对肾气丸、六味地黄丸治疗范围的扩大应用。肾气丸广泛用于肾阳不足、气化不利引起的多种疾病：①心血管系统疾病，如心绞痛、缓慢性心律失常、冠心病窦性心动过缓、高血压、脑血管病伴偏瘫、静脉血栓形成；②呼吸系统疾病，如慢性支气管炎、支气管哮喘；③消化系统疾病，如肠易激综合征、胃肠功能紊乱；④泌尿系统疾病，如肾病综合征、慢性肾功能不全、肾积水、慢性前列腺炎、糖尿病肾病；⑤内分泌系统疾病，如甲状腺功能低下、肾上腺皮质功能低下、糖尿病；⑥生殖系统疾病，如性功能障碍、不育症；⑦骨骼系统疾病，如骨质疏松症、腰椎间盘突出症等。肾气丸主症多见腰酸痛或腰膝酸软，稍劳累即加重，畏寒肢冷，小便不利，但溲不黄、不热，或夜尿频多，面色皖白，舌淡有齿痕，苔白润，脉沉迟或弱。

基础研究证实，肾气丸具有神经保护，免疫调节，调节心率，改善糖脂代谢、水液代谢紊乱，抗氧自由基，抗衰老，抗疲劳，抗突变，调节性激素水平等作用[73-79]。肾气丸可恢复海马神经元细胞中 Ng 蛋白聚糖和非典型代谢性谷氨酸受体 5（mGluR5）的表达，改善糖尿病复合脑缺血模型大鼠的学习记忆能力[73]；具有免疫调节作用，表现为抑制免疫器官萎缩，调节免疫细胞及免疫球蛋白水平，且能减轻炎症反应[74]。金匮肾气丸可提高副交感神经张力与心室颤动阈值，降低室颤可能性[75]；具有降压功效，可以提高单纯使用西药降压的治疗效果[76]。加味肾气丸可通过下调肾组织白细胞介素 17（IL-17）的表达，阻断丝裂原活化蛋白激酶（MAPK）信号通路，从而保护肾脏，通过抑制精氨酸加压素（AVP）表达，下调水通道蛋白 2（AQP2）蛋白的表达，改善机体水液代谢紊乱[77]。肾气丸可使肾阳虚小鼠睾丸受损结构得到一定程度的恢复，提高睾酮分泌量，改善睾丸功能[78]。肾气丸可能有抑制细胞衰老与衰老相关分泌表型的作用，可明显改善体内自由基的损伤，调节免疫功能，抑制炎症，调节细胞衰老与抑制炎性反应，具有良好的延缓衰老的功效[74，79]。

13. 大黄䗪虫丸

本方适用于瘀停日久，或兼血虚的干血证，主症可见腹部胀满，或有肿块，痛处固定，两目暗黑，肌肤甲错，舌边尖有瘀点或瘀斑，脉涩等。大黄䗪虫丸可治疗符合上述证机的妇女瘀血经闭、良性肿瘤、肝脾肿大、慢性乙型肝炎、肝硬化、脑梗死后遗症、子宫肌瘤、结核性腹膜炎、脂肪肝、高脂血症、前列腺增生症、粘连性肠梗阻、脉管炎等疾病。

基础研究证实，大黄䗪虫丸能抑制肝星状细胞活化，逆转肝纤维化；能够有效辅助门冬氨酸乌氨酸治疗肝性脑病，减少患者肠道氨的吸收，促进肝细胞修复，改善肝功能及肝性脑病的症状；可明显改善患者血清透明质酸、白蛋白水平及 T 细胞亚群，对肝硬化腹水治疗有效[80]；大黄䗪虫丸可降低 CAC 模型小鼠的炎症和死亡率，其作用机制可能与促进 CAC 模型小鼠肠道自噬，改善肠道紧密连接相关[81]；大黄䗪虫丸具有降血脂作用，通过降低血清内皮肽含量，升高血清一氧化氮含量，保护内皮功能，发挥抗强直性脊柱炎的作用[82，83]。此外，大黄䗪虫丸可减轻糖尿病肾病大鼠足细胞细胞外基质沉积，改善肾血流动力学，抗炎症反应[84]。

14. 炙甘草汤

本方常用于治疗气血阴阳不足而出现脉结代、心悸怔忡等症状的心脏病，诸如冠心病、病毒性心肌炎、缓慢性心律失常、阵发性心房颤动、窦性心动过缓、病态窦房结综合征、频发性室性期前收缩等。关于炙甘草汤脉证特点及疗效，《经方实验录》指出："余用本方，无虑百数十次，未有不效者。其证以心动悸为主。若见脉结代，则其证为重，宜加重药量。……本汤证脉象数者居多，甚至百至以上；迟者较少，甚在六十至以下。服本汤之后，其数者将减缓，其缓者将增速，悉渐近于标准之数。盖过犹不及，本汤能削其过而益其不及，药力伟矣。"

基础研究表明，炙甘草汤可延长右心耳组织场电位时程，纠正心律失常，抑制大鼠心肌炎症及抗心肌损伤[85]，对于心力衰竭、心律失常、病毒性心肌炎心肌损伤具有良好效果；可通过钙通道、M受体增强膀胱括约肌功能[86]。炙甘草汤还具有纠正心率、抗心衰、保护心肌、增强平滑肌功能等作用，运用于心血管疾病、肺病、肝脾胃病、肿瘤等的治疗[87]。

15. 小青龙汤类方

小青龙汤是治疗慢性咳喘急性发作的祖方，既治溢饮，又治支饮。小青龙加石膏汤、射干麻黄汤、苓甘五味姜辛汤以及对误服小青龙汤后变证的处理，都可视为小青龙汤加减变通之方。临床治疗支气管哮喘、急慢性支气管炎、咳嗽变异性哮喘、哮喘急性发作、过敏性鼻炎、肺气肿、慢性阻塞性肺疾病、感冒后顽固性咳嗽、慢性肺心病等疾病，若外感风寒，水饮内停，主症为喘咳，痰涎清稀量多，恶寒发热，头身疼痛，无汗，脉浮紧，可用小青龙汤；若外寒里饮，饮郁化热，主症为咳喘，痰多清稀，烦躁，恶寒发热，无汗，脉浮，可用小青龙加石膏汤；若寒饮郁肺，主症有喉中痰鸣，胸中满闷，咳喘，痰白质稀，苔白滑或白腻，脉浮紧或浮弦，可用射干麻黄汤；若寒饮蕴肺而体质偏虚，主症为咳喘胸满，咯清稀白痰，背寒喜暖，苔白滑，脉弦，可用苓甘五味姜辛汤。

基础研究证实，小青龙汤具有抗过敏、非竞争性拮抗组胺 H_1 受体、抑制气道重塑、降低气道反应性等作用，以减轻支气管哮喘患者症状[88]；能减轻哮喘大鼠嗜酸性粒细胞对肺组织浸润，减轻气道炎症，降低气道高反应性；具有抑制Th2细胞亚群优势反应和调节免疫平衡的作用，从而减轻气道炎症，降低气道高反应性，减轻哮喘的症状和缓解哮喘的发作；能够显著提高哮喘大鼠肺组织壁肾上腺素能受体数目和环磷酸苷水平[89]。小青龙汤抗过敏作用的有效物质基础研究表明，小青龙汤提取物中氯仿、乙酸乙酯、正丁醇部位均有拮抗组胺 H_1 受体作用，尤以正丁醇部位拮抗作用最明显，麻黄碱和儿茶素可能是小青龙汤抗过敏作用的物质基础之一[90]。小青龙汤能够减少血清中的促炎因子和肺组织中炎症细胞的浸润，改善肺部炎症[91]；能够促进大鼠肺癌细胞凋亡，改善肺组织病理学变化[92]；小青龙汤可能通过抑制上皮细胞来源的胸腺基质淋巴细胞生成素（TSLP）表达，减弱了成熟树突状细胞诱导原始 $CD4^{+}T$ 细胞分化成辅助性 T 细胞 2(Th2）的能力，抑制 Th2 型免疫反应，缓解变态炎症反应[93]。小青龙汤能降低白细胞介素 5（IL-5）的功能，抑制酸性粒细胞的功能，降低细胞凋亡的抑制作用；上调肺组织糖皮质激素受体、肾上腺素能受体和转化生长因子的作用；选择性抑制Ⅰ型变态反应的 IPR 和 LPR，降低一氧化氮和内皮素的水平，抑制细胞亚群优势反应从而调节免疫平衡，以达到减轻气道炎症降低气道高反应性的疗效[94]。射干麻黄汤可减轻哮喘大鼠气道炎症，调节哮喘 Th1/Th2 失衡，降低气道高反应性，这可能是其治疗支气管哮喘的作用机制之一[95]。射干麻黄汤呈剂量依赖性减轻哮喘肺炎大鼠及急性呼吸衰竭大鼠的肺部病理损伤、炎症反应[82]，增强免疫效应，并下调肺组织 TSLP、TLR4 和 NF-κB 的表达[96]；可降低哮喘小鼠肺组织树突状细胞的数量，调节转化生长因子 β1（TGF-β1）及过氧化物酶体增殖物激活受体 γ（PPAR-γ）表达水平，抑制哮喘气道炎症和重塑[97]。苓甘五味姜辛汤可降低白细胞介素（IL-2、IL-4），提高水通道蛋白 1（AQP1）的表达，从而调节气道的液体分泌和炎症因子表达，起到治疗慢性支气管炎的作用[98]；可抑制慢性支气管炎大鼠支气管和肺组织中基质金属蛋白酶 9（MMP9）的升高，抑制慢性阻塞性肺疾病（chronic obstructive pulmonary disease，COPD）大鼠气道炎症，改善气道阻塞，降低 COPD 大鼠外周血 IL-8 的水平，抑制 COPD 大鼠支气管和肺组织中 ICAM-1 的升高，干预 COPD 气道炎症反应[99]；可以上调环磷酸腺苷（cAMP）、蛋白激酶 A（PKA）、水通道蛋白 5（AQP5）、环磷腺苷效应元件结合蛋白（CREB）基因的表达水平，增加气道液体分泌，治疗寒饮伏肺型哮喘[100]。另外还有研究发现此方能降低慢性支气管炎大鼠外周血中一氧化氮的水平，从而改善肺血管舒缩的动态平衡，维持血管、细支气管的正常张力以及肺血管、细支气管的结构重建，维持肺血管、细支气管内皮的完整性。

16. 桂枝汤

桂枝汤为“经方第一方”，是太阳中风表虚证代表方。桂枝汤辛温解肌，调和营卫，主治外感风寒，发热恶风，头痛项强，身痛有汗，鼻鸣干呕，苔白不渴，脉浮缓或浮弱，现用于治疗感冒、流行性感冒、原因不明发热、自汗盗汗等。桂枝汤亦有许多加减方，如桂枝麻黄汤、桂枝加桂汤、桂枝加芍药汤等，其主治的疾病更为广泛。

基础研究表明，桂枝汤对实验动物的汗腺分泌、体温、胃肠动力、免疫、血压有双向调节作用，可发挥抗炎、抗菌、抗病毒、抗过敏、镇痛、降血糖及保护心血管等作用。临床上桂枝汤加减化裁以治疗内、外、妇、儿等科的诸多疾病，其治疗范围涉及循环、免疫、泌尿、生殖、内分泌、消化、神经等多个系统[101]。桂枝汤具有双向调节体温的能力，能够影响中枢神经递质5-羟色胺、去甲肾上腺素、多巴胺的含量，改变下丘脑组织中相关蛋白的含量[102]。桂枝汤能增强正常大鼠的汗液分泌，而对汗腺分泌亢进的大鼠有抑制作用。桂枝汤可调节中枢下丘脑，血液，胃肠局部组织的胃动素、胃泌素、P物质、生长抑素及血管活性肠肽的含量，双向调节小鼠胃肠运动。桂枝汤能调节免疫细胞数，对免疫亢进、受抑状态均有调节作用。桂枝汤中的有效成分桂皮醛、桂皮酸、香豆素、原儿茶酸、芍药苷、甘草酸等具有抗炎、抗菌、镇痛、降血压、降血糖、保护心血管的作用[102]。

17. 小柴胡汤

本方临床应用甚为广泛，凡肝胆（胰）胃肠疾病，只要有柴胡证，便可应用，如用于治疗肝炎、胆囊炎、胰腺炎、胃炎等，亦可治疗多种发热性疾病。小柴胡汤有两大方面的适应证：一是外感热病，二是内伤杂病。凡具备少阳病、柴胡证即可用之。小柴胡汤除主治少阳病外，尚可辨证治疗内、外、妇、儿各科杂病，归纳如下：①外感热病，不论是《伤寒论》所说之少阳病，还是现在所说的病毒引起的流感、肺炎、腮腺炎等，只要见到少阳病的主症、主脉，皆可用小柴胡汤治疗，疗效显著。②小儿病，幼儿为稚阳之体，脾胃之气尚未充实，故多见小柴胡汤证。该方祛邪而不伤正，治疗小儿肺炎常用此方加石膏、苦杏仁、橘皮，若大便不通可加枳实、栝楼以通腑气，百日咳加竹茹、茯苓、青皮、陈皮、桔梗，消化不良加枳实或枳壳。③肝病，如急慢性肝炎、肝硬化、肝硬化腹水患者，用小柴胡汤治之均获良效。急性肝炎兼有黄疸者，多症见口渴、小便不利、黄疸、腹胀满等，用本方与茵陈蒿汤或五苓散合方。若是无黄疸型肝炎，用小柴胡汤随症加减皆效。血虚型的慢性肝炎症见口苦、胸满、食少、呕吐、心烦、胁下痞硬、腹部喜按等，用本方合当归芍药散治疗；若是血瘀型的慢性肝炎，症见口苦、心烦、胸腹满痛拒按，用本方合桂枝茯苓丸治疗。④胆与胰疾患，如两胁下痛，病性属于阳热者，基本用小柴胡汤加减。⑤外科病，如瘰疬，用小柴胡汤加海藻、昆布、牡蛎等软坚散结。⑥五官科疾病，如少阳耳聋，可单用小柴胡汤；若兼有水气上冲者，可与苓桂术甘汤合方；目赤甚或红肿，用本方加生石膏；鼻渊用本方加桔梗、辛夷、薄荷以辛透开窍；口腔糜烂、咽喉肿痛，用本方与桔梗汤合方，或加生石膏、栀子等。⑦妇科病，小柴胡汤可治热入血室，若是由肝胆情志不遂引起的气血不和，亦可用本方随症加减治之。

实验研究显示，小柴胡汤具有退热效果，可降低脂多糖诱导大鼠发热模型血清中IL-6、IL-1β、TNF-α含量[103]，在临床中应用于多种发热疾病的治疗。小柴胡汤可通过影响炎症介质的表达、减少炎性细胞因子的生成等方面发挥抗炎作用。小柴胡汤具有一定的抗 HBV-DNA 作用，表现出对肝组织病毒标志物的抑制能力。小柴胡汤可下调并切断非受体型酪氨酸蛋白激酶 2/ 信号传导和转录激活因子 3（JAK2/STAT3）信号通路的表达及信号传导，以抑制肝星状细胞的活化，发挥抗肝纤维化的作用。小柴胡汤具有调节内分泌的功能，对垂体 – 肾上腺 – 皮质功能和糖皮质激素具有双向调节作用，维持各类神经递质的稳态。小柴胡汤具有免疫调节作用，通过调节 T 淋巴细胞亚群、增强巨噬细胞和 NK 细胞杀伤活性等作用，以增强机体的免疫功能，用于治疗类风湿关节炎、自身免疫性肝炎、乙型肝炎、慢性肾小球肾炎、肾病综合征等多种免疫系统疾病。小柴胡汤具有激素样及非激素样抗炎作用，能抑制嗜中性粒细胞的趋化性，稳定细胞膜及溶酶体膜，抑制水解酶的释放并抑制巨噬细胞分解白三烯，从而减轻肝细胞的免疫损伤。小柴胡汤加味有明显的抗抑郁作用，其机制可能与上调大鼠海马的谷氨酸天冬氨酸转运体（EAAT1、EAAT2、EAAT3）基因和囊泡谷氨酸转运蛋白 1（VGLUT1）蛋白表达有关。小柴胡汤可调节子宫内膜异位症模型大鼠的免疫功能，可抑制细胞增殖及诱导异常增殖细胞凋亡，使异位内膜萎缩，降低血液、腹腔液和巨噬细胞培养液中 IL-8、TNF-α 的含量，纠正腹腔局部免疫失调状态，抑制血管生成，并促进异位内膜萎缩[104-106]。

18. 大柴胡汤

本方广泛应用于消化系统疾病，如急性胆囊炎、胆石症、急性胰腺炎、病毒性肝炎、胆汁反流性胃炎、粘连性肠梗阻等。临床多见发热或往来寒热，心下硬满疼痛，兼及两胁，或胁下硬痛，或腹痛偏于一侧，心烦喜呕，大便秘结，苔黄，脉弦有力。病机为胆胃壅阻，少阳阳明合病。

基础研究显示，大柴胡汤具有抗炎、利胆、止痛、降脂、改善胰岛素抵抗、保护胰岛 β 细胞功能、调控糖脂代谢、保护肝损伤、保护胃黏膜等作用[107-109]。大柴胡汤化裁方治疗胆囊炎、胆石症和胰腺炎，能够抗炎利胆和降低括约肌张力，收到缓急止痛的效果，对急、慢性炎症模型均具有强烈的抗炎作用。大柴胡汤对胃黏膜损伤具有明显的保护作用，能抑制组胺和五肽胃泌素所引起的胃酸分泌过多，能抑制乙醇和阿司匹林所引起的胃出血，有预防胃溃疡的作用。大柴胡汤能保护四氯化碳引起的大鼠急性肝损伤，改善肝损伤的氧代谢活性；对肝纤维化有直接抑制作用，临床上用于治疗肝功能持续异常、偏于实证的慢性活动性肝炎和初期肝硬化有效[109]。大柴胡汤具有降脂作用，能明显降低高脂血症模型大鼠、家兔的总胆固醇、甘油三酯、低密度脂蛋白胆固醇水平，明显升高高密度脂蛋白胆固醇水平；尤其能增加促进胆固醇脂化活性的载脂蛋白（ApoA- Ⅰ、Apo- Ⅱ），减少内因性胆固醇、内因和外因性甘油三酯与脂蛋白受体结合的载脂蛋白（B100，p48），从而防止动脉硬化的发生[107]。

19. 酸枣仁汤

本方多用于肝阴不足、心血亏虚、虚热内扰引起的失眠、盗汗、眩晕、惊悸等，主要涉及与失眠、精神障碍相关的疾病，如更年期综合征、脑出血急性期狂躁型精神障碍、心脏β受体亢进症、焦虑性神经症、抑郁症、神经衰弱、神经官能症等疾病符合上述病机者。

基础研究表明，酸枣仁汤具有神经调节、改善睡眠、增强记忆、抗焦虑抑郁等作用[110-112]。酸枣仁汤可提高下丘脑中5-羟色胺含量，维持海马中葡萄糖/γ氨基丁酸（GABA）平衡，改变失眠大鼠皮质钠-钾三磷酸腺苷酶和钙-镁三磷酸腺苷酶的活性，抑制海马NOD样受体热蛋白结构域相关蛋白3（NLRP3）、TLR4等炎症信号通路，具有改善睡眠、改善记忆、抗焦虑、抗抑郁及脑保护的作用[110]。酸枣仁汤能显著减少小鼠自主活动次数，增加阈下剂量戊巴比妥钠所致小鼠睡眠只数，延长阈上剂量戊巴比妥钠所致小鼠睡眠时间，说明酸枣仁汤具有明显的镇静催眠作用。酸枣仁汤加味可显著改善慢性抑郁大鼠行为学，其机制可能与下调谷氨酸受体（NMDAR2A、NMDAR2B）、非典型代谢性谷氨酸受体1（mGluR1）和钙调素依赖型蛋白激酶Ⅱβ（CaMKⅡβ）表达水平，上调谷氨酸受体1（GluR1）和钙调素依赖型蛋白激酶Ⅱα（CaMKⅡα）表达有关[111]。

20. 栝楼薤白三方

栝楼薤白三方为治胸痹常用方，主治痰饮壅盛、胸阳痹阻导致胸闷或胸背痛、短气、喘息、咳唾痰涎，甚至不能平卧者，常用于治疗符合上述证机的心绞痛、慢性胃炎、胸膜炎、乳腺增生等。因痰饮壅阻易致气滞血瘀，故临床应用时可适当加入活血化瘀之药。栝楼薤白白酒汤为宣痹通阳之基础方，主症是“喘息咳唾，胸背痛，短气”；栝楼薤白半夏汤用治胸痹心痛之痰气痹阻较重者；枳实薤白桂枝汤用治胸痹心痛之气滞较重者。三方相较，在治疗范围上，栝楼薤白白酒汤和栝楼薤白半夏汤主治心胸病变，枳实薤白桂枝汤则兼及两胁之症。

基础研究证实，栝楼薤白白酒汤具有保护心肌、改善血流动力学、抑制肺纤维化、抗氧化、抗炎、抗凋亡等作用[113-119]。栝楼薤白白酒汤可抑制乳酸脱氢酶、肌酸激酶的释放，改善心肌缺血再灌注后心肌组织病变，降低心梗指数。该方可降低缺血性脑卒中大鼠血小板聚集率，降血脂，降低血液黏稠度，改善血流动力学。栝楼薤白白酒汤含药血清能够通过下调肺巨噬细胞转化生长因子β1/细胞外调节蛋白激酶（TGF-β1/ERK1/2）通路，降低Ⅰ型及Ⅲ型胶原的表达，减轻纤维化程度[113，114]。

栝楼薤白半夏汤能通过抑制JAK2/STAT3通路表达、促进Hh信号通路表达，从而对抗慢性萎缩性胃炎大鼠的炎症活动[115]。该方可有效改善高脂饲料喂养的ApoE-/-小鼠血脂水平，升高 NO 的表达，抑制血管紧张素Ⅱ（Ang Ⅱ）、内皮素 –1（ET–1）、氧化 –LDL 的表达，并减少主动脉斑块的面积，改善血脂水平[116]。栝楼薤白半夏汤可以调节血管内皮细胞，提高 NO 水平，并能对抗血浆内皮素升高，防止心肌损伤，这可能是其保护血管内皮功能和抗心肌缺血的作用机制之一。此外，该方能够降低半乳糖凝集素 3（Gal–3）的表达，改善心肌梗死后大鼠的心功能，减轻心肌纤维化，减缓心肌梗死后心力衰竭的进程[117]。

枳实薤白桂枝汤可降低血脂及纤维蛋白原的水平，改善血浆黏稠度，清除自由基，降低耗氧，提高组织对低氧耐受程度及抗氧化作用，同时改善供血。此外，该方还具有抗炎及保护缺血再灌注心肌损伤的作用[118，119]。

在研究栝楼薤白白酒汤、栝楼薤白半夏汤及枳实薤白桂枝汤的不同配伍对心肌缺血、缺氧时的指标影响时，发现栝楼薤白三方均有延长小鼠常压耐缺氧时间的作用，但栝楼薤白白酒汤和栝楼薤白半夏汤优于枳实薤白桂枝汤。栝楼薤白三方均有对抗急性心肌缺血的趋势，其中以枳实薤白桂枝汤的作用明显。栝楼薤白三方均有降低心肌酶的趋势，在对过氧化物的影响中，枳实薤白桂枝汤的作用明显优于栝楼薤白白酒汤和栝楼薤白半夏汤[119]。

21. 苓桂术甘汤

凡饮停胃脘或胸胁，脾虚不运，以眩晕、胸胁支满或背冷如手大为主症者，均可选用本方，如梅尼埃病、胸腔积液、慢性充血性心衰、慢性胃炎、胃潴留等病变符合上述病机者，常用本方治疗。该方还可用于治疗一些局部有积液，且符合本方证病机的病变，如胆囊肿大、盆腔积液。

实验研究证实，苓桂术甘汤具有改善心功能、抑制心衰、抑制肾纤维化、抗过敏、调脂、减肥等作用[120]。苓桂术甘汤能够明显改善急性心肌梗死后心室重构的大鼠心脏舒缩功能，降低大鼠血清脑钠肽（BNP）含量，降低炎症因子水平，调控肾素 – 血管紧张素 – 醛固酮系统（renin–angiotensin–aldosterone system，RAAS），对抗心力衰竭。该方可降血脂，调节转化生长因子 –β1（TGF–β1）的表达，延缓肾纤维化进展，有效恢复肾功能。此外，还具有抗过敏、调节脂质代谢、改善肥胖的作用。苓桂术甘汤对充血性心衰大鼠心脏舒缩功能具有显著的改善作用；能明显促进小鼠非特异性和特异性免疫（包括体液免疫、细胞免疫）功能，对环磷酰胺（Cy）所致免疫功能低下模型小鼠的免疫功能具有显著改善作用；能改善机体水通道蛋白（AQP）的功能状态；能通过促进厌氧菌的生长、抑制需氧菌的生长，起到调节肠道菌群的作用；能明显降低佐剂性关节炎大鼠继发性验证区域白细胞介素 1β（IL–1β）、肿瘤坏死因子 α（TNF–α）及前列腺素 E_2（PGE_2）等的含量，具有抗炎作用[120]。

22. 小半夏汤

本方主治饮停心下、胃气上逆导致的呕吐，其脉症特点是呕吐痰涎或清水，口淡，不渴，苔白滑或白腻，脉弦或滑。本方被后世誉为“止呕祖方”，临床凡寒、热、虚、实所致的各种呕吐，经适当配伍皆可治疗。临床可用于治疗多种疾病过程中出现的呕吐，如急慢性胃炎、幽门不全梗阻、幽门水肿、胃部手术后功能性排空障碍、急性胆囊炎、梅尼埃病等及肿瘤化疗药物引起的呕吐，其中以水饮所致者疗效最好，对辨属其他证型的呕吐，需随症加味。

实验研究证实，小半夏汤可以拮抗 5- 羟色胺 3（5-HT3）受体激动剂和神经激肽 1（NK1）受体激动剂所致的大鼠异食癖，降低呕吐反射相关脑区的 Fos 蛋白表达，提示小半夏汤防治化疗性恶心呕吐作用与阻断 5-HT3 受体和 NK1 受体有关[121，122]。小半夏汤具有抗氧化作用，抑制胃肠道炎性相关因子核因子 κB（NF-κB）、IL-1β、TNF-α 的蛋白表达，防治化疗性胃肠黏膜炎[123，124]。小半夏汤能促进正常状态下小鼠的小肠推进运动，其作用可能是通过胆碱能受体、肾上腺素能受体、多巴胺受体系统介导，并能改善由左旋麻黄碱、多巴胺引起的小肠推进减慢，而对芬氟拉明引起的小肠推进功能减弱无效，提示小半夏汤对小肠功能的促进作用可能与多巴胺系统和肾上腺素系统有关。

23. 五苓散

本方适用于下焦水饮停蓄、膀胱气化不利所致病证，其辨证要点为小便不利、脐下悸、眩晕、呕吐清涎、苔白腻或白滑，治疗如急慢性肾炎、肾病综合征、尿路感染、外伤性尿潴留、肾功能不全、血液透析失衡综合征、小儿神经性尿频、脑积水、婴幼儿秋季腹泻、幼儿轮状病毒肠炎、急性胃肠炎等证属膀胱气化不利者，有较好疗效。

基础研究证实，五苓散具有显著利尿作用，可用于治疗急慢性肾小球肾炎、肾病综合征及肾功能不全[125]。五苓散可通过改善肾阳虚水肿大鼠内分泌状态，进而改善肾阳虚水肿大鼠的一般状态，并减轻肾脏病理损伤；同时，五苓散能通过下调肾脏水通道蛋白 2（AQP2）的表达，抑制水的重吸收，改善水肿状态，对肾阳虚水肿具有治疗作用，其治疗水肿的分子机制可能与下调肾脏 AQP2 的表达有关[126]。五苓散能有效降低糖尿病大鼠血清炎症因子水平，降低视网膜组织中血管内皮生长因子的表达，减轻水肿，保护血 - 视网膜屏障[127]。茵陈五苓散对 α- 萘异硫氰酸盐（ANIT）诱导幼龄大鼠胆汁淤积型肝损伤具有保护作用，其机制可能与抑制 Kelch 样环氧氯丙烷相关蛋白 1（Keap1）表达、上调核因子 E2 相关因子 2（Nrf2）表达、提高机体的抗氧化能力、减轻氧化应激损伤有关。[128]

24. 猪苓汤

本方用于治疗水热互结、郁热伤阴而小便不利的病证，以小便不利、灼热涩痛、心烦、舌红苔黄、脉数为主症者。临床如肾炎、肾结核、肾盂肾炎、尿路感染、肾积水、肾结石、尿路结石、乳糜尿等符合上述证机者，均可用猪苓汤化裁治疗。

药理研究证实，猪苓汤可改善阴虚水肿证大鼠躁动不安症状，降低阴虚水肿证大鼠肛温，增加尿量[129]。猪苓汤的利尿作用可能通过下调水通道蛋白 2（AQP2）mRNA 和蛋白表达而实现[130]。猪苓汤对高转移肺癌的转移属性具有一定的调节作用，可抑制肿瘤转移，改善肿瘤预后。猪苓汤能有效缓解草酸钙结晶，减缓体重的下降，预防大鼠肾结石[131]。

25. 十枣汤

本方属攻下逐水峻剂，适用于水饮邪盛、形气俱实之悬饮。其主症有咳唾牵引胸胁痛，苔白滑或白腻，脉沉弦有力等。符合上述证机的胸腔积液、腹水等病证，均可用之。

基础研究证实，十枣汤通过抑制肺组织Ⅲ型胶原（COL Ⅲ）和基质金属蛋白酶抑制剂 1（TIMP1）的表达改善博来霉素诱导的大鼠肺纤维化[132]。十枣汤与顺铂联用能够明显抑制恶性腹水和恶性胸水，延长恶性腹水小鼠生存期，降低胸膜组织微血管密度，其机制可能与升高白细胞介素 -2（IL-2）、干扰素 γ（IFN-γ）含量，降低肿瘤坏死因子 α（TNF-α）、核因子 κB（NF-κB）、血管内皮生长因子（VEGF）含量有关[133]。十枣汤能够减少部分特发性肺纤维化患者的胸部 HRCT 炎性渗出的表现，改善患者肺功能。动物实验证明，十枣汤能通过降低大鼠肺组织中 VEGF 和基质金属蛋白酶 9（MMP9）的表达，发挥抗纤维化的作用[134]。

26. 茵陈蒿汤

本方适用于湿热内蕴的阳黄证，其主症为身目发黄如橘子色，腹满而痛，口渴欲饮，烦躁，食则头昏目眩，小便短黄不利，大便秘结或黏腻不爽，舌红苔黄腻，脉滑数。本方可用于符合上述证机的疾病，如急性黄疸型肝炎、重症肝炎、肝硬化、肝癌、钩端螺旋体病、胆道蛔虫症、胆囊炎、胆石症、妊娠合并肝内胆汁淤积症等。

基础研究表明茵陈蒿汤可显著缓解大鼠肝组织的纤维化，这可能由于茵陈蒿汤具有抑制半胱氨酸蛋白酶 Caspase-12（Caspase12）通路以及 *Smad2* 基因的表达发挥抗纤维化和抗凋亡的作用有关[135]。长链非编码 RNA PVT1/ 微小 RNA 30a-5p 介导的细胞自噬和凋亡可能是茵陈蒿汤治疗重症急性胰腺炎的一个药物靶点[136]。茵陈蒿汤可通过调节大鼠细胞色素 P450 2E1（CYP2E1）的表达水平，减轻脂质异常代谢，降低组织炎症反应，改善肝功能，保护肝组织[137]。脂质代谢紊乱大鼠血脂指标、炎性因子及相关指标均可见异常升高表达，这种异常升高表达同时提示高脂血症、非酒精性脂肪肝以及糖尿病等相关疾病的发生风险有所上升。应用茵陈蒿汤 5 周后，上述各项指标均见明显下降，说明茵陈蒿汤具有调节血脂以及降低相关疾病发生风险的作用明确[138]。

27. 茵陈五苓散

本方适用于湿重于热的黄疸，其主症为身黄如橘子色，小便不利，呕恶纳呆，腹胀体倦，苔腻淡黄等。该方可用于符合上述证机的急性黄疸型肝炎、肝硬化、多种心脏病心力衰竭而见黄疸者。

实验研究证实，加味茵陈五苓散能够改善肝脂肪变性，可能与降低 miR-34a 的表达，进而提高过氧化物酶体增殖物激活受体 -γ 共激活因子 -1α（PGC-1α）和磷酸烯醇式丙酮酸碳羧化酶（PEPCK）表达，促进糖异生有关[139]。茵陈五苓散治疗肝硬化腹水的机制与降低血清一氧化氮（NO）、内皮素 1（ET-1）水平及调节肝脏水通道蛋白（AQP-2）基因表达有关[140]。茵陈五苓散可通过调节大鼠 RBP4 的表达水平，改善脂代谢，减缓脂肪变性程度，从而抑制脂质过氧化反应和减少细胞变性，进而保护肝组织，治疗非酒精性脂肪性肝病[141]。茵陈五苓散能有效治疗代谢综合征，其机制可能与降低血脂、血压、空腹血糖、空腹胰岛素、胰岛素、核因子 -κB（NF-κB）、肿瘤坏死因子（TNF-α）、白细胞介素 6（IL-6）的表达有关[142]。

28. 泻心汤

本方适用于火热炽盛、迫血妄行的吐血、衄血、便血、尿血等多种出血证，在辨证上当把握是暴病、新病，即或有吐血史，也应是暴发，除具出血一症外，兼有心中烦热，或热痛，面红、唇红，吐血鲜红，舌红苔黄，脉数有力等。泻心汤对符合上述证机的上消化道出血疗效尤佳。本方还可异病同治，用于胃脘痞塞、胃脘痛，以及糜烂性胃炎、食道炎、精神分裂症、癫痫、胆囊炎、胆石症、细菌性痢疾、口腔炎、痤疮、结节性红斑、带状疱疹、银屑病等多种疾病属火热炽盛者。

实验研究证实，大黄黄连泻心汤对体外培养的人胃黏膜上皮细胞 GES-1 细胞具有保护作用。通过调控核因子 -κB（NF-κB）信号通路关键因子 NF-κB、IκBα 和 IKKβ 蛋白表达以及白细胞介素（IL-4、IL-8）、血管内皮生长因子（VEGF）和肿瘤坏死因子（TNF-α）细胞因子的表达，达到保护胃黏膜作用[143]。大黄黄连泻心汤能够降低 2 型糖尿病大鼠血糖、血脂，调节糖脂代谢，维持大鼠体内糖脂稳态，并且能够改善受损胰岛细胞，并能够调节 AMP 依赖的蛋白激酶（AMPK）信号通路，通过激活 AMPKα，上调过氧化物酶体增殖物激活受体 -γ 共激活因子 -1α（PGC-1α）、葡萄糖转运体 4（GLUT4）的表达，改善 2 型糖尿病大鼠骨骼肌胰岛素抵抗（insulin resistance，IR）。大黄黄连泻心汤具有较好的改善胰岛素抵抗作用，其作用机制可能与促进骨骼肌 GLUT4 转位和蛋白表达有关[144]。

29. 吴茱萸汤

本方适用于肝胃虚寒、饮邪上逆引起的呕吐胸满，或呕吐伴见巅顶疼痛，或呕吐而胁腹胀满者。本方可用于治疗慢性胃炎、血管神经性头痛、高血压头痛、梅尼埃病、妊娠呕吐属肝胃虚寒者。

实验研究证实，吴茱萸汤可能通过调节血浆降钙素基因相关肽（CGRP）、P物质（SP）的含量以改善大鼠偏头痛症状，对偏头痛具有预防性治疗作用[145]。中剂量与高剂量的加味吴茱萸汤对高糖、高脂及饮酒所致的高血压大鼠有明显的降压效果[146]。应用吴茱萸汤对老年性高血压进行治疗，进一步保证了用药安全，有效改善患者状况，值得推广[147]。加味吴茱萸汤对自发性高血压大鼠具有降压作用，降低血管紧张素Ⅱ可能是其作用机制之一[148]。

30. 四逆汤

本方具有回阳救逆之功，用于治疗阳虚欲脱，冷汗自出，四肢厥逆，下利清谷，脉微欲绝者。临床应用表明四逆汤在治疗冠心病、心绞痛、动脉粥样硬化及抢救休克等方面具有良好效果。实验研究证实，四逆汤具有强心作用，可以改善心肌梗死所致的慢性心衰大鼠心功能障碍，发挥抗氧化的作用，作用机制可能与其提高抗氧化能力和减少氧化损伤两方面有关[149]。四逆汤具有免疫调节、抗动脉粥样硬化、保护心肌、保护脑缺血后损伤、抗休克、强心升压、保护肠黏膜等作用[150]。

31. 白头翁汤

本方除治疗肠道湿热胶结之热痢外，亦可用于治疗下焦湿热证，如膀胱湿热、湿热带下等。临床上可用于治疗急慢性菌痢、盆腔炎、尿路感染等病具备上述证机者。

实验研究证实，白头翁汤可以显著降低LPS诱导的Toll样受体4（TLR4）、TNF受体相关因子6（TRAF6）、细胞外调节蛋白激酶（ERK）的mRNA水平及蛋白表达，并降低LPS诱导的细胞下游炎性因子的分泌。白头翁汤通过抑制TLR4-ERK1/2信号通路缓解LPS诱导的大鼠肠黏膜微血管内皮细胞（RIMVECs）炎性反应，发挥抗炎作用[151]。针灸结合白头翁汤治疗大鼠溃疡性结肠炎的效果显著[152]。加味白头翁汤可以通过抑制p38MAPK-MLCK通路的激活，恢复紧密连接蛋白（Occludin、Claudin-1、ZO-1）的表达水平，降低血清中内毒素含量，促进肠黏膜机械屏障修复，维持紧密连接的完整性，降低肠黏膜的通透性，达到治疗溃疡性结肠炎的作用[153]。此外，白头翁汤合槐花散可以通过降低核因子κB（NF-κB）、网络细胞间黏附分子（ICAM-1）、血管细胞黏附分子-1（VCAM-1）表达，改善急性放射性直肠炎大鼠症状和直肠黏膜损伤[154]。

32. 大黄牡丹汤

本方主治肠痈热毒蕴蓄，营血瘀结，尚未成脓的里热实证，其主症有少腹肿痞疼痛，按之尤甚，或拒按，发热，时时汗出，或伴恶寒，舌红苔黄，脉数或弦滑，或迟紧有力等。本方适当加行气活血、清热解毒药，治疗符合上述证机的急性阑尾炎、阑尾周围脓肿、盆腔脓肿、急性盆腔炎等疾病有效。

实验研究证实，大黄牡丹汤和柳氮磺胺吡啶肠溶片对溃疡性结肠炎均有确切的治疗作用，能改善小鼠的临床症状及结肠黏膜损伤程度，且两者联合应用具有协同效应，作用机制可能与调节 Kelch 样环氧氯丙烷相关蛋白 1/ 核因子 E2 相关因子 2（Keap1–Nrf 2）信号通路、启动机体氧化应激调节程序、提高机体抗氧化能力有关[155]。大黄牡丹汤改善急性胰腺炎大鼠胰腺损伤，其作用机制可能与抑制 Toll 样受体 4/ 髓样分化初级应答基因 88（TLR4/MYD88）信号通路有关[156]。大黄牡丹汤可显著降低重症急性胰腺炎大鼠血清内炎性因子含量，改善其肝脏和胰腺病变组织，对肝、肾起到保护作用[157]。在常规治疗的基础上，配合大黄牡丹汤加减治疗慢性盆腔炎疗效显著，调节患者血清单核细胞趋化蛋白 –1（MCP–1）、胰岛素样生长因子 1（IGF–1）水平可能是其发挥疗效的途径之一[158]。

33. 乌梅丸

本方适用于肠中虚寒、蛔虫上扰所致的蛔厥，临床可见上腹痛，呕吐，甚则吐蛔，烦躁不安，痛剧则四肢厥冷，痛止则安静如常，脉象沉伏等。本方可用于治疗胆道蛔虫症、蛔虫性肠梗阻、胆汁反流性胃炎、反流性食管炎、慢性结肠炎、胆囊鞭毛虫症、十二指肠壅积症、胆汁性肝硬化继发肝肾综合征、急慢性菌痢、感染性休克、宫颈癌术后呕吐等病。

实验研究证实，乌梅丸通过调节结肠白细胞介素 6（IL–6）、肿瘤坏死因子 α（TNF–α）和环氧化酶（COX–2）表达，治疗大鼠溃疡性结肠炎[159]。乌梅丸可能通过调节肠道菌群干预 2 型糖尿病模型鼠 Toll 样受体 / 核因子 κB（TLRs/NF–κB）信号通路，从而达到对 2 型糖尿病的治疗[160]。加减乌梅丸颗粒通过调控 TGF–β1/Smad 信号通路，可恢复 Smad2/3 和 Smad6/7 的平衡，抑制 TGF–β1 信号在细胞内的转导，进而减少气道平滑肌增生以及Ⅰ型、Ⅲ型胶原蛋白沉积，抑制气道壁增厚，延缓气道重塑的发展，改善肺通气功能[161]。乌梅丸能抑制癌基因（c–Myc）、存活蛋白（Survivin）的表达，抑制 Wnt、c–Jun 氨基末端激酶（JNK）的表达，降低血清 TNF–α 的含量，并改善恶病质，治疗恶性肿瘤[162]。

34. 桂枝茯苓丸

本方临床应用非常广泛，凡病机与瘀血阻滞、寒湿凝滞有关的病证均可使用，如子宫肌瘤、卵巢囊肿、慢性盆腔炎、慢性附件炎、子宫内膜异位症、痛经等。

实验研究证实，桂枝茯苓丸具有抗炎作用，可能通过激活 ERβ，使前列腺的 ERβ 与 ERα 的表达比升高，改善前列腺炎症及 CNP 刺激性膀胱过度活动 [163]。桂枝茯苓丸具有抗肿瘤作用，可通过多靶点途径发挥治疗宫颈癌的作用，其治疗机制与调控核心相关蛋白、基因及信号通路密切相关 [164]。桂枝茯苓丸可通过下调 TIMP-1、TGF-β1 阳性的表达，降低肝纤维化程度，预防效果更为明显 [165]。桂枝茯苓丸可激活颗粒细胞磷脂酰肌醇 3- 激酶 / 蛋白激酶 B/ 雷帕霉素靶蛋白（PI3K/Akt/mTOR）信号通路，抑制颗粒细胞过度自噬，改善卵巢功能及胰岛素抵抗，恢复排卵，治疗大鼠排卵障碍 [166]。

35. 当归芍药散

本方适用于肝脾不调、气郁血滞湿阻导致的妊娠腹痛、妇人杂病腹痛、痛经、月经前后诸证、胎水肿满等妇科病。其主症有少腹拘急，绵绵作痛，伴头晕、面唇少华、纳少、体倦、小便不利，舌淡苔白润，脉弦细或弦缓等。本方广泛应用于妇科、内科、五官科、外科等符合上述证机的诸多疾病。

实验研究证实，当归芍药散可通过抑制足细胞内血管紧张素（Ang Ⅱ）与瞬时受体电位阳离子通道 6（TRPC6）的相互作用改善肾病综合征病理特征，进而改善足细胞结构完整性，修复肾小球分子屏障损伤，减缓肾病综合征蛋白尿的发展进程 [167]。当归芍药散可通过双特异性磷酸酶 9（DUSP9）介导的肝脏促分裂原活化蛋白激酶 /c-Jun 氨基末端激酶（ASK1/JNKp38）信号通路影响非酒精性脂肪肝小鼠模型 [168]。当归芍药散可能通过调控 NOD 样受体热蛋白结构域相关蛋白 / 含半胱氨酸的天冬氨酸蛋白水解酶 1（NLRP3/Caspase-1）信号通路抑制炎症小体活化，抑制神经炎症反应，从而发挥神经保护作用 [169]。当归芍药散联合西医常规治疗能有效抑制妊娠期子宫肌瘤增大，减少产科并发症和新生儿低出生体重发生，可能与降低黄体酮、人附睾蛋白 4、糖类抗原 125 表达水平有关 [170]。

36. 半夏厚朴汤

本方适用于痰气互结于咽喉引起的病证，其主症为咽中如有物梗塞，咯之不出，吞之不下，但饮食吞咽无碍，兼精神抑郁、心烦易怒、失眠、胸闷、善太息等症。本方可用治符合上述证机的慢性咽喉炎、慢性支气管炎、支气管哮喘、急性胃炎、眩晕及神经官能症等。

实验研究证实，对咳嗽变异性哮喘患者使用半夏厚朴汤合桔梗汤加减治疗，用药效果提升较显著，并且更利于促进肺通气功能的恢复 [171]。通过加味半夏厚朴汤的治疗可缩小甲状腺结节气郁痰阻型患者的结节直径，减少甲状腺结节数量，降低甲状腺结节气郁痰阻型患者的中医证候积分，改善甲状腺结节气郁痰阻型患者的中医证候 [172]。加味半夏厚朴汤联合质子泵抑制剂能有效改善气郁痰阻型胃食管反流症患者的临床症状、中医证候积分和胃食管反流症问卷（GerdQ 量表）评分，加味半夏厚朴汤对患者下食管括约肌压力（LESP）、远端收缩积分（DCI）有一定改善作用[173]。半夏厚朴汤联合针刺治疗脑卒中后吞咽障碍可明显降低患者焦虑、抑郁情绪，改善吞咽功能，降低吸入性肺炎的发生率，从而提高临床治疗效果[174]。加用半夏厚朴汤比单用西药治疗更能改善慢性阻塞性肺疾病合并焦虑抑郁状态患者的临床症状，提高其生活质量，且不良反应较少[175]。

37. 甘麦大枣汤

本方常用于治疗神经、精神疾患属心脾两虚者，如癔症，精神分裂症，神经衰弱，围绝经期综合征，小儿夜啼、盗汗、厌食等疾病具有本方证机者。本方常与养阴安神、化痰解郁之方合用，以增强疗效。该方尚可用作大病后气阴两伤的辅助饮食疗法。

实验研究证实，甘麦大枣汤通过调节 5- 羟色胺（5-HT）、P 物质（SP）、降钙素基因相关肽（CGRP）表达治疗大鼠焦虑型肠易激综合征[176]。越鞠甘麦大枣汤能改善产后抑郁小鼠的抑郁行为，可能与其上调小鼠海马烟酰胺腺苷二核苷酸（NAD）依赖性脱乙酰酶 / 细胞外调节蛋白激酶（SIRT1-ERK1/2）信号通路有关[177]。甘麦大枣汤能改善抑郁模型大鼠的抑郁行为，升高海马单胺递质含量，其作用机制可能与上调突触结构蛋白、缓解神经元突触损伤有关[178]。

38. 温经汤

本方适用于冲任虚寒兼有瘀血的月经病，其主症为少腹里急，腹满或疼痛拒按，崩漏不止或月经后期、量少甚或闭经，经期腹痛，并兼有气血不足症状等，常用治功能失调性子宫出血、子宫内膜增生、子宫内膜异位症、痛经、闭经、不孕、习惯性流产、胎动不安以及男子精室虚寒所致的不育症等符合上述证机者。

实验研究证实，温经汤加味能够通过调节半胱氨酸蛋白酶 8（Caspase-8）、基质金属蛋白酶 9（MMP9）、钙黏蛋白 E（E-cadherin）、神经型钙黏蛋白（N-cadherin）等因子水平异常表达，改善子宫内膜异位症肾虚血瘀证大鼠免疫抑制，阻断微血管新生，从而起到治疗子宫内膜异位症的作用[179]。温经汤对大鼠实验性子宫内膜异位症具有较好的治疗作用，作用机制与降低缺氧诱导因子 1α（HIF-1α）表达、改善异位病灶乏氧、诱导异位内膜线粒体损伤有关[180]。针灸结合温经汤能通过促进内膜增长、改善子宫内膜形态、降低子宫螺旋动脉阻力、改善子宫内膜下血流灌注情况，显著提高不孕症患者的子宫内膜容受性，并减轻患者肾虚宫寒的中医临床证候[181]。

39. 薯蓣丸

本方可作为素体气血阴阳俱虚，脾胃尤弱，又易感外邪而引发多种宿疾者的培补方，如用于具备上述病机特点的慢性肺心病、慢性荨麻疹、白细胞减少症、慢性肾炎、心功能减退、慢性疲劳综合征、肿瘤化疗、脑卒中后遗症等的防治，还可防治慢性乙型肝炎患者反复感冒。

现代药理研究证明，薯蓣丸具有改善免疫功能、抗疲劳等作用[182]。加减薯蓣丸能够改善APP/PS1小鼠的学习记忆能力和抑郁情况，能够抑制NOD样受体热蛋白结构域相关蛋白3/凋亡相关斑点样蛋白/半胱氨酸蛋白酶1（NLRP3/ASC/Caspase-1）通路促进小胶质细胞向M2表型转化，增加神经营养和修复功能，能够通过脑源性神经营养因子/Ras相关C3肉毒菌毒素底物/LIM激酶/丝切蛋白（1BDNF/Rac1/LIMK/Cofilin）通路促进树突棘稳定，改善学习记忆障碍[183]。加减薯蓣丸可改善阿尔茨海默病模型大鼠学习记忆能力，其作用机制可能与抑制海马肿瘤坏死因子α（TNF-α）、半胱氨酸蛋白酶（Caspase-3）表达有关[184]。加减无比薯蓣丸能显著提高视力，降低眼底评分，降低视网膜厚度，缓解中医证候[185]。

40. 大黄附子汤

本方适用于寒实内结引起的腹满痛病证，以胁腹胀满疼痛、拒按，大便不通，形寒肢冷，苔白黏腻，脉紧弦为主症者；可用于治疗具备上述证机的消化道溃疡、急性胆囊炎、胆石症、胆道蛔虫症、尿路结石等，亦可用本方灌肠治疗慢性肾衰。

实验研究证实，大黄附子汤能显著促进寒积便秘型小鼠的排便，增加其排便量[186]。大黄附子汤加减可以显著改善慢性肾衰竭大鼠的肾功能，纠正贫血，延缓肾组织纤维化进程，治疗慢性肾衰竭的机制可能是通过下调磷脂酰肌醇3-激酶/蛋白激酶B（PI3K/Akt）信号通路的表达实现[187]。大黄附子汤通过促进肠上皮紧密连接蛋白表达，减轻肠黏膜机械屏障的损伤，达到治疗重症急性胰腺炎的目的[188]。大黄附子汤可通过调节肠道运动和肠黏膜通透性调节炎症状态，发挥治疗脓毒症的作用[189]。

41. 大乌头煎

本方适用于阴寒痼结引起的脘腹痛、头痛、肢体关节痛，其主症为发作性脐腹剧痛（或头痛，或关节痛），畏寒，手足厥冷，不欲饮食，甚者冷汗出、唇青面白，脉沉紧或沉伏。具备上述证机的胃肠功能紊乱、胃肠痉挛、关节外伤后遗症、风湿性关节炎、类风湿关节炎等可用本方。

实验研究证实，乌头碱具有一定的强心作用，但易导致心律失常的发生。而电针与乌头碱联用，不仅可以更明显地改善心力衰竭大鼠心脏收缩功能，且可以减小乌头碱的毒性反应[190]。乌头汤对痛性糖尿病周围神经病变有一定的治疗作用，其作用机制可能与修复受损神经、改善神经传导功能及上调钾离子通道蛋白KCNQ2/5表达相关[191]。乌头汤通过改善关节缺氧，抑制低氧诱导因子-1（HIF-1α）表达，并促进热休克蛋白HSP70释放，减轻滑膜炎症及骨破坏，减缓人肿瘤坏死因子-α（TNF-α）转基因关节炎小鼠关节炎进展[192]。

42. 越婢汤

本方适用于风水相搏、内有郁热导致的风水，其主症为恶风、一身悉肿、口渴、续自汗出、表无大热，舌苔薄白或黄白相间而润，脉浮数或弦滑等，可用于治疗急性肾小球肾炎、肾病综合征符合上述证机者。

实验研究证实，越婢汤可上调阿霉素肾病大鼠肾组织水通道蛋白（AQP1、AQP2）的表达，减轻肾脏病理损害[193]。越婢汤可以通过调节膀胱兴奋性表达来改善膀胱逼尿肌不稳定引起的膀胱功能障碍，逼尿肌不稳定膀胱中卡哈尔间质细胞（ICCs）数量升高，膀胱组织和血清一氧化氮合酶（NOS）含量升高，血清、下丘脑和膀胱组织中 NGF 含量均降低，越婢汤可以明显下调膀胱 ICCs 细胞数量和膀胱组织 NOS 含量，上调血清、下丘脑和膀胱组织中神经生长因子含量，其对遗尿症的治疗机制可能与此有关[194, 195]。降低过敏性哮喘小鼠血清中 IgE 含量及肺组织匀浆中白细胞介素 4 浓度，是越婢加半夏汤治疗过敏性哮喘的可能作用机制之一[196]。越婢汤可能通过降低 AQP4 水平以减轻重症急性胰腺炎大鼠组织炎症损伤，肺组织中 AQP4 蛋白可能是越婢汤调节水液代谢的作用靶点；越婢汤也能改善重症急性胰腺炎大鼠 AK1 组织病理炎性损伤[197]。

43. 栀子大黄汤

本方适用于湿热黄疸热重于湿，病位偏于中上二焦者，其主症除“心中懊侬或热痛”外，还当有不能食、小便不利、足下热、腹满欲吐、鼻燥等。本方临床主要用于治疗热重湿轻之肝胆疾患或心经郁热者，如急性黄疸型肝炎、急性胆囊炎、胆道感染等疾病。文小平等[198]从历代瘟疫方剂数据库中检出栀子大黄汤及类方共 20 首，采用中药核心系数法对栀子大黄汤类方配伍研究，结果发现栀子、大黄、茵陈是湿热黄疸最基本和常用的药物。栀子大黄汤类方药物的药性以寒为主，药味以苦为主，寒温共用、苦辛结合是栀子大黄汤类方的配伍特点，也是湿热黄疸治疗方剂的性味配伍规律。

实验研究证实，栀子大黄汤能明显改善由高脂联合酒精饮食引起的肝损伤和肝脏脂肪性病变；栀子大黄汤对四氯化碳导致的急性肝损伤通过抑制氧化应激和抗肝细胞凋亡而发挥其保肝作用；栀子大黄汤可通过调节多条代谢途经而发挥抗酒精性肝损伤及利胆抗炎作用[199-202]。应用栀子大黄汤治疗热蕴血瘀型心系重症能有效改善心绞痛的发作次数、持续时间，提高疗效[203]。

（高彦彬　梁嘉俊　侯伟欣　赵慧玲）

参考文献

[1] 张家礼，陈国权．金匮要略理论与实践 [M]. 北京：人民卫生出版社，2009.

[2] 蒋厚文．张仲景药物配伍法初探 [J]. 陕西中医，1981，2（2）：19–21.

[3] 蒋厚文．张仲景药物配伍法再探 [J]. 天津中医，1987（4）：37–39.

[4] 李冀，毕君辉．张仲景药物配伍规律浅析 [J]. 中医药学刊，2006，24（1）：8–9.

[5] 张琦．《金匮要略》相反相成用药法探微 [J]. 成都中医学院学报，1992（2）：6–9.

[6] 武新亮，白子霞．葛根汤的临床应用研究进展 [J]. 光明中医，2020，35（14）：2272–2274.

[7] 阴继爱，戴岳，安树庞．葛根汤的药理和临床研究概况 [J]. 中华中医药学刊，2007，25（6）：1275–1277.

[8] 房伟．葛根药理作用研究进展 [J]. 中国药物经济学，2017，12（11）：159–160.

[9] 耿子凯．经方葛根汤抗甲型 H1N1 流感病毒的作用机制及药效物质研究 [D]. 济南：山东中医药大学，2019.

[10] 吴咸中，崔乃强，何清宇，等．通里攻下法在腹部外科疾病中的应用与基础研究 [J]. 医学研究通讯，2004，33（2）：25–26.

[11] 莫佳丽．小肠梗阻大鼠模型肠道菌群的变化及复方大承气汤对其影响 [D]. 天津：天津医科大学，2020.

[12] 闫云云．大承气汤对不完全性肠梗阻大鼠炎性反应保护作用的机理研究 [D]. 长沙：湖南中医药大学，2015.

[13] 孙必强，李美珍，李果丽，等．大承气汤对肠源性脓毒血症大鼠免疫功能的影响 [J]. 中国民族民间医药，2019，28（15）：13–15.

[14] 尚罗锐，刘宇寒，李金骁，等．大承气汤调控 Nrf2/TGFβ1/ERK 通路来减轻脂多糖诱导的急性肺损伤 [J]. 中国医院药学杂志，2021（19）：5–11.

[15] 魏江存，陈勇，谢臻，等．大承气汤的药理作用研究概况 [J]. 中国民族民间医药，2017，26（21）：70–72，74.

[16] 颜青．防己黄芪汤对小鼠 3T3–L1 前脂肪细胞分化及炎症因子基因表达的影响 [D]. 银川：宁夏医科大学，2017.

[17] 覃清霞，何娟，何欢，等．防己黄芪汤对人类风湿关节炎成纤维样滑膜细胞功能的影响 [J]. 时珍国医国药，2021，32（1）：24–27.

[18] 王建波，张晨新，马永钢，等 . 防己黄芪汤对肥胖型高血压大鼠血管内皮保护作用机制研究 [J]. 江苏中医药，2020，52（7）：83–87.

[19] 杨柳，李爱平，张王宁，等 . 黄芪及含黄芪经方在治疗肾病方面的药理作用及临床应用研究进展 [J]. 中草药，2018，49（14）：3419–3424.

[20] 冯劲立，沈海蓉，李想，等 . 防己黄芪汤对复合造模肝纤维化小鼠肝线粒体过氧化损伤的影响 [J]. 中药新药与临床药理，2010，21（5）：506–508.

[21] 王星，薛宁，李洪雷，等 . 防己黄芪汤对高尿酸血症小鼠降尿酸及肾保护作用机制的研究 [J]. 中国中药杂志，2020，45（21）：5248–5255.

[22] 杨瑶，石月萍 . 防己黄芪汤对大鼠心肌纤维化的保护作用 [J]. 中药药理与临床，2017（2）：18–23.

[23] 李晓文，倪青，林兰 . 白虎加人参汤辨治消渴病理论探微 [J]. 世界中医药，2021，16（5）：691–695.

[24] 刘旭 . 仲景消渴证治思想及白虎加人参汤改善 MKR 转基因小鼠 2 型糖尿病的作用研究 [D]. 长沙：湖南中医药大学，2019.

[25] 蒋宛瑾 . 白虎加人参汤对 MKR 转基因 2 型糖尿病小鼠肠道黏膜屏障的影响 [D]. 长沙：湖南中医药大学，2020.

[26] 张保国，刘庆芳 . 白虎加人参汤药理研究及其临床应用 [J]. 中成药，2012，34（5）：918–921.

[27] 管家齐，孙燕，陈文东 . 百合地黄汤对抑郁模型小鼠脑内单胺类神经递质的影响 [J]. 中国实验方剂学杂志，2010，16（9）：131–133.

[28] 薛剑，李冀 . 百合地黄汤对抑郁模型大鼠行为及海马内单胺类神经递质和单胺氧化酶含量的影响 [J]. 中医药学报，2018，46（1）：109–111.

[29] 黄建波，郑小伟，包素珍 . 加味百合地黄汤对 Lewis 肺癌小鼠抗肿瘤转移作用机制的研究 [J]. 现代中西医结合杂志，2006（23）：3187–3189.

[30] 刘职瑞，杨波，刘芳，等 . 基于代谢组学的百合知母汤治疗抑郁症的作用研究 [J]. 第三军医大学学报，2019，41（20）：1917–1925.

[31] 李子雯，贾丹，党院霞，等 . 百合知母汤总皂苷调节 5–HT 功能治疗抑郁症的作用机制 [J]. 中国实验方剂学杂志，2018，24（19）：131–138.

[32] 安耀荣，司晓丽，王燕，等 . 百合知母汤下调钙调神经磷酸酶表达从而抑制气道重塑 [J]. 中华中医药杂志，2018，33（2）：715–718.

[33] 司晓丽，王燕，党文呈，等 . 百合知母汤对支气管哮喘大鼠气道炎症的影响 [J]. 中医杂志，2017，58（17）：1499–1502.

[34] 许惠琴，王华富，高钦，等 . 百合知母汤含药血清对大鼠卵巢颗粒细胞的保护作用 [J]. 广州中医药大学学报，2009（6）535–538.

[35] 石铖，王茜，刘宇，等 . 基于 Keap1/Nrf2/ARE 信号通路探讨半夏泻心汤对慢性萎缩性胃炎大鼠的影响及作用机制 [J]. 中国实验方剂学杂志，2021（21）：1–8.

[36] 王国军，朱延涛 . 半夏泻心汤去滓再煎对功能性消化不良大鼠胃肠排空的影响 [J]. 海峡药学，2020，32（4）：31–33.

[37] 赵婧玮 . 基于临床及实验探讨半夏泻心汤的促胃肠动力作用及脑肠肽相关机制 [D]. 上海：上海中医药大学，2019.

[38] 贾瑞，王萌，闫曙光，等 . 基于巨噬细胞极化探讨寒热并用法治疗溃疡性结肠炎的作用机制 [J]. 中医学报，2021，36（5）：915–919.

[39] 吴娜媛 . 半夏泻心汤调控氧化应激及 NF–κB/iNOS 信号通路改善 T2DM–IR 的分子机制研究 [D]. 四川：成都中医药大学，2019.

[40] 杨茂艺，胡志鹏，岳仁宋，等 . 半夏泻心汤通过调控“肠道菌群 – 宿主”代谢对 2 型糖尿病大鼠胰岛功能的影响 [J]. 中华中医药杂志，2021，36（4）：2025–2032.

[41] 杜立娟，孙敏，王凡，等 . 半夏泻心汤对糖尿病胰岛 β 细胞凋亡的影响 [J]. 辽宁中医杂志，2020，47（4）：156–159.

[42] 陈桥英 . 甘草泻心汤对溃疡性结肠炎大鼠 TLR4/NF–κB 炎症信号通路的调控作用研究 [D]. 福州：福建中医药大学，2021.

[43] 沈雁，钟继红，倪思忆，等 . 甘草泻心汤调控 PERK–elF2α–CHOP 信号通路保护应激态肠上皮细胞屏障的机制 [J]. 中国药理学通报，2021，37（5）：717–723.

[44] 邱邦东，臧月，王生，等 . 鳖甲煎丸改善肠道菌群失调治疗大鼠非酒精性脂肪肝的机制探讨 [J]. 中国实验方剂学杂志，2017，23（4）：145–151.

[45] 刘丹，周祯祥，马师师 . 鳖甲煎丸的临床与实验研究述评 [J]. 中药与临床，2018，9（1）：33–35，38.

[46] 孙海涛，贺松其，文彬，等 . 鳖甲煎丸对肝癌细胞中 Wnt 信号分子 β–catenin、GSK–3β 及靶基因 CD44v6、VEGF 的影响 [J]. 南方医科大学学报，2014，34（10）：1454–1458.

[47] 董超，黄威，高伟敏，等 . 鳖甲煎丸对动脉粥样硬化大鼠血脂及 ICAM–1 表达的影响 [J]. 时珍国医国药 2011，22（1）：129–131.

[48] 符宇，余海滨，李真，等 . 鳖甲煎丸对糖尿病合并动脉粥样硬化大鼠血脂、血管内皮功能以及基质金属蛋白酶 9 的影响 [J]. 世界科学技术 – 中医药现代化，2014，16（5）：1010–1013.

[49] 乌凯迪，宋莹，王振，等 . 侯氏黑散治疗缺血性脑卒中现代药理研究进展 [J]. 辽宁中医药大学学报，2020，22（11）：162–165.

[50] 陆跃，刘建红，赵晖，等 . 侯氏黑散对脑缺血大鼠神经导向因子及 Rho GTP 酶的影响 [J]. 首都医科大学学报，2017，38（6）：891–896.

[51] 陆跃，赵晖，姚晓泉，等 . 侯氏黑散中风药、补虚药对脑缺血大鼠轴突生长抑制信号通路 Nogo–A/NgR 与 RhoA/Rock2 的影响 [J]. 北京中医药大学学报，2016，39（12）：1017–1021.

[52] 相阳阳，王璇，张秋霞 . 侯氏黑散含药血清对氧糖剥夺损伤血管内皮细胞 PLCγ2/ERK 及 TGF–β/Smad2/3 表达的影响 [J]. 北京中医药大学学报，2019，42（11）：934–939.

[53] 常佳慧 . 侯氏黑散及其代表性化学成分对脑缺血后神经血管单元损伤的保护作用及机制研究 [D]. 北京：首都医科大学，2017.

[54] 杨爽 . 基于 JAK/STAT 通路探讨桂枝芍药知母汤对 TNF–α 诱导的 MH7A 细胞的抗炎作用 [D]. 四川：成都中医药大学，2019.

[55] 房树标 . 基于 TLRs–MyD88 与 NLRP3 通路的桂枝芍药知母汤治疗大鼠痛风性关节炎的作用机制研究 [D]. 武汉：湖北中医药大学，2016.

[56] 彭兰驭 . 桂枝芍药知母汤对 CIA 模型大鼠关节炎症与骨损伤影响的实验研究 [D]. 四川：成都中医药大学，2019.

[57] 谢健，谭丽雯，江福能，等，桂枝芍药知母汤缓解类风湿关节炎的网络调控机制研究 [J]. 广东药科大学学报，2019（4）：529–534.

[58] 孙力威 . 黄芪桂枝五物汤对阳虚寒凝型骨关节炎疼痛的作用及机制研究 [D]. 太原：山西中医药大学，2020.

[59] 赵乐 . VEGF 网络调控在黄芪桂枝五物汤治疗膝骨关节炎模型大鼠中的作用研究 [D]. 四川：成都中医药大学，2019.

[60] 赵乐，李艳彦，王永辉，等 . 黄芪桂枝五物汤对骨关节炎大鼠血管新生的作用 [J]. 中国实验方剂学杂志，2019，25（3）：87–93.

[61] 周雯，方颖，储全根，等．黄芪桂枝五物汤对糖尿病周围神经病变大鼠血清 IL-1β、TNF-α、NGF 和坐骨神经 NGF mRNA 的影响 [J]. 安徽中医药大学学报，2020，39（3）：67-71.

[62] 韩杰，章晓云，陈日兰，等．黄芪桂枝五物汤治疗骨关节炎网络药理学及分子对接技术分析 [J]. 中国组织工程研究，2021，25（14）：2224-2230.

[63] 刘伟伟，史丽强，万强，等．基于 NLRP3 炎性体探究黄芪桂枝五物汤对 IgA 肾病小鼠肾脏保护机制 [J]. 中华中医药杂志，2018，33（5）：1746-1751.

[64] 刘伟伟．黄芪桂枝五物汤调控 AT1R/Nephrin/c-Abl 通路改善 IgA 肾病足细胞骨架蛋白表达的机制研究 [D]. 上海：上海中医药大学，2019.

[65] 韩雪珍．基于热敏通道 TRPA1 探讨小建中汤对肠道炎症大鼠胃肠动力异常的影响 [D]. 北京：北京中医药大学，2021.

[66] 许丽美．基于脑 - 肠轴研究加味小建中汤对消化性溃疡的修复效应 [D]. 厦门：厦门大学，2018.

[67] 王萌．基于线粒体自噬研究小建中汤抑制 NLRP3 炎症小体活化治疗抑郁症的机制 [D]. 成都：成都中医药大学，2020.

[68] 郝佳梦，周庆莹，陈章风，等．小建中汤激活 Keap1-Nrf2-ARE 信号通路抗小鼠运动性疲劳的作用 [J]. 中国老年学杂志，2019，39（23）：5800-5803.

[69] 陈小娟，曾梅艳，宋厚盼，等．黄芪建中汤对脾胃虚寒证胃溃疡大鼠的影响 [J]. 中成药，2020，42（4）：867-874.

[70] 闫曙光，任杰，潘亚磊，等．黄芪建中汤抗疲劳机制研究 [J]. 世界科学技术 - 中医药现代化，2020，22（3）：799-803.

[71] 王红伟，刘旺根，丁瑞敏．黄芪建中汤对脾虚大鼠血液成分及细胞免疫功能的影响 [J]. 河南中医药学刊，2002（6）：16-17.

[72] 张云端，于得海．黄芪建中汤降血糖作用的实验研究 [J]. 辽宁中医学院学报，2004，6（4）：338-338.

[73] 王玲玉，谭涛，陈伟燕．金匮肾气丸对糖尿病复合脑缺血模型大鼠认知功能障碍的影响及其机制研究 [J]. 中国现代医生，2019，57（24）：37-40.

[74] 郭煜晖，张长城，胡璇，等．肾气丸药理作用与机制的相关研究进展 [J]. 中国老年学杂志，2021，41（1）：208-211.

[75] 宋洪佳．金匮肾气丸加减治疗肾气虚型室性早搏的临床观察 [D]. 太原：山西中医药大学，2021.

[76] 郭继臻 . 金匮肾气丸加减治疗肾气虚型原发性高血压病的临床研究 [D]. 太原：山西中医药大学，2020.
[77] 崔言坤 . 基于加味肾气丸（汤）对肾阳虚水肿模型大鼠影响的组方配伍研究 [D]. 哈尔滨：黑龙江中医药大学，2020.
[78] 朱庆均，肖丽，杨军，等 . 基于 Fas/FasL 途径的金匮肾气丸对肾阳虚模型睾丸细胞凋亡的影响 [J]. 时珍国医国药，2017，28（2）：272–276.
[79] 史同霞，王学华 . 金匮肾气丸的药理研究及临床应用进展 [J]. 中央民族大学学报（自然科学版），2019（2）：4.
[80] 黄露，刘旭东，李品桦，等 . 大黄䗪虫丸在肝脏疾病中的研究进展 [J]. 中国中西医结合消化杂志，2021，29（5）：364–369.
[81] 戴国梁，杨欣怡，陈闪闪，等 . 大黄䗪虫丸对 AOM/DSS 诱导结肠炎相关结直肠癌小鼠的抑制作用 [J]. 药学与临床研究，2021，29（1）：1–6.
[82] 张艳慧，郭素丽，王艳娜，等 . 大黄䗪虫丸对血脂异常大鼠脂联素及瘦素的影响 [J]. 中国老年学杂志，2011，31（19）：3768–3770.
[83] 张艳慧，司秋菊，郭素丽，等 . 大黄䗪虫丸对动脉粥样硬化模型大鼠内皮功能的影响 [J]. 中国老年学杂志，2011，31（11）：2012–2014.
[84] 谢帆，吴思雨，许陵冬 . 大黄䗪虫丸对慢性肾脏病肾脏保护作用的研究进展 [J]. 世界科学技术 – 中医药现代化，2020，22（6）：1803–1806.
[85] 魏殊豪，周亚滨 . 炙甘草汤药理研究及临床应用进展 [J]. 世界最新医学信息文摘，2020，20（89）：63–64.
[86] 赵晨宇，范增光，杨建飞，等 . 炙甘草汤治疗心系疾病的研究进展 [J]. 中国中医急症，2020，29（5）：937–940.
[87] 王思文 . 炙甘草汤的临床应用及实验研究 [J]. 吉林中医药，2018，38（1）：96–98.
[88] 吕巧玉，麻文菁，陶孟瑶，等 . 小青龙汤治疗支气管哮喘研究进展 [J]. 中国处方药，2021，19（2）：26–28.
[89] 姚玉兰，龚享文，黄美杏 . 小青龙汤的药理作用及其治疗支气管哮喘的作用机制研究 [J]. 广西中医学院学报，2008（4）：51–53.
[90] 郑永艳，周园，周联，等 . 小青龙汤抗过敏作用及其机制研究 [J]. 时珍国医国药，2017，28（5）：1052–1055.
[91] 郑爽 . 基于 PI3K/Akt/mTOR 信号通路的小青龙汤方证机制研究 [J]. 山西中医药大学学报，2021（1）：29–32.

[92] 李慧，冷静，赵磊 . 小青龙汤对肺癌大鼠 VEGF/VEGFR 信号通路的影响研究 [J]. 现代中西医结合杂志，2021，30（6）：598–602.

[93] 杨荣刚 . 小青龙汤通过调控 TSLP 治疗变应性鼻炎的临床与实验研究 [D]. 广东：广州中医药大学，2018.

[94] 马莉娜，杨涛 . 小青龙汤方证及方药作用机理研究 [J]. 河南中医，2007，27（5）:6–7.

[95] 陈永昶，林利，茆俊卿，等 . 射干麻黄汤对急性呼吸衰竭模型大鼠的干预效果及作用机制研究 [J]. 中国中医急症，2020，29（6）：966–969，993.

[96] 陈豪，陈军红，沈旭波，等 . 射干麻黄汤对哮喘性肺炎大鼠肺部炎症反应及免疫反应的影响 [J]. 广州中医药大学学报，2020，37（2）：317–323.

[97] 张丽 . 射干麻黄汤对慢性哮喘小鼠气道炎症和气道重塑的影响 [D]. 哈尔滨：黑龙江中医药大学，2010.

[98] 刘荣强 . 苓甘五味姜辛汤对慢性支气管炎模型大鼠的疗效及机制探讨 [D]. 成都：成都中医药大学，2019.

[99] 倪明芳 . 苓甘五味姜辛汤对慢性阻塞性肺疾病模型大鼠炎症介质影响的实验研究 [D]. 武汉：湖北中医药大学，2009.

[100]李岩 . 苓甘五味姜辛汤对寒饮伏肺型哮喘大鼠 cAMP–PKA 通路相关分子表达的影响 [D]. 兰州：甘肃中医药大学，2016.

[101]袁海建，李卫，金建明，等 . 桂枝汤化学成分、药理作用机制与临床应用研究进展 [J]. 中国中药杂志，2017，42（23）：4556–4564.

[102]亭晔，刘玥芸，陈家旭 . 桂枝汤对体温双向调节作用的研究进展 [J]. 中国医药导报，2016，13（20）：44–47.

[103]丁鑫，钱占红，任存霞，等 . 小柴胡汤现代煎法与仲景“去滓再煎”对脂多糖致热大鼠模型的影响 [J]. 中国中医药现代远程教育，2020，18（8）：125–127.

[104]曹秋梅，许周洁，聂源，等 . 浅析小柴胡汤近十年药理研究与临床应用 [J]. 亚太传统医药，2017，13（2）：76–77.

[105]张志雄，刘春芳，刘明洋，等 . 小柴胡汤的药理作用及临床应用研究进展 [J]. 中医药临床杂志，2021，33（3）：580–584.

[106]龙馨，彭旋，梁爱武 . 小柴胡汤实验及临床应用研究综述 [J]. 山东中医杂志，2020，39（8）：882–886.

[107]刘洋，庞敏 . 大柴胡汤治疗高脂血症概况 [J]. 实用中医内科杂志，2017，31（6）：86–89.

[108]秦中朋，江始源．基于脂质代谢异常机制探讨大柴胡汤治疗Ⅱ型糖尿病的研究进展[J]. 中国中医药现代远程教育，2020，18（14）：156–159.

[109]朱瑄．大柴胡汤药理研究及临床新用[J]. 中国中医药现代远程教育，2010，8（17）：272–273.

[110]刘莹，管彤，梁昊都，等．酸枣仁改善睡眠药理作用及其机制研究[J]. 中医药信息2021，38（3）：82–86.

[111]郭海波，张丛，王慧．酸枣仁汤中枢药理实验研究进展[J]. 河南中医，2019，39（2）：307–311.

[112]吕建伟，刘园园．小柴胡汤合酸枣仁汤抗失眠药理作用及临床应用[J]. 内蒙古中医药，2020，39（9）：163–165.

[113]刘义楠，刘明．栝楼薤白汤的药理学研究进展[J]. 中医药信息，2017，34（2）：128–131.

[114]吕凌燕，李瑞琴，孙春霞，等．栝楼薤白汤含药血清对博来霉素诱导的大鼠肺泡巨噬细胞纤维化的影响[J]. 中医学报，2020，35（4）：827–830.

[115]李一芳，查安生，胡建鹏，等．栝楼薤白半夏汤加味对慢性萎缩性胃炎大鼠的作用机制研究[J]. 中国临床药理学杂志，2021，37（16）：2201–2205.

[116]李金曦，赵吉艳，王均宁，等．栝楼薤白半夏汤调节 $Apoe^{-/-}$ 小鼠动脉粥样硬化的疗效与机制研究[J]. 中医药学报，2020，48（2）：25–30.

[117]刘彩红，李洪雷，张倩，等．栝楼薤白半夏汤对心肌梗死后大鼠 Gal–3 蛋白表达的影响[J]. 中国实验方剂学杂志，2020，26（16）：50 55.

[118]苟玉东，徐双，姜晓旭，等．枳实薤白桂枝汤的研究进展[J]. 国医论坛，2018，33（3）：68–70.

[119]马思清，谢春毅．栝楼薤白三方防治冠心病的研究现状[J]. 西部中医药，2012，25（10）：118–120.

[120]高敏，周淑丽，解红霞，等．苓桂术甘汤化学成分及药理学作用研究进展[J]. 内蒙古医科大学学报，2019，41（4）：442–445.

[121]冯晓娣．小半夏汤对化疗性异食癖模型大鼠 5–HT_3R/CaM/CaMK Ⅱ /ERK1/2 信号通路的影响[D]. 广东：广东药科大学，2020.

[122]杜静，张启龙，李贵生，等．小半夏汤对 1–PBG 和 P 物质致异食癖大鼠脑干 Fos 蛋白表达的影响[J]. 中药药理与临床，2019，35（4）：15–20.

[123]杜静，张启龙，李贵生，等．小半夏汤对化疗致胃肠黏膜炎模型大鼠胃肠组织 NF-κB、IL-1β、TNF-α mRNA 和蛋白表达水平的影响 [J]. 山东中医杂志，2018，37（12）：1020-1026.

[124]杜静，张启龙，李贵生，等．小半夏汤对化疗大鼠胃肠黏膜修复及其抗氧化应激作用的研究 [J]. 辽宁中医杂志，2018，45（4）：851-853，896.

[125]龚友兰，黄惠芬，刘珍，等．五苓散治疗肾系疾病临床及实验研究进展 [J]. 中国实验方剂学杂志，2021，27（13）：199-206.

[126]于滢．五苓散调控阳虚水肿大鼠水液代谢及与肾脏 AQP2 相关性的研究 [D]. 黑龙江：黑龙江中医药大学，2020.

[127]陈茜，王菁，魏伟．五苓散对糖尿病视网膜病变大鼠血 - 视网膜屏障的保护作用 [J]. 国际眼科杂志，2019，19（2）：204-208.

[128]王新芳，胡晨旻，赵真，等．茵陈五苓散对胆汁淤积幼龄大鼠肝功能保护作用 [J]. 中国公共卫生，2021，37（10）：1521-1526.

[129]徐文峰，何泽云，唐群，等．阴虚水肿证大鼠模型的建立及猪苓汤的干预作用 [J]. 中医学报，2018，33（9）：1686-1689，1727.

[130]徐文峰，何泽云，唐群，等．猪苓汤对“阴虚水肿”证大鼠肾脏 NHE3 表达的影响 [J]. 世界中西医结合杂志，2018，13（8）：1041-1045.

[131]王泽颖，冯德杰．猪苓汤证治研究进展 [J]. 中国中医药现代远程教育，2017，15（3）：143-145.

[132]赵晓婷，王燕青，牛晓，等．十枣汤对肺纤维化大鼠肺组织Ⅲ型胶原和基质金属蛋白酶抑制因子 1 表达的影响 [J]. 河北中医，2020，42（7）：1054-1059，1123.

[133]邓甜甜．十枣汤联合顺铂干预恶性腹水、恶性胸水的作用机制研究 [D]. 济南：山东中医药大学，2019.

[134]逄淑婷．十枣汤治疗特发性肺纤维化的疗效观察及对 VEGF、MMP-9 表达的影响 [D]. 济南：山东中医药大学，2019.

[135]张贵贤，李木松，魏媛媛，等．茵陈蒿汤对肝纤维化大鼠 Caspase-12 通路以及 TIMP-1、Smad2 的影响 [J]. 实验动物科学，2020，37（2）：47-52.

[136]项红，胡凤林，陶旭锋，等．茵陈蒿汤调控 lncRNA PVT1/miRNA-30a-5p 信号通路对重症急性胰腺炎大鼠模型的保护作用 [J]. 临床肝胆病杂志，2021，37（1）：147-152.

[137]谭婷，何栋，朱红梅，等．茵陈蒿汤对非酒精性脂肪性肝病大鼠细胞色素氧化酶 P450-2E1 影响研究 [J]. 吉林中医药，2020，40（11）：1505-1508.

[138]赵嘉晶，岳瑶函，施永美，等．茵陈蒿汤对脂代谢紊乱模型大鼠 CH、LDL-C、TAG 影响的实验研究 [J]. 中国中医急症，2018，27（8）：1387-1390，1395.

[139]郑丁，时昭红，郭洁，等．加味茵陈五苓散对非酒精性脂肪肝模型大鼠 miR-34a 及糖异生的影响 [J]. 天津中医药，2021，38（4）：511-514.

[140]苏林红，柳侠平，林军．茵陈五苓散对肝硬化腹水大鼠模型的影响 [J]. 中国现代应用药学，2020，37（2）：161-164.

[141]谭婷，何栋，朱红梅，等．茵陈五苓散对非酒精性脂肪性肝病模型大鼠 RBP4 的影响 [J]. 中医学报，2020，35（2）：344-347.

[142]黄玉萍，魏爱生，蔡海荣，等．茵陈五苓散对代谢综合征大鼠糖脂代谢、胰岛素抵抗和炎性因子的影响 [J]. 动物医学进展，2018，39（10）：70-73.

[143]包雨晴．基于大黄黄连泻心汤逆转 GES-1 细胞损伤探讨其煎服方法 [D]. 南京：南京中医药大学，2018.

[144]郝建华，包毅敏，包芸，等．大黄黄连泻心汤对 2 型糖尿病大鼠骨骼肌中 AMPKα、PGC-1α、GLUT4 表达的影响 [J]. 中国医药导报，2019，16（33）：13-18.

[145]唐莹，曹姣仙，王海颖，等．经方吴茱萸汤对偏头痛模型大鼠的预防性治疗作用研究 [J]. 中国中医药科技，2020，27（6）：866-869.

[146]吴浩杰，周瑞堂，倪宁．加味吴茱萸汤对高糖高脂及饮酒致大鼠高血压和血管内皮功能的影响 [J]. 实验动物与比较医学，2020，40（5）：410-414.

[147]管建飞，和会静，王岩．吴茱萸汤治疗对老年高血压患者血压及并发症的影响 [J]. 临床医药文献电子杂志，2019，6（19）：145-146.

[148]李芳，鄢良春，李明懋，等．加味吴茱萸汤对自发性高血压大鼠血压及血管紧张素Ⅱ的影响 [J]. 四川中医，2018，36（7）：59-61.

[149]韩晴晴．四逆汤对心肌梗死后慢性心衰大鼠心功能和氧化应激的作用研究 [J]. 环球中医药大学，2019，12（6）：819-823.

[150]冯秋荣，李必坚，杨西晓．四逆汤的现代药理及作用机制研究进展 [J]. 中西医结合心脑血管病杂志，2014（2）：239-240.

[151]贺尚文，王月明，张慧，等．白头翁汤通过抑制 TLR4-ERK1/2 信号通路缓解 LPS 诱导的微血管内皮细胞炎性反应 [J]. 畜牧兽医学报，2021，52（8）：2317-2325.

[152]秦亚梅．针灸结合白头翁汤治疗溃疡性结肠炎大鼠的实验研究 [J]. 临床医学研究与实践，2021，6（21）：9-11.

[153]张培培，杨欣，梁国强，等．加味白头翁汤通过 p38MAPK-MLCK 信号通路影响溃疡性结肠炎模型大鼠肠黏膜紧密连接蛋白 [J]. 中国中药杂志，2021（21）：5719-5726.

[154]赵杨，张玉双，王玉祥，等．槐花散白头翁汤合用对急性放射性直肠炎大鼠的治疗作用及其机制研究 [J]. 中国应用生理学杂志，2021，4（19）：1-5.

[155]满光亮，刘永艳，梁国强．大黄牡丹汤联合柳氮磺胺吡啶肠溶片对溃疡性结肠炎小鼠氧化应激及 Kelch 样环氧氯丙烷相关蛋白 1- 核因子 E2 相关因子 2 信号通路的影响 [J]. 河北中医，2021，43（3）：463-468.

[156]宋冰，汪永锋，余四九，等．基于 TLR4/MYD88 信号通路探讨大黄牡丹汤对急性胰腺炎大鼠模型的保护作用 [J]. 中国实验动物学报，2021，29（1）：17-26.

[157]张光亚，赵云，马栋．大黄牡丹汤对重症急性胰腺炎大鼠肝肾功能及肝肾病理影响 [J]. 四川中医，2018，36（11）：48-51.

[158]江孝华，丁南萍．大黄牡丹汤加减治疗湿热瘀结证慢性盆腔炎临床研究 [J]. 新中医，2019，51（5）：61-63.

[159]马清林，任远，吴国泰，等．乌梅丸对 2，4，6- 三硝基苯磺酸诱导的溃疡性结肠炎大鼠的作用机制研究 [J]. 中国临床药理学杂志，2021，37（13）：1688-1691，1704.

[160]周国佩．基于肠道菌群变化探究乌梅丸对 2 型糖尿病模型鼠的作用机制 [D]. 南昌：江西中医药大学，2020.

[161]陈秋仪，任培中，王佳美，等．加减乌梅丸颗粒对哮喘大鼠激素干预模型气道重塑及转化生长因子 -β_1/Smad 信号通路的影响 [J]. 世界中医药，2020，15（8）：1114-1119.

[162]金虹，庞雪莹，刘小外，等．乌梅丸治疗恶性肿瘤的研究进展 [J]. 实用临床医药杂志，2021，25（8）：129-132.

[163]陈盛镱，朱少平，胡利，等．桂枝茯苓丸对慢性非细菌性前列腺炎大鼠的治疗作用及机制研究 [J]. 新医学，2019，50（6）：446-452.

[164]马学琴，张丽敏，虎峻瑞．基于网络药理学的桂枝茯苓丸治疗宫颈癌的机制研究 [J]. 临床医学研究与实践，2021，6（8）：7-11.

[165]李小红，叶军，王佩．桂枝茯苓丸对大鼠肝脏纤维化的防治作用及其对肝组织病理学形态的影响 [J]. 抗感染药学，2020，17（10）：1411-1416.

[166]刘敏，朱鸿秋，李印，等．桂枝茯苓丸调节 PI3K/Akt/mTOR 通路对 PCOS-IR 大鼠排卵障碍的影响 [J]. 中国实验方剂学杂志，2021，27（6）：7-14.

[167]李曼曼，许钒，付士平，等．基于 Ang Ⅱ /TRPC6 通路探讨当归芍药散对肾病综合征大鼠足细胞的保护机制 [J]. 中国实验方剂学杂志，2020（19）：11–13.

[168]施凯舜，徐峥，陈岩，等．基于 Dusp9 介导的 ASK1–JNKp38 信号通路探讨当归芍药散对非酒精性脂肪肝模型小鼠的作用机制 [J]. 江苏中医药，2021，53（8）：74–79.

[169]宋祯彦，夏小芳，王玉珂，等．当归芍药散通过调控 NLRP3/Caspase–1 信号通路抑制 AD 大鼠神经炎症的作用 [J]. 中国实验方剂学杂志，2020（19）：1–9.

[170]吕晓芳，翟小娅，谢津，等．当归芍药散对妊娠期子宫肌瘤大小的影响及对不良产科并发症的预防效果 [J]. 世界中西医结合杂志，2021，16（6）：1128–1131，1136.

[171]徐学英．半夏厚朴汤合桔梗汤加减治疗咳嗽变异性哮喘临床疗效观察 [J]. 中医临床研究，2020，12（19）：121–123.

[172]马晓雪．加味半夏厚朴汤治疗甲状腺结节气郁痰阻型的临床观察 [D]. 黑龙江：黑龙江中医药大学，2020.

[173]陈振东．加味半夏厚朴汤治疗气郁痰阻型胃食管反流病的临床研究 [D]. 兰州：甘肃中医药大学，2020.

[174]宋莉娟，付菊花，孙亚中．针刺联合半夏厚朴汤治疗卒中后吞咽障碍的疗效及其对吞咽障碍功能和吸入性肺炎发生的影响 [J]. 世界中医药，2019，14（6）：1573–1576.

[175]司雪杰．半夏厚朴汤加减治疗慢性阻塞性肺疾病合并焦虑抑郁状态的临床研究 [D]. 济南：山东中医药大学，2019.

[176]朱静，孙峰，朱华，等．甘麦大枣汤对焦虑型肠易激综合征大鼠行为学和肠组织中 5–HT、SP、CGRP、TNF–α 的影响研究 [J]. 药学与临床研究，2020，28（6）：408–412.

[177]肖晓霞，陈畅，夏宝妹，等．越鞠甘麦大枣汤对产后抑郁小鼠海马 SIRT1–ERK1/2 信号通路的影响 [J]. 实用医学杂志，2020，36（15）：2043–2047.

[178]郭锐，秦卫帅，张双勇，等．甘麦大枣汤对抑郁模型大鼠海马神经元突触结构及结构蛋白表达的影响 [J]. 中国应用生理学杂志，2020，36（5）：444–448.

[179]崔轶凡，孙瑞英，王志平，等．温经汤加味对 EM 肾虚血瘀证大鼠局部微环境 Caspase–8、MMP–9、E–cadherin、N–cadherin 的影响 [J]. 中国实验方剂学杂志，2021，27（11）：42–51.

[180]任艳青，成秀梅，方惠敏，等．基于调控 HIF–1α 表达探讨温经汤改善大鼠子宫内膜异位症的机制 [J]. 中国实验方剂学杂志，2020，26（23）：63–70.

[181]陈妍钰．针灸结合温经汤治疗肾虚宫寒型不孕症低子宫内膜容受性的临床研究 [D]. 南宁：广西中医药大学，2020.

[182]熊炜，郭喜利，罗诗雨．近十年国内薯蓣丸的实验室研究进展 [J]. 湖北中医杂志，2016（11）：81–82

[183]王小燕．基于小胶质细胞极化、树突棘稳定探讨加减薯蓣丸改善 APP/PS1 小鼠学习记忆能力的作用机制 [D]. 武汉：湖北中医药大学，2021.

[184]王小燕，谭子虎，喻小明，等．基于 Nlrp3/ASC/Caspase–1 通路探讨加减薯蓣丸对 APP/PS1 痴呆小鼠神经炎症的影响 [J]. 中国实验方剂学杂志，2021，27（3）：8–14.

[185]荆菁．加减无比薯蓣丸治疗气阴两虚型非增殖期糖尿病视网膜病变临床观察 [D]. 辽宁中医药大学，2020.

[186]金若敏，李仪奎，朱申成，等．大黄附子汤温阳通便作用的研究 [J]. 中药药理与临床，1992（6）：3–5.

[187]陈新．基于 PI3K/Akt 信号通路研究大黄附子汤加减治疗慢性肾衰竭大鼠的机制 [D]. 福州：福建中医药大学，2017.

[188]杨铁仑，路晓光，战丽彬，等．大黄附子汤对重症急性胰腺炎早期大鼠肠黏膜机械屏障的影响及其意义 [J]. 中华实验外科杂志，2021，38（1）：47–52.

[189]刘福生，方晓磊，袁斯远，等．大黄附子汤加味对脓毒症大鼠小肠运动水平及黏膜通透性的影响 [J]. 中国中医急症，2018，27（8）：1317–1320，1344.

[190]刘群，周晨，辛娟娟，等．电针联合乌头碱改善大鼠心力衰竭的增效减毒作用观察 [J]. 针刺研究，2021，46（7）：570–574.

[191]马运涛，祁乐．乌头汤对痛性糖尿病周围神经病变大鼠疼痛行为及 KCNQ2/5 通道蛋白表达的影响 [J]. 中国老年学杂志，2021，41（5）：1047–1051.

[192]赵文婷，朱兴旺，赵晓峰，等．乌头汤及四妙丸对人肿瘤坏死因子 –α 转基因关节炎小鼠模型的作用研究 [J]. 中华中医药杂志，2021，36（5）：2534–2538.

[193]宋纯东，宋丹，贾评评，等．真武汤和越婢汤对阿霉素肾病大鼠 AQP1/AQP2 的影响 [J]. 中国中医基础医学杂志，2020，26（3）：334–337.

[194]王卫涛，向静宇，蒋凤艳，等．越婢汤对逼尿肌不稳定大鼠膀胱 Cajal 间质细胞增殖与凋亡的影响 [J]. 辽宁中医杂志，2017，44（12）：4646–4648.

[195]陈佳．越婢汤治疗遗尿症逼尿肌不稳定的机理探讨 [D]. 成都中医药大学，2014.

[196]杨贵方，任佳羽，刘欢，等．越婢加半夏汤对过敏性哮喘小鼠血清 IgE 与肺组织中 IL–4 影响的研究 [J]. 贵阳中医学院学报，2016，38（2）：32–35，40.

[197]张玉梅，康鸿鑫，李娟，等．越婢汤开鬼门调控水通道蛋白以防治重症急性胰腺炎 ALI–AKI 的机理 [C]. 郑州：第三十届全国中西医结合消化系统疾病学术会议，2018.
[198]文小平，沈凯凯，陈德兴．中药核心系数法对栀子大黄汤类方配伍研究 [J]. 中国实验方剂学杂志，2008，14（8）：68–71.
[199]杨战锋，李晓勇，周百中，等．栀子大黄汤对酒精性脂肪肝大鼠的保护作用 [J]. 吉林大学学报（医学版），2017，43（3）：555–560，669.
[200]李伦．栀子大黄汤对四氯化碳致小鼠急性肝损伤保护作用的研究 [D]. 广州：南方医科大学，2016.
[201]朱鹤云．栀子大黄汤抗肝损伤药效物质基础和代谢组学研究 [D]. 沈阳药科大学，2015.
[202]许阳贤，杨吉勇，曹锦峰．栀子大黄汤利胆抗炎作用的实验研究 [J]. 江苏中医药，2013（9）：74–75.
[203]张亚静，张辉凯．栀子大黄汤治疗热蕴血瘀型心系重症 [J]. 中医学报，2019，34（3）：618–62.

第四章 《金匮要略》“治未病”研究进展

“治未病”是采取养生保健手段维系健康，或采取预防、治疗手段，防止疾病发生发展的方法。“治未病”是以健康为中心，是中医预防保健的重要理论基础和准则，是中医的基本治疗原则，是中医药学的核心理念及特色之一。“治未病”有三层含义：一是未病先防，是在疾病发生之前，采取养生保健等措施维系健康，以防止疾病的发生；二是已病防变，强调早期诊断、早期治疗，即要把握疾病发生、发展与传变的规律，在疾病初期，趁其病位较浅、病情尚轻，采取积极的干预措施，防止疾病的深入传变波及其他脏腑；三是愈后防复，是指疾病初愈后，采取适当的调养调理方法及善后治疗，防止疾病的复发。

一、“治未病”源于《黄帝内经》

（一）对“治未病”理论进行了阐述

《素问·四气调神大论》曰：“所以圣人春夏养阳，秋冬养阴。”又曰：“是故圣人不治已病治未病，不治已乱治未乱，此之谓也。夫病已成而后药之，乱已成而后治之，譬犹渴而穿井，斗而铸锥，不亦晚乎？”强调“治未病”的根本就是防患于未然，在未病之时，当顺应四时阴阳的变化与万物生长收藏的规律以养生，调摄体内的正气，预防疾病的发生。《灵枢·逆顺》曰：“上工，刺其未生者也。其次，刺其未盛者也。其次，刺其已衰者也。……故曰：上工治未病，不治已病。此之谓也。”《素问·刺热》曰：“肝热病者，左颊先赤；心热病者，颜先赤；脾热病者，鼻先赤；肺热病者，右颊先赤；肾热病者，颐先赤。病虽未发，见赤色者刺之，名曰治未病。”

（二）提出未病先防，注重养生

《素问·上古天真论》曰：“上古之人，其知道者，法于阴阳，和于术数，食饮有节，起居有常，不妄作劳，故能形与神俱，而尽终其天年，度百岁乃去。今时之人不然也，以酒为浆，以妄为常，醉以入房，以欲竭其精，以耗散其真，不知持满，不时御神，务快其心，逆于生乐，起居无节，故半百而衰也”，又言“虚邪贼风，避之有时，恬惔虚无，真气从之，精神内守，病安从来”，提出养生的原则是“法于阴阳，和于术数，食饮有节，起居有常，不妄作劳”，养生的方法是“虚邪贼风，避之有时，恬惔虚无，真气从之，精神内守”等。通过调摄精神、食饮有节、起居有常、谨慎房事、节欲保精、加强锻炼、内养正气、外慎邪风，使“正气存内，邪不可干”，预防疾病的发生。

（三）提出既病防变，早期治疗

《素问·阴阳应象大论》曰：“邪风之至，疾如风雨，故善治者治皮毛，其次治肌肤，其次治筋脉，其次治六腑，其次治五脏。治五脏者，半死半生也。”《灵枢·官能》曰：“是故上工之取气，乃救其萌芽，下工守其已成，因败其形。”《素问·疟论》曰：“疟之未发也，阴未并阳，阳未并阴，因而调之，真气得安，邪气乃亡”，指出疟疾的治疗，攻邪应在未发病之时。《素问》中还也有相似记载：“疟之未发，因而调之”“治于未有形”“逢而泻之，其病立已”“早遏其路”。病邪初入人体，及早治疗，可以使病尽早痊愈。“邪之新客来也，未有定处，推之则前，引之则止，逢而泻之，其病立已”，提出早期治疗及截断其传变途径的治疗方法。

二、《金匮要略》“治未病”思想

《金匮要略》在首篇首条提出“治未病”原则，“治未病”思想贯穿于全书各篇，有学者[1]对《金匮要略》“治未病”思想进行研究，认为其含义有以下三层。

（一）未病先防

1. 内养正气，外慎邪风

《金匮要略·脏腑经络先后病脉证第一》第2条指出：“若五脏元真通畅，人即安和。客气邪风，中人多死。……若人能养慎，不令邪风干忤经络。”从天人相应的整体观出发，提出了“内养正气，外慎邪风”，达到“五脏元真通畅”的安和状态。外慎邪风，指人要顺应自然规律。因为“人禀五常，因风气而生长，风气虽能生万物，亦能害万物”，自然界常有“未至而至，有至而不至，有至而不去，有至而太过”的异常气候变化。人要顺应自然，方能防病养生。另外，书中还强调了保持良好的精神状态对于预防疾病的重要性。譬如忧伤可导致虚劳病，惊恐可引起奔豚气病。

2. 饮食有节，衣着适宜

《金匮要略·脏腑经络先后病脉证第一》第2条指出：“服食节其冷热苦酸辛甘，不遗形体有衰，病则无由入其腠理。”起居穿衣适应气候变化，饮食注意营养均衡而不偏嗜，皆可保持形体不衰，病无由入，则可“正气存内，邪不可干”。《金匮要略》中较详细地论述了饮食卫生和饮食的合理搭配，如“凡饮食滋味，以养于生，食之有妨，反能为害”“槃饪之邪，从口入者”“所食之味，有与病相宜，有与身为害，若得宜则益体，害则成疾”，告诫人们要使身体安然无恙、健康长寿，不但要防止病从口入，也应该对饮食的功能和禁忌有所知晓，并立专篇详细论述禽兽鱼虫、果实菜谷禁忌。

3. 节欲保精，保全肾气

肾为人体元气之根，五脏六腑之本。肾的阴阳之气调和，机体才会处于良好的协调状态。若房事不节、耗伤元气、耗损肾精，可以招致外邪干忤而发生疾病，故《金匮要略·脏腑经络先后病脉证第一》第 2 条力倡“房室勿令竭乏”，以免肾精元气亏耗。且在虚劳、消渴、黄疸病篇中，条文常冠以“男子”“女劳”等，皆示不妄作劳、节欲保精是预防这些疾病的关键性措施之一。

4. 避免意外灾伤，主动锻炼

除了自然因素、个人卫生对健康的影响外，张仲景也重视环境因素与健康和疾病的关系。他提出“更能无犯王法，禽兽灾伤”，防止意外事故对人体造成伤害；同时，倡导通过导引、吐纳等多种手段积极锻炼身体，提高机体的抗病能力，使“形体不衰”“五脏元真通畅，人即安和”，达到防止疾病发生的目的。

（二）既病防变

1. 早期治疗

大凡外邪侵犯人体，多有一个由表到里、由浅到深、由皮毛肌腠到经络，进而入脏腑的传变规律。张仲景十分重视欲病救萌，早期治疗，防微杜渐。《金匮要略·脏腑经络先后病脉证第一》第 2 条特别强调：“适中经络，未流传脏腑，即医治之。四肢才觉重滞，即导引、吐纳、针灸、膏摩，勿令九窍闭塞。”通过及时治疗，顿挫病势，使疾病愈于浅而未深、微而未甚的阶段。再如《金匮要略·肺痿肺痈咳嗽上气病脉证治第七》强调“始萌可救，脓成则死”，阴阳毒用升麻鳖甲汤主之，并指出“五日可治，七日不可治”。以上均提示要欲病救萌，早期治疗，若治不及时则病邪深入，甚至危及生命。

2. 预防传变

预防传变是从整体观出发，根据五脏之间相互资生、相互制约的规律，基于“脏病惟虚者受之，而实者不受；脏邪惟实者能传，而虚者不传”的原则，对未病之脏预先调理，先安未病之脏，阻止疾病传变。《金匮要略·脏腑经络先后病脉证第一》第 1 条提出“夫治未病者，见肝之病，知肝传脾，当先实脾”，堪称仲景“治未病”原则的集中表现。疾病是否会发生传变，取决于病人的抗病能力、受邪的浅深与轻重、治疗的及时与否、脏腑之间的生克关系。仲景以肝病为例，提出了具体的防变措施，实证泻肝实脾，虚证补肝顾脾。如此虚实异治，而兼顾脾脏，是治疗肝病的重要原则，也是从脏腑相关的整体出发，有效治未病防传变的体现。预防传变还体现在治在证先。所谓“治在证先”，就是在典型症状尚未表现时，预先用药。例如欲作刚痉，服药先防。如“太阳病，无汗而小便反少，气上冲胸，口噤不得语，欲作刚痉”，提示病虽在表，却有里传之势，是发痉先兆，若不加以治疗，将发展为角弓反张、卧不着席的痉病，方用葛根汤以发汗散寒，生津养筋。

临床预防疾病传变的关键，一是准确把握所病脏腑及发展趋势与规律，预先用药，先安未病之脏，阻止疾病传变；二是审因论治，治疗得法，杜绝医源性疾病的发生；三是重视扶正，预防传变，邪气由经络深入脏腑，或是皮肤受邪在血脉传注，导致四肢九窍壅塞不通，均说明正气先虚，正虚之处便是留邪之所，重视扶正也是预防传变之正法。

（三）病瘥防复

病瘥防复是防止疾病复发而采取的防治措施。疾病初愈，正气未复，气血未定，阴阳未平。某些病证进入恢复期后，常有余邪未尽或正气未复的情况。此时若调摄失宜、复感新邪、过于劳累，均可助邪伤正，则疾病极易复发。以适当的药物巩固疗效，配合饮食调养，注意劳逸适度，生活起居规律，可避免疾病复发。“五脏病各有所得者愈，五脏病各有所恶，各随其所不喜者为病”，就是根据五脏的特性，近其所喜，远其所恶，有利于疾病康复。再如中焦虚寒腹痛服大建中汤后“当一日食糜，温复之”等，皆是强调病后调养，防止复发之意。

总之，《金匮要略》“治未病”思想可概括为：未病养生，防病于先；欲病救萌，防微杜渐；已病早治，防其传变；瘥后调摄，防其复发。

三、“治未病”思想历代发展

自《黄帝内经》《伤寒杂病论》以降，历代医家对“治未病”思想均有发展。晋代葛洪在论“治未病之疾”时指出延年益寿，须自年尚少壮之时即谨慎摄养。唐代孙思邈提出“上医医未病之病，中医医欲病之病，下医医已病之病”，比较科学地将疾病分为“未病”“欲病”“已病”三个层次，告诫人们“常须安不忘危，预防诸病也”，强调“善养性者，则治未病之病……消未起之患，治未病之疾”，并用太乙流金散、屠苏酒等“避瘟气”，预防时行疫疠，将“治未病”理论应用到传染病的防治上。孙思邈在《备急千金要方》中提出了针刺预防中风的方法：“惟风宜防尔，针耳前动脉及风府神良。”宋代钱乙在仲景“肝病实脾”理论的基础上，提出“肝强胜肺，肺怯不能胜肝，当补脾肺治肝”，开后世培土生金抑木的“隔一疗法”之先河。金元时期李杲受仲景“四季脾旺不受邪”思想的启迪，提出“内伤脾胃，百病由生”，突出了脾胃在未病先防及既病防变中的重要作用。朱丹溪提出“与其求疗于有疾之后，不若摄养于无疾之先”，指出了预防与养生的重要性，并在《格致余论》中提出人体“阳常有余，阴常不足”的特点，养阴防衰须慎色欲，节饮食，以教化“治未病”。明代杨继洲在《针灸大成》中也有用艾灸预防中风的详细记载。明代绮石在《理虚元鉴》中明确提出“虚劳当治其未成”。清代温病学家叶天士根据温病的发展规律和温邪易伤津耗液的特点，提出对于肾水素虚的患者应防病邪乘虚深入下焦，损及肾阴；在治疗上主张在甘寒养胃的同时加入咸寒滋肾之品，以“先安未受邪之地”，是既病防变法则的典范。清代王清任在《医林改错》中列举了34种中风先兆，欲病防作，救其始萌。清代吴瑭治疗痉病，不仅详列证治，犹重未痉先防，通过存阴护正，治其已病，谨防医误等以绝痉之源。

四、“治未病”思想指导临床研究进展

在中医“治未病”核心理念指导下丰富的养生理论和技术方法，已成为中华民族独特的健康文化，长期以来在保障中华民族繁衍生息和人们身心健康中发挥着独特作用。随着健康观念变化、医学模式转变和医学目的调整，中医“治未病”理念和预防保健实践受到前所未有的关注，显示出广阔的发展前景。积极发展中医“治未病”服务，有利于促进中医药全面继承与创新，进一步彰显中医药特色优势，拓展对中医药的新需求，扩大中医药服务的新领域；是促进全民健康素质提高，实现“健康中国”的重要途径；是引领人类健康发展方向的重要举措，有利于推动医学模式的转变，有利于弘扬中华民族传统文化。

（一）奠定预防医学基础

现代预防医学的三级结构包括：一级预防，即病因预防，包括为防止疾病发生所采取的增进健康和特殊防护两方面的措施；二级预防，即临床前期预防，重点是尽早发现、及时治疗各种潜在的和隐匿的疾病；三级预防，即临床预防，目的是减少病痛，延长生命，包括预防并发症、防止或减轻病残率及促进康复等。

中医“治未病”思想是中医预防医学的精髓与核心理念，也为预防医学的发展奠定了基础。中医“治未病”思想，涵盖了未病先防、既病防变、病瘥防复三个层面的内容，与现代预防医学的三级架构不谋而合。疾病的发生是正（正气、机体抗病能力）邪（邪气、致病因素）斗争的结果，在疾病预防中“治未病”思想与现代预防医学相结合，既

要通过精神调养、合理营养、适当锻炼等养生方法扶助人体的“正气”，又要通过环境污染的控制、食品安全的监管、社会环境的改善、卫生服务的完善等方面减弱“邪气”的力量，最终达到促进健康、预防疾病的目的。

（二）改变亚健康状态

亚健康状态是介于健康与疾病之间的一种健康低质状态，常表现为一定时间内的活力降低、功能和适应能力减退，但不具备西医学有关疾病的临床或亚临床诊断标准。根据其临床状态可以分为躯体亚健康、心理亚健康和社会交往亚健康。此三种亚健康状态临床上常常相兼出现。据世界卫生组织统计，全球有35%～50%的人处于亚健康状态，特别是中年男性，其发生率高达60%～70%。我国目前在高级知识分子、企业管理者中亚健康的比例高达70%，在中年人群中亚健康状态的比例接近50%。

造成亚健康状态的主要原因是：①生活和工作节奏加快，心理和社会压力加重造成的脑力和体力的透支；②人体自然衰老；③饮食不规律，长期处于紧张状态和睡眠不足等；④处于人体生物周期中的低潮期。中医认为引起亚健康状态的原因主要有七情内伤、饮食不节、起居无常、劳逸无度、年老体衰、体质因素等。防治亚健康的总则为未病先防，既病防变。防治亚健康的方法为调摄情志、心理平衡，饮食有节、合理膳食，起居有常、劳逸适度，适当运动、传统保健，针灸推拿、中药疗法等。

（三）慢病防治

慢性病主要包括心脑血管疾病、癌症、慢性呼吸系统疾病、糖尿病和口腔疾病，以及其他内分泌、肾脏、骨骼、神经疾病等。慢性病目前已成为严重威胁我国居民健康的重大疾病，已成为影响国家经济、社会发展的重大公共卫生问题。《中国居民营养与慢性病状况报告（2020年）》显示：2019年我国高血压患病人数约为3.4亿，慢性呼吸系统疾病患病人数约1.4亿，慢性肾病患病人数约1.3亿，糖尿病患病人数约1.2亿，慢性消化系统疾病患病人数约1.1亿，恶性肿瘤患病人数约0.05亿；因慢性病导致的死亡人数占总死亡人数的88.5%，其中心脑血管疾病、癌症、慢性呼吸系统疾病死亡人数比例为80.7%，慢病防控工作面临着巨大的挑战[3]。

在中医“治未病”思想指导下，开展中医药防治慢病研究，对降低慢病发病率及致死致残率，对“健康中国”建设意义重大。如采用生活方式配合中医药干预对糖尿病、高血压的防治：一级预防，预防糖尿病、高血压的发生，以降低糖尿病、高血压的发病率；二级预防，对已诊断的糖尿病、高血压患者，预防糖尿病、高血压并发症；三级预防，降低糖尿病、高血压的致残率和死亡率，改善糖尿病患者的生活质量。又如在中医“治未病”思想指导下，开展中医药防治肿瘤研究：一级预防为病因学说的预防，也就是在癌症发病前预防其发病；二级预防指已经癌变，则争取早期发现、早期诊断、早期治疗；三级预防是预防其复发转移。

1. 糖尿病前期防治的研究进展

糖尿病前期是正常葡萄糖代谢和糖尿病之间的过渡状态，也称为葡萄糖调节受损（impaired glucose regulation，IGR），包括糖耐量减低（impaired glucose tolerance，IGT）和空腹血糖受损（impaired fasting glucose，IFG）。糖尿病前期干预是预防 2 型糖尿病的关键。仝小林等 [4] 开展了天芪降糖胶囊干预糖耐量减低患者的随机、双盲、安慰剂对照临床研究，研究纳入 420 例 IGT 患者，在生活方式干预的基础上分别用药物和安慰剂干预 12 个月，随访 12 个月。研究以糖尿病发病率作为主要结局指标，结果表明治疗组可降低糖尿病发生风险达 32.1%。高彦彬等 [5] 主持开展的糖脂平干预 IGT 的多中心、随机、对照临床研究纳入 510 例患者，干预 36 个月。研究以糖尿病发病率作为主要结局指标，结果表明中药制剂糖脂平可降低 IGT 人群发生 2 型糖尿病的危险度达 49.45%。Fang Z 等 [6] 认为糖尿病前期的辨证核心在于脾虚痰湿，其团队开展了参术调脾颗粒干预 514 例 IGT 患者的临床研究，研究表明参术调脾颗粒可降低 IGT 的糖尿病发生率，同时可改善脾虚痰湿证的中医证候评分。有研究 [7] 将社区居民筛选出 200 例糖耐量异常人群，并随机分为干预组和对照组，进行为期 3 年的社区干预，结果干预组在干预前后的空腹血糖、餐后 2 小时血糖、总胆固醇、甘油三酯及体重、腰围、臀围的变化及转归较对照组均有明显改善。

2. 高血压前期防治的研究进展

王金秀等 [8] 根据中医辨证分型联合生活方式干预高血压前期患者 224 例，分别干预 6 个月、12 个月和 24 个月后，观察到治疗组各时间点中医证候积分、收缩压水平、舒张压水平均明显低于对照组。武双平等 [9] 运用复方珍珠降压胶囊联合生活方式干预肝阳上亢型高血压前期患者，发现其可改善患者高血压前期的临床症状，显著降低患者血尿酸水平和超敏 C 反应蛋白水平。李洪波等 [10] 采用益气健脾方干预高血压前期气虚痰湿体质人群，发现在降低血压的同时，患者的血糖、血脂、体重等危险因素均得到有效调控。古文龙等 [11] 采用活血散风针刺法，选取人迎、合谷、太冲、曲池等穴位针灸干预高血压前期人群，可安全有效地降低血压，延缓高血压发展进程。汪海燕等 [12] 对高血压前期痰湿质人群进行穴位埋线观察疗效，结果表明在相同疗程下，穴位埋线疗法改善血压的疗效优于半夏白术天麻汤。通文丽等 [13] 用炒决明子、贡菊花、炒槐花等组成降压减脂饮干预高血压前期血压及脂质代谢变化，结果显示此方能有效降低高血压前期患者胆固醇、甘油三酯水平，提示其可能延缓或阻断高血压前期发展为高血压的进程。另外，还有多项研究表明中药足浴法、香枕法、精油刮痧法等均有一定的干预高血压前期的作用[14，15]。

3. 其他疾病防治的研究进展

我国先后开展了对心血管疾病、高脂血症等慢性疾病的管理干预研究。在脑卒中高发的北京、上海、长沙3个市区约30万人群中开展的社区综合预防研究[16]，将其中半数人群设为对照人群，开展包括中医养生保健在内的综合加强干预，9年来脑卒中发病率男性下降51.5%，女性下降52.7%。白海燕等[17]用中药归连胃康方治疗180例慢性萎缩性胃炎伴癌前病变患者，结果表明归连胃康方能减轻患者临床症状，同时能改善胃黏膜组织病理形态，达到逆转癌前病变的效果。桑泽新[18]用中药抗宫炎分散片联合微波治疗宫颈癌癌前病变（即重度宫颈糜烂），与单纯微波相比能显著提高有效率。在中医"治未病"思想指导下，还开展了中医药防治高脂血症、艾滋病、脂肪肝、慢性肝炎、慢性支气管炎、肺气肿、哮喘、过敏性鼻炎、风湿病、慢性肾脏病、脑卒中、冠心病、肿瘤、骨伤科及妇科疾病等的研究[19，27]。

（四）实施"治未病"健康工程

为探索构建中医特色预防保健服务体系，国家中医药管理局制定了《"治未病"健康工程实施方案（2008-2010）》[28]，决定在全国实施"治未病"健康工程。

"治未病"健康工程坚持两大原则：一是以中医理论为指导，从中医整体观、辨证观出发，认识人的健康状态及其和谐发展，研究规律，创新技术。二是坚持以个体的健康状态为核心，以身心健康及其与环境和谐一致为目标，注重对生命全过程的健康监测，研究预防和保健技术方法。

"治未病"健康工程三大主要任务：一是构建服务提供体系，以中医医院和综合医院等设立的"治未病"中心、社区卫生服务中心等基层医疗卫生机构设立的"治未病"服务点及中医预防保健机构为主要结点，应用新型健康保障服务模式，建立规范的服务流程和技术方案，完善运行机制，形成中医特色预防保健服务网络。二是完善服务技术（产品）体系，以"治未病"理念为核心，借鉴并结合健康管理经验和方法，建立以中医理论为指导，充分利用西医学及其他多学科技术方法，针对人体健康状态动态辨识、评估、干预及其效果的动态再评估等"治未病"预防保健服务各个环节并全程连贯的技术（产品）体系。三是建立服务支持体系，探索建立并不断完善政府引导、市场主导、多方参与的"治未病"工作运行机制，加强"治未病"人才培养、科技创新、文化传播，建立政策保障制度，推动健康保险创新，为"治未病"预防保健服务的开展提供支撑。

（高彦彬　赵慧玲）

参考文献

[1] 国华，张雪亮 . 试论《金匮要略》对《内经》"治未病"思想的发展 [J]. 中国中医基础医学杂志，2008，14（3）：166–167.

[2] 施璐霞 .《金匮要略》对"治未病"思想的继承和发展 [J]. 贵阳中医学院学报，2011（6）：1–2.

[3] TONG X, LIAN F, LI G, et al. Chinese herbal medicine Tianqi reduces progression from impaired glucose tolerance to diabetes: adouble-blind, randomized, placebo-controlled, multicenter trial[J]. J Clin Endocrinol Metab, 2014, 99 (2): 648-655.

[4] GAO Y, ZHOU H, ZHAO H, et al. Clinical research of traditional Chinese medical intervention on impaired glucose tolerance[J]. Am J Chin Med, 2013, 41 (1): 21-31.

[5] FANG Z, ZHAO J, SHI G, et al. Shenzhu Tiaopi granule combined with lifestyle intervention therapy for impaired glucose tolerance: arandomized controlled trial[J]. Complement Ther Med, 2014, 22 (5): 842–850.

[6] 蔡杏娟，袁毅，徐再霞，等 . 糖耐量减退人群社区干预的研究 [J]. 中华物理医学与康复杂志，2005，27（2）：112–114.

[7] 王金秀，李浩，刘龙涛，等 . 中医辨证论治联合生活方式干预治疗正常高值血压 224 例临床观察 [J]. 中医杂志，2016，57（9）：758–762.

[8] 武双平，李彦霞，肖红，等 . 复方珍珠降压胶囊治疗高血压前期疗效观察 [J]. 上海中医药杂志，2014（9）：44–46.

[9] 李洪波，岳桂华 . 试论中医治未病理论在高血压前期防治中的运用 [J]. 辽宁中医药大学学报，2012（1）：110–112.

[10] 谷文龙，柳昌希，王增荣，等 . 活血散风针刺法对高血压前期患者血压的影响 [J]. 中国中西医结合杂志，2015，35（11）：1318–1321.

[11] 汪海燕，李玲，范娥，等 . 穴位埋线对高血压前期的临床干预疗效观察 [J]. 上海针灸杂志，2016，35（10）：1200–1202.

[12] 通文丽，宋创业，李有，等 . 中药降压减脂饮对高血压前期的干预作用 [J]. 吉林中医药，2014，34（12）：1215–1217.

[13] 黄瑶，张振贤，蔡之幸 . 朱良春足浴方干预高血压前期和 1 级高血压疗效观察 [J]. 辽宁中医杂志，2015（4）：761–764.

[14] 赵恒懿 . 正常高值血压的非药物治疗研究进展 [J]. 中西医结合心脑血管病杂志，2015（4）：448–450.

[15] 王文志，吴升平，洪震，等 . 我国三城市开展社区人群干预九年脑卒中发病率的变化 [J]. 中华老年心脑血管病杂志，2002，4（1）：30–32.

[16] 白海燕，刘启泉，王维，等 . 归连胃康方治疗慢性萎缩性胃炎伴癌前病变患者临床研究 [J]. 中成药，2012，34（6）：991–994.

[17] 桑泽新 . 中药抗宫炎分散片联合微波治疗重度宫颈糜烂的疗效观察 [J]. 世界中西医结合杂志，2012，7（4）：336–337.

[18] 刘佳，虞隽，郭裕 ."治未病"在变应性鼻炎治疗中的应用：读《黄帝内经》心得 [J]. 中国中西医结合耳鼻咽喉科杂志，2015，23（3）：231–232.

[19] 崔云馨 . 阎小萍教授"治未病"学术思想在风湿病诊治中的应用 [D]. 北京：北京中医药大学，2016.

[20] 王琴琴，胡顺金 ."治未病"思想在糖尿病肾脏疾病防治中的应用 [J]. 中医药临床杂志，2017，29（3）：316–320.

[21] 邓福宝 .《内经》"治未病"理论在防治痰湿体质胸痹病中的应用研究 [D]. 沈阳：辽宁中医药大学，2010.

[22] 王玮雨 . 中医"治未病"理论在中风病防治中的运用 [D]. 南京：南京中医药大学，2017.

[23] 白玫 . 从《内经》治未病论骨质疏松症的防治 [J]. 中国中医骨伤科杂志，2010，18（6）：58–59.

[24] 李显红，邙秀英 ."治未病"思想与中医体质辨识在肿瘤防治中的作用 [J]. 中医肿瘤学杂志，2019，1（4）：7–11

[25] 万娟 . 浅述中医"治未病"理论在防治糖尿病中的应用 [J]. 江西中医药大学学报，2019，31（4）：122–124.

[26] 郑玉娇，逄冰，刘文科，等 . 中医"治未病"临床研究的现状及对策探析 [J]. 环球中医药，2018，11（8）：1329–1332.

[27] 国家中医药管理局 ."治未病"健康工程实施方案（2008–2010）[EB/OL].(2008–08–22). http://www.natcm.gov.cn/yizhengsi/gongzuodongtai/2018–03–25/6641.html

第五章 《金匮要略》肺系病证研究进展

《金匮要略》对肺系病证的辨证论治，主要见于《肺痿肺痈咳嗽上气病脉证治第七》篇。另外，《五脏风寒积聚病脉证并治第十一》篇论述了肺中风、肺中寒的症状及肺死脏的脉象，《痰饮咳嗽病脉证并治第十二》篇论述了痰饮所致咳嗽的治疗。《肺痿肺痈咳嗽上气病脉证治第七》篇将肺痿、肺痈与咳嗽上气并列，并载有肺胀病名，充分体现出《金匮要略》以病为纲的学术思想。该篇论述了肺痿、肺痈、咳嗽上气、肺胀等肺系常见病证的辨证治疗，治肺方法有宣肺、肃肺、敛肺、清肺、温肺、润肺、补肺、泻肺等，而其药物配伍更有独到之处，如宣降并举、寒温共享、攻补兼施、润燥相济、散中有收等，为后世肺系病证的辨病与辨证论治奠定了坚实的基础，对于现代肺系疾病的治疗也具有重要的指导意义。

第一节 肺　痿

一、病因病机

仲景首创肺痿病名，《肺痿肺痈咳嗽上气病脉证治第七》篇论述了肺痿的病因、病机、临床表现以及其与肺痈的鉴别诊断，并创制了麦门冬汤、甘草干姜汤等有效方剂，开后世诊治肺痿之先河。肺痿之病，肺气痿弱，功能低下，不能正常主气司呼吸，故见咳喘、短气、多唾浊沫。《金匮要略》所论肺痿指肺脏痿弱不振，分为虚热、虚寒两类，前者肺热叶焦，后者肺中虚冷。虚热肺痿与单纯的阴虚咳嗽不同，阴虚内热者多见干咳少痰或无痰，而虚热肺痿反出现咳吐浊唾涎沫，何也？由于重亡津液，虚火灼肺，肺气痿弱不振，既不能正常主气司呼吸，也不能正常行使通调水道之职，脾气上输之津液停留肺中，不能为肺敷布，反被热邪熏灼煎熬，以致成为浊唾涎沫，随肺气上逆而咳嗽吐出。关于肺痿的病因病机，《金匮要略》认为“或从汗出，或从呕吐，或从消渴，小便利数，或从便难，又被快药下利，重亡津液，故得之”“热在上焦者，因咳为肺痿”，上述论述说明肺痿多发于其他疾病或误治之后，常有久咳病史。

二、辨证论治

关于肺痿的辨证论治，培土生金是仲景治疗肺痿的特点之一。肺痿是肺脏痿弱不振的慢性虚弱性疾病，故当重视顾护正气。肺痿虽见症于肺，但病关脾胃，因脾胃既为气血津液生化之源，为肺上输津液，又为宗气之源。脾土为肺金之母，虚则补其母，母能令子实，故培土生金是仲景治疗肺痿的特点之一。

1. 甘草干姜汤

甘草干姜汤主治虚寒肺痿，具有温养肺胃阳气之功效。方中甘草炙用且用量倍于干姜，取其甘温补虚之功。仲景用干姜 39 方，唯本方注炮用，炮姜守而不走，以固气津。二药合用温复阳气。

2. 麦门冬汤

虚热肺痿，肺热叶焦、气阴俱伤而肺气上逆，因肺之气阴俱源于脾胃，故欲止气逆，必养肺胃之阴。原文对虚热肺痿未列出治方，后世医家主张用麦门冬汤养肺胃气阴，清热降逆下气。方中麦冬七倍于半夏，重用麦冬以治肺胃阴亏之本，少取半夏辛开苦降以降逆化痰。由于病之本为肺热叶焦，不仅津液重亡，且久咳伤气，气阴俱伤，故必用大队麦冬、人参、甘草、粳米、大枣养肺胃之气阴以治本。

三、研究进展

在《金匮要略》所论之基础上，后世医家对肺痿的临床表现、病因病机、治则方药均有发展。有人对汉代以后有关肺痿的部分文献进行统计，发现所论及症状最为集中的是咳嗽、唾涎沫、喘息。后世医家对肺痿的研究，唐代以前多将肺痿作为一个独立的疾病论述，唐以后则多列入咳嗽门中，常与久嗽、劳嗽合论，或将肺痿归入传尸、痨瘵、骨蒸等病证，也有将肺痿、肺痈并列者。在病因病机方面，后世医家认识到禀赋薄弱、外感六淫、劳逸、情志、饮食、瘀血等在肺痿发生发展过程中的重要性，多用养阴类、益气类、清热类药物，还有宣肺、平喘、祛痰、止咳、通窍、祛风、利水、活血、通便、辟秽开窍等药。喻昌在《医门法律·肺痿肺痈门》中将肺痿的治法归纳为生胃津、润肺燥、下逆气、开积痰、止浊唾、补真气、散火热七大要点，旨在“通肺之小管”“复肺之清肃”，并指出治疗本病必须“缓而图之”，图速效，反速毙。这些证治要点，理义精深，切合临床，至今仍为医家所推崇。

现代对肺痿的定义为肺叶枯萎不荣或痿弱不用，以咳吐浊唾涎沫为主要表现的疾病。有医家认为仅以咳吐浊唾涎沫、脉虚数为肺痿主症是不全面的，应补充骨蒸盗汗、五心烦热、痰中带血、消瘦或音哑喉痹等症。有医家认为肺痿咳喘虽甚，总以无痰为主，常见口燥咽干，重者才吐白沫，将其痰的特点归纳为：①不带痰块；②胶黏难出；③必伴口燥咽干；④白沫之泡小于粟粒，轻如飞絮，结如棉球，有时黏在唇边，难以吐出，此不可误认为一般水湿所生的泡沫痰[1]。现在多认为肺痿是肺脏的一种慢性虚损性难治病，易反复发作而加重，咳喘动则加剧[2, 3]。有专家认为肺间质纤维化是以咳、喘、唾、涎为主要临床表现的慢性虚损性难治病，根据肺间质纤维化肺泡丧失、肺容积缩小的病理特点，与肺痿的肺叶痿弱不用相对应，故以“肺痿”命名更恰当[4]。西医的肺纤维化可归属于肺痿辨治，辨证有寒热错杂、瘀阻肺络、阴阳俱损、气滞血瘀、痰浊阻肺等证，但肺纤维化与《金匮要略》中所论肺痿之证治不完全相同。也有人认为呼吸系统的慢性渗出性炎性疾病类似于《金匮要略》所论之肺痿，强调肺脾两虚，以咳嗽、吐痰为主症，治以补虚化痰止咳。

四、名家经验精选

1. 国医大师晁恩祥治疗肺间质纤维化经验

晁恩祥认为肺间质纤维化属于中医学“肺痿”范畴。肺间质纤维化是以咳、喘、唾、涎为主要临床表现的慢性虚损性难治病，根据肺间质纤维化肺泡丧失、肺容积缩小的病理特点，与肺痿的肺叶痿弱不用相对应，故以“肺痿”命名更恰当。肺间质纤维化为反复感受外邪、环境毒邪、药毒或久病内伤致肺气虚损，阴亏津耗，以致肺叶枯萎。病位主要在肺，累及肾、脾。肺间质纤维化的主要病机为肺肾两虚、气阴不足、痰瘀阻络，在疾病进展时期，重视风、痰、瘀等加重因素。早中期系肺肾气阴不足，气机失畅；晚期、久病者兼有血瘀。早中期肺肾气阴亏虚，津液不能输布滋养肺脏自身，肺失所养，肺叶枯萎，功能逐渐丧失。至晚期，气虚不足以行血，血行不畅，日久必瘀，加之病程中反复感邪而急性加重，或寒邪或热邪，郁结于络脉更进一步致瘀。治疗时应遵守急则治其标、缓则治其本的基本原则，注重从整体出发，个体化治疗，并且强调调补肺肾的治法贯穿病程始终。治疗以益气养阴、调补肺肾、活血化瘀为基本方法，间以疏风、化痰、祛瘀等随症加减。基础方药：太子参 15g，麦冬 15g，五味子 10g，黄精 15g，山茱萸 10g，紫苏子 10g，地龙 10g，白果 10g。晁恩祥治疗肺间质纤维化呼吸困难患者以养阴益气、降气平喘为主，用基础方加减：喘憋者加蜜紫菀 15g，苦杏仁 9g，紫苏叶 12g；咽痒干咳无痰者加牛蒡子 15g，蝉蜕 10g，炙枇杷叶 15g，百部 10g，苦杏仁 10g；咳嗽有白痰者加橘红 15g，百部 10g，莱菔子 10g，白芥子 6g；痰黄者加黄芩 12g，鱼腥草 25g，金荞麦 25g，前胡 10g，浙贝母 12g；呼吸困难兼有舌下络脉迂曲紫暗者，加丹参 10g，川白芍 10g，赤芍 10g；肺热咳喘者加白前、黄芩、白茅根、侧柏叶等。晁恩祥教授常用太子参、麦冬、黄精、黄芪、五味子以益气养阴，淫羊藿、菟丝子等补肾纳气，山茱萸、枸杞子、女贞子滋补肾水，紫菀、苦杏仁、紫苏叶、地龙宣降肺气，橘红、黄芩、金荞麦、鱼腥草清热化痰，丹参、川芎活血祛瘀等[4]。

2. 国家名老中医武维屏治疗肺纤维化十法

（1）化痰　痰浊是肺纤维化最重要的病理因素，痰有寒热燥湿之分，化痰亦分：①燥湿化痰，多用半夏、橘红、紫苏子；②温化寒痰，多用白芥子、细辛、干姜；③清化热痰，多用天竺黄、竹茹、栝楼、贝母、竹沥；④润燥化痰，多用枇杷叶、款冬花、紫菀、南沙参。

（2）活血　血瘀也是肺纤维化重要的病理因素，治当活血：①养血活血，多用丹参、当归、鸡血藤、赤芍、白芍等；②化瘀活血，多用桃仁、红花、五灵脂、泽兰、苏木、茜草等；③清热活血，多用牡丹皮、赤芍、大黄、益母草等；④温经活血，多用桂枝、川芎、当归等；⑤养阴活血，多用生地黄、玄参等。

（3）散结　肺纤维化患者多为久病积渐而成，痰瘀胶结而致，故散结之法不容忽视，包括：①化痰散结，多用浙贝母、昆布、玄参等；②软坚散结，多用生牡蛎、鳖甲、鸡内金等。

（4）通络　肺间质纤维化（急性型除外）是多种肺疾病或肺损伤发展到晚期的一种病理变化，乃久病导致瘀血痰浊阻滞肺络而致，故治疗要注重通络，包括：①辛味通络，明代缪仲淳曾说“血瘀宜通之……法宜辛温、辛热、辛平、辛寒、甘温，以入血通行”，叶天士则说“络以辛为通”，辛香通络多用薤白，辛温通络多用桂枝、细辛，辛润通络多用当归尾、桃仁等；②虫类搜剔，多用水蛭、地龙等虫类药物搜剔肺络，增强疗效。

（5）解毒　肺纤维化患者多是六淫邪气反复侵扰，或直接感受有毒气体，且常伴体内毒邪内生，故治疗要注重解毒，具体如下：①温寒毒，多用桂枝、干姜、细辛等；②清热毒，多用连翘、蒲公英、金银花、黄芩等；③祛湿毒，多用藿香、佩兰、白豆蔻等芳香化湿，也可选择黄芩、黄连等苦寒燥湿，或茯苓、猪苓、泽泻等淡渗利湿。

（6）解表　感受风寒，多用麻黄、桂枝、荆芥、细辛等，或选择桂枝汤、荆防败毒散加减；感受风热，多用金银花、连翘、桑叶、薄荷等，或选择银翘散、桑菊饮之类方剂加减。

（7）益气　肺纤维化患者大多以气虚为先，气虚主要见于肺、脾、肾三脏，治疗上分为：①补肺固表，多用黄芪、人参等；②健脾益气，多用党参、白术、茯苓、甘草等；③益肾填精，多用肉桂、菟丝子、淫羊藿等。

（8）养血　肺纤维化患者之血虚重点责之肝、心、脾三脏，治疗上分为：①补肝，多用白芍、生地黄、川芎、枸杞子等；②补心脾，多用龙眼肉、当归、大枣等，或选择归脾汤。

（9）滋阴　肺纤维化患者多存在阴虚，阴虚重点责之肺、肝、肾。肺阴不足，多用沙参、麦冬、百合、知母等；肝阴不足，多用枸杞子、生地黄、当归、白芍等；肾阴不足，多用熟地黄、女贞子、墨旱莲、五味子等。

（10）助阳　肺纤维化后期，病变脏腑主要在脾肾，气虚及阳，阴损及阳，治疗当助阳，故温脾阳多用干姜、附子，益肾阳多用附子、肉桂、巴戟天、肉苁蓉等[5]。

附

肺痿病（肺纤维化）中医诊疗方案（2017年版）[6]

一、诊断

（一）疾病诊断

1. 中医诊断标准

参考《中医内科学》（周仲英主编，中国中医药出版社，2003年）。肺痿病是临床表现为气短喘憋和（或）胸闷，动则加重，干咳少痰或咳吐浊唾涎沫为主症的疾病。

2. 西医诊断标准

参考美国胸科学会、欧洲呼吸学会、日本呼吸学会和拉丁美洲胸科学会2011年3月共同颁布的《特发性肺纤维化诊断和治疗指南》。

①排除其他已知原因导致的间质性肺疾病（ILD）（如环境和职业导致的肺病、结缔组织疾病相关ILD和药物性肺病等）。

②在没有外科肺活检资料条件下，胸部HRCT呈现典型的UIP表现。

③有外科肺活检资料条件下，胸部HRCT和病理均符合UIP表现。

（二）证候诊断

1. 燥热伤肺证

气短喘憋和（或）胸闷，动则加重，干咳无痰，或痰少难咯，或痰中带血，咳嗽剧烈，阵咳，咳甚胸痛，口鼻咽干，可伴有发热、恶寒。舌尖红，苔少或薄黄，脉细略数。

2. 痰热壅肺证

气短喘憋和（或）胸闷，动则加重，呼吸急促，咳嗽痰多，白黏痰不易咯出，或咯吐黄痰，心烦口苦，身热汗出，大便秘结。舌红苔白或黄腻，脉弦滑或滑数。

3. 气虚血瘀证

气短喘憋和（或）胸闷，干咳无痰，心慌乏力，口唇爪甲紫暗，肌肤甲错，杵状指。舌质暗或有瘀点、瘀斑，脉沉细或涩。

4. 肺肾不足、气阴两虚证

气短喘憋和（或）胸闷，动则加重，干咳无痰或少痰，气怯声低，神疲乏力，汗出恶风，腰膝酸软，形瘦便溏，五心烦热。舌红少苔，脉沉细无力。

二、治疗方法

（一）辨证论治

1. 燥热伤肺证

治法：清肺润燥，宣肺止咳。

推荐方药：桑杏汤加减，桑叶、苦杏仁、沙参、淡豆豉、梨皮、浙贝母、麦冬、炙枇杷叶、天花粉、炙紫菀、五味子、蝉蜕、百部等，或具有同类功效的中成药（包含中药注射剂）。

2. 痰热壅肺证

治法：清肺化痰，止咳平喘。

推荐方药：清肺化痰方加减，黄芩、鱼腥草、金荞麦、栝楼、半夏、海浮石、桑白皮、炙紫菀、苦杏仁、麦冬等，或具有同类功效的中成药（包含中药注射剂）。

3. 气虚血瘀证

治法：益气活血，通络散瘀。

推荐方药：补肺活血方加减，西洋参、三七粉、山茱萸、五味子、紫菀、麦冬、白果、红景天、炙甘草等，或具有同类功效的中成药（包含中药注射剂）。

4. 肺肾不足、气阴两虚证

治法：调补肺肾，养阴益气。

推荐方药：调补肺肾方加减，党参、淫羊藿、补骨脂、山茱萸、茯苓、生地黄、熟地黄、赤芍、紫菀等，或具有同类功效的中成药（包含中药注射剂）。

（二）其他中医特色疗法

1. 中药穴位贴敷

平衡阴阳，调护表里。适用于易感冒、咳嗽频繁的患者。

推荐穴位：肺俞、膏肓俞、膈俞、天突等。

2. 艾灸疗法

温通经络，行气活血。适用于阳气不足、阴寒内盛的患者。

推荐穴位：肺俞、膏肓俞、大椎、足三里、气海等。

（三）护理调摄要点

①积极治疗肺部咳喘等疾患，防止其向肺痿病转变。

②戒烟，减少对呼吸道的刺激，以利肺气恢复。

③饮食宜清淡，忌寒凉油腻；居处要清洁，避免烟尘刺激。

④加强体育锻炼，提高机体免疫力。

三、疗效评价（略）

第二节　肺　痈

肺痈是以咳嗽、胸痛、发热、吐脓痰腥臭及脓血为临床特点的病证。“咳即胸中隐隐痛，脉反滑数，此为肺痈，咳唾脓血。”张仲景首创肺痈病名，论述了肺痈的病因病机、临床表现、病变过程及其与肺痿的鉴别，并载有多首治疗方剂，为后世肺痈诊治研究奠定了坚实基础。

一、病因病机

肺痈的病因病机为邪气犯肺，热壅血瘀。

1. 邪气犯肺

“风中于卫，呼气不入；热过于荣，吸而不出”，既说明肺痈由感受风热之邪引起，病变初期即与外感风寒的太阳病不同，风热由卫入营发展较快，因此症状比较严重；又指出本病的病理过程、发展趋势，奠定了温病卫气营血辨证的基础。

2. 热壅血瘀

“热之所过，血为之凝滞，蓄结痈脓”，指出了热壅血瘀是肺叶酿生痈脓的重要病机。“脉数虚者，为肺痿；数实者，为肺痈”，点明了两病虚实不同的病性。

3. 病理分期

根据张仲景对肺痈的论述——风中于卫（风伤皮毛）、热过于营（风舍于肺，热伤血脉，热之所过，血为之凝滞，蓄结痈脓）、吐如米粥（咳唾脓血），肺痈的病理过程可分为三期：表证期、酿脓期和溃脓期。表证期病机为风中于卫，风热袭表；酿脓期病机为风舍于肺，热伤血脉，瘀热成痈；溃脓期病机为邪热壅肺，血脉凝滞，肉腐成脓。

二、辨证论治

1. 早期诊治

“始萌可救，脓成则死”强调本病注重早诊断、早治疗，以免病情加重蔓延。

2. 辨证论治

肺痈的病因病机为邪气犯肺，热壅血瘀，终致蓄结痈脓，多属实证；注重祛邪为其治疗原则；清肺泻热、清热解毒、活血祛瘀、排脓祛痰等是基本治法。未成脓时，针对病邪，采用宣散、清热、散结、解毒等法；已成脓则治疗务以排脓为原则，但应注意勿伤正气，若正气虚甚则应酌以扶正。

邪实气壅，郁闭肺气，治当开泄肺气，泻肺逐邪，方如葶苈大枣泻肺汤。瘀热蕴结，肺痈脓成，当清肺化痰，祛瘀排脓，方如苇茎汤。脓成已溃，治疗应排脓解毒，方如桔梗汤。病情迁延日久，正气渐虚，不宜用过于峻猛攻泄之剂，否则更伤正气，桔梗汤中甘草用量倍于桔梗即体现这一点。

三、研究进展

在《金匮要略》所论的基础上，后世医家对肺痈的病因病机、辨证论治均有补充。

1. 病因病机

肺痈的病因病机是感受外邪，内犯于肺；或正气虚弱，外邪侵袭；或痰热素盛，蒸灼肺脏；以致热壅血瘀，蕴酿成痈，血败肉腐化脓。

（1）感受外邪　多为风热外邪自口鼻或皮毛侵犯于肺所致，正如《类证治裁·肺痿肺痈》所说：“肺痈者，咽干吐脓，因风热客肺蕴毒成痈。”或因风寒袭肺，表邪不解，郁而化热所为，正如《张氏医通·肺痈》所说：“肺痈者，由感受风寒，未经发越，停留胸中，蕴发为热。”

（2）正气虚弱　劳累过度，正气虚弱，则卫外不固，外邪易乘虚侵袭，是致病的重要内因。《杂病源流犀烛·肺病源流》谓：“肺痈，肺热极而成痈也。”

（3）痰热素盛　平素嗜酒太过或嗜食辛辣炙煿厚味，酿湿蒸痰化热，熏灼于肺，或肺脏宿有痰热，或他脏痰浊瘀结于肺，形成肺痈。若宿有痰热蕴肺，复加外感风热，更易引发本病。《医宗金鉴·外科心法要诀·肺痈》曾指出：“此症系肺脏蓄热，复伤风邪，郁久成痈。”

（4）热壅血瘀　邪热郁肺，蒸液成痰，邪阻肺络，血滞为瘀，热壅血瘀，蕴酿成痈，血败肉腐化脓，肺损络伤，脓肿溃破外泄。本病病位在肺，病机为热壅血瘀，瘀阻肺络，病理性质属实、属热。正如《柳选四家医案·环溪草堂医案·咳喘门》所说“肺痈之病，皆因邪瘀阻于肺络，久蕴生热，蒸化成痈”，明确指出热壅血瘀、阻于肺络是肺痈的主要病机。

2. 辨证论治

辨证论治方面，补充了表证期治法及恢复期调治，丰富了肺痈的分证论治。针对本病不同病期的病机特点，分别采取相应治法。初期风热袭表犯肺，治以疏散风热，清肺化痰，方用银翘散加减；成痈期邪热壅肺，热壅血瘀，治以清肺解毒，化瘀消痈，方用千金苇茎汤合如金解毒散加减；溃脓期热壅血瘀，血败肉腐化脓，治以清肺排脓解毒，方用千金苇茎汤合加味桔梗汤加减；恢复期正虚邪恋，气阴两伤，治以养阴益气清肺，方用沙参清肺汤合竹叶石膏汤加减[3]。

肺痈是以骤起发热、咳嗽、胸痛、咳腥臭脓血痰为主要表现的疾病。中医肺痈病与西医学肺脓肿的临床表现十分相似。临床研究表明，中西医结合治疗肺痈除能控制急性炎症外，还有祛痰排脓的作用，可使空洞早期闭合，并能改善神疲纳呆、夜寐汗出等症状。焦源等[7]采用中西医结合疗法治疗肺脓肿 120 例，早期治以清热解毒，祛痰排脓，药用鱼腥草、桔梗、金银花、甘草、生薏苡仁、冬瓜仁、桃仁、浙贝母、芦根、黄芩；后期治以清养补肺，药用沙参、黄芪、合欢皮、白及、太子参、桔梗、生薏苡仁、冬瓜仁、甘草。结果痊愈 89 例，显效 15 例，好转 7 例，无效 9 例。叶景华[8]采用中西医结合疗法治疗本病 47 例，发展期治以清热解毒，祛痰排脓，药用鱼腥草、桔梗、金银花、生甘草、白及、冬瓜仁、生薏苡仁、桃仁、象贝母、黄连；后期治以清热补肺，药用黄芪、太子参、北沙参、合欢皮、生甘草、白及、生薏苡仁、冬瓜仁、黄芩。结果痊愈 11 例，显效 27 例，好转 9 例。郭素芳[9]采用中西医结合疗法治疗本病 58 例，采用西药抗生素治疗或结合脓液引流，加用中药清化逐瘀排脓汤加减，总有效率为 89.7%。

第三节 咳嗽上气

咳嗽是指因外感或内伤等因素导致肺失宣肃，肺气上逆，冲击气道，发出咳声或伴咯痰为临床特征的一种病证。历代医家将有声无痰称为咳，有痰无声称为嗽，有痰有声谓之咳嗽。临床上多为痰声并见，很难截然分开，故以咳嗽并称。

咳嗽上气，指肺气上逆所致的咳嗽、气喘病。咳嗽指症状，上气既指病机，又指症状，主要指咳、喘。本篇所论咳嗽上气除咳、喘外，还包括现在已分列的哮病、喉咳等。咳嗽以咳逆有声，或伴咽痒咳痰为主症，“上气，咽喉不利”是喉咳特征，气喘是指呼吸困难、气息急促的症状，“时时吐唾浊，但坐不得眠”是痰浊壅盛、阻塞气道致喘的特征，“喉中水鸡声”则点明了哮病喉中痰鸣的症状特点。

一、病因病机

本篇所论咳嗽上气，可因水饮内停，外寒触发，寒饮郁肺，肺失清肃，气逆不降，咳而上气；或因内有水饮，外感风热，水饮与热互结，内饮外邪，肺失宣降，咳而上气；或因痰浊壅肺，肺失清肃，气逆不降，咳嗽气喘；或饮热迫肺，气逆不降，其人喘促；或寒饮夹热，内结胸胁而致咳嗽上气；或寒邪夹热上迫于肺，肺失清肃，气逆不降，而咳嗽上气。临床多表现为咳嗽气喘，不能平卧或喉中痰鸣等。本篇所论咳嗽上气常以脉象言病机，以脉象指导治疗，如“咳而脉浮者，厚朴麻黄汤主之”“脉沉者，泽漆汤主之”。脉浮指脉象，同时也是病机的概括，提示病势趋于表，脉沉则为内有水饮。

二、辨证论治

咳嗽上气当辨虚实，临床虚实辨证，宜脉证合参。虚证多见病程较久，其脉浮大无根，并伴声低气怯，神疲体倦；实证多见病程较短，其脉浮大有力，多见声高息粗，烦躁不宁。肾虚不能纳气归原，故呼多吸少，气逆而喘，甚则出现肩息。阳虚不化，水气上溢，则面浮肿。阳虚气衰，欲脱于上，出现脉浮大无力，而且按之无根，此是辨别虚实的关键，上气若见此脉，表示肾气衰竭，阳将上脱，预后往往不良。再见下利，有阴竭于下之患，病势更属险恶。“上气面浮肿，肩息，其脉浮大，不治；又加利尤甚”说明了这一点。

咳嗽上气当辨虚实、寒热、表里、上下、伏邪和新感、痰盛或饮盛。寒饮郁肺，喉中水鸡声，治用射干麻黄汤温肺散寒化饮，开结降逆平喘；痰浊壅肺，时时吐浊，但坐不得眠，治用皂荚丸宣壅导滞，利窍涤痰；饮热郁肺，喘促，目如脱状，脉浮大，治用越婢加半夏汤宣肺泻热，降逆平喘；寒饮夹热，上迫于肺，治用厚朴麻黄汤宣肺化饮，降逆平喘；表寒里饮夹热，咳而上气，烦躁而喘，治用小青龙加石膏汤解表化饮，清热除烦；肺胃阴虚气逆，虚火咳喘，治用麦门冬汤清养肺胃，止逆下气；阳虚微饮短气，治用苓桂术甘汤或肾气丸健脾温肾；支饮胸满腑实，治用厚朴大黄汤涤饮通腑，行气导滞；支饮壅肺不得息，治用葶苈大枣泻肺汤开泻肺气，利水逐饮；支饮邪实咳嗽，治用十枣汤攻逐水饮；支饮兼外寒咳逆，治用小青龙汤散寒宣肺，温化水饮。

咳嗽上气病不离肺，故以理肺为基本治法。本篇理肺治法多样，有散寒宣肺法、清热泻肺法、降逆润肺法、宣壅导滞法等多种治法调理肺气。因本篇所论咳嗽上气多属实证，故治疗多用麻黄宣肺，结合辨证，灵活选药：热证配石膏，寒证伍细辛、干姜，化饮用半夏，痰饮阻于气道用射干、紫菀、款冬花，胀满用厚朴、苦杏仁，病期日久必择五味。本篇治疗咳嗽上气的多首方剂寒温并用，宣中有降，寓收于散，旨在使肺气开合有度。阴虚火逆选麦门冬汤降逆润肺；水饮内停，上迫于肺而致咳喘，用泽漆汤逐水消饮，平喘止咳；停饮而致咳喘的证治可与《痰饮咳嗽病脉证并治第十二》篇互参。

三、研究进展

本篇所论咳嗽上气实则包括现在的咳嗽、喘、哮、喉咳等。咳嗽（病）是指以咳嗽、咳痰为主要表现的疾病。喘病是指因久患肺系疾病，或他脏病变影响，致肺气上逆，肃降无权，以气短喘促为主要表现的疾病。哮病又称哮喘，是以发作性喉中哮鸣有声，呼吸困难，甚则喘息不能平卧等为主要表现的疾病。喉咳是以咽喉长期干痒不适而引发咳嗽为主要表现的疾病。

1. 咳嗽

隋代《诸病源候论·咳嗽病诸候》在《黄帝内经》脏腑咳及《金匮要略》咳嗽上气的基础上，又论述了风咳、寒咳等不同咳嗽的临床证候。唐宋时期，《千金要方》《外台秘要》《太平惠民和剂局方》等收集了许多治疗咳嗽的方剂。明代《河间六书·咳嗽论》谓“寒、暑、湿、燥、风、火六气，皆令人咳嗽”，指出外感六淫是咳嗽的重要病因；《景岳全书》将咳嗽分为外感、内伤两类；《明医杂著》指出咳嗽“治法须分新久虚实”，至此咳嗽的理论渐趋完善，切合临床实际。

咳嗽分外感咳嗽与内伤咳嗽，外感咳嗽病因多为气候突变或调摄失宜，外感六淫之邪犯肺，使肺气壅遏不畅，肺失肃降，其病理因素为风、寒、暑、湿、燥、火，以风寒为多，病变过程中可发生风寒化热，风热化燥，或肺热蒸液成痰等病理转化。内伤咳嗽病因多为饮食不节、情志内伤及肺脏自病。饮食不节、嗜烟好酒或过食肥甘，损伤肺胃，积热内生，灼津生痰，阻塞气道，肺气上逆而咳；情志刺激，肝失调达，气郁化火，循经上逆犯肺，肺失肃降而咳；肺系疾病，迁延不愈，耗气伤阴，肺气虚不能布津而生痰，肺阴虚而虚火灼津为痰，痰浊阻滞，肺失肃降而上逆作咳。内伤咳嗽病变性质为邪实与正虚并见，他脏及肺者，多因邪实导致正虚；肺脏自病者，多因虚致实。其病理因素主要为“痰”与“火”，但痰有寒热之别，火有虚实之分。病变过程中可发生肝火犯肺、痰湿犯肺、肺脾两虚、肺肾阴虚等病理转化。

咳嗽的治疗应分清邪正虚实。外感咳嗽，为邪气壅肺，多为实证，故以祛邪利肺为治疗原则，根据邪气风寒、风热、风燥的不同，应分别采用疏风散寒、清热、润燥治疗。内伤咳嗽，多属邪实正虚，故以祛邪扶正、标本兼顾为治疗原则，分清邪实与正虚的主次，酌用祛痰、清火、清肝、健脾、补肺、益肾等治法，以使肺能主气，宣降有权。咳嗽的治疗，除直接治肺外，还应从整体出发注意治脾、治肝、治肾等。另外，要注意外感咳嗽慎用敛肺止咳之法以免留邪为患，内伤咳嗽慎用宣散之法以防发散伤正。正确的调护，如预防感冒、戒烟等对巩固疗效、预防复发有重要意义。

2. 哮病

《金匮要略》将本病称为“上气”，书中描述了本病发作时的典型症状，提出了治疗方药，而且从病理上将其归属于痰饮病中的“伏饮”，堪称后世顽痰伏肺为哮病夙根的渊薮。隋代《诸病源候论》称本病为“呷嗽”，指出本病病机为“痰气相击，随嗽动息，呼呷有声”，治疗“应加消痰破饮之药”。直至元代朱丹溪才首创“哮喘”病名，阐明病机专主于痰，提出“未发以扶正气为主，既发以攻邪气为急”的治疗原则，不仅把本病从笼统的“喘鸣”“上气”中分离出来，成为一个独立的病，而且确定了本病的施治要领。明代《医学正传》进一步对哮与喘作了明确的区别。明代《症因脉治·哮病》言“哮病之因，痰饮留伏，结成窠臼，潜伏于内，偶有七情之犯，饮食之伤，或外有时令之风寒束其肌表，则哮喘之症作矣”，明确指出哮病为痰饮留伏，外邪侵袭，饮食不当，情志失调所致；朱丹溪云“哮病专主于痰”，指出哮病的病理因素以痰为主。

哮病是由于宿痰伏肺，遇诱因或感邪引触，以致痰阻气道，肺失肃降，痰气搏击所引起的发作性痰鸣气喘疾患。发作时以喉中哮鸣有声，呼吸气促困难，甚至喘息不能平卧为主要表现。病理因素以痰为主，痰伏于内，因感引发。发作时，痰阻气道，痰气相搏，肺气失于肃降，表现为邪实之证；反复久发，气阴耗损，肺、脾、肾渐虚，平时表现为正虚之证，发作时可见邪实正虚的错杂表现。故辨治原则是根据疾病的新久，已发未发，区别邪正缓急、虚实主次治疗。发时治标，缓则治本。发时以祛邪利肺为主，但要注意证候的寒热，以及寒热相兼、寒热转化、是否虚实错杂等情况，进行治法、方药的调整。寒哮治以温肺散寒，化痰平喘，方药射干麻黄汤加减；热哮治以清热宣肺，化痰定喘，方药定喘汤加减。缓解期以扶正为主，但要注意气阴之异、肺脾肾之殊，肺虚治以补肺固卫，方药玉屏风散加减；脾虚治以健脾化痰，方药六君子汤加减；肾虚治以补肾摄纳，方药金匮肾气丸或七味都气丸加减。缓解期尤以补肾最为重要，因肾为先天之本、五脏之根，精气充足则根本得固。补肺可加强卫外功能，防止外邪入侵。补脾可杜绝生痰之源。因此治本可以减轻、减少或控制哮病发作。哮病的预防在于增强体质、增强抗邪能力、减少宿痰的产生和避免触发因素对患者的侵袭，以减少发作机会。

3. 喘病

汉代以后，诸多医家充实了喘病的病因与证治。宋代《济生方·喘》言“将理失宜，六淫所伤，七情所感……饱食过伤，动作用力，遂使脏气不和，荣卫失其常度，不能随阴阳出入以成息，促迫于肺，不得宣通而为喘也”，论述了喘病的病因。元代《丹溪心法·喘》言“六淫七情之所感伤，饱食动作，脏气不和，呼吸之息，不得宣畅而为喘急。亦有脾肾俱虚，体弱之人，皆能发喘。又或调摄失宜，为风寒暑湿邪气相干，则肺气胀满，发而为喘。又因痰气皆能令人发喘。治疗之法，当究其源。如感邪气则祛散之，气郁即调顺之，脾肾虚者温理之，又当于各类而求”，认识到六淫、七情、饮食所伤，体质虚弱皆为喘病的病因，并提出喘病治法。明代《景岳全书·喘促》说“实喘者有邪，邪气实也；虚喘者无邪，元气虚也”，把喘病归纳为虚实两证，指出了喘病的辨证纲领。清代《临证指南医案·喘》进一步指出“在肺为实，在肾为虚”。《仁斋直指方论·喘嗽》言：“有肺虚夹寒而喘者，有肺实夹热而喘者，有水气乘肺而喘者……如是等类，皆当审证而主之”，指出喘病治疗需针对不同证候辨证论治。《类证治裁·喘症》则明确提出“喘由外感者治肺，由内伤者治肾”的治疗原则。这些观点对指导临床实践具有重要意义。

喘病是呼吸困难，甚至张口抬肩，鼻翼煽动，不能平卧的一种病证，严重者可致喘脱。多为外感六淫，内伤饮食、情志以及久病体虚所致。其病主要在肺、肾，亦与肝、脾等脏有关。病理性质有虚实之分。实喘为邪气壅肺，气失宣降，治以祛邪利气。祛邪指祛风寒、清肺热、化痰浊（痰饮）等，利气指宣肺平喘，亦包括降气解郁等法。虚喘为精气不足，肺不主气，肾不纳气所致，治以培补摄纳，但应分阴阳，培肺气、益肺阴、补肾阳、滋肾阴等，并佐摄纳固脱等法。治虚喘很难速效，应持之以恒地调治方可治愈。正如《医宗必读·喘》所说：“治实者攻之即效，无所难也。治虚者补之未必即效，须悠久成功，其间转折进退，良非易也。”若见“下虚上实”者，又当疏泄其上，补益其下，权衡轻重主次治疗。若见喘脱者，急当扶正固脱，镇摄潜纳，及时救治。

四、名家经验精选

1. 国医大师晁恩祥治肺八法 [10]

（1）疏风宣肺法 常用方药：炙麻黄、紫苏叶、牛蒡子、蝉蜕、地龙、紫菀、前胡、五味子、苦杏仁等。

（2）清肺化痰法 常用方药：麻杏石甘汤、清金化痰汤、泻白散、黛蛤散、蒿芩清胆汤、栝楼薤白半夏汤等。

（3）温肺化饮法 常用方药：小青龙类方。

（4）补肺益肾法 常用方药：养阴清肺汤或百合固金汤加枸杞子、山茱萸、紫河车或左归丸等。

（5）补肺通络法 常用方药：太子参、黄芪、麦冬、五味子、白芍、白僵蚕、地龙、穿山龙、丹参、紫苏子、莱菔子、栝楼、薤白、桂枝等。

（6）温阳利水活血法 常用方药：苓桂术甘汤、真武汤、葶苈大枣泻肺汤合栝楼薤白半夏汤等。

（7）通腑泻肺开窍法 常用方药：承气汤加苦杏仁、紫菀、栀子、鱼腥草、竹沥、栝楼等。

（8）清肺涤痰开窍法 常用方药：涤痰汤合安宫牛黄丸或苏合香丸化裁。

对于哮病的治疗，病机为风盛痰阻、气道挛急者，治宜疏风宣肺，解痉平喘，方用黄龙平喘汤加减 [11]：麻黄、地龙、蝉蜕、白果、紫苏子、白芍、石菖蒲、五味子等。对于风咳治疗，病机为肺气失宣、气道挛急者，治宜疏风宣肺，缓急止痉，止咳利咽，方用苏黄止咳汤 [12，13] 加减：炙麻黄、紫苏叶、紫苏子、蝉蜕、地龙、牛蒡子、紫菀、炙枇杷叶、五味子、地龙、苦杏仁、前胡等。对于过敏性鼻炎治疗，病机为风邪侵袭者，治宜疏风宣肺，缓急通窍，方用疏风通窍汤加减 [14]：荆芥、防风、辛夷、苍耳子、紫苏叶、蝉蜕、牛蒡子、五味子、生甘草等。

2. 国医大师葛琳仪治疗慢性支气管炎经验 [15]

（1）发作期 病机为外感风热、肺气壅塞者，治宜清泄里热，宣肺止咳，药用金银花、连翘、牛蒡子、黄芩、蒲公英、桔梗、前胡、苦杏仁、浙贝母、板蓝根、青果、木蝴蝶等。

（2）迁延期 病机为痰热蕴肺、脾失健运、肾不纳气者，治宜清肺化痰，健脾补肾，上方加白术、薏苡仁、茯苓、猪苓、补骨脂、枸杞子等。

（3）缓解期 病机为卫阳亏损、腠理空虚者，治宜培虚补损，药用炙黄芪、炒白术、防风、党参、茯苓、薏苡仁、人参叶、补骨脂、枸杞子、制玉竹、当归、仙茅、淫羊藿等。

3. 国家名老中医武维屏经验[16, 17]

（1）咳嗽　病机为气郁痰阻、肺气上逆者，治宜疏郁理气，化痰降肺，方用半夏厚朴汤合小柴胡汤加味。

（2）支气管扩张发作期　①痰火夹感，病机为痰火留伏、内有郁热者，治宜表里双解，宣肺清热，化痰止咳，方用麻杏石甘汤合柴胡陷胸汤加减；②痰热壅肺，病机为痰热壅肺、肺失宣肃者，治宜清肺化痰，肃肺止咳，方用清金化痰汤加减。

（3）支气管扩张迁延期　①痰火内伏，病机为痰热渐退、余邪未尽、肺脾两虚者，治宜化痰清热，降逆止咳，方用千金苇茎汤或蒌芩止嗽散加减；②痰瘀伏肺，病机为痰热未尽、瘀血内停、痰瘀伏肺、阻滞气机者，治宜化痰活血，行气止咳，方用柴芩温胆汤合叶天士旋覆花汤加减；③正虚邪恋，病机为肺脾两虚者，治宜化痰清肺，健脾益气，方用透脓散合漏芦连翘散加味。

4. 国医大师方和谦治疗咳嗽经验[18]

方老治疗咳嗽，无论内外寒热虚实，若以咳嗽症状为主症者，多以调和肺气为法，强调肺气宜宣宜降，宣能促降，降能助宣，宣肃相济，则上通下达，肺气得畅。

方老用药顺肺气宣降之性，而采用辛开苦降之品，首选紫苏（叶、子、梗）、苦杏仁、前胡、桔梗四药为治咳主药。苏、杏、前、桔同为辛苦之品，苏桔相配，偏于宣开；杏前相伍，重于下气。亦宣亦降，使气道通利，肺气宣畅，则咳嗽自止。

方老选用止嗽散加减为调和肺气法的代表方剂。本方一组为“敛”，药用炙紫菀、白前、百部；一组为“宣”，药用陈皮、荆芥、桔梗。全方宣肃配合，治疗“诸般咳嗽”。

附1

咳嗽病（急性气管－支气管炎）中医诊疗方案（2018 年版）[19]

一、诊断

（一）疾病诊断

1. 中医诊断标准

①咳嗽是因邪犯肺系，肺失宣肃，肺气上逆所致的以咳嗽为主要症状的一种肺系

病证。

②主要临床表现为咳而有声，或伴咯痰。

③由外感引发者，多起病急、病程短，常伴恶寒发热等表证；由外感反复发作或其他脏腑功能失调引发者，多病程较长，可伴喘及其他脏腑失调的症状。

2. 西医诊断标准

参照中华医学会《临床诊疗指南：呼吸病学分册》(2009版)。

(1)症状 起病急，通常全身症状较轻，可有发热。初起为干咳或少量黏液痰，随后痰量逐渐增多，咳嗽加剧，偶伴血痰等。

(2)体征 查体可无明显阳性表现，也可在两肺闻及散在干、湿性啰音，部位不固定，咳嗽后减少或消失。

(3)实验室检查 白细胞计数可正常，伴有感染者，可伴有中性粒细胞百分比升高，血沉加快。X线胸片一般无异常或仅有肺纹理增粗。

(4)无慢性肺部疾病者需除外肺炎 根据病史、咳嗽和咳痰等症状，两肺散在干、湿性啰音等体征，结合血象和X线胸片，可做出临床诊断。

(二)证候诊断

参照《急性气管-支气管炎中医诊疗指南》(2015版)、《中医病证诊断疗效标准》(ZY/T001.1-94)、《中医内科常见病临床诊疗指南》(ZYYXH/T72-2008)。

(1)风寒袭肺证 ①咳嗽，痰白、清稀，或干咳；②鼻塞，流清涕；③恶寒，无汗或并发热；④肢体酸痛；⑤舌苔白，或脉浮或浮紧。具备①项，加②③④⑤中2项。

(2)风热犯肺证 ①咳嗽，痰黄或白黏，或痰少、咯痰不爽，或干咳；②鼻塞，流浊涕，或鼻窍干热；③恶风或并发热；④咽干，甚则咽痛；⑤口干渴；⑥舌尖红，或舌苔薄黄或薄白干，或脉浮数。具备①项，加②③④⑤⑥中3项。

(3)燥邪犯肺证 ①干咳，或痰少或黏、难以咯出；②唇鼻干燥；③口干，甚则口渴；④咽干，甚则咽痛；⑤恶风或并发热；⑥舌尖红，或舌苔薄黄或薄白干，或脉浮或浮数。具备①② 2项，加③④⑤⑥中2项。

(4)痰热壅肺证 ①咳嗽；②痰黏、色黄，或咯痰不爽；③发热，或口渴；④大便秘结；⑤舌质红，或舌苔黄或黄腻，或脉数或滑数。具备①② 2项，加③④⑤中2项。

(5)痰湿阻肺证 ①咳嗽；②痰多、白黏或泡沫；③口黏腻，或纳呆，或食少；④胃脘痞满；⑤舌边齿痕，或舌苔白或白腻，或脉滑或濡或弦滑。具备①② 2项，加③④⑤中2项。

(6)肺气虚证 ①咳嗽，或咯痰无力；②神疲，或乏力，或气短，动则加重；③自汗、动则加重；④畏风寒，或易感冒；⑤舌质淡，或脉沉细或沉缓或细弱。具备①项，加②③④⑤中 2 项。

（7）气阴两虚证　①干咳或咳嗽少痰；②神疲，或乏力，或气短，动则加重；③畏风寒，或易感冒；④自汗或盗汗；⑤手足心热；⑥口干，甚则口渴；⑦舌体胖大，甚至边有齿痕，或舌体瘦小，或舌质淡或红，或舌苔薄少或花剥，或脉沉细或细弱或细数。具备①项，加②③④中 2 项及⑤⑥⑦中 2 项。

二、治疗方法

（一）辨证论治

1. 风寒袭肺证

治法：疏风散寒，宣肺止咳。

推荐方药：三拗汤合止嗽散加减。炙麻黄、苦杏仁、白前、荆芥、防风、紫苏子、陈皮、桔梗、百部、款冬花、炙甘草。或具有同类功效的中成药（包括中药注射剂）。

2. 风热犯肺证

治法：疏风清热，宣肺化痰。

推荐方药：桑菊饮加减。桑叶、菊花、苦杏仁、连翘、牛蒡子、前胡、黄芩、薄荷（后下）、桔梗、芦根、甘草。或具有同类功效的中成药（包括中药注射剂）。

3. 燥邪犯肺证

治法：清肺润燥，疏风清热。

推荐方药：桑杏汤加减。桑叶、苦杏仁、北沙参、麦冬、浙贝母、淡豆豉、栀子皮、栝楼皮、梨皮。或具有同类功效的中成药（包括中药注射剂）。

4. 痰热壅肺证

治法：清热化痰，肃肺止咳。

推荐方药：清金化痰汤加减。桑白皮、黄芩、栀子、全栝楼、橘红、知母、浙贝母、苦杏仁、桔梗。或具有同类功效的中成药（包括中药注射剂）。

5. 痰湿阻肺证

治法：燥湿健脾，化痰止咳。

推荐方药：二陈汤合三子养亲汤加减。法半夏、茯苓、陈皮、白术、厚朴、白芥子、莱菔子、紫苏子、炙甘草。或具有同类功效的中成药（包括中药注射剂）。

6. 肺气虚证

治法：补肺益气，宣肺止咳。

推荐方药：补肺汤合玉屏风散加减。党参、黄芪、防风、白术、茯苓、五味子、紫菀、苦杏仁、陈皮、炙甘草。或具有同类功效的中成药（包括中药注射剂）。

7. 气阴两虚证

治法：益气养阴，润肺止咳。

推荐方药：生脉散合沙参麦冬汤加减。太子参、北沙参、麦冬、五味子、玉竹、桑叶、浙贝母、款冬花、炙甘草。或具有同类功效的中成药（包括中药注射剂）。

辨证论治的同时应根据不同季节的气候特点（时）、不同的地域环境特点（地）以及患者的年龄、性别、体质（人）等不同特点来选择用药。

（二）其他中医特色疗法

1. 穴位贴敷

取穴天突、大椎、肺俞（双）、中府，每天换 1 次药贴，连续 10 天。药物选取白芥子 75g，白芷 10g，共研细末，加入少许蜂蜜拌匀成糊状，然后分成两半烤热后敷贴于风门穴上，早晚各换药 1 次，连敷数日即愈，适用于风寒、风热外侵咳嗽。肺气虚寒、寒饮犯肺证可用温阳散寒药敷贴背部腧穴。

2. 灸法

选穴大椎、肺俞（或风门）、膏肓，采用麦粒灸，3 ～ 5 日治疗 1 次，5 次为 1 个疗程；或予艾条灸，每日 1 次，每次 5 ～ 10 分钟，以皮肤潮红为度，可和针刺配合应用。

3. 针刺

（1）组穴一　主穴：肺俞、列缺、合谷。针用泻法。风热可疾刺，风寒留针。咽喉肿痛，加少商、尺泽；发热，加大椎、外关。

（2）组穴二　主穴：肺俞、中府、列缺、太渊。风寒袭肺证，加肺门、合谷；风热犯肺证，加大椎、曲池、尺泽；燥邪伤肺证，加太溪、照海；痰湿蕴肺证，加足三里、丰隆；痰热郁肺证，加尺泽、天突；肝火犯肺证，加行间、鱼际；肺阴亏虚证，加膏肓、太溪。实证针用泻法，虚证针用平补平泻法。

根据病情还可选择拔罐疗法、砭石疗法等。

（三）西药治疗

西药主要以止咳化痰对症治疗为主，若发生支气管痉挛时，可用平喘药物。发热可用解热镇痛药物对症处理。抗生素必要时进行使用，应按照《抗菌药物临床应用指导原则》执行，根据细菌培养及药敏结果及时调整用药。

（四）护理调摄

1. 饮食护理

饮食宜清淡可口、富营养、易消化，忌食辛辣、煎炸或过甜、过咸之品。饮食有节，忌烟酒。

2. 起居护理

加强锻炼，劳逸适度；慎风寒，做好防寒保暖，避免受凉。

3. 情志护理

指导患者自我排解方法，树立战胜疾病信心，积极配合治疗与护理。

4. 对症护理

痰多者鼓励病人将痰排出。咳而无力者，可翻身拍背以助痰排出，必要时吸痰。

5. 日常护理

增强体质，对慢性久咳虚咳的患者，嘱其进行适当的体育锻炼，以提高免疫功能，增强抗病能力。

三、疗效评价（略）

附2

哮病（支气管哮喘）中医诊疗方案（2017年版）[6]

一、诊断

（一）疾病诊断

1. 中医诊断标准

发作时喉中哮鸣有声，呼吸困难，甚则张口抬肩，不能平卧，或口唇指甲发绀。呈反复发作性，常因气候突变、饮食不当、情志失调、劳累等因素而诱发。发作前多有鼻痒、喷嚏、咳嗽、胸闷等症状。有过敏史或家族史。两肺可闻及哮鸣音或伴有湿啰音。

2. 西医诊断标准

参考《中国支气管哮喘防治指南》（中华医学会呼吸病学分会哮喘学组，2016年）和2016 GINA（全球哮喘处理和预防策略）。

反复发作喘息、气急、胸闷或咳嗽，多与接触变应原、冷空气、物理及化学性刺激、病毒性上呼吸道感染、运动等有关；发作时在双肺可闻及散在或弥漫性、以呼气相为主的哮鸣音；上述症状可经治疗缓解或自行缓解；除外其他疾病所引起的喘息、气急、胸闷和咳嗽。

临床表现不典型者结合气道敏感性试验、呼出气NO浓度测定等可帮助确诊。

（二）病期诊断

参考《中国支气管哮喘防治指南》（中华医学会呼吸病学分会哮喘学组，2016年）。

（1）急性发作期　指喘息、气急、咳嗽、胸闷等症状突然发生，或原有症状急剧加重，常有呼吸困难，以呼气流量降低为特征，常因接触变应原等刺激物或治疗不当等所致。

（2）慢性持续期　是指每周均不同频度和（或）不同程度地出现症状（喘息、气急、胸闷、咳嗽等）。

（3）临床缓解期　指患者无喘息、胸闷、气急、咳嗽等症状，并维持1年以上。

（三）证候诊断

1. 急性发作期

（1）风哮证　喘憋气促，喉中鸣声如吹哨笛，咳嗽、咯痰黏腻难出，无明显寒热倾向，起病多急，常倏忽来去，发前自觉鼻、咽、眼、耳发痒，喷嚏，鼻塞，流涕。舌苔薄白，脉弦。

（2）寒哮证　喉中哮鸣如水鸡声，呼吸急促，喘憋气逆，痰色白多泡沫，口不渴或渴喜热饮，形寒怕冷，天冷或受寒易发，肢冷，面色青晦。舌苔白滑，脉弦紧或浮紧。

（3）热哮证　喉中痰鸣如吼，喘而气粗息涌，胸高胁胀，咯痰色黄或白，黏稠浊厚，口苦，口渴喜饮，汗出，面赤，或有身热，烦躁不安，大便秘结，小便短赤。舌红苔黄腻，脉滑数或弦滑。

（4）阳虚喘脱危证　哮病反复久发，喘息鼻煽，张口抬肩，气短息促，烦躁，昏蒙，面青，四肢厥冷，汗出如油。舌质青暗、苔腻或滑，脉细数不清，或浮大无根。

2. 慢性持续期

（1）痰哮证　喉中痰涎壅盛，声如拽锯，喘急胸满，但坐不得卧，痰多易出，面色青暗。舌苔厚浊或黄腻，脉滑实。

（2）虚哮证　气短息促，动则喘甚，发作频繁，甚则持续喘哮，口唇、爪甲青紫，咯痰无力，痰涎清稀或质黏起沫，面色苍白或颧红唇紫，口不渴或咽干口渴，形寒肢冷或烦热。舌质淡或偏红，或紫暗，脉沉细或细数。

3. 临床缓解期

（1）肺脾气虚证　气短声低，自汗，畏风，易感冒，倦怠乏力，食少便溏。舌质淡，苔白，脉细弱。

（2）肺肾两虚证　短气息促，动则为甚，腰膝酸软，脑转耳鸣，不耐劳累。或五心烦热，颧红，口干，舌质红、少苔，脉细数；或畏寒肢冷，面色苍白。舌淡、苔白，质胖，脉沉细。

二、治疗方法

（一）辨证论治

1. 急性发作期

（1）风哮证

治法：祛风解痉，宣肺平喘。

推荐方药：黄龙舒喘汤加减。炙麻黄、地龙、蝉蜕、紫苏子、石菖蒲、白芍、五味子、白果、甘草、防风等。或具有同类功效的中成药（包括中药注射剂）。

（2）寒哮证

治法：宣肺散寒，化痰平喘。

推荐方药：射干麻黄汤或小青龙汤加减。射干、麻黄、细辛、半夏、苦杏仁、生姜、紫菀、款冬花、甘草等。或具有同类功效的中成药（包括中药注射剂）。

（3）热哮证

治法：清热宣肺，化痰定喘。

推荐方药：定喘汤或麻杏石甘汤加减。麻黄、黄芩、桑白皮、紫苏子、半夏、银杏、苦杏仁、款冬花、甘草等。或具有同类功效的中成药（包括中药注射剂）。

（4）阳虚喘脱危证

治法：化痰开窍，回阳固脱。

推荐方药：回阳救急汤加减。人参、炮附片、甘草、山茱萸、石菖蒲、白果、葶苈子、煅龙骨、煅牡蛎、蛤蚧等。或具有同类功效的中成药（包括中药注射剂）。

2. 慢性持续期

（1）痰哮证

治法：健脾化痰，降气平喘。

推荐方药：三子养亲汤加减。炙麻黄、苦杏仁、橘红、半夏、茯苓、紫苏子、莱菔子、白芥子、诃子、甘草等。或具有同类功效的中成药（包括中药注射剂）。

（2）虚哮证

治法：补肺纳肾，降气平喘。

推荐方药：平喘固本汤加减。黄芪、胡桃肉、五味子、紫苏子、法半夏、款冬花、陈皮、地龙等。或补肾益气方加减，黄芪、淫羊藿、生地黄等。或具有同类功效的中成药（包括中药注射液）。

注：慢性持续期证型较复杂，往往虚实夹杂；实证有寒热之分，虚证当分清肺脾气虚或肺肾气虚，同时还应分清阴阳；另外还需重视兼夹证。

3. 临床缓解期

（1）肺脾气虚证

治法：健脾益肺，培土生金。

推荐方药：玉屏风散合六君子汤加减。黄芪、白术、防风、党参、茯苓、甘草、陈皮、半夏等。或具有同类功效的中成药（包括中药注射液）。

（2）肺肾气虚证

治法：补益肺肾，纳气平喘。

推荐方药：补肺散合金水六君煎加减。桑白皮、熟地黄、人参、紫菀、五味子、当归、法半夏、陈皮、茯苓、炙甘草、菟丝子、补骨脂等。或补肾益气方（验方）加减，黄芪、淫羊藿、生地黄等。或具有同类功效的中成药（包括中药注射液）。

（二）其他中医特色疗法

1. 针灸治疗

（1）实证

治法：取手太阴经穴为主。毫针刺用泻法，风寒可酌用灸法；痰热可兼取足阳明经穴，不宜灸。

处方：膻中、列缺、肺俞、尺泽。风寒加风门，痰热加丰隆，喘甚加天突、定喘。

（2）虚证

治法：以调补肺肾之气为主。毫针用补法，可酌情用灸法。

处方：肺俞、膏肓、肾俞、气海、足三里、太渊、太溪。

疗程：每日 1 次或隔日 1 次，7 ～ 10 次为 1 个疗程。

2. 穴位贴敷疗法

根据病情需要，可选择定喘、风门、肺俞、天突、膏肓、膻中等穴位，脾虚加脾俞，肾虚加肾俞。参考《张氏医通》白芥子膏组方，炒白芥子、延胡索各 20g，细辛、甘遂、肉桂、天南星各 10g，共研细末，用生姜汁调成糊状，将药糊贴敷于穴位上，胶布固定。贴 2 ～ 4 小时后去药洗净，注意防止出现皮肤损伤。

疗程：慢性持续期，每次间隔 3 ～ 4 天，治疗 8 ～ 10 次为 1 个疗程；临床缓解期，在三伏天，每伏各取 1 天做穴位贴敷，3 次为 1 个疗程，可连续做 3 个疗程。

3. 拔罐

急性发作期和慢性持续期患者，根据病情需要，可选择大椎、风门、肺俞、定喘、丰隆等穴位，每日或隔日拔 1 次，每次更换部位，拔罐时间 5 ～ 8 分钟，10 日为 1 个疗程。

4. 耳穴贴压（耳穴埋豆）

急性发作期和慢性持续期患者，可选择下屏尖、肾上腺、气管、皮质下、交感、肺等穴位，用磁珠或王不留行固定于相应穴位，每天按 4 ～ 6 次，以有酸胀感为度，每次 3 ～ 5 分钟，保留 3 ～ 7 天。

5. 膏方

慢性持续期和临床缓解期患者，根据患者体质辨证使用。哮喘发病其标在肺，其本在肾，虚实夹杂，故扶正补虚的同时，宜兼顾祛邪治病；同时应重视顾护脾胃，不可滋腻太过。方以二陈汤、七味都气丸、人参养荣汤等为主加减。

（三）西药治疗

参考《中国支气管哮喘防治指南》（中华医学会呼吸病学分会哮喘学组，2016 年）和 2016 全球哮喘处理和预防策略（GINA）。详细采集病史，进行临床查体并结合血气分析、肺功能等评估病情严重程度，对于哮喘重度急性发作的患者参照指南给予静脉使用糖皮质激素治疗等；病情危重者，经上述药物治疗，临床症状和肺功能无改善甚至继续恶化，应及时给予机械通气等治疗。有细菌感染的证据，给予抗感染治疗。

（四）护理调摄要点

1. 起居护理

哮喘发作时卧床休息，重者取半卧位或端坐位；寒哮、虚哮证患者的病室宜向阳温暖，胸背部保暖；热哮证患者的室温宜偏凉；痰黏稠难以咯出时，注意翻身拍背。

2. 给药护理

中药汤剂一般宜温服，寒哮证宜热服；哮喘发作有规律者，可在发作前 1 ～ 2 小时服药以缓解症状，服药后观察其效果和反应。

3. 饮食护理

注意饮食调护，保持大便通畅；饮食宜清淡、富营养，不宜过饱、过甜、过咸，忌生冷、辛辣、鱼腥发物、烟酒等；喘憋多汗者，嘱多饮水。对咳嗽痰多患者，可适当食用化痰止咳的食疗方，如杏仁、梨、陈皮粥等。

4. 避免诱发因素

避免哮喘的诱发因素，如避免摄入引起过敏的食物，室内不种花草，不养宠物，经常打扫房间、清洗床上用品等。帮助病人理解哮喘发病机制及其本质、发作先兆、症状等。指导病人自我监测症状，预防发作。通过定期肺功能监测，客观评价哮喘病情严重程度；帮助病人学会在急性发作时能简单、及时地应对，掌握正确的药物吸入技术，讲解常用药物的用法、剂量、疗效、不良反应，与病人共同制定哮喘长期管理、防止复发的计划。

5. 劳逸适度

劳逸适度，防止过度疲劳，根据身体情况，适当进行体育锻炼，如太极拳、内养功、八段锦、慢跑等，逐步增强体质，以提高抗病能力并预防疾病发展为不可逆性气道阻塞等，防止发生猝死。

三、疗效评价（略）

第四节 肺 胀

肺胀首见于《灵枢·胀论》："肺胀者，虚满而喘咳。"《灵枢·经脉》云"肺手太阴之脉……是动则病肺胀满，膨膨而喘咳"，指出了本病虚满的基本性质和典型症状。《金匮要略·肺痿肺痈咳嗽上气病脉证治第七》对肺胀的病机、脉证、治疗等有了进一步的论述。

一、病因病机

《肺痿肺痈咳嗽上气病脉证治第七》篇所论肺胀是外邪束表，痰、饮、郁、热等邪气迫肺，致肺气及周身气机郁闭，以喘息为主要见症，病多属实的病证。论及肺胀的 3 条原文（第 4、13、14 条）均既言上气又言喘，而有咳嗽和烦躁的各 2 条，提示肺胀以喘为主要临床特点，其次症状为咳嗽和烦躁。"目如脱状，脉浮大"，提示肺气郁闭、上逆较甚的病机特点；"烦躁……脉浮者，心下有水"，则提示外感邪气，内有水饮，饮郁化热的病机特点。

二、辨证论治

肺胀的病机主要为肺气及周身气机郁闭，故治疗以宣肺为基本原则。肺气壅滞，不仅气机上逆而咳喘，而且可影响其通调水道之职，以致水溢肌表而转为风水。本篇提出

“发汗”的治法即是宣发肺卫之气，以解除气机郁闭，使肺气升降复常，水道通调。麻黄宣降肺气，通调水道，是治疗肺胀的主药。仲景治肺胀在辨病用麻黄的基础上，结合辨证选药，视其寒热虚实变化，治以疏风宣肺，温肺散寒，或清肺泻热，降逆平喘，治法灵活多变，方药配伍精当。饮热迫肺证用越婢加半夏汤宣肺泻热，化饮降逆，重用麻黄与石膏，且石膏用量多于麻黄，清热宣肺平喘力强；半夏、生姜化饮降逆；甘草、大枣安中调和诸药，使热清饮化，肺气宣降复常。外寒内饮而夹热证用小青龙加石膏汤解表化饮，清热除烦，方中麻黄、桂枝、细辛辛温散寒解表，宣畅肺气；桂枝可温阳化饮；细辛与干姜、半夏为伍，温肺化饮降逆；石膏清泄郁热；佐以五味子收敛肺气，以防耗散肺气、燥伤营阴之弊；芍药和其营阴；甘草调和诸药。两方配伍严谨，用药精当，是后世治疗肺胀的常用效方。本篇论肺胀，除必用麻黄宣肺散邪外，尚用半夏温化寒饮，石膏清热除烦。

三、研究进展

在《金匮要略》所论的基础上，后世医家对肺胀病名内涵、病因病机、辨证论治均有补充发展。

关于病名，现代医家认为肺胀是指多种慢性肺系疾病反复发作，迁延不愈，肺脾肾三脏虚损，从而导致以肺管不利、气道不畅、肺气壅滞、胸膺胀满为病理改变，以喘息气促、咳嗽咯痰、胸部膨满、胸闷如塞，或唇甲发绀、心悸浮肿，甚至出现昏迷、喘脱为临床特征的病证。根据肺胀的临床表现，其主要见于西医学慢性阻塞性肺气肿和慢性肺源性心脏病，也见于老年性肺气肿，当这些疾病出现肺胀的临床表现时，可参考肺胀进行辨证论治。

现代医家认为肺胀的病因有以下三方面：一是慢性肺系疾病迁延失治，它也是肺胀的基本病因。临床发现肺胀多由内伤久咳、久喘、久哮、肺痨等慢性肺系疾患迁延失治逐步发展所致。因此，慢性肺系疾患也就成为肺胀的基本病因。二是感受外邪。六淫外袭既可导致久咳、久喘、久哮、支饮等病证的发生，又可诱发加重这些病证，令其反复迁延难愈，逐渐演化成肺胀。三是年老体虚。肺胀患者虽可见于青少年，但以老年患者为多，年老体虚，肺肾不足，体虚不能卫外是六淫反复乘袭的基础，感邪后正不胜邪而病益重，反复罹病而正更虚，如是循环不已，促使肺胀形成。

其病变首先在肺，继则影响脾、肾，后期病及心、肝。病理因素有痰浊、水饮、瘀血、气虚、气滞，它们互为影响，兼见同病。肺胀的病理性质多属标实本虚。标实为痰浊、水饮、瘀血和气滞，痰有寒化与热化之分；本虚为肺、脾、肾气虚，晚期则气虚及阳，或阴阳两虚。

其基本病机是肺之体用俱损，呼吸功能失常，气壅于胸，滞留于肺，痰瘀阻结肺管气道，导致肺体胀满，张缩无力，而成肺胀。如内有停饮，又复感风寒，则可成为外寒内饮证。感受风热或痰郁化热，可表现为痰热证。痰浊壅盛，或痰热内扰，蒙蔽心窍，心神失主，则意识模糊、嗜睡甚至昏迷；痰热内闭，热邪耗灼营阴，肝肾失养，阴虚火旺，肝火夹痰上扰，气逆痰升，肝风内动则发生肢颤、抽搐；痰热迫血妄行，则动血而致出血。亦可因气虚日甚，气不摄血而致出血。病情进一步发展可阴损及阳，阳虚不能化气行水，成为阳虚水泛证；阳虚至极，出现肢冷、汗出、脉微弱等元阳欲脱现象。

关于肺胀的辨证论治，补充有痰瘀阻肺、痰蒙神窍、肺肾气虚、阳虚水泛等证。根据标本虚实，辨证论治。一般感邪时偏于邪实，则以祛邪为主，根据病邪的性质，分别采取祛邪宣肺（辛温、辛凉）、降气化痰（温化、清化）。风寒内饮，治以温肺散寒，降逆涤痰，方用小青龙汤加减；痰热郁肺，治以清肺泻热，降逆平喘，方用越婢加半夏汤加减；痰瘀阻肺，治以涤痰祛瘀，泻肺平喘，方用葶苈大枣泻肺汤合桂枝茯苓丸加减；阳虚水泛，治以温阳化饮利水，方用真武汤合五苓散加减；痰蒙神窍，治以涤痰开窍，方用涤痰汤合安宫牛黄丸或至宝丹加减。平时偏于正虚，则以扶正为主，根据脏腑阴阳的不同，分别以补养心肺、益肾健脾，或气阴兼调，或阴阳兼顾。正气欲脱时则应扶正固脱，救阴回阳。临床运用经方加减治疗肺胀疗效观察及应用心得体会报道较多，其中以小青龙汤研究报道为多。小青龙汤临床广泛应用于呼吸、消化、循环、泌尿系统疾病和皮肤过敏性疾病，其治疗范围已超越张仲景所论范围；对其方证、止咳平喘作用机制等的研究也有不少报道。

四、名家经验精选

1. 国医大师晁恩祥经验[20]

肺胀（慢性阻塞性肺疾病稳定期）属肺肾两虚之虚喘，治疗应调补肺肾，纳气平喘，治以调补肺肾方加减，药用太子参、黄精、麦冬、五味子、山茱萸，或西洋参、冬虫夏草、山茱萸、丹参、枸杞子等。

2. 国医大师葛琳仪经验[21, 22]

（1）慢性阻塞性肺疾病急性期　若外感风热，肺气失宣，治宜清热宣肺平喘（清宣法），方用银翘散合麻杏石甘汤加减；若痰壅气滞，肺失肃降，治宜清肺降气（清降法），方用定喘汤、紫苏子降气汤、葶苈大枣泻肺汤加减。

（2）急性期后期或至稳定期的过渡阶段　若余邪未清，气阴不足，治宜润燥清肺（清润法），方用沙参麦冬汤加味。

（3）缓解期　若邪气已平，本虚不固，治宜益气定喘（清补法），方用六君子汤、补中益气汤等。

3. 国家名老中医武维屏经验[23]

（1）慢性阻塞性肺疾病急性加重期　病机为本虚标实。本虚表现为肺、脾、肾虚，邪实表现为痰浊、瘀血。①气虚血瘀，痰热郁肺。治宜清肺化痰，祛瘀平喘，方用麻杏龙石汤或蒌芩止嗽煎加减。②气虚血瘀，痰浊蕴肺。治宜化痰降气，祛瘀平喘，方用麻杏二陈汤加减。③阴虚血瘀，热痰恋肺。治宜凉血活血，养阴化痰，方用犀角地黄汤合漏芦连翘散加减。④气阴两虚，痰瘀互阻。治宜益气养阴，化痰活血，方用麦味五参汤加减。⑤脾肾阳虚，水湿泛滥。治宜温补脾肾，利水消肿，方用桑苏桂苓饮加减。⑥肝肾阴虚，痰蒙心窍。治宜涤痰开窍息风，方用菖蒲郁金汤合涤痰汤加减。

（2）稳定期　病机为气虚血瘀痰阻贯穿始终。治宜益气活血化痰，方用肺康方。

附

国际中医临床实践指南　慢性阻塞性肺疾病[24]

一、适用范围

本指南规范了慢性阻塞性肺疾病的中医病因病机、辨证论治、预防调护的内容，适用于中医、中西医结合临床呼吸内科医师。

二、规范性引用文件

《慢性阻塞性肺疾病诊断、治疗及预防全球策略（GOLD）》、《慢性阻塞性肺疾病急性加重（AECOPD）诊治中国专家共识》（2017 年更新版）、《慢性阻塞性肺疾病中医证候诊断标准》（2011 版）、《慢性阻塞性肺疾病中医诊疗指南》（2011 版）国际疾病分类标准编码 [ICD–11]。

三、术语和定义

慢性阻塞性肺疾病（chronic obstructive pulmonary disease，COPD）是一种以持续气

流受限为特征的可以预防和治疗的常见疾病，气流受限多呈进行性发展，与气道和肺对有毒颗粒或气体的慢性炎性反应增强有关。

四、病因病机

COPD多属于中医学的“喘病”“肺胀”等范畴。本虚标实为COPD的主要病理变化，正虚积损为COPD的主要病机。正虚是指肺、脾、肾虚损而以肺虚为始，久必及肾，以气虚为本，积损难复；正虚不运，酿生痰瘀，痰瘀常互结成积，复愈损伤正气。正虚积损互为因果，终致肺之形气俱损，呈持续进展而恢复困难。急性加重期以痰（痰热、痰浊）、瘀及其互阻的实证为主并兼有正虚；稳定期以肺气虚、肺脾气虚、肺肾气虚、肺肾气阴两虚的虚证为主，常兼见血瘀、痰浊。危险窗期则邪实渐去，本虚显露，出现以痰浊、痰瘀与气虚、气阴两虚相互兼夹的证候，病理性质为虚实夹杂并重。

五、疾病诊断分期

1. 急性加重期

急性加重是指COPD患者呼吸症状急性恶化，导致需要额外的治疗。通常在疾病过程中，短期内患者咳嗽、咳痰、气短和（或）喘息加重，痰量增多，呈脓性或黏液脓性，可伴发热等炎性反应明显加重的表现，需根据病情的轻、中、重度选择不同的治疗场所及治疗方案。COPD患者常伴有共患疾病，临床上急性加重需与急性冠脉综合征、急性充血性心力衰竭、肺栓塞和肺炎等疾病鉴别。

2. 急性加重危险窗期

急性加重危险窗期是指在一次COPD急性加重后至稳定期之前的时期内，极有可能再次出现急性加重，导致住院率和病死率增高，大多集中在一次急性加重后的8周内。

3. 稳定期

稳定期指患者咳嗽、咳痰、气短等症状稳定或症状轻微，6周内没有出现急性加重。参照《慢性阻塞性肺疾病诊断、治疗及预防全球策略（GOLD）》进行COPD疾病严重程度评估。

六、辨证论治

COPD急性加重期常见风寒袭肺、外寒内饮、痰热壅肺、痰浊阻肺、痰蒙神窍等证，稳定期常见肺气虚、肺脾气虚、肺肾气虚、肺肾气阴两虚等证，急性加重危险窗期常见肺肾气虚兼痰浊阻肺、肺脾气虚兼痰浊阻肺、肺肾气阴两虚兼痰浊阻肺、肺肾气虚兼痰瘀阻肺和肺肾气阴两虚兼痰瘀阻肺等证。血瘀既是 COPD 的主要病机环节，也是常见兼证，常兼于其他证候中，如兼于痰浊阻肺证则为痰浊瘀肺证，兼于痰热壅肺证则为痰热瘀肺证，兼于肺肾气虚证则为肺肾气虚血瘀证。治疗应遵“急则治其标”“缓则治其本”原则。急性加重期以清热、涤痰、活血、宣肺降气、开窍而立法，兼顾气阴。稳定期以益气（阳）养阴为主，兼祛痰活血。急性加重危险窗期多虚实夹杂并重，治当以补虚扶正，化痰活血。

1. 急性加重期

研究证据表明，采用中医辨证治疗、中药联合西医常规治疗 COPD 急性加重，可以显著改善临床症状、改善肺功能、降低炎性反应等。

（1）风寒袭肺证

主症：咳嗽，喘息，恶寒，痰白、清稀，舌苔薄白，脉紧。

次症：发热，无汗，鼻塞、流清涕，肢体酸痛，脉浮。

治法：宣肺散寒，止咳平喘。

方药：三拗汤合止嗽散加减（证据级别：D；推荐强度：强推荐使用）。炙麻黄 9g，苦杏仁 9g，荆芥 9g，紫苏 9g，白前 9g，百部 12g，桔梗 9g，枳壳 9g，陈皮 9g，炙甘草 6g。

加减：痰多白黏，舌苔白腻者，加法半夏 9g，厚朴 9g，茯苓 12g；肢体酸痛甚者，加羌活 9g，独活 9g；头痛者，加白芷 9g，藁本 6g；喘息明显者，紫苏改为紫苏子 9g，加厚朴 9g。

中成药：①通宣理肺丸（证据级别：D；推荐强度：强推荐使用），口服，每次 7g（水蜜丸）或 2 丸（大蜜丸），每日 2 ～ 3 次。②杏苏止咳颗粒（证据级别：D；推荐强度：弱推荐使用），冲服，每次 12g，每日 3 次。

（2）外寒内饮证

主症：咳嗽，喘息气急，痰多，痰白稀薄、泡沫，胸闷，不能平卧，恶寒，舌苔白滑，脉弦紧。

次症：痰易咯出，喉中痰鸣，无汗，肢体酸痛，鼻塞、流清涕，脉浮。

治法：疏风散寒，温肺化饮。

方药：小青龙汤加味（证据级别：D；推荐强度：强推荐使用）。炙麻黄 9g，桂枝 9g，干姜 6g，白芍 9g，细辛 3g，法半夏 9g，五味子 6g，苦杏仁 9g，紫苏子 9g，厚朴 9g，炙甘草 6g。

加减：咳而上气，喉中如有水鸡声，加射干 9g，款冬花 9g；饮郁化热，烦躁口渴，口苦者，减桂枝，加生石膏30g（先煎），黄芩9g，桑白皮12g；肢体酸痛者，加羌活9g，独活9g；头痛者，加白芷9g。

中成药：小青龙颗粒（证据级别：D；推荐强度：强推荐使用），冲服，每次13g，每日3次。

（3）痰热壅肺证

主症：咳嗽，喘息，胸闷，痰多，痰黄、白黏干，咯痰不爽，舌质红，舌苔黄腻，脉滑数。

次症：胸痛，发热，口渴喜冷饮，大便干结，舌苔厚。

治法：清肺化痰，降逆平喘。

方药：清气化痰丸合贝母栝楼散加减（证据级别：D；推荐强度：弱推荐使用）。栝楼15g，清半夏9g，浙贝母9g，栀子9g，桑白皮12g，黄芩9g，苦杏仁9g，白头翁12g，鱼腥草15g，麦冬12g，陈皮9g。

加减：热甚烦躁、大便秘结者，可联合宣白承气汤加减（证据级别：B；推荐强度：强推荐使用）；痰多质黏稠、咯痰不爽者，可联合桑白皮汤加减（证据级别：C；推荐强度：强推荐使用）；痰鸣喘息而不得平卧者，加葶苈子9g（包煎），射干9g，桔梗9g；咳痰味腥者，加金荞麦20g，薏苡仁12g，桃仁9g，冬瓜仁12g；胸闷痛明显者，加延胡索9g，赤芍12g，枳壳12g；痰少质黏，口渴，舌红苔剥，脉细数者，减清半夏，加太子参12g，沙参12g。兼有面色紫暗，口唇发绀，舌质紫暗或暗红，舌有瘀斑等血瘀证的患者，可采用通塞颗粒方（证据级别：D；推荐强度：弱推荐使用；药物组成：葶苈子、地龙、炙麻黄、浙贝母、制大黄、赤芍、人参、麦冬、石菖蒲、矮地茶）。

中成药：①痰热清注射液（证据级别：C；推荐强度：强推荐使用），20～40mL，加入5%葡萄糖注射液或生理盐水250～500mL，静脉滴注，每日1次。②葶贝胶囊（证据级别：D；推荐强度：强推荐使用），口服，每次4粒，每日3次。③痰热与血瘀互结者，可选血必净注射液（证据级别：C；推荐强度：强推荐使用），50mL，加入生理盐水100mL静脉滴注，每日2次。

（4）痰浊阻肺证

主症：咳嗽，喘息，痰多，痰白黏，口黏腻，舌苔白腻，脉滑。

次症：气短，痰多泡沫，痰易咳出，胸闷，胃脘痞满，纳呆，食少，舌质淡，脉弦。

治法：燥湿化痰，宣降肺气。

方药：半夏厚朴汤合三子养亲汤加减（证据级别：D；推荐强度：强推荐使用）。法半夏 12g，厚朴 9g，陈皮 9g，薤白 12g，茯苓 15g，枳壳 9g，炒白芥子 9g，紫苏子 9g，莱菔子 9g，豆蔻 6g，生姜 6g。

加减：痰多咳喘，胸闷不得卧者，加麻黄 6g，葶苈子 9g（包煎）；脘腹胀闷者，加木香 9g，焦槟榔 9g；便溏者，减紫苏子、莱菔子，加白术 12g，泽泻 9g，葛根 9g；大便秘结者，加焦槟榔 12g，枳实 9g。

中成药：①苏子降气丸（证据级别：D；推荐强度：弱推荐使用），口服，每次 6g，每日 1 ～ 2 次。②苓桂咳喘宁胶囊（证据级别：D；推荐强度：弱推荐使用），口服，每次 5 粒，每日 3 次。

（5）痰蒙神窍证

主症：喘息气促，神志恍惚、嗜睡、昏迷、谵妄，舌苔白、腻、黄。

次症：喉中痰鸣，肢体瘛疭，甚则抽搐，舌质暗红、绛紫，脉滑数。

治法：豁痰开窍。

方药：涤痰汤加减（证据级别：D；推荐强度：强推荐使用）。清半夏 9g，天南星 6g，天竺黄 6g，茯苓 15g，陈皮 9g，枳实 9g，丹参 15g，人参 9g，石菖蒲 6g，细辛 3g，生姜 6g。

加减：舌苔白腻有寒象者，加用苏合香丸（证据级别：D；推荐强度：强推荐使用），姜汤或温开水送服，每次1丸，每日 1 ～ 2 次。身热，谵语，舌红绛、苔黄者，减细辛、天南星，加水牛角 30g（先煎），胆南星 6g，玄参 12g，连翘 12g，黄连 6g，炒栀子 9g，或加用安宫牛黄丸或至宝丹（证据级别：D；推荐强度：弱推荐使用）；大便秘结，腑气不通者，加生大黄 6g（后下），芒硝 9g（冲服）；抽搐明显者，加钩藤 9g（后下），全蝎 6g，地龙 12g，羚羊角粉 0.6g（冲服）。

中成药：①醒脑静注射液（证据级别：D；推荐强度：强推荐使用），10 ～ 20mL，加入 5% ～ 10% 葡萄糖注射液或生理盐水 250 ～ 500mL，静脉滴注，每日 1 ～ 2 次。②清开灵注射液（证据级别：D；推荐强度：弱推荐使用），20 ～ 40mL，加入 10% 葡萄糖注射液 200mL 或生理盐水 100mL，静脉滴注，每日 2 次。

2. 急性加重危险窗期

急性加重危险窗期是介于急性加重期结束至稳定期的一段时期，其病机常以虚实并重，以气（阳）虚、气阴两虚为主，常兼痰瘀，故治疗当祛邪（化痰、活血）扶正（补益肺气、补肺健脾、补益肺肾等）并重。一项多中心试验研究表明：急性加重危险窗期采用中西医结合序贯治疗方案，较单纯西医规范方案的疗效提高显著，减少了急性加重次数，改善了呼吸困难等临床症状，提高了生命质量。

3. 稳定期

研究证据表明，中医辨证治疗、中西医结合治疗 COPD 稳定期的疗效较安慰剂或单用西医治疗显著，主要表现在改善症状、减少急性加重次数、提高运动耐力、改善生命质量等方面。对于早期肺功能 1、2 级的 COPD 稳定期患者，中医辨证治疗方案（肺气虚证用补肺方，肺脾气虚证用补肺健脾方，肺肾气虚证用补肺益肾方）能够减少患者急性加重次数，改善肺功能和呼吸困难程度，改善临床症状，提高运动耐力和生命质量等，并具有较好的远后效应。肺功能 3、4 级的 COPD 患者，在西医常规治疗的基础上，中医辨证治疗方案（肺脾气虚证用补肺健脾方，肺肾气虚证用补肺益肾方，肺肾气阴两虚证用益气滋肾方）治疗能够减少患者急性加重次数和程度，提高生命质量和运动耐力，改善患者临床症状和呼吸困难等。

（1）肺气虚证

主症：咳嗽，乏力，易感冒。

次症：喘息，气短，动则加重，神疲，自汗，恶风，舌质淡，舌苔白，脉细、沉、弱。

治法：补肺益气固卫。

方药：人参胡桃汤合人参养肺丸加减（证据级别：D；推荐强度：弱推荐使用）。党参 15g，黄芪 15g，白术 12g，胡桃肉 15g，百部 9g，川贝母 6g，苦杏仁 9g，厚朴 9g，紫苏子 9g，地龙 12g，陈皮 9g，桔梗 9g，炙甘草 6g。

加减：自汗甚者，加浮小麦 15g，煅牡蛎 15g（先煎）；寒热起伏，营卫不和者，加桂枝 6g，白芍 9g。

此证亦可选用益气固表方加减（证据级别：B；推荐强度：弱推荐使用）：党参、浮小麦、白术、半夏、陈皮、紫苏、茯苓、防风、薏苡仁、款冬花、黄芩、川贝母、枇杷叶。

中成药：玉屏风颗粒（证据级别：B；推荐强度：强推荐使用），冲服，每次 5g，每日 3 次。

（2）肺脾气虚证

主症：咳嗽，喘息，气短，动则加重，纳呆，乏力，易感冒，舌体胖大、齿痕，舌质淡，舌苔白。

次症：神疲，食少，脘腹胀满，便溏，自汗，恶风，脉沉、细、缓、弱。

治法：补肺健脾，降气化痰。

方药：六君子汤合黄芪补中汤加减（证据级别：D；推荐强度：强推荐使用）。党参

15g，黄芪 15g，白术 12g，茯苓 12g，苦杏仁 9g，川贝母 6g，地龙 12g，厚朴 9g，紫菀 9g，紫苏子 9g，淫羊藿 6g，陈皮 9g，炙甘草 6g。

加减：咳嗽痰多、舌苔白腻者，减黄芪，加法半夏 12g，豆蔻 9g；咳痰稀薄，畏风寒者，加干姜 9g，细辛 2g；纳差食少明显者，加神曲 12g，豆蔻 12g，炒麦芽 12g；脘腹胀闷，减黄芪，加木香 9g，莱菔子 9g，豆蔻 9g；大便溏者，减紫菀、苦杏仁，加葛根 9g，泽泻 12g，芡实 15g；自汗甚者，加浮小麦 15g，煅牡蛎 20g（先煎）。

此证亦可选用补肺健脾方加减（证据级别：B；推荐强度：弱推荐使用）：黄芪、黄精、党参、白术、茯苓、浙贝母、地龙、厚朴、陈皮、紫菀、矮地茶、淫羊藿；或补中益气汤加减（证据级别：B；推荐强度：强推荐使用）。

中成药：①玉屏风颗粒（证据级别：B；推荐强度：弱推荐使用），冲服，每次 5g，每日 3 次。②六君子丸（证据级别：D；推荐强度：弱推荐使用），口服，每次 9g，每日 2 次。

（3）肺肾气虚证

主症：喘息，气短，动则加重，神疲，乏力，腰膝酸软，易感冒，舌质淡，舌苔白，脉细。

次症：恶风，自汗，面目水肿，胸闷，耳鸣，夜尿多，咳而遗溺，舌体胖大、有齿痕，脉沉、弱。

治法：补肾益肺，纳气定喘。

方药：补肺益肾方（证据级别：B；推荐强度：强推荐使用）。人参 6g，黄芪 15g，山茱萸 9g，枸杞子 12g，五味子 9g，淫羊藿 9g，浙贝母 9g，赤芍 12g，地龙 12g，紫苏子 9g，矮地茶 9g，陈皮 9g。

加减：咳嗽明显者，加炙紫菀 12g，苦杏仁 12g；咳嗽痰多、舌苔白腻者，加法半夏 9g，茯苓 15g；动则喘甚者，加蛤蚧粉 2g（冲服）；面目虚浮、畏风寒者，加肉桂 5g（后下），泽泻 9g，茯苓 12g；腰膝酸软者，加菟丝子 12g，杜仲 12g；小便频数明显者，加益智仁 9g，金缨子 12g；畏寒，肢体欠温者，加制附子 9g（先煎），干姜 6g。

此证也可采用人参补肺饮合大补元煎加减（证据级别：D；推荐强度：弱推荐使用）或采用人参蛤蚧散加味（证据级别：C；推荐强度：弱推荐使用）。

中成药：肺肾气虚兼血瘀者，可选补肺活血胶囊（证据级别：C；推荐强度：弱推荐使用），口服，每次 4 粒，每日 3 次。

（4）肺肾气阴两虚证

主症：咳嗽，喘息，气短，动则加重，乏力，自汗，盗汗，腰膝酸软，易感冒，舌质红，脉细数。

次症：口干，咽干，干咳，痰少，咯痰不爽，手足心热，耳鸣，头昏，头晕，舌质淡，舌苔少、花剥，脉弱、沉、缓、弦。

治法：补肺滋肾，纳气定喘。

方药：保元汤合人参补肺汤加减（证据级别：D；推荐强度：强推荐使用）。人参 6g，黄芪 15g，黄精 15g，熟地黄 15g，枸杞子 12g，麦冬 15g，五味子 9g，肉桂 3g（后下），紫苏子 9g，浙贝母 12g，牡丹皮 9g，地龙 12g，百部 9g，陈皮 9g，炙甘草 6g。

加减：咳甚者，加炙枇杷叶 12g，苦杏仁 9g；痰黏难咯者，加百合 15g，玉竹 12g，沙参 12g；手足心热甚者，加知母 9g，黄柏 9g，地骨皮 12g，鳖甲 15g；盗汗者，加煅牡蛎 20g（先煎），糯稻根 15g。

此证亦可选用益气滋肾方（证据级别：B；推荐强度：弱推荐使用），人参、黄精、麦冬、五味子、枸杞子、熟地黄、肉桂、浙贝母、地龙、牡丹皮、紫苏子、百部、陈皮；补肺颗粒（证据级别 B；推荐强度：弱推荐使用），党参、熟地黄、山茱萸、蜜麻黄、当归、赤芍、黄芩、陈皮、蜜紫菀、甘草。

中成药：①生脉饮口服液（证据级别：D；推荐强度：弱推荐使用），口服，每次 10mL，每日 3 次。②养阴清肺丸（偏肺阴虚而有燥热者；证据级别：D；推荐强度：弱推荐使用），口服，每次 6 ～ 9g，每日 2 次。③百合固金丸（偏肺肾阴虚者；证据级别：D；推荐强度：弱推荐使用），口服，每次 9g，每日 2 次。④蛤蚧定喘丸（偏肺肾阴虚而内热咳喘者；证据级别：D；推荐强度：弱推荐使用），口服，每次 6g（水蜜丸），每日 2 次。

4. 临床兼证及复杂证候的治疗建议

（1）兼证——血瘀证 血瘀常以兼证出现于实证、虚证之中，治疗时可在扶正或补虚祛邪的基础上，佐以活血化瘀方药。

主症：口唇发绀，舌质暗红、紫暗、瘀斑，脉涩、沉。

次症：胸闷痛，面色紫暗。

治法：活血化瘀。

方药：根据所兼证候的不同，临床上可增减活血化瘀方药，如川芎 9g，赤芍 12g，桃仁 9g，红花 9g，莪术 9g。

（2）复杂证候 本虚标实而虚实兼见是 COPD 的病机特点。临床实际中，证候多以复杂证候出现，即使是复杂证候，病机也有主次之分，如：①急性加重期多见痰热壅肺或痰浊阻肺证等，常兼肺脾气虚或肺肾气虚证等，时或兼瘀，以痰热、痰湿或血瘀等实证为主，肺脾气虚、肺肾气虚等虚证为次，故治疗当以清肺化痰、燥湿化痰、活血化瘀等为主，辅以补肺健脾或补益肺肾等。②稳定期多见肺气虚、肺脾气虚、肺肾气虚等虚证，常兼痰浊、血瘀或痰瘀互阻等实证，以虚证为主，以实证为次，故治疗以补益为主，如补益肺气、补肺健脾、补肺益肾等，佐以祛邪，如化痰、活血等。由于 COPD 临床证候复杂多变，本指南难以将所有复杂证候全部列出，建议临床实践中，辨证为复杂证候时可参考指南所列证候的治法方药进行治疗，根据虚实主次而遣方用药。

七、其他治法

研究表明，太极拳、针刺、呼吸导引、穴位贴敷（如舒肺贴、消喘膏等）、益肺灸等技术在缓解 COPD 患者临床症状、提高运动耐力、延缓肺功能下降、提高生命质量等方面具有较好疗效。可参考相关指南对 COPD 患者进行中医肺康复的临床实践。

八、预防调护

1. 预防外感

保持空气湿润，有利于呼吸道分泌物的排出；鼓励患者咳嗽、排痰、戒烟、预防感冒及呼吸道感染；在严格的看护下进行适当的康复锻炼，提高机体抵抗力。

2. 改善营养状况

营养不良可使膈肌疲劳加重，应少食多餐，给以清淡、易消化、营养丰富的饮食，避免辛辣刺激性食物，保持大便通畅。

3. 心理护理

COPD 患者长期受疾病折磨，精神负担十分沉重，易合并焦虑抑郁，应帮助患者树立战胜疾病的信心。

（高彦彬　赵慧玲　倪婧）

参考文献

[1] 张家礼，陈国权 . 金匮要略理论与实践 [M]. 北京：人民卫生出版社，2009：149-150.
[2] 陈纪藩 . 金匮要略 [M]. 2 版，北京：人民卫生出版社，2015：880.
[3] 薛博瑜，吴伟 . 中医内科学 [M].3 版，北京：人民卫生出版社，2016：58-59.
[4] 王春娥，王辛秋：晁恩祥治疗肺间质纤维化经验小结 [J]. 福建中医药，2018，49（4）：58-59.

[5] 张立山，戴雁彦，任传云．武维屏教授治疗肺纤维化十法 [J]. 中国中医药信息杂志，2008，15（4）：94–95.
[6] 国家中医药管理局．关于印发中风病（脑梗死）等 92 个病种中医临床路径和中医诊疗方案（2017 年版）的通知 [N]. 国家中医药管理局网站，2017–3–22.
[7] 焦源，王永俊．中西医结合治疗肺脓肿 120 例疗效观察 [J]. 中国中西医结合杂志，1985（8）：480.
[8] 叶景华．中西医结合治疗肺脓肿 47 例 [J]. 实用中西医结合杂志，1992，5（2）：81–82.
[9] 郭素芳．中西医结合治疗肺痈 58 例疗效观察 [J]. 四川中医，2007（5）：60.
[10] 卢世秀．卢世秀临证心悟 [M]. 北京：中国中医药出版社，2016：221–224.
[11] 吴继全，王雪京，张洪春，等．晁恩祥教授治疗肺系病的特色经验 [J]. 天津中医药，2008（5）：358–359.
[12] 赵丹，张洪春，王辛秋，等．风咳源流与临床新释义 [J]. 北京中医药大学学报，2011，34（5）：337–338，347.
[13] 杨玉萍，晁恩祥．国医大师晁恩祥教授从风论治呼吸疾病理论 [J]. 中华中医药杂志，2014，29（12）：3702–3704.
[14] 郭淳，祖雅琪，张洪春．晁恩祥教授从风论治过敏性鼻炎经验 [J]. 中日友好医院学报，2020，34（2）：122，124.
[15] 魏佳平，钱沈京．葛琳仪主任医师治疗慢性支气管炎的经验 [J]. 浙江中医学院学报，1999（4）：40–41.
[16] 郑佳昆，冯淬灵，武维屏．武维屏运用半夏厚朴汤合小柴胡汤加味治疗咳嗽经验 [J]. 中国中医基础医学杂志，2016，22（9）：1255–1256.
[17] 罗慧，张立山，武维屏．武维屏教授治疗支气管扩张经验 [J]. 中华中医药杂志，2014，29（3）：783–785.
[18] 权红．方和谦运用调和肺气法治疗咳嗽临床经验 [J]. 北京中医药，2011，30（9）：662–663.
[19] 国家中医药管理局．95 个中医优势病种的中医临床路径和中医诊疗方案（2018 年版）发布 [N]. 国家中医药管理局网站，2019–1–24.
[20] 李颖，刘剑，王辛秋，等．晁恩祥治疗慢性阻塞性肺疾病稳定期经验 [J]. 北京中医药，2020，39（11）：1174–1176.

[21] 张芙蟒 . 葛琳仪治疗慢性阻塞性肺疾病经验 [J]. 浙江中西医结合杂志，2019，29（6）：435–437.

[22] 王东，魏佳平，姜宁，等 . 葛琳仪清法治疗肺系疾病经验 [J]. 浙江中医杂志，2015，50（6）：405.

[23] 陈英，冯淬灵，武维屏 . 武维屏病证症结合辨治慢性阻塞性肺疾病经验 [J]. 山东中医药大学学报，2016，40（6）：533–537.

[24] 世界中医药学会联合会 . 国际中医临床实践指南慢性阻塞性肺疾病 [J]. 世界中医药，2020，15（7）：1084–1089.

第六章 《金匮要略》心系病证研究进展

《金匮要略》论述心系病证包括胸痹、心痛、短气、惊悸、心水等，其中以胸痹、心痛为重点。胸痹、心痛、短气之论述见于《胸痹心痛短气病脉证治第九》篇，本篇将胸痹作为重点，从胸痹、心痛的病位、病机、治疗特点分别论述，认为胸痹、心痛以阳虚阴盛为主要病机，胸痹以喘息咳唾、胸背痛、短气为主症。后世多认为书中所论心痛为心窝部疼痛，而短气指呼吸急促的表现，可出现于许多疾病的病变过程中，只是胸痹的一个伴发症状。惊悸的论述见于《惊悸吐衄下血胸满瘀血病脉证治第十六》篇，心水的论述见于《水气病脉证并治第十四》篇。对于心血瘀阻所致胸满、心悸等，在《惊悸吐衄下血胸满瘀血病脉证治第十六》篇有详细论述。

第一节 胸 痹

胸痹以病位、病机命名，胸为病位，痹言病机。胸痹病名首见于《黄帝内经》，《灵枢 · 本脏》曰“肺大则多饮，善病胸痹”，说明胸痹与肺病有关。本篇指出胸痹主症为“喘息咳唾，胸背痛，短气”，并可见不得卧、心中痞、胸满、胁下逆抢心、胸中气塞等症，且可与心痛彻背并见。

心、肺居膈上胸中，肺主气司呼吸，肺气壅滞、宣降失常可见胸满或胸背痛、喘息咳唾、短气，甚者不得卧；心主血脉，心阳不振、心血瘀阻可见胸闷、胸背痛、口唇发绀、心悸等。脾、胃、肝、胆居于膈下，与心胸相邻，脾胃气滞可见胃脘痞塞等症，肝胆病变可见胁下气逆等症。根据《金匮要略》所论胸痹的临床表现，结合中医对脏腑经络生理病理的认识，《金匮要略》所论胸痹指胸阳痹阻之病证，涉及肺、心、脾、胃等脏病变。

一、病因病机

《胸痹心痛短气病脉证治第九》篇第 1 条曰："夫脉当取太过不及，阳微阴弦，即胸痹而痛，所以然者，责其极虚也。今阳虚知在上焦，所以胸痹、心痛者，以其阴弦故也。"该条文以"太过不及""阳微阴弦"说明胸痹心痛的病机是邪盛正虚、阳虚阴盛。"阳微"指寸脉微，寸脉主上焦，故阳微主上焦阳气不足、胸阳不振，为不及之脉。"阴弦"指尺脉弦，尺脉主下焦，故阴弦主下焦阴寒盛、水饮内停，为太过之脉。"阳微阴弦"指出胸痹心痛的病机是上焦阳虚，下焦阴寒之邪上乘阳位，胸阳痹阻，而致胸痹心痛。"所以然者，责其极虚也"强调了本虚阳气虚的一面；"所以胸痹心痛者，以其阴弦故也"强调了标实阴邪盛的一面。第 2 条言"平人无寒热，短气不足以息者，实也"，提示了胸痹心痛在其发作时病机多以标实为主。本篇首次明确提出阳虚阴盛是形成胸痹心痛的主要病机，本虚标实则是其病机特点。

二、辨证论治

临床上针对病机辨证论治。胸痹属本虚标实、阳虚阴盛之证，在未发病时，从缓治本，以扶阳气之虚为主；而发作之后，则从急治标，以祛阴邪之盛为重。胸痹的典型症状是喘息咳唾、胸背痛、短气，基本病机为阳虚阴盛、本虚标实，治宜通阳散结，豁痰下气，方用栝楼薤白白酒汤。痰饮壅盛，胸痹不得卧，心痛彻背者，治宜通阳散结，化痰逐饮，方用栝楼薤白半夏汤；胸阳不振，停痰蓄饮上逆，气结胸中，在胸痹的基础上又见心中痞，胁下逆抢心者，治宜通阳宣痹，泄满降逆，方用枳实薤白桂枝汤；中阳虚衰，寒凝气滞者，治宜温中益气，扶助中阳，方用人参汤。胸痹轻症，胸中气塞、短气，但有偏于饮邪和偏于气滞的不同，治法方药也不同，偏于饮邪者，治宜宣肺化饮，方用茯苓杏仁甘草汤；偏于气滞者，治宜行气化饮，和胃降逆，方用橘枳姜汤。胸痹寒湿急证，治以温阳散寒，除湿止痛，方用薏苡附子散。针对胸痹本虚标实、阳虚阴盛的基本病机，治疗以扶正祛邪、急治其标、缓治其本为原则，祛邪以通阳宣痹为主，扶正以温阳益气为主，并根据胸痹的虚实、轻重、缓急的不同，证变治变，随症加减，充分体现了辨证论治精神。

在胸痹治法上，文中提出了通阳宣痹法（以栝楼薤白白酒汤、栝楼薤白半夏汤、枳实薤白桂枝汤为代表)、温中益气法(以人参汤为代表)、行气化饮法(以橘枳姜汤、茯苓杏仁甘草汤为代表)。从胸痹的治疗药物看，通阳宣痹，药用薤白、白酒等；寒盛则用附子；温中益气，药用白术、干姜、人参、甘草。对于痰、湿、饮等阴邪，相应的治法为豁痰、除湿、化饮等，药用栝楼、半夏、薏苡仁、茯苓等。因痰、湿、饮等易阻遏气机，故治疗胸痹还需注意调理气机，药用枳实、厚朴、苦杏仁等。此外，对于阴盛痹阻胸阳之急证，备有散剂成药以应急。本篇所列方药目前仍是治疗胸痹心痛的经典方与常用药。

三、研究进展

1. 胸痹的概念

在《金匮要略》论述胸痹的基础上，后世医家在病证概念、病机、治法、方药等均有发展。关于胸痹病证概念，综合《黄帝内经》《金匮要略》《肘后备急方》《诸病源候论》《备急千金要方》《太平圣惠方》等著作有关胸痹的论述内容看，古代所论胸痹范围较广，既包括心肺病变引起的胸背痛，也包括胸膈、胸壁、咽喉、食管、脾胃等疾病引起的胸痛。后世医家多继承上述学术观点，也有医家将胸痹归于胃病，如明代秦景明《症因脉治》指出胸痹即胃痹，并指出胸痹与胃痛有别，胃痛易平，胸痹难治。明代虞抟《医学正传》将胸痹纳入胃脘痛中讨论，认为除真心痛外，其余心胸疼痛皆为胃痛。《证治准绳》将胸痹附于痞证，认为受病之脏为心脾，心下满而不痛为痞，心下满而痛为胸痹。叶桂《临证指南医案·胸痹》所论亦多属脾胃、食管及肺病。现代医家关于胸痹病证概念大致有两种观点。一是认为胸痹应指一类疾病而非某一脏的某一种病证，认为胸痹所涉及的范畴很广，包括心、肺、胃肠道、食管、肝胆、胸壁等脏腑器官在某一阶段的病理表现，而非专指某一脏某一腑的某一种病证。如国家标准所列心痹、肺痹、肺胀、胃痹、食管痹、支饮、悬饮、肝着、结胸等疾病皆可导致胸阳失展、胸部气血痹阻而出现胸闷或痛，或喘息咳唾，或短气等胸痹症状。二是将胸痹与心血管病尤其是冠心病联系起来，缩小了胸痹范围，如《中医内科学》教材认为胸痹与冠心病有密切联系，国家中医药管理局胸痹急症协作组制定的诊疗规范将将胸痹等同于冠心病。胸痹分为胸痹心痛(冠心病心绞痛)、胸痹心厥(冠心病心肌梗死)、胸痹心衰(冠心病心力衰竭)、胸痹心悸(冠心病心律失常)。全国科学技术名词审定委员会公布的中医药学名词中，胸痹是“以胸闷或发作性心胸疼痛为主要表现的疾病”。将胸痹与冠心病联系起来，且渐成主流，其原因有三：一是从《金匮要略》论述胸痹的症状看，确实与西医学的冠心病临床表现相似；二是现代中医医院病历书写需要中西医双重病名诊断；三是胸痹作为病名概念过于宽泛不利于临床诊断、临床研究、疗效评价及国内外学术交流。

2. 胸痹的病因病机

《金匮要略》将胸痹的病机概括为“阳微阴弦”，即阳虚阴盛，本虚标实。现代医家在此基础上有很大发展，认为胸痹的病因：一是年老体虚，肾气渐衰，引起心气不足或心阳不振，心脉痹阻，或心肾阴亏虚，灼津为痰，心脉痹阻而成胸痹；二是恣食肥甘厚味，损伤脾胃，酿湿生痰，心脉痹阻而成胸痹；三是情志失调，或忧思伤脾，运化失司，湿聚为痰，或郁怒伤肝，气郁化火，灼津成痰，痰浊痹阻心脉而成胸痹；四是寒邪内侵，胸阳不展，血行不畅而发本病。关于胸痹的病机学说现代医家有气虚血瘀论、阳虚寒凝论、痰瘀互结论[1]。但胸痹的病机关键在于外感或内伤引起心脉痹阻，其病位在心，但与肝、脾、肾三脏功能的失调有密切的关系。因心主血脉的功能正常，有赖于肝主疏泄、脾主运化、肾藏精主水等功能正常。

胸痹的病性有虚实两方面，常为本虚标实，虚实夹杂。虚者多见气虚、阳虚、阴虚、血虚，尤以气虚、阳虚多见；实者不外气滞、寒凝、痰浊、血瘀，并可交互为患，其中又以血瘀、痰浊多见。发作期以标实表现为主，血瘀、痰浊尤为突出。缓解期主要有心、脾、肾气血阴阳之亏虚，其中又以心气虚、心阳虚最为常见。若病情发展，瘀血痹阻心脉，心胸猝然大痛，而发为真心痛；心阳阻遏，心气不足，鼓动无力，而表现为心动悸，脉结代，甚至脉微欲绝；心肾阳衰，水邪泛滥，凌心射肺而为咳喘、水肿，多为病情深重的表现。

3. 胸痹的证候

王永炎院士提出证候研究“以象为素，以素为候，以候为证”的理念[2]。王阶等[3]运用复杂系统熵聚堆无监督方法，对经冠脉造影证实的1069例冠心病心绞痛患者69个症状体征进行分析，共提取9组关系密切症状群，经中医辨证分别为冠心病共有症状、心气虚、肾阳虚、血瘀、气虚血瘀、阴虚、气滞、痰浊、脾气虚。冠心病共有症状包括胸痛、胸闷、气短，心气虚包括心悸、气短、倦怠乏力、失眠，肾阳虚包括畏寒肢冷、肢体沉重、脘腹腰冷、余沥不尽，血瘀包括舌紫暗、面色暗黑、瘀点瘀斑、眼周色暗，气虚血瘀包括自汗、倦怠乏力、舌暗红、瘀点瘀斑。阴虚，包括盗汗、口干、五心烦热、自汗，气滞包括嗳气、抑郁、胁胀、太息，痰浊包括舌苔厚腻、乏力、体胖、舌苔腻，脾气虚包括脘痞、嗳气、腹胀、食欲不振。李军等[4]通过对国内期刊发表的冠心病心绞痛文献中5099例病例的统计分析，提取冠心病心绞痛的证候要素，将其分为实性证候要素和虚性证候要素。实性证候要素按所占比例多少依次排列如下：血瘀（47.58%）、痰浊（22.06%）、气滞（12.2%）、寒凝（6.18%）、内火（1.57%）、内湿（1.14%）、阳亢（0.82%）。虚性证候要素按所占比例多少依次排列如下：气虚（34.95%）、阴虚（24.44%）、阳虚（13.49%）、血虚（2.47%）。基于上述研究，认为冠心病心绞痛实性证候要素有血瘀、气滞、痰浊、热蕴、寒凝，虚性证候要素有气虚、阴虚、阳虚。按所占比例由多到少排列：血瘀＞气虚＞热蕴＞痰浊＞气滞＞阳虚＞阴虚＞寒凝。兼证证候要素肾气虚、肝阴虚、肝火旺、肺痰浊与冠心病心绞痛可能存在密切关系。

4. 胸痹证治

胸痹心痛病位在心，与肝、脾、肾关系密切，病机表现为本虚（气虚、阳虚多见）标实（血瘀、痰浊多见），心脉痹阻是病机关键。急性发作期以标实表现为主，或寒凝心脉，治以祛寒活血，宣阳通痹，用当归四逆汤加味；或气滞心胸，治以疏调气机，和血疏脉，用柴胡疏肝散加减；或痰浊痹阻，治以通阳泄浊，豁痰开窍，用栝楼薤白半夏汤加味；或瘀血痹阻，治以活血化瘀，通脉止痛，用血府逐瘀汤加减。缓解期多表现为本虚，或心气不足，治以补养心气，用保元汤加减；或心阴亏损，治以滋阴清热，养心安神，用天王补心丹加减；或心阳不振，治以补益阳气，温振心阳，用参附汤合桂枝甘草汤加减。但胸痹心痛多表现为虚实夹杂，寒凝、气滞、痰浊、瘀血等可相互兼杂或互相转化，心之气、血、阴、阳的亏虚也可相互兼见，并可合并他脏亏虚之证，病程长，病情较重，又可变生瘀血痹阻心脉、水饮凌心射肺、阳虚欲脱等危重证候。因此，临床治疗本病必须严密观察病情，灵活掌握，辨证论治，不可执一方一法而通治本病。

四、名家经验精选

1. 国医大师邓铁涛经验[5]

冠心病的病机是本虚标实。本虚，心阴心阳亏虚；标实，主要是痰浊和血瘀。气虚、阴虚、痰浊、血瘀是冠心病病机四个主要环节。早中期以痰证常见，中晚期以瘀证多见。冠心病治法为益气健脾，化痰祛瘀。

① 心阳虚者，治宜益气化痰，方用温胆汤加党参；兼瘀者，用四君子汤加失笑散；心动过缓者，用补中益气汤或黄芪桂枝五物汤加减；阳气虚衰者，用独参汤、参附汤或四逆加人参汤。

② 心阴虚者，治宜益气养阴，方用生脉散加减；兼瘀者，加毛冬青或三七末；兼痰者，加栝楼、薤白；心动过速者，加玉竹、柏子仁、丹参；期前收缩者，加珍珠粉（冲服）。

③ 阴阳两虚者，治宜调补阴阳，方用温胆汤合生脉散，或四君子汤合生脉散，或炙甘草汤加减。

④ 痰瘀痹阻者，治宜祛痰化瘀，方用失笑散加冰片；以痰为主者，温胆汤加倍，并根据阴虚、阳虚加减用药。

⑤ 气虚痰瘀者，治宜益气除痰，药用党参、五爪龙、法半夏、橘红、竹茹、枳实、白术、茯苓、山楂、甘草；兼瘀者，加丹参、田七末；兼阴虚者，加麦冬、五味子；气虚甚者，加黄芪、党参（重用）；痰浊盛者，加栝楼壳、薤白；胸痛甚者，加延胡索、田七末；心悸失眠者，加酸枣仁、珍珠粉；头晕者，加天麻、钩藤；血压高者，加杜仲、怀牛膝、桑寄生、代赭石；血脂高者，加决明子、山楂（重用）。

2. 国医大师陈可冀经验[6, 7]

① 治疗中老年冠心病重视补肾活血。

② 认为化痰活血为冠心病最为普遍的治标之法。常用痰瘀并治药物：大黄、胆南星、石菖蒲、郁金、香附、川芎、蒲黄、水蛭、益母草、泽兰、薤白、旋覆花、海风藤、王不留行等。常用方剂：血府逐瘀汤、栝楼薤白半夏汤、枳实薤白桂枝汤、栝楼薤白白酒汤。

③ 温通活血法对难治性冠心病心绞痛的治疗可增效，常用药物：荜茇、高良姜、檀香、冰片、细辛、延胡索。

④ 息风活血法是冠心病痉挛性心绞痛的有效治法。

⑤ 祛痰浊利水湿与活血化瘀并重。自拟愈梗通瘀汤：生晒人参、生黄芪、紫丹参、全当归、延胡索、川芎、广藿香、佩兰、陈皮、半夏、生大黄。低血压甚而休克阳脱者，服用生脉四逆汤加肉桂；舌红口干、五心烦热者，加石斛、玄参、麦冬、沙参、生地；汗出较多者，加山茱萸、五味子、黄芪；七情不畅、胸闷胁胀者，加四逆散、柴胡疏肝散；心痛剧时，可噙服苏合香丸，或于方中加细辛、三七粉冲服；大便不畅或干结者，可加桃仁、火麻仁；舌暗瘀血重者，加莪术、水蛭、赤芍；脉结代者，可与复脉汤或保元汤；心功能不全者，加北五加皮；卧不安者，可加酸枣仁、首乌藤。

3. 国家名老中医郭士魁经验[8]

① 冠心病病机为血瘀脉络不通者，治宜活血化瘀，芳香温通，益气活血。

② 对于急性心肌梗死并发症，脱证治宜益气育阴，养营活血，方用生脉散加当归、川芎、生黄芪；厥证治宜温阳救逆，扶正养阴固脱，药用附片、干姜、炙甘草、红人参、生黄芪、麦冬、五味子、山茱萸、当归、肉桂；内闭外脱者，治宜回阳救逆，养阴固脱，芳香开窍，药用红人参、生黄芪、五味子、山茱萸、黄精、当归、干姜、附片、肉桂、麦冬、炙甘草、细辛，另选牛黄安宫丸、苏合香等。

③ 对于一般心绞痛，阴虚阳亢者，治宜育阴潜阳，活血祛风，药用川芎、钩藤、菊花、葛根、玄参、茺蔚子、红花、郁金、降香、栝楼、薤白、黄连等；肝肾阴虚者，治宜滋阴通络，活血化瘀，药用何首乌、黄精、女贞子、墨旱莲、桑椹、黑芝麻、菟丝子、赤芍、丹参、川芎、葛根、降香、香附等；气阴两虚兼有血瘀者，治宜益气育阴，活血化瘀，药

用党参、生黄芪、玉竹、麦冬、五味子、赤芍、川芎、丹参、红花、香附、郁金、厚朴等；合并痰浊者，加栝楼、薤白、半夏；阳虚明显者，加桂枝、高良姜、细辛、附片、荜茇等。

4. 国医大师路志正经验[9]

胸痹病机为阳气虚衰，邪气侵袭阳位，痹阻气机。辨证论治：①中气不足者，治宜健运中气，方用香砂六君子汤加减；②气血亏虚者，治宜益气健脾，补血养心，方用归脾汤加减；③中阳虚寒者，治宜温通阳气，祛寒散结，方用附子理中汤加味；④气阴两虚者，治宜益气养阴，方用生脉饮加减。

5. 国医大师颜德馨经验[10]

从气、从血、从痰论治冠心病：①肝郁气滞者，治宜疏肝理气，方用柴胡疏肝散加减；②心气不足者，治宜补益心气兼以通络，方用益心汤（黄芪、党参、葛根、川芎、丹参、赤芍、山楂、石菖蒲、决明子、降香）；③心阳亏虚者，治宜益气温阳，方用附子汤合桂枝甘草汤；④瘀血阻络者，治宜活血化瘀，方用血府逐瘀汤加减；⑤痰瘀阻络者，治宜祛痰通络，活血化瘀，方用温胆汤或栝楼薤白汤加减。

6. 国医大师李济仁治疗冠心病经验[11]

（1）气虚、阳虚型　治法：益气温阳，开痹通络。方药：归芎参芪麦味汤（当归、潞党参、紫丹参各 15g，川芎、五味子各 10g，黄芪 20g，麦冬 12g）加减。气虚明显者加大黄芪用量，潞党参改为红参；阳虚明显者加肉桂、附子；若阳虚严重，复加寒邪侵袭，先急服苏合香丸，再以归芎参芪麦味汤加失笑散、四逆汤化裁。

（2）血瘀型　治法：活血化瘀，通络止痛。方药：归芎参芪麦味汤加失笑散及红花、甘松。

（3）痰浊壅盛型　治法：宣痹通阳，化痰逐饮。方药：归芎参芪麦味汤合栝楼薤白半夏汤加枳实。

（4）气机郁滞型　治法：开胸理气，通络止痛。方药：归芎参芪麦味汤加金铃子散、广郁金、枳实。

第二节　心痛病

心痛病名最早见于马王堆古汉墓出土的《五十二病方》。《黄帝内经》对心痛的病因、临床表现均有记载。《黄帝内经》论心痛有以下三种情况：一是指心病之心痛，如《素问·脏气法时论》所说的“心病者，胸中痛，胁支满，胁下痛，膺背肩胛间痛，两臂内痛”，《灵枢·厥病》所说的“真心痛，手足青至节，心痛甚，旦发夕死，夕发旦死”，类似于西医的心绞痛、心肌梗死，病情危重；二是指其他脏腑病变导致的心痛，如《灵枢·厥病》中还论述了肾心痛、胃心痛、脾心痛、肝心痛、肺心痛等多种厥心痛，都是其他脏腑病变导致的心胸疼痛，与真心痛相比，病情较轻；三是指胃痛，如《素问·至真要大论》所说“热客于胃，烦心心痛，目赤欲呕，呕酸善饥”。《金匮要略·胸痹心痛短气病脉证治第九》指出心痛可见心中痞、诸逆心悬痛、心痛彻背、背痛彻心等症，并可与胸痹并见，结合附方九痛丸治九种心痛，《五脏风寒积聚病脉证并治第十一》篇“心中风者……心中饥，食欲呕吐”“心中寒者，其人苦病心如噉蒜状，剧者心痛彻背，背痛彻心，譬如蛊注。其脉浮者，自吐乃愈”，《趺蹶手指臂肿转筋阴狐疝蛔虫病脉证治第十九》篇第6条“蛔虫之为病，令人吐涎，心痛，发作有时”等论述所述之“心”似包括心、胃等，故心痛既包括心绞痛，也包括胃、胆等病导致的胃脘、腹部疼痛等。

一、病因病机

《金匮要略·胸痹心痛短气病脉证治第九》把心痛病机与胸痹合论，皆为“阳微阴弦”，阳虚阴盛、本虚标实，指出胸痹心痛的病机是上焦阳虚，下焦阴寒之邪上乘阳位，胸阳痹阻，而致胸痹心痛。对于心痛更强调阴寒邪盛，临床以疼痛为主症，甚则心痛彻背、背痛彻心。

二、辨证论治

心痛治疗以散寒止痛为主，代表方为乌头赤石脂丸。本方具有温阳散寒、峻逐阴邪之功效，主治阴寒痼结、阳气痹阻之心痛，以心痛彻背、背痛彻心为主症。本方使用丸剂，一是阴盛寒凝，痛剧病急，丸剂成药便于应急；二是方中有些药物峻烈有毒，以蜜为丸可缓解毒性；三是蜜丸停留胃中时间较长，利于延长药物作用时间。因心痛病机与胸痹病机皆为阳虚阴盛、本虚标实，阴寒邪盛，易伤阳气，故本方乌头、附子、川椒等与赤石脂相配，取散收相伍之义，以防辛散太过，耗伤正气。本方药性峻烈，使用多从小剂量开始，若病情需要，逐渐加量，且不宜久服。若为寒饮气逆、胸阳不展之心痛，以心中痞、心悬痛为主症，治以通阳化饮，降逆消痞，方用桂枝生姜枳实汤。

三、研究进展

在《黄帝内经》《金匮要略》对心痛论述的基础上，后世医家对心痛病证的概念、病机、治法、方药等方面均有补充发展。心痛以病位、主症命名，现多指位于胸部心前区的疼痛，但古代所论心痛范围较广。由于心与胃部位相邻，经络相通，关系密切，发生病变易互相影响，有时在临床上不易辨别，故古代心胃混称的情况比较普遍。如宋代《三因极一病证方论》指出古代所论心痛以其痛在中脘故曰心痛，其实非心痛也；《丹溪心法》指出心痛即胃脘痛；清代吴谦《杂病心法要诀》中仍称岐骨陷处痛为心痛。古人虽心胃混称，但早已发现“心痛”的病情、预后不同，故又有真心痛、厥心痛、九种心痛等多种有关心痛的病名。由于心胃混称不利于临床诊治，后世中医逐渐将真正的心痛与胃脘痛等区分开来，多将其作为一个症状与胸痹合并，如中华人民共和国国家标准《中医临床诊疗术语·疾病部分》即将心痛定义为“膻中部位以及左胸内疼痛的症状”，而全国科学技术名词审定委员会公布的中医药学名词中则将心痛作为病名，并对其作了进一步分类：卒心痛指以突然发作的心胸剧痛为主要表现的疾病；真心痛指以心胸剧痛持续不解，伴有汗出肢冷、面白唇青、手足青至节、脉微欲绝为主要表现的疾病；厥心痛指一种较真心痛为轻的心系疾病，以心痛发作时伴四肢厥冷为主要临床特征。

如今，对于心痛病机、治法的研究不断深入，日渐完善。人们普遍认为心痛病位在心，与肝、脾、肾关系密切，心痛病机为本虚标实，本虚以气虚、阳虚多见，标实以血瘀、痰浊多见，心脉痹阻是病机关键。针对其病机提出瘀血阻络、阴血亏虚、气阴两虚、气虚血瘀、气滞血瘀、心肾阴虚等学说。心痛治则为扶正祛邪，祛邪有活血化瘀、理气活血、痰瘀同治、芳香开窍等法；扶正有滋阴和络、益气养阴、救逆固脱等法，还有益气活血等扶正祛邪并用之法，以及心胃同治、补肾固本、宣肺解郁、柔肝养阴等从他脏入手的治法。近年来，不少中医学者从络病论述心痛病机，开辟通络治疗心痛新路径；从脾胃与心肺生理病理关系论述心痛病机，开辟调理脾胃治疗心痛路径，令人瞩目。

1. 从络病论治心痛

吴以岭院士[12, 13]认为胸痹心痛属于心脏与营养心脏之脉络疾病，包括心之“正经及支别脉络”，病位在心之络脉。各种原因导致的心络郁滞或心络虚滞是发病之本，络气虚乏，运血无力，可致心络瘀阻；络气虚乏，不能温煦血脉，一遇过劳、寒冷刺激易致心络绌急，可引起心痛卒然发作。心络瘀阻和绌急日久又可发生心脉瘀塞，导致真心痛即急性心肌梗死的发生。心络郁滞或心络虚滞为发病之本，基本病理环节为心络瘀阻、心络绌急、心络瘀塞。心络郁滞，治以理气畅络，方用旋覆花汤加减；心络虚滞，治以补气荣络，方用参芪生脉饮加味；心络瘀阻，治以辛香理气，化痰通络，方用生脉饮合栝楼薤白半夏汤加水蛭、降香、川芎、郁金、赤芍；心络绌急，治以搜风通络，方用护心解痉汤；心络瘀塞，治以益气通络，解痉止痛，方用救心通塞汤。其在络病理论指导下研制了益气活血、通络止痛的中药新药通心络（人参、水蛭、全蝎、土鳖虫、蜈蚣、蝉蜕、赤芍、降香等），治疗冠心病心绞痛属络气虚滞、血瘀络阻、络脉绌急者，疗效显著。方中针对络气虚滞，选用人参、降香疏畅络气；针对心络绌急，选用全蝎、蜈蚣、蝉蜕搜风解痉；针对心络瘀阻，选用水蛭、土鳖虫剔除络瘀。近年来溶栓治疗急性心肌梗死可使血运重建，但梗死区微血管再灌注损伤，不能实现真正细胞水平上的心肌再灌注，造成心室重构，并导致心力衰竭、心律失常、猝死，成为世界医学界的难题。一项随机、双盲、多中心的通心络胶囊治疗急性心梗 PCI 术后无再流研究表明，通心络可明显增加心肌血流灌注，减少心肌无复流现象[14]。

2. 调理脾胃治疗心痛[15]

（1）脾胃与心生理上密切相关　脾胃与心胸部位相邻，经络相通，生理上密切相关。心主血脉，脾胃为气血生化之源。脾气主升，胃气主降，脾胃为气机升降之枢纽。脾胃功能强健是心经气血充盛、流畅的重要保证。

（2）脾胃病变可致心脉气血不畅　胃气失于和降，则心脉气血不畅；脾胃运化失常，则痰湿内阻血脉；脾虚生化乏源，则心气亏虚，血行不畅。以上均可导致心脉痹阻，气血不畅，发生胸痹心痛。

（3）调理脾胃治疗胸痹心痛　①和胃降逆：脾胃是气机升降的枢纽。胃失和降，气机壅滞，可致心脉气血不畅，故和胃降逆，宣畅中焦、上焦气机，可治疗胸痹心痛，《金匮要略》中的橘枳姜汤及枳实薤白桂枝汤治疗胸痹心痛有效，方中陈皮、生姜、枳实、厚朴等均是临床和胃降逆、调理气机的常用药物。②祛痰健脾：脾为生痰之源，痰湿内阻，心脉痹阻可致胸痹心痛，故祛痰健脾可治疗胸痹心痛，《金匮要略》中所载的栝楼薤白白酒汤、栝楼薤白半夏汤是治疗胸痹心痛的名方，方中栝楼、半夏、陈皮均有祛痰燥湿作用。③温胃散寒：胃络通于心，寒邪外侵，心胃络脉绌急可致胸痹心痛。温中散寒法是胸痹心痛的重要治法，乌头赤石脂丸及桂枝生姜枳实汤即体现了这一治法。④补脾温中：脾胃为气血生化之源，脾胃虚弱，宗气不足，则心脉气血不畅，可致胸痹心痛。补脾温中可助心脉气血运行，《金匮要略》中治疗胸痹心痛的人参汤，由人参、干姜、白术、甘草组成，补脾益气，温中祛寒，用治中焦虚寒而致胸痹者，后世据此将补脾温中法作为治疗胸痹心痛的重要方法。《金匮要略》胸痹、心痛证治中已提示脾胃与心胸关系密切，脾胃病变可影响心胸，故调理脾胃对心病治疗具有重要意义。近代中医名家对冠心病的治疗提出心胃同治、从脾胃论治等观点可谓深得《金匮要略》胸痹心痛病治疗之真谛。

近年来研究的防治冠心病的方药达百余种，常用防治冠心病方药具有以下药理特点：①扩张冠状动脉；②降低心肌耗氧量，虽不能扩冠，但能减慢心率；③既能增加冠脉血流量，又能降低心率，减少心肌耗氧量；④改善血液流变性，抗血小板聚集及抗凝等，改善心肌微循环障碍；⑤调血脂、抗过氧化损伤等，保护血管内皮细胞，保护内皮细胞紧密连接，促进内皮细胞增殖；⑥减少内皮细胞凋亡，调节内皮细胞关键分子及信号网络[16, 17]。

胸痹心痛与西医学的缺血性心脏病心绞痛相似，胸痹心痛重症真心痛与西医学的缺血性心脏病心肌梗死相似。胸痹心痛已成为严重威胁人类健康的重大疾病，其发生有众多的危险因素，包括无法进行干预的因素，如年龄、性别等；可干预的因素，如外感六淫、情志失调、饮食不当、劳欲过度、高血压、高脂血症、糖尿病、吸烟、酗酒等。胸痹心痛是可以预防的，对于胸痹心痛的研究今后更应注重“治未病”，针对外感六淫、情志失调、饮食不当、劳欲过度等致病因素及胸痹心痛易发病体质，对易发人群采用饮食调理、情志调理、适当运动及使用化痰通络的中药等综合干预措施，以达到防治胸痹心痛的目的。

第三节 惊悸病

惊是突然遭受外界刺激而引起的惊恐、精神不定，卧起不安；悸是自觉心中跳动不安，多由气血虚弱，心失所养或水饮上逆所致，自觉心慌，心中跳动不安。《资生篇》载：“有所触而动曰惊，无所触而动曰悸；惊之证发于外，悸之证发于内。”惊与悸二者每相联系，突然受惊必然导致心悸，心悸又易并见惊恐，故常惊悸并称。

一、病因病机

惊和悸是两种病，病因病机各不相同。《惊悸吐衄下血胸满瘀血病脉证治第十六》篇第 1 条“寸口脉动而弱，动即为惊，弱则为悸”是从脉象上推测惊和悸的病因病机。诊寸口脉时，如豆粒转动形状的脉象为动脉，多属惊，由于外界的刺激，如突受惊吓，使心无所倚，神无所归，血气逆乱，出现精神不宁，卧起不安，因而脉见动摇不宁，故曰“动即为惊”。脉象细软无力，重按乃见为弱脉，属悸，是由于气血不足，心脉失于充养，则脉象软弱无力，故曰“弱则为悸”。另外本篇第 12 条还指出火邪可致惊，“火邪者”是指使用熏、熨、烧针等法强迫发汗，损伤心阳，神气浮越，可致心悸、惊狂、卧起不安等症，属火邪致惊；第 13 条指出水饮上凌于心可致悸，“心下悸者”是水饮内停心下胃脘，上凌于心，心阳被遏所致，故心下悸动为水饮致悸。

二、辨证论治

《惊悸吐衄下血胸满瘀血病脉证治第十六》篇第 1 条“动即为惊”，是由于外界的刺激而出现精神不宁、卧起不安之症，治以镇惊安神。“弱则为悸”，此心悸乃因气虚血少，心失所养，故应补益气血。火邪致惊治宜温通心阳，镇惊安神，用桂枝去芍药加蜀漆牡蛎龙骨救逆汤。方中桂枝汤去阴柔之芍药以助心阳，加龙骨、牡蛎固摄镇惊以安心神，心阳既虚则痰浊易生，故用蜀漆涤痰逐邪，以止惊狂。临证运用本方时不必拘泥于火邪致惊，凡属心阳不足、痰扰心神而见惊狂、卧起不安、脉来疾数者，均可选用。

本篇第 13 条，根据“心下悸”的症状，审其病因，是水饮内停心下胃脘所致，治宜蠲饮通阳，降逆定悸，用半夏麻黄丸，以丸剂小量缓缓图之。《金匮要略》治疗水湿痰饮，以苓桂术甘汤调脾，肾气丸益肾，半夏麻黄丸则重在治肺胃。故用半夏降逆和胃以蠲痰饮，麻黄通阳宣肺以泄水气，降逆定悸。

三、研究进展

1. 病名

《黄帝内经》中虽无惊悸之病名，但有类似症状的记载，如《素问·举痛论》曰：“惊则心无所依，神无所归，虑无所定，故气乱矣。”汉代张仲景在《伤寒论》及《金匮要略》中以“惊悸”“心动悸”“心下悸”等为病证名，认为其主要病因有惊扰、水饮、虚损及汗后受邪等，记载了心悸时表现的结、代、促脉及其区别，提出了基本治则及炙甘草汤等治疗心悸的常用方剂。后世医家多使用“惊悸”“心下悸”的病名，宋代《济生方·惊悸怔忡健忘门》提出“怔忡”病名，对惊悸、怔忡的病因病机、变证、治法作了较为详细的记述，后世医家多惊悸、怔忡并用。现代研究大多将惊悸概括在心悸病证中，如《中医内科学》明确指出“心悸包括惊悸和怔忡”，指出心悸是因外感或内伤，致气血阴阳亏虚，心失所养，或痰饮瘀血阻滞，心脉不畅，引起以心中急剧跳动，惊慌不安，甚则不能自主为主要临床表现的一种病证，并认为心悸既可为仅发于心的病变，也可以是他脏病变波及心的多脏腑病变。

2. 病因病机与治法

《金匮要略》中关于惊悸的病因论述了外界刺激、心血不足、水停心下和火邪几个方面。《张氏医通·神志门》指出“心下悸有气虚血虚，属饮属火之殊”。《丹溪心法·惊悸怔忡》中提出心悸当"责之虚与痰",《景岳全书 · 怔忡惊恐》认为怔忡由阴虚劳损所致,清代《医林改错》提出心悸多与血瘀有关,大凡用归脾、安神方药治之无效者,用血府逐瘀汤每多获效。关于惊悸治法,《医学入门 · 惊悸》指出:"惊悸者,与之豁痰定惊之剂。"《景岳全书 · 怔忡惊恐》提出:"宜安养心神,滋培肝胆,当以专扶元气为主。"《寿世保元 · 惊悸》中指出惊悸属心血虚者宜补心汤,心神不安者宜安神镇惊丸,心气虚者宜益气安神汤,血虚火旺者宜朱砂安神丸,气血两亏者宜四物安神汤。

现代医家将心悸病因概括为素体虚弱,久病失养,气血阴阳亏虚;饮食劳倦,嗜食膏粱厚味,蕴热化痰扰心;七情内伤,情志失调;感受外邪,内舍于心,痹阻心脉;药物中毒,损伤心脉。心悸的病位主要在心,由于心神失养、心神动摇而悸动不安。但其发病与脾、肾、肺、肝四脏功能失调相关。如脾不生血,心血不足,心神失养则动悸;脾失健运,痰湿内生,扰动心神,心神不安而发病;肾阴不足,不能上制心火,或肾阳亏虚,心阳失于温煦,均可发为心悸;肺气亏虚,不能助心以主治节,心脉运行不畅则心悸不安;肝气郁滞,气滞血瘀,或气郁化火,致使心脉不畅,心神受扰,都可引发心悸。心悸的病性主要有虚实两方面。虚者为气血阴阳亏损,心神失养而致;实者多为气滞、血瘀、痰浊、水饮。总之,本病为本虚标实证,其本为气血不足,阴阳亏损,其标是气滞、血瘀、痰浊、水饮,虚实之间可以相互夹杂或转化。实证日久,耗伤正气,可分别兼见气、血、阴、阳之亏损,而虚证也可因虚致实,而兼有实证表现,如临床上阴虚生内热者常兼火亢或夹痰热,阳虚不能蒸腾水湿而易夹水饮、痰湿,气血不足、气血运行滞涩而易出现气血瘀滞,瘀血与痰浊又常常互结为患。临床表现为虚实夹杂之证者多由痰火扰心、水饮凌心及瘀血阻脉而引起。

辨证论治更加完善:心虚胆怯,治以镇惊定志,养心安神,方用安神定志丸加减;心脾两虚,治以补血养心,益气安神,方用归脾汤加减;阴虚火旺,治以滋阴清火,养心安神,方用黄连阿胶汤加减;心阳不振,治以温补心阳,安神定悸,方用桂枝甘草龙骨牡蛎汤加减;水饮凌心,治以振奋心阳,化气利水,方用苓桂术甘汤加减;心血瘀阻,治以活血化瘀,理气通络,方用丹参饮或血府逐瘀汤加减;痰火扰心,治以清热化痰,宁心安神,方用黄连温胆汤加减。近年来以络病理论为指导治疗心律失常获显著疗效[18, 19],通过1476例多中心、随机双盲循证研究表明,参松养心胶囊(人参、麦冬、山茱萸、丹参、炒酸枣仁、桑寄生、赤芍、土鳖虫、甘松、黄连、南五味子、龙骨)治疗心律失常获显著疗效,其中室性期前收缩859例与美西律对照,参松养心胶囊总有效率为65.8%,优于美西律的50.7%;阵发性房颤349例与普罗帕酮对照,参松养心胶囊总有效率为62.3%,与普罗帕酮的58.6%相当;缓慢性心律失常268例与安慰剂对照,参松养心胶囊治疗缓慢性心律失常总有效率为63.5%，优于安慰剂的22.1%。基础研究表明，参松养心胶囊具有多离子通道阻滞与非离子通道调节作用的独特优势。

临床常用桂枝去芍药加蜀漆牡蛎龙骨救逆汤为主加减治疗精神神经系统疾病，如癔症、神经症、更年期综合征、精神分裂症、多发性抽动秽语综合征、强迫性神经症、原发性人格解体综合征、高血压、癫痫、神经衰弱、胃酸过多症、遗精症等疾病，亦应用于治疗各种原因引起的心律失常，如心动过速、频发性期前收缩、心房颤动或扑动、房室传导阻滞、病态窦房结综合征、预激综合征等表现为惊证者。以半夏麻黄丸为主加减可用于治疗室性心动过速、心律不齐、心肌炎、风湿性心脏病、贲门痉挛、幽门水肿、急慢性胃炎、支气管炎、支气管哮喘等病证属水饮内郁致悸者。

四、名家经验精选

1. 国医大师路志正经验[20]

心悸病机为中焦失调。辨证论治：①心脾两虚，治宜健脾益气，补血养心，方用归脾汤、炙甘草汤加减；②心胆气虚，治宜健脾和胃，温胆宁心，方用温胆汤加减；③痰热扰心，治宜清热化痰，降浊清心，药用黄芩、茵陈、青蒿、黄连、竹半夏、竹茹、苦杏仁、薏苡仁、茯苓等；④痰瘀阻滞，治宜疏肝解郁，化瘀通心，方用柴胡疏肝散加素馨花、郁金、远志、川楝子、延胡索、生麦芽、生谷芽；⑤阳明郁热，治宜清泄阳明，和胃安心，药用黄连、黄芩、生石膏、知母、栀子、芦根、枇杷叶、竹茹、竹沥。

2. 国医大师周仲瑛经验[21]

心悸总属本虚标实，心气、心阳、心阴、心血亏虚为本，痰浊、瘀血阻滞心脉为标。其中，痰瘀同证常是此病中重要的病理环节，尤在心悸加重、发作之时愈加明显。临床分四证论治：①阴阳失调，气阴不足。症见心慌气短，胸闷，乏力，头晕，舌淡、苔薄，脉细。方用加减桂甘龙牡汤：桂枝10g，甘草5g，龙骨20g，牡蛎25g，党参12g，麦冬10g，五味子5g，玉竹5g，熟酸枣仁25g，合欢皮15g。②痰瘀互结，心脉阻滞。症见心悸，胸闷，气短，夜寐不安，舌红、苔腻，脉结代。方用加减温胆汤：陈皮15g，半夏10g，竹茹15g，远志10g，石菖蒲15g，丹参10g，川芎10g，赤芍10g。③气阴两虚。症见胸闷，心悸，面部潮红，脉细，三五不齐，舌质红、苔薄黄。方用养阴清心汤：太子参12g，大麦冬10g，罗布麻叶15g，山苦参10g，丹参10g，炙甘草5g，桑寄生15g，熟酸枣仁10g，牡蛎30g（先煎），珍珠母30g，黄连3g，生地黄12g，合欢皮10g，嘮噜子10g。

3. 国医大师颜正华经验[21]

临床治疗心悸分四证论治：①气血不足证。症见心悸，疲乏，眠差，多梦，舌淡、苔薄白，有齿痕，脉细弱。其病机为气血亏耗，心失所养，致心神不宁。治疗当益气补血，健脾养心。常用归脾汤加减。②心阴不足证。症见心悸，气短，伴有汗出，头晕，口干欲饮，纳少，眠差多梦，舌红、苔少，脉细。病机为心阴不足，心神失养。治宜滋阴养心安神。方用生脉饮加减。③气血瘀阻证。症见心悸，胸闷，气短，舌下紫或舌有瘀斑，脉涩。病机为血瘀气滞，心脉瘀阻，心阳被遏，心失所养。治宜行气活血，养心安神。常用方药为丹参、赤芍、川芎、红花、香附、郁金、葛根、降香、酸枣仁、远志、首乌藤等。④痰浊内阻证。症见心悸不宁，胸闷痞满，失眠多梦，纳差，舌红、苔黄腻，脉弦细。

4. 国家名老中医魏执真经验[22]

治疗心律失常遵循“以脉为主，四诊合参，分为两类、十型、三证候”的原则，按照脉象分为阳热类和阴寒类。

快速型心律失常属阳热类，分为 5 种证型论治。①心气阴虚，血脉瘀阻，瘀而化热。治宜益气养心，理气通脉，凉血清热。方用自拟清凉滋补调脉汤：牡丹皮、赤芍、太子参、麦冬、五味子、丹参、川芎、香附、香橼、佛手、乌药、黄连。②心脾不足，湿停阻脉，瘀而化热。治以理气化湿，凉血清热，补益心脾。方用自拟清凉化湿调脉汤：牡丹皮、赤芍、白术、茯苓、陈皮、半夏、紫苏梗、香附、乌药、丹参、川芎、太子参、黄连。③心气衰微，血脉瘀阻，瘀而化热。以劳累后心悸、气短尤甚为特点，脉见促代。当在原治法的基础上，加重补气之品，选用人参或西洋参，一般用生晒参，因其性较平和，不温不燥，既可补气又能生津。④心阴血虚，血脉瘀阻，瘀而化热。治疗时应在原治法的基础上加重养阴血之品，常用白芍、生地黄、沙参滋阴养血，凉血清热。⑤心气阴虚，肺瘀生水，瘀而化热。此型特点是兼有肺失肃降和水饮停聚的表现，因此在治法上需注意肃肺利水。方用自拟清凉补利调脉饮：黄芪、太子参、麦冬、五味子、丹参、川芎、桑白皮、葶苈子、泽泻、车前子、牡丹皮、赤芍、黄连。

缓慢型心律失常分为 5 种证型论治。①心脾气虚，心脉瘀阻，血流不畅，脉缓而细弱。治宜健脾益气，活血通脉。方用健脾益气调脉汤：太子参、生黄芪、白术、陈皮、半夏、茯苓、泽泻、羌活、独活、防风、升麻、川芎、丹参。②心脾气虚，湿邪停聚，心脉受阻，脉缓而弦滑。治宜化湿理气，活血升脉。方用理气化湿调脉汤：紫苏梗、陈皮、半夏、白术、茯苓、厚朴、香附、乌药、羌活、独活、川芎、丹参、太子参。③心脾肾虚，寒邪内生，心脉受阻，脉迟。治宜温阳散寒，活血升脉。方用温阳散寒调脉汤：生黄芪、太子参、白术、茯苓、干姜、附片、肉桂、鹿角、桂枝、川芎、丹参。④心脾肾虚，寒痰瘀结，心脉受阻，脉结或结代。治宜温补心肾，祛寒化痰，活血散结。

方用温化散结调脉汤：生黄芪、太子参、白术、茯苓、肉桂、鹿角、干姜、白芥子、莱菔子、陈皮、半夏、川芎、三七粉。⑤心脾肾阴阳俱虚，寒湿瘀阻，心脉涩滞，脉细涩。治宜滋阴温阳，化湿散寒，活血通脉。方用滋养温化调脉汤：生黄芪、太子参、白术、茯苓、陈皮、半夏、干姜、肉桂、阿胶、当归、白芍、生地黄、川芎、丹参。

5. 全国名老中医郭维琴经验[23]

其认为心气虚为本，瘀阻心脉为心率失常的基本病理变化，营阴亏虚、神不守舍是脉律（率）失常、心悸发作的病机。治疗以益气活血方为基础方：党参、生黄芪、丹参、红花、鬼箭羽、炒酸枣仁、炒远志、煅磁石。辨证与辨病相结合，灵活用药加减。

（1）冠心病伴心律失常　胸痛重者，加用片姜黄、郁金、炒枳壳以理气开郁，宽胸止痛；胸阳不振，痛连后背，遇冷心悸发作者，加用温中散寒的干姜、荜茇、羌活宣痹散寒、通阳止痛以定悸；胸闷如窒，心悸时作，舌苔厚腻者，加清半夏、陈皮、茯神以宁心化痰定悸；头胀，头痛，烦躁易怒，每因情绪波动而心悸频作者，加钩藤、菊花、珍珠母以平肝清热，定心除烦；噩梦连连，夜间惊醒心悸不已者，加夏枯草、柴胡、生龙骨、煅牡蛎以清肝散郁，镇静安神；形体壮实，素喜肥甘厚味，舌红苔腻，心悸时发时止者，以益气活血方减党参、生黄芪，联合温胆汤、小半夏汤，以增加清热化痰、除烦定惊的作用，并配以珍珠母、苦参等以清热除湿，定惊止悸。

（2）慢性心力衰竭伴心律失常　治宜温通心阳，泻肺平喘，活血利水，安神定悸。自拟益气泻肺方加减：党参、生黄芪、丹参、红花、鬼箭羽、干姜、荜茇、制附片、桑白皮、葶苈子、泽兰、茯苓、车前子、炒酸枣仁等。

（3）风湿性心脏瓣膜病伴心律失常　若心肾阳虚，瘀阻心脉，凌心射肺，在益气泻肺方的基础上，联合苓桂术甘汤或五苓散，增强温阳化气行水之效，配合补骨脂、淫羊藿以温补肾阳；血瘀证突出，两颧、唇甲发绀，舌紫暗者，加用三棱、莪术以破瘀通络，活血散滞；心衰严重，动则喘息者，以红参代替党参，增强补气固元之效；合并感染，咳嗽、痰多者，重用鱼腥草、金银花以解毒化痰清热。

（4）功能性心律失常　方用酸枣仁汤合安神定志丸加减。

（5）更年期心律失常　以一贯煎或丹栀逍遥散为基础进行加减，对于阴虚盗汗、失眠多梦、心悸夜间发作频繁者，加女贞子、墨旱莲滋补肝肾、益阴凉血以安神；五心烦热、烘然汗出者，加山茱萸、枸杞子、知母、盐黄柏以补肝肾，清虚热；更年期躁动心烦者，合用淡豆豉、炒栀子以清心除烦散郁热；心悸发作频繁、夜寐不安者，可予珍珠粉冲服清心除烦以镇静安神。

附 1

胸痹心痛病（慢性稳定性心绞痛）中医诊疗方案[24]

一、诊断

（一）疾病诊断

1. 中医诊断

参照中华人民共和国中医药行业标准《中医病证诊断疗效标准》（ZY/T001.1–94）、1990 年中西医结合心血管学会修订的《冠心病中医辨证标准》和 1995 年国家中医药管理局胸痹急症协作组《中医心病诊断疗效标准与用药规范》。

（1）膻中或心前区憋闷疼痛，甚则痛彻左肩背、咽喉、左上臂内侧等部位。呈发作性或持续不解，常伴有心悸气短，自汗，甚则喘息不得卧。

（2）胸闷胸痛一般几秒到几十分钟而缓解。严重者可有疼痛剧烈，持续不解，汗出肢冷，面色苍白，唇甲青紫，心跳加快，或心律失常等危象，可发生猝死。

（3）多见于中年以上人群，常因操劳过度、抑郁恼怒、多饮暴食或感受寒冷而诱发。

（4）查心电图、动态心电图、运动试验等可辅助诊断。根据病情可做心肌酶谱测定、心电图动态观察。

（5）必要时行冠状动脉 CT、心肌核素显像或冠状动脉造影检查以明确诊断。

2. 西医诊断

参照我国 2007 年中华医学会心血管病学分会、《中华心血管病杂志》编辑委员会公布的《慢性稳定性心绞痛诊断与治疗指南》。

3. 心绞痛分级标准

参照 1972 年加拿大心血管学会心绞痛分级标准。

（二）证候诊断

1. 心痛发作期

（1）寒凝血瘀证　遇冷则疼痛发作，或闷痛，舌淡暗、苔白腻，脉滑涩。

（2）气滞血瘀证　疼痛剧烈，多与情绪因素有关，舌暗或紫暗、苔白，脉弦滑。

2. 心痛缓解期

（1）气虚血瘀证　胸痛、胸闷，动则尤甚，休息时减轻，乏力气短，心悸汗出，舌体胖有齿痕，舌质暗有瘀斑或瘀点、苔薄白，脉弦或有间歇。

（2）气阴两虚、心血瘀阻证　胸闷隐痛、时作时止，心悸气短，倦怠懒言，面色少华，头晕目眩，遇劳则甚，舌暗红少津，脉细弱或结代。

（3）痰阻血瘀证　胸脘痞闷如窒而痛，或痛引肩背，气短，肢体沉重，形体肥胖痰多，纳呆恶心，舌暗、苔浊腻，脉弦滑。

（4）气滞血瘀证　胸闷胸痛，时痛时止，窜行左右，疼痛多与情绪因素有关，伴有胁胀，喜叹息，舌暗或紫暗、苔白，脉弦。

（5）热毒血瘀证　胸痛发作频繁、加重，口干口苦，口气浊臭，烦热，大便秘结，舌紫暗或暗红，舌苔黄厚腻，脉弦滑或滑数。

二、治疗方案

（一）辨证选择口服中药汤剂或中成药

1. 心痛发作期治疗

（1）寒凝血瘀证

治法：芳香温通。

推荐方药：苏合香丸。荜茇、细辛、檀香、高良姜、延胡索、冰片等。此类药物多属芳香温通类药物，辛香走窜，可耗伤气阴，且冠心病患者多素体亏虚，故应中病即止，不可久服。

（2）气滞血瘀证

治法：辛散温通，行气活血。

推荐方药：速效救心丸。主要成分川芎、冰片等，发作时予 10 ～ 15 粒舌下含服。还可选用宽胸气雾剂等。

2. 心痛缓解期治疗

本病缓解期多虚实并见，寒热错杂交相为患。故当标本兼治，通中寓补，补中有通。此期可按以下几种证型进行病证结合辨治。

（1）气虚血瘀证

治法：益气活血。

推荐方药：保元汤合桃红四物汤加减。人参（另煎兑入）或党参、黄芪、桃仁、红花、川芎、赤芍、当归、生地黄、桂枝、甘草。

中成药：芪参益气滴丸、舒心口服液等。

（2）气阴两虚、心血瘀阻证

治法：益气养阴，活血通脉。

推荐方药：生脉饮加减。党参、麦冬、五味子、黄芪、丹参、赤芍、川芎、红花、降香等；如偏阴虚火旺，见烦渴，潮热盗汗，失眠，舌红、少苔，脉细数或细涩，可加用虎杖、漏芦、何首乌、地骨皮。

中成药：心悦胶囊、心通口服液、生脉饮、生脉胶囊等。

（3）痰阻血瘀证

治法：通阳泄浊，活血化瘀。

推荐方药：栝楼薤白半夏汤合桃红四物汤加减。栝楼、薤白、半夏、桃仁、红花、川芎、赤芍、当归、生地黄等。

中成药：丹蒌片、血府逐瘀胶囊等。

（4）气滞血瘀证

治法：行气活血。

推荐方药：血府逐瘀汤加减。桃仁、红花、川芎、赤芍、当归、柴胡、牛膝、枳壳、地龙等。

中成药：冠心丹参滴丸、地奥心血康、复方丹参滴丸等。

（5）热毒血瘀证

治法：清热解毒，活血化瘀。

推荐方药：冠心Ⅱ号方加减。丹参、赤芍、川芎、红花、虎杖、黄连、毛冬青、生地黄等。

中成药：心脉通胶囊等。

（二）辨证选择静脉注射剂

1. 心绞痛发作期

选择具有活血化瘀作用的中药注射液静脉滴注。如舒血宁注射液、复方丹参注射液、丹红注射液、血栓通注射液、银杏达莫注射液等。

2. 心绞痛缓解期

可以辨证选择生脉注射液、灯盏细辛注射液、灯盏花注射液、苦碟子注射液、舒血宁注射液、复方丹参注射液、丹红注射液、血栓通注射液等。

（三）中医特色疗法

① 针灸治疗，如体针、耳针。

② 穴位贴敷，可选择膻中、心俞、内关等。

③ 其他适宜疗法，如足浴等。

三、疗效评价（略）

附 2

心悸（心律失常－室性期前收缩）中医诊疗方案[24]

一、诊断

（一）诊断标准

1. 中医诊断标准

参考中华中医药学会发布的《中医内科常见病诊疗指南》（ZYYXH/T19-2008）。自觉心中跳动，惊慌不安，不能自主，可见结脉、代脉、促脉等脉象。常有情志刺激、惊恐、紧张、劳倦、烟酒、咖啡、浓茶等诱发因素。

2. 西医诊断标准

参考 2014 年欧洲心律协会（EHRA）、美国心律学会（HRS）和亚太心脏节律学会（APHRS）联合发布《室性心律失常专家共识》。室性期前收缩临床主要依靠心电图诊断，室性期前收缩主要的心电图改变包括以下几点：①提前出现的 QRS-T 波群，其前无 P 波；②提前的 QRS-T 波群形状错综复杂，QRS 时间多在 0.12 秒以上；③几乎都有完全的代偿间歇。

（二）证候诊断

1. 心虚胆怯证

心悸，善惊易恐，坐卧不安，如恐人将捕之，多梦易醒，恶闻声响，食少纳呆。苔薄白，脉细略数或细弦。

2. 气阴两虚证

心悸，气短，体倦乏力，少寐多梦，心烦，自汗盗汗，口干。舌红、少苔，脉细数无力。

3. 心脾两虚证

心悸气短，头晕乏力，面色无华，腹胀纳呆。舌淡、苔薄白，脉细弱结代。

4. 心阳不振证

心悸不安，胸闷气短，动则尤甚，形寒肢冷，面色苍白。舌淡、苔白，脉象虚弱或沉细无力。

5. 痰火扰心证

心悸，呕恶，口苦尿赤，痰多气短。舌暗红、苔黄腻，脉滑数。

6. 气滞血瘀证

心悸，胸闷，胸痛阵发，痛无定处，时欲太息，遇情志不遂时容易诱发或加重，或兼有脘胀闷，得嗳气或矢气则舒。苔薄或薄腻，脉细弦。

二、治疗方法

（一）辨证论治

1. 心虚胆怯证

治法：镇惊定志，养心安神。

推荐方药：安神定志丸加减。人参、茯苓、远志、石菖蒲、茯神、龙齿（先煎）、天冬、生地黄、熟地黄、五味子、肉桂等。或具有同类功效的中成药（包括中药注射剂）。

针刺治疗：①体针。选取内关、神门、郄门、厥阴俞、膻中、心俞、胆俞等穴，毫针刺，平补平泻，1 日 1 次，10 次为 1 个疗程。②耳针。选取交感、神门、心、脾、肝、胆、肾等耳穴，每次选 4 ～ 5 穴，轻刺激，或用揿针或王不留行籽贴耳穴。

中药泡洗技术：根据患者证候特点选用镇惊定志、养心安神中药或随症加减，煎煮后洗按足部，每日 1 ～ 2 次，每次 15 ～ 30 分钟，水温宜低于 42°C，水温不宜过高，以免烫伤皮肤。

饮食疗法：宜进食安神定志的食品，如红枣、莲子、桂圆、百合、小麦、糯米等。食疗方如桂圆莲子粥。

2. 气阴两虚证

治法：益气养阴，安神定志。

推荐方药：生脉散加味。人参、麦冬、五味子、黄精、百合、天冬、生地黄、茯神、远志、石菖蒲、龙齿（先煎）、炙甘草等。或具有同类功效的中成药（包括中药注射剂）。

针刺治疗：①体针。选取内关、神门、郄门、厥阴俞、膻中、足三里、关元、三阴交等穴，毫针刺，平补平泻，1 日 1 次，10 次为 1 个疗程。②耳针。选取交感、神门、心、脾、肝、胆、肾等耳穴，每次选 4 ～ 5 穴，轻刺激，或用揿针或王不留行籽贴耳穴。

中药泡洗技术：根据患者证候特点选用益气养阴、安神定志中药随症加减，煎煮后洗按足部，每日 1 ～ 2 次，每次 15 ～ 30 分钟。

饮食疗法：宜进食益气养阴的食品，如红枣、莲子、桂圆、山药、黑木耳、瘦肉、鱼肉等。食疗方，如皮蛋瘦肉粥、桂圆山药羹。

3. 心脾两虚证

治法：健脾养心，安神定志。

推荐方药：归脾汤加减。党参、黄芪、当归、龙眼肉、白术、茯神、远志、木香、炒酸枣仁、石菖蒲、浮小麦、炙甘草等。或具有同类功效的中成药（包括中药注射剂）。

针刺治疗：①体针疗法。选取内关、神门、郄门、厥阴俞、膻中、心俞、脾俞等穴，毫针刺，平补平泻，1 日 1 次，10 次为 1 个疗程。②耳针疗法。选取交感、神门、心、脾、肝、胆、肾等耳穴，每次选 4 ～ 5 穴，轻刺激，或用揿针或王不留行籽贴耳穴。

中药泡洗技术：根据患者证候特点选用健脾养心、安神定志中药或随症加减。

饮食疗法：宜进食养心健脾的食品，如桂圆、瘦肉、茯苓、薏苡仁、红豆、山药、银耳、莲子、大枣等。食疗方，如山药瘦肉汤、猪心大枣汤。

4. 心阳不振证

治法：温补心阳，安神定悸。

推荐方药：桂枝甘草龙骨牡蛎汤合参附汤加减。桂枝、附子（先煎）、龙骨、牡蛎、人参、黄芪、麦冬、炙甘草等。或具有同类功效的中成药（包括中药注射剂）。

针刺治疗：①体针。选取内关、神门、郄门、厥阴俞、膻中、肾俞、太溪、大陵等穴，毫针刺，平补平泻，1 日 1 次，10 次为 1 个疗程。②耳针。选取交感、神门、心、脾、肝、胆、肾等耳穴，每次选 4 ～ 5 穴，轻刺激，或用揿针或王不留行籽贴耳穴。

中药泡洗技术：根据患者证候特点选用温补心阳、安神定悸中药或随症加减。

饮食疗法：宜进食温补阳气的食品，如黄牛肉、羊肉、虾、韭菜等。食疗方，如韭菜白米虾。

5. 痰火扰心证

治法：清热化痰，宁心安神。

推荐方药：黄连温胆汤加味。黄连、半夏、陈皮、茯苓、枳实、竹茹、牡丹皮、郁金、远志、石菖蒲、焦山楂、全栝楼、胆南星等。或具有同类功效的中成药（包括中药注射剂）。

针刺治疗：①体针。选取内关、神门、郄门、厥阴俞、膻中等穴，毫针刺，平补平泻，1 日 1 次，10 次为 1 个疗程。②耳针。选取交感、神门、心、脾、肝、胆、肾等耳穴，每次选 4 ～ 5 穴，轻刺激，或用揿针或王不留行籽贴耳穴。

中药泡洗技术：根据患者证候特点选用清热化痰、宁心安神中药或随症加减。

饮食疗法：宜食清热化痰、宁心定悸的食品，如荸荠、马齿苋、芹菜、菊叶、莲子心、西瓜等。忌韭菜、小茴香、桂皮等助热生痰之品。食疗方，如银耳莲子汤。

6. 气滞血瘀证

治法：理气活血，解郁安神。

推荐方药：血府逐瘀汤加减。柴胡、当归、生地黄、牛膝、桔梗、赤芍、桃仁、红花、川芎、枳壳、酸枣仁、鸡血藤、丹参等。方药中可酌加养心安神药物，如柏子仁、灵芝、首乌藤、远志、合欢皮（花）、龙骨、牡蛎等，或具有同类功效的中成药（包括中药注射剂）。

针刺治疗：①体针。选取内关、神门、郄门、厥阴俞、膻中、气海、血海、膈俞、心俞等穴，毫针刺，平补平泻。1 日 1 次，10 次为 1 个疗程。②耳针。选取交感、神门、心、脾、肝、胆、肾等耳穴，每次选 4 ～ 5 穴，轻刺激，或用揿针或王不留行籽贴耳穴。

中药泡洗技术：根据患者证候特点选用理气活血、解郁安神中药或随症加减。

饮食疗法：进食行气解郁、活血化瘀的食品，如山楂、大白菜、芹菜、白萝卜、生姜、大蒜等。食疗方，如白萝卜丝汤。

（二）其他中医特色疗法

1. 穴位注射疗法

取穴：内关（双）、神门（双）。

药物：用维生素 B_1 或维生素 B_{12} 注射液，每穴注射 0.5mL。

方法：穴位常规消毒，选用 5mL 或 1mL 注射器，针尖垂直刺入内关（双）、神门（双）穴，上下提插 2 ～ 3 次，有酸胀感后，每穴注入维生素 B_1 或维生素 B_{12} 注射液，每穴注射 0.5mL。隔日 1 次，3 次为 1 个疗程。

2. 推拿疗法

取上脘、中脘、下脘、神阙、关元、足三里、阳陵泉等穴，每日 1 次，12 次为 1 个疗程。

3. 八段锦

每日 1 次，12 次为 1 个疗程。

（三）运动康复

配合有氧运动以调息。

（四）西药治疗

如患者频发室性期前收缩（≥ 7200/24h），合并结构性心脏病，或心脏扩大，或心力衰竭，以及复杂性室性期前收缩（存在多源、成对室早或阵发室性心动过速，或在急性心肌梗死或QT 延长的基础上存在R-on-T室早）者，可参照2014年欧洲心律协会（EHRA）、美国心律学会（HRS）和亚太心脏节律学会（APHRS）联合发布的《室性心律失常专家共识》合并应用抗心律失常药物。

（五）护理调摄要点

1. 饮食调理

忌食辛辣刺激性食品，忌肥甘厚腻之品。戒烟忌酒，限制茶、咖啡等饮品。

2. 情志调理

情志护理，避免情志刺激。

三、疗效评价（略）

附3

心衰病（慢性心力衰竭）中医诊疗方案[24]

一、诊断

（一）疾病诊断

1. 中医诊断标准

参考《中医内科学》（张伯礼主编，人民卫生出版社2012年出版）。

①以胸闷气喘、心悸、水肿为主症。②早期表现为劳累后气短心悸，或夜间突发喘咳惊悸、端坐后缓解。随着病情发展心悸频发，动则喘甚，或端坐呼吸，不能平卧，水肿以下肢为甚，甚则全身水肿。常伴乏力、腹胀等。③多有心悸、胸痹、真心痛、心痹、心瘅等病史。

2. 西医诊断标准

参考中华医学会心血管病学分会2014年发布的《中国心力衰竭诊断和治疗指南》。

（1）主要条件　①阵发性夜间呼吸困难或端坐呼吸；②颈静脉怒张；③肺部啰音；④心脏扩大；⑤急性肺水肿；⑥第三心音奔马律；⑦静脉压增高＞1.57kPa（16cmH_2O）；⑧循环时间＞25秒；⑨肝颈静脉反流征阳性。

（2）次要条件　①踝部水肿；②夜间咳嗽，活动后呼吸困难；③肝大；④胸腔积液；

⑤肺活量降低到最大肺活量的 1/3；⑥心动过速；⑦治疗后 5 天内体重减轻＞ 4.5kg。

同时存在 2 个主项或 1 个主项加 2 个次项，即可诊断为心力衰竭。

超声心动图指标。①收缩功能：以收缩末及舒张末的容量差计算射血分数（EF 值），正常 EF 值＞ 50%，运动时至少增加 5%。②舒张功能：目前大多采用多普勒超声心动图二尖瓣血流频谱间接测定心室舒张功能，心动周期中舒张早期心室充盈速度最大值为 E 峰，舒张晚期心室充盈最大值为 A 峰，E/A 为两者比值。正常人 E/A 值不应小于 1.2，中青年应更大。舒张功能不全时，E 峰下降，A 峰增高，E/A 值降低。

心力衰竭严重程度分级标准。美国纽约心脏病学会（NYHA）的分级方案，主要是根据患者自觉的活动能力划分为心功能四级，心力衰竭三度：

Ⅰ级（心功能代偿期）：患者患有心脏病，但活动量不受限制，平时一般活动不引起疲乏、心悸、呼吸困难或心绞痛；

Ⅱ级（Ⅰ度心衰）：心脏病患者的体力活动受到轻度的限制，休息时无自觉症状，但平时一般活动下可出现疲乏、心悸、呼吸困难或心绞痛；

Ⅲ级（Ⅱ度心衰）：心脏病患者体力活动明显受限，小于平时一般活动即引起上述的症状；

Ⅳ级（Ⅲ度心衰）：心脏病患者不能从事任何体力活动，休息状态下也出现心衰的症状，体力活动后加重。

（二）证候诊断

1. 慢性稳定期

参照《慢性心力衰竭中医诊疗专家共识》（2014 年）和《慢性心力衰竭中西医结合诊疗专家共识》（2016 年）。

（1）气虚血瘀证　气短、喘息，乏力，心悸，倦怠懒言，活动易劳累，自汗，语声低微；面色、口唇紫暗。舌质紫暗（或有瘀斑、瘀点，或舌下脉络迂曲青紫），舌体不胖不瘦，舌苔白，脉沉、细或虚无力。

（2）气阴两虚血瘀证　气短、喘息，乏力，心悸，口渴，咽干，自汗、盗汗，手足心热；面色、口唇紫暗。舌质暗红或紫暗（或有瘀斑、瘀点，或舌下脉络迂曲青紫），舌体瘦，少苔，或无苔，或剥苔，或有裂纹，脉细数无力或结代。

（3）阳气亏虚血瘀证　气短、喘息，乏力，心悸，怕冷和（或）喜温，胃脘、腹、腰、肢体冷感，冷汗；面色、口唇紫暗。舌质紫暗（或有瘀斑、瘀点，或舌下脉络迂曲青紫）。舌体胖大，或有齿痕，脉细、沉、迟无力。临床症见咳嗽、咯痰，胸满、腹胀，面浮肢肿，小便不利，舌苔润滑或腻，或有滑脉，为兼有痰饮证。

2. 急性加重期

急性加重期患者多在上述基本证型基础上出现阳虚水泛、水饮凌心甚至喘脱，或痰浊壅肺证。

（1）阳虚水泛证　喘促，心悸，痰涎上涌，或咯吐粉红色泡沫样痰，口唇青紫，汗出肢冷，烦躁不安，肢肿。舌质淡暗，苔白、水滑，脉细促。

（2）阳虚喘脱证　喘息不得卧，烦躁，汗出如油，四肢厥冷，尿少，肢肿。舌淡暗、苔白，脉微细欲绝或疾数无力。

（3）痰浊壅肺证　咳喘痰多，心悸，动则尤甚，或发热、恶寒，尿少肢肿，或颈静脉怒张。舌暗或暗红，舌苔白腻或黄腻，脉细数或细滑。

二、治疗方法

（一）辨证论治

1. 慢性稳定期

（1）气虚血瘀证

治法：补益心肺，活血化瘀。

推荐方药：保元汤合血府逐瘀汤加减。人参、黄芪、茯苓、白术、桂枝、桃仁、红花、当归、川芎、赤芍、柴胡、枳壳、牛膝、桔梗、甘草等。或具有同类功效的中成药（包括中药注射剂）。

中医泡洗技术：选用益气活血中药随症加减，煎煮后，洗按足部，每日 1 次，每次 15 ～ 30 分钟，水温宜在 37 ～ 40℃，浸泡几分钟后，再逐渐加水至踝关节以上，水温不宜过高，以免烫伤皮肤。

饮食疗法：饮食宜甘温，忌生冷厚腻之品。宜食补益心肺、活血化瘀之品，如莲子、大枣、蜂蜜、花生等，可选食红糖银耳羹等。

（2）气阴两虚血瘀证

治法：益气养阴，活血化瘀。

推荐方药：生脉散合血府逐瘀汤加减。人参、麦冬、五味子、生地黄、黄精、玉竹、桃仁、红花、当归、川芎、赤芍、柴胡、枳壳、牛膝、桔梗、甘草等。或具有同类功效的中成药（包括中药注射剂）。

中医泡洗技术：选用益气养阴、活血中药随症加减，煎煮后，洗按足部，每日 1 次，每次 15 ～ 30 分钟，水温宜在 37 ～ 40℃。

饮食疗法：宜食甘凉，忌食辛辣、温燥、动火之食物。宜食用益气养阴、活血化瘀之品，如山药、银耳、百合、莲子、枸杞子等。

（3）阳气亏虚血瘀证

治法：温阳益气，活血化瘀。

推荐方药：真武汤合血府逐瘀汤加减。人参、制附子、茯苓、白术、炮姜、芍药、桂枝、桃仁、红花、当归、川芎、柴胡、枳壳、牛膝、桔梗、甘草等。或具有同类功效的中成药（包括中药注射剂）。

中医泡洗技术：选用益气温阳、活血化瘀中药随症加减。

饮食疗法：宜食温热，忌生冷、寒凉、黏腻食物。宜食用益气温阳、化瘀利水之品，如海参、鸡肉、羊肉、桃仁、木耳、大枣、冬瓜、玉米须等。可选食莲子山药饭等。

上证如兼痰浊者，加栝楼、薤白、半夏、陈皮、苦杏仁等；兼水饮者，加葶苈子、茯苓皮、泽泻、车前子（草）、大腹皮、五加皮等以化痰利水；或使用具有同类功效的中成药（包括中药注射剂）。

2. 急性加重期

（1）阳虚水泛证

治法：温阳利水，泻肺平喘。

推荐方药：真武汤合葶苈大枣泻肺汤加减。熟附子、白术、白芍、猪苓、茯苓、车前子、泽泻、葶苈子、炙甘草、地龙、桃仁、煅龙骨、煅牡蛎等。或具有同类功效的中成药（包括中药注射剂）。

（2）阳虚喘脱证

治法：回阳固脱。

推荐方药：参附龙牡汤加味。人参、炮附子、煅龙骨、煅牡蛎、干姜、桃仁、红花、紫石英、炙甘草等。或具有同类功效的中成药（包括中药注射剂）。

（3）痰浊壅肺证

治法：宣肺化痰，蠲饮平喘。

推荐方药：三子养亲汤合真武汤加减。炙紫苏子、白芥子、莱菔子、款冬花、地龙、葶苈子、车前子、桃仁、苦杏仁、炙枇杷叶、制附子、白术、白芍、茯苓等，或具有同类功效的中成药（包括中药注射剂）。急则治标，偏寒痰加细辛、半夏、生姜等药物，偏热痰去附子加黄芩、桑白皮、栝楼、贝母、鱼腥草、冬瓜仁等药物。

（二）其他中医特色疗法

以下中医医疗技术适用于所有证型。

1. 灸法

选取气海、关元、神阙、足三里等穴位随症加减，可使用艾灸盒，每次 20 ～ 30 分钟，日 1 次。

2. 穴位贴敷

以白芥子、延胡索、甘遂、细辛等作为基本处方，粉碎研末后加姜汁调匀置于专用贴敷膜上；选取心俞、内关、神阙、膻中、肺俞、关元、足三里等穴位。患者取坐位，穴位局部常规消毒后，取药贴于相应穴位，4 ～ 12 小时后取下即可。

（三）运动康复

参考《慢性稳定性心力衰竭运动康复中国专家共识》（2014 年）可根据患者心脏评估结果采用走步、踏车、爬楼梯、太极拳等方法。

（四）西药治疗

根据《中国心力衰竭诊断和治疗指南》（2014 年）规范应用利尿剂、ACEI（ARB）、β 受体阻滞剂、醛固酮受体拮抗剂、洋地黄类等药物。同时积极控制危险因素和并发症，如高血压、糖尿病、高脂血症等。

（五）护理调摄要点

1. 饮食调理

适宜低盐、低脂、清淡、易消化等食物，少食多餐；对水肿者，限制水和钠盐的摄入；忌食辛辣、醇酒、咖啡之品。

2. 情志调理

重视情志护理，避免情志刺激；加强疾病常识宣教，正确认识疾病，学会心理的自我调节，避免焦虑、紧张、抑郁、恐惧等不良情绪，保持心情舒畅。

三、疗效评价（略）

（高彦彬　赵慧玲　倪婧）

参考文献

[1] 王永炎，栗德林 . 今日中医内科下卷 [M]. 北京：人民卫生出版社，2000：36-37.

[2] 王永炎 . 完善中医辨证方法体系的建议 [J]. 中医杂志，2004，45（10）：729-731.

[3] 王阶，邢雁伟，陈建新．复杂系统熵聚堆方法对 1069 例冠心病心绞痛证候要素提取和应证组合规律研究 [J]. 中国中医基础医学杂志，2008，14（3）：211–213.

[4] 李军，王阶．冠心病心绞痛证候要素与应证组合的 5099 例文献病例分析 [J]. 中国中医基础医学杂志，2007，13（12）：926–727.

[5] 刘嘉芬．邓铁涛诊治冠心病学术思想及临床经验整理研究 [D]. 广东：广州中医药大学，2012.

[6] 张京春．陈可冀院士治疗冠心病心绞痛学术思想与经验 [C]// 中国中西医结合学会活血化瘀专业委员会．第六次全国中西医结合血瘀证及活血化瘀研究学术大会论文汇编．北京：中国中西医结合学会活血化瘀专业委员会，2005：7.

[7] 马晓昌．陈可冀教授治疗冠心病临床经验介绍：祛浊利湿与活血化瘀并重 [J]. 中西医结合心脑血管病杂志，2005（5）：441–442.

[8] 郭士魁．治疗冠心病的体会 [J]. 陕西中医，1980（2）：23–24.

[9] 李金懋，李平．国医大师路志正补益法治疗胸痹心痛经验撷英 [J]. 世界中西医结合杂志，2019（6）：758–760，767.

[10] 孔令越．颜德馨教授以气血为纲治疗冠心病经验 [J]. 四川中医，2014（7）：6–7.

[11] 范敬．李济仁主任治疗冠心病临证经验 [J]. 云南中医中药杂志，2010（4）：5–6.

[12] 吴以岭．脉络论 [M]. 北京：中国科学技术出版社，2010.

[13] 吴以岭．络病学 [M]. 北京：中国科学技术出版社，2004.

[14] LI X D. Tongxinluo reduces myocardial no-reflow and ischemia-reperfusion injury by stimulating the phosphorylation of eNOS via the PKA pathway[J]. American Journal of Physiology. Heart and Circulatory Physiology, 2010, 299(4): H1255–61.

[15] 张家礼，陈国权．金匮要略理论与实践 [M]. 北京：人民卫生出版社，2009：164–165.

[16] 陈健鑫．活血化瘀法治疗冠心病心肌微循环障碍研究进展 [J]. 大众科技，2021，23（260）：108–111.

[17] 朱宇滢，包素珍．活血化瘀法理论源流及临床应用探讨 [J]. 中华中医药杂志，2021，36（4）：2259–2261.

[18] WANG X. Effects of traditional Chinese medicine Shensong Yangxin capsules on heart rhythm and function in congestive heart failure patients with frequent ventricular premature complexes: a randomized, double-blind, multicenter clinical trial [J]. Chinese medical journal, 2017, 130 (14): 1639-1647.

[19] ZHANG F X. Acute efficacy of a traditional Chinese medicine for treatment of frequent premature ventricular contractions in patients with concomitant sinus bradycardia: results from a double-blind, placebo-controlled, multicentre, randomized clinical trial [J]. Evidence-based Complementary and Alternative Medicine: eCAM, 2019, 2019 : 3917282.

[20] 卢世秀 . 卢世秀临证心悟 [M]. 北京：中国中医药出版社，2016：233–235.

[21] 张冰 . 颜正华中药学思想与临床用药研究全集 . 科学出版社 [M]. 北京：科学出版社，2015.

[22] 王广尧 . 心病诊治 [M]. 吉林：吉林科学技术出版社，2015.

[23] 梁晋普，王亚红，帅东亚 . 郭维琴教授辨治心律失常经验 [J]. 现代中医临床，2016，23（5）：5–10.

[24] 国家中医药管理局 . 关于印发中风病（脑梗死）等 92 个病种中医临床路径和中医诊疗方案（2017 年版）的通知 [N]. 国家中医药管理局网站，2017–3–22.

第七章 《金匮要略》脾胃肠病证研究进展

《金匮要略》论述脾胃肠病证包括腹满、寒疝、宿食、呕吐、哕、下利、脾约、吐血、便血等，其中腹满、寒疝、宿食主要见于《腹满寒疝宿食病脉证治第十》篇，呕吐、哕、下利主要见于《呕吐哕下利病脉证治第十七》篇，另外《血痹虚劳病脉证并治第六》篇论述了脾肾阳虚腹满、便溏、饮食不化的症状及治疗虚劳腹痛的小建中汤与治疗虚劳里急、诸不足的黄芪建中汤；《五脏风寒积聚病脉证并治第十一》篇论述了脾中风、脾死脏的脉象及治疗脾约证的麻子仁丸，《惊悸吐衄下血胸满瘀血病脉证治第十六》篇论述了吐血、便血的证治。本篇主要讨论腹满、寒疝、宿食、呕吐、哕、下利、脾约病证，吐血、便血将在第十五章《〈金匮要略〉血证研究进展》中讨论。

第一节 腹 满

腹满是以腹部胀满为主，常伴有腹部疼痛的一种病证。狭义的腹满是指多种疾病过程中腹部胀满的症状；广义的腹满是指以腹部胀满为主，常伴有腹部疼痛的一类疾病，临床常表现为腹胀、腹痛、便闭、呕吐（胀、痛、闭、呕）。腹满病机比较复杂，有外寒、内寒、肝寒、脾胃虚寒、阳虚阴盛、实热内结等不同，可概括为虚、实、寒、热四大类。《素问·太阴阳明论》中有“阳道实，阴道虚”之说，《伤寒论》中腹满多见于阳明病和太阴病，如“阳明之为病，胃家实是也”。阳明胃经多气多血，阳气昌盛，津液易伤，感邪多从燥从热而化，形成实证热证。“太阴之为病，腹满而吐，食不下，自利益甚，时腹自痛。”太阴脾经中阳不足，寒湿内盛，感邪多从湿从寒而化，形成寒证虚证。故可以“实则阳明，虚则太阴”对腹满的病机加以概括。《腹满寒疝宿食病脉证治第十》篇把腹满分为实热证腹满与虚寒证腹满两大类，实热证腹满责之于腑，多以阳明胃肠为主，或涉及少阳之胆，或兼及太阳之表；虚寒证腹满责之于脏，多以太阴脾为主，兼及厥阴之肝或少阴之肾。篇中还提出寒实内结之证，要用温下之法解决。

一、虚实鉴别

临床对于腹满病需四诊合参，首先判断是实热腹满还是虚寒腹满。

1. 问诊

实热证腹满是“腹满不减，减不足言”，是因宿食停滞于胃或燥屎内结于肠，气滞不通，故腹满始终不减。虚寒证腹满是“腹满时减。复如故，此为寒”，因为虚寒腹满为无形之寒，时聚时散，或因阳气渐复，或因热熨揉按，寒得阳煦，暂时消散，则腹满可暂时减轻，然虚寒未除，阴寒复聚，又腹满如故，如《素问・异法方宜论》所云“脏寒生满病”。

2. 腹部触诊

“病者腹满，按之不痛为虚，痛者为实。”实热证腹满是按之痛甚，拒按。因宿食停滞于胃或燥屎内结于肠产生腹满，实邪未除，气滞难通，故按之痛甚，拒按。虚寒证腹满是按之不痛，喜按。因为脾胃虚寒，气滞不运而产生腹满，内无实邪阻滞，故以手揉按腹部不痛，喜按。

3. 脉诊

虚寒证腹满脉微弦，本篇原文第 1 条曰：“趺阳脉微弦，法当腹满，两胠疼痛，此虚寒从下上也。”趺阳脉候脾胃病变，脉微为中阳不足，弦脉属肝，主寒主痛，故症见腹满、胁肋疼痛，属脾胃虚寒、肝气上逆之候。实热证腹满则表现为脉沉实有力。

4. 望舌

虚寒证腹满者，苔白滑；实热证腹满者，苔黄燥；而有积滞停留者，一般舌苔较厚腻。

5. 治疗

治疗上虚寒证腹满当用温药散寒补虚，实热证腹满当用苦寒攻下。苔黄是积滞化热的征象，也是实热腹满常见舌象，苔黄未经攻下，才能使用下法，如果已经攻下，而苔黄依旧，是否继续用下法，应从多方面考虑：一是湿温病，舌苔虽黄，但尚未化燥成实，或实证转虚，苔黄仍在，不可简单地用苦寒攻下；二是病重药轻，未达到泻下目的，或下后余邪未尽，所以苔黄未去，则当再下，以尽祛其邪；三是阳明热结津枯，燥屎不行，当“增水行舟”，邪正兼顾，若单用寒下，则大便难通，苔黄亦难去。这里可以看出仲景舌诊的运用。仲景寒下，承气创于先，后世医家特别是温病学家对承气汤的临证运用做了大量补充，值得我们认真学习。

二、辨证论治

关于腹满的辨证，属于实热者，胀满多持续不减，按之疼痛，舌红苔黄，脉多沉实，多为阳明实热，燥屎积于肠道所致；属于虚寒者，胀满时轻时重，按之不痛，舌淡苔白，脉象微弦，多为太阴虚寒，脾失温运所致。在治法上，属于实热内结的宜攻下，属于阳虚内寒的宜温补。亦有阳气不运、积滞内停所致的腹满，治疗则当温下寒实。

1. 实热腹满

（1）*厚朴七物汤*　本篇原文第 9 条：“病腹满，发热十日，脉浮而数，饮食如故，厚朴七物汤主之。”厚朴七物汤证为太阳阳明合病，病机为阳明腑实，兼表邪未解，病位在肠，以腹满、发热、微恶寒、便秘、舌边尖红、苔薄黄、脉浮数为主症，治宜表里两解，方用厚朴七物汤，厚朴七物汤是桂枝汤合厚朴三物汤，方中用桂枝汤调和营卫，因腹满不痛，故去酸敛之芍药；用厚朴三物汤行气除满，通便泻热。临床常用厚朴七物汤加减治疗胃肠型感冒、急性肠胃炎，尤其小儿感冒，疗效显著。临床加减：呕吐加姜半夏、姜竹茹、生姜等；腹泻去大黄，加炒白术、炒山药等；食欲不振加焦三仙、鸡内金等。

（2）*厚朴三物汤*　本篇原文第 11 条：“痛而闭者，厚朴三物汤主之。”厚朴三物汤证病机为实热内积，胀重于积，病位在胃肠，以腹部胀满疼痛、大便不通为主症，其腹满痛多偏于中脘，纯为里实，腹满便闭，气滞不通，治宜行气除满。本方意在行气泄满，重用厚朴为主药，行气消满；大黄、枳实泻热导滞，大黄后下通便，“以利为度”，可知本方的攻下之力不逊小承气。临床常用厚朴三物汤治疗肠梗阻、肠麻痹、急性胃肠炎等，症见腹部胀痛拒按，恶心呕吐，舌红苔黄，脉弦有力。临床加减：腹胀明显，加炒莱菔子等；血瘀明显，加赤芍、丹参、桃仁等；阳明热结，加芒硝等；食滞胃肠，加山楂、麦芽、槟榔等。

（3）*大柴胡汤*　本篇原文第 12 条：“按之心下满痛者，此为实也，当下之，宜大柴胡汤。”大柴胡汤证为少阳阳明合病，病机为里实兼少阳证，病位在胃胆，病位较高，腹满实证偏于上腹和胸胁部，以心下满痛兼寒热往来、胸胁苦满为主症，治宜和解少阳，荡涤胃肠实热。大柴胡汤临床应用广泛，尤其适用于消化系统疾病，如胆囊炎、胆石症、胰腺炎、肝炎、胃炎、麻痹性肠梗阻、脂肪肝等的治疗。大柴胡汤证的辨证要点为发热或寒热往来，心烦喜呕，口苦咽干，大便秘结，舌红苔黄，脉沉弦有力。药理研究表明大柴胡汤具有清肝作用（降转氨酶，抑制肝纤维化）、利胆作用（降低胆道括约肌张力，增加胆汁排泄）、解痉作用（松弛平滑肌，解除胸胁苦满、心下痞硬）、抗炎作用（抑制炎性水肿）、降脂作用（降低血脂，治疗脂肪肝、动脉硬化）。

（4）*大承气汤* 本篇原文第13条："腹满不减，减不足言，当须下之，宜大承气汤。"大承气汤证病机为燥热结于肠道，积胀俱重，病位在肠，以腹满不减、减不足言，腹痛拒按，潮热谵语为主症，满痛多绕脐而作，病位偏于中下腹部，治宜攻下积滞。方中大黄泻热通便，荡涤肠胃，为君药；芒硝助大黄泻热通便，软坚润燥，为臣药；厚朴、枳实行气散结，消痞除满，并助硝黄泻热通便，荡涤肠胃，为佐使。

实热腹满，法当攻下通里，但临证尚需根据病位高下、表里兼证的不同而加减变化。承气汤的加减变化，从六经辨证的角度来看，是以阳明证为基础而展开变化的，因为承气汤证是实热性的，多集中在三阳病变中，比较典型的如太阳阳明的厚朴七物汤、少阳阳明的大柴胡汤。当然稍微把视野扩大一点，桃核承气汤、大陷胸汤等也都在此范畴。承气汤的加减变化，是热病临床治疗的重要方药，后世医家在此基础上加减变化出更加丰富多彩的方剂，如凉膈散、防风通圣散、新加黄龙汤、增液承气汤、五加减承气汤等。承气汤与其他方药相合，临床应用广泛且疗效显著。

2. 虚寒腹满

（1）*附子粳米汤* 本篇原文第10条："腹中寒气，雷鸣切痛，胸胁逆满，呕吐，附子粳米汤主之。"附子粳米汤病机为脾胃虚寒而水湿内停，主症为腹满肠鸣，呕吐逆满。由于脾胃阳虚，不能运化水湿，水饮奔迫于肠胃之间，故见肠鸣亢进，腹痛如切。寒邪上逆，阳气痹阻，则胸胁逆满。胃失和降，则呕吐频作。治疗当温中散寒，化饮降逆，方用附子粳米汤。以雷鸣切痛为主的腹满，用附子粳米汤化湿降逆，散寒止痛。

（2）*大建中汤* 本篇原文第14条："心胸中大寒痛，呕不能饮食，腹中寒，上冲皮起，出见有头足，上下痛而不可触近，大建中汤主之。"大建中汤病机为脾胃阳衰，中焦寒甚。其病变部位广泛，由腹部上至心胸，从脏腑外涉经络。因寒气上下奔迫，充斥内外，故腹部可见有如头足状之包块，移动起伏；虽痛势剧烈，但痛处不定，故曰上下痛而不可触近，其状似实而非实证；阴寒之邪冲逆犯胃，则呕不能饮食。总属阳虚阴寒内盛，横行腹中，上逆胸胃，故用大建中汤温中散寒，缓急止痛。方中蜀椒、干姜温中散寒，人参、饴糖温补建中，诸药合用，使中阳得运，阴寒自散。

（3）*赤丸* 本篇原文第16条："寒气厥逆，赤丸主之。"赤丸主治脾胃阳虚、寒气夹饮上逆引起的腹痛厥逆病症。本条叙证简略，宜结合以方测证。方中乌头、细辛通阳散寒止痛，茯苓、半夏化饮降逆止呕，朱砂镇逆宁心。由此可知本证为脾肾阳虚，水饮内盛，寒气夹水饮上逆所致，故有腹痛、腹满、呕吐、心下或脐下悸动、手足逆冷等症。故治以赤丸散寒止痛，逐饮降逆。

赤丸方中乌头与半夏同用，取其峻逐阴寒、逐饮降逆之功，与附子粳米汤中附子配半夏相似，都是针对阳虚寒饮上逆之病机，但这种配伍用药在《金匮》方中并不常见，显然此非寻常用法。可见仲景用药有常有变，以切合病情为要。但现代临床出于用药安全考虑，乌头配半夏或附子配半夏已很少应用。

3. 寒实内结腹满当温下寒实

本篇原文第 15 条："胁下偏痛，发热，其脉紧弦，此寒也，以温药下之，宜大黄附子汤。"本条论述寒实内结的腹满痛证治。"胁下"包括两胁及腹部，"偏痛"为左胁或右胁疼痛，"脉紧弦"主寒主痛。治"以温药和之"，可知本证病机为寒实内结，阻遏气机，腑气不通，故胁腹胀满疼痛不减、拒按，脉紧弦，多因素有沉寒、阳气不运、积滞内停所致。发热一证，是寒实内结，阳气被郁，并非必见之症。从病机方治测之，本证应有大便不通，治用大黄附子汤，以温阳祛寒，通便行滞。方中大黄泻下通便，附子、细辛温阳散寒止痛，合之共奏温下寒实之功。仲景方中往往细辛与附子同用，治疗寒邪伏于阴分之证。在此基础上，配大黄则治寒实积聚于里，属温阳通便法，即大黄附子汤；配麻黄则温散寒邪，使邪从表而解，属温经解表法，如麻黄附子细辛汤。两方仅一味药的出入，而主表主里就相去甚远，这也充分体现了仲景组方用药的灵动多变。《备急千金要方》中的温脾汤（大黄、附子、干姜、人参、甘草）与《普济本事方》中的温脾汤（厚朴、甘草、干姜、桂心、附子、大黄）即本方化裁而来，对于虚寒较盛、阳气不通而积滞内停者更为适宜，临证时可作为参考。

4. 通腑泻下与他法合用

本篇原文第 9 条："病腹满，发热十日，脉浮而数，饮食如故，厚朴七物汤主之。"表里同病，腹满与发热并见，孰先孰后，应予注意。按照六经传变的一般规律，太阳在先，阳明在后，故感受外邪，发热十日以后，又见腹满。脉浮而数，提示表证尚在，但外邪已入里化热，且里证重于表证。病变重点在肠，未影响脾胃，故饮食如故。总属太阳表邪未解，又见阳明腑实之证，治宜表里双解，用厚朴七物汤治疗。表里同病，有三种治疗原则：一是先解表，后治里；二是先治里，后解表；三是表里同治。一般而言，表里同病属实证者，应先解表，后攻里；属虚证者，应先温里，后发表。临证关键是要详辨表里缓急轻重。

当少阳与阳明合病时，可清法和下法同用，如大柴胡汤。关于大柴胡汤证，《伤寒论》中有“呕不止，心下急，郁郁微烦者”“伤寒十余日，热结在里，复往来寒热者”等记载。而本篇原文第 12 条则抓住主症“按之心下满痛”，指出大柴胡汤证既满且痛，病位在上腹部，多连及两胁。按之痛甚或拒按，表明内有实邪停滞。实者当下，但病位较高，邪在阳明之里又连及于表，故治法不能单纯通腑攻下，而应和表攻里。临证中往往还可见舌苔黄、脉弦数有力等症。本方证若与黄疸病中“诸黄，腹痛而呕者，宜柴胡汤”的原文对看，则更加全面。

三、研究进展

1. 历代医家对腹满胀痛的认识

关于腹满胀痛，《黄帝内经》多从寒热邪气客于肠胃立论。《素问・举痛论》谓：“寒气客于肠胃之间，膜原之下，血不得散，小络急引故痛。……热气留于小肠，肠中痛。”《素问・气交变大论》还分别对雨湿、风气、燥气所致腹痛的症状做了描述。《灵枢・邪气脏腑病形》及《师传》《胀论》《经脉》等篇对感寒泄泻、肠鸣飧泄、胃热肠寒、热病夹脐急痛等腹痛亦有所论述。《金匮要略・腹满寒疝宿食病脉证治第十》对腹满的辨证论治、理法方药均有论述，在其他篇中也有相关论述，如虚劳病中的里急腹中痛，腹满不能饮食，痰饮病中的心下坚满，水气病中的心下坚，胁下痛，黄疸病中的心中热痛，肠痈病中的按之即痛，蛔虫病中的心痛毒药不止，以及妇人病中与腹痛相关的内容等。

隋代巢元方《诸病源候论》将腹痛专立单独病候，并将腹痛分为急腹痛与久腹痛。《诸病源候论・腹痛诸候》对急腹痛与久腹痛的病因、证候描述较详。唐代孙思邈治疗腹满痛除了温中、化瘀、理气止痛等治法外，还包括熨法和刺灸法，反映了治疗手段的日趋丰富。宋代杨士瀛《仁斋直指方》指出“气血、痰水、食积、风冷诸症之痛，每每停聚而不散，惟虫痛则乍作乍止，来去无定，又有呕吐清沫之可验”，将腹痛分寒热、死血、食积、痰饮、虫等，并对不同腹痛提出鉴别，对临床辨证颇有帮助。金元时期李杲将腹痛按三阴经及杂病进行辨证论治。如中脘痛太阴也，理中汤、加味小建中汤、草豆蔻丸之类主之；脐腹痛，少阴也，四逆汤、姜附汤或五积散加吴茱萸主之；少腹痛，厥阴也，当归四逆汤加茱萸主之；杂证腹痛以四物苦楝汤或芍药甘草汤等为主方加减治疗。其在《医学发明》中提出“痛则不通”的病机学说，并在治疗上确立了“痛随利减，当通其经络，则疼痛去矣”的治疗大法，对后世产生很大影响。《丹溪心法》以寒、积热、死血、食积、痰湿划分腹痛，尤对气、血、痰湿作痛提出相应的用药，强调对老人、肥人应根据不同体质施治，并提出初痛宜攻、久痛宜升消的治则。

明代《古今医鉴》在治法上提出“是寒则温之，是热则清之，是痰则化之，是血则散之，是气则顺之，是虫则杀之，临证不可惑也”。《医学正传》也提出“浊气在上者涌之，清气在下者提之，寒者温之，热者清之，虚者培之，实者泻之，结者散之，留者行之，此治法之大要也”。张介宾对腹痛虚实辨证尤为精详，认为暴痛多由食滞、寒滞、气滞引起，渐痛多由虫、火、痰、血引起，明确提出“多滞多逆者，方是实证”，并从喜按与否、痛徐而缓、痛剧而坚以及脉象和痛的部位等方面辨证。清代《张氏医通》对腹痛病因证治方药论述较详细，其谓感暑而痛，或泻利并作，用十味香薷饮；腹中常热作痛，此为积热，用调胃承气汤；七情内结心腹绞痛选用七气汤；酒积作痛曲丸等；书中还载有大寒腹痛、瘀血留结腹痛等验案。叶桂《临证指南医案》对腹痛的病因与辨证强调无形及有形之为患，所谓无形之为患，如寒凝、火郁、气阻、营虚及夏秋暑湿痧秽之类；所谓有形之为患，如蓄血、食滞、癥瘕、蛔蛲内疝及平素嗜好成积之类。在治法上强调以“通”为主，至于食滞消之，蛔扰安之，癥瘕理之，内疝平之，痧秽芳香解之，理法方药较为完备。《医林改错》《血证论》从瘀血论治腹痛更有新的见解，如《血证论·瘀血》云：“瘀血在中焦，则腹痛胁痛……瘀血在下焦，则季胁、少腹胀满刺痛，大便色黑。”王清任少腹逐瘀汤即为治疗瘀血腹痛的名方。

2. 腹痛的病因病机及辨证要点

由于腹内有肝、胆、胰、脾、胃、肾、大肠、小肠、膀胱、子宫等诸多脏腑，并是足三阴、足少阳、手阳明、足阳明、冲、任、带等诸多经脉循行之处，故腹痛的病因病机也比较复杂。凡外邪入侵、饮食所伤、情志失调、跌仆损伤，以及气血不足、阳气虚弱等原因，引起腹部脏腑气机不利，经脉气血阻滞，脏腑经络失养，均可发生腹痛。腹痛的病因病机概括如下：①外邪入侵，六淫外邪侵入腹中，可引起腹痛。②饮食所伤，饮食不节，损伤脾胃，气机阻滞，可致腹痛。③胃肠结滞，腑气不通，可致腹痛。④情志失调，郁怒伤肝，忧思伤脾，可致气血郁滞，引起腹痛。⑤瘀血内阻，或跌仆损伤，或腹部手术，或久病入络，可致络脉瘀阻，引起腹痛。⑥阳虚内寒，或肾阳素虚，或脾阳素虚，或过服寒凉损伤脾阳，或久病伤及肾阳，而致阳气虚衰，阴寒内生，寒阻气滞而生腹痛。综上，腹痛的病因病机，不外寒、热、虚、实、气滞、血瘀六个方面，但其间常常相互联系，相互影响，相因为病，或相兼为病，病变复杂。如寒邪客久，郁而化热，可致热邪内结腹痛；气滞日久，可成血瘀腹痛等。

腹痛的辨证要点如下：①辨寒热虚实。腹痛拘急冷痛，疼痛暴作，痛无间断，腹部胀满，肠鸣切痛，遇冷痛剧，得热则痛减者，多为寒痛；腹痛灼热，时轻时重，腹胀便秘，得凉痛减者，多为热痛；痛势绵绵，喜揉喜按，时缓时急，痛而无形，饥则痛增，得食痛减者，多为虚痛；痛势急剧，痛时拒按，痛而有形，疼痛持续不减，腹胀便秘，得食则甚者，多为实痛。②辨在气在血。腹痛胀满，时轻时重，痛处不定，攻撑作痛，得暖气矢气则胀痛减轻者，多为气滞痛；腹部刺痛，痛无休止，痛处不移，痛处拒按，入夜尤甚者，多为血瘀痛。③辨缓急。突然发病，腹痛较剧，伴随症状明显，因外邪入侵、饮食所伤而致者，多属急性腹痛；发病缓慢，病程迁延，腹痛绵绵，痛势不甚，多由内伤情志、脏腑虚弱、气血不足所致者，多属慢性腹痛。④辨部位。大腹疼痛，多为脾胃、大小肠受病；胁腹、少腹疼痛，多为厥阴肝经及大肠受病；小腹疼痛，多为肾、膀胱病变；绕脐疼痛，多属虫病。

腹痛的治疗以“通”为大法进行辨证论治。实则泻之，虚则补之，热者寒之，寒者热之，滞者通之，瘀者散之。腹痛以“通”为治疗大法，系据痛则不通，通则不痛的病理生理而制定的。肠腑以通为顺，以降为和，肠腑病变而用通利，因势利导，使邪有出路，腑气得通，腹痛自止。但通常所说的治疗腹痛的通法，属广义的“通”，并非单指攻下通利，而是在辨明寒热虚实而辨证用药的基础上适当辅以理气、活血、通阳等疏导之法，标本兼治。赵云芳[1]对《金匮要略》中腹痛的治法归纳为行气除满，泻下通便；和解少阳，清泄阳明；荡热解毒，逐瘀排脓；行气散结，活血止痛；温经散寒，泻下通便；破积散寒止痛；调和阴阳，镇潜固涩；甘温补脾，建中缓急；温补肾阳，振奋肾气；温中散寒，蠲饮降逆；温补脾胃，散寒止痛；温中散寒，补虚养血；养血柔肝，健脾利湿；调补冲任，养血止痛等方法。

3.“六腑以通为顺”在急腹症中的应用

广义的腹满是指以腹部胀满为主，常伴有腹部疼痛的一类疾病，临床常表现为腹胀、腹痛、便闭、呕吐（胀、痛、闭、呕），与西医学的急腹症关联较多。如急性肠梗阻、急性胰腺炎、急性胆囊炎等，临床采用实热腹满所出的方剂辨证论治，有很好的疗效。关于急腹症用中医中药进行非手术的保守治疗，自20世纪70年代以来，临床上积累了较为丰富的经验，临证遵循“六腑以通为顺”的原则，以《金匮要略》中治疗实热性腹满的大承气汤和大柴胡汤为基础变化加减，衍生出不少新的方剂，临床上都取得了一定的疗效，也积累了大量临床观察和实验研究方面的资料，证明了仲景方治的临床价值。吴咸中院士作为中西医结合治疗急腹症的奠基人带领其团队开展了传承创新研究工作[2]：①确立急腹症中医治疗八法——通里攻下法、清热解毒法、理气开郁法、活血化瘀法、清热利湿法、温中散寒法、健脾和胃法和补气养血法。②临床研究表明，复方大柴胡汤（柴胡、黄芩、川楝子、延胡索、白芍、生大黄、枳壳、木香、蒲公英等）治疗溃疡性急性穿孔消炎期，复方大承气汤1号方（厚朴、炒莱菔子、枳壳、桃仁、赤芍、大黄、芒硝）治疗单纯性肠梗阻属于阳明腑实而气胀较明显者，复方大承气汤2号方（炒莱菔子、厚朴、枳实、木香、生大黄、芒硝）治疗粘连型肠梗阻痞结型，复方红藤郁李仁煎剂（大血藤、金银花、冬瓜仁、薏苡仁、紫花地丁、败酱草、郁李仁、桃仁、牡丹皮等）治疗急性阑尾炎的郁滞期、蕴热期、毒热期，大黄牡丹皮汤（大黄、牡丹皮、桃仁、冬瓜仁、芒硝）治疗急性单纯性或化脓性阑尾炎等，均取得较好疗效。③基础研究表明，通里攻下法具有明显的促进腹腔脏器血供及微循环的作用，有利于降低毛细血管的通透性，减少炎性渗出，促进腹膜炎症的吸收及消散；其机制是通过对胃肠道运动功能的调整，对内毒素的灭活，清除肠道菌毒，减少内毒素量，抑制炎性过程，进而增强对重要脏器的保护，以达到“釜底抽薪、急下存阴”的治疗效果。揭示了中医“釜底抽薪、急下存阴”的科学内涵，提示了内毒素可能是“肺与大肠相表里”的介导物质，丰富并拓展了“伤寒下不嫌早，温病下不厌迟”的临床经验，扩大了“可下之证”，使承气类方剂成为预防和治疗西医学肠源性内毒素血症的独特干预方法，在提高重型胰腺炎、重型胆管炎和多脏器功能不全综合征等国际外科难症的疗效中发挥了重要作用。

第二节 寒 疝

寒疝依据病因及症状而命名，寒指病因，疝指疼痛。《说文解字》云：“疝，腹痛也。”王冰注《素问·大奇论》亦云：“疝者，寒气结聚之所谓也。”《诸病源候论》曰：“此由阴气积于内，寒气抟结而不散，脏腑虚弱，故风邪冷气与正气相击，则腹痛里急，故云寒疝腹痛也。”结合本篇所述的内容可以认为，寒疝是由寒邪凝滞引起的以腹中拘急疼痛为主要症状的病证。在病性上有虚实之分，病位上有里寒和表里俱寒之别。在治疗上以温阳散寒止痛为主。目前外科所指的疝气，《金匮要略》中另有阴狐疝病专论，请注意参考。

一、病因与症状

寒疝是一种阴寒性的腹中疼痛病证，主要由寒气攻冲所致。关于寒疝的病机，原文强调阴寒内盛。原文第17条指出：“腹痛，脉弦而紧，弦则卫气不行，即恶寒，紧则不欲食，邪正相搏，即为寒疝。”弦脉与紧脉皆为阴脉，主寒盛，主疼痛。由于阳虚，阳气不能行于外，皮毛失之温煦则恶寒；阳气衰于内，脾胃不运则不欲食。阴寒内结，痹阻阳气，则绕脐部位剧痛，形成寒疝。寒疝在发作时的典型症状，亦表现出一派阴寒内盛之象，如原文第 17 条指出："寒疝绕脐痛，若发则白汗出，手足厥冷，其脉沉紧者，大乌头煎主之。"描述了寒疝发作时的典型症状。寒疝的腹痛，一般绕脐而作，由于疼痛剧烈而冷汗自出、四肢厥逆，此时脉象也由弦紧转为沉紧，且常伴有唇青面白、恶寒、舌淡苔白滑等症，皆为阴寒内盛之象。故用大乌头煎破积散寒止痛。寒疝有别于一般的腹满痛，强调疼痛的剧烈程度。其疼痛表现为阴寒性、发作性的剧烈腹痛，而腹满痛只强调一般的腹中胀满疼痛。故在遣方用药时一般虚寒性腹满用温补脾胃、温中散寒之药，而阴寒内盛、疼痛剧烈的疝证当投温阳散寒止痛的峻猛之品。此外，腹满除属虚寒者外，还有属实热者，治疗则明显不同。

二、辨证论治

寒疝的典型证候为发作性绕脐剧痛、汗出肢冷、脉沉紧等，用大乌头煎破结散寒以缓解疼痛；如既有腹中剧痛，又出现手足不仁、身体疼痛的，是内外皆寒，可用乌头桂枝汤内外兼治；如为腹痛拘急，得按得熨则减，是血虚兼寒所致，宜用当归生姜羊肉汤养血散寒。

1. 大乌头煎

原文第 17 条："寒疝绕脐痛，若发则白汗出，手足厥冷，其脉沉弦者，大乌头煎主之。"寒疝发作时，由于内外皆寒，寒气攻冲，阳气痹阻，故见腹部绕脐剧痛，冷汗出，手足厥冷，脉象由弦紧转为沉紧。证属阴寒内结，寒气极盛，故用大乌头煎破积散寒止痛。方中乌头大辛大热，善祛沉寒痼冷而止痛；用蜜煎，既能制乌头毒性、延长药效，还可缓急止痛。方后云"强人服七合，弱人服五合。不差，明日更服，不可一日再服"，提示本方药力峻猛，药量宜因人而异。

2. 乌头桂枝汤

原文第 19 条："寒疝腹中痛，逆冷，手足不仁，若身疼痛，灸刺诸药不能治，抵当乌头桂枝汤主之。"乌头桂枝汤主治内外俱寒之寒疝腹痛，阳气亏虚，阴寒内结，故腹中痛；阳虚寒凝血滞，四末失于温煦濡养，则四肢逆冷，手足不仁；外有寒袭肌表，营卫不和，所以身痛。本证总属阳气虚衰，内外皆寒，表里同病，单用灸法、刺法或一般的药物散里寒或祛外寒，均难获效，唯有用乌头桂枝汤峻逐阴寒，两解表里之邪，方可奏效。本方实为大乌头煎与桂枝汤合方，取大乌头煎峻逐痼结之沉寒以止痛，合用桂枝汤调和营卫，散肌表之寒邪，表里同治。方中乌头有毒，其用量宜由小到大，少量递增，以知为度，并应注意煎服法。

3. 当归生姜羊肉汤

原文第18条："寒疝，腹中痛，及胁痛里急者，当归生姜羊肉汤主之。"当归生姜羊肉汤主治血虚寒疝。两胁属肝，肝主藏血，血不足则气亦虚，血失濡养，气失温煦，因而胁腹拘急疼痛；病属虚，故痛势较缓，得温得按可减。病机为血虚寒滞，经脉失养，用当归生姜羊肉汤养血散寒。方中当归养血，行血中之滞；羊肉乃血肉有情之品，能养血补虚；生姜重用以温散寒邪。本方既有羊肉厚味滋补养血，又有当归、生姜温血散寒，是《素问·阴阳应象大论》中"形不足者，温之以气；精不足者，补之以味"治则理论在杂病论治中的体现。本条冠以寒疝二字，却无典型的寒疝表现，临证时可视为体质调理之剂，或作日常调理之药膳，以血肉有情之品，填补精血。临床上不荣则痛、阴血亏虚、体虚劳损者也可以此方为治。《医宗金鉴》认为本方为"治寒疝之和剂也，服乌头煎病势退者，亦当与之"。临床上本方亦可用于寒疝发作后的调理。

三、研究进展

寒疝即寒性腹痛，一般痛势多急迫，与虚寒性的腹满痛不同，与现代所说的疝气也不同。寒疝是由寒邪凝滞所导致，以急性腹痛为主要表现的一种病证。虚寒性腹满与寒疝如何区别，从病名上考虑，一般认为虚寒性腹满范围较广，寒疝范围相对狭窄。有人认为寒疝的阳虚寒凝证与急性肠梗阻的表现颇相近，但临床所见急性肠梗阻多为实热腹满，临床治疗所用方药多为清热攻下，行气除满，也可能有少数患者用温下取效，仍需临床验证。目前寒疝这一病名应用较少，但治疗寒疝方药仍广泛应用于临床，如大乌头煎用于阴寒痼结引起的脘腹痛、头痛、肢体关节痛及西医学胃肠功能紊乱、胃肠痉挛、风湿性关节炎、类风湿关节炎等；当归生姜羊肉汤用于血虚有寒的产后腹痛、虚劳病、手足不温、十二指肠球部溃疡、低血压眩晕等；乌头桂枝汤用于内外俱寒的类风湿关节炎、坐骨神经痛等。

第三节 宿 食

宿食，即伤食，又称食积，指因脾胃功能失常或暴饮暴食致使食物滞留于胃肠，经宿不化而引起的一种疾病。临床表现为腹部胀满，嗳腐吞酸，或伴有吐利、腹痛等。本病是由于脾胃功能失常或饮食不节，导致饮食积滞胃肠的病证。篇中根据食停部位不同，分别采用吐法、下法治疗。如宿食在上，可用瓜蒂散；宿食在下，则用大承气汤。

一、重在论脉

宿食病重在论脉，或以脉指导治疗，或以脉辨证。原文有多处论及宿食病的脉象，如第21、22、25、26条所说“寸口脉浮而大，按之反涩，尺中亦微而涩，故知有宿食”“脉数而滑者，实也，此有宿食”“脉紧如转索无常者，有宿食也”“脉紧，头痛风寒，腹中有宿食不化也”，宿食病有紧、浮大、微涩、滑数、微而涩等不同脉象，这是由于宿食停聚的新久不一，加之人的体质各异等所致。宿食病除脉象异常外，常伴有吞酸、嗳腐、食臭、痞满腹痛等症。诊断本病不仅要诊脉，更要结合症状及病史，才能保证诊断无误。脉象无论在诊断上还是在治疗上都有重要价值，脉象可反映食停聚的久暂，可反映机体抗病能力的盛衰，对指导治疗有重要价值。临证思维缜密，辨证施治的效果才佳。本病的治疗强调用吐、下二法，重视因势利导，就近祛邪，以避免正气损伤。

二、辨证论治

对于宿食病的治疗，如果正气尚有抗邪趋势，不妨因势利导，辨清停滞的部位而决定或吐或下。宿食新停，积滞在上，症见胸膈满闷，且有泛泛欲吐之势，可用涌吐之剂迅速排除积滞，方药用瓜蒂散，正如《素问·阴阳应象大论》所云：“其高者，因而越之。”瓜蒂散由瓜蒂、赤小豆、香豉组成。方中瓜蒂气味苦寒，赤小豆味酸行水解毒，酸苦合用，成涌吐之剂；香豉开郁结，和胃气，载药上行。宿食久郁，糟粕停于大肠，沉滞有力者，或宿食新停，胃肠气机壅滞，脉数而滑者，或宿食积滞造成下利不欲食者，均可用大承气汤治疗。积滞壅遏胃肠气机，正气欲抗邪外出则下利，利虽出，但积滞仍在，临床上此类病人多有脘腹胀闷或胀痛拒按，嗳腐吞酸，食欲不振，大便燥结或下利不爽，苔腐而腻等，可用大承气汤治疗，宿食下利，为通因通用之义。临床上宿食停于下且属实证者，均可考虑用泻热攻下之剂荡涤之，特别是宿食停留时间长而造成所谓热结旁流者，更应早投承气以下里实。但大承气汤毕竟属峻下之剂，宿食下利是否应该用这类方药，临床还当仔细斟酌。

本篇对宿食之治，用吐、下二法，此为仲景因势利导治疗原则的体现。临床上吐、下之用，绝非仅限于宿食，由宿食推而广之，凡局部有水饮痰食瘀滞者，有可吐可下之证者，均可斟酌使用。唯吐法之用，仓促之际，药不及办，可以用盐汤催吐或刺激咽部探吐法。另外，吐、下之法虽能速战速决，但吐、下之后要恢复胃肠功能，当予补养和胃之剂。如若临证时没有明确可吐可下之证，而确有食滞在中者，当用后世消食导滞法，如保和丸、香砂枳术丸等。

第四节 呕 吐

呕吐是由于胃失和降、胃气上逆所致的以饮食、痰涎等胃内之物从胃中上涌，自口而出为临床特征的一种病证。呕为有声有物，吐为有物无声。因呕与吐多同时发生，故临床常呕吐并称。《呕吐哕下利病脉证治第十七》篇对呕吐病因病机和证治论述精湛，治法丰富，组方严谨，对临床有重要指导意义。

一、病因病机

《金匮要略》对呕吐的病因病机论述较为详细，呕吐的病因是多方面的，但其病机总由胃失和降，胃气上逆所致。呕吐病位在胃，病变脏腑除胃以外，尚与肝、脾、肠等脏腑失调相关。《金匮要略》对呕吐病因论述归纳如下：①饮邪致呕，水停心下，或心下有支饮，或胃中停饮，胃失和降，胃气上逆致呕（原文第 2、13 条）；②胃阳不足，寒饮凝聚，或中阳不足，胃寒气逆，或胃寒停饮，脾胃升降失调，或中阳不足，胃寒胃反，或误用发汗，损伤中阳（原文第 3、8、12、18、20 条）；③肝寒犯胃，“干呕，吐涎沫”（原文第 9 条）；④脾肾阳衰，阴寒内盛致呕（原文第 14 条）；⑤脾胃虚寒，不能腐熟消化水谷，上逆而呕，形成以朝食暮吐、暮食朝吐、宿谷不化为特征的胃反病（原文第 3、4、5、16 条）；⑥寒饮抟结胸胃，胃失和降（原文第 21 条）；⑦热郁少阳，胃气上逆（原文第 15 条）；⑧胃肠实热，腑气不通，胃气不降致呕（原文第 17 条）；⑨热结饮阻，邪热迫胃致呕（原文第 19 条）；⑩寒热错杂，脾胃升降失司（原文第 10 条）；⑪湿热内扰，肝胆不和，热犯胃肠，胃气上逆，干呕而利（原文第 11 条）；⑫胃有痈脓，痈脓上逆致呕吐脓血（原文第 1 条）。

综上所述，呕吐病因较多，若按病性可归纳如下。①虚寒呕吐：如胃阳不足、肝寒犯胃、脾肾阳衰、中阳不足、胃寒气逆所致呕吐，均属虚寒呕吐；②实热呕吐：如热郁少阳、胃肠实热、热利兼呕，均属实热呕吐；③寒饮内停呕吐：如胃寒停饮、脾虚饮停、中阳不足寒饮停胃、寒饮抟结胸胃所致呕吐，均属寒饮内停呕吐；④寒热错杂呕吐：如寒热互结中焦，脾胃气机升降失调所致“呕而肠鸣，心下痞”，属于寒热错杂呕吐。

《金匮要略》呕吐一证，病位主要在胃，但与脾、肝、胆、肾、肠等脏腑相关。胃主受纳和腐熟水谷，其气主降，以下行为顺，若邪气犯胃，胃虚失和，气逆而上，则发生呕吐。

二、辨证论治

《金匮要略》治疗呕吐，重视祛邪扶正，降逆和胃。实者重在祛邪，分别施以排脓、清热、和解、蠲饮、散寒、理气之法，辅以和胃降逆之品，以求邪去胃安呕止。虚者重在扶正，分别施以益气、温阳、养阴法，辅以降逆止呕之药，以求正复胃和呕止。寒热错杂者，清胃热，温脾寒。和胃降逆为治疗呕吐大法，但临床需根据呕吐寒热虚实证候，辨证论治。

（1）寒饮呕吐　以散寒化饮和胃为大法。具体治法归纳如下：①寒饮停胃，脾胃升降失调，寒饮上逆，“诸呕吐，谷不得下者”，用小半夏汤散寒化饮、和胃降逆以止呕吐。②寒饮抟结胸胃，气机阻滞所致呕吐，用生姜半夏汤通阳散饮、畅达气机以止呕。③中阳不足，胃寒停饮所致呕逆证，用半夏干姜散以温中散寒、降逆止呕。④饮停心下，胃气上逆而呕，用猪苓汤健脾利饮以止呕。⑤脾虚饮停，呕渴并见，反复呕吐的胃反症，可用茯苓泽泻汤健脾利水、化气散饮以止呕。小半夏汤善降逆和胃，可治疗诸般呕吐，故又有“治呕祖方”之称。小半夏汤、半夏干姜散、生姜半夏汤三方均由半夏与姜组成，故其病机皆属寒饮内停，胃气上逆，主症皆有呕吐，治疗皆以散寒化饮、和胃止呕为法。小半夏汤重用半夏降逆化饮，乃胃气上逆甚；半夏干姜散用温阳守中的干姜，乃中阳不足较甚；生姜半夏汤重用生姜汁以加强辛散饮结，乃胸胃气机遏郁突出。

（2）虚寒呕吐　以温阳补虚止呕为大法。具体治法归纳如下：①肝胃虚寒，寒饮内停，胃气上逆呕吐，治以吴茱萸汤散寒降逆，温中补虚止呕。②虚寒胃反呕吐，脾胃两虚，胃反呕吐者，治以大半夏汤补虚润燥，和胃降逆。方中半夏和胃降逆止呕，人参、白蜜益气补虚润燥。③阴盛格阳呕吐，心脾肾阳气虚衰，呕而脉弱，小便自利，身有微热，四肢厥冷，病属阴盛格阳，用四逆汤以回阳救逆。临床对呕吐或吐泻致阳气虚脱的危急重症，宜用四逆汤，或四逆汤加人参，或参附汤急救回阳。

（3）实热呕吐　以泻热祛实止呕为大法。具体治法归纳如下：①胃肠实热呕吐，食已即吐者，治以清热泻火止呕。方用大黄甘草汤泻热祛实以止呕。②热郁少阳呕吐，呕而发热者，治以和解少阳，降逆止呕。方用小柴胡汤和解少阳以止呕。③湿热内扰，热犯胃肠，干呕而利，治以清热燥湿止呕。方用黄芩加半夏生姜汤，以黄芩汤清热燥湿止利为主，辅以半夏、生姜和胃降逆止呕。④水热互结呕吐，方用文蛤汤清热止渴，散水止呕。

（4）寒热错杂 寒热互结于中焦，脾胃气机升降失调，呕而肠鸣，心下痞者，方用半夏泻心汤，寒热并调，辛开苦降，开结除痞，和胃降逆。方中干姜、半夏辛温散寒降逆，开结止呕；黄芩、黄连苦寒清热降浊，燥湿除痞；人参、甘草、大枣甘缓补益中气，和调脾胃。本方寒温之药并用，辛开苦降补益之法并施，共奏开结除痞、调和胃肠之功效。半夏泻心汤证与黄芩加半夏生姜汤证均有呕利的胃肠见症，但半夏泻心汤证是寒热互结于中焦，气机升降失常，上见呕吐，中见心下痞，下见肠鸣下利，以“心下痞”为主，故用半夏泻心汤主治胃而兼治肠。黄芩加半夏生姜汤证为肠热犯胃，胃失和降，症以热利为主，兼见干呕，故用黄芩加半夏生姜汤主治肠而兼治胃。

临床治呕宜因势利导，不可见呕止呕。呕吐由胃气上逆所致，降逆止呕为治疗呕吐的正治之法，但有的呕吐，如胃有痈脓、痰饮、食滞、毒物等有害之物时，不可见呕止呕，因这类呕吐是人体正气祛邪外出的保护性反应，切不可见呕止呕，闭门留寇，滋生变证。当因势利导，排脓解毒以止吐。如原文第1条“夫呕家有痈脓，不可治呕，脓尽自愈”，举呕家有痈脓，不可治呕之例，即示治病应审证求因，治病必求本，呕吐为病之标，痈脓乃病之本，脓尽毒除则呕自止。原文第6条指出“病人欲吐者，不可下之”，示治病应审证求因，因势利导。病人欲吐，是因病邪在上，正气有祛邪外出之势，正所谓“其高者因而越之”，故宜因势利导，顺其病机，祛除邪气，切不可逆其病势，误用下法，使邪气内陷，正气受损。

仲景治呕喜用姜夏，重视剂量和煎服法。其治疗呕吐方中，大多配伍生姜、干姜、半夏，如小半夏汤、半夏干姜散、生姜半夏汤、吴茱萸汤、小柴胡汤、黄芩加半夏生姜汤、半夏泻心汤等均以姜、夏为伍，以辛为用。生姜辛温，温胃散寒，降逆止呕。干姜大辛大热，除里寒水饮。半夏性燥，化痰降逆止呕。姜夏同用，有温中散寒、化饮止呕之效，经过适当配伍，可治疗胃阳不足、肝寒犯胃、脾肾阳衰、虚寒胃反、阳虚饮停、寒热错杂、寒饮内停、热郁少阳等多种呕吐证。

临证应用，还要注重剂量和煎服方法。如生姜半夏汤以生姜汁为君，半夏为臣，重在辛开散结，舒展阳气，且服时小冷分四服。“小冷”服，为“治寒以热，凉而行之”的反佐之意，以防寒饮痼结于中，拒热药而不纳。“分四服”，多次服用，延长药效时间，以免药力过大反致呕吐。半夏干姜散，两味相伍，温胃化饮止呕。以浆水煮服，取其甘酸能调中止呕之意；“顿服之”，使药力集中而峻猛，速取散寒降逆之效，可见仲景夏、姜用法之深意。

三、研究进展

呕吐是因胃失和降、胃气上逆所致，以饮食、痰涎等胃内之物从胃中上涌，自口而出为临床特征的一种病证。西医学的急性胃炎、神经性呕吐、肿瘤化疗引起的呕吐、胃黏膜脱垂症、贲门痉挛、幽门梗阻、肠梗阻、肝炎、胰腺炎、胆囊炎、尿毒症、颅脑疾病以及一些急性传染病等，当以呕吐为主要表现时，可参考本节辨证论治。

1. 病性分类

《黄帝内经》中有“呕”“呕逆”“呕胆”之称。《灵枢·四时气》曰：“邪在胆，逆在胃，胆液泄则口苦，胃气逆则呕苦，故曰呕胆。”汉代张仲景最早提出“呕吐”之名，设本篇论述呕吐病因与证治，论病因既有脏腑功能失调所致，又有痈脓、痰饮、湿热、热郁、寒凝、气逆、误治等多种，但病机总属胃失和降、胃气上逆。呕吐证治分为虚寒、实热、寒热错杂、饮邪内停四类证型辨证论治，并首次提出“干呕”“胃反”之名。戴思恭《证治要诀·呕吐》指出，呕吐“有寒呕，有热呕、气呕、痰呕、吐食呕、吐血、吐蛔、恶心、干呕”等。《景岳全书·呕吐》指出：“呕吐一证，最当详辨虚实。实者有邪，去其邪则愈；虚者无邪，则全由胃气之虚也。所谓邪者，或暴伤寒凉，或暴伤饮食，或因胃火上冲，或因肝气内逆，或以痰饮水气聚于胸中，或以表邪传里，聚于少阳、阳明之间，皆有呕证，此皆呕之实邪也。所谓虚者……或遇微寒，或遇微劳，或遇饮食少有不调，或肝气微逆，即为呕吐者，总胃虚也。”张景岳将呕吐分为虚实两大类，提纲挈领，对后世影响很大。

2. 临床辨证要点

呕吐的病因复杂，且常相互影响，兼杂致病，多由外邪、饮食、闻及不良气味，或服用化学药物，或误食毒物，或情志所伤，导致外邪犯胃、饮食停滞、痰饮内阻、气郁犯胃、肝胃失和所致，也可由脾胃气虚、脾肾阳虚、胃阴不足等正气不足所致。呕吐临床辨证要点如下：

（1）辨虚实　实证呕吐多由外邪、饮食、情志所伤，起病较急，常突然发生，病程较短，呕吐量多，呕吐如喷，吐物多酸腐臭秽，或伴表证，脉实有力；虚证呕吐，常因脾胃虚寒、胃阴不足所致，起病缓慢，或见于病后，病程较长，吐物不多，呕吐无力，吐物酸臭不甚，常伴有精神萎靡、倦怠乏力等虚弱证候，脉弱无力。

（2）辨呕吐物　呕吐物常能直接反映病因、病变的脏腑，以及寒热虚实，所以临证时应仔细询问，亲自观察呕吐物。若呕吐物酸腐难闻，多为饮食停滞，食积化热；吐黄水苦水，多为胆热犯胃；吐酸水绿水，多为肝气犯胃；吐痰浊涎沫，多为痰饮停胃；泛吐清水，多为胃中虚寒，或有虫积；只呕吐少量黏沫，多属胃阴不足。

（3）*类证鉴别* ①呕吐与反胃相区别：反胃病机多系脾胃虚寒，症状特点是食停胃中，经久复出，朝食暮吐，暮食朝吐，宿谷不化，食后或吐前胃脘胀满，吐后转舒，呕吐与进食时间相距较长，吐出量一般较多；呕吐的病机为胃失和降，胃气上逆，症状特点是呕吐与进食无明确的时间关系，吐出物多为当日之食，呕吐量有大有小，食后或吐前胃脘并非一定胀满。②呕吐与噎膈相区别：噎膈是由于食管、贲门狭窄，贲门不纳所致的以咽下食物梗塞不顺，甚则食物不能下咽到胃，食入即吐为主要临床表现的一类病证。噎即梗塞，指吞咽食物时梗塞不顺；膈即格拒，指食管阻塞，食物不能下咽到胃，食入即吐。噎属噎膈之轻证，可以单独为病，亦可为膈的前驱表现，故临床统称为噎膈。噎膈初起并无呕吐，后期格拒时出现呕吐，系饮食不下或食入即吐，呕吐与进食时间关系密切，因食停食管，并未入胃，故吐出量较小，多伴胸膈疼痛。噎膈病情较重，治疗困难，预后不良。上消化道X线检查、纤维胃镜检查、呕吐物的实验室检查等，有助于脏腑病变的诊断及鉴别诊断。

3. 治法与方药研究

赵云芳将《金匮要略》中呕吐治法归纳为24法[3]，主要有温胃暖肝、降逆止呕法，开结除痞、和胃降逆法，燥湿降逆、化饮止呕法，清解少阳、和胃降逆法，补虚润燥、和胃降逆法，通腑泻热、降逆止呕法，健脾化饮、和胃降逆法，温中散寒、降逆止呕法，化饮降逆、舒展气机法，温补脾胃、降逆止呕法，安中益气、清热降逆法，温阳化气、利水止呕法等。《中医内科学》将呕吐分实证呕吐与虚证呕吐进行论治，实证重在祛邪，根据具体情况分别施以解表、消食、化饮、理气之法，辅以和胃降逆之品，以求邪去胃安呕止之效；虚证重在扶正，根据具体情况分别施以益气、温阳、养阴之法，辅以降逆止呕之药，以求正复胃和呕止之功；虚实并见者，则予攻补兼施之法。有关《金匮要略》治疗呕吐的方药研究较多，现归纳如下：

（1）*小半夏汤* 本方被后世誉为“止呕祖方”，临床凡寒、热、虚、实所致的各种呕吐，经适当配伍皆可治疗。临床多用于治疗急慢性胃炎、幽门不全梗阻、幽门水肿等属寒饮停胃证者。实验研究证实，小半夏汤能明显对抗顺铂所致家鸽呕吐，对小肠功能有促进作用；小半夏汤可防治化疗性恶心呕吐，可以拮抗5-HT3受体激动剂和NK1受体激动剂所致的大鼠异食癖、降低呕吐反射相关脑区的Fos蛋白表达，提示小半夏汤防治化疗性恶心呕吐作用与阻断5-HT3受体和NK1受体有关[4]；小半夏汤能防治化疗性胃肠黏膜炎，其机制可能与抑制胃肠道炎性相关因子NF-κB、IL-1β、TNF-α的蛋白表达有关[5]。

（2）*半夏泻心汤* 本方主治寒热互结于中焦，脾胃气机升降失调，呕吐肠鸣，心下痞者，常伴见舌质淡胖，苔薄黄而润，或薄白而润，脉濡缓等。临床常用于治疗急慢性胃炎、胃及十二指肠溃疡、口腔黏膜溃疡、胆囊炎、胰腺炎等病出现寒热互结，兼气虚夹湿证机者。基础研究表明，总体疗效以全方组合为佳，其作用机制与抗炎、有效抑制幽门螺杆菌（黄芩、干姜）、抗黏膜损伤（炙甘草）、促进胃黏膜再生修复、防止癌变、促进胃动力、提高胃蛋白酶活性有关，其止泻作用与抑制消化道前列腺素 E_2（PGE_2）产生，增加肠道液体吸收有关，从而证明了仲景组方的合理性和科学性。实验研究还证实本方具有以下作用：①调节胃肠动力；②抑制 Hp 活性；③保护胃黏膜；④调节免疫功能；⑤提高耐缺氧能力；⑥调节中枢递质；⑦抑制胰岛 β 细胞的凋亡[6, 7]。

（3）*吴茱萸汤*　本方是治疗胃虚寒凝、肝寒上逆所致呕吐、头痛的常用方剂，其辨证要点为干呕，吐涎沫，头痛，尤以巅顶冷痛为多见。本方在临床中凡用于止呕，生姜用量一般为吴茱萸的一倍，否则止呕效果差。本方可用于治疗慢性胃炎、血管神经性头痛、高血压头痛、梅尼埃病、神经性呕吐属肝胃虚寒者。实验研究证实，吴茱萸汤的主药吴茱萸具有镇吐、镇痛、强心、扩血管及升体温的作用。吴茱萸含有去甲乌药碱和脱氧肾上腺素，这两种物质都能兴奋交感神经，而表现出显著的强心和扩张血管等作用，此外它所含的去氧麻黄碱等成分能扩张外周血管，起到降压的作用[8]。

（4）*黄芩加半夏生姜汤*　本方是治疗湿热内蕴、邪热下迫所致下利干呕的常用方剂，所治的下利干呕常由急慢性胃肠炎引起，此外也可用于胃及十二指肠溃疡、热痢初起、赤白痢、阿米巴痢疾、胆囊炎及神经性呕吐等多种因素引起的下利。实验研究发现，黄芩加半夏生姜汤具有抗菌、抗炎、解热、镇静、镇吐、缓解平滑肌痉挛等作用。

（5）*小柴胡汤*　本方不仅治疗呕吐发热，而且临床应用十分广泛，凡肝胆（胰）胃肠疾病，只要有柴胡汤证，便可应用，如治疗肝炎、胆囊炎、胰腺炎、胃炎及多种发热性疾病。研究显示，小柴胡汤能减轻急性肝细胞的损害，具有激素样及非激素样抗炎作用，能抑制嗜中性粒细胞的趋化性，稳定细胞膜及溶酶体膜，抑制水解酶的释放及抑制巨噬细胞分解白三烯，从而减轻肝细胞的免疫损伤；可防止向慢性肝损害转变，抑制肝硬化的进展，促进肝细胞的再生，具有预防和延缓肝硬化患者潜在肝细胞癌（HCC）发生的作用；能促进胆汁分泌及排泄，有明显的利胆作用；具有免疫调节作用，对Ⅰ、Ⅲ、Ⅳ型变态反应均有显著抑制作用，对心肌的免疫损伤均有明显保护作用；对慢性乙型肝炎的治疗作用也在于增强和调节机体的免疫功能；可抑制细胞增殖及诱导异常增殖细胞凋亡，可使子宫内膜异位症大鼠异位内膜明显萎缩；有明显的抗抑郁作用，其机制可能与其上调大鼠海马内 EAAT1、EAAT2、EAAT3 基因和 VGLUT1 蛋白表达有关。实验研究发现，小柴胡汤有抗菌、解痉、降压、镇静、镇痛、镇咳作用[9]。

（6）大黄甘草汤 本方是治疗胃肠实热、腑气不通、逆而上冲所致呕吐的常用方剂，临床除食已即吐外，可见胃脘灼热，疼痛拒按，口苦口臭，大便不通，小便短黄，舌红苔薄黄少津，脉滑有力等症。大黄甘草汤所治的呕吐常由急性胃炎所引起，此外也可用于急性胆囊炎、急性胰腺炎、慢性肾功能不全、急性阑尾炎、肠梗阻等病出现上述证机者。王氏用大黄甘草汤治疗急重呕吐 86 例，其中反射性呕吐 49 例，中枢性呕吐 31 例，原因不明 6 例；结果，有效 79 例，无效 7 例；中医辨证分型：邪犯胃脘 9 例，食浊停积 14 例，痰饮内阻 7 例[10]。

（7）茯苓泽泻汤 本方是治疗胃有停饮、中阳不运所致呕渴并见病证的代表方剂。其呕渴证常由胃肠道炎症引起，此外也可用于胃神经症和其他消化道疾患等引起的呕渴证。临床研究发现，茯苓泽泻汤加味（茯苓、泽泻、桂枝、白术、生山楂、甘草、生姜）治疗高脂血症、脂肪肝疗效显著；治疗糖尿病性胃轻瘫效果优于西沙必利。实验研究发现，泽泻可降低血清总胆固醇和甘油三酯的含量，具有抗血小板凝集、抗血栓形成及促进纤溶酶活性等作用，能明显抑制主动脉内膜粥样斑块的形成，泽泻与桂枝、白术配伍能抗凝血，具有抗动脉粥样硬化作用[9]。

（8）半夏干姜散 本方为治疗中阳不足、寒饮内盛所致呕吐的代表方剂，其呕吐常由急慢性胃炎所引起，亦可由高血压等疾病所致。临床药理研究发现：①半夏具有镇咳、治硅肺、镇吐与催吐、促进肠蠕动、镇静、镇痛、降血压、抗癌等作用；②干姜具有助消化、抑制肠蠕动、镇痛、增强免疫功能、抑制平滑肌、协同抗利尿、升压等作用[9]。

第五节 哕

哕，又称“哕逆”，现称呃逆。呃逆是指胃气上逆动膈，以气逆上冲，喉间呃呃连声，声短而频，令人不能自止为主要临床表现的病证。《黄帝内经》首先提出其病位在胃，并认识到其发病多与胃失和降有关。如《素问·宣明五气》云：“胃为气逆为哕。”并提出简易疗法，《灵枢·杂病》谓：“哕，以草刺鼻，嚏，嚏而已；无息而疾迎引之，立已；大惊之，亦可已。”《金匮要略·呕吐哕下利病脉证治第十七》论治哕逆虽然仅有 3 条，但其内容精要，包括胃寒气逆、胃虚夹热、实邪内阻 3 种证型，所立通阳和胃、补虚清热、通利二便 3 种治法，为后世哕病的寒热虚实辨证论治奠定了基础，对哕病的深入研究有一定的指导意义。

一、辨证论治

1. 实邪内阻

原文第 7 条曰："哕而腹满，视其前后，知何部不利，利之即愈。""前后"分别指小便和大便。本条哕而腹满，治疗用通利二便法，可知病由实邪内阻、气机壅逆上冲所致。六腑以通为用，腑气不通，浊气上逆，则发为哕逆。下部不利者，或为小便不利，或为大便不通。哕而腹满，小便不利者，为膀胱水湿阻滞，逆气上冲，利小便则水湿下行，胃气和降，哕逆自止；哕而腹满，大便不利者，为胃肠积滞不通，浊气上冲，通利大便则积滞下行，腑气得通，哕逆自止。若小便不利，应以通利小便为法，方用五苓散或猪苓汤类方，降浊气，止哕逆；若大便不利，宜通腑清肠，降逆止哕，方用承气辈，可供参考。

2. 胃寒气逆

原文第 22 条曰："干呕，哕，若手足厥者，橘皮汤主之。"本证干呕、哕，无论是同时出现，还是干呕后而哕，或哕而时有干呕，其病机总属胃寒气逆。胃气以下降为顺，胃寒气逆，胃失和降，则有干呕、哕的临床表现。"若手足厥者"，此非阴盛阳衰而手足厥冷，而是中阳被寒气所遏，不能通达于四末所致，治以橘皮汤散寒降逆，通阳和胃，

3. 胃虚夹热

原文第 23 条曰："哕逆者，橘皮竹茹汤主之。"本条叙证虽简，但以方测证可知，病机为胃中虚热，气逆上冲。此证多见于久病体弱，或大吐下后，出现哕声低微、虚烦不安、少气口干、不欲多饮、手足心热、苔薄黄或苔少、脉虚数等症，治以橘皮竹茹汤补虚清热，和胃降逆。方中橘皮、生姜理气和胃，降逆止哕；竹茹甘寒清胃热，除虚烦，止哕逆；人参、甘草、大枣安中补虚。

二、研究进展

哕，即呃逆。西医学中膈肌痉挛、胃炎、胃扩张、胃肠神经症以及胃、食管、肠手术后出现以呃逆为主要症状者均可参照本篇进行辨证论治。《黄帝内经》首先提出哕的病名，本病证在宋以前多称"哕"，至元代朱震亨始称"呃"，明代张介宾起统称"呃逆"。关于哕之所指，自唐代以来，也有以咳逆为哕者，如孙思邈；也有以干呕为哕者，如刘河间；有以噫气（嗳气）为哕者，如《太平圣惠方》，皆欠妥。《景岳全书》谓："哕者呃逆也，非咳逆也。咳逆者，咳嗽之甚也，非呃逆也。干呕者，无物之吐，即呕也，非哕

也。噫者，饱食之息，即嗳气也，非咳逆也。后人但以此为鉴，则异说之疑可尽释矣。”

目前认为呃逆的病因有饮食不节、情志不和、正气虚弱、外邪诱发等，病机为胃气上逆动膈，病位在膈，而病变关键在胃、肺两脏，且与肝、胆、肾相关，故治疗原则为理气和胃，降逆止呃，并在分清寒热虚实的基础上，分别施以祛寒、清热、补虚、泻实之法。对于危重病症中出现的呃逆，急当救护胃气。

（1）实证呃逆　若胃中寒冷，治以温中散寒、降逆止呃，方用丁香散加减；胃火上逆，治以清热和胃、降逆止呃，方用竹叶石膏汤加减；若腑气不通，痞满便秘，可用小承气汤通腑泄热；饮食停滞，治以消食导滞、降逆止呃，方用保和丸加减；气机郁滞，治以顺气解郁、降逆止呃，方用五磨饮子加减；若气滞痰阻，治以理气化痰、降逆止呃，方用旋覆代赭汤加减；若瘀血阻滞，治以活血化瘀、降逆止呃，方用血府逐瘀汤加减。

（2）虚证呃逆　若脾胃阳虚，治以温补脾胃、和中降逆，方用理中汤加减；若胃阴不足，治以益胃养阴、和胃止呃，方用益胃汤加减。目前，不断有新的中成药被研制出来，或用单验方，或用中药外敷穴位，或用针灸拔罐疗法，同时注意饮食调护，均是对仲景学说的发展。

临床研究显示，橘皮汤所治呃逆多由神经性呕吐所致，此外也用于膈肌痉挛、颅脑术后顽固性呃逆等病。因本方药味少，临证常与其他方合用，或随症加减。橘皮竹茹汤所治的呃逆常由反流性食管炎或膈肌痉挛所引起，也可见于慢性肾衰竭、化疗引起的呃逆，临床上橘皮竹茹汤常与旋覆代赭汤或丁香柿蒂散等方合用随症加减。橘皮竹茹汤治疗反流性食管炎，可明显减轻症状或使症状消失，镜下食管内无胆汁反流，仅有轻度水肿和充血，病理炎症减轻，可见橘皮竹茹汤对反流性食管炎的疗效是肯定的。姜氏[11]报告加减旋覆代赭汤治疗化疗后顽固性呃逆 30 例，王氏[12]报告旋覆代赭汤加减治疗卒中后顽固性呃逆 30 例，均有较好疗效。

第六节　下　利

《金匮要略》所论下利包括泄泻和痢疾两个方面，其病虽总责在大肠的传导失职，初病以胃肠为主，日久病及脾肾。下利之证有寒、热、虚、实之分，治有温、下、清、利、涩之法。泄泻有虚寒、实热、气利之分，痢疾亦有热痢、虚寒之别，其病机、进退各异，临证时需辨证论治。泻利黏秽者，用大、小承气汤下之；下利气者，用利小便以消之；气利者，用诃黎勒散以涩之、固之；热利下重者；用白头翁汤清之；利后虚烦甚者，用栀子豉汤清之；泻利滑脱不禁者，用桃花汤温之、涩之。

一、分类

《金匮要略》所论下利包括泄泻和痢疾两个方面。泄泻与痢疾病位均在肠间，均表现为便次增多，粪质稀薄；但泄泻以排便次数增多，粪便稀溏，甚至泻出如水样为主症，多有腹痛。“下利，腹胀满，身体疼痛者”，为虚寒泄泻兼表证，如第36条；“下利清谷，里寒外热，汗出而厥”，为阴盛格阳的虚寒泄泻，如第45条；第37、38、39、41条所述的下利为泻利黏秽，属实热泄泻。而痢疾以腹痛、里急后重、便下脓血为主症，其痛便后不减。第42条“下利便脓血者”、第43条“热利下重者”、第11条“热利兼呕”，均指痢疾。另外原文第40条论述下利愈而复发，是后世所称的“休息痢”。

若按下利病病性虚实分类可分为虚寒和实热两种类型。虚寒下利有4条，一是脾肾阳虚，虚寒下利兼表证，如第36条；二是脾肾阳虚，阴盛格阳的虚寒下利证，如第45条；三是中气下陷，气虚不固，滑脱不禁的气利证，如第47条；四是气血虚陷，中阳大伤，滑脱失禁的下利脓血证，如第42条。实热下利有6条，第37、38、39、40、41条所述的下利均为实热下利，第43条为“热利下重”的湿热痢。

二、病机和预后

1. 依脉证辨病机

（1）脾肾阳衰　第24条曰：“五脏气绝于内者，利不禁，下甚者，手足不仁。”五脏以肾为先天之本，脾为后天之本，诸脏之气发源于肾，并受后天脾气的充养，故五脏之气虚衰的关键是脾肾阳衰。脾肾阳衰，故泄利不禁，兼见手足麻木不仁。

（2）胃肠湿热　第32条曰：“下利，寸脉反浮数，尺中自涩者，必清脓血。”下利，寸脉反浮数，是热利之候。由于湿热熏蒸胃肠所致热伤阴血，阴血亏损，凝涩不畅，故尺脉涩滞；热伤阴分，营血腐败，故下利脓血。

（3）脾肾阳虚，阴寒内盛　第34条曰：“下利，脉沉而迟，其人面少赤，身有微热，下利清谷者，必郁冒，汗出而解，病人必微热。所以然者，其面戴阳，下虚故也。”下利清谷，脉象沉迟，为脾肾阳虚之征；面赤如妆，身有微热，为阴寒内盛、格阳于外之象；郁冒为阴寒内盛、虚阳上浮所致，此时应急与通脉四逆之类回阳救逆，若误将面少赤、身有微热视为表证，以为可通过“汗出而解”，而误用汗法，则势必使阳气更虚，甚至阳欲脱绝，使人微厥。之所以禁用汗法，是因面少赤、身有微热为虚阳上浮的戴阳证，其根本原因是脾肾阳虚，阴寒内盛，即所谓“下虚故也”。

2. 依脉证判断疾病预后及转归

（1）*以脉证判断下利病情的进退* 第25条曰：“下利，脉沉弦者，下重；脉大者，为未止；脉微弱数者，为欲自止，虽发热不死。”脉沉主里，脉弦主痛，下利而脉沉弦，是病邪在里，气机不畅，传导失常，故见下利不爽、里急后重、腹痛；下利而脉大者，大主热邪内盛，大主病进，故见下利不止，故曰“为未止”；下利脉微弱而数，虽正气不足，然邪气渐衰，阳气渐复，邪衰正复，利将自止，故曰“为欲自止”。此虽有身热，而必不甚，且不久将退，故曰“不死”。

（2）*以脉证判断下利病危候之顺逆* 第26条曰：“下利，手足厥冷，无脉者，灸之不温，若脉不还，反微喘者，死。少阴负趺阳者，为顺也。”下利，手足厥冷，无脉，是脾肾阳虚之危候，此证虽用艾灸温之，但阳气衰微，难以速回，故厥冷不去，故曰“灸之不温”。此时转归有二：若温之，阳气不复，脉气不还，反见微喘，更是阴气下竭、阳气上脱、阴阳欲将离决的死证；若脉气见回，趺阳脉较少阴脉有力，说明脉有胃气、预后为顺。本条提示，对于脾肾阳虚下利危候的预后判断，关键是预测机体阳气与胃气的存亡。若有阳气、胃气则生，无阳气、胃气则死。

（3）*以脉证判断虚寒下利阳微欲绝的两种转归* 第35条曰：“下利后脉绝，手足厥冷，晬时脉还，手足温者生，脉不还者死。”下利后脉绝，手足厥冷，为阴竭阳衰之危候，病情凶险，其转归预后可依阳气存亡与否而定。若经一昼夜，脉气来复，手足转温，是阳气来复、生机未息之兆，故主生。若经一昼夜，脉仍不还，手足不温，是真阳已竭，生机已灭，故主死。临床上若见下利脉微欲绝者，应及时救治，勿失良机，不可专俟阳气来复。

（4）*以脉证判断虚寒下利自愈* 第27条曰：“下利，有微热而渴，脉弱者，今自愈。”虚寒下利，症见微热、口渴，是阳气来复之兆，更见脉弱，说明脉症相符，正衰而邪气亦衰，正复邪去，故知病将自愈。第30条云“下利脉反弦，发热身汗者，自愈”，再论阴寒下利向愈的脉症。下利而脉弦，并见发热、身汗，是阳气来复、营卫和谐之征。第28条云“下利，脉数，有微热汗出，今自愈；设脉紧为未解”，论述下利自愈与未解脉症，虚寒下利，症见微热汗出、脉数，是阳气来复自愈之兆；若虚寒下利而脉紧，紧主寒，为阴寒仍盛，阳气未复，故知病“未解”。以上原文27、28、30条列举了虚寒下利时阳气回复的征兆，如身体自觉温暖舒适，畏寒或恶寒消除，遍身漐漐小汗出，其脉或弱，或数，或反弦等。

（5）以脉证判断下利发热的两种病情变化　第29条曰：“下利脉数而渴者，今自愈；设不差，必清脓血，以有热故也。”下利出现脉数、口渴，为阴寒下利、阳气来复、病将自愈之机。若下利出现脉数有力、口渴喜凉饮者，为阳复太过。阳复太过则为邪热，邪热损伤肠道脉络，内陷血分，必见大便脓血，提示阴寒下利阳复太过者，亦可转化为热证，甚至热陷血分出现便脓血。临床应注意病情转机。

三、辨证论治

1. 利小便以实大便

“下利气者，当利其小便。”本条论述气滞湿困下利气的治法。下利气指泄泻与矢气并见，因气随利出，频频不已，故称气利。病由为脾运不健，湿滞气阻，蕴郁肠道，治用利小便之法，以分别肠中湿邪，导湿从膀胱而去，使湿去气利而泻利自止。利小便而治泻利，即所谓利小便而实大便。此即后世所谓“急开支河”之法，这对临床有一定的指导意义。

2. 虚寒下利的治禁

“下利清谷，不可攻其表，汗出必胀满。”下利清谷，是脾肾之阳虚衰，纵有表邪未解，亦应急温其里，不可轻用汗法攻表。若误攻其表，必汗出而阳气益虚，阴寒更盛，以致气机不行，则腹部胀满不舒，即《素问・异法方宜论》所谓“脏寒生满病”之意。提示临证表里同病，急者先治。

3. 辨治分型

本篇下利包括泄泻、痢疾，病机主要责之大肠传导失职，初病以胃肠为主，日久病及脾肾。下利之证有寒、热、虚、实之分；治有温、下、清、利、涩之法，其证可概括为虚寒与实热两大类，属虚寒者，治宜温阳散寒，或回阳救逆；属实热者，多清热止利，并善用“通因通用”之法，祛其实邪，常以承气类通腑泻热以止利；如湿热郁结下焦，当清热利湿解毒；利后余热内扰的虚烦，当解郁清热。

（1）虚寒下利　①脾肾阳衰，虚寒下利兼表证，应先救里而后治表，先用四逆汤温中回阳，阳回利止后，用桂枝汤以解表散寒，调和营卫；②若寒厥下利，阴盛格阳，症见下利清谷、里寒外热、汗出而厥者，急宜回阳救逆，用通脉四逆汤；③中气下陷，气虚不固，虚寒肠滑气利，宜温涩固脱，涩肠止泻，用诃梨勒散；④脏气虚寒，气血不固，虚寒下利脓血，宜温中涩肠固脱，用桃花汤。

（2）实热下利　①大肠湿热，热利下重者，治以白头翁汤清热燥湿，凉血止利，用白头翁汤；②湿热郁滞肠胃，下利腹痛者，治以紫参汤清热祛湿，行气止痛；③若实热内结者，宜攻下里实，用大承气汤。原文第 37、38、39 条均属实热积滞所致的下利，实邪不去，下利不止，治宜“通因通用”“急下之，宜大承气汤。”第 40 条论述下利愈而复发痢疾，后世称之为“休息痢”，治疗应从本论治，除邪务尽，方用大承气汤攻下未尽之邪，病可痊愈。以上四条论实热下利，方用大承气汤，乃“通因通用”之治。第 41 条为热结旁流，下利与谵语并见，因胃肠实热积滞，燥屎内结不去，治宜小承气汤通腑泻热，亦属“通因通用”之法。通因通用治疗实热下利，临床可见泻下之物臭如败卵，或泻下不爽，或得泻痛减，并见腹胀、腹痛、拒按，或腹部可触及包块，舌苔浊垢等。本证除用大承气汤外，如果腹部坚硬症状不突出，可用白头翁汤治疗。对于利后虚烦者，宜清热除烦，用栀子豉汤。

四、研究进展

1. 泄泻研究进展

《金匮要略》下利，包括泄泻与痢疾。《黄帝内经》称本病证为“鹜溏”“飧泄”“濡泄”“洞泄”“注下”“后泄”等，且对本病的病机有较全面的论述。《金匮要略》中将本病分为虚寒、实热积滞和湿阻气滞三型，并且提出了具体的证治方药。《医宗必读·泄泻》提出了治泄九法，即淡渗、升提、清凉、疏利、甘缓、酸收、燥脾、温肾、固涩，其论述系统而全面，《中医内科学》认为泄泻的病因病机主要有感受外邪、饮食所伤、情志失调、脾胃虚弱、命门火衰等。这些病因导致脾虚湿盛，脾失健运，大小肠传化失常，升降失调，清浊不分，而成泄泻，治疗应以运脾祛湿为原则。急性泄泻以湿盛为主，重用祛湿，辅以健脾，再依寒湿、湿热的不同，分别采用温化寒湿与清化湿热之法；兼夹表邪、暑邪、食滞者，又应分别佐以疏表、清暑、消导之剂。慢性泄泻以脾虚为主，当予运脾补虚，辅以祛湿，并根据不同证候，分别施以益气健脾升提、温肾健脾、抑肝扶脾之法；久泻不止者，尚宜固涩。

（1）急性泄泻　寒湿泄泻，治以芳香化湿，解表散寒，用藿香正气散加减；湿热泄泻，治以清肠利湿，用葛根黄芩黄连汤加减；伤食泄泻，治以消食导滞，用保和丸加减；暑湿泄泻，用黄连香薷饮清暑化湿。

（2）慢性泄泻　脾虚泄泻，治以健脾益气，和胃渗湿，用参苓白术散加减；肾虚泄泻，治以温补脾肾，固涩止泻，用四神丸加减；肝郁泄泻，治以抑肝扶脾，调中止泻，用痛泻要方加减。

西医学中急、慢性肠炎，胃肠功能紊乱，肠结核等肠道疾病，某些食物中毒或药物中毒，以腹泻为主要表现者，均可参考本篇辨证论治。其他疾病伴见泄泻者，除治疗原发疾病外，在辨治方面亦可与本篇联系互参。

2. 痢疾研究进展

《黄帝内经》称本病为“肠澼”，书中对本病的病因、症状、预后等方面有所论述，《金匮要略》将本病与泄泻合称“下利”，制定了寒热不同的白头翁汤和桃花汤治疗本病，开创了痢疾的辨证论治。隋代《诸病源候论》中有“赤白痢”“血痢”“脓血痢”“热痢”等20余种痢候记载，对本病的临床表现和病因、病机已有较深刻的认识。宋代《严氏济生方》正式启用“痢疾”之病名，“今之所谓痢疾者，古所谓滞下是也”，并一直沿用至今。《丹溪心法》明确指出本病具有流行性、传染性，“时疫作痢，一方一家之内，上下传染相似”，并论述痢疾的病因以“湿热为本”。清代出现了痢疾专著，如《痢疾论》《痢证论》等，对痢疾理论和临床进行了系统总结，学术上也有所创新。

现在痢疾分为湿热痢、疫毒痢、寒湿痢、阴虚痢、虚寒痢、休息痢，认为痢疾是临床上常见多发的外感传染病，以夏秋季为主要发病季节。其主要病因是外感时邪疫毒，内伤饮食不洁；病位在肠，与脾胃有密切关系；病机为邪从口入，湿热疫毒蕴结于肠腑，气血壅滞，脂膜血络受损，化为脓血，大肠传导失司，发为痢疾；临床以腹痛腹泻、里急后重、便赤白脓血为主要表现；辨证应分清寒热虚实，一般说来暴痢多实，久痢多虚。实证有湿热痢、寒湿痢和疫毒痢，以湿热痢为多见，疫毒痢病情凶险，宜及早图治；虚证有虚寒痢、阴虚痢和休息痢。下痢不能进食或呕恶不能食者，为大虚大实的噤口痢。痢疾的治疗以祛邪导滞、调气和血为原则，又需随时顾护胃气，根据寒热虚实的不同，辨证论治：湿热痢，治以清肠化湿、解毒、调气行血，方用芍药汤加减；疫毒痢，治以清热凉血、解毒清肠，方用白头翁汤合芍药汤加减；若出现神昏、惊厥、厥脱，配合清心开窍、息风镇痉、救逆固脱等法治疗，必要时采用综合性抢救措施，中西医结合治疗，以挽其危急；寒湿痢，治以温中燥湿，调气和血，方用不换金正气散加减；虚寒痢，治以温补脾肾、收涩固脱，方用桃花汤合真人养脏汤加减；休息痢，治以温中清肠，佐以调气化滞，方用连理汤加减。噤口痢，即下痢而不能进食，或下痢呕恶不能食，方用开噤散加减，属于虚证者，治宜健脾和胃，方用六君子汤加减；若下痢无度，饮食不进，肢冷脉微，当急用独参汤或参附汤以益气固脱。西医学中的细菌性痢疾、阿米巴痢疾、溃疡性结肠炎等，若主要临床表现与本病相似，均可参照本篇辨证论治。

3. 治疗下利方剂研究进展

临床研究发现，大、小承气汤所治下利证常由消化系统炎症性疾病引起，如急性肠炎、急性胰腺炎、急性胃炎、急慢性痢疾、急性胆囊炎、急性阑尾炎等。大承气汤加味还可用于治疗肠梗阻、胃排空障碍、脑出血、烧伤应激性溃疡、季节性黄疸、流行性出血热、急性肾衰竭等属于实热蕴结者。现代实验研究发现，大承气汤可促进胃肠蠕动，增加胃肠容积，增加胃肠毛细血管的通透性，从而减轻阳明腑实症状，具有清热解毒、活血降压、降低餐后血糖、降血脂、降低血液黏度等作用。本方对急性脑出血患者有良好的疗效，能促进脑出血患者血肿的吸收，减轻脑组织水肿。

白头翁汤是治疗湿热痢疾的专方。其辨证要点：下利便脓血，血色鲜艳，里急后重，小腹急迫，肛门灼热，舌红、苔黄腻，脉数。白头翁汤所治的热利常由细菌性痢疾、阿米巴痢疾引起，此外也可见于慢性菌痢、婴幼儿菌痢、溃疡性结肠炎、急性胃肠炎、慢性结肠炎、滴虫性肠炎等原因引起的下利病。由于白头翁对阿米巴原虫抑制作用较强，因而以本方治疗阿米巴痢疾时，宜加大白头翁用量；而治疗细菌性感染时，则应加重黄连等的剂量，减小白头翁用量。另外，该方具有显著的抗炎杀菌及修复溃疡作用。

桃花汤是治疗脾肾阳虚、下焦滑脱不固所致下利不止的常用方剂。其下利常由急慢性菌痢引起，亦可由慢性阿米巴痢疾、溃疡性结肠炎、滑泻、糖尿病并发腹泻多种因素引起。临床所究发现，桃花汤加乌梅比单用桃花汤效果更显著。实验研究发现，桃花汤中赤石脂的主要成分硅酸盐，能够吸附细菌毒素，保护消化道黏膜，止肠胃出血；干姜温肾助阳，对垂体－肾上腺素系统有兴奋作用，能对抗副交感神经兴奋作用，抑制肠管运动，收缩局部末梢血管，减慢机体耗氧速度；粳米具有提高机体免疫力的作用。三药合用具有抗炎、解毒、提高免疫力、健胃止痛、止泻、止血、保护消化道黏膜作用。

栀子豉汤是治疗热利后余热内扰所致心烦不安的有效方剂，所治的热利后心烦不安为热病后期常见的精神神经症状。临床上，栀子豉汤加味能治疗神经症、自主神经功能紊乱、神经衰弱、精神分裂症等属于郁热内扰而心神不安者。

通脉四逆汤是治疗虚寒下利、阴盛格阳的方剂，所治的下利常由肠伤寒引起，也可见于寒、温霍乱等病。通脉四逆汤加味还可用于治疗急性传染病高热后期、尿毒症、雷诺病等属于阴寒内盛者。现代研究可参见四逆汤。

基础研究已证实，《金匮要略》治疗下利病方剂的药效机制是多环节、多靶点的系统调整作用，但研究还不够深入，需用系统生物学技术，从整体、细胞、分子水平、细胞信号转导，从免疫学、病理学、毒理学等多角度、多层次整合加以研究，揭示复方的疗效机制，从而使经方发挥更大的作用，更好地服务临床。

第七节　名家经验精选

一、董建华治疗脾胃病经验[13]

1. 通降为治胃之大法

（1）理气通降　药用紫苏梗、香附、陈皮、枳壳、大腹皮、砂仁、香橼皮、佛手，偏寒者加高良姜、荜澄茄，气滞重者加鸡内金、沉香，兼胁胀者加柴胡、郁金，食滞者加焦三仙，兼痛者加金铃子、延胡索，吞酸者加乌贼骨、煅瓦楞子。

（2）化瘀通络　药用丹参、砂仁、降香、金铃子、延胡索、赤芍、甘草、蒲黄、五灵脂、香附，顽固性疼痛加九香虫、刺猬皮，兼胀加大腹皮、枳壳，兼热加栀子，胃阴不足加沙参，便结加酒大黄。

（3）通腑泻热　药用酒大黄、黄连、黄芩、枳壳、栝楼、大腹皮、香橼皮、佛手，气分热口渴者加石膏、知母，痰热者合小陷胸汤，阴伤者合增液汤。

（4）降胃导滞　药用紫苏梗、香附、陈皮、莱菔子、大腹皮、槟榔、焦三仙、连翘、荷梗、半枝莲，湿浊重者加姜半夏，热重者加黄连，痰热者加全栝楼，兼瘀者加失笑散。

（5）滋阴通降　药用沙参、麦冬、丹参、白芍、石斛、香橼皮、枳壳、香附、金铃子、甘草。

（6）辛甘通阳　药用黄芪、桂枝、白芍、甘草、干姜、大枣、饴糖、蒲黄、五灵脂、香附。

（7）升清降浊　药用黄芪、党参、白术、甘草、酒当归、升麻、柴胡、大腹皮、陈皮、枳壳。

（8）辛开苦降　药用黄芩、黄连、半夏、党参、干姜、吴茱萸、枳壳、砂仁、陈皮，虚象不显者去党参，肠鸣便稀者加白术、白扁豆，反酸者加乌贼骨、瓦楞子，痰热者合小陷胸汤。

（9）平肝降逆　药用旋覆花、代赭石、半夏、生姜、党参、大黄、甘草、紫苏梗、香附。

（10）散寒通阳　药用高良姜、香附、吴茱萸、紫苏梗、荜澄茄、陈皮、生姜、砂仁，寒食交阻者酌加焦三仙，化热者加黄连。

2. 清胃泻热法

（1）通腑泻热　方用大黄黄连泻心汤加减，胃胀者加枳壳、香橼皮、大腹皮，有痰热者加半夏、栝楼等。

（2）清热生津　方用益胃汤、增液汤加减，口干明显者加玄参，气滞者加大腹皮、紫苏梗，兼湿者加陈皮、佩兰，脾虚便溏者加山药、白扁豆、白术。

（3）清热泻火　药用石膏、知母、黄芩、天花粉、枳壳、栀子、石斛、芦根、玉竹、沙参、生甘草。

（4）清热祛湿　用连朴饮加减，苔腻明显者加佩兰、蔻仁，小便黄者加通草，泛恶欲吐者加竹茹，胀闷明显者加紫苏梗、荷叶。

（5）温清并用　药用黄连、高良姜、吴茱萸、黄芩、香附、陈皮、半夏，反酸者加煅瓦楞子、乌贼骨。

3. 疏肝气调脾胃

（1）疏肝解郁和胃　药用白芍、柴胡、香附、郁金、枳壳、陈皮、紫苏梗、甘草，痛甚者加金铃子、延胡索，偏寒者加荜澄茄、高良姜，郁而化热者加牡丹皮、栀子。

（2）平肝降逆止呕　药用旋覆花、代赭石、生姜、大枣、白芍、柴胡、香附、枳壳，寒者加吴茱萸，热者加黄芩、黄连，便干者加酒大黄。

（3）滋阴疏肝和胃　药用白芍、当归、沙参、生地黄、川楝子、郁金、陈皮、甘草，失眠者加炒酸枣仁，阴虚生火者加牡丹皮。

（4）益气疏肝健脾　药用黄芪、桂枝、白芍、柴胡、茯苓、炙甘草、香附、陈皮。

（5）抑肝扶脾止痛　药用白芍、防风、柴胡、茯苓、白术、枳壳、陈皮、甘草。

（6）培土抑木止泻　药用柴胡、白芍、党参、茯苓、白术、半夏、陈皮、香附、甘草。

（7）疏肝理气化痰　药用白芍、柴胡、半夏、香附、郁金、厚朴、枳壳、陈皮、紫苏梗、金铃子，痰热加黄连、竹茹，胸闷加栝楼。

（8）清肝散郁和胃　药用吴茱萸、黄连、黄芩、白芍、半夏、金铃子、延胡索、紫苏梗、香附、陈皮。

（9）疏肝除湿散满　药用柴胡、白术、苍术、茯苓、泽泻、半夏、车前子、陈皮、香附，湿从热化加茵陈、藿香。

（10）化瘀疏肝和络　药用金铃子、延胡索、炒五灵脂、生蒲黄、香附、青皮、陈皮、枳壳、丹参、乌贼骨，顽固性疼痛加九香虫、刺猬皮。

二、国医大师何任治疗脾胃病经验[14，15]

1. 慢性胃炎

（1）补中益气，升清降浊　方用补中益气汤加黄芩、黄连为主，泛吐清水加姜半夏，泛酸加煅瓦楞子，纳差加炒谷芽、鸡内金，便溏加苍术、白扁豆。

（2）行气止痛，疏肝和胃　方用脘腹蠲痛汤（延胡索、白芍、生甘草、川楝子、蒲公英、沉香曲、乌药、制香附、海螵蛸），痛甚加炙刺猬皮、九香虫，恶心加姜竹茹，泛酸加煅瓦楞子，便秘加生大黄，便黑加炒地榆、仙鹤草。

（3）辛开苦降，散痞和胃　自制舒胃饮（太子参、川厚朴、姜半夏、干姜、黄芩、黄连、白芍、蒲公英、甘草），便溏加白扁豆，胀痛加延胡索。

（4）滋阴和胃，疏肝泻热　药用北沙参、麦冬、枸杞子、当归、干地黄、川楝子、白芍、生甘草、蒲公英，口苦、干燥加石斛、黄连，便秘加栝楼仁、火麻仁。

2. 胃痛

① 实寒胃痛者，治宜温通散寒，方用良附丸加减。

② 气滞胃痛者，治宜降气通胃，方用脘腹蠲痛汤加减。

③ 阴虚胃痛者，治宜滋润通胃，方用一贯煎加减。胃阴虚明显者加石斛、玉竹，肾阴虚者加鳖甲、制何首乌、天冬，肝阳上亢者加牡蛎、珍珠母，气滞甚者加生麦芽、佛手花之类；血瘀者加延胡索、丹参、九香虫，不寐者加酸枣仁、怀小麦、合欢花等。

④ 虚寒胃痛者，治宜健脾通胃，方用黄芪建中汤加减。

三、国医大师熊继柏治疗脾胃病经验[16，17]

1. 胃脘痛

胃脘痛的主要病机为土木失调，气机不畅，治宜疏肝和胃、调理气机，方用四逆散加减。肝胃气滞证用柴胡疏肝散合金铃子散加减；肝胃郁热证用四逆散、化肝煎合左金丸；胃阴不足证用益胃汤合芍药甘草汤加减，胃酸少，加乌梅、山楂；疼痛明显合金铃子散；便秘加玄参；脘中气滞者加陈皮、砂仁；脾胃虚寒证用小建中汤合理中汤加减，恶心欲呕加小半夏汤或香砂六君子汤加干姜。

2. 便秘

痰热腑实证，治宜清肺化痰、通腑泻下，方用宣白承气汤加减，药用生石膏、生大黄（后下）、全栝楼、苦杏仁。瘀血便秘，治宜活血化瘀、行气通便，方用桃仁承气汤加减。热盛伤阴便秘，方用增液承气汤加减。

四、国医大师梅国强治疗脾胃病经验[18]

梅国强治疗脾胃病以六经辨证，寒温并用，善用经方。脾胃虚寒证，方用理中汤加减，久病及肾者用加减四逆汤。胃阴亏虚证，方用沙参麦冬汤加减。肝胃（脾）不和证，方用四逆散或疏肝和胃汤加减，土虚木乘者用痛泻要方加减。痰（水）饮内阻证，膀胱气化不利，方用五苓散加减，中焦脾阳虚水停，方用苓桂术甘汤加减；中阳不足，水停胃中，方用茯苓甘草汤加减。湿（痰）热内阻证，痰热互结于心下者，方用小陷胸汤加减；兼有少阳经气不利，方用柴胡陷胸汤加减；湿（痰）热阻滞三焦，用柴胡温胆汤加减。瘀血内阻证，瘀血阻滞胃络，方用血府逐瘀汤加减；枢机不利、阴血不足，方用柴胡四物汤加减。寒热错杂证，方用泻心汤类方或乌梅丸加减。两经合病证，属太阳与少阳合病者，用柴胡桂枝汤加减；属手足少阳合病者，用柴胡温胆汤或柴胡蒿芩汤加减；太阳与阳明合病者，用葛根汤加减；属阳明与少阳合病者，用大承气汤者、用大柴胡汤、柴胡芒硝汤、黄芩汤加减。

五、国医大师张磊治疗脾胃病经验[19-21]

1. 呃逆

（1）上焦肺痹，气郁成呃　自拟宣肺止呃方加减：郁金、川贝母、苦杏仁、枇杷叶、射干、橘红、枳壳、葶苈子、栝楼皮。

（2）中焦食滞，气逆作呃　方用保和汤加减。

（3）胃中虚寒，阴邪凝滞　自拟姜茹方加减：橘皮、竹茹、生姜、炮姜炭、丁香、潞党参、白豆蔻、柿蒂、沉香。

（4）中阳太虚，阴气上逆　方用理中汤加减：干姜、人参、白术、甘草、代赭石、沉香、炮姜炭、旋覆花、刀豆子、丁香、柿蒂、吴茱萸。

（5）胃阴不足，肝阳扰胃　方用麦门冬汤加减。

（6）元阳乏力，下焦阴霾　方用回阳救急汤加减：熟附子、炮姜炭、人参、代赭石、茯苓、肉桂、甘草、白术、刀豆子、玄参、益智仁。

（7）肝肾两亏，冲气上逆　自拟滋阴降逆汤加减：熟地黄炭、代赭石、淡苁蓉、龟板、山茱萸炭、刀豆子、旋覆花、人参、紫石英。

2. 胃胀

治用十法：①疏肝和胃法，方用逍遥散或柴胡疏肝散加减；②行气解郁法，方用越鞠丸加味；③利胆通降法，方用大柴胡汤加减；④清化和胃法，方用三仁汤加减；⑤辛开苦降法，方用半夏泻心汤加减；⑥健脾和胃法，方用健脾散加减；⑦温脾和胃法，方用理中汤或砂半理中汤加减；⑧消积导滞法，方用保和丸加味；⑨养阴和胃法，方用沙参麦冬汤加减；⑩半补半疏法，药用炒苍术、炒白术、炒白扁豆、炒薏苡仁、青皮、陈皮、炒枳壳、炒枳实、猪苓、茯苓、木瓜、姜黄、党参、炒山药。

3. 胃痛

治用三法如下：

（1）截法　常用方药如下：①五香饮，药用丁香、沉香、木香、檀香、香附、槟榔、乌药、丹参、砂仁、百合；②良香饮，药用高良姜、香附、丁香、沉香、木香、檀香、荜茇、五灵脂等；③黄香饮，药用大黄、黄连、栝楼、沉香、延胡索、川楝子、枳实、川厚朴等。

（2）和法　常用方药有：①保和丸；②延年半夏汤，药用党参、半夏、槟榔、鳖甲、前胡、吴茱萸、生姜、枳实、桔梗；③半夏泻心汤；④加味越鞠丸；⑤丹栀逍遥散；⑥加减柴胡汤；⑦白及汤，药用白及、白蒺藜、枳实、重楼、花蕊石、三七粉、煅乌贼骨；⑧黄连温胆汤。

（3）补法　常用方药有：①香砂养胃汤；②理中汤；③养阴建中汤，药用北沙参、麦冬、石斛、玉竹、佛手、白扁豆、花粉、白及、生地黄、桑叶、重楼、郁金、甘草；④加味芍甘汤，药用白芍、重楼、甘草、木瓜、乌梅、麦冬、丹参、五灵脂、蒲黄、蒲公英、焦山楂。

六、国医大师李佃贵治疗脾胃病经验[22，24]

1. 慢性胃炎

（1）胃气壅滞型　治宜理气和胃、降逆消痞，方用木香顺气散加减。疼痛甚者，加延胡索、白芷、白芍、甘草；若食积气滞，嗳腐吞酸，加鸡内金、焦三仙等。

（2）湿浊中阻型　治宜除湿化浊、和胃消痞，方用菖蒲郁金汤加减。恶心、嗳气、呃逆者可加陈皮、半夏、丁香、旋覆花、代赭石等；烧心、反酸者，加浙贝母、海螵蛸、煅龙骨、煅牡蛎等。

（3）浊毒内蕴型　治宜化浊解毒、和胃消痞，方用化浊解毒汤加减（黄芩、黄连、黄柏、蒲公英、生石膏、茵陈、藿香、佩兰等）。若伴恶心，加紫苏叶、黄连；若排便不爽，便次频数，加葛根、白芍、地榆、秦皮、白头翁；伴肠上皮化生者，加半枝莲、半边莲、绞股蓝、薏苡仁、白英；伴不典型增生，加三棱、莪术、穿山甲、全蝎、蜈蚣、水蛭等。

（4）瘀血内结型　治宜理气活血、化瘀消痞，方用活血止痛方（蒲黄、五灵脂、醋延胡索、白芷、蒲公英、大血藤、当归、川芎、三七粉等）。伴胃脘胀满气滞，加柴胡、香附、木香；心血暗耗，虚火内浮所致眠差，加酸枣仁、柏子仁；伴异型增生，加三棱、莪术、全蝎、蜈蚣等。

（5）浊毒伤阴型　治宜滋养胃阴、和胃消痞，方用养阴益胃汤（沙参、玄参、麦冬、石斛、生地黄、五味子、百合、乌药等）。胃脘烧灼明显者，加石膏、瓦楞子、黄连；伴有后背疼痛，加沙参、威灵仙；伴口干，加天花粉、芦根；伴咽堵，加射干、桔梗、板蓝根、木蝴蝶等。

（6）脾胃虚弱型　治宜补气健脾、和胃消痞，方用香砂六君子汤加减。胀满甚者，加枳实、厚朴、炒莱菔子、木香等；心脾两虚，伴有心悸、气短，神疲乏力，面色无华者，合归脾汤加减。

2. 溃疡性结肠炎

（1）发作期　浊毒证、实证为主，治宜清热化浊解毒，方药：腹痛甚者，用儿茶、徐长卿、延胡索、大血藤；下利白冻黏液较多者，加藿香、佩兰、苍术、薏苡仁；伴发热者，予蒲公英、连翘、栀子、黄连等；便中夹有不消化食物，加莱菔子、麦芽、鸡内金、六神曲等。

（2）缓解期　脾肾两虚为主，治宜健脾补肾，方药：腹满隐痛、不思饮食者，加青皮、砂仁、白芍、焦三仙；下利少量黏液或脓血者，加诃子肉、乌梅、党参、太子参；四肢乏力、懒言少动者，加炙黄芪、山药；腰膝酸软尤甚者，加牛膝、酒山茱萸；头晕、耳鸣者，加桑寄生、菟丝子、女贞子；肛门坠胀、下利白冻者，用炒升麻、木香、肉豆蔻。

3. 功能性便秘

以浊毒理论指导治疗，常用治法方药：清热通腑，化浊解毒，用大黄、石膏、海藻、昆布等；祛湿通腑，化浊解毒，用白术、苍术、藿香等；调气通腑，化浊解毒，用木香、沉香、枳实、苦杏仁等；补虚扶正，化浊解毒，用玄参、沙参、火麻仁、郁李仁、栝楼仁等。

七、国医大师徐景藩治疗脾胃病经验[25、27]

1. 慢性萎缩性胃炎

本病病机以血瘀为主，伴中虚气滞、肝胃不和、胃阴不足，治宜活血化瘀，常用当归、丹参、石见穿，配合黄芪、仙鹤草、橘皮、红枣等组成便方代茶饮；调中理气行瘀，常用三棱、当归等；疏肝和胃行瘀，常用茜草、郁金、红花等；养胃理气行瘀，常用紫丹参、牡丹皮等。

2. 食管癌术后

本病病因病机为血瘀、气郁、痰浊、癌毒等病理因素累及食管，即通降失常，长期反复不愈。治法方药：①通瘀止痛，善用“三汤”，即通幽汤、血府逐瘀汤和四物汤，

“三龙”，即龙葵、地龙和龙血竭；②通管护膜，针对食管癌术后患者饮食难下的特点，善用“三石”，即鹅管石、代赭石、石打穿；③通腑降浊，善用“三子”，即牵牛子、急性子、王不留行子；④通窍理气，善用石菖蒲与佩兰，芳香辛温开窍，醒脾化湿开胃。

3. 下利

脾虚湿热夹瘀，寒热错杂，肝脾肾同病者，治宜温清并施，补泻兼顾。湿偏重者，可配以木香槟榔丸；热偏重者，佐用枳实导滞丸、白头翁汤；缓解期脾胃不和者，用香砂六君子汤加减；脾肾阳虚者，用真人养脏汤、附子理中汤加减；阴虚者，加山茱萸、莲须、沙苑子、菟丝子；脾虚湿盛者，以参苓白术散、平胃散加减；“痰泻”者，用桔梗、半夏、陈皮、薏苡仁、石菖蒲、茯苓、远志、冬瓜子；肝郁脾虚者，以痛泻要方合四君子汤加减；肝脾郁热，加黄连、苦参、白芍、栝楼、败酱草、贯众等；肝血不足，加当归、白芍、阿胶珠、女贞子、枸杞子、何首乌等；久病入络，加刺猬皮、鸡冠花、三棱、莪术、紫草、泽兰等。

八、国医大师李玉奇治疗脾胃病经验[28，29]

李玉奇认为溃疡性结肠炎病机为肠道湿热蕴毒，灼伤血络，成痈成脓，和血而下，治宜清热凉血解毒，方用白头翁汤加减：黄连、苦参、当归、白术、白头翁、秦皮、茯苓、厚朴、槟榔片、麦芽。对于萎缩性胃炎以痈论治，治宜扶正补脾、去腐生新，常用药物：黄芪、党参、薏苡仁、甘草、白蔹、羊角屑、蚕砂、黄连、桃仁、丹参、莪术。对于反流性胃炎，治宜补气，健中和胃，常用药物：党参、黄芪、山药、砂仁、豆蔻、葛根、柴胡、小茴香、炮姜、苦参、川楝子、橘核、黄连。其认为胃溃疡以实证热证居多，十二指肠球部溃疡以虚证寒证居多。临床治疗胃溃疡常用黄连、连翘、红豆蔻等，十二指肠球部溃疡常用党参、当归、白芍、苦参、乌贼、煅瓦楞子、威灵仙。生地榆、白蔹二药无论何种溃疡必不可少，并加用生肌敛疮的大黄、白及、血竭等。

九、国医大师杨春波治疗脾胃病经验[30]

治疗慢性泄泻：①脾胃虚弱、湿热蕴肠证，方用杨氏清化肠饮合达原饮、四君子汤化裁，由茵陈、白扁豆、黄连、厚朴、佩兰、豆蔻、薏苡仁、赤芍、仙鹤草、地榆组成；②脾虚食滞、胃肠蕴热证，方用健脾丸合清化肠饮加减；③脾阳不足、寒湿内蕴证，方用理中丸合平胃散、藿香正气散加减；④脾虚夹湿、中气下陷证，方用参苓白术散合补中益气汤加减；⑤肝郁脾虚证，方用痛泻要方加减；⑥脾肾不足证，方用四君子汤合黄芪、黄精、菟丝子、淫羊藿、益智仁加减；五更泄者，用理中丸合四神丸加减。

附 1

胃脘痛（慢性胃炎）中医诊疗方案（2017 年版）[31]

一、诊断

（一）疾病诊断

1. 中医诊断标准

参考中华中医药学会脾胃病分会 2016 年发布的《慢性胃炎中医诊疗共识意见》及《中医内科学》（张伯礼主编，人民卫生出版社 2012 年出版）。主要症状：不同程度和性质的胃脘部疼痛。次要症状：可兼有胃脘部胀满、痞闷、嗳气、吐酸、纳呆、胁胀、腹胀等。本病可见于任何年龄段，以中老年多见，常反复发作，难以根治。

2. 西医诊断标准

参考中华医学会消化病学分会 2012 年发布的《中国慢性胃炎共识意见》（2012，上海）及《幽门螺杆菌胃炎京都全球共识》（2014，京都）。慢性胃炎常见上腹部疼痛，早饱，食欲下降，饮食减少，或伴有烧心泛酸等。症状缺乏特异性，确诊依赖于胃镜、病理及幽门螺杆菌检测。

（1）内镜诊断

非萎缩性胃炎：内镜下可见红斑（点状、条状、片状）、黏膜粗糙不平、出血点或出血斑、黏膜水肿或渗出。

萎缩性胃炎：内镜下可见黏膜红白相间、以白为主，黏膜皱襞变平甚至消失，黏膜血管显露，黏膜呈颗粒状或结节样。

如伴有胆汁反流、糜烂、黏膜内出血等，描述为萎缩性胃炎或非萎缩性胃炎伴胆汁反流、糜烂、黏膜内出血等。

（2）病理诊断　根据需要可取 2 ～ 5 块活检组织，内镜医师应向病理科提供取材的部位、内镜检查结果和简要病史。病理医师应报告每一块活检标本的组织学变化，对 Hp、慢性炎症、活动性炎症、萎缩、肠上皮化生和异型增生应予以分级。慢性胃炎活检显示有固有腺体的萎缩，即可诊断为萎缩性胃炎，不必考虑活检标本的萎缩块数与程度，临床医师可结合病理结果和内镜所见，做出病变范围与程度的判断。

（二）证候诊断

1. 肝胃气滞证

胃脘胀痛，或伴胀满不适，嗳气频作，胁肋胀痛，胸闷不舒，症状因情绪因素诱发或加重。舌苔薄白，脉弦。

2. 肝胃郁热证

胃脘灼痛或饥嘈不适，嘈杂反酸，心烦易怒，口干口苦，大便干燥。舌红、苔黄，脉弦或弦数。

3. 脾胃湿热证

胃脘闷痛或痞满，食少纳呆，恶心欲呕，口干口苦，身重困倦，小便短黄。舌红、苔黄腻，脉滑或数。

4. 脾胃气虚证

胃脘隐痛或胀满，餐后明显，饮食不慎后易加重或发作，纳呆食少，疲倦乏力，少气懒言，四肢不温，大便溏薄。舌淡或有齿印、苔薄白，脉沉弱。

5. 脾胃虚寒证

胃痛隐隐，绵绵不休，喜温喜按，劳累或受凉后发作或加重，泛吐清水，纳呆食少，神疲倦怠，手足不温，大便溏薄。舌淡、苔白，脉虚弱。

6. 胃阴不足证

胃脘灼热疼痛，胃中嘈杂，似饥而不欲食，口干舌燥，大便干结。舌红少津或有裂纹、苔少或无，脉细或数。

7. 瘀阻胃络证

胃脘疼痛，痛有定处，痛处拒按，面色暗滞，或有黑便。舌暗红或有瘀点、瘀斑，脉弦涩。

二、治疗方法

（一）辨证论治

1. 肝胃气滞证

（1）治法　疏肝理气。

（2）推荐方药　柴胡疏肝散加味，柴胡、香附、枳壳、白芍、陈皮、川芎、佛手、百合、乌药、甘草等，或具有同类功效的中成药。

（3）针刺治疗

①体针（包括皮内针），选取中脘、内关、合谷、太冲、期门等穴，毫针刺，平补平泻，每日 1 次，7 次为 1 个疗程；或用皮内针，每次埋针 1 ～ 3 天，每隔 2 ～ 3 小时按压

1 次，起针后间隔 1 日后可以复用。

②耳针（包括皮内针），选取交感、神门、肝、胃等耳穴，每次选 3 ～ 4 穴，轻刺激，或用揿针皮内埋针，或王不留行籽贴耳穴，每次保留 1 ～ 3 天，每隔 2 ～ 3 小时按压 1 次，间隔 1 日后可以复用。

（4）饮食疗法　饮食宜清淡，进食易消化食物。多选用具有疏肝理气的食物或饮品，如萝卜、莲藕、百合、佛手等，可用玫瑰花、代代花代茶饮。忌食南瓜、山芋、土豆等壅遏气机的食物。

2. 肝胃郁热证

（1）治法　疏肝清热。

（2）推荐方药　化肝煎合左金丸加减，柴胡、赤芍、青皮、陈皮、龙胆、黄连、吴茱萸、乌贼骨、浙贝母、牡丹皮、栀子、甘草等，或具有同类功效的中成药。

（3）针刺治疗

①体针（包括皮内针），选取中脘、内关、合谷、曲池、太冲、期门、阳陵泉等穴，毫针刺，用泻法，每日 1 次，7 次为 1 个疗程；或用皮内针，每次埋针 1 ～ 3 天，每隔 2 ～ 3 小时按压 1 次，起针后间隔 1 日后可以复用。

②耳针（包括皮内针），选取交感、神门、肝、胃等耳穴，每次选 3 ～ 4 穴，轻刺激；或用揿针皮内埋针，或王不留行籽贴耳穴，每次保留 1 ～ 3 天，每隔 2 ～ 3 小时按压 1 次，间隔 1 日后可以复用。

（4）饮食疗法　饮食宜清淡，食用易消化食物。多用具有疏肝理气、清火泻热的食物或饮品，如苦瓜、萝卜、莲藕、百合、佛手等，可用玫瑰花、莲子心等代茶饮。少食辛辣炙煿之物。

3. 脾胃湿热证

（1）治法　清热化湿。

（2）推荐方药　黄连温胆汤加味，黄连、半夏、陈皮、茯苓、枳实、竹茹、黄芩、滑石、大腹皮、白豆蔻等，或具有同类功效的中成药。

（3）针刺治疗

①体针（包括皮内针），选取中脘、合谷、曲池、天枢、丰隆等穴，毫针刺，用泻法，每日 1 次，7 次为 1 个疗程；或用皮内针，每次埋针 1 ～ 3 天，每隔 2 ～ 3 小时按压 1 次，起针后间隔 1 日后可以复用。

②耳针（包括皮内针），选取交感、神门、脾、胃等耳穴，每次选 3 ～ 4 穴，轻刺激；或用揿针皮内埋针，或王不留行籽贴耳穴，每次保留 1 ～ 3 天，每隔 2 ～ 3 小时按压 1 次，

间隔 1 日后可以复用。

（4）饮食疗法　饮食宜清淡，易消化，多食具有化湿清热作用的食品或饮品，如扁豆、红小豆、薏米等，可用荷叶代茶饮。少用辛辣作料，忌食助湿生热食品，如动物脂肪、内脏、咖啡、巧克力等。

4. 脾胃气虚证

（1）治法　健脾益气。

（2）推荐方药　香砂六君子汤加味，党参、炒白术、茯苓、陈皮、木香、砂仁、法半夏、陈皮、炙甘草等，或具有同类功效的中成药。

（3）针灸治疗

①体针（包括皮内针），选取中脘、足三里、胃俞、脾俞、关元、气海等穴，毫针刺，用补法，每日 1 次，7 次为 1 个疗程；或用隔姜灸，每次每穴 10 分钟；或用皮内针，每次埋针 1 ～ 3 天，每隔 2 ～ 3 小时按压 1 次，起针后间隔 1 日后可以复用。

②耳针（包括皮内针），选取交感、神门、脾、胃等耳穴，每次选 3 ～ 4 穴，轻刺激；或用揿针皮内埋针，或王不留行籽贴耳穴，每次保留 1 ～ 3 天，每隔 2 ～ 3 小时按压 1 次，间隔 1 日后可以复用。

（4）饮食疗法　饮食宜温热，营养丰富，易消化。多食健脾益气食物，如牛奶、鸡蛋、黄鱼、鳗鱼、龙眼、大枣、土豆等。忌食生冷、寒凉及肥腻之品。

5. 脾胃虚寒证

（1）治法　温中健脾。

（2）推荐方药　黄芪建中汤合理中汤加味，黄芪、桂枝、白芍、干姜、大枣、白术、党参、炙甘草、延胡索等，或具有同类功效的中成药。

（3）针灸治疗

①体针（包括皮内针），选取中脘、足三里、胃俞、脾俞、关元、气海等穴，毫针刺，用补法，每日 1 次，7 次为 1 个疗程；或用隔姜灸，每次每穴 10 分钟；或用皮内针，每次埋针 1 ～ 3 天，每隔 2 ～ 3 小时按压 1 次，起针后间隔 1 日后可以复用。

②耳针（包括皮内针），选取交感、神门、脾、胃等耳穴，每次选 3 ～ 4 穴，轻刺激；或用揿针皮内埋针，或王不留行籽贴耳穴，每次保留 1 ～ 3 天，每隔 2 ～ 3 小时按压 1 次，间隔 1 日后可以复用。

（4）饮食疗法　饮食宜温热，营养丰富，易消化。多食健脾益气食物，如牛奶、鸡蛋、黄鱼、鳗鱼、龙眼、大枣、土豆等，可食用生姜粥、红枣粥、当归生姜羊肉汤等。忌食生冷、寒凉之品。

6. 胃阴不足证

（1）治法 养阴益胃。

（2）推荐方药 沙参麦冬汤加味，北沙参、麦冬、生地黄、玉竹、百合、乌药、佛手、川楝子、生甘草等，或具有同类功效的中成药。

（3）针刺治疗

①体针（包括皮内针），选取中脘、足三里、三阴交、胃俞、脾俞、血海等穴，毫针刺，用补法，每日1次，7次为1个疗程；或用皮内针，每次埋针1～3天，每隔2～3小时按压1次，起针后间隔1日后可以复用。

②耳针（包括皮内针），选取交感、神门、脾、胃等耳穴，每次选3～4穴，轻刺激；或用揿针皮内埋针，或王不留行籽贴耳穴，每次保留1～3天，每隔2～3小时按压1次，间隔1日后可以复用。

（4）饮食疗法 饮食宜清淡易消化，以甘平温润为宜，可多用莲子、百合、山药、扁豆、银耳、枸杞子煮粥食用。忌食生冷油腻、辛辣炙煿之品。

7. 瘀阻胃络证

（1）治法 活血通络。

（2）推荐方药 丹参饮合失笑散加味，丹参、砂仁、降香、蒲黄、五灵脂、莪术、三七粉（冲服）、延胡索等，或具有同类功效的中成药。

（3）针刺治疗

①体针（包括皮内针），选取中脘、内关、胃俞、肝俞、太冲、期门等穴，毫针刺，平补平泻，每日1次，7次为1个疗程；或用皮内针，每次埋针1～3天，每隔2～3小时按压1次，起针后间隔1日后可以复用。

②耳针（包括皮内针），选取交感、神门、肝、胃等耳穴，每次选3～4穴，轻刺激；或用揿针皮内埋针，或王不留行籽贴耳穴，每次保留1～3天，每隔2～3小时按压1次，间隔1日后可以复用。

（4）饮食疗法 饮食宜清淡易消化，可多食具有理气活血作用的食品，如用山楂、红花代茶饮。忌食生冷油腻、辛辣炙煿之品。

（二）其他中医特色疗法

1. 中药穴位贴敷

药物选择：选用具有温经通络、活血止痛作用的中药，如细辛、川芎、白芷、皂角刺、茜草、红花等。穴位选择：局部取穴为主，选用中脘、神阙、关元、天枢等。操作：将中药打碎磨细粉，加适量香油调制成膏，调匀后取适量用专用贴敷膜外敷穴位，每次选 1 ～ 3 穴，贴敷 4 ～ 6 小时，每日 1 次。适用于脾胃虚弱证、脾胃虚寒证、肝胃气滞证及瘀阻胃络证。

2. 中药足浴疗法

选用具有理气活血、通络止痛作用的中药，或与内服中药相同处方的中药（可用内服中药的药渣再煎 1 次），煎好后加适量水，用足浴器泡洗足腿部，每日 1 次，每次 15 ～ 30 分钟，水温宜低于 42℃，水温不宜过高，以免烫伤皮肤。

3. 局部物理治疗

可选用拔罐、中药 TDP 离子导入、胃肠动力治疗仪、红外线照射等疗法。

（三）西药治疗

幽门螺杆菌感染者，参照相关幽门螺杆菌共识意见，行幽门螺杆菌根除治疗。

（四）护理调摄要点

1. 生活调理

适当活动，避免劳累，生活规律，保证睡眠。

2. 饮食指导

原则上要求患者进食清淡易消化食物，做到定时定量，避免暴饮暴食，并根据患者的证候类型具体指导患者饮食宜忌。

3. 情志护理

向患者解释病情，进行健康教育，消除紧张、恐惧等不良情绪，帮助患者树立积极乐观的生活态度。

4. 随访指导

慢性胃炎需要定期随访，行幽门螺杆菌根除治疗者需在停药 4 周后复查 ^{13}C 或 ^{14}C 呼气试验；内镜和病理随访时间视病情而定，不伴肠化者要求 1 ～ 2 年复查 1 次，有中重度萎缩伴肠化者要求 1 年复查 1 次。

三、疗效评价（略）

附 2

泄泻病（腹泻型肠易激综合征）中医诊疗方案（2017 年版）[31]

一、诊断

（一）疾病诊断

1. 中医诊断标准

参考中华中医药学会脾胃病分会 2016 年发布的《肠易激综合征中医诊疗共识意见》及《中医内科学》（张伯礼主编，人民卫生出版社 2012 年出版）。

诊断要点：泄泻，以腹痛、大便粪质清稀为主要依据，或大便次数增多，粪质清稀，甚则如水样；或泻下完谷不化；常先有腹胀腹痛，旋即泄泻。暴泻起病急，泻下急迫而量多，多由外感寒热、暑湿或饮食不当所致；久泻起病缓，泻下势缓而量少，有反复发作史，多由外邪、饮食、情志、劳倦等因素诱发或加重。

2. 西医诊断标准

根据罗马Ⅳ标准，肠易激综合征典型的临床表现为反复发作的腹痛，最近 3 个月内每周至少发作 1 天，伴有以下 2 项或 2 项以上：①与排便有关；②发作时伴有排便频率改变；③发作时伴有粪便性状（外观）改变。诊断前症状出现至少 6 个月，近 3 个月持续存在。腹泻型肠易激综合征（diarrhea type irritable bowel syndrome，IBS-D）：至少 25% 的排便为 Bristol 6 ～ 7 型，且 Bristol 1 ～ 2 型的排便小于 25%。

（二）证候诊断

1. 肝郁脾虚证

腹痛即泻，泻后痛减，急躁易怒，发作常和情绪有关，身倦乏力，两胁胀满，纳呆泛恶。舌淡胖，也可有齿痕，苔薄白，脉弦细。

2. 脾虚湿盛证

大便溏泻，腹痛隐隐，劳累或受凉后发作或加重，神疲纳呆，四肢倦怠。舌淡，边可有齿痕，苔白腻，脉虚弱。

3. 脾肾阳虚证

腹痛即泻，甚如清水状，可在晨起时发作，腹部冷痛，得温痛减，形寒肢冷，腰膝酸软，不思饮食。舌淡胖、苔白滑，脉沉细。

4. 脾胃湿热证

腹痛泄泻，泄下急迫或不爽，大便臭秽，胸闷不舒，渴不欲饮，口干口苦，甚或口臭。舌红、苔黄腻，脉滑。

5. 寒热错杂证

大便溏泻不定，腹胀肠鸣，口苦口臭，畏寒，受凉则发。舌质淡、苔薄黄，脉弦细或弦滑。

二、治疗方法

（一）辨证论治

1. 肝郁脾虚证

治法：抑肝扶脾。

推荐方药：痛泻要方加减，炒白术、白芍、防风、陈皮、郁金、佛手、茯苓、太子参等，或具有同类功效的中成药。

加减：腹痛甚者，加醋延胡索、川楝子；嗳气频繁者，加沉香、白豆蔻；泄泻甚者，加党参、乌梅、木瓜；腹胀明显者，加槟榔片、枳实、大腹皮；烦躁易怒者，加牡丹皮、栀子；夜寐差者，加炒酸枣仁、首乌藤。

针灸治疗：基本穴位可选取足三里、天枢、三阴交，以补为主。肝郁加肝俞、行间，脘痞加公孙，脾胃虚弱加脾俞、章门。

2. 脾虚湿盛证

治法：健脾益气，化湿止泻。

推荐方药：参苓白术散加减，党参、白术、茯苓、桔梗、山药、砂仁（后下）、薏苡仁、莲肉等，或具有同类功效的中成药。

加减：腹中冷痛，手足不温，加炮附子、吴茱萸、肉桂；久泻不止，中气下陷，滑脱不禁，加升麻、柴胡、甘草、当归、黄芪。

针灸治疗：基本穴位可选取足三里、天枢、三阴交，以补为主。脾胃虚弱加脾俞、章门。

3. 脾肾阳虚证

治法：健脾补肾。

推荐方药：附子理中汤合四神丸加减，炮附子（先煎）、干姜、党参、白术、山药、补骨脂、肉豆蔻、吴茱萸、五味子、甘草，或具有同类功效的中成药。

加减：脾虚下陷者，加升麻、柴胡、黄芪；腹痛喜温、喜按，加肉桂。

针灸治疗：基本穴位可选取足三里、天枢、三阴交，以补为主。脾肾阳虚加肾俞、命门、关元，也可用灸法。

4. 脾胃湿热证

治法：清热利湿。

推荐方药：葛根芩连汤加减，葛根、黄芩、黄连、甘草、苦参、秦皮、生薏苡仁，或具有同类功效的中成药。

加减：肠鸣辘辘，大便黏滞，加防风、苍术、厚朴、羌活。

针灸治疗：基本穴位可选取足三里、天枢、三阴交，以泻法为主。

5. 寒热错杂证

治法：平调寒热，益气温中。

方药：乌梅丸加减，乌梅、黄连、黄柏、川椒、制附片（先煎）、党参、白术、茯苓、当归、白芍、甘草，或具有同类功效的中成药。

加减：腹痛甚者，加醋延胡索、川楝子；嗳气频繁者，加沉香、白豆蔻；泄泻甚者，加党参、木瓜；腹胀明显者，加槟榔片、枳实、大腹皮；清晨腹泻者，加补骨脂、肉豆蔻；腹痛喜按、畏寒便溏者，加干姜、肉桂。

针灸治疗：基本穴位可选取足三里、天枢、三阴交，以补法为主。脾胃虚弱加脾俞、章门。

（二）其他中医特色疗法

1. 红外线照射

临床通过使用红外线照射与针灸相结合，刺激足三里穴，上、下巨虚穴能双向调节胃肠蠕动。

2. 药物离子导入

临床中采用中药离子导入法，穴位主要选用中脘、肺俞、足三里等。

3. 中药泡洗

取足部三阴三阳经，采用中药（生黄芪 30g，酒大黄 30g，当归 30g，党参 30g，鸡血藤 30g）泡洗蒸浴，结合电磁疗法，益气活络，化瘀通阳（注：气津大亏、卫表不固的患者应适度调整水温，防止汗出太过而伤阴）。20 ～ 30 天为 1 个疗程。

4. 摩腹疗法

嘱患者睡前取仰卧位，双膝屈曲，腹泻患者双手叠于腹部左侧，稍施压力，顺时针按摩，持续 200 ～ 300 次；腹痛患者单手手掌放于中脘穴，掌根稍施压力，持续按摩 200 次，对疼痛有一定的缓解。

5. 提肛运动

提肛运动坐、卧和站立时均可进行。方法如下：思想集中，舌顶上腭，咬紧牙关，吸气，向上收提肛门，屏住呼吸并保持收提肛门 2 ～ 3 秒，然后全身放松，呼气，放松肛门。每日 1 ～ 3 次，每次 50 下或 5 分钟。此锻炼方法应长期坚持。

（三）西药治疗

出现难以控制的腹痛、腹泻、焦虑抑郁状态等情况，可参考《中国肠易激综合征专家共识意见》（2015 年，上海）规范应用解痉剂、止泻药物、利福昔明、益生菌、抗抑郁焦虑药，制定个体化治疗策略。

（四）护理调摄要点

1. 心理治疗及情绪调理

纠正患者曲解的认知，达到正确认知自己的病情，树立战胜疾病的信心。通过与患者的交流，分析暴露其与泄泻发病有关的心理因素，调整患者的情绪和行为，建立合理规律的生活方式，以改善患者的临床症状和生活质量。同时，结合中医治疗心理疾病的优势，缓解患者的精神压力。

2. 饮食治疗及不良嗜好戒断

建议患者对饮食种类进行认真评估，尽量避免食用能使自己产生胃肠不适的食物。针对泄泻病患者，在治疗期间，应避免烟酒、辛辣肥甘食物的摄入，如咖啡、浓茶等。

三、疗效评价（略）

附 3

久痢（溃疡性结肠炎）中医诊疗方案（2017 年版）[31]

一、诊断

（一）疾病诊断

1. 中医诊断标准

参照中华中医药学会脾胃病分会《溃疡性结肠炎中医诊疗共识意见（2016）》制定。溃疡性结肠炎以腹痛、腹泻、黏液脓血便、里急后重为主要临床表现，病程较长，反复发作、迁延难愈，属于中医“久痢”范畴。

2. 西医诊断标准

参考《炎症性肠病诊断与治疗的共识意见》（中华医学会消化病学分会炎症性肠病协

作组，2012 年)。

典型的临床表现为黏液脓血便或血性腹泻、里急后重，伴有腹痛、乏力、食欲减退、发热等全身症状，病程多在 6 周以上。结肠镜下病变多从直肠开始，呈持续性、融合性的结肠炎症，黏膜血管纹理模糊、紊乱或消失，严重者可见黏膜质脆、自发性出血和溃疡形成。病理活动期可见固有膜内弥漫性炎性细胞浸润，隐窝结构改变，黏膜表面糜烂、浅溃疡形成和肉芽组织增生。缓解期可见黏膜糜烂或溃疡愈合，固有膜内炎性细胞浸润减少或消失，潘氏细胞化生。同时需排除急性感染性肠炎、阿米巴肠病、肠道血吸虫病、肠结核、真菌性肠炎、人类免疫缺陷病毒感染等病。在符合以上诸条基础上得出明确的溃疡性结肠炎诊断。

溃疡性结肠炎的临床类型分为初发型和慢性复发型。病变范围仅累及直肠，未达乙状结肠者为直肠型；累及脾曲以远结肠者为左半结肠型；累及脾曲以近乃至全结肠者为广泛结肠型。按疾病活动性分为活动期和缓解期。活动期临床严重程度分级采用改良的 Truelove 和 Witts 标准进行评估，血便次数每日≥ 6 次，且脉搏＞ 90 次 / 分，或体温＞ 37.8℃，或血红蛋白＜ 10.5g/dL，或血沉＞ 30mm/h，或 CRP ＞ 30mg/L 为重度；血便次数每日＜ 4 次，脉搏＜ 90 次 / 分，体温＜ 37.5℃，血红蛋白＞ 11.5g/dL，血沉＜ 20mm/h，或 CRP 正常为轻度；介于轻、重度之间的为中度。肠外表现包括皮肤黏膜表现、关节损害、眼部病变、肝胆疾病、血栓栓塞性疾病等，并发症包括了中毒性巨结肠、肠穿孔、下消化道大出血、上皮内瘤变和癌变等。

（二）证候诊断

1. 大肠湿热证

腹泻，便下黏液脓血，腹痛，里急后重，肛门灼热，小便短赤，口干，口苦，舌质红、苔黄腻，脉滑。

2. 脾虚湿蕴证

黏液脓血便，白多赤少，或为白冻，腹泻便溏，夹有不消化食物，脘腹胀满，肢体困倦，神疲懒言，舌质淡红，边有齿痕，舌苔薄白腻，脉细弱或细滑。

3. 寒热错杂证

下利稀薄，夹有黏冻，反复发作，肛门灼热，腹痛绵绵，畏寒怕冷，口渴不欲饮，饥不欲食，舌质红，或舌淡红，舌苔薄黄，脉弦，或细弦。

4. 脾肾阳虚证

久泻不止，大便稀薄，夹有白冻，或伴有完谷不化，甚则滑脱不禁，腹痛喜温喜按，形寒肢冷，腰酸膝软，舌质淡胖，或有齿痕，舌苔薄白润，脉沉细。

5. 肝郁脾虚证

情绪抑郁或焦虑不安，常因情志因素诱发大便次数增多，大便稀烂或黏液便，腹痛即泻，泻后痛减，排便不爽，饮食减少，腹胀，肠鸣，舌质淡红，苔薄白，脉弦或弦细。

6. 热毒炽盛证

便下脓血或血便，量多次频，腹痛明显，发热，里急后重，腹胀，口渴，烦躁不安，舌质红、苔黄燥，脉滑数。

7. 阴血亏虚证

便下脓血，反复发作，大便干结，夹有黏液，便血，排便不畅，腹中隐隐灼痛，形体消瘦，口燥咽干，虚烦失眠，五心烦热，舌红少津或舌质淡、少苔或无苔，脉细弱。

二、治疗方法

（一）辨证论治

1. 大肠湿热证

治法：清热化湿，调气行血。

推荐方药：芍药汤加减，黄连、黄芩、白头翁、木香、炒当归、炒白芍、生地榆、肉桂、生甘草等，或具有同等功效的中成药。

2. 脾虚湿蕴证

治法：健脾益气，化湿助运。

推荐方药：参苓白术散加减，党参、茯苓、炒白术、山药、炒薏苡仁、砂仁、白及、炒白芍、陈皮、桔梗、黄芪、木香、黄连、地榆、炙甘草等，或具有同等功效的中成药。

3. 寒热错杂证

治法：温中补虚，清热化湿。

推荐方药：乌梅丸加减，乌梅、黄连、黄柏、肉桂、干姜、党参、炒当归、制附片等，或具有同等功效的中成药。

4. 脾肾阳虚证

治法：健脾补肾，温阳化湿。

推荐方药：理中汤合四神丸加减，党参、干姜、炒白术、甘草、补骨脂、肉豆蔻、吴茱萸、五味子、益智仁等，或具有同等功效的中成药。

5. 肝郁脾虚证

治法：疏肝理气，健脾和中。

推荐方药：痛泻要方合四逆散加减，炒陈皮、白术、白芍、防风、炒柴胡、炒枳实、党参、茯苓、山药、炙甘草等，或具有同等功效的中成药。

6. 热毒炽盛证

治法：清热祛湿，凉血解毒。

推荐方药：白头翁汤加减，白头翁、黄连、黄柏、秦皮、黄芩、金银花、白芍，赤芍、牡丹皮、生地黄、地榆等，或具有同等功效的中成药。

7. 阴血亏虚证

治法：滋阴养血，益气健中。

推荐方药：驻车丸合四物汤加减，黄连、阿胶、当归、白芍、生地黄、太子参、北沙参、麦冬、乌梅、石斛、山药、炙甘草等，或具有同等功效的中成药。

（二）其他中医特色疗法

1. 中药灌肠治疗

（1）常用药物　一般将敛疮生肌、化瘀止血与清热化湿类药物配合应用。敛疮生肌类药物有珍珠、牛黄、冰片、琥珀、儿茶、白及、赤石脂、枯矾、诃子等；化瘀止血类有蒲黄、丹参、三七、地榆、槐花、仙鹤草、血竭、云南白药等；清热化湿类有青黛、黄连、黄柏、白头翁、秦皮、败酱草、苦参等。

（2）推荐灌肠方药　黄柏、地榆、白及、三七粉、锡类散。

灌肠方法：灌肠液温度与肠腔温度接近，一般在 39 ～ 40℃为宜。灌肠液剂量约 120ml，晚睡前灌肠。患者取左侧卧位，暴露臀部，下垫橡胶单、治疗巾，抬高臀部 10cm，连接、润滑肛管前端，排气、夹管，显露肛门，肛管插入直肠 20 ～ 30cm，液面距肛门不超过 30cm，根据患者的耐受情况，调节灌肠速度为 80 ～ 100 滴 / 分，同时观察病情。灌肠结束后，取左侧卧位 30 分钟，平卧位 30 分钟，右侧卧位 30 分钟，后可取舒适体位。拔管后轻揉肛门，尽量保留药液 1 小时以上。根据临床具体情况，也可选用结肠透析设备进行中药灌肠治疗。

2. 直肠栓剂疗法

常用野菊花栓等。肛门给药。先撕取 1 粒，再沿栓粒顶部两层铝箔间剥开，取出栓粒，塞入肛门。

3. 中药外敷治疗

脓血便者，取黄连、吴茱萸、木香适量分别研末，混合均匀，装入布袋或取适量醋调后，外敷脐部，纱布固定，2 ～ 3 日 1 次。伴有腹痛者，热证，取五倍子、黄柏、吴茱萸适量分别研末，混合均匀，装入布袋或取适量醋调后，外敷脐部，纱布固定，1 ～ 2 日 1 次；寒证，取丁香、肉桂、吴茱萸适量分别研末，混合均匀，装入布袋或取适量醋调后，外敷脐部，纱布固定，1 ～ 2 日 1 次。

4. 针灸治疗

（1）常规针灸治疗　针灸治疗溃疡性结肠炎的常用穴位有脾俞、天枢、足三里、大肠俞、气海、关元、太冲、肺俞、神阙、上巨虚、阴陵泉、中脘、丰隆等。

（2）耳针　取大肠、小肠、腹、胃、脾、神门等穴。每次选 3 ～ 5 穴，毫针浅刺，也可用王不留行籽贴压。

（3）中医穴位埋线　取脾俞、大肠俞、八髎、关元、阿是穴、天枢、足三里、阴陵泉等，每次选 3 ～ 5 个穴位。肝脾不和加肝俞；久病伤肾，阳虚五更泻加肾俞、命门。

（4）隔药灸治疗技术　取天枢（双）、气海、关元等穴，患者取仰卧位，将药饼（配方：附子 10g，肉桂 2g，丹参 3g，红花 3g，木香 2g。每只药饼含药粉 2.5g，加黄酒 3g 调拌成厚糊状，用药饼模具按压成直径 2.3cm，厚度 0.5cm 大小药饼）放在待灸穴位上，点燃艾段上部后置药饼上施灸。主要适用于脾胃虚弱型者。

（三）西药治疗

参照 2012 年中华医学会消化病学分会炎症性肠病协作组《炎症性肠病诊断与治疗的共识意见》规范应用 5- 氨基水杨酸抑制剂、糖皮质激素、免疫抑制剂和生物制剂等。对于重度溃疡性结肠炎应重视多学科联合诊治，及时评估疗效及有无外科手术适应证，重度溃疡性结肠炎错过合适手术时机会增加外科并发症的危险性。

（四）护理调摄要点

1. 专科护理

定时测体温、脉搏、呼吸、血压，观察腹痛及腹泻次数、量、色、形等，必要时留取标本送检。如有患者便血，则应估计出血量及出血部位。腹泻频繁者应注意水、电解质、酸碱平衡，鼓励多饮水。注意观察并发症如肠穿孔、肠梗阻等，及时告知医师处理。

2. 生活调摄

注意休息，重症者应卧床休息，轻症者可适当活动，如散步、太极拳等，但应保证充分睡眠及休息。避免受凉，防止肠道感染。

3. 心理护理

注意劳逸结合，生活有序，保持充足的睡眠。保持情绪稳定愉快，避免不良刺激，避免精神过度紧张。

4. 饮食护理

溃疡性结肠炎患者的饮食原则为：活动期选择低脂流质或低脂少渣半流质饮食（可选用优质蛋白的淡水鱼肉、瘦肉、蛋类等，但避免含乳糖蛋白食品，如牛奶）；缓解期选择低脂饮食，摄入充足的蛋白质，避免容易胀气和刺激性的食物，如粗纤维和辛辣食品。饮食应结合患者的证型与体质因素，如湿热证患者慎食羊肉等温性食品，虚寒证患者避免进食生冷食物如海鲜、冷饮、冷菜冷饭等。同时可配合食疗，脾虚者可服用山药莲子粥，阴虚者可用槐花百合粥，湿热者可服用薏仁马齿苋粥等。

5. 皮肤护理

保持臀部清洁干燥，便后用温水擦洗，肛周涂油保护。长期卧床者注意皮肤护理，如臀部及肛门等部位，必要时可外搽万花油于长期受压的皮肤面。

6. 定期监测

重视对本病癌变的监测，按病情定期进行肠镜检查。

三、疗效评价（略）

（高彦彬 赵慧玲 倪婧）

参考文献

[1] 赵云芳.《金匮要略》论治腹痛述要 [J]. 中华中医药学刊，2001，19（2）：127-128.

[2] 吴咸中. 急腹症研究 [M]. 上海：上海科学技术出版社，1988.

[3] 赵云芳.《金匮要略》论治呕吐述要 [J]. 中医函授通讯，1997（1）：3-4.

[4] 张科卫. 小半夏汤研究进展 [J]. 中成药，2012，34（3）：542-544.

[5] 蔡聪聪. 小半夏汤有效成分及其抗炎作用研究进展 [J]. 世界最新医学信息文摘，2017（41）：30-31.

[6] 王红. 半夏泻心汤临床研究进展 [J]. 中医药信息，2016，33（1）：104-106.

[7] 裴丽霞. 半夏泻心汤实验研究进展 [J]. 实用中医内科杂志，2006，20（5）：465-467.

[8] 金李君. 吴茱萸汤临床及实验研究进展 [J]. 浙江中医杂志，2013，48（7）：437-439.

[9] 张家礼，陈国权. 金匮要略理论与实践 [M]. 北京：人民卫生出版社，2009.

[10] 王尧. 大黄甘草汤治疗急重呕吐 86 例 [J]. 辽宁中医杂志，1991（5）：28.

[11] 姜初明，马胜林. 加减旋覆代赭汤治疗化疗后顽固性呃逆 30 例 [J]. 浙江中医杂志，1996（10）：444.

[12] 王峰. 旋覆代赭汤加减治疗卒中后顽固性呃逆 30 例 [J]. 中国民间疗法，2014（1）：44.

[13] 王长洪. 董建华的脾胃学术思想 [J]. 中国中西医结合脾胃杂志，1996，4（3）：166-167.

[14] 严祁旺．何任治疗慢性胃炎经验 [J]. 山东中医药大学学报，2007，31（2）：129–130.
[15] 林友宝，孙洁，沈淑华，等．“以通为用”治胃痛：国医大师何任辨治胃痛经验琐谈 [J]. 中国中医急症，2015，24（8）：1386–1388.
[16] 姚欣艳．熊继柏辨治胃脘痛经验 [J]. 中国中西医结合消化杂志，2002，10（6）：355–356.
[17] 姚欣艳，刘朝圣，李点，等．熊继柏教授辨治便秘经验 [J]. 中华中医药杂志，2015，30（11）：3990–3992.
[18] 胡轶．梅国强教授辨治脾胃疾病的学术思想及临床经验研究 [D]. 武汉：湖北中医药大学，2016.
[19] 李鲜，乔媛媛，李永亮．张磊教授论治呃逆经验 [J]. 中医临床研究，2016，8（6）：5–6.
[20] 张登峰，孙玉信．张磊论治胃胀十法 [J]. 中医研究，2000（3）：21–23.
[21] 孙玉信，张登峰．张磊治疗胃痛的经验 [J]. 北京针灸骨伤学院学报，2000（2）：30–32.
[22] 娄莹莹，刘小发，张金丽，等．国医大师李佃贵教授辨治慢性胃炎经验 [J]. 世界中西医结合杂志，2019，14（10）：58–61.
[23] 李佃贵，杨倩，才艳茹，等．李佃贵教授中西医结合治疗溃疡性结肠炎经验 [J]. 中国中西医结合消化杂志，2019，27（4）：6–8.
[24] 贾苏杰，李佃贵，郭立芳，等．国医大师李佃贵治疗功能性便秘用药特点 [J]. 中医学报，2020，35（8）：1697–1700.
[25] 姜婷，马靖，陆为民．国医大师徐景藩从瘀论治脾胃病经验 [J]. 中华中医药杂志，2020，35（9）：157–159.
[26] 谭唱，赵宇栋，徐丹华．徐景藩运用“五通法”论治食管癌术后经验 [J]. 中医杂志，2020，61（16）：1414–1416.
[27] 赵欣，孙宏文．国医大师徐景藩诊治下利经验 [J]. 中华中医药杂志，2018，33（7）：2882–2884.
[28] 汤立东，王垂杰，王辉，等．李玉奇治疗溃疡性结肠炎经验 [J]. 辽宁中医杂志，2013（2）：224–226.
[29] 刘华珍，徐子亮．李玉奇教授辨治慢性胃病经验 [J]. 实用中医内科杂志，2004，18（4）：295–295.
[30] 何友成，杨正宁，黄铭涵，等．杨春波辨治慢性泄泻经验 [J]. 中国中医药信息杂志，2021，28（7）：1–4.
[31] 国家中医药管理局．关于印发中风病（脑梗死）等 92 个病种中医临床路径和中医诊疗方案（2017 年版）的通知 [N]. 国家中医药管理局网站，2017–3–22.

第八章 《金匮要略》黄疸病研究进展

黄疸是以目黄、身黄、小便黄为主症的一种病证，其中目睛黄染为其重要特征。有关黄疸的文字记载最早见于马王堆汉墓出土的《足臂十一脉灸经》和《阴阳十一脉灸经》，可见“瘅”或“目黄”的症状。《黄帝内经》中对黄疸的病名、主要症状、病因病机等进行了阐述，如《素问·平人气象论》记载：“溺黄赤、安卧者，黄疸。以食如饥者胃疸……目黄者曰黄疸。”《金匮要略》中首次列专篇讨论黄疸，从病名、诊断、病因病机、治则方药、预后等方面进行了较详细的阐述，成为此后中医黄疸证治的指南。仲景将黄疸分为黄疸、谷疸、酒疸、女劳疸、黑疸五种，提出“黄家所得，从湿得之”“诸病黄家，但利其小便”，指出黄疸多由湿作祟，从而确立祛湿利小便为治黄正法。然而其所论黄疸并不都归于湿邪为患，亦有火劫发黄、表虚、气血虚弱等证，仲景还认识到瘀热亦为黄疸病的关键，开后世祛瘀治黄之先河。治疗上以祛邪解毒、通利二便为主，疏肝实脾化湿，活血化瘀，方药精当，注重顾护脾胃，其创制的茵陈蒿汤成为历代治疗黄疸的重要方剂。

后世医家在仲景学术思想的基础上，不断传承与发展，如韩祗和提出的“阴黄”“阳黄”辨证，张锡纯强调肝胆在黄疸论治中的地位，当代肝病大家关幼波从活血、解毒、化痰治疗黄疸等。

一、病因病机

仲景指出黄疸病的病因病机主要包括外感湿热发黄、燥结发黄、寒湿发黄、虚劳发黄、火劫发黄以及女劳发黄等六个方面，其中以湿热发黄为主，仲景言“黄家所得，从湿得之”。黄疸病的发病与脾胃关系密切，《灵枢·五阅五使》言“脾病者，唇黄”，《金匮要略》言“脾色必黄”，《伤寒论》言“太阴当身发黄”。湿邪为黄疸病的主要病因，而湿与脾密切相关，上述条文均表明黄不离脾。《金匮要略》言“脾色必黄，瘀热以行”，《伤寒论》亦言“瘀热在里，身必发黄”，可见瘀乃黄疸病的重要病因之一。湿邪入体，久郁化热，脾胃功能失调，湿热蕴蒸，不得外泄，伤及血分，则见黄疸相关症状。

二、辨证论治

1. 茵陈蒿汤证

《黄疸病脉证并治第十五》篇曰：“谷疸之为病，寒热不食，食即头眩，心胸不安，久久发黄，为谷疸，茵陈蒿汤主之。”胃热脾寒，食谷不化，湿热内生，蕴蒸为黄。从“久久发黄，为谷疸”可知，此乃久病入络，瘀阻血脉，伤及血分所致。方中茵陈为治黄要药，功专清热利湿退黄；大黄亦为退黄要药，可攻积导滞，清热解毒，化瘀退黄，使瘀热湿浊之毒从大便而解，《神农本草经》言其能“荡涤肠胃，推陈致新”；栀子性寒，善清三焦之热，凉血解毒，兼能通利小便，祛湿热下行。本方利小便之功大，而泻大便之力小，故服药后“小便当利……一宿腹减，黄从小便去”。钱潢在《伤寒溯源集·阳明中篇》中说：“茵陈性虽微寒，而能治湿热黄疸，及伤寒滞热，通身发黄，小便不利。栀子苦寒，泻三焦火，除胃热时疾黄病，通小便，解消渴，心烦懊侬，郁热结气，更入血分。大黄苦寒泄下，逐邪热，通肠胃，三者皆能蠲湿热，去郁滞，故为阳明发黄之首剂。”

2. 硝石矾石散证

《黄疸病脉证并治第十五》篇曰：“黄家，日晡所发热，而反恶寒，此为女劳得之。膀胱急，少腹满，身尽黄，额上黑，足下热，因作黑疸。其腹胀如水状，大便必黑，时溏，此女劳之病，非水也。腹满者难治，硝石矾石散主之。”湿热郁遏阳气，阳不外达故“反恶寒”，“额上黑”乃肾之本色外现。此为纵欲过度，肾虚热浮，阴虚内热所致。沈明宗释：“此房劳伤肾，肾水亏而阳火盛，外邪袭入，壅遏胃关，脾胃湿热，聚而不化，相火挟邪上逆于胃，胃肾互蒸，则额上黑而微汗出，脾肾互蒸，则手足中热而肌肤黄黑。”方中硝石消瘀活血，矾石化湿利水，大麦粥汁调服，保养胃气。此方是针对肾阴虚夹有瘀血湿热而言，不适用于脾肾两衰出现腹满者。

3. 栀子大黄汤证

《黄疸病脉证并治第十五》篇曰：“酒黄疸，心中懊侬，或热痛，栀子大黄汤主之。”酒辛热而多湿，易生湿热，饮酒过度，胃中湿热停滞，清浊升降之机受阻，湿热郁滞中焦而发酒疸。酒疸虽由湿热内蕴所致，然其病机趋势却有上、中、下的不同：湿热之邪影响于中、上焦则可出现“心中懊侬而热，不能食，时欲吐”等症状；若未影响上焦，则“无热，靖言了了”；影响下焦则可出现腹满、足下热、小便不利、脉沉弦等症状。治疗时应因势利导，可根据脉象判断，“脉浮者，先吐之，沉弦者，先下之”，即病势趋于上则用吐法，趋于下则用下法，灵活应变。方中栀子、豆豉清心除烦，大黄、枳实除积泻热。以方测证，本证除见心中懊憹热痛外，还应有身热、心烦不眠、小便黄赤、身黄如橘皮等症。

4. 桂枝加黄芪汤证

《黄疸病脉证并治第十五》篇曰：“诸病黄家，但利其小便。假令脉浮，当以汗解之，宜桂枝加黄芪汤主之。”方中黄芪、桂枝相伍补气通阳，白芍和营养血，大枣、生姜调和营卫，使湿邪与风邪俱从微汗而解，用于治疗黄疸病兼表虚者。此非内热影响，脉浮可知有表证，当汗解。

5. 猪膏发煎证

《黄疸病脉证并治第十五》篇曰：“诸黄，猪膏发煎主之。”猪膏即猪油，可利血脉、解风热、润燥结，乱发可消瘀、利水道，使邪从小便除。以方测证，可知此为燥结瘀血内结所致的黄疸病。

6. 茵陈五苓散证

《黄疸病脉证并治第十五》篇曰：“黄疸病，茵陈五苓散主之。”茵陈清热利湿，其量倍于五苓散，五苓散利小便，使湿邪从小便而去。方中佐以辛温之桂枝，用量小以取其通阳化气之功，即叶天士所言“通阳不在温，而在利小便”。条文中并未提及症状，由方药可知，本证应有小便短少或不利，食欲减退，舌苔白腻，或见形寒发热、便溏等症，属于湿重而内热不甚的黄疸病。

7. 大黄硝石汤证

《黄疸病脉证并治第十五》篇曰：“黄疸腹满，小便不利而赤，自汗出，此为表和里实，当下之，宜大黄硝石汤。”邪热入里成实，则见黄疸腹满；湿郁化热，膀胱气化不利，则见小便不利而赤；里热熏蒸则见自汗出。方中栀子、黄柏清里泻热，大黄、硝石攻下瘀热，全方共奏清热通便、利湿退黄之功。正如《医宗金鉴》言：“腹满、小便不利而赤，里病也。自汗出，表和也。里病者，湿热内甚，用栀子清上焦湿热，大黄泻中焦湿热，黄柏清下焦湿热，硝石则于苦寒泻热之中，而有燥烈发散之意，使药力无所不至，而湿热悉消散矣。”

8. 小半夏汤证

《黄疸病脉证并治第十五》篇曰：“黄疸病，小便色不变，欲自利，腹满而喘，不可除热，热除必哕。哕者，小半夏汤主之。”此证为黄疸病误治变哕。由“小便色不变，欲自利”可知其并非湿热实证，虽有“腹满而喘”，然与实热内结之喘不同，必兼有喜按、少气，乃太阴虚寒、寒湿内蕴所致，当温脾散寒除湿。小半夏汤可温胃化饮，降逆止哕，待哕止后需辨证治疗黄疸病。

9. 柴胡汤证

《黄疸病脉证并治第十五》篇曰："诸黄，腹痛而呕者，宜柴胡汤。"黄疸病与脾胃关系密切，脾胃有邪则肝胆受累，临床多见少阳兼证。黄疸病程中，如见往来寒热，胸胁苦满，腹痛而呕，属邪在少阳，当和解少阳。此证见于黄疸初期，故选用小柴胡汤，临床中需根据患者湿、热偏重情况灵活加减药物。

10. 小建中汤证

《黄疸病脉证并治第十五》篇曰："男子黄，小便自利，当与虚劳小建中汤。"方中重用饴糖温中补虚，和里缓急，桂枝温阳散寒，芍药和营益阴，炙甘草调中益气。六药合用，温中补虚缓急之中，以"桂枝为阳木，有甲乙化土之义"，故蕴有柔肝理脾、益阴和阳之意，用之可使中气强健，阴阳气血生而化源足。黄疸病由湿热内蕴引起，多见小便不利，此证小便自利而黄不去，可知非湿热所致，乃因脾胃气血虚弱，肌肤失荣，并非男子特有。用小建中汤建立脾胃中气，脾胃为气血生化之源，气血充盈则黄自退[1]。

三、研究进展

《黄疸病脉证并治第十五》篇涉及多首方剂，其中以茵陈蒿汤、茵陈五苓散等的研究较多。吴峰等[2]发现茵陈蒿汤联合西药治疗，对梗阻性黄疸患者术后肝功能的恢复有良性影响。郑国军等[3]发现胆汁淤积性肝病患者口服茵陈蒿汤联合犀角地黄汤后，在该病的治愈率、总有效率方面显示出明显的优势。刘丹等[4]将茵陈蒿汤和运动疗法对照治疗非酒精性脂肪性肝炎，发现茵陈蒿汤治疗组患者乏力、肝区不适、头晕、胸闷和口苦等症状的改善以及对血脂、血糖的控制优于对照组。徐道芬等[5]通过临床对比观察发现，茵陈蒿汤加味治疗母儿 ABO 血型不合总有效率达 91.53%，具有确切治疗母儿 ABO 血型不合的临床疗效。李建民等[6]发现加用茵陈蒿汤治疗急性胰腺炎与单纯常规西医治疗相比，治愈率显著升高，证明茵陈蒿汤对急性胰腺炎有确切辅助治疗效果。戚晶[7]发现替吉奥联合茵陈蒿汤治疗晚期胰腺癌，可以提高肿瘤的稳定率，具有治疗意义。

现代临床研究证实了茵陈五苓散单方或与其他方剂配合使用，可以治疗儿科、内科及外科等许多疾病，尤其是在消化和循环系统疾病中应用十分广泛。农志飞等[8]用茵陈五苓散治疗新生儿高胆红素血症，研究表明常规治疗加用茵陈五苓散加减治疗新生儿高胆红素血症安全有效。刘晓琳等[9]观察茵陈五苓散治疗非酒精性脂肪性肝炎治疗效果，总有效率为 90%，各指标有不同程度好转，血脂下降至正常水平，肝功能正常。魏爱生等[10]发现用茵陈五苓散治疗高甘油三酯血症患者胰岛素抵抗，显示茵陈五苓散有调脂作用。此外，还发现茵陈五苓散能治疗早期糖尿病、痛风性关节炎、脾虚湿蕴引发的湿疹等。

现代药理研究表明，茵陈蒿汤在抑制肝纤维化、保肝利胆、降糖降脂等方面有较好的作用。茵陈蒿汤可通过抑制星状细胞激活，降低胶原蛋白的表达，使肝组织中胶原的产生和沉淀减少，从而达到抑制肝纤维化的目的；另外可阻止 Kupffer 细胞活化，下调 TNF-α 的表达，减轻肝组织炎性反应，从而起到保肝抗炎作用。经研究证明茵陈中有利胆作用的成分有十多种，主要是 6，7- 二甲氧基香豆素、绿原酸及羟基苯乙酮。研究表明，茵陈能够促进胆汁排泄，消除胆汁淤积，增加胆汁中的固体物、胆红素和胆酸的排出。茵陈蒿汤能够显著降低大鼠肝脏甘油三酯、血清中甘油三酯及低密度脂蛋白胆固醇含量，并升高高密度脂蛋白胆固醇含量，改善机体脂质过度沉积的病理状态。其中的香豆素类化合物能扩张血管，降低肝组织中胆固醇含量，并可刺激血管内皮细胞释放一氧化氮，舒张血管平滑肌，修复内皮细胞，并可提高机体对胰岛素的敏感性，降低血糖[11]。

另外，周焕等[12]发现茵陈五苓散能保护肝细胞完整性，防止肝坏死，促进肝细胞的再生和修复。马小娟等[13]发现茵陈五苓散能显著降低大鼠体内化学性肝损伤所导致的转氨酶活性增加，减轻肝损伤导致的肝病理性改变；同时抑制了免疫性肝损伤导致的 ALT、AST 升高。茵陈五苓散中黄酮类成分能减轻高胆固醇家兔的动脉粥样硬化现象，减少脂肪沉着。方中各成分协同作用，可以扩张血管、促进一氧化氮及前列环素等的释放，保护心血管系统。张静等[14]研究发现，茵陈五苓散能提高阿尔茨海默病小鼠学习记忆成绩，降低丙二醛（MDA）的含量，提高过氧化氢酶和谷胱甘肽过氧化物酶活性，改善阿尔茨海默病小鼠的自由基代谢和抗氧化能力。

四、名家经验精选

1. 韩祇和——显仲圣之意，为阴黄立法

韩祇和，北宋医家，代表作《伤寒微旨论》，书中探讨了阴黄的病因病机及证治，补《伤寒论》之不足，明确指出“病人三四日后，服下药太过，虚其脾胃，亡津液，引水浆，脾土为阴湿加之，又与暑相会，至第六七日变为黄病，此乃阴黄也”。韩氏基于《伤寒论》辨证思想重新发掘思考，提出了阴黄的证治，对后世产生了极大的影响。韩氏明确表明自己的理论观点源于仲景，他说在仲景治伤寒，论辨阳明病脉者，“伤寒发汗已，身目为黄，所以然者，寒湿在里不解故也”原则的启发下，结合自己的临床经验，提出阴黄的论点及治法，并提出了著名的治阴黄的六首方剂。其六方每方必出茵陈，这体现了治黄应以利湿退黄为本，因阴黄为寒，据脉证辨寒之所在部位，用附子、桂枝、干姜

等以温阳祛寒，体现了仲景治病脉证合参的思想，并补充仲景治阴黄立法出理而不出方之不足，完善了仲景治黄大法，使后世医家在辨治寒湿发黄时有法可依，有章可循。韩氏对黄疸的认识从阴阳立论，简单明了，易于施治，结束唐末宋初辨病论治黄疸的繁复，并决定用药的寒温，为后世辨治黄疸理清了思路。

2. 张锡纯——宗西医“胆黄说”，崇仲景方药路

近代医家张锡纯着力于中西医汇通工作，其代表作《医学衷中参西录》一书中理论、用药和辨证，多以中西汇通的方法加以解释，其旨谓“西医新异之理，原多在中医包括之中”。中医自张仲景至明清皆以脾胃论治黄疸，而现代多从肝胆论治，在这个转变中张锡纯起到了举足轻重的作用。张氏参合西医之意，理解“黄疸为胆汁妄行于血中……此乃肝中先有蕴热，又为外感所束，其热益甚，致胆管肿胀，不能输其胆汁于小肠，而溢于血中随血运遍周身，是以周身无处不黄。迨至随血运行之余，又随水饮渗出归于膀胱，是以小便亦黄”，也称“胆管之闭塞，恒有胆石阻隔，不能输其胆汁于小肠”所致。但张氏以为仲景立法亦注重肝胆，他说“试观《金匮》黄疸门，其小柴胡汤显为治少阳胆经之方无论矣”，认为茵陈蒿汤、栀子大黄汤“非注重清肝胆之热，俾肝胆消其炎肿而胆汁得由正路以入于小肠乎”。如从治疗角度来讲，疏肝利胆确实对黄疸病有着重要的作用。

张氏自述曾详考仲景《伤寒》《金匮》立法要诀，发觉仲景论治黄疸虽唯责重脾，但从用药揣摩，认为仲景亦有胆脾并治之意。张氏继承了仲景的治黄思路，而有所发挥。他认为“黄疸之证，中说谓脾受湿热，西说谓胆汁滥行，究之二说原可沟通也”。他强调“胆脾同治”，从中西医汇通的角度认为内伤黄疸“身无热而发黄，其来也渐……乃脾土伤湿而累及胆与小肠也”“脾土受湿，升降不能自如以敷布其气化，而肝胆之气化遂因之湮瘀，胆囊所藏之汁亦因之湮瘀而蓄极妄行，不注于小肠以化食，转溢于血中而周身发黄”。外感黄疸“皆有大热”，或阳明有热，累及胆脾，“或脾中素有积湿，热入于脾，与湿合，其湿热蕴而生黄，外透肌肤而成疸，或胆中所寄之相火素炽，热入于胆，与火并，其胆管因热肿闭，胆汁旁溢，混于血中，亦外现成疸”，从中可知张氏所论外感内伤，究其根本，都是从脾胃、肝胆同论，湿热与瘀血并立，结合西医胆黄说的内容。

张氏认为茵陈“善清肝胆之热，兼理肝胆之郁，热消郁开，胆汁入小肠之路毫无阻隔也……其性颇近柴胡，实较柴胡之力柔和”，仲景治内伤、外感黄疸之方，皆以茵陈蒿汤为首方，“诚以茵陈蒿……性凉色青，能入肝胆，既善泻肝胆之热，又善达肝胆之郁，为理肝胆最要之品，即为治黄疸最要之品”。硝石“若与皂矾同用，善治内伤黄疸，消胆中

结石、膀胱中结石（即石淋）及钩虫病（钩虫及胆石症，皆能令人成黄疸）”。张氏善用《金匮》硝石矾石散治疗各种内伤黄疸，他认为“惟用其方时，宜随证治宜而善为变通耳”，如“其有实热者，可用茵陈、栀子煎汤送服；有食积者，可用生鸡内金，山楂煎汤送服”，体现了仲景“观其脉证，知犯何逆，随症治之”的辨证治疗观。张氏在仲景学说基础上融入了西学的新鲜“血液”，强调了肝胆在黄疸论治中的地位，与先前医家所论只重脾胃大不相同，他强调无论内伤外感都需“胆脾并治”，并真正从临证出发，详论胆脾同治的理法方药，认识详尽，体系完备。

3. 关幼波——立治黄三法，辨气血三焦

关幼波是中国当代著名中医肝病专家，关于黄疸发生病因病机的认识，关老继承了《黄帝内经》“湿热相搏”的理论，同时从仲景的“瘀热在里，身必发黄”“脾色必黄，瘀热以行”入手，认为多种原因致使脾胃功能失和，或肝郁气滞，横逆犯脾，则脾失健运，湿困中州，不得化散，所谓湿气不能发泄，郁蒸生热，热气不能宣畅则生湿，湿得热而益深，热因湿而愈炽。

在治疗法则上，关老提出：

（1）治黄必治血，血行黄易却　关老认为若湿热仅停留在气分，甚至弥漫三焦，有恶心、纳呆、脘胀、身重胁痛、乏力，甚至发热等症，但一般不会出现黄疸，只有湿热瘀阻血脉才会发黄，从而提出“治黄必治血，血行黄易却”的治疗法则。治血分为：①凉血活血常用生地黄、牡丹皮、赤芍、白茅根等；②养血活血常用当归、白芍、丹参、泽兰、刘寄奴等。

（2）治黄需解毒，毒解黄易除　关老认为在正虚不能内守兼有湿热内蕴之际，湿与热毒易互相鸱张，毒热不减，则血脉沸腾流速，胆液奔流横溢，黄疸则会加深，甚至弥漫三焦侵犯心包，而出现高热、烦躁、神昏和谵语等危候，从而提出“治黄需解毒，毒解黄易除”。解毒分为：①清热解毒，常用金银花、连翘、蒲公英、栀子、野菊花、板蓝根、大青叶、白花蛇舌草、叶下珠；②利湿解毒，常用藿香、佩兰、石菖蒲、砂仁、厚朴，或黄连、黄柏、黄芩、生薏苡仁、土茯苓、赤小豆、猪苓、金钱草等；③凉血解毒，常用水牛角、生地黄、牡丹皮、赤芍、玄参、白茅根等；④泻腑通下，常用大黄等。

（3）治黄宜化痰，痰消黄易除　关老认为黄疸从痰论治，盖脾为生痰之源，治痰治脾，实为图本之法，可加速利湿退黄之效。化痰多与理气、活血配用，常用半夏、栝楼、白矾、陈皮等。关老治黄常用茵陈、大黄。对慢性肝炎，关老亦认为多因湿热之邪未能彻底清除，余邪留恋，寄于肝胆或蕴积脾胃，治疗时要在扶正的基础上，佐以祛湿解毒之品。[15]

4. 刘渡舟——精于仲景学说，善用经方治疗黄疸

刘渡舟教授精于仲景学说，善用柴胡剂辨治肝胆病，对急、慢性肝炎，淤胆型肝炎，肝硬化等病积累了丰富的临床经验，疗效卓著。刘教授治疗黄疸多分为七证论治：

（1）湿热内盛发黄证　临床症见一身面目俱黄，色明亮而有光泽，身热心烦，口苦欲呕，恶闻荤腥，神疲乏力，胁肋疼痛，不欲饮食，小便黄涩不利，大便难通不爽，口渴腹胀，舌苔黄腻，脉弦滑。常用柴芩茵陈蒿汤。

（2）湿重于热发黄证　临床症见身体瘙痒，发黄，或一身面目俱黄，或者身黄不甚，身体肿胀，自觉身体发沉，头重如裹，纳差，腹胀，大便溏泻，舌苔黄白相间而腻，脉濡数，按之无力，治以利湿清热，宣化气机，方用加减二金汤，鸡内金、海金沙、厚朴、大腹皮、猪苓、通草、射干、茵陈、柴胡等。

（3）热重于湿发黄证　临床症见一身面目俱黄，黄色鲜明如橘子色，身热心烦，脘痞呕恶，大便秘结，小便黄赤，舌红苔根部黄腻，脉沉而数，治以宣通三焦湿热，常用加减杏仁石膏汤，杏仁、生石膏、栀子、黄柏、生姜汁等。

（4）湿热伤肝证　症见心烦口苦，胸胁满闷，或者胀痛，食欲不振，恶闻荤腥，神疲乏力，小便黄赤而短，脉象弦细或者濡数，舌苔白腻或者微黄，治以疏肝清热，利湿解毒，方用柴胡解毒汤，柴胡、黄芩、茵陈、凤尾草、土茯苓、草河车、炙甘草。

（5）湿毒结滞证　症见面色黧黑，兼见油垢之色，转氨酶不降，肩背部发胀，舌苔白腻而厚或苔如积粉，脉弦缓。治以清热利湿解毒，方用三石柴胡解毒汤，即柴胡解毒汤加入滑石、寒水石、生石膏；若热重于湿，用三草柴胡解毒汤，三草即白花蛇舌草、金钱草、垂盆草。

（6）湿热伤阴证　临床症见皮肤萎黄，发热，心烦口渴，胸满，口燥，但头汗出，齐颈而还，小便难，或吐血、衄血，或见牙龈肿胀，舌红，苔前净而后腻，脉弦细数，常用甘露饮加减，以滋阴清热。

（7）瘀血黄疸证　临床症见黄疸呈黧黑色，气色暗滞，面目青黑，少腹硬满，大便黑而时溏，舌尖红苔黄腻，舌体偏小，脉沉弦而涩，用硝石矾石散加减，火硝、皂矾、丹参、茜草、三七等，散剂为佳[16，17]。

5. 邓铁涛——论重肝脾，治重健脾

国医大师邓铁涛认为“黄疸的发生主要与湿有关。湿邪可从外而感，亦可由内而生，因湿邪困阻脾胃，使脾胃运化失常，影响肝胆疏泄，胆汁不能按常道流行，外溢肌肤，下注膀胱，从而出现目黄、身黄、尿黄的黄疸证……外感湿热疫毒，内蕴于脾胃，交蒸于肝胆……发为本病。饮食不节，饥饱失常，或饮食不洁，或酒食过度，或劳倦太

过等……而发为本病”，病机上认为与肝脾有关。邓老治疗慢性肝病，既用固本泻实从脾论治，亦用滋肾涵木、肝肾同治的方法，临床运用，疗效颇佳。临证首当考虑实脾，扶助中州，尤其对久病体弱者，更应从治本着手，实脾以抑木，此乃慢性肝病治疗的关键。对迁延不愈、临床症状反复发作的患者，常用软肝煎合四君子汤，补脾益气，虽无护肝药，培土则木荣，健脾可护肝。随证配用清热化湿或活血化瘀药物以祛邪，对久病及肾者，配用褚实子、女贞子、枸杞子等以补益肝肾，滋水涵木。邓老认为，脾喜燥恶湿，治慢性肝病必进清热利湿之品，但清热利湿之品多略带苦寒，用之不当易伤脾胃，故不能轻易滥用，要适其证而用之，否则邪未去而脾胃已伤，宿疾难除。慢性肝病兼有血瘀证者，邓老认为务必健脾益气、理气活血，病从脾治，而理气活血药多能耗伤肝血正气，本虚标实者用之当谨慎，峻烈破血破气药，更不宜滥用，使用不当，有损于脾的统血功能，瘀血未治，脾气已伤，病多难治，若用则量宜小，不可图一时之快。以邓老治慢性肝病之经验，宜益气健脾药中适当配以理气活血之品，则气血两治，疗效较佳。邓老认为清热化湿、理气活血药虽有祛邪之效，但也有攻伐太过、损伤脾胃，耗伤精血之弊，对久病脾胃虚弱、肾虚的病人，服药后每每有纳差、神疲不寐、精神不振、腰酸、便溏等症状，此时予以补肾，既可补其肾气，又可补救药物之偏性，邓老常用六味地黄汤加褚实子、女贞子等。[18]

6. 连建伟——善用经方治黄，主治肝先实脾

全国名老中医连建伟治疗急性黄疸型肝炎、慢性肝炎活动期予以清热解毒，活血利湿；阴黄治以温中化湿退黄；慢性肝炎迁延期以健脾养肝益肾，兼顾祛邪；肝硬化腹水期治以扶正解毒利水，慎用攻破。临证根据热重于湿、湿重于热及湿热并重来辨证论治：热重于湿，常用甘露消毒丹；湿重于热，用茵陈五苓散；湿热并重，则用茵陈蒿汤合茵陈五苓散。并在各方基础上，常酌加利胆退黄、清热解毒之虎杖、平地木，清利湿热之车前子、白茅根、六一散、碧玉散。连建伟认为黄疸发生“其始在气、继则及血”，故用郁金、川贝母、麦芽以疏肝解郁，赤芍、丹参以凉血化瘀，均为治黄之良药。肝主藏血，肝气郁滞或湿热熏蒸，易致肝血瘀结，故凉血、活血、化瘀是治疗肝炎的重要法则。连教授认为仲景所言“瘀热在里”“脾色必黄，瘀热以行”，因脾主统血，主运化水湿，湿瘀于血分，则可发黄，宜凉血活血，化瘀生新，黄疸则可速退。连教授常引仲景《金匮要略》所云“见肝之病，知肝传脾，当先实脾”来确定治肝病思想，他认为肝炎常为肝脾同病证，肝脾同病时，有标本主次之分，因而治疗亦有差别，但多以健脾为常法，才能取得良好的治疗效果。“木郁土虚”宜养血疏肝，补脾健脾，用逍遥散加味；“土壅木郁”宜消导行滞，用保和丸加味；脾胃虚弱，湿浊内盛，常用资生丸出入；湿热久羁，

易伤阴液，致肝阴亏损，方用一贯煎加减。连教授认为慢性肝炎在迁延期更应注意健脾养肝益肾，兼顾祛邪，对慢性肝炎迁延期来说扶正配伍解毒、利湿、活血化瘀之品，常可获良效，因泻热毒救阴液、助脾运利湿邪、祛瘀生新之故。连教授的治肝思想深受仲景论治黄疸学说的影响，认为对慢性肝病治脾乃为正法[18,19]。

总之，仲景把黄疸分类与病因合而论之，以病因为主进行分类，分为黄疸、谷疸、酒疸、女劳疸、黑疸；以“瘀热以行”为根本病机，认为黄疸由湿邪为患，瘀热亦为黄疸的关键，确立祛湿利小便为基本治则，并开后世祛瘀治黄之先河。根据寒热虚实的不同病机，施以祛邪解毒、疏肝实脾化湿、渗利小便、通泻大便、活血化瘀等治法，治疗时以脾为主，从五脏论治。在仲景学术思想的基础上，后世医家不断传承与发展，如韩祇和从其所论“于寒湿中求之”，悟出“阴黄”“阳黄”辨证；张锡纯融入西学内容，强调了肝胆在黄疸论治中的地位，认为无论内伤外感都需“胆脾并治”；关幼波总结历代治黄思想，从活血、解毒、化痰入手治疗黄疸；刘渡舟精于仲景学说，善用经方治疗黄疸等。

附1

黄疸（戊型病毒性肝炎，重度）中医诊疗方案（2018年版）[20]

一、诊断

（一）疾病诊断

1. 中医诊断标准

参考《中医临床诊疗术语·证候部分》（国家技术监督局发布，中国标准出版社1997出版）、《中医内科常见病诊疗指南：急性病毒性肝炎》（中华中医药学会发布，中国中医药出版社2008出版）、《中医内科学》（张伯礼主编，中国中医药出版社2017年出版）、《病毒性肝炎中医辨证标准（2017）》拟定。

主要表现为身目发黄，小便黄赤，纳呆腹胀，倦怠乏力。伴有口干口苦，恶心呕吐，头身困重，脘腹痞满，胁肋疼痛。急性起病，有外感湿热疫毒、内伤酒食不节等诱因。

2. 西医诊断标准

参考中华人民共和国卫生行业标准《戊型病毒性肝炎诊断标准》（2008年°）、《中草药相关肝损伤临床诊疗指南》（2016 年）拟定。

（1）流行病学史　发病前 15 ～ 75 天内有不洁饮食（水）史，或有接触戊型病毒性肝炎患者史，或有戊型病毒性肝炎高发区或流行区出差、旅游史。

（2）临床表现　无其他原因可解释的持续乏力、食欲减退或其他消化道症状和（或）肝肿大伴有触痛或叩击痛；尿黄，皮肤、巩膜黄染，并排除其他疾病所致的黄疸；无定向力下降、行为异常等肝性脑病表现。

（3）实验室检测　①血清学检测抗 –HEV IgG 和（或）抗 –HEV IgM 阳性；②血清丙氨酸氨基转移酶短期内明显升高（通常不低于正常值上限的 2.5 倍），血清总胆红素（TBIL）≥ 85.5μmol/L（2mg/dL）和（或）尿胆红素阳性；③血清学排除急性甲、乙、丙型等嗜肝病毒感染；④凝血酶原活动度≥ 50%。

（二）证候诊断

1. 热重于湿证

身目俱黄，黄色鲜明，发热口渴，口干而苦，恶心呕吐，脘腹胀满，小便赤黄短少，大便秘结，舌苔黄腻，脉弦数。

2. 湿重于热证

身目俱黄，头重身困，胸脘痞满，食欲减退，恶心呕吐，腹胀或大便溏垢，舌质红，舌苔厚腻微黄，脉濡数或濡缓。

3. 湿热并重证

身目俱黄，或发热，口干而苦，纳呆或呕恶，脘腹痞满或肢体困重，胁肋疼痛，大便干或黏滞不爽，尿黄或赤，舌红苔黄腻，脉弦滑数。

二、治疗方法

（一）辨证论治

1. 热重于湿证

治法：清热通腑，利湿退黄。

方药：茵陈蒿汤加减，茵陈、栀子、大黄、连翘、虎杖、田基黄、郁金、丹参、车前子、泽泻等，或具有同类功效的中成药（包括中药注射剂）。

2. 湿重于热证

治法：利湿清热，健脾化浊。

方药：茵陈五苓散加减，茵陈、茯苓、泽泻、桂枝、茯苓、白术、薏苡仁、陈皮、藿香、佩兰等，或具有同类功效的中成药（包括中药注射剂）。

3. 湿热并重证

治法：清热解毒，利湿退黄。

方药：甘露消毒丹加减，茵陈、滑石、黄芩、石菖蒲、川贝母、藿香、佩兰、白豆蔻、连翘、薄荷、射干、陈皮等，或具有同类功效的中成药（包括中药注射剂）。

（二）中药灌肠

治法：通腑泻浊，凉血解毒。

推荐药物：大黄乌梅汤（生大黄、乌梅各 30g）或承气类方药灌肠。

适应证：用于黄疸明显，消退缓慢，大便秘结不通者。

方法：中药浓煎取汁 100mL。患者取侧卧屈膝位，臀部抬高 10cm，使用石蜡油润滑灌肠管及肛周皮肤，将灌肠管从肛门轻轻插入直肠，深度 15 ～ 20cm，治疗药物温度以 37 ～ 40℃为宜，液面距肛门 40 ～ 60cm，将药液缓慢灌入，在肠道内保留 1 ～ 2 小时。每日 1 次，7 天为 1 个疗程。

（三）针灸治疗

根据病情需要，辨证取穴，采用针灸疗法和耳穴压豆疗法。建议取胆俞、阴陵泉、内庭、太冲、阳维、阳陵泉、建里等穴，手法以泻为主。耳穴取胆、肝、脾、胃、耳中，毫针中等强度刺激，每日 1 次。

（四）护理

1. 情志护理

患者多存在紧张悲观、多虑善怒的不良情志，应因势利导，解除顾虑和烦恼，增强患者战胜病疾的信心，使肝气条达。

2. 饮食护理

禁食酒类、生冷、油腻、辛辣、坚硬的食物，宜进食富于营养而易消化的软食或半流质饮食，保证营养供应，但应注意要适量，不可过偏。

3. 生活护理

注意起居有时，寒温适度，劳逸得当，以休息为主，生活有节。

（五）西药治疗

参考《戊型病毒性肝炎诊疗规范》（中国医师协会感染科医师分会制定，2009 年）。一般无须抗病毒治疗，可酌情应用保肝利胆药物，如甘草酸类制剂、S- 腺苷蛋氨酸等。患者有明显食欲不振、频繁呕吐时，可静脉滴注 10% ～ 20% 葡萄糖液及维生素 C 等加强能量补充。

三、疗效评价（略）

附2

黄疸（淤胆型肝炎）中医诊疗方案（2018年版）[20]

一、诊断

（一）疾病诊断

1. 中医诊断标准

参考《中医内科常见病诊疗指南：急性病毒性肝炎》（中华中医药学会发布，中国中医药出版社2008年出版）、《中医临床诊疗术语·证候部分》（国家技术监督局发布，中国标准出版社1997年出版）拟定。

（1）以目黄、皮肤黏膜发黄、小便发黄为特征，其中目黄是首要症状。

（2）可伴有乏力、皮肤瘙痒、食欲不振、厌油恶心、胃脘闷胀、右上腹或右胁胀痛，大便灰白等。

2. 西医诊断标准

采用中华医学会传染病与寄生虫病学分会、肝病学分会发布的《病毒性肝炎防治方案》。

（1）起病类似急性黄疸型肝炎，但自觉症状常较轻，皮肤瘙痒，大便灰白，常有明显肝脏肿大。

（2）肝功能检查血清胆红素明显升高，以直接胆红素升高为主。凝血酶原活动度＞60%或应用维生素K肌注后1周可升至60%以上，血清胆汁酸、γ－谷氨酰转肽酶、碱性磷酸酶、胆固醇水平可明显升高。

（3）急性淤胆型肝炎诊断黄疸持续3周以上，并除外其他原因引起的肝内外梗阻性黄疸者；慢性淤胆型肝炎诊断需在慢性肝炎基础上发生上述临床表现。

（二）证候诊断

参照中华中医药学会肝胆病分会《病毒性肝炎中医辨证标准》（2017年出版）和中华中医药学会《中医内科常见病诊疗指南：急性病毒性肝炎》（中国中医药出版社2008年出版）。

1. 湿热瘀滞证

临床表现：身目俱黄，色泽鲜明，皮肤瘙痒，胁肋胀痛，口干口苦，或大便灰白，尿黄，舌暗红，苔黄腻，脉弦数。

主症：①身目俱黄，色泽鲜明；②口干口苦；③舌暗红、苔黄腻。

次症：①皮肤瘙痒；②尿黄；③脉弦数。

辨证标准：具备所有主症者，即可诊断；具备主症 2 项及次症 2 项者，即可诊断。

2. 寒湿瘀滞证

临床表现：身目俱黄，色泽晦暗，皮肤瘙痒，胁肋刺痛，脘痞腹胀，尿黄，或大便灰白，舌暗淡，苔白腻，脉沉缓。

主症：①身目俱黄，色泽晦暗；②脘痞腹胀；③舌暗淡、苔白腻。

次症：①皮肤瘙痒；②胁肋刺痛；③脉沉缓。

辨证标准：具备所有主症者，即属本证；具备主症 2 项及次症 2 项者，即属本证。

3. 气阴两虚证

临床表现：面目肌肤发黄，无光泽，神疲乏力，食少纳呆，胃脘隐痛或灼痛，口干咽燥，排便无力或大便秘结，舌淡或暗红，苔少，脉濡细。

主症：①面目肌肤发黄，无光泽；②神疲乏力，食少纳呆；③口干咽燥，排便无力或大便秘结。

次症：①胃脘隐痛或灼痛；②舌淡或暗红、苔少；③脉濡细。

辨证标准：具备所有主症者，即属本证；具备主症 2 项及次症 2 项者，即属本证。

二、治疗方法

（一）辨证论治

1. 湿热瘀滞证

（1）治法　清热利湿，活血理气。

（2）推荐方药　茵陈蒿汤合下瘀血汤加减，茵陈、栀子、大黄、桃仁、䗪虫、赤芍、柴胡、枳壳，或具有同类功效的中成药（包括中药注射剂）。

（3）结肠透析联合中药保留灌肠

推荐方药：大承气汤加减。大黄、芒硝、枳实、厚朴、生地黄、赤芍、蒲公英、茵陈。

禁忌证：①严重的心力衰竭；②严重的水、电解质、酸碱平衡紊乱；③近期有消化道溃疡、出血；④肠道感染、肿瘤、肠道有手术史及大小便失禁；⑤难以控制的高血压；

⑥严重痔疮；⑦青光眼。

操作方法：治疗前患者先行排便，根据患者情况选择不同体位（一般为左侧卧位，还有头低臀高位、仰卧位，或者先左侧位，再膝胸卧位，再右侧卧位，最后平卧的全结肠卧位），用结肠透析仪，以 37 ～ 39℃的结肠灌洗液进行结肠透析治疗。将中药水煎成 200mL 药液，液体温度控制在 37 ～ 39℃。嘱患者右侧卧位，两膝屈曲，臀部置床边，臀部垫高 20cm，将适当型号肛管涂上石蜡油润滑后缓慢送入直肠约 30cm。滴注药液后保留 1 ～ 2 小时。每周 3 次，连续 2 周为 1 个疗程。

注意事项：①操作过程中观察患者的心率和血压变化；②由于注入药液流速快、容量大，部分患者可能出现腹痛、腹胀、腹泻等症状，甚至腰痛、头晕、头痛等；③可能损伤肠道黏膜，发生破裂出血；④原有痔疮加重或出血；⑤患者过于紧张或透析液过冷过热，引起肠痉挛；⑥电解质紊乱，透析液电解质浓度不合适等。

2. 寒湿瘀滞证

（1）*治法* 温中化湿，活血理气。

（2）*推荐方药* 茵陈术附汤合桃红四物汤加减，茵陈、附子、肉桂、白术、干姜、桃仁、红花、当归、白芍、川芎、厚朴、郁金、甘草，或具有同类功效的中成药（包括中药注射剂）。

（3）*结肠透析联合中药保留灌肠* 推荐方药：真武汤加减，炮附片、干姜、炙甘草、茯苓、桂枝等，操作方法同上述。

3. 气阴两虚证

（1）*治法* 益气养阴。

（2）*推荐方药* 生脉饮加减，党参、麦冬、女贞子、墨旱莲、黄芪、白术、猪苓、山药、丹参、葛根，或具有同类功效的中成药（包括中药注射剂）。

（二）其他中医特色疗法

以下中医医疗技术适用于所有证型。

1. 病治疗仪

操作方法：患者平卧于病床，暴露肝区，以红外探头照射肝区，并根据患者的感觉调整距离，每天 1 次，每次 30 分钟，2 周为 1 个疗程。

注意事项：治疗部位皮肤必须保持干燥。治疗时注意将红外线及毫米波探头对准治疗部位再调节输出，以免辐射至眼睛造成损伤。

2. 针灸

根据病情，辨证取穴，7 天为 1 个疗程。

主穴：足三里、太冲。阳黄者，加肝俞、胆俞、阳陵泉、内庭；阴黄者，加至阳、脾俞、胆俞、中脘、三阴交。

注意事项：局部皮肤感染、针刺反应严重者慎用。

（三）西药治疗

参照中华医学会肝病学分会、消化病学分会、感染病学分会制定的《胆汁淤积性肝病诊断和治疗共识（2015）》进行抗病毒、保肝、促进胆汁排泄、维持水电解质平衡等内科基础治疗。

（四）护理调摄要点

1. 生活起居

生活规律，戒烟酒，适度活动。

2. 饮食调理

急性期宜清淡易消化饮食，病情减轻、食欲渐增后适量给予高蛋白、高维生素、低脂肪饮食，避免进食辛辣肥甘厚味之品。寒湿者忌食生冷瓜果，以防助湿困脾而加重病情。

3. 情志调摄

调畅情志，避免情绪波动，鼓励患者树立战胜疾病的信心。

4. 预防感染

注意个人卫生及自我防护，注意消毒隔离，加强口腔护理，预防院内感染发生。

三、疗效评价（略）

（张秋霞　张雅文）

参考文献

[1] 阎小燕．黄疸中医证治沿革史 [D]. 济南：山东中医药大学，2006.

[2] 吴峰，梁鹤，邢栋．茵陈蒿汤联合西药对梗阻性黄疸患者术后肝功能的影响 [J]. 中医研究，2017，30（12）：12–15.

[3] 郑国军，杨闯，孙海清．茵陈蒿汤联合犀角地黄汤治疗胆汁淤积性肝病 30 例 [J]. 中西医结合肝病杂志，2018，28（1）：51–51.

[4] 刘丹，李萍，王俊岭，等．茵陈蒿汤治疗非酒精性脂肪性肝炎的临床疗效及对 TLR–4 表达的影响 [J]. 中西医结合肝病杂志，2017，27（2）：80–82.

[5] 徐道芬，胡欣欣，陈祥艳，等 . 茵陈蒿汤加味治疗母儿 ABO 血型不合的临床研究 [J]. 中国中医急症，2018，27（3）：446–447.

[6] 李建民，白世刚，陈妮娜 . 茵陈蒿汤加减治疗急性重症胰腺炎疗效分析 [J]. 吉林中医药，2008，28（7）：500.

[7] 戚晶 . 茵陈蒿汤加减联合替吉奥治疗晚期胰腺癌患者的临床观察 [J]. 光明中医，2018，33（4）：563–564.

[8] 农志飞，王丹谊 . 茵陈五苓散加减治疗新生儿高胆红素血症 126 例临床观察 [J]. 中医儿科杂志，2011，7（6）：25–26.

[9] 刘晓琳，赵连皓 . 茵陈五苓散治疗非酒精性脂肪肝 50 例 [J]. 陕西中医，2011，32（5）：520–521.

[10] 魏爱生，叶建红，陈苹 . 茵陈五苓散对高甘油三酯血症患者胰岛素抵抗的影响 [J]. 新中医，2006，38（11）：44–45.

[11] 李高辉，吕文良 . 简述茵陈蒿汤古今临床研究 [J]. 辽宁中医药大学学报，2020，22（7）：90–95.

[12] 周焕，蔡军红，陈少玲 . 茵陈五苓散对大鼠酒精性肝损伤防治作用的研究 [J]. 现代中西医结合杂志，2006，15（8）：1005–1006.

[13] 马小娟，颉东升，何国梁 . 加味茵陈五苓散对免疫性肝损伤保护作用及其机理研究 [J]. 时珍国医国药，2009，20（9）：2315–2317.

[14] 张静，史宏，刘美莲，等 . 茵陈五苓散对阿尔茨海默病模型小鼠学习记忆及脑组织抗氧化能力的影响 [J]. 贵阳中医学院学报，2009，31（2）：31–33.

[15] 李鸿钧 . 关幼波治黄三法举隅 [J]. 北京中医，1991（5）：3–4.

[16] 刘晓倩，闫军堂，刘敏，等 . 刘渡舟教授治疗乙型肝炎“十六方证”[J]. 中华中医药杂志，2011（12）：2887–2889.

[17] 闫军堂，孙良明，刘晓倩，等 . 刘渡舟治疗黄疸八法 [J]. 辽宁中医杂志，2013（1）：28–31.

[18] 魏春 . 仲景论治黄疸病特色及对后世医家的影响 [D]. 杭州：浙江中医药大学，2013.

[19] 毛军民，李如辉，连建伟 . 连建伟教授治疗病毒性肝炎经验介绍 [J]. 新中医，2005（3）：11–13.

[20] 国家中医药管理局 . 95 个中医优势病种的中医临床路径和中医诊疗方案（2018 年版）发布 [N]. 国家中医药管理局网站，2019–1–24.

第九章 《金匮要略》津液代谢障碍病证研究进展

《金匮要略》论述津液代谢障碍病证包括水气病、痰饮病、消渴、小便不利、淋病等。《水气病脉证并治第十四》篇系统论述了水气病的分类、脉证、病机、治法、辨证和治疗；《痰饮咳嗽病脉证并治第十二》篇系统论述了痰饮病的病因、分类、治则、辨证论治；《消渴小便不利淋病脉证并治第十三》篇论述了消渴、小便不利的脉证、病机、辨证和治疗，对淋病论述简略，又未出方治。《金匮要略》对水气病、痰饮病多维度、多层次分类、治则治法及方药，对消渴、小便不利的治则方药，对培养中医原创思维、拓展疑难病诊疗思路及指导临床实践具有十分重要的价值。

第一节 水气病

水气病，是指因脏腑功能失调导致津液运行障碍，水液潴留，泛滥肌肤，以头面、眼睑、四肢、腹背，甚至全身浮肿为临床特征的病证，即通常所说的水肿病。本病在《黄帝内经》中称为“水”，并根据不同症状分为风水、石水、涌水，并认为本病发生与肾、肺、脾有关，如《素问·水热穴论》指出本病“其本在肾，其末在肺”，《素问·至真要大论》指出“诸湿肿满，皆属于脾”。《金匮要略·水气病脉证并治第十四》论述了水气病的脉证、病机、辨证和治疗，在水气病分类上，以病位为纲将水气病分为风水、皮水、正水、石水，并以五脏病机为依据论述了心水、肝水、肺水、脾水、肾水的临床特征，同时以气血水相关为依据提出了气分、血分和水分的分类。在水气病的治疗上，秉承《素问·汤液醪醴论》“开鬼门，洁净府”“去宛陈莝”的学术思想，提出发汗、利小便、攻逐水饮三大法则，同时提出“大气一转，其气乃散”及“血不利则为水”的著名论点，开水气病运转大气、血水并治之先河。仲景对水气病多维度、多层次的分类与治则，充分展示了中医整体思维、系统思维、辨证思维的原创思维模式，对培养中医原创思维，拓展疑难病诊疗思路及指导临床实践具有十分重要的价值。

一、病因病机

《水气病脉证并治第十四》篇对水气病的病因病机论述较多，概括如下：①风气相搏，风水形成的机制是风邪与水气相结合，同卫气相争于肌表，水气胜于风邪，风为水缚，水为风激，风水相搏，水液潴留体内，泛溢肌肤，发为水肿，如原文第2条；②脾虚不运，水热互结，素有中焦虚寒，或误下伤阳，而致中阳虚衰，脾虚不运，或水热互结，气化失司，均导致水液代谢障碍，发为水肿，如原文第6、7、8条；③肺失通调，肾虚水泛，肺为水之上源，肺失宣降，通调失司；或肾阳不足，膀胱气化失司，而发为水肿；④脾肾阳虚，气化失司，发为水肿，如原文第12条；⑤肺脾肾三焦功能失常，水液代谢障碍，发为水肿，如原文第19条；⑥阳气衰弱，血脉不利，气血水三者生理上密切相关，病理上相互影响，阳气虚弱，血脉不利，均可导致水液代谢障碍，发为水肿，如原文第19、20、30条。

二、辨证论治

1. 风水

若风水表虚，脉浮身重，汗出恶风，宜益气固表，利水除湿，用防己黄芪汤，兼腹痛者加芍药；若风水夹热，一身悉肿，脉浮而渴，续自汗出，无大热，宜发越水气，清热散邪，用越婢汤，本方重用辛凉的石膏，配以辛温的麻黄，意在发越水气，兼清郁热；若风水搏结，用杏子汤，杏子汤未见其药，后世多认为系麻杏甘石汤或甘草麻黄汤加苦杏仁，前方适用于风水兼肺有郁热，后方适用于风水而肺无郁热。

2. 皮水

若皮水夹热，面目周身肿甚，脉沉，小便不利，宜发汗利水，兼清里热，用越婢加术汤；若皮水表实，里热不明显，表实无汗，宜发汗宣肺，用甘草麻黄汤；若皮水阳郁，四肢浮肿，四肢聂聂动，宜通阳化气，分消水湿，用防己茯苓汤，方中防己配黄芪，利水补虚，茯苓配桂枝，通阳利水，黄芪配桂枝，温助卫阳，诸药合用，使水湿表里分消；若皮水湿热内蕴，见手足厥冷，宜利湿清热，通利小便，用蒲灰散，方药组成提示通阳不在温，而在利小便。

3. 正水

若阳虚水停，上犯射肺，水肿，脉沉小而喘，宜温肾发汗，祛水平喘，用麻黄附子汤。

4. 气分病

若阳虚阴凝，大气不转，水饮停聚，宜温通阳气，散寒化饮，用桂枝去芍药加麻黄细辛附子汤；若脾虚气滞，转输失职，水饮内聚，宜行气散结，健脾化饮，用枳术汤。

5. 黄汗

黄汗严格上讲不属于水气病，列于此篇主要在于鉴别。黄汗属卫郁营热、表虚湿遏者，宜固表祛湿，调和营卫，兼泻营热，用黄芪芍药桂枝苦酒汤；黄汗属气虚湿盛阳郁者，宜调和营卫，通阳散湿，用桂枝加黄芪汤。

三、诊疗特色

1. 水气病多维度多层次的辨证分类

《水气病脉证并治第十四》篇对水气病多维度多层次的辨证分类，展示了仲景整体思维、系统思维的临床思维模式。仲景对于水气病的辨证分类有三个维度，四个层次。三个维度：一是以病位为纲辨为四水，二是以五脏病机为依据辨为五脏水，三是以气血水相关理论为依据提出了气分、血分和水分的分类。四个层次是以病位的表里上下分为风水、皮水、正水、石水四个层次。

（1）*以病位为纲辨为四水*　原文第1条将水气病分为风水、皮水、正水、石水，黄汗病严格上讲不属于水气病，列于此篇主要在于鉴别。其辨证分类的原则是以病位的表里上下为依据的，其中还内寓八纲，如风水、皮水其病在表为阳，而多实多热；正水、石水其病在里为阴，多虚多寒。后人将水气病分为阳水、阴水两大类，即源于此。风水、皮水其病均在表，但风水起于外邪袭表犯肺，肺气失宣，通调失司，水湿泛溢肌表，有明显表证，病位较皮水为浅；皮水为肺失宣肃，脾失运化所致水停肌肤，表证不明显，病位较风水为深。正水、石水其病均在里，但正水为脾肾阳虚、水停中下所致，并可上逆犯肺，故正水病位较石水为浅；石水为肾阳衰微、寒水凝结在下所致，故石水病位较正水为深。

（2）*以五脏病机为依据而辨为五脏水*　原文13～17条，根据水气病形成的内脏根源，以五脏病机为基础，论述了心水、肝水、肺水、脾水、肾水的临床特征，以五脏作为对水气病的临床辨证纲领，强调了五脏辨证对认识水气病的重要性，有一定的指导价值。关于五脏水的病机虽未明论，如从五脏水证候分析，可知五脏水病机是五脏阳气亏虚，水寒凝聚，三焦闭阻。其中心水、肝水、肾水的临床特征与西医学中心源性水肿、肝源性水肿、肾源性水肿十分相似。

（3）以气血水相关理论为依据提出了气分、血分和水分的分类 气血水三者生理上密切相关，气行血行，气行水行，血水相关；病理上相互影响，气虚、气滞影响血行、水行，水阻及血，血滞及水；气血水在水气病的发病过程中互为因果，相互影响。故仲景根据水气病的具体病因病机、证候及气血水相关理论，概括出“气分”“血分”“水分”的不同病证分类，并提出相应的治疗原则。气分病是由于阳气虚衰、气化不行导致水停外溢的水气病，治则为运转大气，使气化水行；水分病是因水肿而致闭经者，是因水邪内阻，血行不畅，冲脉失调而成，因水及血使其病，故曰“水分”，治则为先治水病，水去而经水自下；血分病是因闭经而致水肿者，是因经血瘀阻，津液运行障碍蓄积成水，因血及水使其病，故曰“血分”，治则为活血利水。仲景对水气病多维度、多层次分类与治则，充分展示了中医整体思维、系统思维、辨证思维的原创思维模式，较后世单用阴阳以辨阴水、阳水的证候归纳法，更为全面而更具有临床指导价值。

2. 水气病多维度的治疗原则

对水气病的治疗，仲景采用阴阳分治、因势利导的方法，明确提出了发汗、利尿、峻下逐水三大基本原则，同时还提出“大气一转，其气乃散”及“血不利则为水”的著名论点，开水气病运转大气、血水并治之先河。

（1）发汗 原文第18条“腰以上肿，当发汗乃愈”，明确提出水气病发汗的治法。一般水气病患者，如果腰部以上肿，说明水湿之邪在上、在表、属阳，宗“其在表者，汗而发之”之旨，当用发汗之法，使水湿随汗液而走。水气病发汗的治法，即《素问·汤液醪醴论》所说的“开鬼门”的治法。

（2）利小便 原文第18条“诸有水者，腰以下肿，当利小便”，明确提出水气病利小便的治法。一般水气病患者，如果腰部以下肿，说明水湿之邪在下、在里、属阴，宗“在下者引而竭之”之旨，当用利小便之法，使水湿从尿液而出。利小便的治则，即《素问·汤液醪醴论》所说的“洁净腑”的治法。发汗、利小便的治则，还体现出仲景治疗水气病是采用了阴阳分治、因势利导的方法。

（3）攻下逐水 原文第11条“病水腹大，小便不利，其脉沉绝者，有水，可下之”，提出对水湿壅盛的水气病的实证，可用攻下逐水的方法，攻下逐水治则源于《素问·汤液醪醴论》的“去宛陈莝”治法。原文中只言“可下之”，未列举方剂，提示对水气病用攻下逐水法时仍需辨别虚实，灵活用之。仲景提出的发汗、利小便、攻逐水饮三大法则对于临床治疗水气病具有重要的指导价值，但临床上发汗、利小便、攻逐水饮这三大法则多用于水气病的阳证、实证；若系阴证、虚证之水肿，则需采用健脾、温肾、补虚、降浊等法治之，不可一概而论。临证需根据具体病情，辨别其阴阳、寒热、表里、虚实，辨证论治，灵活化裁。

（4）运转大气　原文第30条“阴阳相得，其气乃行，大气一转，其气乃散”，指出了水肿病在气分的治则。气分病是由于阳气虚衰、气化不行导致水停外溢的水气病，治则为运转大气，使人体大气运转正常，阴阳平衡，气化水行，阴寒之邪则自行消散。原文中还列举桂枝去芍药加麻黄细辛附子汤温阳化气，运转大气，治疗阳虚阴凝，大气不转，水饮停聚者；枳术汤行气散结，健脾化饮，治疗脾虚气滞，大气不转，水饮内聚者。两方均为“大气一转，其气乃散”治则的具体运用，充分体现了运转大气对水气病的重要性。“大气”即胸中宗气，贯心脉，行气血，行呼吸。大气得运则阴平阳秘，大气失转则百病丛生，故运转大气，不仅适用于水气病的治疗，在治疗其他杂病中也得到体现。如《肺痿肺痈咳嗽上气病脉证治第七》篇用甘草干姜汤温肺散寒，使肺气运转以治疗肺痿；《胸痹心痛短气病脉证治第九》篇以人参汤甘温建中，使脾气运转以治疗胸痹；《血痹虚劳病脉证并治第六》篇用小建中汤甘温建中，使脾气运转以治疗虚劳腹痛；《呕吐哕下利病脉证治第十七》篇以半夏泻心汤寒温并用，协调升降，使气机运转；《五脏风寒积聚病脉证并治第十一》篇用旋覆花汤行气活血，使肝气运行；《妇人杂病脉证并治第二十二》篇用温经汤温补冲任，使经气运转；肾气丸在《金匮要略》中治疗五种不同病证，皆通过运转肾气、增强气化使邪去病愈。后世“大气论”与“治大气下陷诸方”等皆是在“大气一转，其气乃散”的基础上受到启迪而加以发挥的。

（5）血水并治　对于水气病病机及治法，仲景在原文第19、20条提出水病及血、血病及水、“血不利则为水”的病机论点，并提出血水并治法，蒲灰散治疗皮水湿热内壅者，体现出仲景对水血相关及相互影响的认识，启迪后人治水不忘理血，为后世提出的活血利水法奠定了基础。也有学者认为《金匮要略》中当归芍药散、桂枝茯苓丸、大黄甘遂汤即是化瘀利水法的代表方剂，不应拘泥于对原文本意的理解[1]。现在“血不利则为水”的病机论点及活血利水法已广泛应用于临床各科，并收到了良好的治疗效果。

3. 强调顾护阴液

水气病是由于津液运行障碍，水液潴留，体内四布之水精减少；而发汗、利湿、逐水诸法易伤津液，所以论治水气病时仲景十分强调顾护阴液。如本篇第4条“然诸病此者，渴而下利，小便数者，皆不可发汗”指出了风水、皮水、肺胀、黄汗等病使用汗法的禁忌证。临床上对风水、皮水、黄汗、肺胀病在阳气未损、津液未伤阶段，可采用汗法治疗，如见口渴、下利、小便频数，表明体内津液已有耗损，当慎用汗法，以防伤及津液。故曰“皆不可发汗”。如第5条提出皮水夹有郁热时，可用越婢加术汤发汗行水、清解郁热。“假如小便自利，此亡津液，故令渴也。”此时津液已伤，不宜再发汗利水。

4. 辨治水气，活用麻黄

本篇针对水气病的实证制定了发汗、利小便法，方如越婢汤、防己黄芪汤、越婢加术汤等，又针对患者的体质强弱、阴阳偏颇及水气病的病机制定了温肾祛寒、健脾利水之法。本篇载方剂13首（包括附方），用药16味，其中麻黄、附子、白术、防己、黄芪、白芍、茯苓、桂枝、细辛等为治疗水气病的常用药，尤以麻黄最为常用。黄竹斋《金匮要略方论集注》云：“麻黄能上宣肺气，下伐肾邪，外发皮毛之汗，内祛脏腑之湿，故仲景于水气病用之为主药。”凡病位较浅、邪在上焦、需宣散水湿者，多以麻黄为主药，用量较大，多为4两或6两，如越婢汤、越婢加术汤、甘草麻黄汤，其目的在于宣散水湿；温肾祛寒常与附子、细辛配伍，用量较小，如麻黄附子细辛汤用麻黄2两，其目的是温阳散寒，在此麻黄不作为主药，故用量减至2两，若用量大易损伤正气，使水肿缠绵难愈；利水渗湿常用茯苓、滑石、防己。水气病多以脏腑功能失调外邪侵袭为患，故注意表里同治。如风水，内有郁热者，麻黄、石膏同用；表虚感邪者，黄芪、白术与生姜同用。又如皮水，内有郁热者，麻黄与石膏、白术同用；肺气不足、外受湿邪者，桂枝与黄芪、茯苓、防己同用；少阴阳衰，水气内停，麻黄与附子同用。

5. 临床重视相关病证鉴别

（1）水气病与痰饮病相鉴别　水气病与痰饮病均为津液代谢障碍导致的水湿停聚，水液潴留于体内所引起的病证，两者既有区别，又有联系。从发病机制看，水气病与痰饮病两者均为肺失宣降通调，脾失转输，肾之开阖气化功能失调，导致人体津液运行障碍，致水湿停聚，水液潴留于体内所引起的病证。从临床表现看，痰饮是水液停蓄局部为病，一般不浮肿，小便异常变化不明显；而水气病水液已泛溢于全身，以水肿为主症，多兼小便不利。但两者又有密切联系，痰饮病发展到某一阶段时，可并发水肿，如溢饮之水饮泛溢肌表四肢，身体疼重，严重者可出现浮肿；支饮以咳逆倚息、短气不得卧、其形如肿为主症，当病情发展到严重阶段时，亦可出现水肿，转为水气病。从治疗上看，因水气病与痰饮病的发生均与阳气虚衰、阳气运行异常有关，故水气病和痰饮病的具体治法各异，但两者治疗时均应顾及其阳气。痰饮病因阳气虚衰、水湿停聚而致，阳虚不运为其本，饮由水聚，其性属阴，遇寒则凝，得温则行，故“温药和之”是痰饮病的治疗大法，温药可振奋阳气、开发腠理、通行水道，为痰饮治本之法。而水气病的形成与阳气虚衰、阳气郁滞、肺脾肾三焦膀胱等脏腑气化失司有关，故在治疗上既强调温阳治气，使气行水行；又重视发汗、利小便、逐水饮。虽水气病和痰饮病的具体治法各异，但两者治疗时均应顾及其阳气。

（2）五脏水与水在五脏相鉴别 《水气病脉证并治第十四》篇第 13 ～ 17 条论述了五脏水（心水、肝水、肺水、脾水、肾水）的临床特征，篇中未论及五脏水的病机，但从证候上推测，五脏水是因五脏病变导致的阳气虚衰、水寒凝聚、三焦闭阻而发的水肿。五脏水是以五脏病变为原发病，水肿为继发症，它既可一脏病水，也可两脏病水，还可几脏同病水，水肿较为严重且顽固；《痰饮咳嗽病脉证并治第十二》篇论述的水在五脏（水在心、水在肝、水在肺、水在脾、水在肾）的临床特征，是水饮浸及五脏导致气机受阻、功能失常的表现，一般水肿不明显。五脏水与水在五脏在发病机制及临床表现均有显著区别，临床不难鉴别。

（3）风水与皮水、黄汗、太阳伤寒、肺胀相鉴别

① 风水与皮水相鉴别。风水与皮水均可见水肿，病位在表，仲景主要以有无恶风来鉴别。风水主要为邪犯肺卫，多兼有汗出恶风等表证，其肿多始于头面，继而延及全身；皮水主要为肺脾功能失常，症见全身肿，表证并不明显。

② 风水与黄汗相鉴别。黄汗属卫郁营热，表虚湿遏，故见发热、汗出、口渴等症，黄汗与风水相似但不相同。从病因病机上看，黄汗是汗出之时腠理开泄，表卫空疏，水寒之气内侵，水湿停于肌腠，营卫郁滞，湿热交蒸而成黄汗；风水是外邪袭表犯肺，肺气不宣，通调失职，水湿泛溢于肌表，风水相搏而成。从临床表现看，黄汗脉沉，不恶风，水肿，汗出色黄如黄柏汁；风水脉浮，头面水肿，汗出恶风，汗出色不黄。

③ 风水与太阳伤寒相鉴别。太阳伤寒与风水的起病均与外感有关，皆可见外感表证。太阳伤寒主要为寒邪束表，太阳经气受阻，营卫气血凝滞不畅，故见脉浮而紧、恶寒无汗、骨节疼痛等；风水为风邪犯于肺卫，肺气宣降、通调失职，除见恶风汗出、脉浮等表证外，以肺失通调而水停为肿之证为主，故第 4 条指出“太阳病，脉浮而紧，法当骨节疼痛，反不痛，身体反重而酸，其人不渴，汗出即愈，此为风水”。

④ 风水与肺胀相鉴别。本篇第 4 条指出：“咳而喘，不渴者，此为脾胀，其状如肿，发汗即愈。”其中“脾胀”，注家多作肺胀。肺胀为病，为外受寒邪，内停水饮，肺失宣肃，肺气上逆而咳喘，肺失通调，故症见面目浮肿，状如风水。风水与肺胀，均可见肺失宣肃之咳、肺失通调之浮肿，但肺胀以气逆咳喘为主，咳喘剧烈，虽可见浮肿，但其肿多局限于面目，且并非必具之症；风水以肿为主，其肿始自面目，多伴脉浮、恶风。

四、研究进展

《金匮要略·水气病脉证并治第十四》秉承《素问·汤液醪醴论》“开鬼门，洁净府”“去宛陈莝”的学术思想，提出发汗、利小便、攻逐水饮三大法则，同时提出“大气一转，其气乃散”及“血不利则为水”的著名论点，对后世产生了深远的影响，一直沿用至今。仲景对水气病多维度、多层次分类与治则，充分展示了中医整体思维、系统思维、辨证思维的原创思维模式，对当代医家拓展疑难病诊疗思路及指导临床实践具有十分重要意义和实用价值。当代医家对水气病的研究：一是对病机探析、治法特点、辨治思路等研究较多，体现出《金匮要略》中有关水气病的理论对临床具有较大的指导意义和实用价值；二是运用本篇方剂治疗津液代谢障碍类疾病和运用某一治法治疗水肿病的报道较多，显示了本篇方剂疗效确切；三是对肾源性水肿、心源性水肿、肝源性水肿等疾病采用水气病治法方药及后世之疏凿饮子、实脾饮、舟车丸等方辨治，取得良好效果；在仲景“血不利则为水”病机理论基础上采用血水同治的治法治疗多种水肿取得良好效果；四是对黄汗病归类有争议，有学者认为黄汗病严格来讲不属于水气病，列于此篇主要在于鉴别，可供参考；五是对水气病大样本的临床病例疗效观察及治疗水气病方剂的现代药理研究较少，有待深入研究。

当代医家治疗水肿多分阴阳而治[2]，阳水主要治以发汗、利小便、宣肺健脾，水势壅盛则可酌情暂行攻逐，总以祛邪为主；阴水则主要治以温阳益气、健脾益肾补心，兼利小便，酌情化瘀，总以扶正助气化为治；虚实并见者，则攻补兼施。阳水的治疗：①风水相搏证，治以疏风清热，宣肺行水，方用越婢加术汤加减；若风寒偏盛，去石膏加紫苏叶、桂枝、防风，以助麻黄辛温解表之力；若风热偏盛，可用银翘散加减，疏风清热，解毒利咽；若见汗出恶风，为卫气已虚，则用防己黄芪汤加减；②湿毒浸淫证，治以宣肺解毒，利尿消肿，方用麻黄连翘赤小豆汤合五味消毒饮加减；③水湿浸渍证，治以健脾化湿，通阳利水，方用胃苓汤合五皮饮加减；④湿热壅盛证，治以分利湿热，方用疏凿饮子加减；若肿势严重，兼见倚息不得平卧，可用葶苈大枣泻肺汤合五苓散加减。阴水的治疗：①脾阳虚衰证，治以温阳健脾，化气利水，方用实脾饮加减；②脾虚湿盛证，治以益气升阳，健脾化湿，方用参苓白术散加减；③肾阳衰微证，治以温肾助阳，化气行水，方用济生肾气丸合真武汤加减；④肝肾阴虚、肝阳上亢证，治宜育阴潜阳，用左归丸加天麻钩藤饮加减；⑤瘀水互结证，治以活血利水，方用桃红四物汤合五苓散加丹参、当归、泽兰、益母草等。

五、名家经验精选

1. 名老中医邹云翔治疗水气病十法[3]

（1）疏风宣肺法　适用证：风水相搏，水湿泛滥并出现肺卫症状者。常用药：偏于风寒者，可用净麻黄、光杏仁、防风、紫苏叶、荆芥穗等；偏于风热者，可用冬桑叶、炒牛蒡子、浙贝母、白茅根、炒赤芍、桔梗等；气虚者，加生黄芪、炒白术；夹湿者，加制苍术、生薏苡仁、茯苓、陈皮等。

（2）清肺解毒法　适用证：风热蕴结，肺经热毒较盛者。常用药：北沙参、黑玄参、金银花、连翘、川石斛、天花粉、芦根、六一散、前胡、炒牛蒡子、桔梗、薄荷、生薏苡仁、山豆根、蝉蜕、马勃等，热重者可加黄芩、玉枢丹。

（3）凉营透达法　适用证：疮毒为患而内攻入肾者。常用药：净麻黄、连翘、赤小豆、炒青蒿、牡丹皮、云茯苓、炒生地黄、芦根、玉米须、炒赤芍、生甘草、血余炭、炒牛蒡子、桔梗、黑玄参、金银花、干荷叶、生薏苡仁、紫花地丁等。

（4）降肺理气法　适用证：水湿泛滥，上逆清窍，肺气不利者。常用药：三子养亲汤加减，常用药物为紫苏子、莱菔子、白芥子、葶苈子、厚朴、香橼皮、大腹皮、陈葫芦瓢、炙麻黄、苦杏仁、炙甘草等。

（5）补气行水法　适用证：水肿明显而肺脾气虚者。常用药：潞党参、生黄芪、防己、防风、连皮茯苓、炒薏苡仁、怀山药、炒白术、炒白扁豆、炙甘草等。

（6）温阳利水法　适用证：全身浮肿，脾肾阳虚者。常用药：附子、桂枝、川椒目、巴戟天、葫芦巴、干姜、陈皮、炙黄芪、云茯苓、炒薏苡仁、怀山药、商陆、车前子、砂仁、苍术等。胸水明显者，可用控涎丹；腹水明显、腹胀难忍者，可加香橼皮、广陈皮、大腹皮等；水肿重症，本虚标实，阳虚阴盛者，宜重用附子。

（7）补肾固摄法　适用证：头昏耳鸣，面部、下肢轻度浮肿，腰酸腿软，遗精滑泄，苔薄白腻，脉细者。常用药：潼蒺藜、南芡实、莲子心、煅龙骨、煅牡蛎、桑螵蛸、金樱子、炒菟丝子、怀山药、枸杞子、炒生地黄、杜仲、金毛狗脊、女贞子。偏于阳虚者，可加鹿角霜、巴戟天等；偏于阴虚者，可加炙鳖甲、阿胶等品。

（8）三经同治法　适用证：水肿严重，肺、脾、肾三脏俱虚者。常用药：北沙参、麦冬、怀山药、炒白术、炒当归、连皮茯苓、生黄芪、防风、磁石、炒薏苡仁、芦根、冬虫夏草、淫羊藿等。

（9）活血化瘀法　适用证：水肿长期不退，兼有瘀血者。常用药：桃仁、红花、当归、白芍、枸杞子、淡附片、益母草、炒牛膝、制苍术、土鳖虫、生黄芪、潞党参、连皮茯苓、炒薏苡仁等。

（10）疏滞泄浊法　适用证：水气病使用激素后尿蛋白不消，以及由于激素不良反应较明显而停药者。常用药：越鞠丸加减，制苍术、炒薏苡仁、制香附、广郁金、合欢皮、法半夏、陈皮、炒当归、红花、川芎、桃仁、神曲、云茯苓、木香、佛手等。腰痛加川续断、桑寄生、十大功劳叶；口干加川石斛、天花粉等。

2. 时振声名老中医治疗肾炎水肿经验[4]

（1）宣肺利水法　本法适用于慢性肾炎水肿兼有表证患者。风寒者，可取麻黄汤、麻黄附子细辛汤、麻黄附子甘草汤；风热者，取越婢汤、越婢加术汤、麻黄连翘赤小豆汤。

（2）健脾利水法　本法适用于水肿病程稍长，仅有脾虚表现者，可用五皮饮、五苓散、防己黄芪汤、防己黄芪汤合防己茯苓等汤，亦可用《外台》茯苓饮合五皮饮。

（3）温肾利水法　本法适用于水肿病程较长，有脾肾阳虚者，可用真武汤合五苓散、附子五苓散、济生肾气汤、桂附地黄汤加利水药等。

（4）育阴利水法　猪苓汤、知柏地黄汤、六味地黄汤加牛膝、车前子之类。

（5）活血利水法　当归芍药散、桂枝茯苓丸合五皮饮、血府逐瘀汤、益肾汤加赤小豆、冬瓜皮、大腹皮等。

（6）行气利水法　当归大橘皮汤、导水茯苓汤、木香流气饮、鸡鸣散等。

（7）清解利水法　五味消毒饮合五皮饮、桂苓甘露饮、八正散、萆薢分清饮等。

（8）食疗利水法　《千金》鲤鱼汤、《外台》方鲤鱼汤、黄芪炖鸡、赤小豆粥、西瓜汁等。

3. 国医大师张大宁治疗肾性水肿经验[5, 6]

张大宁认为肾性水肿病机多为肾虚血瘀，水湿内蕴，治以补肾活血为根本大法。临床善用大剂量生黄芪以补气健脾，益卫固表，利水消肿，一般用量 90 ～ 120g；利水消肿药多选用冬瓜皮、桑白皮、陈皮、茯苓皮、大腹皮、猪苓、白术、茯苓等；伴血瘀者，常配活血化瘀药丹参、川芎、当归等；顽固性水肿常配三棱、莪术、水蛭等。其认为糖尿病肾病水肿病机为脾肾亏虚，水湿瘀血互结，治宜补肾健脾，活血化瘀，化湿利水。健脾益肾培本常用补中益气汤加减；水湿困脾，常合用胃苓汤；水热互结，常合用猪苓汤；脾气亏虚，合用参苓白术散；脾肾阳虚，合用真武汤。此外还可选用陈皮、茯苓皮、大腹皮、桑白皮、冬瓜皮等行气利水消肿。活血化瘀贯穿始终，多用川芎、赤芍、丹参等。阳虚者用川芎，血热者用赤芍，瘀血重症常用三棱、莪术，可配伍软坚散结药物，如浙贝母、牡蛎、皂角刺等。张老临床善用虫类药，如地龙、水蛭；温补脾肾，配收敛固涩药，如炒芡实、金樱子、覆盆子等；阴虚，常加生地黄、白芍、女贞子、墨旱莲；利湿降浊，推陈出新，用大黄；湿热盛，常用白花蛇舌草、土茯苓、败酱草等。

4. 国医大师熊继柏治疗水肿经验[7]

肾病性水肿病因病机为肾虚受风，肾主水功能失司，治疗原则为固肾护本，同时合用祛风解表、利水消肿之法。

（1）气虚水肿　病机为脾气虚弱，气不行津，水湿停滞于肌肤，治宜健脾益气，利水消肿，方用防己黄芪汤合五皮饮加减，伴气虚自汗者，合用黄芪龙牡散。

（2）阳虚水肿　病机为肾阳不足，气化失职，水湿泛溢于躯体，治宜温阳祛湿，利水消肿，方用济生肾气丸加减，寒甚、水肿明显者，用真武汤。

（3）阴虚水肿　病机为肾不化气，水液内停，治宜滋补肾阴，利水消肿，方用六味地黄丸加减。

（4）湿热水肿　病机为湿热内侵，阻滞气机，水湿泛溢于肌肤。湿热偏于上者，泻下逐水、疏风消肿，疏凿饮子加减；湿热偏于下者，清热利湿、利水消肿，五皮饮合四妙散加减。血水同治，在辨证基础上加桃仁、红花、益母草、赤芍、泽兰等。

5. 全国名中医黄文政治疗水肿经验[8, 9]

（1）治疗水肿经验　其散风清热、宣肺行水法治疗风水，用越婢加术汤加减；温肾助阳、化浊解毒法治疗阴水，用济生肾气丸合真武汤加减；若病至后期，肾阳久衰，阳损及阴，可用左归丸加泽泻、茯苓等；若肾阴久亏，水不涵木，肝肾阴虚，肝阳上亢，上盛下虚，可用左归丸加介类重镇潜阳之品，如珍珠母、龙骨、牡蛎、鳖甲等；水肿日久，瘀血阻滞，其治疗常配合活血化瘀法，用当归、大黄、桂心、赤芍等药。

（2）治疗肾性水肿　肾性水肿与感受水湿、寒邪、风邪、久病正虚等有关，治疗以宣肺发汗、健脾利水、温肾利水、活血利水、清热利水、通利三焦、攻浊泄水为主。常用治法及方药：①宣肺发汗法，常用方剂有越婢加术汤、麻黄加术汤等，常用中药有浮萍、防风、香薷、紫苏叶等；②健脾利水法，常用的方剂有黄芪防己汤、胃苓汤等，常用的中药有白术、茯苓、薏苡仁、白扁豆等；③温肾利水法，常用方剂有真武汤、济生肾气丸等，常用中药如附子、肉桂、巴戟天、葫芦巴、仙茅、淫羊藿等；④活血利水法，代表方如桂枝茯苓丸、当归芍药散等，常用中药有当归、赤芍、丹参、川芎等；⑤清热利水法，常用方如疏凿饮子、五味消毒饮和五皮饮等，常用药有猪苓、茯苓、泽泻、赤小豆等；⑥通利三焦法，自创肾炎3号方、肾疏宁，加白花蛇舌草、萹蓄等利湿药通利三焦，利湿消肿；⑦攻浊泄水法，常用方如十枣汤、舟车丸等，常用药物如大戟、甘遂、芫花、商陆、葶苈子、牵牛子等。

附 1

水肿病（小儿原发性肾病综合征）中医诊疗方案（2018 年版）[10]

一、诊断

（一）疾病诊断

1. 中医诊断标准

参照中华中医药学会发布的《中医儿科常见病诊疗指南》（ZYYXH/T247-286-2012）水肿病的诊断标准。

（1）主症表现　浮肿，身体困重，小便短少，尿浊或血尿。

（2）次症表现　面色㿠白，恶心，呕吐，纳差，腹胀，腹痛。

（3）重症表现　面色紫暗或黧黑，无尿，口有秽味，或伴胸水、腹水，频繁呕吐，四肢厥冷，面色白或口唇青紫，头痛，抽搐，谵语，嗜睡，昏迷。

2. 西医诊断标准

参照中华医学会儿科学分会肾脏学组 2017 年发布的《儿童激素敏感、复发 / 依赖肾病综合征诊治循证指南（2016）》原发性肾病综合征的诊断标准。

（1）大量蛋白尿：24 小时尿蛋白定量 ≥ 50mg/kg 或晨尿蛋白 / 肌酐（mg/mg）≥ 2.0；1 周内 3 次晨尿蛋白定性（+++ ～ ++++）。

（2）低蛋白血症：血清白蛋白低于 25g/L。

（3）高脂血症：血清胆固醇高于 5.7mmol/L。

（4）不同程度的水肿。

以上 4 项中以（1）和（2）为诊断的必要条件。

（二）证候诊断

参照中华中医药学会《中医儿科常见病诊疗指南》（ZYYXH/T247-286-2012）。

1. 本证

（1）肺脾气虚证　全身浮肿，颜面为著，面色㿠白或萎黄，神疲气短，声低懒言，自汗，纳呆，便溏，小便短少，平素易感冒，舌淡或淡胖、苔白或白滑，脉浮细。

（2）脾虚湿困证　全身浮肿，肢体为著，按之凹陷，面色萎黄，身体困重，倦怠乏力，或兼胸闷，腹胀，纳少，便溏，小便短少，舌淡胖，舌边有齿痕，舌苔厚腻，脉沉缓。

（3）脾肾阳虚证　全身明显浮肿，按之深陷难起，腰腹下肢尤甚，或伴胸水、腹水，畏寒肢冷，身体重着，神疲倦卧，脘腹胀满，或腰膝酸软，恶心，呕吐，纳少，便溏，小便短少不利，面色㿠白，舌淡胖，舌边有齿痕，舌苔白滑，脉沉细无力。

（4）肝肾阴虚证　浮肿较轻或无浮肿，头痛，头晕耳鸣，面色潮红，五心烦热，盗汗，失眠多梦，口干咽燥，或腰膝酸软，或伴痤疮，舌红、苔少，脉细数。

（5）气阴两虚证　浮肿较轻或无浮肿，面色无华，神疲乏力，自汗、盗汗或午后低热，手足心热，头晕，耳鸣，口干咽燥或长期咽痛，咽部暗红，易感冒，舌红少津、苔少，脉细弱。

2. 标证

（1）外感风邪证　恶寒，发热，头身疼痛，咳嗽，喷嚏，流涕，无汗或有汗，或喘咳气急，或咽红、喉核肿痛，舌红、苔薄白，脉浮。

（2）水湿内停证　全身明显浮肿，皮肤光亮，按之深陷难起，腹水明显，或伴胸水，或见胸闷、气短喘咳，或身体困重，腹满泛恶，便溏，尿少，舌淡、苔白，脉滑。

（3）湿热内蕴证　身体困重，身热不扬，皮肤疮疡疖肿，恶心欲呕，口黏口苦，口臭，口干不欲饮，脘腹胀满，纳呆，大便不调；腰痛，小腹坠胀，小便频数短黄，或灼热刺痛，尿血，舌红、苔黄腻，脉滑数。

（4）瘀血阻滞证　颜面浮肿，面色紫暗或晦暗，眼睑下发青，唇舌紫暗，皮肤粗糙或肌肤甲错，有紫纹或血缕，或胁下痞块，腰痛，舌质紫暗或有瘀点瘀斑、苔少，脉涩。

（5）湿浊停聚证　身重困倦，精神萎靡，头痛，眩晕，胸闷，腹胀，纳呆，恶心，呕吐，大便黏腻，小便短少，口黏腻，舌淡、苔厚腻，脉滑。

二、治疗方法

（一）辨证论治

1. 本证

（1）肺脾气虚证

治法：健脾益气，宣肺利水。

推荐方药：防己黄芪汤合五苓散加减，汉防己、黄芪、白术、茯苓、猪苓、泽泻、桂枝等，或具有同类功效的中成药（包括中药注射剂）。

（2）脾虚湿困证

治法：健脾益气，渗湿利水。

推荐方药：防己茯苓汤合参苓白术散加减，汉防己、黄芪、桂枝、茯苓、人参、白术、白扁豆、山药、薏苡仁、莲子肉、砂仁、桔梗等，或具有同类功效的中成药（包括中药注射剂）。

（3）脾肾阳虚证

治法：温肾健脾，通阳利水。

推荐方药：偏肾阳虚者用真武汤加减，茯苓、白芍、白术、生姜、附子；偏脾阳虚者用实脾饮加减，附子、白术、大腹皮、厚朴、木瓜、草果仁、槟榔、干姜、甘草等，或具有同类功效的中成药（包括中药注射剂）。

（4）肝肾阴虚证

治法：滋补肝肾，养阴清热。

推荐方药：知柏地黄丸加减，知母、黄柏、熟地黄、山药、山茱萸、茯苓、泽泻、牡丹皮、麦冬等，或具有同类功效的中成药（包括中药注射剂）。

（5）气阴两虚证

治法：益气养阴。

推荐方药：参芪地黄丸加减，党参、黄芪、生地黄、麦冬、山药、山茱萸、牡丹皮、茯苓、泽泻等，或具有同类功效的中成药（包括中药注射剂）。

2. 标证

（1）外感风邪证

治法：外感风寒者宣肺利水，疏风散寒；外感风热者宣肺利水，疏风清热。

推荐方药：外感风寒者用荆防败毒散，外感风热者用银翘散加减。麻黄、桂枝、杏仁、甘草，或连翘、金银花、桔梗、薄荷、竹叶、淡豆豉、荆芥、牛蒡子等，或具有同类功效的中成药（包括中药注射剂）。

（2）水湿内停证

治法：益气健脾，利水消肿。

推荐方药：五皮饮加减，生姜皮、桑白皮、陈皮、大腹皮、茯苓皮、车前子等，或具有同类功效的中成药（包括中药注射剂）。

（3）湿热内蕴证

治法：清热利湿。

推荐方药：上焦湿热者用五味消毒饮合三仁汤加减，金银花、野菊花、蒲公英、紫花地丁、天葵子；中焦湿热者用甘露消毒丹加减，滑石、黄芩、茵陈、白豆蔻、藿香、石菖蒲、薄荷；下焦湿热者用八正散加减，车前子、瞿麦、萹蓄、石韦、大黄、栀子、竹叶等。或具有同类功效的中成药（包括中药注射剂）。

（4）瘀血阻滞证

治法：活血化瘀。

推荐方药：桃红四物汤加减，桃仁、红花、熟地黄、川芎、当归、芍药、丹参等，或具有同类功效的中成药（包括中药注射剂）。

（5）湿浊停聚证

治法：和胃降浊，化湿行水。

推荐方药：温胆汤加减，半夏、竹茹、枳实、陈皮、茯苓、龙骨、牡蛎、蒲公英、甘草等，或具有同类功效的中成药（包括中药注射剂）。

（二）中医特色疗法

1. 灸法

脾肾阳虚证者，针刺肾俞、腰阳关、委中、命门；肝肾阴虚证，有血尿者，针刺肾俞、太溪、复溜穴；腰膝酸软者，针刺肾俞、腰阳关、委中、志室、太溪。

2. 耳针疗法

王不留行贴：取耳尖、神门、肺、脾、肾、三焦等穴位随症加减。

患者取坐位，穴位局部常规消毒后，贴于相应穴位并按压 1 分钟左右。用于治疗各型水肿。

3. 贴敷疗法

遂水散（甘遂、大戟、芫花各等量）共碾成极细末，每次 1 ～ 3g，置脐内，外加纱布覆盖，胶布固定。每日换药 1 次，10 次为 1 个疗程。用于治疗各型水肿。

（三）西药治疗

根据中华医学会儿科学分会肾脏学组 2017 年发布的《儿童激素敏感、复发 / 依赖肾病综合征诊治循证指南（2016）》规范应用利尿剂、糖皮质激素、免疫抑制剂等药物。同时积极控制危险因素和并发症，如感染、电解质紊乱、血栓栓塞、严重高血压、低血容量、严重低蛋白血症、肾功能衰竭等。

（四）护理调摄要点

1. 运动调理

无高度水肿、低血容量和感染的患儿无须卧床休息，即使需卧床者也应在床上经常变换体位，以预防血管栓塞并发症。

2. 饮食调理

注意饮食调摄，清淡、少盐饮食，忌食辛辣、油腻之品，保证充足的蛋白质、维生素类营养的摄入。注意补充维生素 D（每日 500 ～ 1000IU）及钙剂。

3. 情志调理

重视情志护理，避免情志刺激，保持心情舒畅。

三、疗效评价（略）

附 2

水肿病（特发性膜性肾病）中医诊疗方案（2018 年版）[10]

一、诊断

（一）疾病诊断

1. 中医诊断标准

参考 2008 年中华中医药学会《中医内科常见疾病诊疗指南》、2002 年《中药新药临床研究指导原则》，以周身水肿，或眼睑、足跗浮肿，尿中泡沫增多为主症。

2. 西医诊断标准

参考《KDIGO 肾小球肾炎临床实践指南》《临床诊疗指南——肾脏病学分册》及《肾脏病学》。

① 临床表现为肾病综合征（大量蛋白尿、低蛋白血症、高度浮肿、高脂血症），可伴少量镜下血尿。

② 部分病人伴高血压。

③ 肾活检病理诊断为特发性膜性肾病。

④ 血抗磷脂酶 A2 受体（PLA2R）抗体阳性。

⑤ 排除继发因素。

（二）证候诊断

参考《慢性肾小球肾炎的诊断、辨证分型及疗效评定（试行方案）》及 2002 年《中药新药临床研究指导原则》。

1. 本虚证

（1）气阴两虚证　周身水肿，或眼睑、足跗浮肿，尿中泡沫增多，面色少华或面色晦暗，倦怠乏力，易感冒，腰酸膝软，手足心热，口干咽燥，午后潮热。舌红或淡红、苔薄或少苔，脉细或细数。

（2）肺脾气虚证　周身水肿，或眼睑、足跗浮肿，尿中泡沫增多，神疲懒言，纳少、腹胀，易感冒，自汗，大便溏。舌淡红，舌体胖，或舌边有齿痕，舌苔薄白，脉细弱。

（3）脾肾阳虚证　周身水肿，或眼睑、足跗浮肿，尿少，尿中泡沫增多，面色㿠白，形寒肢冷，腰膝酸软，甚则出现胸腹水，神疲乏力，腹胀纳差，大便稀溏，性功能低下或月经失调。舌淡胖、有齿痕，苔白滑，脉沉细或沉迟无力。

（4）肝肾阴虚证　周身水肿，或眼睑、足跗浮肿，尿中泡沫增多，目睛干涩，眩晕耳鸣，咽干舌燥，腰酸膝软，潮热盗汗，失眠多梦，五心烦热，大便偏干。舌红、少苔，脉细数，或弦细数。

2. 标实证

（1）瘀血内阻证　周身水肿，或眼睑、足跗浮肿，尿中泡沫增多，腰部刺痛，或久病；或见面色晦暗或黧黑，唇色紫暗或有瘀斑，肢体麻木。舌暗，或舌有瘀点、瘀斑，或舌下脉络瘀滞，脉细涩或涩。

注：特发性膜性肾病患者往往存在高凝状态，故瘀血内阻的病机贯穿疾病全程，与其他证候同时存在。

（2）风湿内扰证　周身水肿，或眼睑、足跗浮肿，尿中泡沫增多，短期内加重；有新近出现或加重的困乏和水肿。舌红或淡红，苔薄腻，脉弦或弦细或沉。

（3）水湿内停证　周身水肿，或眼睑、足跗浮肿，尿中泡沫增多，肢体困重，胸闷腹胀，纳呆，便溏。舌淡胖、苔白腻，脉濡或缓。

（4）湿热内蕴证　周身水肿，或眼睑、足跗浮肿，尿中泡沫增多，胸脘烦闷，头重且沉，口苦口黏，纳呆泛恶，渴饮不多，大便黏滞，小便短赤，灼热涩痛。舌红、苔黄腻，脉濡数或滑数。

二、治疗方案

（一）辨证论治

1. 本虚证

（1）气阴两虚证

治法：益气养阴。

推荐方药：参芪地黄汤加减，黄芪、党参、地黄、山药、当归、白芍、川芎、女贞子、墨旱莲、金樱子、芡实等，或具有同类功效的中成药。

饮食疗法：宜食益气养阴之物，忌辛辣、生冷、油腻之品。可选用莲子、红枣、山药、木耳等食物。

（2）肺脾气虚证

治法：补益肺脾。

推荐方药：玉屏风散合补中益气汤加减，黄芪、党参、菟丝子、白术、防风、山药、地黄、当归、陈皮、升麻、柴胡等，或具有同类功效的中成药。

饮食疗法：宜食补益肺脾之物，忌辛辣、油腻、生冷之品。可选用甘栗、红枣、山药、黄芪、胡萝卜、鸡肉等食物。

（3）脾肾阳虚证

治法：温补脾肾。

推荐方药：实脾饮合济生肾气丸加减，干姜、附子、白术、茯苓、炙甘草、厚朴、大腹皮、草果仁、木香、木瓜、熟地黄、山茱萸、牡丹皮、山药、泽泻、肉桂、牛膝、车前子等，或具有同类功效的中成药。

饮食疗法：宜食温补脾肾的食物，忌生冷食物。可选用如肉桂、韭菜、姜、鸡肉、扁豆、胡萝卜、蛤蚧等。

（4）肝肾阴虚证

治法：滋养肝肾。

推荐方药：六味地黄汤加减，地黄、山药、山茱萸、牡丹皮、茯苓，泽泻等，或具有同类功效的中成药。

饮食疗法：宜食滋阴清热的食物。忌辛燥温热食物，少食肥腻厚味。可选用银耳、荸荠、芹菜、藕、百合、梨、鸭肉、鱼等。

2. 标实证

（1）瘀血内阻证

治法：活血化瘀。

推荐方药：桃红四物汤加减，当归、生地黄、桃仁、红花、赤芍、川芎、丹参等，或加入虫类药物如地龙、水蛭、僵蚕等，或具有同类功效的中成药或中药注射剂。

饮食疗法：宜食活血化瘀之物，如黑木耳、洋葱、生姜、山楂等。忌辛辣、生冷、油腻之品。

注：瘀血内阻的病机贯穿本病全程，故治疗应始终注重活血化瘀。

（2）风湿内扰证

治法：祛风除湿。

推荐方药：防己黄芪汤加减，或在原辨证处方中加入汉防己、徐长卿、鬼箭羽，药用黄芪、汉防己、徐长卿、茯苓、白术、当归等，或具有同类功效的中成药。

饮食疗法：宜食祛风除湿之品，少食肥甘厚味，忌过饱。可选用薏苡仁、冬瓜、茯苓、丝瓜、萝卜、白扁豆等。

（3）水湿内停证

治法：行气利水。

推荐方药：五苓散加减，猪苓、茯苓、白术、泽泻、桂枝，或具有同类功效的中成药。

饮食疗法：宜食行气利水之品，少食寒凉及肥甘厚味。可选用冬瓜、玉米须、丝瓜、萝卜等。

（4）湿热内蕴证

治法：清化湿热。

推荐方药：四妙丸、葛根芩连汤、黄连温胆汤加减，苍术、薏苡仁、制半夏、牛膝、黄柏等，或具有同类功效的中成药。

饮食疗法：宜食清化湿热之物，如薏苡仁、莲子、赤小豆、丝瓜、绿豆芽、苦瓜等。忌辛辣、生冷、油腻之品。

（二）其他中医特色疗法

以下中医医疗技术适用于所有证型。

1. 饮食疗法

当归黄芪鲤鱼汤：鲤鱼1条，当归头15g，黄芪30g，生姜2片，可加砂仁、莲子肉等健脾化湿利水之品，少盐，用大火煲开，改小火煲2小时。

2. 中药泡洗

根据患者证候特点选用中药，可以口服中药煎后之药渣再煎煮后，将膝关节以下皮肤全部浸没于药液中，水温在40～42℃，每日或隔日1次，7天为1个疗程，每次15～30分钟，水温不宜过高，以免烫伤皮肤。

3. 中药穴位贴敷

将中药研为细末，与醋、黄酒等液体调制成糊状，敷贴于穴位，以治疗疾病，此法可使药性通过皮毛腠理，循经络传至脏腑，以调节脏腑气血。推荐贴敷方：生黄芪、丹参、酒大黄、紫苏叶、川芎、积雪草、淫羊藿、白芷。伴呕吐者加丁香、吴茱萸、厚朴、木香，伴便秘者加厚朴、莱菔子、紫苏子、生白术、木香、炒枳壳、决明子、晚蚕砂。穴位可选肾俞、天枢、足三里等。根据病情可选择有明确疗效的治疗方法，如针灸、耳穴、红光照射法、中药离子导入法、中药药浴疗法等。

（三）西药治疗

参考《KDIGO肾小球肾炎临床实践指南》《临床诊疗指南——肾脏病学分册》及《肾

脏病学》，对特发性膜性肾病进行规范的治疗。针对高血压、血栓栓塞等并发症或感染等，应采用相应的治疗措施。

（四）护理调摄

1. 饮食护理

限制钠盐摄入，一般少于每日 6g。呈肾病综合征表现时，食盐宜限制在每日 3g。避免过度限制蛋白质摄入造成营养不良，建议每日蛋白质摄入 1 ～ 1.2g/kg 为宜。根据理想体重及活动量计算每日热量摄入。

2. 生活护理

慎起居，适劳逸，勿劳累，防感冒。肾病综合征时应以卧床休息为主，但应保持适度床上及床旁活动，以防血栓形成。避免剧烈体力活动。加强生活护理，保持环境整洁，经常开窗通风，保持室内空气新鲜，促进患者身心康复。

3. 心理护理

保持心情舒畅，避免烦躁、焦虑等不良情绪。应帮助患者了解当时的治疗目标，争取患者配合，避免盲目的焦虑、紧张、乱投医、乱服药，加重病情。

三、疗效评价（略）

第二节　痰饮病

《黄帝内经》载有“饮”“饮积”“溢饮”之名。痰饮病名首见于《金匮要略》，痰饮病的论述主要见于《痰饮咳嗽病脉证并治第十二》篇。“痰饮”二字有三层含义：一为痰饮病，属广义的痰饮，痰饮病是指水液代谢失常，导致水液停聚于体内某处而引起的一种病证，由于饮邪停聚的部位不同，痰饮病有痞、满、悸、眩、呕、咳、喘、短气等不同症状；二指四饮之一，系饮在肠胃的病变，属狭义“痰饮”；三是“痰饮”既是人体津液代谢失常后形成的一种病理产物，即水饮病邪，有时也称痰饮为“水”，又是致病因素，在《金匮要略》中，水饮病邪可以引起咳嗽上气、奔豚气、胸痹、腹满、呕吐等疾病。本篇系统地论述了痰饮病的病因、分类及辨证论治，将痰饮病分为痰饮、悬饮、溢饮、支饮四类。痰饮的形成与脾胃纳运失常有关。痰饮形成后，常内扰脏腑，阻遏阳气，壅滞气机，并可妨碍血行，郁而化热。本篇提出“温药和之”的痰饮病治疗原则，并据虚实缓急之异，兼用利小便、逐饮、发汗、清热、补益诸法，全面系统地论述了痰饮病的辨证论治。全篇理法方药丰富，所载痰饮病治疗原则及方药至今仍有效地指导着临床实践。

一、病因病机

综观本篇，痰饮病因病机可概括为以下四方面。一是脾胃虚弱，脾失健运，或脾胃阳虚，饮停心下，如第 16 条；或脾阳不足兼有微饮，如第 17 条；或脾胃素虚，食少饮多，脾失健运，水谷不能化生精微，反滞留成饮，停于心下，如第 12 条。二是肾阳不足，气化失司，饮邪内停，如第 17 条。三是饮水过多，脾胃运化不及，可致津聚成饮，如第 12 条。四是感受外邪，或膈上伏饮，复感外寒，引发内饮，加重病情，如第 11 条；或支饮复感外寒，内外合邪，肺失宣降，致咳逆倚息不得卧，如第 35 条。

二、辨证论治

1.“温药和之”为治疗用药原则

关于痰饮病的治疗，原文第 15 条提出“病痰饮者，当以温药和之”的治疗用药原则，也是痰饮病治本原则。饮由水聚，其性属阴，易伤阳遏阳，遇寒则凝，得温则行。若振奋阳气，使脾气能运、肺气能宣、肾气能化，饮邪遂除。故治痰饮病之本需“温药和之”。“温药”能振奋阳气、开发腠理、通行水道，故“温药”是痰饮病治本用药原则。“和之”有两层含义：一是不可太过温燥，以免温燥伤阴；二是勿专于温补，以免温补碍邪。在用温药时，应视病情恰当配合行、消、开、导、清之品。

从治疗痰饮病方剂看，以温化祛饮方剂为主，体现出“温药和之”的治疗用药原则。温化祛饮方剂包括温肺开宣化饮的大青龙汤、小青龙汤、苓甘五味姜辛汤、桂苓五味甘草去桂加干姜细辛半夏汤、苓甘五味加姜辛半夏杏仁汤、苓甘五味加姜辛半杏大黄汤，温脾利水蠲饮的苓桂术甘汤、五苓散、泽泻汤，温肾化气消饮的肾气丸，温胃化饮降逆的小半夏汤、小半夏汤加茯苓汤，兼具温阳益气、利水消饮诸法的木防己汤、木防己汤去石膏加茯苓芒硝汤，温阳利水降逆的桂苓五味甘草汤。这些温化祛饮方剂大多使用了性温的桂枝、麻黄、白术、细辛、半夏、干姜、生姜等药，但方中都不是专于温补，有的温药本身就具化饮之效，如半夏、生姜之属；或方中兼用利水消饮之品，如茯苓、泽泻、防己等；或兼用甘平的甘草、味酸微寒的芍药、酸甘而润的五味子等，使温化祛饮方剂温而不燥，体现出“温药和之”的含义。“温药和之”为治疗痰饮病的用药原则，但若饮邪壅盛或饮郁化热时，不可拘泥于“温药”而畏用寒凉，篇中所用石膏、大黄、木防己、葶苈子、甘遂、大戟等，皆为治痰饮不避寒药的范例。

2. 辨证论治

（1）饮停心下、肠间为痰饮　若脾阳虚饮停心下，胸胁支满，目眩，宜温阳蠲饮，健脾利水，用苓桂术甘汤；若脾阳不足兼微饮短气，宜温阳健脾，利水消饮，用苓桂术甘汤；若肾气不足兼微饮，宜温肾化气消饮，用肾气丸；若心下饮泛冒眩，宜利水消饮，健脾制水，用泽泻汤；若心下饮逆呕吐，宜温化寒饮，降逆止呕，用小半夏汤；若膈间饮逆呕痞眩，宜利水蠲饮，降逆止呕，用小半夏加茯苓汤；若下焦饮逆悸吐眩，宜化气利水，导饮下出，用五苓散；若肠间饮结成实，宜涤饮泻实，前后分消，用己椒苈黄丸；若留饮邪实欲去，宜因势利导，攻逐水饮，用甘遂半夏汤。

（2）饮流胁下为悬饮　邪盛体实，宜泻下逐饮，用十枣汤。

（3）饮溢四肢为溢饮　若外寒里热，宜发汗散饮，兼清郁热，用大青龙汤；若外寒里饮，宜发汗宣肺，温化寒饮，用小青龙汤。

（4）饮在胸膈为支饮　若支饮喘满痞坚，宜通阳利水，清热补虚，用木防己汤；若饮邪痼结难去，宜通阳利水补虚，兼软坚散结，用木防己汤去石膏加茯苓芒硝汤；若支饮胸满兼腑实，宜涤饮通腑，行气导滞，用厚朴大黄汤；若支饮壅肺不得息，宜开泄肺气，利水逐饮，用葶苈大枣泻肺汤；若支饮邪实咳嗽，宜峻逐水饮，用十枣汤；若支饮兼外寒咳逆，宜散寒宣肺，温化里饮，用小青龙汤。支饮服用小青龙汤后，应随证辨治化裁：若阳虚饮停，冲气上逆，宜敛气平冲，用桂苓五味甘草汤；若支饮冲气已平而寒饮复动，肺气上逆，胸满咳嗽，宜散寒蠲饮止咳，用苓甘五味姜辛汤；若支饮胸满咳嗽已止，兼冒眩呕吐，宜温肺化饮，降逆止呕，用桂苓五味甘草去桂加姜辛夏汤；若支饮体虚兼形体浮肿，宜温肺化饮，宣降肺气，用苓甘五味加姜辛半夏杏仁汤；若支饮兼胃肠实热上冲，宜温肺化饮，宣肺降逆，清泄实热，用苓甘五味加姜辛半杏大黄汤。

临证应该强调痰饮治疗，不要拘泥于四饮之名，关键要紧扣病机，辨证论治。《金匮要略》将痰饮病划分为四饮，以便从饮停部位判断受累的脏腑，但在治疗时，却不要拘泥于四饮之名。如小青龙汤既治溢饮，也疗支饮；小半夏加茯苓汤既治“饮停心下”的呕吐，也疗“膈间有水”的呕吐、心下痞、眩悸；十枣汤悬饮、支饮均可用。临床治疗关键要紧扣病机，辨证论治。

3. 辨证论治

张仲景对中医学的最大贡献是创立了辨证论治的诊疗体系。这一体系的特点就是以病为纲，病证结合，辨证论治。本篇第 36 ～ 40 条以案例示范论述支饮体虚者服小青龙汤后的变证及治疗，生动地体现了辨证论治精神。围绕寒饮蕴肺这一主要病机，仲景始终不离茯苓、甘草，意在利水健脾。若冲气上逆，则取五味子协桂枝平冲降逆治标为先；若冲气已平，则用细辛、干姜配五味子以温化肺中寒饮为主；若兼饮邪犯胃出现眩呕，则加半夏化饮降逆止呕；若饮邪妨碍肺气宣降而见形肿，正气未虚之人宜加麻黄宣肺散饮；若气血已虚，则不用麻黄，当选苦杏仁宣降肺气；若有胃热上冲，伴面热如醉等，又应酌加大黄。这一系列的加减变化，充分体现了仲景法依病机而变、药随证候而转的辨证论治精神。

三、诊治特色

1. 多维度多层次辨识痰饮病

（1）痰饮病分类　原文第1、2条根据饮停部位将痰饮病分为痰饮、悬饮、溢饮、支饮四类，并论述了四饮主症——“其人素盛今瘦，水走肠间，沥沥有声，谓之痰饮；饮后水流在胁下，咳唾引痛，谓之悬饮；饮水流行，归于四肢，当汗出而不汗出，身体疼重，谓之溢饮；咳逆倚息，短气不得卧，其形如肿，谓之支饮。”①痰饮：饮停肠胃。饮走肠间，与气相击，故沥沥有声；饮停在胃，妨碍饮食化生精微，肌肉失于充养，则形体消瘦。②悬饮：饮停胁下。饮邪阻碍肝肺气机升降，则咳唾引胸胁疼痛。③溢饮：饮流四肢肌肤。脾气失运，肺失宣降，致当汗出却无汗，身体疼痛沉重。④支饮：饮停胸膈。肺失宣降，心阳阻遏，出现咳喘倚息，短气不能平卧，外形如肿。本篇除了论及四饮之饮停部位及症状外，还论及饮停“心下”，饮扰脾胃，可见胸胁支满、脘腹痞满、目眩、冒眩、心悸或心下悸、短气、口不渴等；饮在“胸中”或饮在“膈间”，饮扰肺心，可见喘息、咳嗽、咳吐清稀痰涎、胸膈满闷或心下痞坚、胸中痛、心悸、短气、面色黧黑、呼吸困难，甚者不能平卧等。由此可知辨识痰饮病，不仅要分清四饮，尚需分清饮停部位。

（2）饮扰五脏　原文第3～7条根据五脏功能特点论述饮扰五脏症状，“水在心，心下坚筑，短气，恶水不欲饮。水在肺，吐涎沫，欲饮水。水在脾，少气身重。水在肝，胁下支满，嚏而痛。水在肾，心下悸”。此处“水”指水饮病邪，水在五脏，即水饮病邪侵扰五脏，导致五脏功能失常而出现的临床症状。饮犯心胸，阻遏心阳，妨碍气机升降，故心下坚，短气，恶水不欲饮；水饮射肺，宣降失常，津不上承，则欲饮水；水饮上逆，故吐涎沫。水饮困脾，脾失健运，中气不足，故少气；水饮浸渍肌肉，则身重；水饮侵肝，郁遏肝气，故胁下支满；饮邪循经扰肺，则嚏引胁下痛；水饮犯肾，气化失司，饮动于下，故脐下悸。原文第1、2条将饮病分为四类，侧重饮停部位；3～7条言水在五脏，专论饮扰五脏，脏腑与部位靠经络联通，饮停部位不同，受累脏腑有别，其症状亦各异。

提示辨识痰饮病，既要分清四饮，又要辨识饮停部位，还要明确受累脏腑，将辨四饮、辨饮停部位、辨受累脏腑三者综合辨证，体现的是贯穿《金匮要略》全书的脏腑经络辨证精神，展示的是仲景整体思维、系统思维等临床思维模式。

（3）辨识饮邪致病　水饮是导致痰饮病发生的重要的致病因素，饮邪致病具有迁延性、深痼性、流走性。

① 迁延性。饮邪停聚时间短，病变往往易治，如原文第 12 条“夫病人饮水多，必暴喘满”及第 19 条指出“伤饮”，多认为是暴饮或饮水过多，脾运不及导致的暂时性停水，停聚时间较短易治，随着脾运的复常，水饮可自然消散；如果脾胃虚弱，则可使水停成饮而致病。为强调饮邪致病的迁延性，仲景提出“留饮”之名。留饮，指水饮久留不去。饮邪可久留于不同的部位，如心下、胁下、胸中、四肢，四饮之中均可有留饮。饮流部位不同，见症各异，如第 8 条“夫心下有留饮，其人背寒冷如手大”，第 9 条“留饮者，胁下痛引缺盆，咳嗽则辄已”，第 10 条“胸中有留饮，其人短气而渴，四肢历节痛。脉沉者，有留饮”，以及水饮久留不去，饮邪遏阳、伤阳、化热，饮阻气滞导致血瘀等。治疗时需紧扣病机，辨证论治，因势利导，逐水化饮。这从治疗留饮的甘遂半夏汤的用药特色可见一斑。

② 深痼性。为强调饮邪致病的深痼性，仲景提出“伏饮”之名。伏饮，指痰饮伏于胸膈，难以根除，提示饮邪致病的深痼性。第 11 条“膈上病痰，满喘咳吐，发则寒热，背痛腰疼，目泣自出，其人振振身目瞤剧，必有伏饮”，痰饮伏于胸膈，肺失肃降，素有胸满气喘、咳吐痰涎等症，一旦感受外邪，引发内饮，则内外交织，新旧同病，治疗较为棘手。将“留饮”与“伏饮”合看，则揭示了饮邪致病的迁延性与顽固性。后世医家在《金匮要略》这一理论基础上，提出了哮病的发生与内有痰饮宿根有关，治疗上分为发作期与缓解期而分别立法选方。

③ 流动性。细观《金匮要略》对痰饮病的描述，不难看出，痰饮为病，易于流动。如对四饮的描述，“水走肠间”“水流胁下”“归于四肢”，其中的“走”“流”“归于”都寓有动态性，还有饮留心下、饮留胸中、饮留四肢筋脉骨节等。由上可见，饮邪致病有易于流走的性质，虽然饮在下焦，但可以犯及上焦、中焦；饮在心下胃脘，亦能上凌于心。正是饮邪致病的流动性，导致饮邪停聚的部位较多，故痰饮病可有痞、满、悸、眩、呕、咳、喘、短气等不同症状，提示我们临床上诊治痰饮病时要善于从复杂的症状中抓住主要病机。

2. 治法用药特色

（1）扶正重视补益脾肾　脾肾阳气亏虚是痰饮病正虚之本，“温药和之”为治疗痰饮病的治本用药原则，苓桂术甘汤健脾消饮、肾气丸补肾消饮，均温而不燥，温中兼消，皆为“温药和之”的代表方。补益脾肾法应贯穿痰饮病的预防、治疗、康复的全过程。在补益脾肾中更加重视补益脾胃，治疗痰饮病的复方中大多使用了甘草、白术、大枣、蜂蜜、人参等补益脾胃的药物，如苓桂术甘汤、五苓散、木防己汤、桂苓五味甘草汤、苓甘五味姜辛汤、桂苓五味甘草去桂加干姜细辛半夏汤、苓甘五味加姜辛半夏杏仁汤、苓甘五味加姜辛半杏大黄汤、《外台》茯苓饮等，足见仲景治疗痰饮病重视补益脾胃。

（2）逐饮邪不避峻猛药　饮邪是痰饮病的重要致病因素，故祛除饮邪是痰饮病的重要治法。其治疗虽有治标治本之分，但皆需祛除饮邪，有发汗、利小便、攻下三法。对饮邪偏于肌表者，宜用汗法，如大、小青龙汤；饮邪壅盛，病情急、重者，多采取攻泻逐饮或前后分消之法，所选药物也多峻猛，前者如十枣汤、甘遂半夏汤、厚朴大黄汤、葶苈大枣泻肺汤等，后者如己椒苈黄丸；其余饮盛但病情不甚急、重者，或正虚兼饮者，则多利小便以祛除水饮，如泽泻汤、五苓散、桂苓五味甘草汤、苓桂术甘汤、肾气丸、木防己汤、木防己汤去石膏加茯苓芒硝汤等；而小半夏加茯苓汤、苓甘五味姜辛汤类方则是利水与温化并举。

（3）痰饮病用药特点　振奋阳气多用桂枝，开宣肺气常取麻黄，利水消饮多用茯苓、泽泻、防己，化饮止呕常半夏、生姜合用，温肺化饮多生姜或干姜、细辛、半夏、五味子配伍，饮结成实多选大黄、葶苈子、甘遂、大戟、芫花，饮结难消则加芒硝，饮病夹热常选石膏，补益脾胃多用白术、人参、大枣、蜂蜜、甘草。

四、研究进展

在《金匮要略》论述痰饮病的病因、分类及辨证论治基础上，后世医家在痰饮的病机及治疗方面都有发展。隋代巢元方《诸病源候论·痰饮病诸候》列出痰饮候、冷痰候、诸饮候等 16 候，将痰与饮分别论述，首创痰病学说，指出因病生痰、因痰致病是痰病错综复杂的主要病因病机特点。唐代孙思邈《千金方·痰饮第六》有五饮之说——“一曰留饮，二曰澼饮，三曰淡饮，四曰溢饮，五曰流饮”。《外台秘要》载有治疗痰饮的名方外台茯苓饮。宋代严用和《济生方》从气与水的关系论痰饮十分精辟，认为“人之气道贵乎顺，顺则津液流通，决无痰饮之患，调摄失宜，气道闭塞，水饮停膈而结成痰”。杨仁斋《仁斋直指方论》区分痰与饮概念，以饮清稀而痰稠浊，其影响深远。元代朱丹溪以“百病多兼痰”立论，诊病多从痰论治，指出“痰之为物，随气升降，无所不到”，认为痰来去无定，聚散无常，五脏六腑莫不为患，或贮于肺，或贮于胃，或凝滞于心膈，或聚于肠间，或客于经络四肢等等，提出治痰应“顺气为先，分导次之”，“实脾土，燥脾湿，是治其本也”，提出

“痰瘀并存，痰瘀同治”的理论，开创了痰瘀致病之说。他提出“自气成积，自积成痰，痰夹瘀血，遂成窠囊”的论点，还创造性地提出“痰迷心窍”之说，将痰饮导致神志病变的认识大大地向前推进了一步。明代张介宾治痰以五脏为核心，尤重脾肾二脏，体现“见痰休治痰，而治生痰之源”的中医辨证观和治疗学特色。他在《景岳全书》中指出“五脏之病，虽俱能生痰，然无不由乎脾肾，盖脾主湿，湿滞则为痰；肾主水，水泛亦为痰。故痰之化，无不在脾；而痰之本，无不在肾”，故“善治者，治其生痰之源，则不消痰而痰自无矣”。李中梓在《医宗必读》也指出“惟脾土虚湿，清者不升，浊者难降，留中滞鬲，瘀而成痰”。清代叶天士的痰饮病机治疗观：一是提出痰饮病机是“元气亏乏，阴盛阳衰”，摄肾固真，乃治痰之本；二是提出“外饮治脾，内饮治肾”的痰饮治疗大法，并指出“善治痰者，治其所以生痰之源”；三是阐明痰郁证治，提出“痰火郁遏”“痰因气滞热郁”“气滞痰聚”，提出痰证“宣通郁遏”的治法包括清上宣通法、清痰开郁法、清热导痰法等；四是论述痰火病机，原因有“痰壅无形之火，火灼有形之痰”“肝胆火风，易于贯膈犯中”“平素心虚有痰，外邪一陷，里络就闭”。清代傅青主认为气虚是本，痰湿是标，治痰之法，以补气为先，而佐以化痰之品，立方以补气健脾为主。张必禄《医方辨难大成》中也认为“痰者，诸病之最，十二经络皆到也”。王孟英根据“痰之为患，既顽且幻，病状多端，性尤善变”的特点，对“脉症多怪”的许多疑难杂症多从痰治，认为治痰重在清涤，“欲清气道之邪，必先去其所依附之痰”。其用清之、展之、泄之、降之诸法，舒展气机，调其愆而使之不愆，俾一身治节之令、逆升之火、逗留之浊、郁遏之热、凝滞之痰，咸得下趋，痰行热降，这样就“诸恙自瘳矣”。

《黄帝内经》载有“饮”“饮积”“溢饮”之名。《金匮要略》首载痰饮病名，并系统论述了痰饮病的病因、分类及辨证论治。自宋代以来，历代医家论痰者益多，言饮者渐少，有关痰病的理法方药历代均有发挥，关于饮病的理法方药，则仍以宗《金匮要略》者为多。当代医家对痰饮病的研究[10]，一是对《金匮要略》痰饮病的治则治法、证候特点、学术思想等总结探讨的文献较多，体现了《金匮要略》有关痰饮病的理论对临床具有较大的指导意义；二是运用《金匮要略》治疗痰饮病的方剂治疗各科疾病的临床报道或医家应用心得体会较多，显示了《金匮要略》治疗痰饮病的方剂疗效确切、临床应用广泛且具有重要的实用价值；三是现代医家根据《金匮要略》对四饮证候的论述，结合临床，多认为梅尼埃病与饮停心下、清阳不升、浊阴不降有关，胸腔积液与饮邪流注胸胁关系密切，慢性充血性心力衰竭与饮聚胸膈、凌心射肺相关；四是应用现代科学技术和方法研究饮病生物学基础较少，可能与饮病涉及西医学多个系统的疾病，建立相应的动物模型难度较大，饮病的症状（痞、满、悸、眩、短气等）患者主观感觉多，临床难于选择恰当的客观指标进行观察等有关。

建议今后研究方向：①文献研究方面，采用数据挖掘、人工智能、人机结合等多元融合方法，梳理古今文献中痰饮病的病因病机、证候、治法、方药等内容，总结当代医家诊疗痰饮病的经验，为深入开展痰饮病的临床研究和基础研究奠定基础。②临床研究方面，一是通过临床流行病学调查，采用客观化、可视化、现代化设备，整合中医痰饮病的宏观脉证与现代生命科学微观指标，建立中医痰饮病证候诊断标准，为开展痰饮病的临床研究和基础研究奠定基础；二是采用循证医学方法，根据痰饮病与西医学相关疾病的联系，应用治疗痰饮病的方药开展对梅尼埃病、胸腔积液、慢性充血性心力衰竭等疾病的临床研究，获得高质量的证据，将治疗痰饮病的方药纳入相关疾病的诊疗指南。③基础研究方面，采用系统生物学方法，整合人体、动物、细胞、蛋白、基因等不同层次的实验数据揭示痰饮的生物学基础，为痰饮相关重大疾病防治提供新思路、新药物及新方案，提高临床疗效，并使中医痰饮学说这一中医特色理论创新发展。

第三节　消渴病

消渴是以口渴多饮为主症的病证，临床表现有口渴多饮小便也多，有口渴多饮小便不利，也有口渴多饮欲吐或口干燥等。从本篇论述的消渴内容看，消渴既包含了消渴病，也涉及消渴症，其中消渴病以口渴多饮、多食易饥、小便频数、尿甜为主要特征。该病名首见于《黄帝内经》，如《素问・奇病论》中所载“肥者令人内热，甘者令人中满，故其气上溢，转为消渴”，《素问・气厥论》中所载“心移热于肺，传为膈消”。后世上、中、下三消之说，殆本于此。消渴症是热性病过程中出现的口渴症状。仲景秉承《黄帝内经》旨意，在《金匮要略》中设专篇论消渴。本篇论述消渴病的发生，突出了胃热灼阴、肺胃津伤、肾气亏虚三个方面，所创制的方药，亦为后世三消证的治疗奠定了基础。仲景以脏腑阴阳气血虚损立论，较为系统地论述了消渴病的病证、病机、治法及并发症，其论其法，承前启后，直到今天仍有效地指导着消渴病的临床治疗。

一、病因病机

根据《金匮要略》对消渴病的论述，其病因病机可归纳为以下四个方面：一是胃热灼阴。胃热亢盛，则消谷善饥；热盛津伤，则大便干结；中焦有热，津液转输不利，偏渗膀胱，则小便频数。如第 2 条："趺阳脉浮而数，浮即为气，数即为消谷而大坚。气盛则溲数，溲数即坚，坚数相搏，即为消渴。"二是肺胃热盛，津气两伤。肺胃热盛，伤阴耗气，津气两伤，则口舌干燥。如第 12 条："渴欲饮水，口干舌燥者，白虎加人参汤主之"。三是肾气亏虚。肾气亏虚，不能蒸腾津液以上润，则口干多饮；肾气亏虚，开阖失司，则饮一斗，小便一斗。如第 3 条："男子消渴，小便反多，以饮一斗，小便一斗，肾气丸主之。"四是劳伤营血，阴血虚少，阳气浮动，燥热内生，可导致消渴病。如第 2 条。

二、辨证论治

1. 肺胃热盛，津气两伤

症见渴欲饮水，口干舌燥，尿频量多，或消谷善饥，或伴乏力者，治宜清热润燥，益气生津，方用白虎加人参汤。方中石膏、知母清肺胃之热，粳米、甘草益胃和中，人参益气生津。诸药合用，以疗热盛津气两伤之证。

2 肾气亏虚

症见渴欲饮水，尿频量多，腰酸乏力，小便清长，或伴阳痿，或伴水肿，脉沉细无力、尺部尤弱，治宜滋阴补阳，温化肾气，方用肾气丸。方中用干地黄、山茱萸、山药滋补肾阴，桂枝、附子温阳化气，泽泻、茯苓、牡丹皮利湿泄浊。全方共奏助阳化水，滋阴生气之效。方中重用滋阴药，轻取助阳药，诚如柯韵伯所说："意不在补火，而在微生火，即生肾气也。故不曰温肾，而名肾气。"

3. 阴津耗伤

症见渴欲饮水不止者，治宜生津止渴，方用文蛤散。以文蛤一味，不寒不温，不清不利，专意生津止渴。

另外，篇中还论述了治疗膀胱气化不行、小便不利、微热、消渴的五苓散，治疗水热互结伤阴、脉浮、发热、渴欲饮水、小便不利的猪苓汤，治疗上燥下寒水停、小便不利、其人苦渴的栝楼瞿麦丸。但以上三个方证，均以小便不利为主，可伴口渴，故在小便不利中论述。

补肾固元是仲景治疗消渴病的一大特色，本篇第 2 条以寸口脉论肺，以趺阳脉论胃，第 3 条以男子消渴论肾，指出消渴病的病位在肺、胃、肾，病因病机为胃热灼阴、肺胃津伤、肾气亏虚三个方面，但肺、胃、肾三者，肾为根本。肾阳为人体诸阳之根，五脏之阳非此不能发；肾阴为人体诸阴之本，五脏之阴非此不能滋。肾的阴阳平衡在消渴病的发病机制上具有极其重要的作用。因此，消渴病当从肾论治。根据阴阳互根的原理，阴损必及阳，阳损必及阴，终至阴阳两虚。故在调和肾的阴阳时，扶阳不宜过于温燥，温燥则耗阴；育阴不宜过于滋腻，滋腻则碍阳。肾气丸是针对消渴病病机而设，它具有滋肾阴、助肾阳、阴阳并补的功效，滋阴之虚以生气，助阳之弱以化水，使肾气鼓舞，气化复常，诸症悉退，其病自愈。仲景开了补肾治消渴病的先河，为后世医家所推崇，至今仍有效地指导着临床实践。

三、研究进展

《黄帝内经》对消渴的病名、病因病机、临床表现、治则及预后等都有论述。在病名方面有“消瘅”“消渴”“膈消”“肺消”“消中”等不同名称。在病因方面，认为过食肥甘、情志失调、五脏柔弱等因素，与消渴病的发生有密切关系。在病理方面，指出胃肠热结、耗伤津液是消渴发病的主要机制。对消渴的主要症状如多饮、多食、多尿、形瘦等已有明确记载。在治疗方面，指出消渴病人要禁食膏粱厚味和芳草、石药等燥热伤津之品，可用甘寒生津止渴的兰草治疗。在预后方面，已有根据脉象判断病情的记载。西汉淳于意的诊籍中，有“肺消瘅”一案记载，是消渴病最早的医案。东汉张仲景在《金匮要略》中认为胃热肾虚是导致消渴的主要机制，首创白虎加人参汤、肾气丸等治疗方剂，至今仍为治疗消渴的有效方药。

隋代巢元方在《诸病源候论·消渴病诸候》中，将消渴归纳为消渴候、渴病候、渴后虚乏候、渴利候、渴利后损候、渴利后发疮候、内消候等八种证候类型。其认为消渴发病原因主要是服五石散，使下焦虚热、肾燥阴亏所致，还认识到消渴病易发痈疽和水肿等并发症，并提出导引和散步是治疗消渴病的“良药”，主张饭前“先行一百二十步，多者千步，然后食之”，初步认识到体育疗法的重要意义。

唐代孙思邈于《千金方·消渴》中，认为消渴乃嗜酒之人“三觞之后，制不由已，饮瞰无度……遂使三焦猛热，五脏干燥”所致；对消渴病临床表现除“三多”症状外，还记述了“呼吸少气，不得多语，心烦热，两脚酸，食乃皆倍于常，故不为气力”，或“精神恍惚”等症状；认识到本病治愈较难，常易复发；明确提出饮食控制疗法，指出“能慎此者，虽不服药而自可无他，不知此者，纵有金丹，亦不可救”。在药物治疗方面，收载治疗消渴方剂达 52 首，其中以天花粉、麦冬、地黄、黄连等清热生津之品为多。王焘在《外台秘要·消渴消中门》中引《古今录验方》说：“渴而饮水多，小便数，无脂似麸片甜者，皆消渴病也”，最先记载了消渴病尿甜的发现，并对尿甜发生的机制进行论述，对饮食控制疗法提出了具体要求，主张“食欲得少而数，不欲顿而多”，即少食多餐，食后宜“即须行步”，不宜“饮食便卧，终日久坐”。在药物治疗方面，载方 47 首，药味约有98味之多。

宋代王怀隐《太平圣惠方》谓："夫三消者，一名消渴，二名消中，三名消肾""一则饮水多而小便少者，消渴也；二则吃食多而饮水少，小便少而赤黄者，消中也；三则饮水随饮便下，小便味甘而白浊，腰腿消瘦者，消肾也"。至此之后，多数医家根据消渴"三多"症状的偏重不同而分上、中、下三消。王氏根据其证候表现、并发症和预后的不同，将消渴病分为十四种证候类型进行论治，载方177首。

金元时期的刘河间、张子和等提倡三消燥热学说，主张治三消当以清热泻火、养阴生津为要。刘河间《三消论》认为三消的病因病机为"热燥太甚"，指出"三消者，燥热一也"，三消系由"饮食服饵失宜，肠胃干涸，而气液不得宣平，或耗乱精神，过违其度，或因大病阴气损而血液衰虚，阳气悍而燥热郁甚"所致，并指出消渴易患多种并发症，如"消渴者，多变聋盲、疮癣、痤痱之类"，或"虚热蒸汗，肺痿劳嗽"。其提出三消的治则是"补肾水阴寒之虚，而泻心火阳热之实，除肠胃燥热之甚，济人身津液之衰"，推崇白虎、承气诸方，所创宣明黄芪汤，立意在于补肺气以布津液。朱丹溪在《丹溪心法·消渴》中提出治消渴应当以"养肺、降火、生血为主"，并形成了以养阴为主的消渴治疗原则。

明代医家戴元礼《证治要诀·消渴》云："三消得之气之实，血之虚，久久不治，气尽虚。"其用黄芪饮加减治疗三消，把益气放在治疗首位，对后世医家益气养阴治消渴有重要影响。戴氏提出了消渴病加重的诊断指标——"三消久而小便不臭反作甜，气在溺桶中滚涌，其病为重"，并指出消渴病易患多种并发症，如"三消久之，精血既亏，或目无见，或手足偏废如风疾，非风也"。李梴治消渴注重补脾益肾，指出"治渴初宜养肺降心，久则滋肾养脾。盖本在肾，标本肺，肾暖则气上升而肺润，肾冷则气不升而肺焦，故肾气丸为消渴良方也。然心肾皆通乎脾，养脾则津液自生，参苓白术散是也"。赵献可力主三消肾虚学说，提倡治三消当以治肾为本。其在《医贯·消渴论》中说："治消之法，无分上中下，先治肾为急，唯六味、八味及加减八味丸，随症而服，降其心火，滋其肾水，则渴自止矣。"推崇治肾为本的还有张景岳、喻嘉言等。周慎斋治消渴强调以调养脾胃为主，特别重视养脾阴，如《慎斋遗书·渴》中云："盖多食不饱，饮多不止渴，脾阴不足也""专补脾阴之不足，用参苓白术散"。清代医家黄坤载、郑钦安认为消渴之病责之于肝，成为从肝论治消渴之理论依据。费伯雄补充了化痰利湿治疗消渴的治法，在《医醇賸义·三消》中云："上消者……当于大队清润中，佐以渗湿化痰之品。"陈修园在《医学实在易·三消症》中强调"以燥脾之药治之"，主张用理中汤倍白术加栝楼根治疗消渴。

综上，在《黄帝内经》和《金匮要略》的基础上，历代医家对消渴的病因病机和证治均有补充和发展，为我们今天研究消渴病提供了宝贵的文献资料。现代医家依据《外台秘要》中的消渴病概念（“渴而饮水多，小便数，无脂似麸片甜者，皆消渴病也”）多认为消渴病与西医学的糖尿病相似，而消渴概念较广，包括了西医学的糖尿病、尿崩症、神经性多饮多尿等，均可参照消渴辨证论治。

四、名家经验精选

1. 施今墨治疗消渴病经验[11]

施今墨治疗消渴病以滋阴清热、益气健脾为基本法则，基本方：党参、麦冬、生地黄、五味子、黄芪、山药、苍术、玄参。此乃增液汤合生脉散，再加黄芪配山药、苍术配玄参而成。其认为：①黄芪配山药降尿糖。消渴病尿糖高，系因脾肾不足，中气不升，固摄失权，精微下泄所致。黄芪甘温，补中益气升阳而止渴；山药甘平，益脾阴固肾精。两药配用，气阴兼顾，健脾益气生津，补肾涩精止遗，相得益彰。②苍术配玄参降血糖。血糖升高乃是脾失健运和郁火内蕴，伤及气分营血所致。苍术辛苦温，入脾、胃二经，燥湿健脾敛精；玄参甘苦咸微寒，入肺、肾二经，滋阴降火，清热解毒。两药相伍，既有健脾敛精以助运化之功，又能滋肾阴以降妄炎之火，使水升火降，中焦健旺，气复阴回。③天花粉配生地黄降尿糖。④乌梅伍五倍子降尿糖。⑤丹参配葛根活血养血，生津润脉，用于瘀血内阻，兼有阴虚所致之心悸、胸闷疼痛、口舌干燥、舌质暗红等。

其治虚热证用白芍、五味子、生地黄、麦冬、玄参、乌梅等药，酸甘化阴，生津补液；治实热证，用三黄石膏汤之类为主方，常佐以西洋参，仿人参白虎汤之意，除养阴生津外，兼顾本元；黄柏不宜多用，防其泄肾气。对于消渴病二阳结热蕴毒盛者，喜用绿豆衣与薏苡仁为伍；消渴病之渴饮无度，常用增液汤合生脉饮加石斛等药；饮一溲二多为肾阴亏损之证，宜用汁多腻补之品，如黄精、玉竹、山茱萸、枸杞子、肉苁蓉、菟丝子、续断、熟地黄之类。至于补肾阳之药，如巴戟天、补骨脂、干姜、附子等药慎勿轻用，但属于阴寒证者，则用肉桂、附子、青娥丸等方能奏效。

2. 祝谌予治疗糖尿病经验[12]

祝谌予提出活血化瘀法治疗糖尿病，明显提高了疗效。其自拟降糖活血方：广木香、当归、益母草、赤芍、川芎、丹参、葛根、苍术、玄参、生地黄、生黄芪。

（1）*辨证分型治疗*　阴虚型，治宜滋阴生津，兼活血，药用北沙参、麦冬、枸杞子、当归、丹参、生地黄、熟地黄、葛根等；虚火旺型，治宜滋阴降火，兼活血，主方同上，随症加清热药；气阴两虚型，治宜益气养阴，兼活血，药用生黄芪、玄参、丹参、生牡蛎、山药、党参、麦冬、五味子、苍术、生地黄、熟地黄、葛根、茯苓等；气阴两虚火旺型，治宜益气养阴降火，兼活血，主方同上，随症加清热药；阴阳两虚型，治宜温阳育阴，兼活血，药用肾气丸加减；阴阳两虚火旺型，治宜温阳育阴降火，兼活血，主方同上，加知母、黄柏各10g；瘀血型，治宜活血行气为主，主方为降糖活血方。

（2）糖尿病并发症的治疗　合并肝炎，转氨酶高者，加茵陈、土茯苓、板蓝根、蒲公英；出现黄疸加黄芩、茵陈。合并脑血管意外属气血失调者，以调气活血为主，血压高者用血府逐瘀汤加减；血压不高者用补阳还五汤加减。合并冠心病者，为气血瘀阻，脉络不通，加红花、羌活、川芎、三七粉、赤芍等。合并肾病蛋白尿者，加白花蛇舌草、续断，重用黄芪；镜下血尿者加生荷叶、生艾叶、生侧柏、大蓟、小蓟、墨旱莲、车前草、血余炭。合并尿道感染湿热下注膀胱者，加萆薢、石菖蒲、乌药、车前子、滑石、石韦。合并末梢神经炎者，为脉络不畅，加鸡血藤、络石藤、海风藤、钩藤、威灵仙（四藤一仙汤）。合并脉管炎者，加苏木、刘寄奴、地龙、红花、穿心莲、鸡血藤等。合并视网膜病变者，加青葙子、谷精草、决明子、枸杞子、菊花；眼底出血加茺蔚子、大蓟、小蓟或云南白药。合并皮肤感染者，为热毒蕴血，加黄芩、黄柏、黄连、蒲公英、马齿苋。皮肤瘙痒者加地肤子、苦参；失眠者加炒酸枣仁、女贞子、何首乌、白蒺藜；心悸者加石菖蒲、远志、生龙骨、生牡蛎。

3. 国医大师吕仁和治疗糖尿病经验[13]

（1）提出治疗糖尿病二、五、八方案　“二”是指治疗糖尿病的两个目标：一是健康，二是长寿；“五”是指观察是否健康的五个指标：血糖、血脂、血压、体重、症状；“八”是指八项治疗措施，其中三项基本措施是饮食要合理，运动要适当，心态要平衡，五项选择措施是口服西药、注射西药、中药、针灸和按摩、气功。

（2）对糖尿病分三期十三证论治

1）糖尿病前期（脾瘅期）分三证论治：①阴虚肝旺，拟养阴柔肝，行气清热。用养阴柔肝汤，生地黄、玄参、麦冬、赤芍、白芍、何首乌、丹参、枳壳、枳实、黄连、山栀子。②常有急躁易怒为阴虚阳亢，拟滋阴潜阳，少佐清热，用滋阴潜阳汤，大生地黄、玄参、麦冬、生石决明、珍珠母、牛膝、黄芩、黄柏、葛根、天花粉。③畏热乏力为气阴两虚，拟益气养阴，活血清热，用益气养阴汤，沙参、黄精、生地黄、赤芍、地骨皮、何首乌藤、黄连。

2）糖尿病发病期（消渴期）分七证论治：①阴虚燥热，拟滋阴润燥，生津清热，用滋阴润燥汤，沙参、生地黄、玄参、玉竹、枸杞子、石斛、生石膏（先煎）、知母。②胃肠结热，拟清泄二阳，兼顾气阴，用清泄二阳汤，柴胡、赤芍、白芍、黄芩、黄连、枳壳、枳实、生大黄（另包后下，便通则停）、厚朴、玉竹、玄参、生地黄、玄明粉（另包分冲，便软则停）。③肺胃实热，拟清泄实热，生津止渴，用肃降肺胃汤，沙参、麦冬、天冬、生石膏（先煎）、寒水石（先煎）、葛根、天花粉。④湿热困脾，拟清化湿热，理气健脾，用清化湿热汤，黄芩、黄连、苍术、生甘草。⑤肝郁化热，拟疏郁清热，用舒郁清热汤，醋柴胡、赤芍、白芍、枳壳、枳实、厚朴、黄芩、黄连、天花粉、葛根、玄参、生大黄（另包后下，便通则停）。⑥肺热化毒，拟清宣肺气，生津解毒，用清宣肺气汤，桑白皮、黄芩、桃仁、苦杏仁、桔梗、生甘草、沙参、葛根、天花粉、黄连、金银花、连翘、鱼腥草。⑦气阴两伤，经脉失养，拟益气养阴，通络活血，用益气通活汤，黄精、生地黄、山茱萸、猪苓、泽泻、丹参、鸡血藤、黄连。

3）糖尿病并发症期（消瘅期），其证型、证候较多，主要为以下三种：①气阴两虚，痰热瘀结，拟益气养阴，化瘀散结，方用止消通脉宁；②痰瘀互结，阴损及阳，拟化痰活血，调补阴阳，方用活络止消汤。③气血阴阳俱虚，痰湿瘀郁互结，拟调补气血阴阳，行气活血化瘀，方用益气止消汤。

4. 全国名老中医林兰治疗糖尿病经验[14]

林兰将糖尿病分为阴虚热盛、气阴两虚、阴阳两虚三型论治。

（1）阴虚热盛　肺胃热盛，则清泄肺胃，生津止渴，方选白虎汤、消渴方加减；心胃火盛，则清胃泻心，方选玉女煎加减；心火亢盛，则清心泻火，滋养心肾，方选泻心汤合黄连阿胶鸡子黄汤加减；肝阳偏亢，则滋阴潜阳，方选天麻钩藤饮、知柏地黄汤加减。

（2）气阴两虚　心肺两虚，则益气养阴，方选生脉散加减；心脾两虚，则补益心脾，方选归脾汤加减；心肾两虚，则滋阴清热，交通心肾，方选补心丹、交泰丸加减；心肝两虚，则养肝益心，方选当归补血汤、一贯煎加减；肺气阴两虚，则补肺气、养肺阴，方选生脉散加减。

（3）阴阳两虚　肾阴阳两虚，则滋阴补阳，方选右归饮加减；脾肾阳虚，则温补脾肾，方选四君子汤合四神丸加减；脾胃阳虚，则温补脾胃，方选大、小建中汤加减；心肾阳虚，则温肾阳、通心阳，方选真武汤合保元汤加减；心阳虚，则温阳通痹，方选栝楼薤白半夏汤加减。

5. 国家名老中医熊曼琪治疗糖尿病经验[15]

熊曼琪运用经方治疗糖尿病每多获效。

（1）白虎加人参汤　治疗糖尿病证属肺胃热盛，兼气津两伤者，粳米常用怀山药代之，人参多用太子参或西洋参，常加天花粉、葛根、生地黄、玄参等药，饥饿感甚者，加黄连与生地黄、玄参相配，仿清胃散法；口渴甚者，加黄芩配石膏、知母。

（2）桃核承气汤　治疗糖尿病证属瘀热互结者。

（3）真武汤　治疗糖尿病肾病证属肾阳虚衰、水气泛滥者，兼有瘀血阻滞加丹参、益母草、桂枝通阳活血；若气虚明显，加黄芪，白参另炖兑服；合并高血压者，加钩藤、天麻平肝息风。

（4）肾气丸 治疗糖尿病肾病肾证属阴阳两虚，小便多者，加金樱子、芡实；气虚甚者，重加黄芪益气；合并高血压者，则用黄芪配伍性善下行之怀牛膝；下肢轻度浮肿，加牛膝、车前草，仿济生肾气丸意，温肾活血利水。

（5）五苓散 治疗糖尿病性神经源性膀胱，五苓散加黄芪益气通阳，化气行水。

（6）治疗糖尿病性周围神经病变 仿黄芪桂枝五物汤法，重用黄芪，自拟芪桃汤，益气养阴，活血通痹，药用黄芪、桂枝、白芍、熟地黄、玄参、牛膝、桃仁、当归、虎杖、知母。外洗之剂，应以温阳和络、活血通脉为法，药用桂枝、乳香、没药、苏木、红花、毛冬青，煎水置温浸泡外洗。

6. 国家名老中医高彦彬治疗糖尿病经验[16]

高彦彬提出络病是糖尿病及其慢性并发症之病理基础，从络病分期辨治糖尿病及其慢性并发症获较好疗效。

（1）糖尿病前期 阴津亏虚者，则滋阴增液，用增液汤加减；肝胃郁热者，则开郁清热，用大柴胡汤加减；阴虚阳亢者，则滋阴潜阳，用天麻钩藤饮合滋水清肝饮加减；脾虚湿阻者，则健脾化湿，用四君子汤合藿朴夏苓汤加减；痰瘀互结者，则化痰清热，化瘀通络，用小陷胸汤合血府逐瘀汤加减。

（2）糖尿病期 阴虚热盛者，则滋阴清热，生津止渴，用白虎汤、增液汤、消渴方加减；胃肠实热者，则滋阴增液，泻热通腑，用增液承气汤加减；肝胃郁热者，则开郁清热，用大柴胡汤合白虎汤加减；气阴两虚者，则益气养阴，用生脉散合增液汤加减；气阴两虚、络脉瘀阻者，则益气养阴，化瘀通络，用生脉散、增液汤合血府逐瘀汤加减。

（3）糖尿病并发症期

① 糖尿病心脏病：气阴两虚、心络郁滞者，则益气养阴，理气通络，用生脉散合旋覆花汤加减；气阴两虚、心络瘀阻者，则益气养阴，化瘀通络，用生脉散、栝楼薤白半夏汤、丹参饮加减；气阴两虚、心络瘀塞者，则益气养阴，通络止痛，用生脉散合丹参饮加延胡索、降香、制乳香、制没药、水蛭等；心气虚衰、络瘀水停者，则益气养心，通络利水，用黄芪生脉散、五苓散、葶苈大枣泻肺汤合丹参饮加减。

② 糖尿病脑血管病：气阴两虚、脑络绌急者，则益气养阴，搜风通络，药用生黄芪、生地黄、丹参、赤芍、川芎、全蝎等；气阴两虚、脑络瘀塞者，则益气养阴，活血通络，用自拟黄芪生脉散合丹红四物汤；风痰瘀塞脑络者，则化痰息风通络，用半夏白术天麻汤、天麻钩藤饮加减；气虚血瘀、脉络瘀阻者，则益气活血，通经活络，用补阳还五汤加减。

③ 糖尿病肾病：肝肾气阴两虚、肾络瘀滞者，则滋补肝肾，化瘀通络，用芪归地黄汤加减；脾肾气阳两虚、肾络瘀阻者，则温肾健脾，化瘀通络，用水陆二仙丹合五苓散加减；阴阳俱虚、肾络瘀结者，则调补阴阳，益气通络，用芪归地黄汤合五苓散加减。

④ 糖尿病神经病变：肝肾亏虚、络气虚滞者，则滋补肝肾，益气通络，用六味地黄汤合补阳还五汤加减；肝肾不足、络脉瘀阻者，则滋补肝肾，化瘀通络，用芪归地黄汤加狗脊、牛膝、丹参、全蝎等；气阴两虚、络虚风动者，则益气养阴，息风通络，用生脉散、黄芪桂枝五物汤合牵正散加减。

⑤ 糖尿病视网膜病变：气阴两虚、目络瘀阻者，则益气养阴，化瘀通络，用生脉散合六味地黄丸加减，出血期合用生蒲黄汤加减，出血静止期合用桃红四物汤加减；阴阳两虚、目络瘀结者，则阴阳双补，化瘀通络，软坚散结，用右归饮酌加丹参、浙贝母、海藻、昆布等。

⑥ 糖尿病足：气血两虚、络脉瘀阻者，则益气养血，化瘀通络，用补阳还五汤加减；气阴两伤、络脉瘀塞者，则益气养阴，化瘀通络，用自拟黄芪生脉散合丹红四物汤；湿热毒盛、络脉瘀塞者，则清热利湿，解毒通络，用四妙丸合四妙永安汤加减。

附

消渴病（2 型糖尿病）中医诊疗方案（2017 年版）[17]

一、诊断

（一）疾病诊断

1. 中医诊断标准

参考中华中医药学会《糖尿病中医防治指南》。消渴病的典型症状是多饮、多食、多尿、形体消瘦，尿糖增高。大多初诊患者“三多”症状并不明显。无明显诱因出现疲乏无力、突然视力下降、创口久不愈合、妇女外阴瘙痒等临床症状时，应考虑是否已患有消渴病。

2. 西医诊断标准

空腹血糖（FPG）≥ 7.0mmol/L；或葡萄糖负荷后 2 小时血糖（2hPG）≥ 11.1mmol/L；或典型糖尿病症状（多饮、多尿、多食、体重下降）加上随机血糖≥ 11.1mmol/L。无糖尿病症状者，需改日重复检查。另，HbA1c ≥ 6.5% 作为诊断糖尿病的参考。

（二）证候诊断

1. 主证

（1）肝胃郁热证（消渴病前期、早期） 脘腹痞满，胸胁胀闷，面色红赤，形体偏胖，腹部胀大，心烦易怒，口干口苦，大便干，小便色黄，舌质红、苔黄，脉弦数。

（2）阴虚火旺证（消渴病早期） 五心烦热，急躁易怒，口干口渴，渴喜冷饮，易饥多食，时时汗出，少寐多梦，溲赤便秘，舌红赤、少苔，脉虚细数。

（3）气阴两虚证（消渴病中期） 消瘦，倦怠乏力，气短懒言，易汗出，胸闷憋气，脘腹胀满，腰膝酸软，虚浮便溏，口干口苦，舌淡体胖，舌苔薄白干或少苔，脉虚细无力。

（4）阴阳两虚证（消渴病后期） 小便频数，夜尿增多，浑浊如脂如膏，甚至饮一溲一，五心烦热，口干咽燥，耳轮干枯，面色黧黑；畏寒肢凉，面色苍白，神疲乏力，腰膝酸软，脘腹胀满，食纳不香，阳痿，面目浮肿，五更泄泻，舌淡体胖、苔白而干，脉沉细无力。

2. 兼证

（1）瘀证 胸闷刺痛，肢体麻木或疼痛，疼痛不移，肌肤甲错，健忘心悸，心烦失眠，或中风偏瘫，语言謇涩，或视物不清，唇舌紫暗，舌质暗，有瘀斑，舌下脉络青紫迂曲，舌苔薄白，脉弦或沉而涩。

（2）痰湿证 呕恶，眩晕，口黏痰多，食油腻则加重，水肿，泡沫尿或尿浊，泄泻或便溏，舌体胖大、苔白厚腻，脉滑。

二、治疗方法

（一）辨证论治

1. 主证

（1）肝胃郁热证

治法：开郁清热。

推荐方药：大柴胡汤加减，柴胡、黄芩、清半夏、枳实、白芍、大黄、生姜等，或具有同类功效的中成药。

（2）阴虚火旺证

治法：滋阴降火。

推荐方药：知柏地黄丸合白虎汤加减，知母、黄柏、山茱萸、牡丹皮、山药、石膏、粳米、甘草、天花粉、黄连、生地黄、藕汁等，或具有同类功效的中成药。

（3）气阴两虚证

治法：益气养阴。

推荐方药：参芪地黄汤加减，太子参、黄芪、地黄、山药、茯苓、牡丹皮、泽泻、山茱萸等，或具有同类功效的中成药。

（4）阴阳两虚证

治法：阴阳双补。

推荐方药：金匮肾气丸加减，偏阴虚，左归饮加减；偏阳虚，右归饮加减。桂枝、附子、熟地黄、山茱萸、山药、茯苓、牡丹皮、泽泻、枸杞子、甘草、杜仲、菟丝子、肉桂、当归、鹿角胶等，或具有同类功效的中成药。

2. 兼证

（1）瘀血证

治法：活血化瘀。

推荐方药：桃红四物汤加减，地黄、川芎、白芍、当归、桃仁、红花等，或具有同类功效的中成药（包括中药注射剂）。

（2）痰湿证

治法：行气化痰，祛湿降浊。

推荐方药：二陈汤合大黄黄连泻心汤加减，偏痰热用黄连温胆汤加减。半夏、陈皮、茯苓、泽泻、枳实、竹茹、黄连、大黄、石膏、葛根等。

（二）其他中医特色疗法

1. 中药外用

（1）中药泡洗　下肢麻和（或）凉和（或）痛和（或）水肿者，允许采用适当的汤剂泡洗，可适当加用腿浴治疗器和足疗仪。

（2）中药外敷　可选用芳香辟秽、清热解毒的中药研末加工，贴敷双足心。

（3）中药离子导入　可根据具体情况，辨证使用中药离子导入。可配合选用智能型中药熏蒸汽自控治疗仪。

2. 针灸疗法

可根据病情选择体针、耳针、穴位贴敷、穴位注射、穴位磁疗、激光穴位照射等，可遵针灸科会诊意见。以下为取穴参考：

（1）阴虚火旺证　鱼际、太渊、心俞、肺俞、脾俞、玉液、金津、承浆。

（2）气阴两虚证　内庭、三阴交、脾俞、胃俞、中脘、足三里。

（3）阴阳两虚证　太溪、太冲、肝俞、脾俞、肾俞、足三里、关元。

根据病情需要和临床症状，可选用以下设备：多功能艾灸仪、数码经络导平治疗仪、针刺手法针疗仪、特定电磁波治疗仪、经络导平治疗仪及智能通络治疗仪等。

（三）饮食疗法

做到个体化，达到膳食平衡。尽可能基于中医食物性味理论，进行药膳饮食治疗。

（四）运动康复

1. 运动治疗

运动治疗的原则是适量、经常性和个体化。坚持有氧运动。保持健康为目的的体力活动包括每天至少 30 分钟中等强度的活动，运动时注意安全性。其他尚有散步、广播操、太极拳、游泳、打球、滑冰、划船、骑自行车等。

2. 气功疗法

气功疗法可根据病情选择八段锦、六字诀、易筋经、五禽戏、丹田呼吸法等，可配合中医心理治疗仪、中医音乐治疗仪和子午流注治疗仪等。

（五）西医治疗

1. 降糖治疗

根据《中国 2 型糖尿病诊疗指南》选择治疗方案，配合动态血糖监测治疗。

2. 并发症治疗

根据《中国 2 型糖尿病诊疗指南》选择治疗方案，配合非药物疗法，如安诺治疗仪、气压循环驱动治疗、激光治疗等。

（六）护理调摄要点

1. 糖尿病教育

糖尿病教育贯穿于糖尿病整个防治过程。通过教育使患者了解治疗不达标的危害性，掌握饮食和运动的方法与实施，了解口服降糖药与胰岛素合理使用及调节，急性并发症临床表现、预防、处理，慢性并发症的危险因素及防治，血糖的监测、自我保健的重要性和必要性等。

2. 饮食护理

原则：五谷为养，五果为助，五畜为益，五菜为充。

食应有节：一日三餐应做到定时定量，合理安排。

主食量分配：早餐占全日量的 25%、午餐为 40%、晚餐为 35%，或全日主食分为 5 等份，早餐为 1/5，中餐和晚餐各 2/5，并提倡适量膳食纤维、优质蛋白、植物脂肪。

戒烟限酒：吸烟可能导致患者大血管病变的发生与加重。酒精可能诱发使用磺酰脲类药或胰岛素患者低血糖。可限量每日 1 ～ 2 份标准量（每份标准量啤酒 285mL、白酒 30mL 等，约含 10g 酒精）。

限盐：每天限制食用盐摄入在 6g 以内，高血压患者应更严格。

3. 运动护理

运动方式可选择散步、中速或快速步行、慢跑、广播操、太极拳、八段锦、五禽戏、游泳、打球、滑冰、划船、骑自行车等。提倡比较温和的有氧运动，避免过度剧烈运动。运动量可按心率衡量。有效心率计算：男性最高心率＝205- 年龄 /2；女性最高心率＝220- 年龄 /2。最适合运动心率范围，心率应控制在最高心率的 60%～ 85%。运动必须个体化，老年或有较严重并发症者，量力而行。

4. 心理护理

人的心理状态、精神情绪对保持健康、疾病发生、病情转归等发挥重要作用。情志过激，超越生理调节限度，使脏腑、阴阳、气血功能失调，气机升降失司，可诱发疾病，或使疾病加重或恶化。精神愉悦，正气旺盛以利战胜疾病。

5. 药物护理

了解药物的功效主治和服用时间，注意药物之间的交互作用，预防药害。

三、疗效评价（略）

第四节　小便不利

小便不利，是指以小便困难短少或尿出不畅为主症，但尿道不疼痛的病证。此外，小便不利也是许多疾病的症状之一，病变多与肾及膀胱有关。《金匮要略·消渴小便不利淋病脉证并治第十三》对小便不利的病因病机及辨证论治有较系统的论述。

一、病因病机

根据《金匮要略》对小便不利的论述，其病因病机可归纳为以下几个方面：一是膀胱气化不行，或表邪未解，循经入腑，导致膀胱气化失职；或水热互结，郁热伤阴，导致膀胱气化失职，均致小便不利，如第 4、5、13 条。二是肾阳亏虚，水气内停，上燥下寒，导致小便不利，如第 10 条。三是湿热夹瘀，或脾虚湿热，导致小便不利，如第 11 条。

二、辨证论治

1. 水停气不化津

症见小便不利，微热，消渴，或水停于下，渴欲饮水，水入则吐，治以通阳化气利水，方用五苓散。方中泽泻、茯苓、猪苓淡渗利水，白术健脾利水，桂枝通阳化气，兼能解表。

2. 肾阳虚，下焦虚寒

症见小便不利，水肿，口渴，治以温阳化气，利水润燥，方用栝楼瞿麦丸。本方既有栝楼根之凉润，又有附子之温化，并用瞿麦、茯苓渗利水湿。全方温阳不伤津，润燥不碍阳，淡渗不劫阴，温润利并行不悖，是其配伍特点。

3. 水热互结，郁热伤阴

症见小便不利，渴欲饮水，脉浮，发热，治以利水滋阴，兼以清热，方用猪苓汤。方中猪苓、茯苓、泽泻淡渗利水，滑石利水清热，阿胶滋阴润燥，合而用之，使水祛则热无所附，津复则口渴自止。

4. 湿热夹瘀

小便不利者，治以清利湿热，化瘀利窍，方用蒲灰散；若下焦湿热，瘀血较重，症见小便不利，伴尿血，小腹拘急，治以通利小便，止血散瘀，方用滑石白鱼散。

5. 脾虚湿盛

小便不利者，治以健脾利湿泻热，方用茯苓戎盐汤。

三、研究进展

《金匮要略》对小便不利的病因病机及辨证论治有较系统的论述，为后世医家研究本病奠定了基础。《诸病源候论·小便病诸候》提出：小便不通与小便难的病因是由于肾与膀胱热，“热气大盛”则令“小便不通”，“热势极微”故“但小便难也”。《备急千金要方》及《外台秘要》分别载有治疗小便不通的方剂13首，《太平圣惠方》载有治疗小便不通的方剂18首，治疗小便难的方剂8首，《丹溪心法》将小便不通分为气虚、血虚、有痰、风闭、实热等证型论治。明代将小便不利、小便不通、小便难归属于淋、癃辨证论治，《景岳全书·癃闭》将癃闭的病因归纳为四个方面（有因火邪结聚小肠、膀胱者；有因热居肝肾者；有因真阳下竭，元海无根，气虚而闭者；有因肝强气逆，妨碍膀胱，气实而闭者），并详细阐述了气虚而闭的病理机转。《证治汇补·癃闭》指出：“故小便不通，由肺气不能宣布者居多，宜清金降气为主，并参他症治之。”如滋肾涤热，燥脾健胃，气滞顺气，实热者泻热，虚寒者温补，瘀血者疏导兼行，脾虚气陷者升提中气，下焦阳虚者温补命门。

癃闭之名首见于《黄帝内经》，因东汉殇帝姓刘名癃，由于避讳，而将癃改为“淋”。所以《伤寒论》和《金匮要略》都没有癃闭的名称，只有淋病和小便不利的记载。这一避讳影响极为深远，直至宋元时期多论小便不利、小便不通、小便难，淋、癃不分。明代以后，始将淋、癃分开，而各成为独立的疾病。目前临床多把小便不利归属于癃闭论述，或把小便不利视为水肿、关格、淋证的伴随症状而论治。

综观全书，仲景对于小便辨证十分重视。仲景通过“小便反多”“小便不利”“小便利”“小便如粟状”“小便即数”等小便辨证来揭示病机、辨明病位、指导治疗，同时创制了 6 首对于泌尿系统疾病有效的方剂，其中五苓散、猪苓汤、栝楼瞿麦丸现代临床仍频繁使用，并有临床及实验研究的报道。①五苓散温阳化气利水，兼以解表，可治表邪未解、下焦蓄水所致小便不利，临床可用于治疗泌尿系统、神经系统、消化系统、心血管系统、内分泌系统等疾病属膀胱气化不利的病证，有较好疗效。实验研究证实，五苓散中白术可呈现显著和持续的利尿作用，其有效成分能抑制 Na^+–K^+–ATP 酶的磷酸化，大剂量白术水煎剂能促进胃肠运动，而且随着剂量的增加作用也加强，这种效应主要通过胆碱能受体介导，α 受体可能通过某种间接途径参与其调节机制。猪苓具有利尿、保肝、保肾、抗炎、抗氧化等作用，泽泻具有利尿、降血压、降血脂、降血糖、抗氧化、保护血管内皮、抗炎等作用，茯苓具有利尿、保肝、保护胃肠功能、抗炎等作用，桂枝具有利尿、改善血液循环、抑制血小板聚集、抗凝血等作用[18, 19]。②猪苓汤利水滋阴，兼以清热，治疗水热互结，郁热伤阴，症见小便不利、灼热涩痛、心烦口渴、舌红苔黄、脉数者，临床肾盂肾炎、泌尿系感染、肾炎、肾结核、肾积水、肾结石、尿路结石、乳糜尿等符合上述病机者，均可用猪苓汤化裁治疗。现代药理研究证实，猪苓、茯苓具有明显利尿作用，对大肠杆菌、金黄色葡萄球菌具有抑制作用。猪苓汤加味具有抑菌杀菌、利尿和提高机体免疫力的作用，对老年复发性泌尿系感染有很好的治疗效果。猪苓汤能有效抑制系膜细胞增生，降低血肌酐、尿素氮，减轻血尿和蛋白尿症状，减缓肾功能的损害[20, 21]。③栝楼瞿麦丸温阳化气，利水润燥，治疗肾阳虚、下焦虚寒，症见小便不利、水肿、口渴者，临床急慢性尿路感染、尿路结石、前列腺增生、糖尿病、慢性肾功能不全等病符合上述病机者，均可选用本方化裁治疗。现代药理研究证实，瞿麦煎剂有显著的利尿作用，对铜绿假单胞菌、大肠杆菌、伤寒杆菌、弗氏痢疾杆菌有抑制作用；茯苓对清醒家兔慢性实验证明有利尿作用，能增加 Na^+、K^+ 等的排出；山药有明显持久的利尿作用，且能促进电解质特别是 Na^+ 的排出，并有降低血糖、保护肝脏的作用；附子有强心和升压的作用[22]。

第五节 淋 病

一、淋病症状与治禁

《金匮要略》中论述淋病内容较少，仅第 7 条、第 9 条两个条文，叙述简略，又未出方治。淋病是以小便淋漓涩痛为主症的疾患，第 7 条论述淋病的症状，未出方治。“淋之为病，小便如粟状，小腹弦急，痛引脐中。”膀胱热盛，煎熬津液，烁结成石，故小便中有结石如粟米之状；砂石阻滞膀胱或尿道，小便涩而难出；因砂石停积，阻滞气机，故小腹拘急疼痛并牵引脐部，这种石淋尿痛较其他淋病尤甚。小便不利应与淋病相区别，吴谦指出“小便不利及淋病，皆或有少腹弦急，痛引脐中之证，然小便不利者，水道涩少而不痛，淋则溲数，水道涩少而痛，有不同也”，可见尿时痛与不痛是小便不利与淋病的重要区别。第 9 条论述淋家禁用汗法。淋病多因膀胱蓄积有热，久患淋病，必伤阴液，故淋家虽感外邪，亦不可轻易发汗。若误发其汗，则会更伤阴液，令邪热更炽。热伤膀胱血络，就会引起尿血，故曰“淋家不可发汗，发汗则必便血”。

二、研究进展

1. 历代医家对淋病概述

《素问 · 六元正纪大论》云：“脾受积湿之气，小便黄赤，甚则淋。”《中藏经》首先将淋证分为冷、热、气、劳、膏、砂、虚、实八种，《诸病源候论 · 淋病诸候》把淋证分为石、劳、气、血、膏、寒、热七种，对本病的病机作了详细的论述，而以“诸淋”统之，并将本病的病位及发病机制进行了高度的概括：“诸淋者，由肾虚而膀胱热故也。”为后世所宗。《外台秘要》把淋证分为五淋，即石淋、气淋、膏淋、劳淋、热淋也。金元时期《丹溪心法 · 淋》强调淋证由热邪所致：“淋有五，皆属乎热”。明代《景岳全书 · 淋浊》在认同“淋之初病，则无不由乎热剧”的同时，提出“久服寒凉”“淋久不止”有“中气下陷和命门不固之证”，并提出治疗时“凡热者宜清，涩者宜利，下陷者宜升提，虚者宜补，阳气不固者宜温补命门”，对淋证病因病机的认识更为全面，治疗方法也较为完善。

2. 现代医家对淋病治疗

现代临床仍沿用五淋之名，但有以气淋、血淋、膏淋、石淋、劳淋为五淋者，亦有以热淋、石淋、血淋、膏淋、劳淋为五淋者。目前《中医内科学》[2]将其分为热淋、气淋、血淋、膏淋、石淋、劳淋六淋进行论治。淋证以小便频急、滴沥不尽、尿道涩痛、小腹拘急、痛引腰腹为基本特征，起病或急或缓，病程或长或短，长者久淋不已，时作时止，遇劳即发。小便频急者每日小便可达数十次，而每次尿量较少，或伴有发热，小便热赤；或小便排出砂石，排尿时尿流中断，腰腹绞痛难忍；或尿中带血或夹有血块；或小便浑浊如米泔或滑腻如脂膏，种种不一。病久或反复发作后，常伴有低热、腰痛、小腹坠胀、疲劳等症。西医学的泌尿系感染、泌尿系结石、泌尿系肿瘤、乳糜尿等，当临床表现为淋证时，可参考淋证辨证论治。

淋证病因病机可归为：①膀胱湿热。多食辛热肥甘之品，或嗜酒过度，酿成湿热，下注膀胱；或下阴不洁，湿热秽浊毒邪侵入膀胱，酿成湿热；或肝胆湿热下注，皆可使湿热蕴结下焦，发为热淋。若灼伤血络，血随尿出，则发为血淋；若湿热久蕴，煎熬尿液，结成砂石，则发为石淋；若湿热蕴结，膀胱气化不利，不能分清别浊，脂液随小便而出，则发为膏淋。②肝郁气滞。恼怒伤肝，肝失疏泄，致肝气郁结，膀胱气化不利，发为气淋。③脾肾亏虚。久淋不愈，湿热耗伤正气，或劳累过度，房室不节，或年老、久病、体弱，皆可致脾肾亏虚。脾虚而中气不足，气虚下陷，则发为气淋；若肾虚而下元不固，肾失固摄，不能制约脂液，脂液下注，随尿而出，则发为膏淋；若肾虚而阴虚火旺，火热灼伤脉络，血随尿出，则发为血淋；病久伤正，遇劳即发，则为劳淋。“诸淋者，由肾虚而膀胱热故也。”淋证的病位在肾与膀胱，且与肝脾有关。其病机主要是肾虚，膀胱湿热，气化失司。肾与膀胱相表里，肾气的盛衰直接影响膀胱的气化与开阖。淋证日久不愈，热伤阴，湿伤阳，易致肾虚；肾虚日久，湿热秽浊邪毒容易侵入膀胱，引起淋证的反复发作。因此，肾虚与膀胱湿热在淋证的发生、发展及病机转化中具有重要的意义。淋证有虚有实，初病多实，久病多虚，初病体弱及久病患者，亦可虚实并见。实证多在膀胱和肝，虚证多在肾和脾。

淋病治疗的基本原则是实则清利，虚则补益。实证有膀胱湿热者，治宜清热利湿；有热邪灼伤血络者，治宜凉血止血；有砂石结聚者，治宜通淋排石；有气滞不利者，治宜利气疏导。虚证以脾虚为主者，治宜健脾益气；以肾虚为主者，治宜补虚益肾。淋病的分证论治：热淋，治以清热解毒，利湿通淋，用八正散加减；石淋，治以清热利尿，通淋排石，用石韦散加减；气淋实证宜利气疏导，用沉香散加减，虚证宜补中益气，用补中益气汤加减；血淋实证宜清热通淋，凉血止血，用小蓟饮子加减，虚证宜滋阴清热，补虚止血，用知柏地黄丸加减；膏淋实证宜清热利湿，分清泄浊，用程氏萆薢分清饮加减，虚证宜补虚固涩，用膏淋汤加减；劳淋，治以健脾益肾，用无比山药丸加减。

三、名家经验精选

1. 国医大师张琪治疗劳淋经验[23]

（1）劳淋的病因病机 劳淋属本虚标实，虚实夹杂，内外相感。淋证之初多由湿热毒邪蕴结下焦，致膀胱气化不利；若治不得法，或病重药轻，本证虽除，余邪未尽，停蓄下焦，日久则暗耗气阴，转为劳淋；此时脏腑阴阳气血功能失调和机体防御功能减弱，更易因感冒、遇劳、情志不遂等因素而发作。

（2）从六经辨治劳淋

① 从太阳辨治劳淋：劳淋若出现小便黄赤灼热或肉眼血尿，色鲜红或兼夹有血块或镜下血尿，或见尿急、尿频、排尿涩痛，少腹胀满，便秘，或见发热，舌尖赤，或舌尖边红干少津，苔白，辨为太阳蓄血，自拟桃黄止血汤：桃仁 20g，大黄 7.5g，桂枝 10g，甘草 15g，小蓟 30g，白茅根 30g，生地黄 20g，侧柏叶 20g，栀子 10g，蒲黄 15g。若邪热与水互结下焦膀胱，辨证为太阳蓄水，水蓄膀胱，不得通利。下焦气机壅滞，小腹胀满或不舒，用加味五苓散：泽泻 20g，猪苓 20g，茯苓 20g，白术 15g，桂枝 15g，小茴香 15g，附子 10g，乌药 15g，土茯苓 30g，桃仁 15g，丹参 15g，甘草 15g。

② 从阳明辨治劳淋：病程日久急发，膀胱湿热，热入阳明大肠经，燥热内结，腑气不通，出现小便涩痛、尿色黄赤，五心烦热，或潮热，大便秘结，舌质红，脉滑数，治以泻热通腑，利水通淋，方用小承气汤加味。

③ 从少阳辨治劳淋：三焦与胆俱属少阳，三焦为全身津液气机之通道，既是水火气机的通道，又是气化的场所，少阳枢机不利，气化失司，而致三焦气机不利，决渎失司，统摄无权，水道不通，发为劳淋。用小柴胡汤加石膏合八正散加减，和解少阳，清热利湿通淋。

④ 从太阴辨治劳淋：劳淋日久，尿有余沥，点滴而出，小腹及外阴坠胀，迫注肛门，少气懒言，精神倦怠，用力或咳嗽即遗尿，舌淡、苔白，脉弱无力，治宜补中益气升阳，用补中益气汤化裁。

⑤ 从少阴辨治劳淋：反复发作，病久及肾，肾阳亏虚，而膀胱湿热留恋，肾与膀胱相表里，寒热互结，病程迁延，为劳淋。症见小腹坠胀冷痛，小便频数，饮水即排尿，尿急、尿痛、尿有余沥，腰酸膝冷，男子阴囊湿冷，女子白带量多清稀，手足及双下肢浮肿，畏寒乏力，舌苔白滑，脉沉。病情寒热错杂，治以温补肾阳，清热利湿，方用八味肾气丸加清利湿热药：附子 10g，肉桂 10g，小茴香 10g，熟地黄 20g，山茱萸 15g，山药 20g，茯苓 15g，牡丹皮 15g，补骨脂 10g，泽泻 15g，瞿麦 20g，萹蓄 20g，蒲公英

30g，白花蛇舌草30g，甘草10g。病程迁延，肾阴不足，虚热内焚，与膀胱湿热合邪，症见小便涩痛，灼热不甚，尿急尿频，腰酸痛，五心烦热，口干咽干，舌红无苔或少苔，脉细数或虚数，治以滋补肾阴，清热利湿，方以知柏地黄丸加减。下焦阳虚，气化不利，津不上承，湿热伤阴，可见口干渴，治以温肾阳为主，兼清下焦湿热养阴，予栝楼瞿麦丸化裁，寒热并治。

⑥ 从厥阴辨治劳淋：以尿涩痛不畅、胸胁小腹胀满为主，伴便秘，舌质红、苔薄白，脉滑，辨证为气淋，用加味四逆散疏肝理气为主。若劳淋急发，见小便涩痛，灼热不爽，尿色黄赤，心烦易怒，口苦纳呆，或兼胁痛，舌质红，舌苔白少津，脉弦数或弦滑，为肝胆邪热蕴结，膀胱湿热蕴蓄，气化失司，治以清化肝胆，利水通淋，方用龙胆泻肝汤加减。

2. 国医大师邹燕勤治疗急性肾盂肾炎经验[24]

邹老对急性肾盂肾炎为四型论治。

（1）湿热蕴结证　本型治宜清热利湿通淋。热重者起病急骤，发热、腰痛、便干，以八正散加减，常用药为大黄、黄柏、通草、瞿麦、萹蓄、车前草、土茯苓、萆薢、六一散、紫花地丁、蒲公英等。湿重者胸闷呕恶，舌苔白腻，治宜胃苓汤加减，常用药为苍术、白术、法半夏、陈皮、生薏苡仁、车前草、茯苓、鸭跖草、白茅根、芦根等。若寒热往来，口苦口干，为肝胆郁热，邪入少阳，治宜和解清热，利湿通淋，方用小柴胡汤合八正散加减。

（2）阴虚湿热证　腰酸不适，小便黄浑微热，口干舌红，治宜滋肾通利，方用知柏地黄丸合滋肾通关丸加减，常用药为生地黄、山药、知母、黄柏、桑寄生、茯苓、泽泻、荔枝草、车前草、白茅根、芦根等。

（3）气虚夹湿证　倦怠乏力，食欲不振，腰痛绵绵，治宜健脾补肾，益气渗利，方用六味补气汤合参苓白术散加减，常用药为生黄芪、太子参、炒白术、生薏苡仁、茯苓皮、怀山药、川续断、桑寄生、车前子、白茅根、芦根等。

（4）肝郁气滞证　胸闷嗳气，两胁不适，性急易怒，小腹急胀等，治宜清疏肝气，方用丹栀逍遥散加减，常用药为牡丹皮、山栀子、柴胡、白术、郁金、白芍、川楝子、橘核、茯苓、泽泻等。

3. 全国名中医李延治疗老年女性淋证经验[25]

李延认为老年女性淋证病因多为外感内伤湿热作祟，饮食不节、情志失调、久病、胎产哺乳劳伤等所致，治疗上以调治肝脾肾三脏的功能为要，辅以兼治。

（1）脾肾同调，先后天共治　肾为先天之本，脾为后天之本。肾寓元阴元阳，是人体生长发育的基础，脾是气血生化之源，滋养肾体，维持生命的正常功能。中虚气陷，不能升清，则清浊不分；土不制水，肾气不固，蒸化失司，以致水不安于位，发为淋证。临床治疗多采用李东垣之补中益气汤合六味地黄汤加减。

（2）疏肝行气，气与血共调　肝经与前阴关系紧密。女子易受情志因素影响，或抑郁，或大怒，致使相火内扰，内客膀胱。女子一生要经历经、胎、产、乳四期，机体阴血易耗，老年女性天癸竭肝失所养，更易肝气郁结，郁久化火，内客膀胱，发为淋证。故在老年女性淋证的治疗中要注重疏肝行气，气血共调，常使用加味逍遥散、四逆散加减治疗。

（3）病证兼夹，治淋活用药　若热淋湿热蕴于下焦，重用清热利湿通淋药物，如白头翁、萹蓄、瞿麦、薏苡仁之品；若患者平素情志不疏，遇情志变化而发气淋者，可选加乌药、延胡索；若伤及血络发为血淋者，加仙鹤草、大蓟、小蓟、白茅根；尿液煎熬成石为石淋，且久治不下者，酌加桔梗、枳壳、穿山甲、三棱；若清浊不分，小便浑浊，加萆薢、石菖蒲、车前子等分清化浊之药。

附

热淋病（急性肾盂肾炎）中医诊疗方案（2018年版）[10]

一、诊断

（一）疾病诊断

1. 中医诊断标准

参照《中医内科学》拟定。以小便频数、淋沥涩痛、小腹拘急引痛为主症。

2. 西医诊断标准

参照中华医学会肾脏病学分会发布的《临床诊疗指南 · 肾脏病学分册》（2011年）拟定。

（1）急性起病，病程较短。

（2）常有全身感染的症状，如寒战、发热、头痛、恶心、呕吐、食欲下降等。

（3）泌尿系统症状、体征：可有膀胱刺激征，常有腰痛和（或）下腹痛、肋脊角及输尿管点压痛，肾区压痛和叩痛。

（4）血白细胞计数升高，血沉增快，离心尿白细胞≥5/Hp，清洁中段尿细菌定量培养阳性。

（二）证候诊断

参照中华中医药学会发布的《中医药单用/联合抗生素治疗常见感染性疾病临床实践指南·单纯性下尿路感染》（2017年）拟定。

（1）膀胱湿热证　以膀胱、尿道刺激症状为主，小便短数、频急、灼热刺痛，排尿困难，尿少，少腹拘急胀痛，腰痛，甚则发热恶寒，舌质红，舌苔黄腻，脉濡数或脉滑数。

（2）肝胆郁热证　寒热往来，口苦口干，小腹胀痛不适，小便热涩混浊，大便或秘或溏，舌质红，舌苔薄黄，脉弦数。

（3）气阴两虚伴湿热证　小便频急，淋涩不已，反复发作，遇劳尤甚，伴头晕耳鸣，乏力多汗，腰酸软，手足心热，舌质红，舌苔少，脉细。

（4）肝肾阴虚伴湿热证　头晕耳鸣，腰膝酸软或腰痛，咽干口燥，尿频而短，小便涩痛，或伴低热，乏力，女性月经量少，舌质红，舌苔薄黄或苔少，脉弦细或细数。

（5）脾肾两虚伴湿热证　畏寒肢冷，神疲乏力，每因劳累则有腰腿酸痛，小便淋沥不尽，或有轻度浮肿，或有尿频数、尿急、尿热，排尿涩痛不畅，因寒或劳累易诱发，舌体胖质暗，舌苔白黏腻，脉沉细尺弱。

二、治疗方法

参照中华中医药学会发布的《中医内科常见病诊疗指南》（2008年）拟定。

（一）辨证论治

1. 膀胱湿热证

治法：清热利湿通淋。

推荐方药：八正散加减。萹蓄、瞿麦、车前子、川木通、滑石、栀子、大黄、灯心草、甘草梢等。或具有同类功效的中成药（包括中药注射剂）。

2. 肝胆郁热证

治法：清肝利胆通淋。

推荐方药：小柴胡汤合龙胆泻肝汤加减。柴胡、龙胆、黄芩、栀子、车前子、泽泻、通草、滑石、生地黄、当归、甘草梢等。或具有同类功效的中成药（包括中药注射剂）。

3. 气阴两虚伴湿热证

治法：益气养阴，清热利湿。

推荐方药：清心莲子饮加减。石莲子、黄芪、党参、地骨皮、麦冬、黄芩、车前子、茯苓、柴胡、瞿麦、萹蓄等。或具有同类功效的中成药（包括中药注射剂）。

4. 肝肾阴虚伴湿热证

治法：滋养肝肾，清利湿热。

推荐方药：滋水清肝饮加减。柴胡、当归、白芍、生地黄、山茱萸、山药、牡丹皮、泽泻、甘草等。或具有同类功效的中成药（包括中药注射剂）。

5. 脾肾两虚伴湿热证

治法：健脾益肾，清热利湿。

推荐方药：无比山药丸加减。山茱萸、泽泻、熟地黄、茯苓、巴戟天、牛膝、赤石脂、山药、杜仲、菟丝子、肉苁蓉等。或具有同类功效的中成药（包括中药注射剂）。

（二）其他中医特色疗法

1. 针刺疗法

主穴：委中、下髎、阴陵泉、束骨。

配穴：热重加曲池，尿血加血海、三阴交，少腹胀满加曲泉，寒热往来加内关，腰痛取耳穴肾、腰骶区。

2. 简便方

萹蓄、瞿麦、穿心莲、鸭跖草各 15g，水煎服，每日 1 次。适用于热淋病之膀胱湿热证。

3. 饮食疗法

健脾利水粥：薏苡仁 30g，茯苓 20g，赤小豆 30 ～ 50g，鸡内金 10 ～ 15g（研末）。制作时，先煮薏苡仁、赤小豆、茯苓，煮熟后将鸡内金末放入调匀即可。适用于脾虚兼湿热淋。

（三）西药治疗

参照中华医学会肾脏病学分会发布的《临床诊疗指南·肾脏病学分册》（2011 年）拟定。

（1）选用对致病菌敏感的药物，必要时联合用药，足够疗程，预防或治疗败血症。

（2）对症及支持治疗，如应用碱性药物如碳酸氢钠，降低酸性尿液对膀胱的刺激，缓解膀胱刺激症状。

（3）纠正易患因素，如治疗尿路梗阻、结石，膀胱输尿管反流等，纠正易患因素。

（四）护理调摄要点

1. 积极治疗，以缓解症状，防止复发

鼓励患者多饮水，每日 2L 以上，以增加排尿量，冲洗掉膀胱、尿道内的细菌。积极寻找并去除炎性病灶，注意妊娠、产后和经期卫生，保持大便通畅。尽量避免使用尿路器械，必要时应严格无菌操作。

2. 饮食调理

忌食油腻、热性、辛辣刺激食品，忌烟、酒。宜多吃清热利尿类食品，如冬瓜、绿豆芽、芥菜、马兰头等；宜吃清淡、富含水分的食物，如各种蔬菜、水果。

3. 情志调理

重视情志护理，避免情志刺激。避免焦虑、紧张、抑郁、恐惧等不良情绪，保持心情舒畅。

三、疗效评价（略）

（高彦彬　赵慧玲）

参考文献

[1] 王雪华 .《金匮要略》治则治法辨析 [J]. 河南中医，2006（2）：10–13.

[2] 周仲瑛 . 中医内科学 [M]. 北京：中国中医药出版社，2007.

[3] 蒯伟勇 . 邹云翔治水气病十法 [J]. 中国医药学报，1991，6（4）：41–42.

[4] 刘宏伟 . 时振声教授治疗慢性肾炎水肿八法 [J]. 新中医，1991（1）：5–6.

[5] 赵引，周世芬 . 张大宁辨治肾性水肿经验 [J]. 湖南中医杂志，2018，34（1）：35–36.

[6] 原洋，范军 . 张大宁治疗糖尿病肾病水肿经验 [J]. 实用中医药杂志，2017，33（10）：1209–1210.

[7] 聂娅，邹晓玲 . 熊继柏教授辨治水肿病经验 [J]. 中华中医药杂志，2014，（12）：3868–3870.

[8] 郭敏，黄文政 . 黄文政治疗水肿经验 [J]. 山西中医，2018，34（2）：34–35.

[9] 魏晓露，李国霞，黄文政 . 黄文政教授治疗肾性水肿经验介绍 [J]. 新中医，2016，48（1）：177–178.

[10] 国家中医药管理局 . 95 个中医优势病种的中医临床路径和中医诊疗方案（2018 年版）发布 [N]. 国家中医药管理局网站，2019–1–24.

[11] 祝谌予 . 施今墨临床经验集 [M]. 北京：人民卫生出版社，2006.

[12] 祝谌予，董振华 . 祝谌予临症验案精选 [M]. 北京：学苑出版社，2002.

[13] 吕仁和 . 糖尿病及其并发症中西医诊治学 [M]. 北京：人民卫生出版社，2017.

[14] 林兰 . 现代中医糖尿病学 [M]. 北京：人民卫生出版社，2008.

[15] 汪栋材，朱章志 . 熊曼琪运用经方治疗糖尿病经验 [J]. 中国医药学报，2000，15（5）：42–45.

[16] 高彦彬 . 中国糖尿病医论医案精选 [M]. 北京：中国中医药出版社，2019.

[17] 国家中医药管理局 . 关于印发中风病（脑梗死）等 92 个病种中医临床路径和中医诊疗方案（2017 年版）的通知 [N]. 国家中医药管理局网站，2017–3–22.

[18] 杨振芳 . 五苓散临床研究进展 [J]. 辽宁中医杂志，2021（3）：206–209.

[19] 王元飞 . 五苓散的现代药理实验研究与临床应用概述 [J]. 环球中医药，2010（1）：70–72.

[20] 张保国 . 猪苓汤的现代药理研究与临床应用 [J]. 中成药，2014（8）：1726–1729.

[21] 饶剑辉 . 猪苓汤的现代药理研究与临床应用 [J]. 现代养生，2019（5）：96–97.

[22] 国家中医药管理局，中华本草编委会 . 中华本草 [M]. 上海：上海科学技术出版社，1999.

[23] 李淑菊，强盼盼 . 张琪辨治劳淋经验 [N]. 中国中医药报，2021–7–12.

[24] 王钢，邹燕勤，周恩超 . 邹云翔实用中医肾病学 [M]. 北京：中国中医药出版社，2013.

[25] 赵大鹏，刘一灵，薛晓颖，等，李延辨治老年女性淋证经验 [J]. 中医药导报，2021，27（8）：201–203，207.

第十章 《金匮要略》虚劳病研究进展

虚劳病，即因劳致虚。虚是病机，有阴阳、气血、脏腑之分；劳是病因，有五劳、七伤、六极之说。虚劳病是由于过度劳伤而引起的以脏腑、阴阳、气血失调为主要病理变化的一类疾病的总称，张仲景立虚劳为专篇，从因劳致虚立论，脉证并参，方论并举，对虚劳病治疗上虽有甘温扶阳、益气养血、调补阴阳、补虚祛邪等特点，但重在调补脾肾，以甘温扶阳法治疗为主，方如肾气丸、桂枝加龙骨牡蛎汤、小建中汤、薯蓣丸等。仲景开辨证论治虚劳之先河，对中医学治疗虚劳病产生了深远的影响。

后世医家在临床实践中不仅继承《金匮要略》虚劳的脉证并治，以气、血、阴、阳为纲，五脏虚候为目，结合脏腑的特性，阴阳并补，气血同调，且有所发展。如在劳伤致虚的基础上补充了先天不足、外感致虚等易致虚劳的因素；在张仲景所言阴阳失调、正气亏虚的病机基础上，逐渐细化为五脏阴、阳、气、血亏虚；在张仲景采用调、补之法治疗虚劳的基础上，不仅承其方药、立方之意治疗虚劳，亦根据已论组方用药。西医学中多个系统的多种慢性消耗性疾病和功能衰退性疾病，出现类似虚劳的临床表现时，均可参照本节辨证论治。

一、病因病机

虚劳的病因病机早在《黄帝内经》时期就有论述，如《素问・通评虚实论》中所说的"精气夺则虚"及《素问・宣明五气》中所说的久视伤血、久卧伤气、久坐伤肉、久立伤骨、久行伤筋，分别指出了虚与劳是过用所致。张仲景在前人的基础上，于《金匮要略・血痹虚劳病脉证并治第六》第18条中提出"五劳虚极羸瘦，腹满不能饮食，食伤、忧伤、饮伤、房事伤、饥伤、劳伤、经络营卫气伤"，明确提出虚劳的病因为"五劳七伤"。除此，仲景在《金匮要略・血痹虚劳病脉证并治第六》第6条"劳之为病……春夏剧，秋冬瘥，阴寒精自出，酸削不能行”指出虚劳与季节的相关性，这都为后世对虚劳病因病机的认识做出了巨大的贡献。如汪绮石所云“有先天之因，有后天之因，有痘疹及病后之因，有外感之因，有境遇之因，有医药之因”，对虚劳的病因作了比较全面的归纳，表明多种病因作用于人体，引起脏腑气血阴阳亏虚，日久不复，均可成为虚劳。

对于虚劳的病机，张仲景在《金匮要略·血痹虚劳病脉证并治第六》第3条云“夫男子平人，脉大为劳，极虚亦为劳”，以虚劳病“脉大”“极虚”的脉象纲领特点揭示了虚劳真阴不足、虚阳外浮的阴虚以及精气内损、元阳不足的阳虚的不同病机；第5条“男子脉虚沉弦……此为劳使之然”，指出了虚劳的气血两虚的脉证特点。在生理上，气能生血、行血，而血能养气、载气；病理上可知气病势必会及血，血病必会影响气的运行。沈金鳌云：“五脏虽分，而五脏所藏无非精气，其所以致者有四，曰气虚，曰血虚，曰阳虚，曰阴虚。”张景岳云：“人赖以生者，唯此精气，而病为虚损者，亦唯此精气。气虚者，即阳虚也；精虚者，即阴虚也。”使虚劳的病机气、血、阴、阳亏虚的论述更加明确。此外，仲景在虚劳干血劳证中提到“内有干血，肌肤甲错”，表明虚劳病程之久。《不居集》中所载“积虚成损，积损成劳，经年不愈，谓之久虚，有五劳、六极、七伤之分”，充分地说明了虚劳发病是由虚到损、由损到劳。虚乃气血空虚，损乃脏腑亏损，劳乃虚损进一步发展而来。也可理解为虚劳多为久病痼疾，有症状逐渐加重、短期不易康复的特点。

二、辨证论治

1. 桂枝加龙骨牡蛎汤证

本方是治疗虚劳失精梦交的代表方，具有调和阴阳、潜阳固涩的功效。方由桂枝汤加龙骨、牡蛎组成。桂枝汤外证得之可调和营卫以固表，内证得之则交通阴阳而守中。龙骨、牡蛎二药，在《神农本草经》中记载：“龙骨，味甘，平，主治心腹鬼注，精物……牡蛎，味咸，平，主治伤寒、寒热，温疟洒洒，惊恚怒气，除拘缓”，既可固涩止遗，又能宁心安神、收敛浮越之心神。清代尤怡《金匮要略心典》云：“桂枝汤外证得之，能解肌去邪气。内证得之，能补虚调阴阳。加龙骨、牡蛎者，以失精梦交为精神间病。非此不足以收敛其浮越也。”清代张锡纯《医学衷中参西录》云：“人身阳之精为魂，阴之精为魄。龙骨能安魂，牡蛎能强魄。魂魄安强，精神自足，虚弱自愈也。是龙骨、牡蛎，固为补魂魄精神之妙药也。”

2. 小建中汤证

本方为治疗虚劳里急的代表方，具有温中补虚、和里缓急的功效。小建中汤由桂枝汤倍用芍药加饴糖组成。虽以甘温补脾为主，但酸甘可以化阴，甘温可以助阳，故能调和阴阳。方中饴糖、甘草、大枣之甘以建中缓急，桂枝、生姜之辛以通阳调卫，芍药之酸以和营止痛。中气立则得以四运，从阴引阳，从阳引阴，则阴阳气血自和。小建中汤偏于甘温，如阴虚内热明显，见舌红、脉数者，不宜使用本方。

3. 八味肾气丸证

本方为治疗肾气虚腰痛的代表方，具有补肾助阳的功效。腰为肾之府，肾虚则腰痛；肾气不足，不能化气利水，故少腹拘急，小便不利。此所谓“不利”，或尿崩，或癃闭，或淋沥不畅，皆肾虚气化失司使然，治用八味肾气丸以益气补肾。本方在大量滋阴之品中，配以少许附、桂，“意不在补火，而在微生火，即生肾气也，故不曰温肾，而名肾气”（《伤寒来苏集》）。本方原用桂枝，后改用肉桂，桂枝、肉桂虽同属温阳之药，但同中有异，桂枝善于通阳，其性走而不守，故对于水饮停聚，用之较妥，而肉桂善于纳气，引火归元，其性守而不走，故对命门火衰、虚火上浮、肾不纳气、下焦虚寒、真阳亏损等，用之较宜。原方用干地黄，近多用熟地黄。临床上本方常改煎剂服用。

4. 薯蓣丸证

本方为治疗虚劳风气百疾的代表方，具有益气养血、疏风散邪的功效。虚劳病气血阴阳俱虚，抵抗力弱，外邪容易侵入人体致病，对于因虚劳而感受外邪者，治疗时既不能单纯补其虚，亦不能单纯祛邪，而应邪正兼顾且偏重于扶正，寓祛邪于扶正之中。本证以薯蓣丸调补脾胃，因脾胃为后天之本，是气血营卫生化之源，气血阴阳诸不足者，非脾胃健运，饮食增加，则无由资生恢复。故方中重用薯蓣补脾胃，疗虚损，为本方主药；辅以四君合干姜、大枣益气温中，四物合麦冬、阿胶养血滋阴，以助薯蓣补阴阳气血诸不足；桂枝、防风、柴胡疏散外邪，助以疏风祛邪；再以桔梗、苦杏仁、白蔹理气开郁，豆卷、神曲化湿调中，合而成方，扶正祛邪，补中寓散。凡虚劳夹有风邪，不可专补、专散者，可以效法此方。

5. 酸枣仁汤证

本方为治疗肝阴不足、心血亏虚的虚劳不寐代表方，具有养血安神、清热除烦的功效。本证由肝阴血不足，虚热内生，上扰神明所致，主症为心烦不得眠，以方测证，当兼见情绪激动、头昏目眩、口渴咽干、舌红少苔等症，治用酸枣仁汤养阴清热、宁心安神。方中重用酸枣仁养肝阴，安神明；知母养阴清热；川芎理血疏肝；茯苓宁心安神；甘草清热缓急，调和诸药。本方之妙，在于重用酸枣仁酸以补肝。原方先“煮酸枣仁”，后“纳诸药”，如此煎煮方法值得研究。

6. 大黄䗪虫丸证

本方为治疗虚劳干血的代表方，具有祛瘀生新、缓中补虚的功效。五劳、七伤（食伤、忧伤、饮伤、房室伤、饥伤、劳伤、经络营卫气伤）是导致虚劳干血的原因。羸瘦、腹满不能食、肌肤甲错、两目暗黑是虚劳干血的症状，其中肌肤甲错、两目暗黑乃因瘀血内停，营卫受阻，外不能濡养皮肤、上不能荣注于目所致。本条因虚致瘀，瘀血是矛盾的主要方面，瘀血不去新血不生，故治宜祛瘀生新，以大黄䗪虫丸为主方。方中大黄、䗪虫、桃仁、虻虫、水蛭、蛴螬、干漆活血搜络化瘀；地黄、芍药养血润燥；苦杏仁理气润肠；黄芩清解郁热；甘草、白蜜益气和中，为治疗久病血瘀的缓剂。因其润以滋干，攻中寓补，峻剂丸服，意在缓攻瘀血，故谓之“缓中补虚”。本方实为扶正祛瘀之方。

三、研究进展

1. 桂枝加龙骨牡蛎汤

本方临床上并不局限于失精、梦交的治疗，对自汗、盗汗、偏汗、遗尿、乳泣、不射精、早泄、阳痿、脱发、神经官能症、冠心病、小儿夜啼、妇女带下、月经周期性疾病等辨证属阴阳俱虚、不能阳固阴守者，皆有较好疗效 [1]。还有用本方加减治疗小儿肺炎后期，患儿体弱，肺部病灶长期不能吸收，临床表现为心阳不摄、营虚卫弱、正虚邪恋、虚多实少之证，亦获得良好疗效。现代药理研究证实，桂枝汤镇痛、镇静效果较强，可增加巴比妥类催眠作用 [2]；龙骨、牡蛎具有镇静安神、抗抑郁、调节免疫系统等作用 [3,4]，加用龙骨、牡蛎，可进一步增强其镇静作用，同时有研究表明龙骨水煎液能够延长自由活动大鼠的总睡眠时间或缩短戊巴比妥小鼠入睡时间并延长睡眠时间，具有镇静安神的作用 [5]。

2. 小建中汤

小建中汤临床主要用于治疗脾胃系疾病，如消化性溃疡、慢性胃炎、肠易激综合征等 [6, 7]。本方用于产后虚证，症见腹中疼痛不止、气短、少腹拘急、痛引腰背、不能饮食者，宜加当归。本方亦属甘温除热之剂，对于病后、产后及久病虚热，兼见四肢倦怠、面色苍白、心悸气短，证属气血阴阳失调者有疗效。小建中汤中饴糖有滋养、止咳、止腹痛的作用；芍药具有抗炎、抗溃疡、中枢抑制、双向调节免疫功能、抗抑郁、扩血管及解痉的作用；桂枝具有抗感染、抗病毒、抗肿瘤、消炎镇痛的作用；甘草具有抗炎、抗变态反应、止咳化痰、保护胃黏膜、抗癌、强心及解毒的作用；生姜具有促进胃肠蠕动、兴奋呼吸中枢、抗肿瘤、保肝、抗氧化、抗感染的作用；大枣可降低血清丙氨酸氨基转移酶水平，有抗肿瘤、降压、促进钙吸收的作用。药理学研究表明：小建中汤重用甘温的饴糖能温补中焦之脾胃，具有抗炎、抗溃疡作用，可用于治疗虚寒型慢性浅表性胃炎、腹泻、消化性溃疡等消化系统疾病；桂枝、芍药合用具有甘温除热的功效，可治疗肿瘤及小儿肠系膜淋巴结炎等引起的发热[8]。

3. 八味肾气丸

肾气丸临床应用广泛，主要用于：①肾阳虚损，关门不固，症见阳痿滑精，遗尿、尿频，大便溏泻，精神萎靡，舌淡胖润，脉微弱迟。阳痿者，可加巴戟天、阳起石；滑精者，酌加芡实、金樱子；遗尿、尿频者，加桑螵蛸、益智仁；便溏者，可加补骨脂、肉豆蔻。②肾气亏损，症见耳鸣耳聋，发脱枯悴，多兼头晕目眩，舌根黑滑，尺脉虚弱。耳鸣耳聋者，可加磁石、龙骨、牡蛎；毛发枯悴者，酌加制何首乌、黑芝麻。③肾虚，症见腰膝酸软冷痛，遇劳更甚，卧则减轻，或脚底心痛，足跟痛，手足不温，脉沉细，舌质淡，可酌加补骨脂、杜仲、桑寄生、牛膝等。此外，本方对肾气亏虚所致之长期低热、气喘、高血压、失眠、消渴、慢性肾炎水肿等病有较好疗效。肾气丸还可治疗辨证属虚火上升、上热下寒的复发性口疮，口臭者加地骨皮、生石膏，口渴加石斛、麦冬，另用锡类散外搽患处。现代药理研究表明，肾气丸可改善肾藏象系统功能、调节内分泌、增强免疫功能、抑制炎症等，具有较好的延缓衰老的功效。肾气丸具有调节细胞衰老与抑制炎性反应及良好的抗氧化作用，能有效改善老年肾虚患者的临床症状，缓解老年相关疾病的发生和发展，提示肾气丸可能有抑制细胞衰老与衰老相关分泌表型的作用，肾气丸重新激活干细胞及干细胞微环境中 Wnt/β-catenin 信号，进而增加肠道干细胞的增殖能力，对衰老所致小肠功能衰退具有良好的延缓作用[9]。另有研究表明，该方可通过调节下丘脑–垂体–性腺轴中钙调蛋白（CaM）基因表达，可明显升高睾酮水平（T）、降低雌二醇（E_2）水平，从而逆转肾阳虚大鼠的病理状态[10]。同时也有研究发现金匮肾气丸可降低 2 型糖尿病肾病大鼠模型的尿白蛋白排泄率（UAER）、空腹血糖（FBG）、血浆内皮素（ET）、血清中转化生长因子 β1（TGF-β1）、结缔组织生长因子（CTGF），同时，金匮肾气丸还能升高肾脏组织中一氧化氮（NO）、一氧化氮合酶（NOS）的含量[11]。

4. 薯蓣丸

本条首言“风气百疾”，症状无定，方后又注明“空腹酒服一丸，百丸为剂”，说明薯蓣丸既可治疗虚劳夹风的头眩、瘾疹、体痛或麻木等症，又能益卫实表，预防虚劳风气百疾的发生。因其能治能防，故临床应用范围较广。近代医家以此治疗肺痨，能明显增强体质，促进空洞愈合，又以本方治疗多种老年性疾病、胃溃疡病、脱肛等，亦有良效。薯蓣丸中，以薯蓣为君药，薯蓣主要含皂苷类成分，其苷元为薯蓣皂苷元。薯蓣皂苷元是一种重要的甾体皂苷元，是合成甾体激素类药物的重要原料，并具有抗肿瘤、抗心血管系统疾病、抗炎、抗皮肤病及改善皮肤老化等药理活性；薯蓣丸还可以增强免疫功能，增强免疫功能受抑制小鼠廓清血中碳粒能力，从而提高机体识别抗原能力和宿主排异能力[12]。

5.酸枣仁汤

酸枣仁汤对于阴虚内热引起的失眠、盗汗、惊悸、精神抑郁等病证有较好的疗效。临证可根据病情，随症加减用药。火旺者加黄连；阴虚甚者加百合、生地黄；烦躁多怒，睡眠不安者，加牡蛎、杭白芍、石决明；肝阴不足，大便燥结者，可与二至丸合用；素体痰盛，苔腻脉滑，本虚标实者，可与温胆汤合用；精神抑郁，喜悲伤者，可与甘麦大枣汤合用，并酌加首乌藤、合欢皮。酸枣仁汤的药理作用广泛且效果确切，具有镇静催眠、抗抑郁、抗焦虑、降血脂、调节心脑血管系统的功能及保护肝脏等作用[13]。酸枣仁汤可能是通过调节脑内的单胺类神经递质与氨基酸神经递质的含量，从而改善睡眠。酸枣仁汤还能增强氨基酸类神经递质B型受体 γ-氨基丁酸B1受体（GABAB1R）表达来激活cAMP-PKA-CREB学习记忆信号通路，从而发挥安神健脑作用[14, 15]。酸枣仁汤也能够降低星形胶质细胞和小胶质细胞表达量并提高Bcl-2蛋白及BDNFmRNA表达水平，从而改善神经元的损伤程度，改善失眠[16]。酸枣仁汤可减少小鼠走完迷宫所用时间，降低血清中SOD含量，提高NO和Glu含量，具有改善小鼠学习记忆的能力。酸枣仁汤还可以增加脑源性神经营养因子（brain-derived neurotrophic factor，BDNF）、酪氨酸激酶受体B（TrKB）表达，促进神经元生存，产生抗抑郁作用[17]。

6.大黄䗪虫丸

本方目前常用于良性肿瘤、肝脾肿大、肝硬化、子宫肌瘤、结核性腹膜炎、食管静脉曲张、妇女瘀血经闭、腹部术后粘连疼痛、冠心病、高脂血症、脑血栓、脂肪肝、脉管炎等有瘀血征象者，长期服用，无明显不良反应。因本方具有很强的破血逐瘀功效，近代也有人用本方治疗血栓闭塞性脉管炎、静脉曲张综合征、下肢栓塞性深部静脉炎、四肢浅部静脉炎等周围血管疾病。服药初期可有稀便，但服之日久即消失。实验表明本方有抗肠粘连效果，临床用本方防治肠粘连合并肠梗阻，取得了较好的近期效果。研究发现，大黄䗪虫丸能使难治性肾病综合征的抗凝血酶和纤溶酶原回升，降低血小板的黏附和聚集，其机制可能是大黄䗪虫丸中的大黄、黄芩能抑制细菌及病毒，减少抗原，促进巨噬细胞吞噬免疫复合物，减轻免疫损伤，加强肾小球损伤的修复。水蛭等虫类药物能抑制纤维蛋白原的形成和血小板的聚集，改善高黏、高凝状态，溶解肾小球微血栓，增加肾血流量，加强肾小球损伤的修复，减少蛋白尿、抗凝血酶Ⅲ和纤溶酶原在尿中的排泄，使血中抗凝血酶Ⅲ和纤溶酶原回升，进一步增强抗凝血及抗纤溶的功能[18]。另有研究发现大黄䗪虫丸治疗肝硬化主要作用机制是改善肝脏微循环，促进肝细胞再生，保肝，降酶，退黄，抗纤维化，增强免疫功能，降低门脉压力，减轻脾功能亢进[19]。

四、名家经验精选

1. 李东垣论治虚劳重视脾胃，甘温建中

金代李杲认为脾胃为元气之本，是元气升降之枢纽，他在《内外伤辨惑论·饮食劳倦论》中指出“劳役过度，而损耗元气，既脾胃虚弱，元气不足”，是对虚劳病因病机的进一步明确阐述，针对此种病机导致的脾胃气虚、清阳下陷，症见“气高而喘，身热而烦，其脉洪大而头痛，或渴不止”。发热诸症为脾胃气虚，升降失常，清阳下陷，脾湿下注，下焦阳气郁而生热上冲。李氏为此病创立了补中益气汤，可补益中气，升阳举陷，并指出“唯当以甘温之剂，补其中，升其阳，甘寒以泻其火则愈”。方中黄芪补中益气，固表止汗；人参、甘草、白术补气健脾；当归养血和营；陈皮理气和胃；升麻、柴胡升阳举陷，提升中气。该方是李氏“温能除大热”理论的具体运用。清代唐容川在《血证论》中认为此方是从张仲景治疗虚劳之小建中汤之“轻清处套出”。细析可见，该方补中益气之义与小建中汤中甘温建中之义本质相同，李杲在补益中焦脾胃之气的基础上，加升阳上行的升麻、柴胡，用于治疗脾虚气陷证，是对甘温建中法治疗疾病范围的拓展。

2. 严用和论治虚劳重在补肾

南宋严用和《济生方·五脏门》中，以脏腑学说为基础，强调五脏六腑的虚实论治，对于五脏六腑虚证的论治更重视肾的作用，并提出了“补脾不如补肾”的治疗原则。例如在论“补真丸”时提到“房劳过度，真阳衰虚，坎火不温，不能上蒸脾土……古人云补肾不如补脾，余谓补脾不如补肾。肾气若壮，丹田火径上蒸脾土，脾土温和，中焦自治”，他继承和发展了命门肾中真火学说，并对明代命门学说的发展产生了影响。

3. 张景岳论治虚劳阴中求阳，阳中求阴

明代张景岳在《景岳全书》中指出“凡虚损之由……无非酒色劳倦、七情饮食所致。故或先伤其气，气伤必及于精；或先伤其精，精伤必及于气”，认为虚劳是由劳伤导致精、气失调，日久精气耗竭所致，创立左归饮、左归丸壮水填精治疗“命门阴分不足”，创立右归饮、右归丸益火培阳治疗“命门阳分不足”。二者俱是在金匮肾气丸的基础上减去泽泻、牡丹皮、茯苓，各加滋阴或补阳为主的药味而成，使前者专于滋阴，后者专于温补，二方中俱有补阳药与补阴药配伍，体现了“阴中求阳，阳中求阴”的治则。且二者都有汤剂、丸剂的区别，亦是根据病情急、缓而设，这是对张仲景使用汤剂和丸剂治疗不同程度虚劳用意的继承。张景岳使用填精滋阴、温补肾阳的药味，对于虚劳诸证更具有针对性。

4. 汪绮石论治虚劳有“三本”，肺、脾、肾是也

明代汪绮石在《理虚元鉴》里认为虚劳成因有先天、后天、痘疹及病后、外感、境遇、医药六因，其中后天之因、痘疹及病后、境遇三方面中包含了形劳、房劳、心劳等类型的劳伤，先天之因、外感迁延、医药之因等因素造成正气不足，更易因劳伤而导致虚劳。在《理虚元鉴·治虚有三本》中，汪氏提到“治虚有三本，肺、脾、肾是也。肺为五脏之天，脾为百骸之母，肾为性命之根。治肺、治肾、治脾，治虚之道毕矣”，即认为治虚的根本原则是协调好肺、脾、肾三脏之间的关系，调理恢复三脏的生理功能。其从阴阳化生的角度认为治阳虚者统于脾土以建中，治阴虚者统于肺金以滋源。根据其论列桑螵蛸散等 21 首方剂用于治疗虚劳。此外，书中还详列对该病的预防调护，总结为节制性情偏颇所失及预防外感之邪，还告诫应处于“父母慈，兄弟友，夫妇挚而有别，僮仆勤而不欺”的家庭环境，不可谓不细致。这些预防调护措施补充了《金匮要略》中未曾提及虚劳的养护调摄，丰富了虚劳病论治的内容。

5. 吴澄论治虚劳重外损论本源

清代吴澄所著《不居集》是虚劳专著。此书中，他在古人论治虚劳的基础上阐述了外感致外损：“不独内伤，而外感亦有之矣……不独风能成劳，六淫之气亦皆能成劳……外损之因于病者，不善调摄所致也。”他认为不可妄补，故提出了外损病的治法：解托、补托及理脾阴。他认为“外感日久，而余邪未尽者，凡用补药必兼祛邪，邪去则补亦得力”“虚劳日久，诸药不效，而所赖以无恐者，胃气也。盖人之一身，以胃气为主，胃气旺则五脏受荫，水精四布，机运流通，饮食渐增，津液渐旺，以至充血生精，而复其真阳之不足……即平淡如四君子，皆不能用……唯选忠厚和平之品，补土生金，燥润合宜，两不相碍也……理脾阴一法，扶脾即所以保肺，保肺即所以扶脾”，采用芳香甘平之药培补中宫而不燥伤津液，并立资成汤等三方。究其外损论本源，当是受《金匮要略》虚劳篇中“虚劳诸不足，风气百疾”和扶正祛邪用意的启发，其理脾阴之法可谓补前人所未发。

6. 张锡纯论治虚劳重脾胃，调气机，活血瘀

张氏在《医学衷中参西录》中详细记载“痨瘵”“虚劳”的治则、治法及用药经验，体现了其关于慢性虚弱性疾病的学术思想。张锡纯认为“脾胃健壮，多能消化饮食，则全身自然健壮”，强调脾胃作为后天之本的重要性。虚劳患者食欲下降，能量摄入减少，消耗增加，导致肌肉瘦削、舌淡、脉虚等表现，中医辨证属脾胃虚弱证。《易

经》云："至哉坤元，万物滋生。"脾为气血生化之源，脾气亏虚不能鼓动胃气以受纳、腐熟水谷，不能鼓动小肠的分清泌浊功能，故纳差，中焦不能变化为赤，气血不能生养，故乏力。脾胃是张氏治劳的重要切入点，治脾之法有健脾、补脾、温脾、燥脾之别，而张氏主推补脾、健脾之法，用药方面喜用党参、黄芪、白术、山药等。白术"色黄属土，气香则醒脾"，山药"色白入肺，味甘入脾"，白术健脾之阳、山药养胃之阴。张氏认为"脾土健壮，自能助胃"。另外，张氏在虚劳病的调养中，以补为主，亦不忘痰瘀的存在、寒热虚实的协调。虚劳五脏皆不足，故证候变化多端。损及肺卫，则喘咳寒热；损及心气、心阴，则失眠多梦；损及肾气，则精气不固。《黄帝内经》云"出入废则神机化灭，升降息则气立孤危"，强调气机通畅在人体生理病理中的重要作用。张氏认为"痨瘵者肌肤甲错、血不华色……以血瘀经络阻塞其气化"，气滞血瘀病机在"痨瘵"中占重要地位。三棱、莪术"善破血，尤善调气"，张氏常同用三棱、莪术与人参、白术、黄芪以补气活血，活血可行补药之滞，亦可消瘀。张氏认为除补气活血外还可以开胃以进食，"大气一转，其气乃散"，则脾胃能司生化之职。张氏治疗虚劳时，在把握基本病机的基础上，亦不忘"血瘀经络阻塞其气化"。应用益气活血法来改善食欲为张氏独特的治疗思路。张氏对虚劳的诊治中，除重视调养脾胃、益气活血外，还兼顾调和寒热及收敛心神，其临证遣方用药是在辨证论治基本原则的基础上，知犯何证，随证治之。

附

慢性疲劳综合征中医诊疗方案[20]

一、诊断

（一）疾病诊断

1. 中医诊断标准

参照新世纪全国高等中医药院校规划教材《针灸学》（石学敏主编，中国中医药出版社，2002年）、全国高等中医药院校教材《中医内科学》（张伯礼、薛博瑜主编，人民卫生出版社，2012年）和《中国推拿百科全书》（骆仲遥主编，人民卫生出版社，2009年）的相关内容及其他相关文献研究。中医诊断标准如下：①无明显脏器器质性病变，以虚损性疲劳为主。②多以懈怠、劳倦、失眠健忘等为主要表现。③多伴有脏腑、气血、阴阳亏虚的相关症状。

2. 西医诊断标准

参照美国疾病控制中心 1994 年修订的《慢性疲劳综合征诊断标准》。

1）通过临床评定的无法解释的持续或反复发作的慢性疲劳，这种疲劳是新发的或者有明确的发病时间，非先天性的，不是由于正在从事的劳动引起的，经过休息不能得到缓解，且患者的职业能力、受教育能力、社交能力及个人生活等各方面较患病前有实质性下降。

2）下述的症状中同时出现 4 项或 4 项以上，且这些症状已经持续存在或反复发作 6 个月或更长的时间，但不应该早于疲劳：①短期记忆力或集中注意力明显下降；②咽痛；③颈部或腋下淋巴结肿大压痛；④肌肉疼痛；⑤没有红肿的多关节疼痛；⑥头痛，但其发作类型、方式及严重程度与以前不同；⑦睡眠后不能恢复精力；⑧运动后的疲劳持续时间超过 24 小时。

（二）证候诊断

1. 肝郁脾虚证

神疲乏力，四肢倦怠，不耐劳作，头部及周身窜痛不适，郁郁寡欢，悲伤欲哭，或急躁易怒，情绪不宁，注意力不能集中，记忆力减退，胸胁满闷，喜出长气，头晕，低热，睡眠不实，纳食不香，腹部胀满，大便溏软或干稀不调，月经不调，舌胖、苔白，脉弦缓无力等。

2. 心脾两虚证

精神疲倦，四肢无力，劳则加重，神情忧郁，不耐思虑，思维混乱，注意力不能集中，心悸健忘，胸闷气短，多梦易醒，食欲不振，头晕头痛，身痛肢麻，面色不华，舌质淡，脉细弱等。

3. 脾肾阳虚证

精神萎靡，面色苍白，肢软无力，腰膝冷痛，困倦嗜睡，懒言易汗，畏寒肢冷，食少便溏，或遗精阳痿，性欲减退，舌质淡胖有齿痕、苔白，脉沉迟无力等。

4. 肝肾阴虚证

形体虚弱，神疲无力，腰膝足跟酸痛，潮热盗汗，头晕头痛，耳鸣眼涩，心烦易怒，失眠健忘，口干咽痛，午后颧红，大便干结，遗精早泄，月经不调，舌红、少苔或无苔，脉弦细数等。

二、治疗方法

（一）推拿治疗

1. 常规手法操作

头面部：患者取仰卧位，闭目。医者位于患者头侧。以一指禅偏锋推眼眶，分抹面额及头部；按揉百会穴、太阳穴，5 分钟左右。

腰背部：患者取俯卧位，腰背部覆盖治疗巾，医者站于一侧，沿两侧膀胱经用㨰法上下往返治疗 5 分钟左右；一指禅推法或按揉法施于肺俞、心俞、脾俞、肝俞、肾俞、命门等穴位；然后用右手食、中二指指腹循督脉自大椎穴向长强穴轻抹 3 遍；后行捏脊法在背部膀胱经反复提捏多次，以皮肤略红，稍有温热为度；最后以擦法擦督脉、命门。

腹部：患者取仰卧位，医者立于一侧，用手指按揉胸腹部任脉及胃经各约 1 分钟，然后以腹部为中点，沿顺时针方向揉腹、摩腹 3 ～ 5 分钟，最后用一指禅推法或拇指点按膻中、中脘、天枢、气海、关元等穴位 5 ～ 8 分钟。

四肢部：患者分别取仰卧位和俯卧位，覆治疗巾于上、下肢部，医者站于一侧，施㨰法于四肢部，以手阳明大肠经、足阳明胃经和足太阳膀胱经为主；配合一指禅推法或按揉法施于曲池、内关、合谷、神门、血海、伏兔、足三里、三阴交、太溪等穴位。

2. 脊柱关节调整手法

根据病情需要，对颈、胸、腰骶椎出现小关节紊乱征象的患者，可施以脊柱关节调整推拿技术，尤其要重视枕寰枢、骶髂关节、颈胸交界处的脊柱调整。

（二）针灸治疗

1. 针刺

辨证选用百会、印堂、大椎、膻中、气海、关元、内关、神门、血海、足三里、三阴交、行间、太溪等穴，气虚明显用温针灸，肝郁加太冲或期门，肾虚加肾俞或命门，脾虚加中脘或脾俞，头痛加太阳或风池等。用补法或平补平泻法，留针 30 分钟，隔日 1 次。

2. 灸法

循经灸督脉及背俞穴，分别选取大椎、至阳、心俞、膈俞、肝俞、脾俞、命门、肾俞等穴，用艾条循经按腧穴位置自上至下分别于各穴施回旋灸至局部皮肤发红，患者觉发热为止，各穴施术 3 ～ 5 分钟，隔日 1 次。

3. 拔罐疗法

沿背部督脉及膀胱经行拔罐治疗，每次 5 分钟，可酌情予以走罐及闪罐治疗。

（三）辨证选择口服中药汤剂、中成药

1. 肝郁脾虚证

治法：健脾益气，调肝解郁。

推荐方药：逍遥散加减。柴胡、茯苓、当归、白芍、白术、薄荷、生姜、郁金、川楝子、厚朴、枳壳、甘草等。

中成药：逍遥丸等。

2. 心脾两虚证

治法：益气补血，健脾养心。

推荐方药：八珍汤加减。党参、茯苓、白术、甘草、川芎、当归、白芍、地黄等。

中成药：归脾丸、补中益气丸等。

3. 脾肾阳虚证

治法：温中健脾，益肾壮阳。

推荐方药：右归丸加减。熟地黄、制附子、肉桂、山药、白术、山茱萸、菟丝子、鹿角胶、枸杞子、当归、杜仲、炙甘草等。

中成药：右归丸等。

4. 肝肾阴虚证

治法：补益肝肾，滋阴清热。

推荐方药：知柏地黄汤加减。熟地黄、山茱萸、山药、泽泻、茯苓、牡丹皮、知母、黄柏、龟板、鳖甲、枸杞子等。

中成药：知柏地黄丸等。

（四）运动疗法

适当进行有氧训练，根据个人特性、工作环境和生活习惯选择运动方式，如快走、慢跑、骑车、太极拳、导引等。

（五）健康指导

①避风寒，适寒温，尽量减少伤风感冒。

②调饮食，戒烟酒，少食辛辣厚味生冷不洁之物。

③慎起居，适劳逸，松弛有道，适当节制房事。

④畅情志，少烦忧，积极的心理疏导有利于身体康复。

三、疗效评价（略）

（张秋霞　程宏发　郭肖瑶）

参考文献

[1] 马天星，李金田，张毅，等 . 桂枝加龙骨牡蛎汤的临床应用研究进展 [J]. 甘肃中医药大学学报，2020，37（2）：92–95.

[2] 芦玥，贾跃进，陈燕清，等 . 贾跃进老中医运用柴胡加龙骨牡蛎汤治疗不寐经验 [J]. 世界中西医结合杂志，2017，12（2）：171–173，237.

[3] 赵思远，吴楠，孙佳明，等 . 近 10 年牡蛎化学成分及药理研究 [J]. 吉林中医药，2014，34（8）：821–824.

[4] 康大力，瞿融，朱维莉，等 . 柴胡加龙骨牡蛎汤有效部位抗抑郁作用机制研究 [J]. 中国实验方剂学杂志，2011，17（1）：138–141.

[5] 王冬，刘颖，李廷利 . 龙骨对自由活动大鼠睡眠时相的影响 [J]. 时珍国医国药，2008（9）：2129–2130.

[6] 安文 . 小建中汤方证研究 [D]. 南京：南京中医药大学，2019.

[7] 王政，周永学 . 小建中汤治疗胃肠疾病 [J]. 吉林中医药，2015，35（10）：1006–1008.

[8] 肖丽娟 . 小建中汤的病机认识及临床应用研究概况 [J]. 中国民间疗法，2020，28（1）：102–104.

[9] 郭煜晖，张长城，胡璇，等 . 肾气丸药理作用与机制的相关研究进展 [J]. 中国老年学杂志，2021，41（1）：208–211.

[10] 张晓红，董海军，吴雷涛，等 . 金匮肾气丸对肾阳虚大鼠睾丸转化生长因子 –β1 和细胞色素 P–19 表达的影响 [J]. 中国中医药信息杂志，2015，22（9）：72–75.

[11] 金智生，陈雪，李甜 . 金匮肾气丸对实验性 2 型糖尿病肾病大鼠血清 TGF–β1、CTGF 的影响 [J]. 中医药学报，2012，40（3）：136–139.

[12] 冯莎，李慧明 . 薯蓣丸的临床应用与研究概述 [J]. 浙江中医杂志，2012，47（9）：699–701.

[13] 张军武，赵琦，尉亚辉 . 酸枣仁汤的药理学及化学成分研究进展 [J]. 河南中医，2012，32（10）：1375–1377.

[14] 游秋云，王平，张舜波，等 . 酸枣仁汤对 GABAB1R 介导快动眼睡眠剥夺老年大鼠下丘脑室旁核 cAMP–PKA–CREB 信号通路的影响 [J]. 世界睡眠医学杂志，2014，1（3）：129–134.

[15] 游秋云，王平，张舜波，等 . 酸枣仁汤对 REM 睡眠剥夺老年大鼠脑神经细胞凋亡及

c-fos 基因表达水平的影响 [J]. 世界睡眠医学杂志，2014，1（2）：71-74.

[16] 王慧，罗坤，赵云华 . 酸枣仁汤对失眠大鼠中脑中缝背核 Bcl-2 及脑源性神经营养因子 mRNA 的影响 [J]. 时珍国医国药，2013，24（8）：1898-1900.

[17] 杨楠，叶晓川 . 酸枣仁汤的神经药理作用及分子机制研究进展 [J]. 湖北中医药大学学报，2017，19（3）：114-117.

[18] 巩海涛，王雁群，贺广彬，等 . 大黄䗪虫丸抗栓作用及机理的研究 [J]. 山东医药工业，2002（4）：57-58.

[19] 李康，党诚学 . 大黄䗪虫丸药理作用及临床应用 [J]. 现代中西医结合杂志，2004（11）：1440-1442.

[20] 国家中医药管理局：95 个中医优势病种的中医临床路径和中医诊疗方案（2018 年版）发布 [N]. 国家中医药管理局网站，2019-1-24.

第十一章　《金匮要略》情志病研究进展

情志病病名初见于明代医家张介宾所著的《类经》，而中医学对于情志的论述最早可以追溯到先秦两汉时期。《黄帝内经》是我国现存最早的系统古典医籍，如《素问·上古天真论》中记载“形与神俱，而尽终其天年”，《灵枢·本神》中记载“两精相搏谓之神，随神往来者谓之魂，并精而出入者谓之魄，所以任物者谓之心，心有所忆谓之意，意之所存谓之志，因志而存变谓之思，因思而远慕谓之虑，因虑而处物谓之智”。

《金匮要略》中虽然没有正式提出情志病相关概念，但有关情志病证治的论述散见于书中，内容十分丰富，如对百合病，奔豚气病，妇人杂病中的梅核气、脏躁等病证的论述。情志病的病因病机以脏腑亏虚、七情过激为两大主因，治疗情志病的法则以培补脏腑、调理气机为主。仲景继承《黄帝内经》形神合一的思想观念，对于神志病证的治则治法、组方用药等均有详细论述，对后世医家影响颇大，在中医辨治情志病的历史上有着承先启后的作用，不仅奠定了中医情志病学的基础，书中所列情志病证治方论至今仍具有重要的临床应用价值。

第一节　百合病

百合病病名为仲景首创，是以精神恍惚不定、口苦、小便赤、脉微数为特征的一类疾病。百合为治疗百合病的主药，故用百合为此病命名。譬如徐彬所说：“百合者……色白……补肺药也，观其用之为主，而即以百合名病。”亦有医家认为百合病是以病机命名的，譬如吴谦和徐彬持同样观点。吴谦曰："百合，百瓣一蒂，如人百脉一宗，命名取治，皆此义也……周身之脉，分而言之曰百，合而言之曰一，故曰百脉一宗。若曰百合之病，总脉病也。"徐彬《金匮要略论注》中云："伤寒虚劳之人，都有正气不能御邪，致浸淫经脉，现证杂乱，不能复分经络，曰百合病，谓周身百脉皆病。"还有医家认为百合病是根据病因命名的，譬如日本人饭田鼎在《金匮要略方论考证》中提到"按百合，乃房室过度之谓，取其因以名其病。与其药名百合者，偶然耳"，认为百合病乃房室过度所致，百合二字非药物百合之名，而是房室过度之称。百合病与西医学中的焦虑症、抑郁症、神经衰弱、慢性疲劳综合征等表现、病因、病理相似[1, 2]。

一、病因病机

关于百合病病因病机的论述很多，一般来讲，可归为热病后期，余热未尽内扰，复由阴血不足，心肺失养所致；或情志不遂，五志郁而化火伤阴，神不守舍等所致。《医宗金鉴》云："伤寒大病之后，余热未解，百脉未和；或平素多思不断，情志不遂；或偶触惊疑，卒临异遇，因而行神俱病……百脉周于身，脉病则身病，故身形如和不和，欲卧不能卧，欲行不能行也。"另外百合病日久也可出现阴虚及阳、误治伤阳的阳虚证候。

"百脉一宗，悉致其病"是对百合病病机的高度概括。所谓"百脉"者乃泛指人体周身各处经脉，而"一宗"则指同出一源，合之用以概言主血脉之心与朝百脉之肺对人体百脉的主管与统辖。心肺一旦有热，势必影响到经脉，反映到人体的各个部位，即为心肺病则百脉受累，症状百出。概括起来，百合病病机主要是心肺阴虚内热，百脉失和，病位在心肺二脏。心肺阴虚，心神失养，则时常出现神志恍惚不定，语言、行动、饮食和感觉等失调现象，但从形体上则一如常人，并无显著病态。若阴血亏虚，虚热内生，则有口苦、小便赤、脉微数等现象，此三症为常见不变之象。

二、辨证论治

仲景提出百合病"见于阴者，以阳法救之；见于阳者，以阴法救之"的治疗原则，将其分为阳虚和阴虚两大证型。"见于阳者"指阴虚内热表现出的阳热之症，如口苦、小便赤、脉数等，治疗当以养阴清热为法；"见于阴者"指阴损及阳后阳虚所致的神失所养，魂不守舍，如神疲、畏寒、口淡、尿清、脉迟等症，治宜温养心阳，潜镇心神。《金匮要略心典》载："病见于阴，甚必及阳；病见于阳，穷必归阴。以法救之者，养其阳以救阴之偏，则阴以平而阳不伤；补其阴以救阳之过，则阳以和而阴不敝，《内经》用阴和阳，用阳和阴之道也。"

《金匮要略》所列举的诸方剂均专为阴虚而设，其对阳虚者仅在治则上做出提示，可选方剂如《伤寒论》所载的桂枝甘草龙骨牡蛎汤，方中桂枝、炙甘草辛甘可补养心阳，龙骨、牡蛎则重镇以消敛心神，实为阳虚型百合病的对症良方。临床上百合病以阴虚内热者最为多见，辨证治疗上以养心润肺、滋阴清热为原则。百合地黄汤、百合知母汤、百合鸡子汤、百合滑石散、百合洗方等，皆以百合为主药。百合色白入肺，清气中之热，功能润肺清心，益气安神，《日华子本草》云其“功能养五脏”[3, 4]。

1. 百合病正治法

百合病正治方为百合地黄汤。百合病虽发病一段时间，但没有误治，病证未变，“病形如初者”，病机仍为心肺阴虚，方可选用百合地黄汤。方中百合作主药，加生地黄益心阴，清肺热，心肺同治，“有润燥之功，而无滋腻之患也”。如《金匮要略心典》言：“百合色白入肺，而清气中之热，地黄色黑入肾，而除血中之热，气血既治，百脉俱清，虽有邪气，亦必自下；服后大便如漆，则热除之验也。”

2. 百合病救治法

临床上百合病之证候表现若有若无，或此或彼，常会不慎误治而出现其他症状。百合病本属心肺阴虚内热，若误治发汗使燥热更甚，可见午后潮热、心烦口渴、小便短少等症，此时当选用百合知母汤，百合补心肺之阴而清热，知母甘寒降火而不燥，偏于泻，善清热，除烦止渴而滋阴。若误治以泻下之法，一则使得阴液更伤，内热加重，而见小便不利，二则因苦寒而克伐胃气，使得胃失和降，出现呕吐、呃逆等胃气上逆之症，此当以滑石代赭汤主之，百合仍为主药，加滑石以清热利尿，加代赭石以和胃降逆，共奏养阴清热、和胃降逆之效。《金匮要略方论本义》曰：“用代赭石之涩，涩大便也，用滑石之滑，利小便也。”但百合病者本就阴虚，所以“当微利者，止服”，以防伤津。若不慎误用涌吐之法，阴液更伤，燥热更甚，伤及中焦脾胃，胃阴不足，则胃中不和，见胃脘嘈杂、干呕等症，肺胃和降之气受扰，则会出现烦躁不安之症，此当治以百合鸡子汤，清热养阴，宁神安胃。鸡子黄能滋阴养血和胃，与百合同用达到了滋阴清热和中的目的。百合病迁延日久，若出现口渴之症，则说明阴虚内热已转甚，邪热留恋于肺胃，此时津液已伤，单纯用百合地黄汤内服则略显药力不足，当内服与外洗并用，通过皮毛与肺相表里的关系，施以百合浸水外洗，所谓洗其外，亦所以通其内也，起到了清热生津补液之功效。若洗后口渴仍不解，则说明了虚热上浮明显，可再加栝楼牡蛎散合用以养阴生津，引热下行。若出现发热、小便不利短涩，则说明阴虚热盛于里而外达肌肤，可治以百合滑石散滋养肺阴，清利小便，使热从小便出而热自除[5, 6]。

3. 心理治疗

情志养生主要通过“养神”来治疗疾病。在治疗身心疾病方面，“调形以治神”和“调神以治形”便成为中医治疗身心疾病的重要特色之一[7，8]。在情志病的临床治疗中，应遵循辨证论治、因人制宜、形神互养、预防为主的治疗原则[9]。百合病患者在用药的同时，注意与心理治疗、情志护理相结合，使其心情愉悦，有利于百合病患者的康复。

4. 移情法

移情法也称转移情志法，是使患者摆脱负面情绪治疗情志病的一种常用方法。所谓“移情”就是情感投射到外物上，产生物我同在的境界，其治疗情志病的本质是转移患者的注意力，疏通气血，调畅气机，调整脏腑功能，恢复机体健康。在百合病的移情情志护理中，运用恰当的护理方法帮助患者转移自身消极情绪的关注点，如在中医情志护理中常用琴、棋、书、画、音乐、歌舞等情绪转移物分散百合病患者对负面事件的注意力。语言开导法是医护人员探视患者时常用的护理方法，即用语言对患者进行说服、解释、鼓励、劝告等，关心患者的情绪状态，积极地引导患者摆脱消极情绪和心态，帮助患者树立积极自信的心态面对疾病[10]，减轻心理负担，使病情得到改善。

5. 情志相胜疗法

情志相胜疗法又称情胜法，是以一种情志制约另一种情志，消除不良情绪，帮助患者通畅气机，恢复机体健康。中医认为，情志之间相互制约，利用情志五行相克、阴阳两极转化的规律，通过激发一种情绪以克制情志障碍的治疗手段，对其关联的躯体障碍施以治疗性影响[11]。在中医情志相胜疗法临床治疗中，医生常对患者使用开导、暗示等基本护理方法，使用“思伤脾，怒胜思”“忧伤肺，喜胜忧”“恐伤肾，思胜恐”的情志相胜规律，引导百合病患者通畅情志气机，恢复机体健康。人的情感是复杂的，不单单是简单的喜、怒、思、忧、恐。临床上运用情志相胜疗法不可拘泥于简单的五行相克，针对多种情感相杂的情志需要，运用多种情志去制胜[12]。通过对患者的情志干预替换不合理的情志处理模式，建立合理的心理应对机制，符合“生物、心理、社会”的西医学模式要求[13]。中医强调治未病，历代医家都重视疾病的预防，在患病之前，以预防为主。《黄帝内经》言：“恬惔虚无，真气从之，精神内守，病安从来……各从其欲，皆得所愿。”《素问·至真要大论》曰：“清静则生化治，动则苛疾起。”古代医家都主张少思、少虑，认为静养安神能保持身体功能正常运行，预防心身疾病发生，降低疾病发生率。因此，百合病患者应注意清心、静气、养心神，保持身心舒畅。另外，中国传统文化重视意志的能动作用，顽强的意志能战胜病魔。《灵枢·本脏》云“志意者，所以御精神，收魂魄，适寒温，和喜怒者也”，《孟子》言“天将降大任于斯人也，必先苦其心志，劳其筋骨，饿其体肤，空乏其身，行拂乱其所为，所以动心忍性，曾益其所不能”，说明意志具有调摄情志、整合精神、抵抗疾病的作用。医护人员应引导百合病患者树立正确的世界观、人生观、价值观，帮助其树立远大的奋斗目标，激发其顽强的斗志与不屈不挠的意志，使其拥有战胜百合病的勇气。

三、研究进展

临床上对百合病的治疗，多是在百合地黄汤润养心肺、凉血清热、益气安神治法的基础上加减化裁使用。而百合诸方主要针对外感热病后余邪流连而设，后世医家据此将其纳入热病治疗范畴中，并拓展应用到临床各种外感热病后及精神类疾病的治疗与康复中，如治疗围绝经期综合征、癫痫、经前失眠、广泛性焦虑等。

实验研究主要围绕百合地黄汤开展并取得了一定成果。百合地黄汤能改善抑郁症模型大鼠的抑郁状态，可能与有效干预血清 IL-4 和海马 DA（多巴胺）有关。百合地黄汤能通过下调血清 IL-1β 含量，提高海马 5-HT 水平，显著改善造模大鼠抑郁行为学表现，这可能是百合地黄汤的抗抑郁作用机制之一[14，15]。网络药理学结果表明百合地黄汤可能通过调控 G- 蛋白偶联受体活性和单胺类神经递质的表达发挥干预心理亚健康的作用[16]。

四、名家经验精选

1. 尤怡认为百脉一宗悉致其病

尤怡在《金匮要略心典》中云：“百脉一宗者，分之则为百脉，合之则为一宗，悉致其病，则无之非病矣。然祥其证，意欲食矣，而复不能食；常默然静矣，而又躁不得卧；饮食或有时美矣，而复有不用闻食臭时；如有寒如有热矣，而又不见为寒，不见为热；诸药不能治，得药则剧吐利矣，而又身形如和。全是恍惚去来，不可为凭之象。惟口苦、小便赤、脉微数，则其常也。所以者何？热邪散漫，未统于经，其气游走无定，故其病亦去来无定，而病之所以为热者，则征于脉，见于口与便，有不可掩然者矣。夫膀胱者，太阳之府，其脉上至巅顶，而外形皮肤，溺时头痛者，太阳乍虚，而热气乘之也，淅然快然，则递减矣。夫乍虚之气，溺已即复，而热淫之气，得阴乃解，故其甚者，必六十日之久，诸阴尽集，而后邪退而愈。其次四十日，又其次二十日。热瘥减者，愈瘥速也。此病多于伤寒热病前后见之，其未病而预见者，热气先动也。其病后四五日，或二十日，或一月见者，遗热不去也。各随其证以治。”

2. 赵以德认为百合病为情志不遂致病

赵以德在《金匮玉函经二注》中指出其病因为“情志不遂，或因离绝宛结，或忧惶煎迫”。《医宗金鉴》云：“伤寒大病之后，余热未解，百脉未和；或平素多思不断，情志不遂；或偶触惊疑，卒临景遇，因而行神俱病……百脉周于身，脉病则身病，故身形如和不和，欲卧不能卧，欲行不能行也。”百合病的病机主要是心肺阴虚有热，故养心润肺、益阴清热是其治疗原则，方中用百合为主药，养心润肺，益气安神。但因致病原因或者患者体质不同，治疗时应审明发病原因，抓住主要病机，“随证治之”。

3. 陆渊雷认为百合病以药名之

陆渊雷在《金匮要略今释》中云：“医药多起于单方，单方多病人所自发明，病后神经衰弱者，偶食百合而愈，传之同病，屡试辄验，于是确定百合能治此病，病状既恍惚难名，乃以药名名之，为百合病耳。”

4. 程门雪认为百合病不独邪伤肺，犹伤脑府

程门雪在《金匮篇解》中指出：“百合病不独邪热伤肺，尤伤脑髓。肺气上通于鼻，而达于脑……肺藏魄，肺气热则魄不静，魄不静则醒如神灵……肺为水之上源，肺热则小便黄赤。病深者头痛，邪热……由肺移脑，扰乱神明，故其病剧伤脑。轻者但头淅淅，最轻者但头眩耳。余邪逗留，血气不润，上为头痛，下为便赤，故是症每起于病后。”

5. 张志远治疗百合病重益气滋阴、养心清热

国医大师张志远从事教学、临床工作 70 余载，善治各种内科杂病及疑难杂症。张老以为本病的病机乃元气困乏，气血运行不畅而蕴生内热，津亏血燥，热气伏于脉中遗留不去，淫于胸中，流于脾胃，阻于肝胆，以致脏腑经络失养，进而影响心的功能活动，导致阴阳失调，心神失守，最终表现为闲静寡言，或行坐不安，神志恍惚，精神不定，如有神灵，口苦，舌赤、尿黄，脉数等一系列症状，故在治疗百合病时，宜益气滋阴、养心清热，而百合地黄汤作为仲景创制的专门针对百合病的方剂，应该得到重视，灵活加减使用[17]。综上，百合病多见于热病后期，余热未尽或情志不遂，郁火伤阴之证，除主症精神恍惚不定外，还可见口苦、小便赤、脉数等特征，可予百合地黄汤系列方剂，润养心肺，凉血清热，益气安神，也有阴损及阳之证，当以温养阳气、振奋精神之法救之。

第二节 奔豚气病

“奔豚”始见于《黄帝内经》。《灵枢·邪气脏腑病形》曰：“肾脉急甚为骨癫疾，微急为沉厥奔豚，足不收，不得前后。”从其描述的症状看，与《金匮要略》名同但实异。《难经·五十六难》曰：“肾之积，名曰贲豚，发于少腹，上至心下，若豚状。”从其描述的症状看与《金匮要略》所论述的奔豚气有相似之处，但亦有很大不同。《难经》论述的奔豚是肾积奔豚，是一种器质性病变，而仲景所讲奔豚气病，是一种功能性疾病，主要表现为病患自觉有气从少腹起，向上冲逆，至胸或达咽，发作时痛苦难耐，止时如常。奔豚气病类似于西医学中癔症、神经官能症、围绝经期综合征的范畴，病变涉及心、肝、肾等脏，与冲脉关系密切。

一、病因病机

《金匮要略》言奔豚气病“皆从惊恐得之”，所言“惊恐”泛指情志内伤，即说奔豚气的发病多因惊恐等情志刺激引起。但除情志刺激外，本病还有其他病因，如误汗伤阳、素有水饮等，可见“皆从惊恐得之”之言，意在强调杂病范围内，奔豚气病多因情志刺激而起，但情志刺激并非本病唯一病因[18]。

奔豚气病发作时，冲气上逆，先从少腹起作痛，继而循冲脉上冲至心胸咽喉，患者感觉极端痛苦，难以忍受，有濒死的恐怖感，因此称“发作欲死”，随后冲气渐渐平复，疼痛减轻，终至平复如常，故曰“复还止”。奔豚气病的发病与心、肾、肝和冲脉关系密切。肾为水火之脏，心阳虚衰，不能下温少阴，心肾不交，水火不济，虚阳鼓动沉阴，阴寒水湿邪气随肾间动气循冲脉上逆，发为奔豚。肝的疏泄功能对肾间动气及冲脉亦起到调节作用，若肝气郁结，郁而化热，突受惊恐，气机逆乱，下焦肾间动气夹肝胆之相火循冲脉上冲，火气上逆是也奔豚的重要病机之一。

二、辨证论治

奔豚气病治法虽以平降冲气为主，但临床分证，又有在肝在肾、属寒属热之不同，治法亦各异。因肝郁化热气冲者，可予奔豚汤养血平肝，和胃降逆；因外邪致阳虚寒逆引起气冲者，可予桂枝加桂汤调和阴阳，平冲降逆，散寒除邪；因误汗伤阳，水饮欲上冲者，可予茯苓桂枝甘草大枣汤培土利水，以防冲逆。

1. 奔豚汤证

此证为肝郁奔豚。肝为将军之官，喜条达而恶抑郁。或因惊恐恼怒引发，或肝气郁结化热，循经脉随冲气上逆，故有气上冲胸。《伤寒论·辨厥阴病脉证并治》亦云："厥阴之为病，消渴，气上撞心，心中疼热。"肝气郁滞，气血不利，故腹痛；肝胆相表里，肝郁则少阳枢机不利，血气失和，故表现寒热往来之症，但此寒热往来，是奔豚发于肝的特征，并非奔豚必具之症；以方测证，还可伴有脉沉滑等症。奔豚汤为治肝郁奔豚之主方，功能养血平肝，和胃降逆。方中主药甘李根白皮善治奔豚气，《长沙药解》谓其"下肝气之奔冲，清风木之郁热"，临床可用川楝子或桑白皮代之；当归、川芎可养血调肝；葛根、黄芩清火平肝；半夏、生姜和胃降逆；芍药、甘草缓急止痛。《金匾要略心典》云："此奔豚气之发于肝邪者。往来寒热，肝脏有邪，而气通于少阳也。肝欲散，以姜、夏、生葛散之；肝苦急，以甘草缓之；芎、归、芍药理其血；黄芩、李根下其气。桂、苓为奔豚主药，而不用者，病不由肾发也。"后世据其发作性晕厥、腹痛等症状，亦常将奔豚汤用于西医学之腹型癫痫、躁狂型精神分裂症、神经官能症、抑郁症、癔症等疾病。

2. 桂枝加桂汤证

桂枝加桂汤证为误汗重伤心阳所致，心阳虚不能温肾，寒邪侵入，引动内寒，阴寒内盛，上凌心阳，致气从少腹上冲，直至心下，发为奔豚。涉及心肾两脏阳虚，除奔豚气病主症外，还可见拘急疼痛、舌淡苔白、面色㿠白、脉沉迟等症。《神农本草经》言桂枝"主咳逆上气，结气"，说明桂枝除散风寒，具有升散之性外，还具有沉降之性，能平降上逆之气，桂枝加量至五两用以振奋心阳，降逆平冲。《伤寒论》中提到"太阳病，下之后，其气上冲者，可与桂枝汤""发汗过多，其人叉手自冒心，心下悸，欲得按者，桂枝甘草汤主之"，体现了仲景治疗奔豚气病采用平冲降逆的核心治法。方中又有芍药、甘草、大枣补益营血，取桂枝汤平调阴阳之意。历代医家对方中"加桂"是肉桂或桂枝有不同说法，一说加桂枝"内泄肾气"，一说加肉桂"走阴而能伐肾邪"。临证当视具体病情，灵活运用，若肾阳虚甚者，可加肉桂以温助肾阳，且肉桂有潜纳阳气之功。桂枝得肉桂相伍，亦可入里温助心阳，平冲降逆[19]。

3. 茯苓桂枝甘草大枣汤证

此证所述为阳虚饮动欲作奔豚的证治。患者素有水饮内停，气化不行，又因发汗太过，损伤心阳，心火不能下降以暖肾，肾水不能蒸化而停于下焦，水邪初动，阳气和水邪相搏而出现脐下悸者，下焦水饮欲乘虚上冲，还未上冲，出现脐下筑筑悸动欲作奔豚之证。患者只有脐下悸，而未有奔豚气的典型证候。然此证就方药看来应该伴有小便不利等寒水内停之症。此证治以通阳降逆、培土制水之法，方用苓桂甘枣汤。重用茯苓至半斤，可利小便、伐肾邪而宁心安神，与桂枝相配，则通阳化气以利水行，使寒水之气从下而去，以防止水邪上逆，从而解除欲作奔豚之证；桂枝甘草相合，辛甘化阳而温通心阳，让其下降于肾，使肾能蒸腾气化，下焦之寒水自然可除，且桂枝降逆平冲，可防范奔豚于未然；大枣、甘草相伍，培土健脾以利水气运化。临床上神经症性心悸、假性癫痫症、焦虑抑郁症、胃酸过多、慢性胃炎、慢性盆腔炎、冠心病、心肌炎以及心律失常等符合阳虚水逆、冲气上行病机的病证，均可参照应用苓桂甘枣汤。

三、研究进展

奔豚汤主治肝郁化热上逆的奔豚气病，后世据其发作性晕厥、腹痛等症状，亦常将奔豚汤用于西医学之腹型癫痫、躁狂型精神分裂症、神经官能症、抑郁症、癔症等，还可治疗符合肝郁化热上逆病机的慢性肝炎、慢性胆囊炎、心律失常等。本方以甘李根白皮为主药，重在发挥其平冲降逆的独特作用，《外台秘要》载治奔豚方13首，其中有甘李根白皮者8首，可知本品为治奔豚气之专药，但临证病情变化多端，常常以奔豚汤加味应用。桂枝加桂汤适用于阳虚寒逆引发冲气上逆的奔豚气病，临床可用于符合该病机的神经官能症、膈肌痉挛、硬皮病、雷诺病、冻疮以及某些心脏病有奔豚气症状者。苓桂甘枣汤适用于阳虚寒饮内动的奔豚气病，其主症有脐下悸动、小便不利、脉沉或弦、舌淡苔白滑等。本方可用于具有上述病机的胃肠功能紊乱、慢性胃炎、胃酸过多、癔症、围绝经期综合征等。心阳虚之奔豚病，常因阳虚致痰饮内生，故临证常加用温阳祛痰之方，常与天南星、半夏、陈皮、茯苓等祛痰药及肉桂等温阳药同用，或与桂甘龙牡汤、真武汤、苓桂术甘汤合用。此加减法与《外台秘要》中治奔豚诸方类似，大多由茯苓、人参、桂心、干姜、附子等组成，但温阳药之肉桂、利水伐肾邪之茯苓最为多用。实验研究表明苓桂甘枣汤对小白鼠有利尿作用。采用利尿实验法发现100%的苓桂甘枣汤在投药后第3、4、5、6小时均有明显的利尿作用，与呋塞米组相比发挥利尿作用的时间较晚，但利尿作用持续时间较长，6小时内小白鼠排尿总量与呋塞米相类似。

四、名家经验精选

1. 巢元方提出“忧思奔豚”

巢元方在《诸病源候论》中提出“忧思奔豚”，指出这类奔豚气多具有情志类症状。多种脏腑病变皆可致奔豚气病发生，冲任等经络疾患亦可致奔豚气病发生。治疗奔豚气病可用疏肝理气、化痰蠲饮祛瘀、温阳散寒以及补益等多种治疗原则及方药。

2. 王肯堂——五脏皆有逆气

王肯堂在《证治准绳》中指出："逆气，五脏皆有。一曰心、小肠。经云：诸逆冲上，皆属于火。又云：少腹控睾，引腰脊，上冲心，邪在小肠……二曰胃。经云：胃为气逆是也。胃逆有呕有吐有哕……三曰肺、大肠。经云：肺苦气上逆，急食苦以泄之。又云：腹中常鸣，气上冲胸，喘不能久立，邪在大肠……四曰肝。经云：肝气逆则耳聋不聪……五曰肾。即奔豚气逆、脚气冲心之类是也……六曰肾。经云：督脉别络生病，从少腹上冲心而痛，不得前后，为冲疝是也。"

3. 张锡纯认为奔豚气与冲脉、肾经、胃经、肝经等经脉有关

张锡纯在《医学衷中参西录》中从脏腑经络角度论证奔豚气与冲脉、肾经、胃经、肝经等经脉的关联，"是以肾虚之人，冲气多不能收敛，而有上冲之弊。况冲脉之上系原隶阳明胃府，因冲气上冲，胃府之气亦失其息息下行之常，或亦转而上逆，阻塞饮食，不能下行，多化痰涎。因腹中膨闷、哕气，呃逆连连不止，甚则两胁疼胀、头目眩晕。其脉则弦硬而长，乃肝脉之现象也。盖冲气上冲之证，固由于肾脏之虚，亦多由肝气恣横，素性多怒之人，其肝气之暴发，更助冲胃之气上逆，故脉之现象如此"。

4. 刘渡舟认为奔豚气病主责肝肾

刘渡舟教授在《金匮要略诠解》中亦将奔豚气病责之于肝肾，一是肝体不足而肝用太过，二是肾寒水气凌心。其谓："奔豚气病多因惊发激动肝肾之气上冲而成，抑或血不养肝而肝气上冲以及心阳虚，水寒之气上犯之所致。"

5. 万强治疗奔豚重在调畅气机

万强教授认为奔豚气病与饮食相关，病机为气机升降失常，或兼阳虚阴寒上逆或水饮内动，冲气上逆，或气机郁结，郁而化热，随冲气上逆。临床症状表现不一，万强教授不拘泥于疾病表现形式，治疗皆从调节气机着手。根据临床表现，参考《金匮要略》三方，应用半夏泻心汤化裁。脾胃升降功能可调控整个消化系统的生理功能，半夏泻心汤治疗脾胃疾病能够平调寒热、虚实，使脾胃畅通。消化系统是体内唯一受脑–肠轴支配的系统，脑–肠轴功能紊乱导致胃肠功能性疾病的发生。心理因素导致消化系统疾病可能与脑–肠轴有关[20]。

6. 曹志群治疗奔豚重在调理心肝肾

山东中医药大学曹志群教授，提出了"脏腑气血升降在经（气）—入络（血）—奇经（肾）"的辨证模式，主张运用升降、消补、燥润、清化等方法治疗消化系统疾病。其认为奔豚气病位在心，与肝、肾、冲脉密切相关。致病因素大致可分为"气""寒""水"三方面。惊恐恼怒或忧思过度，惊则气乱，恐则气下，耗伤心神与肝肾之气，肝气郁结

不畅，或郁久化热，肝经与冲脉相通，肝气或肝火结于中下二焦随冲脉上逆；外感寒邪，损伤机体阳气，心阳受损，气机不畅，下焦水寒之气乘虚上凌心胸；体内素有寒水，命门火衰，则阴寒内生，阴盛阳衰，心肾阳虚，心火无力制约肾水，肾水随冲脉上泛，上凌心阳。

（1）肝气郁结型　本型症见自觉有气从脐周上冲，伴两胁胀满，急躁易怒，多用桂枝加龙骨牡蛎汤配伍条达肝气之品，常用药物如柴胡与枳壳、白蒺藜与橘叶、香附与川芎等，适当配伍白芍、甘草等，于疏肝理气之中，兼以缓肝之急。木郁乘土，多伴食欲不振，胸脘痞闷，应注意加用健脾的药物以升下陷之脾气，升举阳气，如炒白术、黄芪等。若日久气郁化火，伴心烦口渴、口苦便艰、小便赤涩者，多配伍龙胆与黄芩、牡丹皮与栀子等。总之，曹志群教授指出，肝病用药，理气的同时要注意防止耗气伤阴，清火的同时要防止败胃。

（2）阴寒凝结型　本型症见四肢发凉怕冷，面色㿠白，自觉有寒气向上冲逆，脘冷背寒，喜温喜按等，阴寒之气凝结，致中阳不运，心阳不振，肾阳亏虚，日久则气滞血瘀，多用桂枝加龙骨牡蛎汤配伍温补肾阳化瘀之品，常用药物如附子、肉桂、牛膝、车前子、沉香、琥珀、枸杞子、肉苁蓉、盐杜仲、巴戟天等。张景岳曰：“善补阳者，必于阴中求阳，则阳得阴助而生化无穷；善补阴者，必于阳中求阴，则阴得阳升而泉源不竭。”故适量配伍熟地黄、女贞子等滋阴之品，阴阳双补。

（3）水饮上泛型　本型症见心烦失眠，头晕头痛，气短而喘，并见泛泛作恶，呕吐痰涎，此乃肾水与心火升降失常，火在水上，水不制火，心肾不交，肾水上泛，具体用药有几种形式：升水以灭火、降火以就水、运脾和胃以升降水火。以桂枝加龙骨牡蛎汤为基本方，对于第一种，多以黄柏为主，补肾而升水，与苍术相配伍，燥湿以消阴火。第二种，多以黄连为主，与少量肉桂相配伍，取交泰丸之意，降火以就阴，使心肾交于顷刻，若心神不定，亦多配伍沉香等以沉降摄纳。第三种，多使用大量健脾益胃药，补脾以交通上下，多选用人参、黄芪、木香等运气健脾，茯神、远志交通心神，桔梗等载药上行。根据症状轻重，灵活选用三种方法[21]。

7. 陈镜合治疗奔豚重在宣痹通阳，化瘀降逆

广州中医药大学陈镜合教授1984年在《新中医》杂志中提出“奔豚冠心证”概念，遵循仲景治奔豚之要旨，他认为应紧紧抓住阳虚与肝郁两个关键环节，并佐以活血通痹之剂。对于心脾阳虚、寒水上逆之证，治宜宣痹通阳，化瘀降逆，选桂枝加桂汤、苓桂术甘汤等加味治疗；对于肾阳虚衰、水饮凌心之证，治宜温阳利水，降逆平冲，选真武汤加味治疗；对于肝郁奔豚，选用仲景之奔豚汤方，治宜宣痹宽胸，平冲降逆，临床上

收到良好的疗效。陈镜合教授认为肝失疏泄是冠心病发病及病情转变的关键。在治疗冠心病时尤其注重“调肝”，灵活应用疏肝与柔肝的方法，疏肝包括疏肝理气、行气活血、疏肝健脾和胃、除湿化痰等法；柔肝包括清肝泻火、养阴柔肝、柔肝解痉、平肝潜阳、平肝息风等法。陈镜合教授以疏肝解郁为治疗大法，结合现代中药药理学研究成果，遣方用药，组成治疗冠心病的方剂——开心方，此方由越鞠丸合失笑散加西洋参、红花等组成，方中以越鞠丸治以气郁为主之气、血、痰、火、湿、食六郁。失笑散活血化瘀，散结止痛，更加红花助活血化瘀之力，西洋参气阴双补，补虚固本，防辛香走窜之品耗伤正气。全方具有理气开郁、活血化瘀、益气养阴之功。对于冠心病，陈镜合教授因其发作与“奔豚证”类似，病机皆为阳虚、肝郁，求同而存异，治疗上一方面谨守“奔豚证”之病机，一方面结合西医学对于冠心病的认识，紧紧抓住“郁”之关键，以调肝法为治，收到满意的临床效果，并通过实验加以验证[22]。

8. 陈继婷治疗奔豚重视调节脾胃气机

贵州中医药大学陈继婷教授认为人体的气机与情志中惊、恐关系密切。“惊则气乱”，人体气机逆乱，是奔豚气发生的重要基础。奔豚气常常与焦虑症、自主神经功能紊乱等有着密切的联系。临床辨证一定要因地、因时、因人而异，不可拘泥于条框。由于奔豚气病的病因大多为惊恐等情志损伤，情志损伤常常导致脾胃病变，脾胃为后天之本，气血生化之源，脾胃功能失调，气血无以化生，五脏不养使病情长期不愈。脾胃居于中焦，为气机升降之枢纽，脾胃病变，气机阻滞，气冲而上逆，反过来加重病情，进而使奔豚气病缠绵难愈。奔豚气病与脾胃功能的强弱关系密切，脾胃功能强则易愈，脾胃功能弱则难愈[23]。

综上，《金匮要略》中奔豚气病的致病因素可归纳为情志刺激、阳气受损、素有水饮等，但发病均离不开冲脉。奔豚气病发病之气从少腹上冲心胸之咽喉的路径，与冲脉“起于胞中……循腹上行，会于咽喉”的路径相同。故无论是心肾阳虚，寒饮挟冲气上逆，或肝胆郁热，迫冲气上逆，均是以平冲降逆为治疗大法，临证需仔细辨别病位、寒热。《金匮要略》所列奔豚汤方、苓桂甘枣汤方及《外台秘要》《普济方》中之治奔豚方，皆有茯苓、桂枝二药，可见苓、桂为治奔豚病之必用药。但临床治疗奔豚气病不应局限于上述方证，也不能单靠桂枝降冲逆。兼夹痰浊者，常合用桂枝去芍药加蜀漆龙骨牡蛎救逆汤；伴寒饮上冲者，则多合用吴茱萸汤等。也有用真武汤加肉桂治疗一老年女性患者，奔豚气发作时心悸、烦躁、全身颤抖、发冷；有用黄芪建中汤治疗一工程师，奔豚气发作时脐下悸，伴嗳气胃脘痛。

第三节 梅核气

梅核气是指以咽中似有梅核阻塞，咯之不出，咽之不下，不影响进食为主要表现的疾病。仲景并没有在《金匮要略》中明确提出“梅核气”这一病名，明代医家孙一奎在《赤水玄珠·卷三》中首次提出“梅核气者，喉中介介如梗状，又曰痰结块在喉间，吐之不出，咽之不下是也”。西医学称之为咽异感症、咽部神经官能症或癔球症。

一、病因病机

虽然仲景将“梅核气”归入妇人病篇论述，但本病并不局限于妇人，男子亦可得之。条文中论述“妇人咽中如有炙脔，半夏厚朴汤主之”，以方测证，可知本病多是情志郁结，肝失条达，气机不畅，气滞痰凝，上逆于咽喉之间所致。七情郁结、痰凝气滞是仲景及后世多数医家认可的梅核气发病机制，如吴谦在《医宗金鉴》提出“此病得于七情郁气，痰凝而生”。临床上，本病除不影响进食的咽部异物感外，还可伴有情绪焦躁、多疑、心情郁闷等情志症状。

二、辨证论治

历代医家治疗梅核气大多承袭仲景理气化痰之法，方用疏肝解郁、降逆化痰之半夏厚朴汤。方中半夏、生姜、厚朴辛以散结，苦以降逆；辅以茯苓利饮化痰；佐以紫苏叶芳香宣气解郁，合而用之，使痰化则气行郁开，气顺则痰消结散，诸症自除。亦有医家对具体用药进行加减化裁，如《寿元保元》中提到“老痰凝结不开，以咸能软坚之药，海石是也”。方中辛温苦燥之品较多，对于肺肾阴虚或气郁化火伤津之证，可酌情选用玄参、麦冬等养阴之品；久病入络又当佐以凉血化瘀之品。也有不拘于半夏厚朴汤一方者，如四花解郁汤（玫瑰花、佛手花、绿萼花、厚朴花、姜半夏、白芍、白茯苓、远志、生甘草）、自拟方解郁消核汤（柴胡、川芎、紫苏梗、香附、白芍、姜半夏、枳壳、厚朴、青果、橘络、栝楼、陈皮、竹茹），以及配合电针、中药热敷疗法，均在临床上取得了一定疗效。

三、研究进展

半夏厚朴汤主要用于治疗梅核气、咳嗽、功能性消化不良、胃炎、胃癌术后抑郁症、围绝经期综合征。半夏厚朴汤加减亦可治疗声带麻痹、顽固性腹痛、失眠及神经官能症。

实验研究显示，半夏厚朴汤具有抑制喉反射、镇静催眠、抗抑郁、促进胃排空及推动小肠等作用。在逍遥散联合半夏厚朴汤对慢性咽炎的临床疗效、相关血清炎性因子和免疫功能指标的观察中，联合组显示了协同增效的作用，联用两方能明显降低患者炎症因子水平，改善患者免疫功能。近年来研究发现，半夏提取物可促进抑癌基因 *P53* 的表达、抑制细胞周期、加速细胞凋亡、减弱细胞侵袭能力，从而抑制癌症的进展。在半夏厚朴汤的网络药理学研究中也得出了较有意义的结果，研究发现，半夏厚朴汤可能通过调节 5- 羟色胺的表达来缓解抑郁相关症状，下调白细胞介素 -2、肿瘤坏死因子表达，从而抑制炎症水平，缓解慢性咽炎症状。厚朴酚具有抑制 CYP2E1 活性并改善糖尿病所致肝脏氧化损伤及胰岛素抵抗现象，因此，半夏厚朴汤治疗糖尿病可能主要依赖中药厚朴的药理作用[24]。

四、名家治疗经验精选

巢元方在《诸病源候论》曰："咽喉为脾胃之候。"脾主运化水谷精微和津液，胃主受纳腐熟水谷，肝主疏泄，调畅气机，协调脾胃升降，使脾胃运化有道。若肝郁日久化热，横逆犯胃，胃火上蒸于咽喉，则可见咽部不适。朱震亨主张治痰先治气，《丹溪心法》云"痰之为物，随气升降，无所不到"，痰随气逆阻于咽喉部则可成梅核气。临床治疗梅核气时，理气药和补气药的使用率最高，"善治痰者，不治痰而治气，气顺则一身之津液，亦随气而顺亦"，故治痰需要先治气，因而用理气化痰和补气化痰药治本，配以化痰药、利湿药及化湿药以治标。张景岳在《景岳全书》中记载"凡五气之郁，则诸病皆有，此因病而郁也；至若情志之郁，则总由乎心，此因郁而病也"，认为心与情志疾病密切相关，梅核气责之于心。周学海在《脉义简摩》中曰："始觉如树皮草叶一片附于喉内，而滞涩不疼，俗名梅核气。因事不遂心，肝郁脾伤，三焦火结，上炎于喉也。"由此可见情志不畅，肝失条达，肝气郁结，气郁日久化火，肝经火气循经上逆，犯于咽喉可发为梅核气。李用粹在《证治汇补》中记载"梅核气者，痰气窒塞于咽喉之间，咯之不出，咽之不下，状如梅核，此因湿热内郁，痰气凝结，治宜开郁顺气消痰，加味二陈主之"，指出梅核气的病机为痰气交阻，治宜开郁顺气消痰。

1. 国医大师李振华治疗梅核气以健脾疏肝、理气化痰为主

李振华认为梅核气主要责之于肝和脾胃，并涉及肺、肾，肝脾失调、痰气互结是病机关键，治疗以健脾疏肝、理气化痰为主，常用经验方理气消梅汤。他强调治病求本和辨证施治，注重顾护脾胃和阴津，重视饮食、情志调护在本病康复中的重要作用。[25]

2. 张修勤治疗梅核气立足于肝，主张多脏同调

张修勤教授认为梅核气是以情志失调为主要致病因素的临床疾患，在治疗上不可忽

视情志的调畅。《素问·阴阳应象大论》言："人有五脏化五气，以生喜怒悲忧恐。"心是七情发生的主宰和先导，肝是七情调畅的保障，脾胃是七情调畅的枢纽，肺是情志活动之辅脏，而肾是七情发生的根本。其辨证论治中多用柴胡、香附、郁金等疏肝解郁行气，用半夏、厚朴、瓦楞子等消痰化瘀，软坚散结。抑郁、焦虑者，加茯苓、百合、栀子等健脾宁心；忧思、敏感者，加酸枣仁、茯神、浮小麦等养心安神；急躁易怒者，加牡丹皮、栀子清热除烦；失眠甚者，加五味子、远志、首乌藤等养心安神。病程迁延不愈者，因气滞日久化瘀，咽喉脉络阻滞，咽部异物感甚，应随症加用活血化瘀之品，如丹参、川芎等，兼有理气之效。咽部异物感重者常可配合毫针使用刺营放血疗法（即针刺咽部增生之淋巴滤泡），并在此基础上加用丹参、郁金等活血行气，乌梅、青果、白茅根等利咽生津，疗效颇为显著。他教育患者在张弛有度的生活方式中调节自我，达到情志调和。患者可通过跑步疾走、太极瑜伽、念佛数珠、禅定静心、闭目冥想等方式进行自我调节，有助于疾病的恢复[26]。

3. 徐学义尊崇五脏整体论治梅核气

贵州中医药大学徐学义教授尊崇"五脏一体观"，认为梅核气大多由肝郁脾虚、痰气交阻引起，临证秉承疏肝理气、健脾化痰的治疗原则，运用半夏厚朴汤加减化裁进行论治。他认为梅核气的发病主要责于肝、脾二脏，临证表现为虚实夹杂，以肝气郁结横逆犯脾为病机之标，以脾虚湿聚生痰为病机之本。初起胃气盈盛，后七情耗伤，情志失调，肝气失于疏泄使得肝郁气滞，气机横逆上犯脾胃，导致脾气虚，后在高强度压力下形成不定时进餐、暴饮暴食及过食辛辣等不良习惯导致脾胃受伤。由此可知肝郁脾虚之证即由以上两种情形诱发形成。此外，气机的升降出入以咽喉为关窍，若气机升降失常，则导致肝气郁滞，脾失健运，津液留滞而不得输布，停聚而炼液成痰，痰气相互凝结，上逆直冲阻滞于咽喉，成为梅核气发生的最终诱因[27]。半夏厚朴汤原方药物组成为：半夏一升，厚朴三两，生姜五两，茯苓四两，干紫苏叶二两。此方剂为茯苓汤合小半夏汤，另加具有行气消胀功效的厚朴、紫苏叶。全方共奏行气降逆、燥湿化痰之效。

4. 赵文霞治疗梅核气认为补虚与调气并重

河南中医药大学赵文霞教授认为慢性食管炎可归为中医学"梅核气"范畴，临床治疗该病时将辨病与辨证相结合，运用四逆散、旋覆代赭汤、麦门冬汤合方加减治疗慢性食管炎，取得了满意疗效。

（1）补虚重在脾胃　赵文霞认为脾胃气虚是慢性食管炎发生的基础。临床中补脾喜用太子参、生甘草，慢性食管炎的疾病过程中局部辨证常为热证，故用太子参、生甘草补气而不助火。现代药理研究表明甘草及其提取物有明显的抗溃疡及祛痰作用。赵文霞教授常以半夏、麦冬合用，麦冬得半夏则无助湿生痰之弊，半夏得麦冬则无燥伤胃阴之弊。

（2）调气重在顺应脏腑特性 肝喜条达，恶抑郁。现代人生活压力大，常情志不遂，而肝以阴血为本，若肝之阴血不足，则肝之疏泄不行，肝气易亢而成害。临床常在养肝血的基础上调理肝气，喜用白芍养肝柔肝，醋柴胡、醋郁金疏肝理气，调气重在恢复脾胃的升降之能，常用太子参、大枣补脾，代赭石、旋覆花、清半夏和胃以顺应脾胃的升降之性。

（3）临床注重舌诊 舌质淡、边齿痕明显者，选用生白术、茯苓，加强健脾祛湿的作用；舌质红、舌尖红者，加用胡黄连、栀子以清热；舌苔厚腻者，加用砂仁、藿香、佩兰等以芳香化湿；舌苔剥脱者，加用西洋参、南沙参、石斛以益气养阴；舌质暗红或舌下络脉增粗者，加用丹参、牡丹皮以凉血活血。

（4）巧用引经药及专药 赵文霞教授在治疗慢性食管炎时喜加蝉蜕、僵蚕，因两药质轻气浮，可引他药直达病所。《本草求真》云："桔梗系开提肺气之药，可为诸药舟楫，载之上浮。"故痰多者，加用桔梗，可收化痰利咽之效。此外在辨证论治的基础上常加木蝴蝶 20g，因其能有效缓解咽干、咽喉不利之症状[28]。

5. 李慧臻治疗梅核气重在调肝理脾

李慧臻治疗梅核气以调肝理脾为要，佐化痰祛瘀降火之法。调肝包括疏肝、行肝、降肝、柔肝，理脾包括补脾、温脾、运脾、升脾、祛湿，根据病机不同，进行灵活组合。疏肝常用气分药，取柴胡疏肝散、六磨汤、越鞠丸之意，常用柴胡、香附、佛手、陈皮、合欢花、玫瑰花、代代花、郁金、紫苏梗等质地轻灵、气味芳香之品。患者出现胁下刺痛，舌边瘀点瘀斑，多用行肝法治疗，行肝用药多取血中气药，如川芎、当归、丹参、郁金、延胡索、桃仁，"辛香温润，能养血而行血中之气者以流动之"。气郁日久，郁而化热，症见心烦易怒、口干苦、苔黄、脉弦数者，多用降肝法，并非选用平肝潜阳、镇肝息风之药，而是用栀子、川楝子、黄连、吴茱萸、黄芩之类清泄肝火，除烦解郁。柔肝之法贯穿于调肝治疗中，配伍白芍、生地黄、酸枣仁、当归等柔肝敛阴之品，使阴阳平调、气血兼顾。近年来研究发现梅核气患者合并焦虑、抑郁者居多，焦虑、抑郁程度越深，梅核气症状越重，临床酌加合欢花、代代花、柏子仁、酸枣仁、首乌藤、合欢皮等养血调心安神，患者症状能有明显改善[29]。

6. 颜红治疗梅核气以理气、化痰、散结为主，佐以针刺

天津市名中医、天津中医药大学颜红教授治疗梅核气以理气、化痰、散结为大法，多用半夏厚朴汤加减。痞闷、嗳气者，加佛手 10g，苍术 15g；心烦易怒者，加淡豆豉 10g，生栀子 10g；失眠多梦者，加酸枣仁 30g，首乌藤 30g，百合 30g；病久舌暗或有瘀斑者，加川芎 10g，赤芍 10g。在口服加味半夏厚朴汤的基础上，配合针刺廉泉穴治疗。针刺廉

泉穴具有开窍除痰、生津养液、调理舌本、疏通气机、清火利咽之功。颜红教授创新采用加味半夏厚朴汤配合针刺廉泉穴，既可化痰散结，又有行气开郁之功，临床治疗梅核气，效果甚佳。[30]

7. 沈洪辨治梅核气重视诊察咽喉

江苏省中医院沈洪教授临床分五个证候辨治本病。

（1）痰气交阻　治宜理气化痰解郁，方用半夏厚朴汤加减。肝郁甚者，加用柴胡、郁金、香附以行气开郁；木旺克土，脾虚失运，见痞满纳呆、头晕神疲者，合用六君子汤，健脾以杜绝生痰之源；痰阻胸膺，见胸部满闷、咯吐白痰者，加栝楼仁、浙贝母；痰浊痹肺，声嘶明显，喉镜检查时见声带慢性充血、声带闭合不良者，可加蝉蜕、凤凰衣利咽开音。解郁善用合欢花、绿梅花、佛手等解郁之品。

（2）肝胃不和　治宜疏肝和胃且制酸，方选左金丸加减，药为黄连、吴茱萸、煅海螵蛸、煅瓦楞子、白及、枇杷叶、木蝴蝶等。

（3）虚火上炎　虚火上炎，致咽喉干痛、手足心热、腰膝酸软、舌红苔少脉细数，喉镜检查多表现为咽部嫩红、无肿胀者，选用玄麦甘桔汤加减。若大便干结难解，予生地黄、当归、火麻仁、枳壳行气增液通便，咽部梗阻感亦可消散。

（4）阴不足　治宜润肺生津且利咽，方用沙参麦冬汤加减。外感风热、咽喉红肿者，加桔梗、生甘草、菊花、金银花利咽消肿；声嘶兼有咽部溃烂，查喉镜见舌根溃疡者，可含服《伤寒杂病论》中所述“苦酒汤”；若咽后壁见滤泡增生、黏膜充血，可选用肿节风、锦灯笼利咽解毒。

（5）瘀血阻络　治宜活血化瘀行气。“初病在经，久病入络”，病之后期，易出现瘀血阻络、痰瘀互结之证。方用血府逐瘀汤加减，常加用紫丹参、郁金、莪术、石见穿、急性子等。另外常随症加减木蝴蝶、藏青果、锦灯笼、肿节风、急性子、一枝黄花等清热利咽、散瘀消肿之单味药。[31]

8. 杨廉方认为痰气互结是梅核气的病理基础

（1）病机主责肺肝脾肾，痰气互结为其基础　梅核气病位在咽喉，但与肺、肝、脾、胃、肾相关。肺主一身之气，职司宣降，如宣降失常，痰涎结于咽，可致本病。咽喉是经脉循行交会之处，又是呼吸饮食之门户，肝之经脉循喉咙入鼻咽，肝之经气上于咽喉，咽为胃系所属，与胃相通，是水谷之通道，脾胃互为表里，脾经络于胃，上夹咽喉，喉为肺系所属，与肺相通，是气体出入之要道，肾为藏精之脏，其经脉入肺中，循喉咙。从功能联系看，肝主疏泄，主一身之气，行津布液，以气机条达为顺，气滞则湿聚痰生。脾主运化，喜燥宜升，为生痰之源，胃主受纳，以和降为顺，肺主宣降，为贮痰之器。

若肝脾失调，脾失健运，痰湿内生，肝郁气滞，无形之气和有形之痰互结，影响肺之宣发、胃之和降，并随肺胃之气上逆，结于肺之门户，凝结不散，久聚成核。

（2）治则强调一调二禁三治四养，治法肝脾肾各有侧重　一是告诫患者调情志，临证时调畅气机。二是禁食辛辣醇厚之品。三是坚持治疗，切勿见效停药。治疗本病时，需标本兼顾、健运脾胃、复其升降之职以治本，化痰理气、顺畅气机以治标，常选用半夏厚朴汤为基础方加减治疗。①肝郁为主者重视调肝，常选用半夏厚朴汤、芍药甘草汤合玄麦甘桔汤加减；若平素性情急躁，情绪易于激动，常两胁肋部胀满或隐痛、口苦，或出现胸闷善叹息，舌质淡、苔白腻，脉弦，当疏肝理气，化痰散结，常选用半夏厚朴汤合四逆散或逍遥散加减；若心中热、烦躁，入睡困难，大便偏干，舌质红、苔黄腻，脉滑数，当清热化痰散结，常选用半夏厚朴汤、小陷胸汤合温胆汤加减。②脾虚者当理气健脾，化痰散结，常选用香砂平胃六君子汤合半夏厚朴汤。③肾虚者当滋补肾阴，清泄相火，化痰散结，用知柏地黄汤、桔梗甘草汤合半夏厚朴汤加五味子、桂枝或肉桂等。④病久多瘀，当活血化瘀通络，方选会厌逐瘀汤合半夏厚朴汤加减[32]。四是调养。

西医称梅核气为咽异感症、咽部神经官能症或癔球症。本病并不是器质性病变，而是一种自觉症状，不碍饮食，喉部检查正常。仲景确立了梅核气理气化痰的治法，重在调畅气机，方用半夏厚朴汤。临证不必拘于一证一方，半夏厚朴汤除了治疗痰凝气滞型梅核气，还应用于慢性咽炎、功能性消化不良、胃炎及很多精神疾病之咽喉部症状的对症治疗中。

附

梅核气（咽异感症）中医诊疗方案[33]

一、诊断

（一）疾病诊断

1. 中医诊断标准

参照《中华人民共和国中医药行业标准——中医耳鼻喉科病证诊断疗效标准》（ZY/T001.6-94），普通高等教育“十一五”国家规划教材《中医耳鼻咽喉科学》（第 2 版）。

诊断依据：以咽部异物阻塞感为主要症状。其状或如梅核，或如炙脔，或如贴棉絮，或如虫扰，或如丝如发，或如痰阻，或如球如气，咯之不出，咽之不下，不痛不痒，不碍饮食及呼吸。多于情志不舒、心情郁闷时症状加重。咽喉部及食管无异常。

2. 西医诊断标准

参照全国高等医药院校 8 年制教材《耳鼻咽喉头颈外科学》（第 2 版）。

（1）咽部或颈部中线有团块阻塞感、烧灼感、痒感、紧迫感、黏着感等。

（2）注意区分器质性病变和功能性因素，排除咽部、颈部、上呼吸道、上消化道等部位的隐蔽性病变。

（3）注意区分全身性因素和局部因素，区分急性传染病、血液系统疾病和内分泌系统疾病在咽部的表现。

（二）证候诊断

1. 肝气郁滞证

咽喉异物感，或如梅核，或如肿物，吞之不下，吐之不出，但不碍饮食，或抑郁多疑，胸胁、脘腹胀满，心烦易怒，喜叹息，舌质淡红、苔薄白，脉弦。

2. 痰气交阻证

咽喉异物感，咽喉多痰，咳吐不爽，或咳嗽痰白，肢倦纳呆，脘腹胀满，嗳气，舌淡红、苔白腻，脉弦滑。

二、治疗方案

（一）辨证选择口服中药汤剂

1. 肝气郁滞证

治法：疏肝理气，散结解郁。

推荐方药：加味逍遥散加减。柴胡、薄荷、当归、白芍、牡丹皮、茯苓、川楝子、山栀子、生姜、甘草。

2. 痰气交阻证

治法：行气导滞，散结除痰。

推荐方药：半夏厚朴汤加减。半夏、厚朴、生姜、紫苏叶、茯苓、陈皮、甘草。

（二）中成药

肝气郁滞证可选加味逍遥散、逍遥颗粒；痰气交阻证可用越鞠丸。

（三）针灸治疗

1. 体针

毫针刺廉泉穴，针尖向上刺至舌根部，或取合谷、内关、天突穴，每日 1 次。

2. 浅针

取长针于咽部浅刺，用养阴生肌散或冰硼散吹咽部。

第四节 脏 躁

脏躁之名，源于仲景，本病是根据病位和症状特点来命名的疾病。《黄帝内经》中虽无脏躁病名，但对于“喜悲伤欲哭”的论述颇多，如《素问·调经论》谓“神有余则笑不休，神不足则悲”，《素问·宣明五气》曰“精气并于心则喜，并于肺则悲”，《灵枢·本神》指出“心气虚则悲，实则笑不休”等。脏躁常表现为无故悲伤欲哭，身体倦怠，频作欠身，神疲乏力，还可伴有心烦失眠、情绪易于波动等症状。西医学没有脏躁的病名，根据其症状、体征，多散见于围绝经期综合征、抑郁症以及产褥期综合征等疾病中。

一、病因病机

脏躁多见于妇女，亦可见于男性，若发生在妊娠期，则称为孕悲。本病多是由于情志抑郁或思虑过极，肝郁化火伤阴，或产后亡血，或病后伤阴，以致内脏阴液不足所致的以精神失常、无故悲伤欲哭、喜怒不节、频作欠伸、神疲乏力等精神病变为主，可伴有夜不安寐、胸脘窒闷、精神萎靡等症。仲景在《五脏风寒积聚病脉证并治第十一》篇云“邪哭使魂魄不安者，血气少也，血气少者属于心。心气虚者，其人则畏，合目欲眠，梦远行，而精神离散，魂魄妄行”。此处“邪哭”即指无故悲伤哭泣，由此可知心血亏虚、神失所养为脏躁证之病机。

二、辨证论治

就脏躁主方甘麦大枣汤来看，方后云“亦补脾气”，可见此方除治脏躁之外，又补益脾气，从方中用药亦可看出，甘草、小麦、大枣三药均入脾经，以补脾益气为主。方中以小麦为君药，《神农本草经》谓其“味甘，微寒……止烦渴、咽燥……养肝气”，功能补养心肝之血，除脏燥之热，敛心气而安神，配以甘平性缓之甘草，补养心脾，又缓急和中。甘草“甘平，无毒，主五脏六腑寒热邪气，坚筋骨，长肌肉，倍力”，其虽入五脏，利血气，却最善补益心脾。大枣甘温质润，味厚而醇，“温以补脾经不足，甘以缓阴血、和阴阳、调营卫、生津液”，可见其质地滋润而善补阴血，味甘又补益心脾，润燥缓急。全方仅三味药，均味甘而药性平和，取甘以缓急之意，三药同用，收养血安神、补益心脾、润燥缓急之功。《黄帝内经》云：“精气并于肺则悲。”“此方补脾而能治肺病也，取虚则补母之意也”，可见此方为补益心脾、宁心安神之剂。

临床可依患者症状在甘麦大枣汤的基础上加入疏肝药，或清肝药，或清肺药，或补肾药治之，但脏躁的治疗也不局限于此一方，如朱丹溪将本病列入“惊悸”“怔忡”，以豁痰定惊之剂治疗，悸者用逐水消饮之药，夹虚者用平调气血之法。也有人提出视患者情况辨证论治，心血不足者用甘麦大枣汤加味，阴虚肝旺者用百合地黄汤加味，阴虚痰火者使用温胆汤加味等[34]。

三、研究进展

尤怡在《金匮要略心典》中云：“脏躁，沈氏所谓子宫血虚，受风化热者是也……血气少而属于心也……盖五志生火，动必关心；脏阴既伤，穷必及肾也。”其认为脏躁病机是子宫血虚，受风化热，主要涉及心、肾二脏。陈修园在《金匮要略浅注》中云：“妇人脏躁，脏属阴，阴虚而火乘之则为燥，不必拘于何脏……所以然者，五志生火，动必关心阴，脏既伤，穷必及肾是也。”其认为脏躁病机是脏阴亏损，即心肾阴虚。叶其蓁在《女科指掌·脏躁悲伤》中云：“妇人脏躁，悲伤欲哭……盖心虚则悲伤，悲伤则心动，心动则宗脉感而液道开，令人欲哭，过甚则宗气消而荣卫不利，阴阳相引而作欠伸也。”其认为脏躁病位在心。

丹波元简在《金匮玉函要略辑义》中提到“脏，心脏也。心静则神藏，若为七情所伤，则心不得静，而神躁扰不宁也。故喜悲伤欲哭，是神不能主情也，象如神灵所凭，是心不能神明也。即今之失志癫狂病也，数欠伸，喝欠也”，他也认为脏躁病位在心。李彣认为脏躁病位在肺，他在《金匮要略广注》中论述“妇人脏躁，指肺脏而言。肺藏魄，主忧，在声为哭。喜悲伤欲哭，象如神灵所作，此肺虚伤魄也。数欠伸者，肺主气，气乏则欠（呵欠也），体疲则伸也”，他认为“脏”指肺，盖因肺藏魄、主气，且为娇脏，若肺之功能失调，或肺虚伤魄，或为燥邪所伤，或气机失主，发为脏躁。林佩琴治脏躁重润燥生津，他在《类证治裁》中提出“妇人脏燥，肺脏也。悲伤欲泣，仲景甘麦大枣汤以生肺津。凡诸燥症，多火灼真阴，血液衰少，故其脉皆细微而涩也”，并应用通治滋燥饮与生血润肤饮治疗。缪遵义从五行生克及心、肝二脏之病理生理多方面论述脏躁之脏与心、肝二脏之关系。他在《松心医案笔记》中讲道：“故其哭者，积忧之所发也……

且夫笑者，心之本体；哭者，心之变象；泪者，肝之见端……至于泪随笑出，是心、肝二部之火所致，盖心忧则肝气必郁，以类相感……且心与肝，实子母也，子病则母亦病，相因之理，势所必至。”张璐认为脏躁病在心肺，他在《张氏医通》中云“精气并于肺则悲，在脏为肺，在志为悲。悲，肺之志也。金本燥，能令燥者，火也。心火主于热，善痛，故悲痛苦恼者，心神烦热躁乱而非清净也，所以悲哭而五液俱出者……脏燥者，火盛烁津，肺失其润，心系了戾”，认为脏躁病位在心肺，治疗上用甘草缓心系之急而润肺燥，大枣行脾胃之津，小麦降肝火之逆，火降则肺不燥而悲自止。高学山在《高注金匮要略》中提出脏躁病在心肺，“脏指心肺而言，脏躁言脏中阳液枯干，而脏真之气，尝不能自立，而有躁急之义，故其心神肺魄，如失援失依，不可自支”，又云“小麦为心之谷，大枣为肺之果，又皆甘寒甘温，而偏滋津液者，得甘草以浮之在上，则正行心肺之间，而神魄优裕”。

沈尧封在《沈氏女科辑要》中曰：“血虚脏躁……盖五志生火，动必关心脏；阴既伤，穷必及肾也。”他从疾病转归角度认为久病及肾，且肾藏元阴，故血虚。吴亦鼎认为脏燥病位在肺脾，他在《神灸经纶》中论述道“善悲者由脾郁不能顾子，肺为脾子，肺主悲，其在天为燥，在地为金，在志为忧，在声为哭。妇人脏燥，喜悲善哭，此其验也”，从“脾、肺”母子关系论说。蔡贻绩认为脏燥多脏皆病，他在《医会元要》中曰：“心气虚则悲，实则笑不休。脾在声为歌，胃病则欲登高而歌。肺在声为哭，妇人脏躁，悲伤欲哭。肾在声为呻，肾病好呻吟，痛声也。肾为欠，又肾病善伸数欠。又心病善噫，善欠。”他主张脏躁之脏为心、脾（胃）、肺、肾皆病，其后逐渐演化为五脏说。顾靖远也认为脏燥五脏皆病，他在《顾松园医镜》中提到“甘麦大枣汤。治妇人脏燥，概治五脏阴血为言”。其中，悲伤欲哭，象如神灵所作，与肺相关，盖因肺在声为哭，且悲为肺志；邪狂不正与肝相关，盖因悲哀动中，则肝乱魂伤；若魂魄不宁，则属心神失养；数欠伸者与肺、肾相关，盖因呵欠即张口伸腰也，《黄帝内经》言肺病、肾病皆为欠伸。方中甘草缓泻心包之火，而救肺和胃；陈小麦和肝阴，养心液；大枣补脾益胃润肺。顾氏曰：“此方以甘润之剂，调补脾胃为主，以脾胃为生化气血之源也。血充则燥止，而病自除矣。”顾氏从病机、治疗方药入手，认为脏躁与五脏均有密切关系。程杏轩在《医述》中从气血亏虚角度论述“燥”之病机：“妇人脏燥者，无所感触，悲哭无常，象如神灵所作，乃血虚而津亡，脏空而发燥之证也。”他提出血虚津亡、脏空发燥的发病理论，亦与血虚化热、阴虚火旺等病机相合，同时又强调“其为证，又数欠伸，师早知其血虚之津亡，由于气虚之胃阳亡矣。欠伸者，倦怠之象，非阳气不足、精神不振，无此证也。主之以甘麦大枣汤补中益胃之外，无他法也”。他创新性地提出本病除血虚津亡外还与阳气不足有密切关系，故当用甘麦大枣汤以补益中气，并批判当时之医只知滋阴养血，不知“阴盛而津愈枯，阳衰而阴愈燥”之理，开拓了对于“燥”的病机认识与治疗思路。

后世医家经过不断地探索实践，拓展了甘麦大枣汤的治疗范围。癫痫、失眠、狂证、郁证、痿证、痉证、月经不调等均可用甘麦大枣汤治疗。甘麦大枣汤加天花粉、瞿麦、车前草可治疗小儿遗尿[35]。实验研究表明，甘麦大枣汤可显著改善LPS诱导的急性抑郁样行为，该方对炎症水平的调控作用可能是其改善抑郁症状的作用机制之一。甘麦大枣汤可能通过升高血清5-HT水平、增加前额叶和杏仁核中BDNFmRNA及杏仁核中SERTmRNA的表达，对抑郁症发挥干预作用。甘麦大枣汤联合间充质干细胞治疗方法，对慢性轻度不可预见性抑郁模型小鼠有良好的抗抑郁效果，还可通过调节肠道菌群稳态改善抑郁样情绪[36，37]。

四、名家经验精选

1. 国医大师李振华治疗脏躁重在疏肝健脾，豁痰清心

（1）病之本是肝郁脾虚，心、肝、脾、肾四脏功能失调　脏躁之病机在于肝，其兼症如痰气郁结咽喉则为梅核气，脾虚气血不荣、木少滋养、肝血不足则健忘失眠，痰随肝气上逆蒙蔽清窍则思维更加混乱不能自主，因而本病易出现心、肝、脾、肾四脏功能失调。

（2）治疗宜通不宜补　李振华认为治疗应以“通”字为先，宜疏通肝气，同时健运脾胃以化痰湿，清心豁痰，气行则湿祛，待痰湿消失，热成无根之火，痰火便自行消散。易甘麦大枣汤而用疏肝理气、健脾化痰、清心安神治法，拟方“清心豁痰汤”（亦称脏躁方），基本药物组成：清半夏、橘红、白术、茯苓、香附、郁金、石菖蒲、炒栀子、莲子心、小茴香、乌药、龙齿、首乌藤、合欢皮、知母、琥珀、甘草等。全方配伍使肝气舒畅、脾得健运，肝木无以相乘，痰火清、心神明而得痊愈。李老强调本病主要病机是肝郁脾虚，偏于肝郁化热、心肝火旺者居多，当以清心豁痰汤加陈皮、砂仁、厚朴等理气和胃药加减治疗，对于偏于脾虚者，以香砂六君子汤加减健脾益气，配合柴胡、香附、郁金疏肝解郁。

（3）畅情志是关键　本病棘手之处在于药物治疗能解除暂时的苦楚，然而心理问题得不到疏导，脏躁病常有复发之机。故治疗中应寻其症结所在，协同周围亲属的力量，对患者进行反复心理疏导安慰尤其重要。在治疗上以药物手段配合心理疏解，使肝气得舒，其他脏器功能逐渐恢复，收事半功倍之效[38，39]。

2. 李浩治疗脏躁兼顾心、肝、脾、肾

中国中医科学院西苑医院李浩教授认为脏躁病均有情志病变。若兼往来寒热、口干口

苦，以甘麦大枣汤加柴胡、黄芩、大黄、龙骨、牡蛎等调和少阳，疏肝泻热，镇静宁心；若兼有纳呆食少、面色少华，则加党参、黄芪、当归、白芍等益气健脾，养血安神；若兼有腰膝酸软、五心烦热，加熟地黄、山药、山茱萸等滋阴益肾，育阴潜阳；若兼腰酸乏力、恶风寒与潮热汗出并见，则加仙茅、淫羊藿、巴戟天、知母、女贞子等阴阳双补。若有肝郁化热、三焦热盛，则合升降散（白僵蚕、蝉蜕、姜黄、大黄）以升清降浊，散风清热；若遇痰气交结、梗阻咽喉，合二子二石汤（西月石、胖大海、海浮石、诃子）化痰散结，清热利咽；若有头汗出、胸中烦热，则加入栀子豉汤，以炒栀子、淡豆豉清宣胸膈郁热；若有头目昏花、腰酸背痛，常合二至丸，用女贞子、墨旱莲补肝肾，益阴血；若眠浅易醒、醒后难再入睡，则于方中加入党参以延长睡眠时间，提高机体免疫力[40]。

3. 刘持年治疗脏躁善用甘麦大枣汤辨证加减

（1）异病同证异治　临床治疗脏躁、汗证、失眠等疾病，若同属心阴不足、肝气不和之证者，均以甘麦大枣汤加减，但因患者原发疾病不同，临床处方同中有异。若为脏躁，症见心烦不宁、抑郁焦躁、欲哭不能自已者，在甘麦大枣汤的基础上，配伍白芍、合欢皮、石菖蒲、郁金、玫瑰花等，以敛阴柔肝，清心解郁。若为多汗之证，常与玉屏风散或桂枝汤合方，益气固表，调和营卫。若卫气不固、营卫不和、阴阳失调，表现为阵发性汗出、昼夜汗出不均者，常用甘麦大枣汤与桂枝汤合方，以调和营卫，燮理阴阳。

（2）杂合以治，数方相合　心肝失调、肝气失和者，多合用周凤梧经验方二花解郁安神丸，以合欢花、玫瑰花配伍酸枣仁，疏肝解郁，养心安神；气阴两虚、津液外泄者，又可合以生脉散，益气养阴，敛津止汗。

（3）明理活法，药精量当　对于脏躁证，脏阴不足、心肝失调为其主要病机，重用小麦甘润补益，具有滋养脏阴、柔肝缓急之功；对于多汗症，则换小麦为浮小麦，重剂大量，以加强敛阴止汗之功；若患者无明显阴液亏乏，大枣一般用至5枚；脏躁证患者若伴有肌肉紧张，常配伍野葛根、白芍，柔肝舒筋缓急，以解除经气不利、筋脉失养所致的项背强痛；脏躁失眠患者用酸枣仁多生、炒各半，使阴阳和谐、寤寐有序；并参照赤芍、白芍对中枢神经系统具有镇静作用的药理研究结果，配伍等量赤芍、白芍，既可清热养阴，又可加强安神之力[41]。

综上，妇人脏躁本应属于妇人杂病篇内容，但其发生发展均与情志有密切关系，故在本篇论述。仲景确立了脏躁的证治法则，方用甘麦大枣汤。众多医家认为西医学的各种神经衰弱、癔症、精神分裂、围绝经期综合征等的辨证论治均可参考本病，治疗上强调调补五脏。《金匮要略》对脏躁之“脏”并未指明，对此各家注解不一。沈明宗和尤怡主张病位在子宫，尤怡云“此证沈氏所谓子宫血虚，受风化热是也。血虚脏躁，则内火扰而神不宁，悲伤欲哭，有如神灵，而实为虚病”；吴谦言“脏，心脏也。若七情所伤，则心不得静，而神躁动不宁也”，认为病位在心；明代陈士铎认为病位在肺，《金匮发微》言“肺主悲，亦主哭，悲伤欲哭，病当在肺”；而陈修园在《金匮要略浅注》中言“妇人脏躁，脏属阴，阴虚而火乘之则为燥，不必拘于何脏……所以然者，五志生火，动必关心阴，脏既伤，穷必及肾是也”，认为脏躁之“脏”应是五脏。

附

脏躁（解体转换障碍）中医诊疗方案（2018 年版）[42]

中华中医药学会制定的《脏躁（解体转换障碍）中医诊疗方案》（2018 年版）中，将脏躁分为五个证候辨证论治并配合其他中医特色疗法。

一、辨证论治

1. 心脾两虚，神失所养证

（1）治法　健脾益气，养心安神。

（2）推荐方药　甘麦大枣汤合归脾汤加减。炙甘草、小麦、大枣、人参、黄芪、白术、茯苓、龙眼肉、酸枣仁、柏子仁、甘松、百合、合欢皮等。或具有同类功效的中成药（包括中药注射剂）。

（3）针刺治疗

选穴：太冲、神门、太白、中脘、足三里等穴。

操作：毫针刺，以补为主。每日 1 次，10 次为 1 个疗程。

2. 肝气郁结，神志不畅证

（1）治法　疏肝解郁，健脾调神。

（2）推荐方药　逍遥散加减。柴胡、当归、白芍、白术、茯苓、生姜、炙甘草、香附、郁金、甘松、酸枣仁等。或具有同类功效的中成药（包括中药注射剂）。

（3）针刺治疗

选穴：合谷、太冲、曲池、丰隆、三阴交等穴。

操作：毫针刺，以泻为主。每日 1 次，10 次为 1 个疗程。

3. 心肝血虚，神魂不安证

（1）治法 补益心肝，养血安神。

（2）推荐方药 酸枣仁汤加减。酸枣仁、茯苓、知母、川芎、甘草、当归、柏子仁、龙齿、珍珠母等。或具有同类功效的中成药（包括中药注射剂）。

（3）针刺治疗

选穴：合谷、中脘、丰隆、足三里、内关等穴。

操作：毫针刺，以补为主。每日1次，10次为1个疗程。

4. 肺肾阴虚，虚火扰神证

（1）治法 滋阴潜阳，镇心安神。

（2）推荐方药 百合地黄汤合六味地黄汤加减。百合、生地黄、山药、枸杞子、山茱萸、牛膝、远志、生龙骨、生牡蛎等。或具有同类功效的中成药（包括中药注射剂）。

（3）针刺治疗

选穴：太溪、三阴交、百会、肺俞、肾俞等穴。

操作：毫针刺，以补为主。每日1次，10次为1个疗程。

5. 痰火内生，郁热扰神证

（1）治法 清热化痰，宁心安神。

（2）推荐方药 黄连温胆汤加减。黄连、半夏、胆南星、栝楼、陈皮、茯苓、枳实、竹茹、甘草、酸枣仁、远志、石菖蒲等。或具有同类功效的中成药（包括中药注射剂）。

（3）针刺治疗

选穴：内关、水沟、神门、曲池、丰隆等穴。

操作：毫针刺，以泻为主。每日1次，10次为1个疗程。

二、其他中医特色疗法

以下中医医疗技术适用于所有证型。

1. “调神醒脑”针刺疗法

头部取穴：主取百会穴，并于印堂穴直上2.0cm向后平刺25～40mm深，目内眦直上平行于该针两旁各1穴，均向后平刺25～40mm深，配印堂穴。小幅度、轻捻转，偶伴提插，连续3～5分钟，每日1次。

腹部取穴：于剑突下0.5寸穴位处，针尖向肚脐方向刺一针，然后在其左右旁开0.5寸穴位处分别刺入两针，三针向下平刺1.5寸深，施轻度手法捻转，连续5～10分钟，必要时可以通电针刺激，每日1次。

2. 电针疗法

取百会、印堂斜刺，捻转泻法进针 5 分钟。得气后，用针疗电麻仪，将导线分别连在百会、印堂穴上，频率 10 ～ 40Hz，穴位局部可见针抖动，轻微肌肉抽动，以患者无不适感为度。留针 20 ～ 30 分钟，每日 1 次。

3. 十三鬼穴刺血疗法

取穴：十三鬼穴（水沟、上星、承浆、颊车、风府、少商、大陵、劳宫、曲池、隐白、申脉、舌下中缝、会阴）。

操作：每次选取 3 ～ 5 个穴位，严格消毒后用三棱针点刺出血 5 ～ 7 滴，隔日 1 次，诸穴交替选用。

4. 穴位贴敷疗法

取穴：大椎穴、腰奇穴、间使穴（双）。

药物：白芥子、首乌藤、合欢花、桂枝、石菖蒲、远志、郁金、川芎、当归。

方法：药物粉碎研末后，用食用油或植物油将药物调成糊状，置于专用贴敷膜上。穴位局部消毒后，取药贴贴敷相应穴位 6 ～ 12 小时。

5. 心理疗法

（1）*顺情从欲疗法*　本法即顺从脏躁患者的情志和心理需要，以释却心理病因的一种心理疗法。对于有情志不遂心理因素的患者可采用顺情从欲疗法，心理医生可根据实际情况，在许可的条件下，针对其内心被压抑的情绪、意志，顺从患者的意念、情绪，满足患者的身心需求，使患者愉悦舒畅。必要时要求家属给予配合。

（2）*诱导劝说疗法*　根据患者提供的病史资料和生长情况，发现其内在心理因素及错误的认知观念。运用各种诱导法使患者进入入静状态，在入静状态中采用语言疏导疗法，对患者说理开导、同情安慰、说服解释、启发诱导，强化心理效应，改变患者错误的认识和病态的心理环境。

（3）*暗示疗法*　本法包括药物暗示和言语暗示。暗示治疗的关键是患者对医生权威的信服，医生对症状的解释和暗示符合患者对症状解释的文化信念。

三、物理治疗

根据病情需要，选用以下设备：重复经颅磁刺激治疗仪、中频脉冲电治疗仪、多参数生物反馈治疗仪等。

第五节 邪 哭

邪哭，属于情志病范畴，指患者精神失常，无故悲伤哭泣，如有鬼邪作祟。“哭”多解释为悲哀、哭泣、流泪，后世医家对此并无疑义；而邪哭之“邪”字，众医家解释为正虚所致的精神障碍，如《金匮要略心典》曰：“邪哭者，悲伤哭泣，如邪所凭……其本则皆心虚而气血少也。”仲景以“邪哭”命名该病，并非指其病因，而是强调患者悲伤哭泣的无因、无端性。

一、病因病机

“邪哭使魂魄不安者，血气少也”，阐明邪哭的基本病机为血气虚少。血与气互生互化是构成和维持人体生命活动的基本物质，亦是神志活动的物质基础，正如《素问·调经论》云：“人之所有者，血与气耳。”若血气虚少，机体对于外界不良刺激的耐受和调节能力下降，则易产生过度的情绪反应。心主血脉，心虚气血衰少，则心神失其所养，《黄帝内经》中云：“神有余则笑不休，不足则悲。”同时，心神失养损伤其统摄肺魄之功，《素问》言肺“在声为哭……在志为忧”，精气“并于肺则悲”，故肺魄不安亦能导致患者无故悲伤。“肝藏血，血舍魂，肝气虚则恐”，血气亏虚则肝失其濡润，不得藏魂，肝魂不宁，故患者畏惧，惊恐不安。入夜人之阳入于阴，若阳不入阴，魂不入舍而妄行，则不敢入睡，寐则噩梦纷纭。综上，邪哭病位主要在心，亦涉及藏魂之肝和舍魄之肺，心气血虚是邪哭的重要病机。

二、辨证论治

《金匮要略》未载邪哭方剂，以证测方，当以养血益气、宁心安神之剂治之。偏于心肝血虚者，可用酸枣仁汤加减，以养血补肝，宁心安神，如邹锦山用酸枣仁汤加减治疗无故恐惧不安、夜寐多梦者；偏于心肺阴虚者，可用甘麦大枣汤加减；偏于血虚内热者，可用黄连阿胶汤加减，以养血滋阴，宁心安神。仲景虽以其治疗少阴病，但病机为血虚内热者均可用之，其在精神类疾病中被广泛运用。甘麦大枣汤原为仲景治妇人脏躁之剂，然邪哭与脏躁病机相同，只是病情有轻重之分，轻者为脏躁，以悲伤欲哭、数欠伸为主症；重者为邪哭。故邪哭之轻症的治疗，也可在甘麦大枣汤基础上加减变化。

三、研究进展

1. 后世医家对邪哭病位病机认识

王叔和认为本病病位在肺，《脉经・卷六》曰："肺主津液，即为涕泣，肺气衰者，即为泣出。"当肺精、肺气虚衰时，则易产生悲哀忧愁的情绪变化，甚至无故哭泣。张介宾认为本病病机为心神不敛，《景岳全书》曰："寐本乎阴，神其主也，神安则寐，神不安则不寐。"邪哭患者心神不敛，精气涣散则魂魄失统，魂不入舍，魄不安宅，故神、魂、魄三者浮荡无依，出现"梦远行而精神离散，魂魄妄行"等一系列精神错乱症状。病情迁延日久，重者可出现癫狂。吴谦认为本病病机为心气血虚，《医宗金鉴》曰："邪哭，谓心伤之人无故而哭也。邪哭则使人魂魄不安，心之血气少也。血气少而心虚，则令人畏，合目欲眠则梦远行，此是精神离散，魂魄妄行也。心之血，阴也，阴过衰则阳盛，阳盛则为病狂也；心之气，阳也，阳过衰则阴盛，阴盛则病癫也。"

2. 方药研究

酸枣仁汤临床常用于治疗肝阴不足、虚热内扰型失眠、盗汗、神经性心悸、眩晕、惊悸、神经衰弱、神经官能症等疾病。除了在顽固性失眠这一精神神经系统疾病的治疗中显示出良好疗效外，酸枣仁汤也是治疗神经衰弱和以情绪低落或神志障碍为主要临床表现的疾病的临床常用方剂。如因肝血虚、肝气失养而见精神沮丧、频频叹气、虚烦少眠之抑郁症，因肝阴不足而见惶恐焦虑、烦躁不眠之焦虑性神经症，都是酸枣仁汤治疗范围内的疾病。

实验研究表明，PCPA 诱导的失眠大鼠 NG2 细胞和 NMDA 受体表达升高，而酸枣仁汤可以下调二者表达量，提示酸枣仁汤干预失眠的机制可能与调节 NG2 细胞和 NMDA 受体的表达有关 [43]。酸枣仁汤可以改善 APP/PS1 痴呆小鼠的学习记忆力，并能抑制神经元和突触损伤，其机制可能与其激活 PI3K/AKT/GSK-3β 信号通路和抑制 Tau 蛋白磷酸化有关 [44]。酸枣仁汤具有改善睡眠剥夺大鼠学习记忆能力的作用，其机制可能与其抑制海马中 TLR4/NF-κB 信号通路相关 [45]。酸枣仁汤可以显著改善抑郁模型大鼠的行为活动，还能上调大鼠抑郁模型海马 *CaMKII* 基因表达，减少神经元细胞凋亡，具有抗抑郁作用 [46]。

综上，本篇对《金匮要略・五脏风寒积聚病脉证并治第十一》中的邪哭进行了若干讨论。邪哭属于中医情志病范畴，其病位主要在心，亦涉及肝、肺，基本病机为血气虚少，神失所养，魂不入舍，魄不安宅，大体与脏躁相同，可认为是脏躁重症。本病以无故悲伤哭泣、神魂不宁、夜寐多梦易惊为辨证要点，治疗当以养心安神为本，可予养血益气、宁心安神之酸枣仁汤。

附

郁病（抑郁发作）中医诊疗方案（2017年版）[47]

一、诊断

（一）疾病诊断

1. 中医诊断标准

参照《中医内科学》（第2版，王永炎主编，人民卫生出版社2011年出版）。

郁病是由于情志不舒，气机郁滞，脏腑功能失调所引起的一类病证。临床表现主要为心情抑郁，情绪不宁，胸胁胀痛，或易怒喜哭，或咽中如物梗塞，不寐等。以情志内伤为主要因素，病机发展以气郁为先，进而变生他证。

2. 西医诊断标准

参照《ICD-10精神与行为障碍分类》（世界卫生组织编，人民卫生出版社，1995年出版）。以下描述了三种不同形式的抑郁发作[轻度（F32.0）、中度（F32.1）、重度（F32.2）]，各种形式的典型发作中，患者通常有心境低落、兴趣和愉快感丧失，导致劳累感增加、活动减少和精力降低。常见的症状还有稍做事情即觉明显的倦怠。其他常见症状如下。

①集中注意和注意的能力降低。

②自我评价和自信降低。

③自罪观念和无价值感（即使在轻度发作中也有）。

④认为前途暗淡悲观。

⑤自伤或自杀的观念或行为。

⑥睡眠障碍。

⑦食欲下降。

低落的心境几乎每天一样，且一般不随环境改变，但在一天内可显示出特征性的昼夜差异。与躁狂一样，临床表现可有明显的个体差异；青少年患者中，非典型的表现尤为常见。某些病例中，焦虑、痛苦和运动性激越有时比抑郁更为突出。此外，心境改变也可能被易激惹、过度饮酒、戏剧性行为、原有恐怖或强迫症状恶化等附加特征或疑病性先占观念所掩盖。对于三种不同严重程度抑郁的诊断均要求至少持续2周，但如果症状格外严重或起病急骤，时间标准适当缩短也是有道理的。

（二）证候诊断

1. 肝郁气滞证

精神抑郁，胸胁胀或脘痞，面色晦暗，嗳气频作，善太息，夜寐不安，月经不调，舌质淡、苔薄白，脉弦。

2. 肝郁脾虚证

精神抑郁，胸胁胀满，多疑善虑，喜太息，纳呆，消瘦，稍事活动便觉倦怠，脘痞嗳气，大便时溏时干，或咽中不适，舌苔薄白，脉弦细或弦滑。

3. 心脾两虚证

善思多虑不解，胸闷心悸，神疲，失眠，健忘，面色萎黄，头晕，神疲倦怠，易自汗，纳谷不化，便溏，舌质淡、苔白，脉细。

4. 肾虚肝郁证

情绪低落，烦躁兼兴趣索然，神思不聚，善忘，忧愁善感，胁肋胀痛，时有太息，腰酸背痛，性欲低下，舌红、苔薄黄，脉弦细或沉弦。

5. 肝胆湿热证

烦躁易怒，胸胁胀满，多梦，耳中轰鸣，头晕头胀，腹胀，口苦，咽有异物感，恶心，小便短赤，舌质红、苔黄腻，脉弦数或滑数。

二、治疗方法

（一）辨证论治

1. 肝郁气滞证

（1）*治法* 疏肝和胃，理气解郁。

（2）*推荐方药* 柴胡疏肝散加减。柴胡、白芍、香附、枳壳、当归、陈皮、绿萼梅、百合、合欢花、徐长卿、佛手、川芎、甘草等。或具有同类功效的中成药（包括中药注射剂）。

（3）*针刺治疗*

取穴：百会、印堂、神门、内关、太冲、大陵、肝俞，太冲、期门等穴。

操作：针刺用泻法，肝俞用平补平泻法，每日 1 次，每次留针 30 分钟，10 次为 1 个疗程。

（4）*五行音乐疗法* 角调式乐曲构成了大地回春、万物萌生、生机盎然的旋律，曲调亲切爽朗，具有“木”之特性，可入肝疏肝。若患者有实证表现，亦可选用徵调来泄肝。每日治疗 1 次，每次 30 分钟，共治疗 20 次结束。

2. 肝郁脾虚证

（1）治法 疏肝健脾，化痰散结。

（2）推荐方药 逍遥散合半夏厚朴汤加减。柴胡、当归、白芍、炙甘草、法半夏、厚朴、茯苓、生姜、紫苏叶等。或具有同类功效的中成药（包括中药注射剂）。

（3）针刺治疗

取穴：期门、太冲、丰隆、脾俞、足三里、天突等穴。

随症配穴：胸胁痞闷者，加内关。腹胀、便溏者，加上巨虚、天枢。

操作：针用补泻兼施法，每日 1 次，每次留针 30 分钟，10 次为 1 个疗程。

（4）五行音乐疗法 角调式乐曲，有疏肝之功；配合宫调式乐曲，可入脾，以健脾气，助运化，两者合用以达到疏肝健脾、理气化痰之功。每日治疗 1 次，每次 30 分钟，共治疗 20 次结束。

3. 心脾两虚证

（1）治法 健脾养心，补益气血。

（2）推荐方药 归脾汤加减。党参、茯苓、白术、黄芪、当归、远志、郁金、酸枣仁、木香、龙眼肉、大枣、甘草等。或具有同类功效的中成药（包括中药注射剂）。

（3）针刺治疗

取穴：神门、心俞、脾俞、三阴交、足三里、中脘、章门等穴。

随症配穴：兼郁闷不舒者，加内关、太冲。

操作：针用补法，加灸心俞、脾俞、足三里，每日 1 次，每次留针 30 分钟，10 次为 1 个疗程。

（4）五行音乐疗法 宫调式乐曲，风格悠扬沉静，淳厚庄重，有如“土”般宽厚结实，可入脾以健脾养血；或徵调式乐曲，入心养心。每日治疗 1 次，每次 30 分钟，共治疗 20 次结束。

4. 肾虚肝郁证

（1）治法 益肾调气，解郁安神。

（2）推荐方药 颐脑解郁方加减。北刺五加、五味子、郁金、合欢皮、柴胡、栀子、白芍、甘草等。或具有同类功效的中成药（包括中药注射剂）。

（3）针刺治疗

取穴：太冲、期门、内关、膻中、关元、肾俞等穴。

随症配穴：偏阳虚者，加志室、命门以温肾助阳，引火归元；偏阴虚者，加三阴交、太溪以滋补肾阴，培精固本；腰膝酸软者，加腰阳关。

操作：针用补泻兼施法，偏阳虚者加灸志室、命门，每日 1 次，每次留针 30 分钟，10 次为 1 个疗程。

（4）*五行音乐疗法* 羽调式乐曲，可入肾；角调式乐曲，具有“木”之特性，可入肝疏肝。两者合用以滋肾阴，疏肝郁。每日治疗 1 次，每次 30 分钟，共治疗 20 次结束。

5. 肝胆湿热证

（1）*治法* 清肝利胆，宁心安神。

（2）*推荐方药* 龙胆泻肝汤加减。龙胆、黄芩、栀子、川木通、泽泻、当归、生地黄、柴胡、甘草、车前子（包煎）、珍珠母（先煎）、龙齿（先煎）等。或具有同类功效的中成药（包括中药注射剂）。

（3）*针刺治疗*

取穴：行间、侠溪、三阴交、中极等穴。

随症配穴：阴囊潮湿者，加阴陵泉；小腹灼热者，加曲泉。

操作：针用泻法，每日 1 次，每次留针 30 分钟，10 次为 1 个疗程。

（4）*五行音乐疗法* 角调式乐曲，曲调亲切爽朗，有疏肝之功，可清热疏肝，祛湿解郁。每日治疗 1 次，每次 30 分钟，共治疗 20 次结束。

（二）其他中医特色疗法

以下中医医疗技术适用于所有证型。

1. 穴位刺激调控法

凡是由社会心理因素诱发的郁病（抑郁发作）均可用穴位刺激调控法治疗。其方法是采用低频穴位刺激仪，刺激频率为 40 ～ 50Hz，将导电黏胶贴片贴于双侧内关穴或劳宫穴，刺激强度的设定以患者能耐受为宜。开始进行穴位刺激后，采用认知行为疗法，包括让患者回忆第一次患郁病时的经历，回忆重大的精神刺激或所经历的生活事件，快速减轻患者因各种生活事件所带来的压力，改变患者由错误认知所带来的负面情绪，使郁病得以较快缓解。

2. 穴位贴敷

选穴：神阙、足三里（双侧）、中脘、天枢（双侧）。

用药：肉桂、吴茱萸、当归、五味子，蜂蜜适量。

操作步骤：将各药物打粉装瓶备用，使用时按 0.5∶1∶1∶1 的比例混合，平铺切成 1cm × 1cm × 2mm 大小的药块，每次使用时取一小块粘于胶布上，用干净棉签擦干净穴位皮肤表面，贴于穴位上。

3. 电针

百会与印堂，神庭与四神聪组成两组处方，交替使用。在针刺的穴位上接G6805-1型电针治疗仪，输出波型为连续波，80 ～ 100 次 / 分，强度以患者能耐受为宜，每次通电30 分钟。每日 1 次，每周 6 次，3 周为 1 个疗程。

4. 耳针

取穴：心、肝、脾、肾、内分泌、交感、神门等穴。

根据患者具体症状，将王不留行籽压于耳穴，用胶布固定，嘱患者定时按压，每日 3 次，每次 3 ～ 5 分钟。

5. 理疗

患者情绪紧张时可使用脑波治疗仪进行辅助治疗，从而使患者缓解压力，消除紧张，减轻焦虑和抑郁情绪，消除疲劳，以提高患者的思维能力及社会适应能力。

6. 静坐疗法

焦虑症状较明显、杂念较多者可采用静坐疗法治疗。

7. 中医系统心理疗法

存在错误的认知、童年经历心理创伤的，可采用中医系统心理疗法。

8. 饮食疗法

肝郁气滞证宜选用疏肝理气和中之品，如鸡蛋、橘皮、绿茶等；肝郁脾虚证宜选用疏肝解郁、健脾和胃之品，如术芍猪肚汤；心脾两虚证宜选用滋阴养血、安神宁心之品，如百合、龙眼肉等；肾虚肝郁证宜选用滋肾益脾、通络解郁之品，如杜仲黄精烧猪腰；肝胆湿热证宜选用清热利湿、疏肝健脾之品，如竹叶茯苓米仁汤。

（三）西药治疗

符合郁病（抑郁发作）中、重度者，可根据《抑郁障碍防治疗指南》（2015 年）的规范，在使用中药的同时，应用 5-HT 再摄取抑制剂、5-HT 及 NE 再摄取抑制剂、NaSSAs类、三环类抗抑郁药等药物治疗。

（四）无抽搐电休克（MECT）治疗

对中药、西药治疗效果均不佳、出现自杀或自伤行为者，可采用 MECT 治疗。

（五）护理调摄要点

①常规护理需仔细观察患者的表情及行为。

②心理护理方面，鼓励患者倾诉内心的苦闷与烦恼，通过宣泄来消除不良情绪的困扰。

三、疗效评价（略）

（张秋霞　王璇　王含誉）

参考文献

[1] 孙玉洁 .《伤寒杂病论》精神情志病症证治规律研究 [D]. 武汉：湖北中医药大学，2014.

[2] 刘议隆 .《伤寒杂病论》对精神疾病的辨治规律研究 [D]. 南京：南京中医药大学，2014.

[3] 王立娜 .《金匮要略》心身疾病证治研究 [D]. 昆明：云南中医药大学，2013.

[4] 曹汝松 . 经方治疗情志病的研究 [D]. 吉林：长春中医药大学，2019.

[5] 黄芳 . 经方治疗神志病证治规律研究 [D]. 武汉：湖北中医药大学，2010.

[6] 陈碧芳 . 百合病病证治方的理论探讨 [D]. 南京：南京中医药大学 . 2018.

[7] 常兴，张恬，孟庆岩，等 . 探析情志养生在情志病和中医“治未病”思想中重要作用 [J]. 辽宁中医药大学学报，2018，20（8）：88–90.

[8] 桑海滨，张宏 . 从“形神合一”探讨针刺调神治疗眼病 [J]. 中华中医药杂志，2016，31（7）：2736–2738.

[9] 林海慧，魏红 . 中医论治情志病研究 [J]. 辽宁中医药大学学报，2014，16（10）：15–157.

[10] 张纯，陈利国 . 中医心理治疗理法探析 [J]. 陕西中医，2004，25（8）：728–730.

[11] 张伯华 . 中医临床心理治疗学 [M]. 北京：北京科学技术出版社，2004.

[12] 胡金萍，殷世鹏，田永衍 . 移精变气法在情志病治疗中的运用探讨 [J]. 中医研究，2014，27（12）：4–6.

[13] 张莹莹，杨双波 .《儒门事亲》中情志病治法的探究与启发 [J]. 上海中医药杂志，2017，51（10）：39–41.

[14] 王海兰 . 百合地黄汤对抑郁模型大鼠血清 IL–4 和海马 DA 变化的影响 [D]. 长沙：湖南中医药大学，2019.

[15] 周湘乐 . 百合地黄汤对抑郁模型大鼠血清 IL–1β 及海马 5–HT 水平变化的影响 [D]. 长沙：湖南中医药大学，2018.

[16] 赵蕾，武嫣斐，高耀，等. 基于网络药理学的百合地黄汤干预心理亚健康作用机制研究 [J]. 药学学报，2017，52（1）：99–105.
[17] 周婧，刘巨海，潘琳琳，等. 张志远治疗百合病经验 [J]. 河南中医，2018，38（5）：680–683.
[18] 支英杰.《金匮要略》奔豚气病证治源流研究 [D]. 北京：北京中医药大学，2006.
[19] 孙敬辉，王承龙. 桂枝平冲降逆功效探析 [J]. 江苏中医药，2019，51（12）：73–75.
[20] 刘胜，孙静，万强. 万强治疗奔豚气病验案 3 则 [J]. 江苏中医药，2020，52（7）：55–56.
[21] 温霏，张珊珊，时吉来. 曹志群教授运用桂枝加龙骨牡蛎汤加减配合针灸治疗奔豚气验案举隅 [J]. 世界最新医学信息文摘，2018，18（58）：212–214.
[22] 李思宁，魏丹蕾，陈镜合. 陈镜合治疗“奔豚冠心证”经验 [J]. 湖南中医杂志，2014，30（12）：22–24.
[23] 武静，陈继婷. 陈继婷治疗奔豚气病经验 [J]. 河南中医，2011，31（12）：1363–1364.
[24] 黄彧，吴桐，刘春明，等. 探针药物法评价厚朴酚、和厚朴酚对大鼠肝微粒体中 CYP450 酶的抑制作用 [J]. 中国现代应用药学，2019，36（4）：392–396.
[25] 翟凤霞. 李振华教授辨治“梅核气”经验解析 [J]. 世界中西医结合杂志，2012，7（4）：287–288.
[26] 牟月，朱雪霖，张勤修. 张勤修治疗梅核气经验 [J]. 湖南中医杂志，2020，36（5）：31–32.
[27] 佴晨阳，颜勤，徐学义. 徐学义教授运用半夏厚朴汤加减治疗梅核气经验总结 [J]. 中国民族民间医药，2020，29（15）：74–75，81.
[28] 王世雷，王思颖，栗梦晓. 赵文霞教授治疗慢性食管炎经验 [J]. 中医研究，2019，32（11）：47–49.
[29] 王莉，李慧臻. 导师运用调肝理脾法治疗梅核气经验 [J]. 云南中医中药杂志，2018，39（10）：31–32.
[30] 李鸿娜，石娟娟，颜红. 颜红教授针药并用治疗梅核气经验 [J]. 内蒙古中医药，2017，36（9）：46–47.
[31] 周静洁，沈洪，顾培青，等. 沈洪教授辨治梅核气经验 [J]. 长春中医药大学学报，2017（1）：68–70.
[32] 廖成荣，杨英姿，刘西洋，等. 杨廉方教授诊疗梅核气的经验探析 [J]. 中医药导报，

2016，22（10）：119-120.

[33] 梅核气（咽异感症）中医诊疗方案 [A]. 中华中医药学会耳鼻喉科分会，世界中联耳鼻喉口腔科专业委员会，2012.

[34] 孙洪生 . 不寐病证的文献研究与学术源流探讨 [D]. 北京：北京中医药大学，2006.

[35] 凌燕，冼绍祥，刘树林 . 张仲景甘麦大枣汤治疗抑郁症探讨 [J]. 中国中医基础医学杂志，2015，21（4）：395-397.

[36] 许一凡，张雨恒，余雪瑞，等 . 甘麦大枣汤通过调控炎症改善 LPS 诱导的小鼠急性抑郁样行为 [J]. 中药药理与临床，2019，35（5）：6-11.

[37] 徐铭悦，王瑜，赵妍，等 . 甘麦大枣汤对抑郁症模型大鼠前额叶和杏仁核中 BDNF、SERT 基因表达及血清 5-HT 水平的影响 [J]. 上海中医药杂志，2019，53（3）：89-92，99.

[38] 李郑生 . 李振华教授治疗脏躁病经验 [J]. 中医药学刊，2006（10）：1804-1805.

[39] 华荣，孙景波，李郑生，等 . 李振华疏肝健脾、豁痰清心辨治脏躁病经验 [J]. 中国中医基础医学杂志，2018，24（2）：258-259，290.

[40] 畅苏瑞，李浩 . 李浩治疗更年期情志异常用药经验 [J]. 中医药通报，2020，19（3）：16-19.

[41] 崔社通，王欣 . 刘持年应用甘麦大枣汤临床经验 [J]. 山东中医杂志，2018，37（2）：138-141.

[42] 国家中医药管理局 . 95 个中医优势病种的中医临床路径和中医诊疗方案（2018 年版）发布 [N]. 国家中医药管理局网站，2019-1-24.

[43] 郭海波，全睿，滕柳，等 . PCPA 失眠大鼠脑干 NG2 细胞和 NMDA 受体的表达及酸枣仁汤的干预作用 [J]. 亚太传统医药，2020，16（3）：15-18.

[44] 龙清华，赵宾宾，丁莉，等 . 基于 PI3K/AKT/GSK-3β 信号通路探讨酸枣仁汤对 APP/PS1 双转基因痴呆小鼠海马神经元突触损伤的改善作用 [J]. 中华中医药杂志，2020，35（5）：2546-2551.

[45] 吴东南，丁瑞丛，纪可，等 . 酸枣仁汤对慢性睡眠剥夺大鼠学习记忆及 TLR4/NF-κB 信号通路的影响 [J]. 中国实验方剂学杂志，2020，26（6）：18-24.

[46] 田旭升，张策，龚永涛，等 . 酸枣仁汤对抑郁模型大鼠海马 CaMK Ⅱ基因表达影响的实验研究 [J]. 中医药信息，2019，36（6）：12-17.

[47] 国家中医药管理局 . 关于印发中风病（脑梗死）等 92 个病种中医临床路径和中医诊疗方案（2017 年版）的通知 [N]. 国家中医药管理局网站，2017-3-22.

第十二章 《金匮要略》狐惑病研究进展

狐惑是因湿热毒邪内蕴，循经上攻下注或痹阻经络，日久脏腑亏虚，引起的以口、咽、眼、外阴溃烂等为主要表现的疾病。狐惑之病名一直有争议，有医家认为是“狐疑惑乱”之意，如宋代张杲《医说》云“古之论疾，多取象取类，使人易晓……狐惑，以狐多疑惑故也”，清代尤怡《金匮要略心典》云“盖虽虫病，而能使人惑乱而狐疑，故名曰狐惑”。也有医家认为，狐惑之“惑”，乃“蜮”字之误，与虫病有关，如清代唐容川《金匮要略浅注补正》云“虫蚀咽喉，何惑之有？盖是蜮字之误耳”。狐惑病类似于西医学的白塞综合征。白塞综合征以复发性生殖器溃疡、色素膜炎、皮肤血管炎、滑膜炎为特点，病变可累及口、眼、皮肤、心脏、关节、肺、肾、脑及全身。

狐惑的病因病机不外乎外感与内伤，基本病机为湿热内蕴，病变主要涉及脾、胃、心、肝等，其中与肝的关系最为密切。在辨证论治方面，以清热、解毒、燥湿为治疗原则，内服甘草泻心汤及赤小豆当归散，外用苦参汤熏洗及雄黄熏法。

一、病因病机

仲景未曾直言狐惑的病因病机，探究条文中记载的证治方药，加之对疾病临床所见以及后世医家对本病的不断深入和完善，总结出狐惑的基本病机为湿热蕴结，气机失调，病变部位主要在心、肝、脾、肾诸脏，尤以肝脾为重，有湿毒、虫蚀、湿热、虚热之说。《诸病源候论》认为狐惑病发病是“湿毒气所为”，且提出“初得状如伤寒，或因伤寒而变成斯病”。赵以德释“狐惑病，谓虫蚀上下也”“盖因湿热久停，腐蒸气血而成瘀浊……虫生于湿热败气瘀血之中，其来渐矣，遇极乃发”。丹波元简认为“虫蚀”并非“虫”上下求食，认为狐惑病之“蚀”是蚀烂之意。魏荔彤言“狐惑者，阴虚血热之病也……治虫（理解为湿热邪毒为妥）者，治其标；治虚热者，治其本也”。

狐惑的病因繁多，多由伤寒病后，表邪未解，经络壅阻，血瘀阻滞，或热病后期，余热未尽，或脾虚湿浊之邪内生，或阴虚内热，虚火扰动，或外感湿热虫毒，或湿热毒邪内蕴，壅滞上下，弥散三焦，阻于经络，浸渍肌肤，搏于气血，结于脏腑而成。

狐惑病的病变脏腑主要在脾、胃、肝，但与心、肾二脏相关。发病诱因不外乎外感与内伤，疾病的性质为本虚标实之证。就狐惑病发展过程而论，初期是以脾脏虚寒为本，胃府湿热为标，湿热邪气侵犯肝经，致使湿热上攻、下注而发病；成脓期是以湿热毒邪，内则伤肝血，外则腐蚀机体，热盛肉腐而成脓；恢复期是以湿热毒邪渐衰，机体气血暗耗，正虚邪恋，病情缠绵，或湿热之邪伤及肝肾之阴，甚至损害元阳致正虚邪留，病情迁延难愈。

二、辨证论治

仲景根据狐惑病的病因病机及主症，对不同阶段、不同部位之湿热虫毒运用不同方药，均遵循了清热、解毒、燥湿三法。在临床应用时，针对不同兼症而具体运用清热解毒、和营化瘀、疏肝行气、解表达邪、温通阳气、利湿活血等方法，其中尤以清热解毒燥湿为最常用治则。外治法中，以杀虫毒为要。

此处甘草泻心汤即《伤寒论》中的甘草泻心汤增加人参三两，炙甘草易生甘草组成。该方以生甘草为君药，其用意有二：其一，取其清热解毒之功，且擅长治疗咽喉疼痛；其二，取其甘缓、甘补之特性，以健运脾胃而除湿。黄芩、黄连与干姜、半夏共为臣药，取湿邪“非辛不开，非温不化，非苦不降”之意，四药合用，相得益彰，形成“辛开苦降”之法。用黄芩、黄连相配，清热燥湿，但是黄芩味苦而性平，以清热见长，黄连味苦而性燥，以燥湿为优，二者相须为用，取长补短，达清热燥湿之佳效。干姜与半夏配伍，能够温脾散寒，蠲饮除湿。干姜、半夏皆有辛味，味辛能行散，以助除湿，且二者皆有温性，温亦可祛湿，但干姜以温见长，善于散脾寒，半夏以辛见长，善于除水饮。大枣、人参相配共为佐使之药，人参可补五脏以扶正，大枣味甘主入脾经，补少气及少津见长，两药相合，以顾护后天之本。诸药相配，扶正与祛邪合用，取长补短，最终达到热邪得清、湿邪得除、正虚得补、诸症皆瘳之目的。

对于溃疡发于前后二阴的情况，除内服甘草泻心汤，还可外用苦参汤或雄黄熏洗。苦参汤一味入药，取其清热燥湿、愈疡疗疮之功，为常用杀虫剂，外用直达病所。《本草正义》曰：“苦参，大苦大寒，退热泄降，荡涤湿火，其功效与芩、连、龙胆皆相近，而苦参之苦愈甚，其燥尤烈，故能杀湿热所生之虫，较之芩、连力量益烈……今人但以为洗疮之用。”临床大量实践表明苦参在狐惑病的治疗中有良效，为狐惑病外治之要药。雄黄辛温有毒，有较强的杀虫解疮毒作用，外用多以散剂敷于患处。徐彬在《金匮要略论注》中言“蚀于肛则不独随经而上侵咽，湿热甚而糜烂于下矣。故以雄黄熏之。雄黄之杀虫祛风解毒，更力也”。

对于狐惑酿脓，血分热盛的证治选用赤小豆当归散治疗。选赤小豆，取其清热利湿、消肿排脓之功，为君药；当归为臣药，取其活血化瘀、消痈排脓之功，且有补血养血之力；清浆水为佐使药，取其清热疗疮之功。《本草衍义》曰：“浆水味甘酸而性凉。”《金匮玉函经二注》云：“浆水味酸，解热疗烦，入血为辅使也。”诸药相配，清热利湿活血，消痈排脓解毒。

三、研究进展

临床研究结果显示，甘草泻心汤联合针灸治疗白塞综合征具有较好的临床疗效，其作用的发挥可能与甘草泻心汤降低血清 TNF-α 水平、调节 T 淋巴细胞亚群功能以及改善白塞综合征患者血液黏稠度和微循环功能有关[1]。甘草泻心汤加减治疗 Hp（幽门螺旋杆菌）相关性胃溃疡可有效根除 Hp，改善患者的症状，临床效果显著[2]。甘草泻心汤能有效治疗复发性溃疡性结肠炎（与白塞综合征发病机制、炎症因子的改变有相似之处），其可能的机制为调整肠道菌群和调节肠黏膜 NF-κBp65 表达[3]。甘草泻心汤联合柳氮磺吡啶治疗溃疡性结肠炎，可显著改善临床症状，提高生活质量。甘草泻心汤下调溃疡性结肠炎患者血浆 IL-17、IL-23 水平，参与免疫调节，可能是其治疗本病的机制之一[4]。

研究发现在溃疡性结肠炎患者中，美沙拉嗪肠溶片联合甘草泻心汤相比单纯应用美沙拉嗪肠溶片，能够更显著地降低患者 TNF-α 和 IL-6 水平，并且能够提高血清 IL-10 水平[5]。对溃疡性结肠炎患者使用甘草泻心汤干预，其对炎症因子的调节作用与之前研究结果相一致，研究者采用了单纯甘草泻心汤治疗方法，发现甘草泻心汤与美沙拉嗪肠溶片均能增加肠道乳酸杆菌和双歧杆菌的含量，而减少大肠埃希菌含量；体现了甘草泻心汤对肠道正常菌群的调节作用[6]。甘草泻心汤可以下调溃疡性结肠炎患者 IL-17、IL-23 水平，参与免疫调节[7]。

实验研究结果显示，甘草泻心汤治疗溃疡性结肠炎大鼠疗效显著，其作用机制可能是通过抑制 TLR4/NF-κB 信号通路的激活，从而降低促炎细胞因子的产生，上调抗炎因子的水平，减少炎症反应，从而改善肠道功能，并且能够恢复肠道结构[8]。甘草泻心汤及双歧杆菌四联活菌片均能够纠正小鼠肠道菌群失调状态[9]，而甘草泻心汤疗效优于双歧杆菌四联活菌片，其调节机制可能是通过促进肠道内 sIgA 的表达，降低肠道菌群失调小鼠肠道内大肠埃希菌、肠球菌的数量和增加双歧杆菌、乳酸杆菌的数量，调节肠道内共生菌如双歧杆菌、乳酸杆菌的数量来实现的[10，11]。

通过制作大鼠胃溃疡模型，观察甘草泻心汤对大鼠表皮生长因子和前列腺素的影响，发现甘草泻心汤可以有效减少乙酸型胃溃疡大鼠的胃黏膜损伤程度，其机制可能与升高表皮生长因子和前列腺素、降低胃蛋白酶活性、抑制胃泌素分泌等途径有关[12]。采用甘草泻心汤对口腔阿弗他溃疡（是白塞综合征最常见症状）进行治疗，发现患者治疗后血清一氧化氮和一氧化氮合酶水平均明显下降，并接近健康人水平[13]。

甘草是甘草泻心汤的君药，甘草及其提取物被国内外学者广泛研究。甘草具有抗炎、抗氧化、抗病毒、护肝等活性。通过巨噬细胞（RAW264.7）体外研究发现，甘草提取物异甘草酸镁对磷酸酯酶 A2（PLA2）/ 花生四烯酸（AA）通路具有潜在的抑制作用。甘草酸镁可抑制脂多糖激活 RAW264.7 细胞的 PLA2/AA 通路后前列腺素 E2（PGE2）、前列腺素 I2（PGI2）、血栓素 2（TXB2）和白细胞三烯的产生。另外，PLA2/AA 通路相关的酶，包括 COX-2、COX-1、5-LOX、TXB 合成酶和 PGI2 合成酶均得到显著抑制。甘草提取物甘草查尔酮 A 具有抗炎活性，在脂多糖诱导的急性肾损伤模型中，甘草查尔酮 A 可减轻肾组织损伤，降低血尿素氮、肌酐，降低血和肾组织中的 TNF-α、IL-6 和 IL-1β 水平。甘草查尔酮 A 可明显抑制 NF-κB 通路激活[14]。

四、名家经验精选

1. 赵炳南——扶正祛邪，调和阴阳

赵炳南先生为我国中医皮外科创始人，总结其多年的临床经验，其认为狐惑病脏腑辨证与肝、脾、肾三脏有关，八纲辨证为阴虚阳亢，阴阳不调。即使在狐惑病的早期或急性期，虽有毒热炽盛的标象，但仍脱离不了正虚邪实的本质，狐惑病常出现阴虚阳亢、虚火上炎等复杂征象及上实下虚、上火下寒等错综复杂的证候。因此赵老以扶正祛邪、调和阴阳为治疗本病的根本法则，以滋补肝肾、健脾益气来扶正，佐以清热解毒除湿的治法，取得了良好的疗效。

赵老治疗白塞综合征阴阳不调证的治疗原则是调和阴阳，基本方药“四藤方”，即天仙藤、鸡血藤、何首乌藤、钩藤。天仙藤味苦，性温，入肝、脾、肾经，苦主疏泄，温能通经，还可活血通络，能使水无不利、血无不活、风无不除，周身上下得以条达。鸡血藤性温，味苦微甘，入心、脾二经，能活血舒筋，祛瘀生新，乃行血药中之补品，能治腰膝酸软、麻木瘫痪、月经不调等症，长期服用可调理气血之运行。首乌藤性平，味甘微苦，入心、肝、脾、肾经，功于养血安神，祛风通络，补中气，行经络，通血脉，引阳入阴。钩藤味甘，入肝、心包二经，轻能透发，清肝泻火，具有清热平肝、息风定

惊、舒筋除眩、下气宽中之效。四药合用，凉温同用，承上启下，通行十二经，行气活血，通调血脉，舒筋通络，承上启下，相合达到调和阴阳之功。

肾虚者加菟丝子、枸杞子、女贞子、车前子，四药同用能生精益气，补肝肾，强筋骨，通淋利水，有水火调达、调和阴阳之效。若心肾不交，水火不济，用紫石英，上能镇心，下能益肝，可治心肾不安，肝血不足。若头晕心不安，配绿萼梅；若心率慢，血压偏低，加龙眼肉、荔枝肉、合欢皮、合欢花；配石莲子能补血健脾、益肝宁心，服之可令五脏安和，神气自畅。若口腔溃疡多年不愈，阴虚相火妄动，加用紫油肉桂和上肉桂少许，以引火归元，配合治标之药金莲花、马蔺子、锦灯笼等标本兼治；若脾肾两虚，加山药、山茱萸、生地黄、熟地黄、泽泻以健脾益肾[15]。

2. 路志正——兼顾五脏，清祛湿毒

国医大师路志正治疗狐惑病，多从祛湿热解毒邪入手，他认为该病发病与肝、脾关系密切，涉及心、肾、肺诸脏。路老根据多年的临床经验，认为该病治疗应兼顾五脏之因，湿毒为患，虚实兼顾，标本同治，以益气养阴、疏肝健脾、化湿解毒为法，仲景之甘草泻心汤仍为该病之主方，临床辨证用药视患者体质、症状轻重、时令节气调整方药，圆机活法，内服外用并行，内外同治，内服与茶饮相继，熏洗与足浴相配，使病情缓解向愈。

（1）祛湿清热解毒邪　湿浊内生，郁而化热，湿热熏蒸成毒、肉腐成疡是狐惑病的常见病机。狐惑形成往往与长期的不良生活习惯有关，而脾胃、肝胆功能正常与否在狐惑病的发病与复发过程中起着至关重要的作用。路老治疗狐惑病多着眼于中焦，调脾胃、除湿热、解毒邪，以消除致病根由。

① 辛开苦降除湿热：路老常仿甘草泻心汤组方，以甘草为君药，常生、炙甘草各半重用，二者用量常各为 12 ～ 15g，其重用炙甘草意在补虚和中，重用生甘草意在清热解毒；以半夏、干姜、黄芩、黄连四味药配伍寒热平调、辛开苦降；人参、大枣甘温益气、补脾虚。全方补中气之虚损，开中焦之气滞，调气机之升降，清湿热解毒邪，以达去腐生肌之目的。

② 清肝泻火除湿热：狐惑病的发病部位与肝经有关，湿热之邪循肝经上下侵蚀而成疡，症见口腔、二阴溃疡，伴胁痛，口苦，目赤肿痛，烦躁易怒，头胀头痛，小便短赤，大便干结，舌红苔黄腻，脉弦滑，治宜清肝泻火除湿热。路老常用菊花、桑叶、炒蒺藜、蝉蜕、牡丹皮清肝热，茵陈、山栀子、黄芩除肝经湿热。

③ 调理脾胃泻实火：狐惑病脾胃实火者并不少见，热灼肉腐成疡，治当急泻实热。溃疡疼痛，伴见口臭、便干、烦热喜冷饮，口腔溃疡见于舌、口腔黏膜者，为脾经实火，

宜用泻黄散泻之；伴见口干舌燥、口气热臭、大便燥结，口腔溃疡见于牙龈、口唇者，为胃经实火，宜用清胃散泻之。脾胃为表里经，临床上，两方常结合应用。

④ 健脾消食除湿热：狐惑病患者常有喜食肥甘厚味之不良饮食习惯，伴有嗳腐食臭、恶食吞酸、大便不畅或溏薄者，路老常以党参、白术、怀山药健脾，焦三仙、炒枳实、炒莱菔子等消食化积以除湿热。

⑤ 暑令除湿宜轻灵：在辨证用药的基础上，路老重视随节令的变化调整用药思路。暑热之季用药需与其他季节不同。暑为阳邪，易耗气伤阴。暑令季节，路老用药以轻灵活泼为主。对于湿热之邪，此时不宜用半夏、苍术、防己等苦温燥湿之品，恐伤阴液，不宜用石膏、黄连、黄芩等苦寒清热之品，恐伤阳气，而以藿朴夏苓汤、六和汤等芳香化湿之剂为首选，常配伍王氏清暑益气汤、六一散以清暑益气[16]。

（2）益气养阴以补虚　狐惑病病情缠绵，反复不愈，久之则耗气伤阴，且久病者每次溃疡复发常与劳倦有关。患者就诊时常有气阴两虚之证候，如神倦乏力、胸闷气短、口干咽干、五心烦热、食欲不振、低热不退等。路老常选用太子参、西洋参、南沙参、玉竹、麦冬、石斛、功劳叶、仙鹤草等性味平和之品，养肺胃经之气阴，或以竹叶石膏汤、沙参麦冬汤加减。

路老在祛邪与补虚的同时，亦重视狐惑病发作期间的局部外用治疗，常以冰硼散清热解毒、消肿止痛，锡类散化腐生肌，两药混合，涂敷患处，以达解毒化腐生肌、促进溃疡愈合的目的[17]。

3. 田玉美——调理肝脾肾

名老中医田玉美临床治疗狐惑病，强调从调理肝、脾、肾三脏着手，主张将其分为三证：湿热壅盛、上蚀下注证，治宜疏肝理脾，除湿清热，方用龙胆泻肝汤加减；中焦土虚、阴火上冲证，治宜扶土健脾，引火归原，方用参苓白术散加减；肝肾阴虚、内夹湿邪证，治宜滋养肝肾，清热解毒除湿，方用六味地黄丸合百合地黄汤加减。

田老认为，此病发病根本在于肝、脾、肾功能失调，并以湿热蕴毒为标。眼、口、前后二阴阴暗湿润，易感染湿热虫毒。内生湿热多源于肝脾，肝郁化热，脾虚生湿，湿热毒邪上蒸，眼口溃烂；湿重则湿热毒邪下注，前后二阴溃烂。前期为肝热脾湿相合，湿毒循肝经上下为患；后期为湿热虫毒久郁不解，病及脾肾，气阴两虚，正虚邪恋，秽浊之邪黏腻难解，疾病反复发作。田老还指出又由于每个人体质不同，症状特点也不同，病因病机治法也略有不同，临证应当仔细辨证，抓住本病的病理实质，结合个人的特点辨证论治，从调理肝脾肾入手，前期注重燥湿活血、解毒疗疮，后期注重补益气血、扶正疗疮，在上者以清热解毒为主，在下者兼利湿渗浊为用[18]。

4. 姜德友——健脾，泻中焦湿热

姜德友教授系黑龙江省名中医，全国老中医药专家学术经验继承工作指导老师，善用经方治疗疑难杂症，对狐惑病诊治尤有心得。

姜德友教授认为，脾主运化，喜燥而恶湿，脾虚则易生湿，湿邪又易伤脾困脾，其性重浊黏腻，日久化为湿热，且易波及他脏，隐匿经隧，循经上蚀下注，伺机而变，损伤口、眼及前后二阴，形成本病。湿热蕴结中焦，湿热之邪循经熏蒸，临床表现不一，增加了辨证论治的难度，但总体上仍以清热解毒、安中化湿为法，故拟甘草泻心汤为主方泻中焦湿热，对症治疗狐惑病，取效颇验。若兼见肌肉、关节痛，常合升阳益胃汤治疗，其中羌活、独活、防风宣散外风，取风能胜湿之义[19]。

5. 钱先——清热燥湿，和中解毒[20]

钱先教授提出狐惑病初期症状常见咽喉、前后二阴溃疡，视物不清、心神不安、烦躁等，此系湿热内蕴、疮毒内扰所致，治宜清热燥湿，和中解毒，方用仲景《金匮要略》之甘草泻心汤加减。现代实验研究表明，甘草泻心汤对于复发性口腔溃疡有很好的疗效，它还具有保护胃黏膜、抗溃疡、抗炎等作用，并能增强人体免疫功能。甘草泻心汤内服联合苦参汤熏蒸对白塞综合征有一定疗效，甘草、黄芩、黄连、干姜均具有抗炎作用。狐惑病后期如见湿毒不化、目黑酿脓，治以赤小豆当归散清热利湿，行瘀排脓。前阴溃疡可用苦参汤外洗；后阴溃疡可用雄黄熏蒸；口腔溃疡可用黄连、人中黄、泽兰、淡竹叶、丹参、牡丹皮等加减；眼部病变加菊花、决明子、密蒙花等清肝明目药；关节肿痛可加威灵仙、仙鹤草、乌梢蛇、土鳖虫等祛风通络药。狐惑病属于免疫功能失调性疾病，加土茯苓、山慈菇、白花蛇舌草、雷公藤可以调节免疫功能，加入野菊花、金银花、蒲公英解毒疗疮更有效。现代研究表明，当归、山慈菇、白花蛇舌草、苦参具有抗炎止痛作用，土茯苓具有免疫调节作用。根据不同脏器的病情轻重酌情用相应的方药加减治疗。

6. 周彩云——初期清热解毒，后期健脾疏肝[21]

周彩云教授是中国中医科学院西苑医院风湿病科主任医师，在运用中医辨证治疗白塞综合征方面具有独到的学术见解及丰富的临床经验。

（1）*治疗前期以清热解毒为主* 其认为狐惑病前期热毒炽盛，溃疡疼痛明显者，治宜速祛湿热毒邪，燥湿活血，解毒疗疮，方用四妙勇安汤。该方为治疗阳证疮疡之代表方，药少量大力专，主治热毒炽盛者。现代药理学研究证明，四妙勇安汤具有显著的抗炎作用，可以保护血管内皮细胞[22]。

（2）*治疗后期以健脾疏肝为主* 在白塞综合征治疗的后期，应以健脾为主，方选参苓白术散健脾渗湿，该方药性较为平和，是治疗脾虚湿盛的常用方。有研究表明，参苓

白术散联合美沙拉嗪肠溶片治疗消化道溃疡，疗效大于单纯使用西药[23]。参苓白术散有健脾祛湿止泻之功，有研究表明健脾、化湿、补益等中药对肠黏膜生物屏障有调节作用，可改善消化道溃疡的临床症状[23]。酌情配伍郁金、柴胡等疏肝药，既可顾护肝脾，又可防前期苦寒之药伤及脾胃。

（3）临证用药经验　周教授认为久病必致瘀，常加郁金、生地黄、赤芍等以活血通络。肠白塞综合征溃疡在消化道，周教授常合用乌贝散制酸止痛，促进溃疡愈合。湿重于热而见口中黏腻、头部昏沉者，加汉防己、生薏苡仁利水祛湿；热毒炽盛而见毛囊炎、阴部溃疡反复发作者，加苦地丁、苦参清热解毒，用苦参清利下焦湿热，有外阴溃疡者，苦参疗效较为显著；阴虚内热而见心烦、盗汗者，加生地黄、北沙参、石斛滋阴清热，浮小麦、金樱子固表止汗；合并葡萄膜炎者，加赤小豆当归散清热利湿；合并关节痛者，加白芍、威灵仙、豨莶草舒筋止痛；溃疡严重联合激素治疗者，常合用知柏地黄丸加减对抗激素肥胖、脱发等不良反应。周教授临证善用甘草，针对血压低者，常用生甘草10g助患者升压。炙甘草药性偏温，能补脾和胃，益气复脉，对于脾胃虚弱、倦怠乏力者，常在生甘草6g的基础上加用炙甘草10g；若患者热象不明显，常用炙甘草10g。

7. 邱宝珊——固护脾胃，清退湿热[24]

邱宝珊是广州中医药大学第一附属医院耳鼻咽喉科教授，善用经方治疗耳鼻咽喉科疾病，其临床运用甘草泻心汤遵张仲景用药比例，并结合岭南地域特色，治疗本病基本方如下：甘草20g，党参30g，法半夏、黄芩、茯苓各15g，黄连、干姜各5g。临床用黄连粉外敷渗湿敛疮，另外常加用单味苦参煎汤外洗以清热解毒，燥湿敛疮止痒。现代药理研究证实苦参可有效缓解皮肤黏膜水肿和炎性细胞浸润程度，具有抗炎、抗感染及杀虫作用。声带白斑多见于中老年男性患者。声带白斑易复发，有癌变风险，应密切随诊。治疗方面在基本方的基础上加郁金10g，白花蛇舌草30g，猫爪草15g以增强消肿散结之力，加木蝴蝶、蝉蜕各10g以利咽开音。

8. 金实——补脾益肾，清热祛湿[25]

金实教授系江苏省名老中医、第五批全国老中医药专家学术经验继承工作指导老师。他认为“湿、热、毒、瘀、虚”正是该病的致病因素，病位涉及肝、脾、肾，湿热毒蕴为其标，肝脾肾虚为其本，认为白塞综合征临床常见证型有湿毒郁热型、脾虚湿滞型、阴虚血瘀型、脾肾两虚型。其重视从络论治，提出“络”是气血津液运行的微小通道，亦是邪气瘫积的路径，认为白塞综合征引起的滑囊炎、动脉炎、静脉炎等临床症状，是由气血津液通路闭塞所致，系属络病，当从络论治。其治疗白塞综合征时常用玉女煎、清胃散、泻黄散、甘草泻心汤、黄连解毒汤等方加减，亦强调标本兼顾，重视随症加减，如口腔溃疡反复发作者，加土茯苓清热解毒；外阴溃疡者，加乌贼骨、煅牡蛎等收涩敛疮；因该病导致视力下降者，可加枸杞子、石决明养肝明目；肢体有结节红斑者，加桃仁、赤芍等活血化瘀。金实教授在治疗疾病过程中亦不忘顾护脾胃，安养心神，根据患者实际情况随症加减，如陈皮、芍药、芡实、炒谷芽、炒麦芽、茯神、酸枣仁、远志等药物。

9. 苏励——扶正贯穿始终[26]

苏励教授为上海市名中医。他认为白塞综合征多以肝经湿热瘀毒为外因，自身正气不足为内因，正虚又以脾失健运为主，内外为患导致本病发生。他根据白塞综合征“脾失健运，肝经湿热瘀毒”的病因病机，拟定了清热利湿、化瘀解毒为先，扶正贯穿始终的治疗法则[27]。

（1）急性发作期　本期多见邪盛为主，故治疗当以治标为主，以清热利湿、化瘀祛毒为要。重用土茯苓及生地黄，喜用水牛角、牡丹皮，选用生黄芪、白芍、白术等健脾益气养阴的清补药物。现代药理研究发现黄芪可使失衡的辅助性T淋巴细胞亚群Th1和Th2及其分泌的细胞因子回到正常水平，维持$CD4^+/CD8^+$的平衡[27，28]。生地黄不仅有清热作用，还有养阴的功效。白芍其味苦、酸，性微寒，用白芍入肝经，可清肝柔肝。

（2）慢性稳定期　湿热毒邪渐清，气阴已损，正气削伐，以扶正为主，辅以清热利湿祛毒，扶正又以益气养阴为要。重用黄芪、生地黄，加用玄参、女贞子等以益气养阴，辅以茯苓、猪苓、薏苡仁、白术等健脾利湿，佐以当归、白芍等和营养血，配伍陈皮、佛手等理气护胃之品，患者可长期服用，攻补兼施，避免病情反复。

10. 周翠英——初期清热祛湿，后期活血化瘀

周翠英教授为山东省老中医药专家，全国老中医药专家学术经验继承指导老师。其认为白塞综合征湿热瘀毒互结贯穿于整个病程，拟定了清热解毒、活血化瘀的治疗大法。她认为本病之所以病程漫长、缠绵难愈，究其根本为瘀毒互结至深。因本病发病多由外感湿热邪气，或热病后期，余热羁留，或脾虚湿浊内蕴，或阴虚内热、虚火扰动等致湿热毒邪内蕴，病及血分，瘀毒互结，为本病致病关键。常用中药有川芎、当归、赤芍、白芍、柴胡、干姜、黄连、白花蛇舌草、夏枯草、地肤子、金银花、甘草等，尤其对中医辨证为湿热瘀毒互结者疗效显著[29]。对于溃疡经久难愈者，善用王不留行、穿山甲、白及、刘寄奴[30]。

附

狐惑病（白塞综合征）中医诊疗方案[30]

一、诊断

（一）疾病诊断

1. 中医诊断标准

参照《实用中医风湿病学》（王承德、沈丕安、胡荫奇主编，人民卫生出版社，2009年）、《中华人民共和国中医药行业标准——中医病证诊断疗效标准》（ZY/T001.1–94）。

①有反复发作的口腔溃疡，或外阴部溃疡。

②可伴有结节性红斑（皮肤科称瓜藤缠）、皮下血栓性静脉炎（皮肤科称青蛇毒），皮肤针刺反应阳性。或出现眼部复发性前房积脓性虹膜睫状体炎、脉络膜视网膜炎，以及关节红肿疼痛、肠痈（阑尾炎）样腹痛、黑便等症状。

③可并发子痈（附睾炎）。

④部分严重患者可出现中枢神经系统病变，如脑干综合征、脑膜脑炎综合征，可并发闭塞性血管炎、动脉瘤。

2. 西医诊断标准

参照国际白塞综合征研究组1989年制定的诊断（分类）标准。

（1）反复口腔溃疡　由医生观察到或患者诉说有反复口腔溃疡，1年内发作次数≥3次。

（2）反复外阴溃疡　由医生观察到或患者诉说外阴有反复溃疡或瘢痕。

（3）眼病变　前和（或）后葡萄膜炎，裂隙灯检查时玻璃体内有细胞浸润，或由眼科医生观察到视网膜血管炎。

（4）皮肤病变　由医生观察到或患者诉说的结节性红斑、假性毛囊炎或丘疹性脓疱，或未服用糖皮质激素的非青春期患者出现痤疮样皮疹。

（5）针刺反应阳性　试验后24～48小时由医生判定结果。

凡有反复口腔溃疡并伴有其余4项中的2项者，可诊断为本病。其他与本病密切相关并有利于本病诊断的症状有：关节痛或关节炎、皮下栓塞性静脉炎、深部静脉栓塞、动脉栓塞和（或）动脉瘤、中枢神经病变、消化道溃疡、附睾炎和家族史。

（二）证候诊断

1. 热毒炽盛证

高热，口舌、前后二阴多发溃疡，疡面红肿疼痛，皮肤结节红斑或痤疮，关节肿痛，面红目赤，烦渴喜饮，小便短赤，大便干结，舌红、苔黄燥，脉滑数。

2. 肝脾湿热证

口舌、外阴溃疡，疡面红肿、覆有脓苔，目赤疼痛，畏光羞明，下肢结节红斑，时有低热，口苦黏腻，少腹胀满，男子睾丸隐痛坠胀，女子外阴痒痛、带下黄臭，小便黄赤，大便欠爽或溏薄、黏液便，舌红、苔黄腻，脉弦数或滑数。

3. 阴虚热毒证

口舌、二阴溃疡，疡面暗红，双目干涩不适，午后低热，五心烦热，失眠多梦，腰膝酸软，口干口苦，小便短赤，大便秘结，舌质红、少苔，脉细数。

4. 气虚瘀毒证

口舌、外阴、皮肤溃疡反复发作，疮面色淡，久不收口，伴头晕眼花，面色少华，倦怠乏力，心悸失眠，易汗，纳差便溏，舌淡、边有齿痕、苔薄白，脉细缓或沉细。

二、治疗方法

（一）辨证选择口服中药汤剂、中成药

1. 热毒炽盛证

治法：清热解毒，凉血养阴。

推荐方药：清营汤加减。生地黄、牡丹皮、赤芍、水牛角、石膏、知母、青蒿、金银花、玄参、黄芩、连翘、生甘草等。

中成药：牛黄解毒丸、黄连上清丸、清热解毒口服液等。

2. 肝脾湿热证

治法：疏肝健脾，清利湿热。

推荐方药：龙胆泻肝汤合甘草泻心汤加减。龙胆、柴胡、黄芩、黄连、炒山栀子、生地黄、苦参、车前子、制半夏、当归、赤芍、川牛膝、土茯苓、生薏苡仁、生甘草等。

中成药：龙胆泻肝丸、四妙丸、一清胶囊等。

3. 阴虚热毒证

治法：滋阴清热，活血解毒。

推荐方药：知柏地黄丸合四妙勇安汤加减。知母、黄柏、生地黄、龟甲、女贞子、墨

旱莲、玄参、金银花、当归、赤芍、牡丹皮、青蒿、生甘草等。

中成药：知柏地黄丸、杞菊地黄丸、生脉胶囊等。

4. 气虚瘀毒证

治法：益气扶正，清化瘀毒。

推荐方药：托里消毒饮加减。生黄芪、莪术、白术、茯苓、薏苡仁、金银花、金雀根、连翘、当归、赤芍、川芎、升麻、白芷、生甘草等。

中成药：黄芪颗粒、补中益气丸、贞芪扶正胶囊等。

在临床上，除了上述中成药外，还可选用雷公藤多苷片、白芍总苷胶囊、活血通脉胶囊、血栓通胶囊、血府逐瘀胶囊、丹参片、瘀血痹片等。

（二）辨证选择静脉滴注中药注射液

热毒炽盛证，可选痰热清、清开灵注射液等；肝脾湿热证，可选苦黄、苦参素注射液等；阴虚热毒证，可选脉络宁、生脉注射液合痰热清、清开灵注射液等；气虚瘀毒证，可选黄芪注射液、贞芪扶正注射液等。

各证型亦可配合杏丁、疏血通、丹参、血塞通、灯盏花注射液等活血中药静脉注射液治疗。

（三）外治法

1. 口腔溃疡

（1）中药外敷　冰硼散、锡类散、珠黄散、六神丸（研末）、外用溃疡散等外敷。

（2）中药含漱　中药方（金银花、野菊花、薄荷、木蝴蝶、生甘草）煎汤含漱。

2. 外阴溃疡

（1）中药铺敷　冰硼散、锡类散、珠黄散、青黛散（膏）等外敷。

（2）中药熏洗　黄柏、苦参、儿茶煎汤熏洗外阴。

3. 眼炎

木贼草、薄荷、野菊花煎汤熏蒸眼部。

4. 皮肤损害（结节红斑、痤疮样皮疹、皮肤溃疡）

（1）结节红斑　金黄膏外敷。

（2）痤疮样皮疹、丘疹样毛囊炎　玉蓉膏（芙蓉叶、玉竹、白芷、大贝母、落得打）水煎外洗、敷搽皮疹。

（3）皮肤溃疡　根据疮面情况，辨证选用九一丹、八二丹、七三丹、生肌散、红油膏、白玉膏等外用。

（四）针灸疗法

根据病情，辨证取穴，并合理采用补泻手法。针刺反应严重者慎用。

（五）内科基础治疗

根据病情和临床实际情况，已使用糖皮质激素、免疫抑制剂（如沙利度胺、硫唑嘌呤、环孢素 A、环磷酰胺等）、生物制剂等药物者维持原量并逐渐减量，对症处理并发症。

（六）护理调摄

1. 生活起居

生活规律，注意休息，勿劳累，尽量避免感染与皮肤外伤。

2. 饮食调理

饮食注意清淡，多食新鲜蔬菜与水果，忌烟酒，忌食肥甘厚味、辛辣刺激食品。

（张秋霞　王含誉　王璇）

参考文献

[1] 戴凤翔，邱联群 . 甘草泻心汤联合针灸治疗白塞氏病临床疗效观察 [J]. 中国中医基础医学杂志，2020，26（7）：971–973.

[2] 李春颖 . 甘草泻心汤加减治疗幽门螺杆菌相关性胃溃疡临床研究 [J]. 现代医药卫生，2020，36（5）：734–736.

[3] 赵秋枫，王实，夏亮 . 甘草泻心汤治疗复发性溃疡性结肠炎临床研究 [J]. 中国中西医结合消化杂志，2013，21（3）：133–136.

[4] 王国庆，魏文红，杨杰 . 甘草泻心汤对溃疡性结肠炎患者血浆 IL–17、IL–23 水平的影响 [J]. 南京中医药大学学报，2016，32（1）：25–28.

[5] 郑莲莲 . 甘草泻心汤联合美沙拉嗪对溃疡性结肠炎患者血清炎症因子水平的影响及疗效观察 [J]. 中国中西医结合消化杂志，2015，22（10）：687.

[6] 赵秋枫，王实，夏亮 . 甘草泻心汤治疗复发性溃疡性结肠炎临床观察及其对肠道菌群和血清白介素 6、10 的影响 [J]. 中华中医药学刊，2013，31（4）：944.

[7] 王国庆，魏文红，杨杰 . 甘草泻心汤对溃疡性结肠炎患者血浆 IL–17、IL–23 水平的影响 [J]. 南京中医药大学学报，2016，32（1）：25.

[8] 陈桥英 . 甘草泻心汤对溃疡性结肠炎大鼠 TLR4/NF–κB 炎症信号通路的调控作用研究 [D]. 福州：福建中医药大学，2020.

[9] 马晓田 . 甘草泻心汤对菌群失调腹泻小鼠肠道菌群的影响 [D]. 呼和浩特：内蒙古医科大学，2019.

[10] 郭佳裕，孟娟，杜锦辉 . 甘草泻心汤对抗生素诱导肠道菌群失调小鼠肠道主要菌群及 sIgA 的影响 [J]. 中国微生态学杂志，2019，31（11）：1246-1249，1259.

[11] 孟娟，郭佳裕，杜锦辉 . 甘草泻心汤对抗生素诱导肠道菌群失调小鼠肠道主要菌群的影响 [A]. 中国中西医结合学会消化系统疾病专业委员会 . 第三十一届全国中西医结合消化系统疾病学术会议论文集 [C]. 中国中西医结合学会消化系统疾病专业委员会：中国中西医结合学会，2019：1.

[12] 刘洋 . 甘草泻心汤对胃溃疡模型大鼠 EGF、PGE2 的影响 [D]. 延吉：延边大学，2016.

[13] 胡渝芳，张永忠 . 甘草泻心汤对复发性阿弗他溃疡患者血清 NO 及 NOS 的影响 [J]. 实用药物与临床，2008，11（3）：143.

[14] XIE CH F, LI X T, WU J S, et al. Anti-inflammatory activity of magnesium isoglycyrrhizinate through inhibition of phospholipase A2/arachidonic acid pathway [J]. Inflammation, 2015, 38(4): 1639-1648.

[15] 徐景娜，娄卫海 . 赵炳南调和阴阳法治疗白塞氏病经验总结 [J]. 北京中医药，2019，38（12）：1167-1170.

[16] 冉青珍，路洁，路喜善，等 . 国医大师路志正治疗狐惑病经验总结 [J]. 国医论坛，2013，28（1）：11-12.

[17] 毛宇湘 . 路志正治疗白塞氏病经验 [N]. 中国中医药报，2012-09-24.

[18] 吕烈洋，李云海，蔡蓉 . 名老中医田玉美治疗狐惑病经验总结 [J]. 光明中医，2016，31（18）：2647-2649.

[19] 庞作为，姜德友 . 姜德友教授从脾胃湿热论治狐惑病 [J]. 新中医，2014，46（8）：16-17.

[20] 杜晓萌，钱先 . 钱先教授结合《金匮要略》论治白塞病 [J]. 吉林中医药，2019，39（3）：294-296.

[21] 张羽，吕行，王鑫 . 周彩云教授用清热解毒、健脾疏肝法治疗肠白塞病经验 [J]. 环球中医药，2020，13（8）：1410-1412.

[22] 张军平，李明，李良军，等 . 四妙勇安汤调控核因子 -κB 活性及抑制相关炎症因子的实验研究 [J]. 中华中医药杂志，2010，25（3）：372-376.

[23] 董俊刚，刘喜平，李培清，等 . 参苓白术散治疗溃疡性结肠炎研究进展 [J]. 辽宁中医

杂志，2018，45（8）：1785–1788.

[24] 杨素娟，邱宝珊 . 邱宝珊应用甘草泻心汤经验介绍 [J]. 新中医，2019，51（5）：64–65.

[25] 余红蕾，杜晓萌，钱先 . 金实教授治疗白塞氏病中医经验介绍 [J]. 浙江中医药大学学报，2018，42（7）：529–531.

[26] 朱竹菁，苏励 . 苏励治疗白塞病经验 [J]. 上海中医药杂志，2017，51（6）：5–7.

[27] SONG M M, FANG S, SACHIKO T, et al. Effects of arsenic disulfide on proliferation, cytokine production, and frequencies of $CD4^+$, $CD8^+$, and regulatory T cells in mitogen-activated human peripheral blood mononuclear cells[J]. International Immunopharmacology, 2015, 29（2）： 832-838.

[28] CHEN W, LI Y M, YU M H. Astragalus polysaccharides inhibited diabetic cardiomyopathy in hamsters depending on suppression of heart chymase activation[J]. J Diabetes Complications, 2010, 24（3）： 199-208.

[29] 国家中医药管理局 . 关于印发中风病（脑梗死）等 92 个病种中医临床路径和中医诊疗方案（2017 年版）的通知 [N]. 国家中医药管理局网站，2017–3–22.

[30] 高志蓉，孙素平 . 周翠英教授治疗白塞病经验 [J]. 现代中医药，2015，35（6）：8–9.

第十三章　《金匮要略》肢体经络病证研究进展

《金匮要略》开中医脏腑经络辨证体系的先河，以整体观念为指导思想、脏腑经络为理论依据来论述疾病的发生、发展变化以及诊断、治疗和预防。《脏腑经络先后病脉证第一》篇论“千般疢难，不越三条：一者，经络受邪，入脏腑，为内所因也；二者，四肢九窍，血脉相传，壅塞不通，为外皮肤所中也……若人能养慎，不令邪风干忤经络；适中经络，未流传脏腑，即医治之”，说明脏腑和经络之间，既相互依存又相互制约，在生理上有相互资生的作用，在病理上又可相互传变，也指出内伤发病学以内因为主导，以脏腑经络为病位层次，养慎是防病摄生的最高原则。仲景所论述的痉病、湿病、中风、历节病和血痹五种病证虽然散见在各病篇中，且各有各自的特点，但都与经络、肢体有着密切的联系，也有着共性特征：外邪侵袭或脏腑功能异常、气血津液亏虚，导致经络不通或经络失养，出现肢体疼痛、麻木、屈伸不利等肢体功能障碍、结构异常的病证。因此，将其归纳到肢体经络病证进行统一的概述，对临床肢体经络病证的诊断治疗具有借鉴意义。

如邪壅经络，或阴亏血少，筋脉失养，形成痉病，以项背强急、口噤不开甚至角弓反张为主症；风寒湿邪入表，或阳气亏虚，风寒湿邪侵袭经络，可致湿病，从而出现发热、身重、骨节疼烦等临床表现；脏腑虚弱，气血不足，风邪入中，以致经络瘀阻，脏腑功能失常，可致中风，从而出现半身不遂，口眼㖞斜，甚则昏不识人等症状；肝肾气血不足，风寒湿邪痹阻经络，影响气血运行，形成历节病，以关节“不可屈伸”“其痛如掣”“诸肢节疼痛，身体魁羸”为特征；气血不足，感受风邪，血行不畅，阳气阻滞，可致血痹，以肢体局部麻木不仁或轻微疼痛为主症。

后世医家在汲取医圣仲景论治肢体经络病证的辨治思想上，推动了肢体经络病证辨证论治体系的不断发展和完善。其对肢体经络病证相关疾病的病因病机、治则治法、遣方用药等方面有更深刻的理解和发挥，进一步认识了脏腑、肢体、经络生理和疾病的病理特点，具体了肢体经络病证的分类和疾病的分型。迄今为止，对肢体经络病证的探究和发展逐渐完善，形成了中医内科学肢体经络病证篇的论治体系，对临床论治疾病具有很大的指导意义。

第一节 痉 病

痉病是指以筋脉强急为特征的一类疾病。仲景所论痉病的病位在筋脉，由外感风寒、津液不足、筋脉失养所致，以项背强直、四肢抽搐甚至口噤、角弓反张为特征。治疗上，外感致痉以解表滋阴为主，用栝楼桂枝汤、葛根汤；热盛致痉以急下存阴为主，用大承气汤。

一、病因病机

《金匮要略》论述痉病，继承了《黄帝内经》学说，以论述外感痉病为主。风寒湿等外邪，侵袭人体，壅滞于经脉，以致气血运行不利，筋脉受病，失于濡养，拘急而成痉。《金匮要略》论述痉病病因当是以外感风寒为主，但仲景著书详于特殊而略于一般，条文中只列举了误汗、误下而引发痉病的情况。太阳表证，本应发汗，但须微微发汗，假如发汗太过，津液耗伤，筋脉失于濡养，则容易形成痉病。一般风病多汗易伤津，如果误用攻下法，津液更伤，筋脉失养，容易发生痉病；如再反复发汗，津气两伤，必致筋脉拘急而抽搐。平素有疮疡的患者，阴血亏虚，虽有身体疼痛之表证，也不可贸然发汗，否则必重伤津液而致痉。仲景论述外感病误治津伤是导致痉病发生的主要原因。表证过汗或误下，疮家兼外感表证误汗，均可更伤营血津液，筋脉失养而致痉病。津液不足、筋脉失养是痉病的基本病因病机。

外感痉病，除风寒湿外，暑、燥、火及疫疠之气，皆可致痉。吴瑭在《温病条辨》中说："一生治病，留心痉证，觉六气皆能致痉。"六淫邪气及疫疠之气，在病变过程中，皆可化热，热极生风或热结阳明，导致筋脉拘急而发生痉病。外感痉病主要包括西医学的高热惊厥、流行性脑脊髓膜炎、流行性乙型脑炎等。

除外感痉病外，内伤痉病临床亦常见，如气血亏虚、瘀血内阻及痰浊阻滞等导致筋脉失养而发生痉病，包括西医学的脑血管病、脑肿瘤、脑寄生虫病、甲状旁腺功能减退等引起的抽搐。

二、辨证论治

1. 栝楼桂枝汤证

栝楼桂枝汤是治疗柔痉的代表方，具有解肌祛邪、舒缓筋脉的功效。柔痉有发热汗出的症状，属于表虚不固，营卫不调。栝楼桂枝汤即桂枝汤加栝楼根，桂枝汤调和营卫。太阳病汗出恶风，脉当浮缓，今反沉迟，可知本证除风邪在表外，还有内在津液不足，不能濡养筋脉，故加一味栝楼根清热生津。此外，本证治与《伤寒论》太阳病桂枝加葛根汤证类似，临证时可互相参照比较以辨别。

2. 葛根汤证

葛根汤是治疗刚痉的代表方，具有解肌通络、舒筋缓急的功效。刚痉的特点是无汗而恶寒，属于风寒表实证。葛根汤即是桂枝汤加麻黄、葛根。麻黄与桂枝汤相合可辛温发散，开泄太阳之邪，葛根则起解肌舒筋的作用。

3. 大承气汤证

大承气汤是治疗阳明痉证的代表方。柔痉和刚痉的论述都冠有“太阳病”三字，大承气汤证不曰“太阳病”，说明痉病属里，从方证来看当属阳明实热。太阳病不解传于阳明，郁而化热，热扰胸膈，故见胸满；阳明经环口入齿，其支脉可下至足，热盛津伤，筋脉失养，故见口噤、卧不着席、脚挛急、蚧齿等症，病情危急，宜用大承气汤急下实热燥结，以存阴救阴，即“釜底抽薪，急下存阴”之法则的具体运用。

三、研究进展

1. 治疗痉病方药研究

（1）栝楼桂枝汤　栝楼桂枝汤治柔痉，若有项背转侧不利之症，可加入葛根一味，有助于提高疗效。栝楼桂枝汤对中风后肢体痉挛具有较好疗效，能提高患者日常生活活动能力，对于肢体运动功能的康复治疗有积极的作用[1]。全方及其单味药在体内外实验中均有不同程度抗氧化，抗炎，清除自由基，抑制兴奋氨基酸水平，降低脑组织 Ca^{2+}、Na^{+}、水含量，增强 ATP 酶活性，抑制细胞凋亡等作用[2]。

（2）葛根汤　葛根汤临床应用十分广泛，常用于治疗感冒、结肠炎、支气管炎、肺炎初期、猩红热、中耳炎、副鼻窦炎、慢性牙痛、三叉神经痛、风湿病、荨麻疹、遗尿症、高血压、脑梗死、脑出血、脑供血不足、糖尿病、流行性乙型脑炎、流行性脑脊髓膜炎、颈椎病等病证，可根据病情需要酌加防风、秦艽、羌活、威灵仙等药物提高疗效。该方重用葛根、白芍、甘草，可用于治疗咀嚼肌痉挛症；加白附子、僵蚕、全蝎、钩藤、菊花，可用于治疗周围性面神经麻痹；加石膏、菊花、升麻，可用于治疗阳明风火上扰、太阳经脉瘀阻的血管神经性头痛；配合牵引可治疗儿童自发性寰椎半脱位。现代实验研究表明，葛根汤在抑制病原微生物、扩张脑血管、增加脑血流量、抗凝、抗变态反应、抗炎、免疫调节、减轻抗癌剂不良反应、解热等方面均有一定作用[3]。此外，近年来葛根一药已经广泛用于治疗心血管疾病，尤其对高血压患者改善项背疼痛症状效果明显。

（3）*大承气汤* 大承气汤具有泻下、峻下热结之功效，是泻法的代表方剂，主治阳明腑实证、热结旁流和里热实证等。其中临床胃肠道疾病应用极为广泛，可应用于治疗急腹症、肠梗阻、手术后导致的肺损伤与胃肠道功能障碍、多器官功能障碍综合征等疾病，此外该方在辅助改善脑血管患者意识、急性中毒抢救等方面也显示出很好疗效。现代药理研究证实，大承气汤及其制剂除了具有调节胃肠激素分泌、促进胃肠运动、泻下通便的作用外，还能抑制血清内毒素、降低炎性细胞因子、解热、抗感染、抗炎、提高机体免疫力，对脑、肺等重要脏器具有明显的保护作用。同时，还能促进胃肠道平滑肌蠕动，调控胃肠运动，有助于各种毒性物质的排出[4]。

2. 历代医家对痉病的论述

痉病，始见于《黄帝内经》,《素问·至真要大论》云“诸痉项强，皆属于湿”“诸暴强直，皆属于风”。《灵枢·经筋》云“足少阴之筋……病在此者，主痫瘛及痉”“足太阳之筋……其病……脊反折，项筋急”“经筋之病，寒则筋急”。《素问·骨空论》曰“督脉为病，脊强反折”。从以上论述可以看出，风寒湿等外邪侵袭人体，阻滞筋脉，经气不利，筋脉失养，筋脉挛急，即可发生痉病。《金匮要略》论述痉病，继承了《黄帝内经》学说，以论述外感痉病为主。风寒湿等外邪侵袭人体，壅滞于经脉，以致气血运行不利，筋脉受病，失于濡养，拘急而成痉。仲景论述外感病认为误治津伤是导致痉病产生的主要原因。表证过汗或误下，疮家兼外感表证误汗，均可更伤营血津液，筋脉失养而致痉病。津液不足、筋脉失养是痉病的基本病因病机。

巢元方在《诸病源候论》中载有风痉候、风角弓反张候、金疮中风痉候、腕折中风痉候等，并指出“风邪伤于太阳经，复遇寒湿则发痉也”“邪入诸阳经故也”。金元时期，朱震亨认为，痉病并非由外来的风邪引起，而是由于气虚所致，切不可作风治，专用风药，认为痉病乃是“气虚有火，兼痰，宜用人参、竹沥之类”。陈无择在《三因极一病证方论》中说：“夫人之筋，各随经络结束于身，血气内虚，外为风寒湿热之所中则痉……其所因，多由亡血，筋无所营，故邪得以袭之。”汪机在《医学原理》中说：“方书皆谓感受风湿而致，多用风药，予细详之，恐仍未备，当作气血内虚，外物干之所致。”其对病因强调有所偏重：“有气血不能引导，津液无以养筋脉而致者；有因痰火塞窒经隧，以致津液不荣者；有因真元本虚，六淫之乘袭，致血不能荣养者。”书中强调本病根本原因是津血有亏：“虽有数因不同，其于津血有亏，无以滋荣经脉则一。”张景岳指出痉病之因“在血液，血液枯燥，所以筋挛”“凡此之类，总属阴虚之证。盖精血不亏，则虽有邪干，亦断无筋脉拘急之病，而病至坚强，其枯可知。故治此者，当先以气血为主”，具体方药如三阴煎、五福饮、大营煎、大补元煎、十全大补汤之类。

叶桂在《临证指南医案》中从肝风角度阐发，认为痉病因肝风内动而发，“肝为风木之脏，因有相火内寄，体阴用阳，其性刚，主动主升……倘精液有亏，肝阴不足，血燥生热，热则风阳上升，窍络阻塞，头目不清，眩晕跌仆，甚则瘛疭痉厥矣”。温病热盛之期，热极而生风，肝风“夹少阳之威而乘颠摇络”。温病后期，阴虚而风动，由于精血内损，肝肾阴虚，水不涵木，所谓“母脏而扰及子脏位者”。两者病机不同，治疗亦迥然有别。

薛生白在《湿热病篇》中有湿热致痉的证治，强调“伤寒之痉自外来，证属太阳，治以散外邪为主。湿热之痉自内出，波及太阳，治以息内风为主”。归纳所述致痉之由，大致有以下几种：湿热化火，火动风生，外窜经脉；湿热化燥，邪热闭结胃腑，引动肝风；营热炽盛，气血两燔，心包被灼；湿热伤营，肝风上逆，血不荣筋等。薛氏分别立有息风通络、急下存阴、清营凉血、滋阴息风等法，极大地丰富了痉病的临床治法。

吴瑭在《温病条辨》中将痉病概括为虚、实、寒、热四大纲，其说：“六淫致痉，实证也；产后亡血，病久致痉，风家误下，温病误汗，疮家发汗者，虚痉也；风寒、风湿致痉者，寒痉也；风温、风热、风暑、燥火致痉者，热痉也。”治疗上除了寒痉参考《金匮要略》刚痉、柔痉之外，其他方面还进行了大量的补充，如辛凉之剂、开窍醒神之剂、化湿泄浊之剂、辛凉甘润之剂、育阴柔肝之剂等的具体运用，使痉病的临床治疗有章法可依。王清任认为痉病的病因病机是气虚血瘀。总之，经历代医家不断地研究，对痉病的认识逐渐完善；治疗方法丰富发展，大大提高了临床治疗效果。

现代医家在《金匮要略》治疗外感痉病基础上又有新发展。风寒湿邪壅滞经脉，治宜祛风散寒，燥湿和营，方选羌活胜湿汤加减；肝经热盛，动风伤津，治宜平肝清热，息风止痉，方选羚角钩藤汤加减；阳明热盛伤津，治宜清泄阳明，增液止痉，方选白虎汤合增液汤加减；心营热盛，治宜清心透营，开窍止痉，方选清营汤加减，若伴神昏谵语、躁动不安，可酌情选用安宫牛黄丸、至宝丹或紫雪丹；若四肢抽搐，角弓反张，可加全蝎、蜈蚣、僵蚕、蝉蜕凉肝息风止痉；痰浊上蒙清窍，治宜豁痰开窍，息风止痉，方选导痰汤加减；阴血亏虚，治宜滋阴养血，息风止痉，方选四物汤合大定风珠加减。

西医学引发痉病的疾患除常见的高热惊厥外，流行性脑脊髓膜炎、流行性乙型脑炎也常常会出现项背强急（脑膜刺激征）、四肢抽搐，甚至角弓反张等痉病症状。20世纪50年代，在石家庄、北京发生了流行性乙型脑炎的局部暴发。流行性乙型脑炎（简称乙脑）是由乙脑病毒所致的中枢神经系统性传染病。经蚊传播，流行于夏秋季节。急性发病，临床以高热、头痛、意识障碍、惊厥、强直性痉挛和脑膜刺激征等为特点，病死率和致残率都很高。当时乙脑是一个世界性难题，并缺乏有效的治疗手段及预防疫苗，初期病死率高达50%。面对重大疫情，中医专家郭可明提出“清热、解毒、养阴”的治疗原则，配合透邪开窍、芳香化湿、息风通络等法救治，并提出了以白虎汤、清瘟败毒饮为主方，重用生石膏，配合使用安宫牛黄丸和至宝丹的治疗方案，轻型乙脑用石膏银翘汤（郭可明经验方）清热解毒佐以辛凉透邪；普通型乙脑用白虎银翘汤（郭可明经验方）清热解毒，辛凉透邪；重症型乙脑用清解养阴息风汤（郭可明经验方）清热解毒养阴，通络止痉息风；极重型乙脑用大剂清瘟败毒饮、白虎加人参汤加味清热解毒，滋阴养液，镇肝息风，芳香开窍[5]。因人因时因地辨证施治，显著提高了疗效，降低了病死率。

第二节　湿　病

仲景首创湿痹之名，详细地阐述了湿病的病因病机、治则治法、辨证论治等，对后世医家治疗湿病产生了深远影响。仲景所论湿病是由于阳气不足，风寒湿邪痹着肌肉、筋脉、关节所致的以发热、身重、骨节疼烦为主要临床表现的疾病。湿病的辨证，首先辨寒热，寒者温化，热者清利，其次辨湿邪停留的部位，在表者使其从外而解，在里者使其从二便而解。治疗上应遵循“因势利导”的原则，使湿邪有出路。根据湿性黏腻特点，仲景治疗外湿病以“微汗法”为主，强调湿病的治疗不能使用大量解表药发大汗，而应该使用温药振奋阳气，蒸发湿邪，使微微似汗出而愈。随证立法，方药灵活加减。寒湿在表，表实无汗者，用麻黄加术汤；风湿在表，有化热倾向者，用麻杏苡甘汤；气虚汗出者，用防己黄芪汤，目的都在取微汗以解外湿。如湿盛阳微，虽有表湿，亦当治宜助阳，桂枝附子汤、白术附子汤、甘草附子汤即为此而设。方中，麻黄、桂枝、苦杏仁、甘草、附子、生姜、大枣为仲景治疗外湿病常用药。仲景以麻黄解表发汗，配伍白术以防发汗太过，二者并用，可并行表里之湿气；阳虚者配伍附子，病位在表者加苦杏仁宣肺利气。其中多个方剂为麻黄汤、桂枝汤的加减运用。《金匮要略》论湿病主要以论述外湿为主，对内湿论述较少；论述外湿中主要论述寒湿、风湿，对湿热论述较少。后世医家对湿病尤其是内湿病因及治疗均有较大发展。本篇首次提出“风湿”概念，为后世辨证论治风湿病奠定了基础。本篇湿病，现归属于中医内科学痹证范畴。西医学中风湿性关节炎、类风湿关节炎、慢性肾炎、风湿性心脏病等风湿性疾病可参照湿病进行辨证论治。

一、病因病机

湿为六气之一，乃长夏主气，有滋润万物、长养繁华之功；但湿气太过则转为湿邪，其性黏滞重浊，郁遏阻滞，多兼夹风、寒、暑、热诸邪侵犯人体，病程缠绵，颇难治疗。湿病有内湿、外湿之分，仲景所论湿病以外湿为主，病邪多在肌肉关节。《金匮要略·脏腑经络先后病脉证第一》中指出“湿伤于下”“湿流关节”，也说明湿邪易侵犯人体下部及肌肉关节。

湿病有内湿、外湿之分。《痉湿暍病脉证治第二》篇所论重在外湿，但不乏内湿。外湿由外而入，多因气候潮湿，或淋雨涉水，或久处湿地所致。内湿从内而生，多因过食生冷或饮食不节，导致脾失健运，水湿内停引起。外湿、内湿常相杂为患，外湿入侵，困遏于脾，运化失司，易生内湿；素体脾胃虚弱之人，常易招致外湿，从而出现“小便不利，大便反快”的湿痹证候。

湿邪侵犯人体，或停留肌肉，或流注关节，或浸淫经络，必阻遏阳气。阳气被郁则气血运行不畅，可见身重发热、骨节疼烦等症。因湿邪兼邪的不同，个人体质的差异，抗病能力的强弱，临床上表实证有风寒、风湿、寒湿等不同，表虚证有气虚、阳虚之异，皆需审因论治。

二、辨证论治

1. 麻黄加术汤证

寒湿在表证用麻黄加术汤，有湿家身烦疼，伴发热恶寒、无汗、脉浮紧等病证，方用麻黄加术汤发汗祛风除湿。方中麻黄发汗解表，以散寒湿，因恐大汗出，配白术以防麻黄发汗太过，并可益气化湿，此一发一补，即可取微汗除湿之目的，譬如喻昌《医门法律》曰：“麻黄得术，则虽发汗不至多汗，术得麻黄，并可行表里之湿，下趋水道，又两相维持也。”

2. 麻杏苡甘汤证

风湿在表证用麻杏苡甘汤，以一身四肢肌肉关节游走疼痛，并见发热，日晡加剧为主症。风与湿相合郁遏阳气，化热化燥，故于申酉阳明之气旺盛之时，发热加剧，方用麻黄汤去辛温之桂枝，加甘淡微寒的薏苡仁清化湿热，《神农本草经》记载“薏苡仁主风湿痹，筋急拘挛，不可屈伸”，不但能利、能清、能补，且与苦杏仁相配既可宣泄肌表水湿，又能轻清宣化燥热，甘草量倍于麻黄，意在制约麻黄以达微汗除湿之目的。

3. 防己黄芪汤证

风湿表卫气虚证用防己黄芪汤，以身重、恶风、汗出、脉浮缓为主症。风湿日久耗伤卫气，卫气虚则见汗出、恶风等症。方用防己黄芪汤益气固表除湿。方中黄芪补益卫气，以固护肌表，并能托邪外出，促使湿邪下行，防己、白术祛风除湿。然本方偏于益气固表，微汗除湿作用较弱，欲使阳气达表，祛除肌腠湿邪，需服药后坐棉被上，并用其围腰以下部位，以助卫阳取微汗。

4. 桂枝附子汤证

风湿兼表阳虚，风邪偏盛者，用桂枝附子汤，主要以身体疼烦、转侧不利、脉浮虚而涩为症状表现。方用桂枝汤去芍药加附子，重用桂枝和附子祛风逐湿，通阳化气，使湿从表里两解。此处附子用三枚，周扬俊说：“风湿尚在外，在外者利其速去，此条风湿半入里，入里者妙在缓攻，仲景正恐附子多则性猛且急，筋节之窍未必骤开，风湿之邪岂能托出，徒使汗大出而邪不尽尔。”本条脉证“脉浮虚而涩”，浮者为病在表，虚者为正气虚，涩为血行不畅，合为在表之阳气已虚，故重用附子，以助桂枝温表以除在表之湿，而桂枝亦能助附子通阳，使湿从小便而去。

5. 白术附子汤证

风湿兼表阳虚，湿邪偏盛者，用白术附子汤。“大便坚，小便自利者”说明湿邪在表而不在里，与湿痹之证候“小便不利，大便反快者”形成鲜明对比。成无己在《注解伤寒论》中云：“桂发汗走津液，此小便利，大便硬，为津液不足，去桂加术。”徐彬云：“若大便坚，小便自利是表里无病，病在躯壳，无取治表，即去桂加术，以壮肠胃之气，使燥湿之力从内而去，则风之夹湿而在躯壳者，不从表解而从热化也。故曰：其人如冒状勿怪，即是术附并走皮中云。”

6. 甘草附子汤证

风湿表里阳气俱虚者用甘草附子汤。方中桂附同用，既可散寒止痛，又可固表止汗。附子用量较桂枝附子汤为轻，原因是桂枝附子汤证为风湿留着肌表，利于速去，故附子用量较大。甘草附子汤证是风湿留着关节，病情更深一层，难以速去，故减附子用量，意在缓行。术附同用，能健脾燥湿，温阳化气。桂甘同用，振奋心阳，治短气、小便不利。如黄树曾云："此证风湿已深入，妙在缓攻，故君甘草之缓以治之，附子则负祛寒助阳止痛之责，至汗出恶风，骨节疼烦，又皆桂枝所主，因其寒湿较重，脾阳复虚，舍白术其谁能治。"初服得微汗，知邪已去，小心调理即可痊愈，能食而复烦则是胃气虽尚存但虚阳已外越之象。正虚邪盛之时，药量宜小，不宜大，否则人体不胜药力，正气反被药力所伤，祸不旋踵。

三、研究进展

1. 治疗湿病方药研究

（1）*麻黄加术汤*　麻黄加术汤加味治疗风湿病具有显著的临床疗效，可有效改善患者关节功能，缩短症状改善时间及住院时间，有着较低的并发症发生率和复发率及较高的安全性[6]。药理学研究表明，麻黄加术汤能够降低组织中炎性介质的含量，调节免疫异常，维持正常免疫反应，从而增进食欲、促进代谢。麻黄加术汤具有抗炎、镇痛和免疫调节等多方面作用，可降低血清中IL-1β及TNF-α的浓度，其有效成分通过降低关节炎大鼠血清中的炎性介质，从而达到抗炎止痛、改善关节微循环、免疫调节等作用[7]。

（2）*麻杏苡甘汤*　临床发现麻杏苡甘汤加减治疗类风湿关节炎疗效颇佳[8]。药理学研究表明，麻杏苡甘汤有消炎镇痛、解热镇静、解痉祛风湿等作用，麻黄中含有的多种麻黄碱类生物碱是其主要的有效成分，有发汗、解热、抗炎、抗过敏、镇静作用并对骨骼肌有抗疲劳作用。薏苡仁中含有薏苡素、三萜化合物、多种甾醇、多种薏苡多糖，其有效成分对肌肉有抑制作用，对中枢神经系统有镇静、降温和解热镇痛作用，有增加体液免疫的作用[9]。

（3）*防己黄芪汤*　防己黄芪汤是由防己、黄芪、白术、生姜、甘草和大枣组成的临床常用方剂，主治卫表不固，外感风邪，水湿泛溢肌肤所致的风湿证、风水证。药理研究表明防己黄芪汤具有调节免疫、抗炎、镇痛、抗凝血、利尿、降血脂等作用，对于慢性肾小球肾炎、肾病综合征、肾水肿、心脏水肿和风湿性疾病等有较好效果[10, 11]。研究发现防己黄芪汤中的主要有效成分为生物碱类、皂苷类、黄酮类和内酯类等。

（4）*桂枝附子汤*　桂枝附子汤临床常用于治疗湿病、痹证。桂枝附子汤具有温阳通血脉作用，故还可用于治疗寒湿阻滞血脉，影响气血运行的心动过缓、低血压、雷诺病。有研究发现，加味桂枝附子汤联合中药外敷疗法治疗寒湿痹阻型痛风性关节炎取得了良好的效果，能够有效地改善患者的临床症状，降低其血尿酸（blood uric acid，BUA）水平[12]。现代药理研究表明，桂枝附子汤有较强的镇痛和抗炎作用，其中桂枝具有抗炎、扩血管的作用，而附子不仅有镇痛和抗炎作用，还有增强细胞免疫的功效[13]。

（5）白术附子汤 白术附子汤可治疗脾胃阳虚的腹胀、便秘等症，也可用于治疗慢性心功能不全阳虚水泛证，能显著改善患者心功能[14]。白术附子汤还可以治疗多囊卵巢综合征（polycystic ovarian syndrome，PCOS），能有效改善患者体内相关激素水平，改善患者症状，降低不良反应发生率[15]。

（6）甘草附子汤 甘草附子汤是临床治疗湿病、寒痹的常用方。该方加减化裁还可用于治疗脾肾阳虚型慢性肾炎、心肾阳虚型风湿性心脏病等病证。甘草附子汤能迅速改善寒湿痹阻型急性痛风性关节炎症状，可有效地降低C反应蛋白水平，具有良好的镇痛作用[16]，且甘草附子汤联合西药治疗强直性脊柱炎具有良好的临床疗效，能有效改善患者临床症状，缓解机体炎症反应，值得推广应用[17]。

2. 历代医家对湿病的论述

巢元方对湿病的论述，如“湿疸病者，脾胃有热，与湿气相搏，故病苦身体疼，面目黄，小便不利，此为湿疸”“湿癣者，亦有匡郭，如虫行，浸淫，赤，湿痒，搔之多汁成疮，是其风毒气浅，湿多风少，故为湿癣也。其里亦有虫”“湿疥起小疮，皮薄，常有水汁出，此风热气浅，在皮肤间故也”。脚气诸候中，脚气上气候、脚气痹弱候、脚气疼不仁候、脚气痹挛候、脚气肿满候、脚气心腹胀急候、脚气风经五脏惊悸候之病因均属风湿毒气。

刘完素认为六气皆从火化，湿病亦多自热生。《黄帝素问宣明论方·水湿总论》云：“夫诸湿者，湿为土气，火热能生土湿也，故夏热则万物湿润，秋凉则湿物燥干也。湿病本不自生，因于大热怫郁，水液不能宣通，即停滞而生水湿也。凡病湿者，多自热生。”刘完素强调火热为病，病机关键在于火热阻碍气机运行，同时气之不畅，水湿亦随之停滞，故火热阻于气，水液便不得通，势必形成湿病。

张从正治湿证多用汗、吐、下三法，如其在《儒门事亲·湿门》中论道：“《内经》曰：诸湿肿满，皆属脾土。可用独圣散吐之。如时月凉寒，宜于燠室不透风处，用火一盆，借火力出汗；次以导水、禹功，量病患虚实，泻十余行，湿去肿减则愈矣。是汗、下、吐三法俱行。三法行毕，脏腑空虚，先宜以淡浆粥，养肠胃三两日；次服五苓、益元同煎，或灯心汤调下亦可。如大势未尽，更服神功散，可以流湿润燥，分阴阳，利水道。既平之后，宜大将息。慎忌油、盐、酒、果、房室等事三年，则不复作矣。”张氏用汗、吐、下三法以治湿病，剑走偏锋，后世医家虽有“亘古以来，善治病者，莫如戴人”之论，而习用其法者鲜有。

李东垣提出“升阳除湿”法，临床中李氏从脾胃内伤的层面详细阐述了脾胃损伤、中气下陷、内伤酒湿等证，提出“脾胃之气既伤，而元气亦不能充，而诸病之所由生”，临床治病多从脾胃论治，并且突出脾气之升发，药多用“辛甘之药滋胃，当升当浮，使生长之气旺”。

朱丹溪认为湿病与地域气候、饮食习惯紧密相关，治疗上主张分上下、内外或上、中、下三焦分部用药。他提出“湿热相火为病甚多”“六气之中，湿热为病，十之八九”。他在《丹溪心法·中湿》中云“东南地下，多阴雨，地湿，凡受必从外入，多自下起……西北地高，人多食生冷、湿面、潼酪，或饮酒后寒气怫郁，湿不能越……皆自内而出也”，治宜“辨其元气多少而通利其二便，责其根在内也”。丹溪在治疗湿病方面，主张分上下、内外或上、中、下三焦分部用药，如“上部湿，苍术功烈；下部湿，宜升麻提之”“外湿宜表散，内湿宜淡渗”“去上焦湿及热，须用黄芩，泻肺火故也”“去中焦湿与痛热，用黄连，泻心火故也”“去下焦湿肿及痛，并膀胱有火邪者，必须酒洗防己、黄柏、知母、龙胆草”。

叶天士治湿多三焦分治。“若湿阻上焦者，用开肺气，佐淡渗，通膀胱，是即启上闸，开支河，导水势下行之理”，若脾阳不运，湿滞中焦“即用术、朴、姜、半之属以温运之，以苓、泽、腹皮、滑石等渗泄之”，其理如“低窳湿处，必得烈日晒之，或以刚燥之土培之，或开沟渠以泄之耳”，用药宜苦辛寒治湿热，苦辛温治寒湿，佐以淡渗，或风药。治湿用药忌甘酸腻浊。

薛生白在《湿热论》中阐述了湿热病的全过程。邪从口鼻而入，而归阳明（阳明为水谷之海，鼻食气，口食味，故悉归阳明），可见阳明表证。中期根据个人体质的不同以及湿热的偏胜，此时则可见“湿热证，数日后，脘中微闷，知饥不食”与“湿热证，初起，壮热，口渴，脘闷，懊侬，眼欲闭，时谵语”之湿邪蒙闭上焦诸证；或可见“湿热证，初起发热，汗出，胸痞，口渴，舌白”之湿伏中焦之证；或可见“湿热证，数日后，自利溺赤，口渴”之湿流下焦之证。湿热病至后期，人体正气已然亏损，多见中下焦证候。

吴鞠通从“三焦”论治湿邪，指出“湿温……上焦最少，病势不甚显张，中焦病最……以湿为阴邪故也，当于中焦求之”。上焦湿病最少，多犯心肺，治宜开肺气救心阳。俾湿入中焦，则有寒湿与湿热之分，感邪则寒湿易伤人脾胃之阳，湿热易损人之阴，“寒湿者，湿与寒水之气相搏也，盖湿水同类，其在天之阳时为雨露，阴时为霜雪……最损人之阳气。热湿者，在天时长夏之际，盛热蒸动湿气流行也，在人身湿郁，本身阳气久而生热也，兼损人之阴液。”《温病条辨》中还提到了湿温治法三禁：禁汗、禁下、禁润，“汗之则神昏耳聋，甚则目瞑不欲言”“下之则洞泄”“润之则病深不解”。

现代中医论湿病病因病机，湿病可分为内湿和外湿。外湿包括天之云雨雾露，地之水湿，工作及居处环境潮湿。尤其夏秋季节，天之热气下迫，阴雨连绵，地之湿气蒸腾，或暴雨浇淋、贪凉露宿、睡卧当风、水中作业等，则湿邪易于侵袭人体而发病。内湿包括素体肥胖，痰湿过盛，或饮食不节，过食肥甘厚味，使脾气壅遏，或生冷不洁，致使脾胃受损，健运无力，水湿停滞而生内湿，或素体脾肾阳气亏虚，水液代谢失常，水湿内停。总之，湿病的发生与体质因素、气候条件、生活环境、饮食不节等有密切关系。脾肾阳气亏虚、水液代谢失常为湿病发生之本，《素问・至真要大论》曰：“诸湿肿满，皆属于脾。”外感湿邪、饮食不节为湿病发生的重要条件。此外外感湿邪多兼风邪而为风湿，兼寒而为寒湿，外湿、内湿常兼热邪，或湿邪蕴久化热而为湿热。

四、名家经验精选

1. 国医大师路志正论治湿病经验

路志正提出“百病皆由湿作祟”的论点，以湿与水同类，雾露霜雹、雨霞冰雪，皆源于大气中所含的水气（中医称为湿气，现代气象学多以“相对湿度”表示），太过或不及，均可伤人引起疾病。《六因条辨・伤湿辨论》曰：“夫湿乃重浊之邪，其伤人也最广。”路志正认为湿病有表里之分，寒热之别，虚实之异。一般而言，以病因而分，六淫中湿邪致病者称外湿，多实证，病变亦有因实致虚者。因脏腑功能失调、水湿停聚而致病者称内湿，多虚证，病变亦有因虚致实者或虚实兼夹者。若湿与寒相夹致病者称寒湿。湿与热相合犯人者称湿热，亦有寒热错杂者。湿病的特点主要根据湿邪本身的性质来定，表现为发病隐匿、湿盛阳微、阻遏气机、重浊晦滞、易袭阴位、兼夹难测、病位广泛、缠绵黏滞。临床治疗湿病分为以下 12 个证候治疗[18]：

（1）湿蕴胃府　症状：胃脘痞闷不适，食后胀满，恶心欲吐，纳呆食少，呃逆时作，舌淡红，苔薄白腻，脉滑或濡。治则：芳香化浊，和胃降逆。处方：姜半夏 10g，枇杷叶 10g，藿香 12g，紫苏梗 6g，白豆蔻（后下）6g，陈皮 10g，茯苓 10g，苦杏仁 6g，生姜 3g。加减：苔白厚腻者，加草果 6g；苔薄黄腻者，加竹茹 12g，芦根 15g；苔黄厚腻，口黏苦者，去紫苏梗，加黄芩 6g，黄连 3g；呕苦、嘈杂者，加吴茱萸 3g，黄连 6g；呃逆、呕吐甚者，加刀豆 12g，旋覆花（包）10g。

（2）湿困脾土　症状：脘痞腹胀，周身倦怠，肢体沉重，纳谷不馨，厌油腻，口黏，吐白痰涎沫，大便黏滞不爽或溏泻，舌淡红，苔白腻，脉濡滑。治则：芳香醒脾，燥湿行气。处方：佩兰（后下）10g，藿香（后下）12g，苍术 9g，砂仁（后下）3g，厚朴

9g，白芷 6g，大腹皮、子各 9g，陈皮 9g，茯苓 12g，泽泻 6g，六一散（包）12g，桔梗 6g。加减：头昏蒙不清者，加蔓荆子 6g；带下清稀者，加炒荆芥穗 9g，炒薏苡仁 20g；肢体沉重较甚者，加防风、防己各 6g，祛肌表经络之湿。

（3）湿热蕴结　症状：胸膈不适，脘腹胀满，肢体沉重，口干苦而黏，大便黏滞不爽或便秘，小便黄浊或短赤，午后身热，心中烦热，舌淡红或红，苔黄腻，脉濡数或滑数。治则：清热祛湿，调中行气。处方：黄连 6g，栀子 3g，豆豉 6g，厚朴 10g，藿梗 10g，半夏 9g，茵陈 12g，白豆蔻（后下）6g，苦杏仁 10g，滑石（包）15g，通草 6g。加减：湿重于热者，去栀子，减黄连为 3g，加草豆蔻 10g；热重于湿者，加黄芩 9g，连翘 6g；大便黏滞不爽者，加败酱草 12g，炙酥皂角 10g，枳实 10g；大便秘者，加槟榔片 6g，生大黄（后下）1.5g。

（4）寒湿中阻　症状：脘腹胀满，隐隐作痛，遇寒则甚，得热痛缓，泻下清稀，纳呆食少，口淡不渴，周身沉重，肢体酸楚，舌淡，苔白滑腻，脉沉迟。治则：温中散寒，燥湿行气。处方：厚朴 9g，干姜 6g，草豆蔻（后下）6g，苍术 12g，陈皮 9g，茯苓 12g，泽泻 6g，广木香（后下)6g。加减：兼寒湿外侵，身冷恶寒，肢体疼痛者，加紫苏叶（后下）9g，羌活 9g；兼肝经虚寒，出现胸胁不适，痛连少腹，妇人经来腹痛者，去砂仁、泽泻，加乌药 9g，醋延胡索 10g，当归 12g。

（5）脾虚湿困　症状：脘痞腹胀，食后为甚，头重昏蒙，面色萎黄，神疲肢倦，懒于动作，口淡纳呆，大便溏薄，舌淡胖，有齿痕，苔薄白腻，脉细弱。治则：益气健脾，化浊祛湿。处方：太子参 12g，茯苓 12g，苍术 10g，半夏 9g，陈皮 9g，砂仁（后下）4g，白扁豆 10g，藿香（后下）6g，佩兰（后下）10g，生姜 3 片。加减：气虚下陷，脘腹重坠者，去白扁豆、藿香、佩兰，加黄芪 15g，炒枳实 9g，升麻 6g；头蒙较甚者，乃清阳不升，加荷叶 6g，葛根 10g；有食滞者，加焦三仙 30g，香橼皮 9g。

（6）湿邪弥漫，中上同病　症状：胸膈痞闷，脘腹胀满，头昏沉重，厌食纳呆，口中黏腻，渴不欲饮，舌淡红，苔白腻，脉濡或滑。治则：宣肺理气，健脾祛湿。处方：藿梗、荷梗各 12g，苦杏仁（去皮尖，炒）9g，豆豉 9g，佩兰（后下）12g，白豆蔻（后下）6g，半夏 9g，厚朴 9g，茯苓 12g，竹叶 6g，枇杷叶 10g。加减：胸膈痞闷较甚者，去豆豉、竹叶，加枳实 9g，香橼皮 9g；肺气上逆，咳嗽有痰者，去豆豉、佩兰、竹叶，加前胡 10g，陈皮 10g；胃气上逆而呕者，加旋覆花（包）10g，生姜 6g；湿邪化热者，加黄芩 6 ～ 9g。

（7）湿邪中阻，肝脾不和　症状：胁肋胀满，脘腹痞闷，隐痛不适，痛甚则泻，泻后痛减，复如故，体倦乏力，纳呆呕逆，舌淡，苔白腻，脉虚弦，重取无力。治则：疏肝缓急，燥湿运脾。处方：柴胡12g，炒枳壳10g，青皮、陈皮各9g，炒苍术、白术各10g，生薏苡仁15g，防风6g，白芍12g，甘草6g。加减：脾气虚者，加太子参12g，茯苓12g；中阳虚寒者，加干姜3g，草果6g；如出现嘈杂泛酸，呕吐苦水，舌边红，口干黏苦者，则为湿热内蕴，胆胃不和，宜合黄连温胆汤加减。

（8）湿阻肝胆，蕴热发黄　症状：胸胁满闷，两胁痛胀，身目发黄，脘痞腹胀，口干黏苦，恶心呕吐，纳呆，四肢困重，小便黄浊，大便不调，舌淡，苔薄黄腻，脉沉弦滑。治则：疏肝利胆，清热祛湿。处方：柴胡12g，茵陈15g，炒枳壳15g，赤芍12g，川厚朴10g，川楝子6g，郁金9g，茯苓12g，泽泻6g，苍术6g，甘草6g。加减：如湿郁化热，热重于湿者，去川厚朴、苍术、川楝子，加黄芩10g，龙胆6g，车前子（包）12g；如胁痛较著者，去泽泻，加醋延胡索9g；如为寒湿下注，少腹拘急，睾丸坠胀者，上方去茵陈、泽泻，加干姜6g，乌药10g，盐小茴香12g，以暖肝散寒，行气化湿。

（9）湿邪蕴阻，脾肾阳虚　症状：脘腹痞闷不适，时发疼痛，得热则缓，纳呆运迟，面色皖白，神疲懒言，周身困重，肢冷畏寒，大便溏泻，腰背酸楚沉重，舌淡胖有齿痕，苔白滑腻，脉沉迟，尺脉弱。治则：健脾益肾，温阳化湿。处方：附子（先煎）9g，炮姜6g，白术12g，茯苓12g，党参10g，厚朴6g，广木香（后下）6g，炙甘草4g。加减：如泻利次数较多，清稀如水者，加猪苓12g，泽泻10g，增加利水渗湿之力，利小便而实大便；如以腰背酸楚疼痛症状明显者，加桑寄生15g，山药12g，以益肾强腰。

（10）湿热阻滞肠道　症状：下痢赤白脓血，肛门灼热，腹痛腹胀，里急后重，身热心烦，小便短赤，苔黄腻，脉滑数。处方：黄连9g，黄芩10g，生大黄（后下）3g，赤芍、白芍各12g，当归12g，广木香（后下）9g，槟榔6g，葛根12g，甘草6g。加减：如湿邪偏重，下脓多于下血，身热不甚，脘痞呕恶，苔白腻者，去大黄，加藿香12g，苍术6g；如热毒较盛，下血多于下脓，血色鲜红，壮热烦渴，舌红苔燥者，宜加白头翁12g，败酱草15g，金银花15g，赤芍改为牡丹皮；兼食滞，嗳腐吞酸，呕吐呃逆，糟粕与脓血夹杂而下者，加炒枳实12g，炒莱菔子9g，谷芽、麦芽各15g；如下痢赤白黏冻，白多赤少，伴腹痛畏寒，里急后重，脘痞纳差，头身困重，舌淡苔白腻，脉濡缓者，为寒湿之邪内蕴肠道，治应温中散寒，行气燥湿，方用胃苓汤加当归、炮姜、广木香。

（11）湿阻胞宫，带脉不利　症状：带下量多，或色白清稀，如涕如涎，或带下黄浊，腥臭，腰膝困重酸软，少腹坠胀，肢体倦怠，苔腻，脉缓滑。白带方：苍术、白术各12g，陈皮12g，生薏苡仁15g，车前子（包）12g，醋香附9g，炒山药15g，炒荆芥穗9g，生龙骨、牡蛎各20g（先煎），柴胡12g，茯苓15g，泽泻9g，甘草6g。加减：如头昏沉重，或头蒙不清者，去泽泻，加川芎6g，天麻6g；如少腹胀痛较著，遇寒痛甚者，去车前子，加炮姜6g，乌药10g；如伴面色萎黄，气短乏力，舌淡胖，有齿痕者，乃脾气虚弱，上方加太子参12g，生甘草改为炙甘草。黄带方：黄柏10g，芡实15g，车前子（包）15g，椿根皮12g，土茯苓20g，生薏苡仁15g，泽泻9g，川楝子10g，山药18g。加减：带下色赤者，加鸡冠花15g，牡丹皮12g，以清热凉血；外阴瘙痒，或有外阴湿疹、溃疡者，加用自拟“带下外洗方”，苦参30g，马鞭草30g，车前草20g，黄柏15g，蛇床子15g，白矾10g。煮沸20分钟，先熏后洗，1日2～3次，注意勿烫伤。

（12）湿蕴膀胱　症状：小腹胀满，小便频数，淋沥赤涩，尿道疼痛，或点滴不通，口黏口苦，渴不欲饮，苔黄腻，脉滑数。治则：清热祛湿，通利膀胱。处方：瞿麦12g，萹蓄12g，川木通10g，滑石（包）15g，车前子15g，竹叶9g，栀子9g，甘草梢6g。加减：如尿中带血者，为热伤血络，迫血妄行，加小蓟15g，蒲黄（包）12g，生地黄15g；如小便黄赤浑浊，或如米泔水样者，加萆薢12g，黄柏9g；如排尿突然中断，尿道刺痛窘迫，或尿中有砂石者，为湿热蕴结，煎熬尿液，结为砂石，阻闭尿道，加海金沙（布包）15g，金钱草20g，鸡内金粉3g（分2次冲服），琥珀粉3g（分2次冲服）；经治症减，余邪未净者，不可专事清利，以免伤阴耗液，当用清心莲子饮加减，以扶正清除余邪。

2. 国医大师颜德馨治湿十法[19]

（1）祛风胜湿法　外感湿邪，先伤太阳，症见发热，骨楚，身重。如湿气在于皮肤者，宜用麻黄、桂枝、白术之属以发其汗，譬如阴晦，非雨不晴也；亦有用羌活、防风、白芷等风药以胜湿者，譬如清风送爽，湿气自消也。因风药多燥，燥可祛湿，麻黄加术汤即是代表方。颜老用祛风胜湿法治疗风湿困于肌表的水肿、痰证、风证、痰饮，效果较好，如用风药治疗慢性肾炎尿蛋白久治不消者，常有意想不到的疗效，用五积散治疗痹证初起患者，亦多应手。

（2）芳香化湿法　湿滞上焦症见胸膈满闷，头目晕眩；湿阻中焦症见脘腹痞满，不欲饮食，呕吐，便溏，四肢沉重，口甜或黏。治疗可用芳香化湿法芳香辟浊，化湿悦脾。湿证轻者，用玫瑰花、厚朴花、代代花煎汤代茶饮或沸水泡饮，取花性轻扬之义。湿证稍重，先取砂仁、白豆蔻，化湿醒脾，补气宽中。砂仁香浓气浊，温燥之性较强，白豆蔻芳香气清，温燥之性又较弱，不效再取藿香、佩兰、紫苏叶，所以用叶者，以冀轻以芳化清利湿邪。如五叶芦根汤（藿香叶、佩兰叶、薄荷叶、鲜荷叶、枇杷叶、芦尖、冬瓜仁），多用梗，取其走中不走外也。藿香、佩兰、紫苏叶均香而不烈，温而不燥，能祛除阴霾湿邪而助脾胃之气，为湿困脾阳，倦怠无力，饮食不香，舌苔浊垢者最捷之药，其中佩兰又为治脾病要药，有除陈腐、辟秽浊之功，独擅胜湿。颜老喜用化橘红、姜半夏，因其燥湿化痰力强，如用上药不效者，取薄荷、白蜜、姜汁搽舌，或薄荷煎汤用纱布蘸之搽舌亦可。此外还常用少量石菖蒲以醒胃。

（3）清热燥湿法 治疗湿热内蕴或湿邪化热的证候，症见心烦口苦，小溲短赤，大便或稀或溏，苔黄腻而燥，脉濡数等，连朴饮、甘露消毒丹是代表方。连朴饮治疗湿热俱重，有辛开苦降之功；甘露消毒丹利湿化浊，兼芳香利气，疏肺清咽，乃治湿温时疫之主方。湿热蕴蒸，胶着难解，滞其机转，中气实则热重于湿，病发于阳明胃肠为多。中气虚则湿重于热，病发于太阴脾肺为多。湿热俱盛或热重于湿时，当清热为主，兼以化湿。颜老常以化湿为主，以便湿去而热孤，平胃散、二陈汤最常用。临床上苦寒燥湿法广泛适用于肝、胆、脾、胃、肾表现为湿热的病证，但湿热之邪易伤津液，苦寒燥湿之品易败胃伤津，故不宜多用。

（4）运脾化湿法 脾喜燥而恶湿，喜运而恶滞，寒湿困于中州，脾失健运之权，症见纳呆腹胀，体倦身重，恶心欲吐，口腻不渴，大便溏薄，小便短少，苔白腻根厚，脉迟缓或虚，当以运脾化湿。凡欲补脾，则用白术；凡欲运脾，则用苍术。苍术性味微苦，能醒脾助运，开郁宽中，疏化水湿，是运脾之要药，并常与白术同用。如再生障碍性贫血的治疗中，即使患者没有脾胃症状，在双补气血的红参、鹿角等药中加用了苍术、白术，以利药物的吸收而促进化源。颜老认为苍术有抗衰老作用，还常用莪术运脾利气，消积止痛。

（5）淡渗利湿法 湿邪为病，有表里之因，故利小便为治里湿之法。李东垣云："治湿不利小便，非其治也。"湿邪在于小肠、膀胱，可见肌肤隐黄，腹中不畅，苔腻，渴不欲饮水，身体倦怠，微热汗少，小便短赤，脉沉而缓，当用此法，宜用茯苓、猪苓、车前子、泽泻之属，譬如水溢沟渠，非疏通其窦不开也。除应用茯苓、猪苓、泽泻、车前子等药外，还常用六一散、通草、萆薢等淡渗利湿，以复小肠分清泌浊之职。如纯用利尿不效，可仿五苓散意，加通阳之桂枝。

（6）升阳化湿法 湿性缠绵，若久病则易克伐脾胃致清阳不升，反成正虚湿盛之证，症见面色萎黄或苍白，身倦乏力，舌淡苔腻，脉弱等。此时当明脾胃升降机制，不能仅信守治湿而不利小便，应用人参、黄芪加升发之药，如升麻、柴胡、防风、羌活、独活、葛根等，升发脾阳而胜湿。久湿之体形成诸虚劳损，仲景云："风气百疾，薯蓣丸主之。"颜老对薯蓣丸十分推崇，常谓此方以八珍汤补气血、固脾胃、升中阳，用柴胡、防风、干姜、桔梗升发脾胃之气，诸药合用，共奏升阳祛湿之功。

（7）养阴化湿法 脾阴亏乏，水湿难运，致使湿浊停滞。治湿之药最易伤阴，若仅是余湿未净，而且津液已伤，颜老喜用苍术配玄参、麦冬以养阴化湿，消渴病中常用之；又常以元米与白术并用，救阴而不助湿，治湿而不伤阴。以元米水泡白术，而不用煎，是取义于泻心汤用麻沸汤浸渍，取其气而不取其味，亦为轻可去实之义，堪可效法。颜老对叶天士养胃阴法亦十分赞赏，常谓养胃阴与升脾阳二法相互补充，叶氏采用甘平芳香微辛的药物相配，薄味清养胃阴，芳香悦胃醒脾，而且在药物剂量上，用之较轻，且对病延长久，气阴耗伤较甚而久不纳者，变换剂型，以膏剂缓图。此外还善用药食两用药如粳米、元米、南枣、山药、湘莲子、扁豆、大枣仁、梨、甘蔗、蜜等，借谷气开胃醒脾，甘平益阴。

（8）益气化湿法　湿邪遏伤阳气，而见四肢困倦，精神减少，身热心烦，尿黄，口渴自汗，脉虚，可用李东垣清暑益气汤。方中人参、黄芪、白术甘补中州，升麻、葛根升清阳，黄柏泻降浊阴，麦芽、半夏曲疏脾气，麦冬、五味子清心敛肺。此方升降疏兼备，既能补土，又能清热敛液，被誉为益气化湿第一方，用治夏月之暑湿证及冠心病发作，还有预防衍夏，均有满意疗效。此外治脾虚泄泻的参苓白术散、脾虚带下的完带汤，均为益气化湿的有效方剂。

（9）通泻湿浊法　水气病后期可见面色萎黄、灰暗，神萎或烦躁，畏寒，浮肿，或消瘦，腹水，胸闷，气促，腹胀，厌食，恶心呕吐，尿少或清长，便秘或腹泻，甚则神昏惊厥，舌质多见淡胖，苔薄白、白腻或黄腻，脉沉细。病机为脾肾两虚，浊邪上逆，颜老善用温脾汤加味通泻湿浊，用生大黄、六月雪，既可内服又可灌肠，辅以温化之生半夏，用量常为30g，与生姜同煮，颇验。

（10）化瘀利湿法　仲景有“水病及血”之明训。临床可见水气病患者眶周黧黑，巩膜瘀丝，但欲漱水不欲咽，舌紫脉涩，女性患者还可见经行不畅，色紫有块，肌肤甲错或闭经等。可用化瘀利湿法，逐死血，化湿痰，逐水饮，常用桃仁控涎丹或桃红四物汤，辅以益母草、白茅根活血行水，再佐以金银花、板蓝根、紫花地丁清热解毒，对消除慢性肾炎尿蛋白和恢复肾功能有显著作用。常用药物有益母草、泽兰、琥珀粉、天仙藤等。其他疾病如肝硬化腹水、输卵管积液、硬皮病水肿等，用此法可获疗效。

3. 国医大师张琪论肾病与湿邪关系[20]

国医大师张琪认为肾病与湿邪关系密切，从中医病因病机分析，致病之因绝大多数与感受寒湿有关，而其病机演变则与肺、脾、肾功能失调密不可分，尤其脾气虚，湿邪困扰贯穿慢性肾病的始终。临证观察肾病，即使无水肿或水肿消退，湿邪留滞亦为本病不容忽视之重要环节。所谓“正虚邪恋”，正虚是指脾肾虚弱，邪恋最主要的是湿邪不除，出现头昏沉，四肢困重，脘腹胀满，舌体胖嫩，有齿痕，苔滑润等症。湿邪内阻常有寒化、热化之分，寒化则为寒湿，热化则为湿热。在慢性肾病中，湿热尤为常见，其原因在于：一是慢性肾炎病程长，湿邪日久易从热化而致湿热互结；二是慢性肾病易反复感染，邪热与湿合邪；三是久用肾上腺皮质激素等刚热之剂，助热与湿化合。因此可以认为湿热内蕴贯穿慢性肾小球肾炎、肾病综合征之病程的整个过程。张琪认为湿邪与肾病之关系有以下几类。

（1）湿邪在表证 急性肾小球肾炎或慢性肾炎急性发作初期，多为湿邪在表之证，病机为风寒犯肺，肺气不宣，水湿不行。临床表现为头面浮肿，或浮肿不甚，仅眼睑浮肿，小便少，黄赤，咽痛，扁桃体肿大，兼有恶寒发热，头痛，咳嗽，舌尖赤，苔白，脉浮滑兼数等。治宜宣肺气、利水湿、清热。方用加味越婢汤：麻黄 15g，生石膏 50g，苍术 10g，苦杏仁 10g，甘草 7g，生姜 10g，大枣 3 枚，西瓜皮 50g，红小豆 50g，玉米须 50g，车前子（布包）25g。

（2）寒湿在表证 本证由于肺气失宣及肾阳衰微，开阖失司，水湿不得温化，多见于慢性肾炎，症见周身浮肿，以头面及上半身肿为明显，小便不利，畏寒肢冷，周身凝楚，面色白，舌润口和，舌嫩白滑，脉沉。应予宣肺温化寒湿之法。方用加味麻黄附子细辛汤：桂枝 15g，麻黄 10g，附子 15g，细辛 5g，生姜 15g，益母草 50g，川椒 10g。

（3）湿热阻于气分 肾病水肿消退后，仍有湿热阻于气分，伤及血络，尿蛋白、血尿、管型不消，症见身热困倦，胸闷腹胀，小便黄赤，大便不爽，咽痛颐肿，舌苔厚腻。治宜清热芳化利湿法，药用滑石 20g，竹叶 15g，茵陈 15g，黄芩 10g，木通 15g，白茅根 20g，射干 15g，连翘 20g，白豆蔻 10g，藿香 10g，石菖蒲 15g。

（4）湿热互结于中焦 慢性肾炎、肾病综合征常见顽固性浮肿，腹胀满，呕恶不食，口苦咽干，小便短赤，舌苔黄腻或白腻而干，舌质红，脉象滑或滑数。此属脾湿胃热，湿热互结于中焦。脾湿则清阳不升，胃热则浊阴不降，升降失常，运化功能受阻，以致出现上述诸症，方用中满分消饮化裁：厚朴 15g，枳实 15g，黄连 10g，黄芩 10g，半夏 15g，陈皮 15g，知母 15g，泽泻 15g，茯苓 10g，砂仁 10g，干姜 10g，姜黄 5g，人参 10g，白术 15g，猪苓 15g，甘草 10g。本方由四君子汤、四苓汤、二陈汤、泻心汤等组成，药味虽复杂但配伍严谨，用以治疗慢性肾炎属脾胃不和、湿热中阻者，服后小便增多，胀满随之逐渐消除，尿沉渣异常亦随之改善或消失。

（5）寒湿凝聚中焦 慢性肾炎、肾病综合征亦常有寒湿凝聚中焦，脾胃运化受阻，水湿潴留之证，症见全身浮肿，脘腹膨隆胀满，面白形寒，四肢厥冷，小便不利、短少，大便溏，呕恶纳呆，舌淡嫩，苔白滑，脉沉缓或沉迟。方用寒胀分消汤：厚朴 15g，炙川乌 10g，吴茱萸 10g，当归 15g，麻黄 7.5g，半夏 15g，升麻 5g，木香 7.5g，干姜 10g，草果仁 10g，党参 20g，黄芪 20g，茯苓 15g，泽泻 15g。

（6）气阴两虚夹有湿热 慢性肾小球肾炎、肾病综合征水肿消退后，辨证多见气阴两虚夹有湿热留恋，尿蛋白不消。肾病综合征则表现为血浆蛋白低，血脂高，周身无力，少气懒言，口干舌燥，食少纳呆，五心烦热，眼睑或脚踝轻度浮肿，小便赤黄，大便不爽，舌淡红，苔白腻，脉细数。治以益气养阴，清利湿热。药用黄芪 30g，党参 15g，石莲子 15g，地骨皮 15g，柴胡 15g，黄芩 15g，茯苓 15g，车前子 15g，益母草 30g，白花蛇舌草 30g，瞿麦 15g，石韦 15g。

第三节　中　风

中风以半身不遂、口舌㖞斜、语言难出甚或猝然昏仆为主症，故称为“半身不遂”“偏枯”。其发病急骤，而且变化多端，这与自然界善行数变之风相类似，因而名之为“中风”。《金匮要略·中风历节病脉证并治第五》首先提出“中风”病名，并对其证候特点、病因病机、辨证分型、治法方药进行了较为明确系统的论述，在病机上继承了《黄帝内经》的“正虚邪中”病机理论；辨证分型上以感邪浅深、病情轻重阐明中风的传变规律，将中风分为中络、中经、中腑、中脏等不同层次，为后世将中风分为中经络和中脏腑奠定了基础；在治疗上不但扶助正气，还祛除风邪，并以侯氏黑散、风引汤、防己地黄汤等方分别用于中风病的不同证候的治疗，对后世产生了深远的影响。汉代以后，历代医家对中风病的病因病机及治法方药均有发展，唐宋以前多以“内虚邪中”立论，治疗上一般多采用疏风祛邪、补益正气的方药；唐宋以后，多以“内风”立论，可谓中风病因学说上的重大转折。明代李中梓将中风病分为闭、脱二证，仍为临床所应用。清代医家叶天士、沈金鳌、尤怡、王清任等丰富了中风病的治法和方药，形成了比较完整的中风病治疗法则。近年来中风病的预防、诊断、治疗、康复、护理等方面已形成了较为统一的标准和规范，治疗方法多样化，疗效也有了较大提高。西医学中的急性脑血管疾病，包括缺血性脑卒中和出血性脑卒中，如短暂性脑缺血发作、局限性脑梗死、原发性脑出血和蛛网膜下腔出血等，均可参照本节进行论治。

一、病因病机

《金匮要略·中风历节病脉证并治第五》中所述“脉微而数，中风使然”以及“寸口脉浮而紧，紧则为寒，浮则为虚，寒虚相搏，邪在皮肤；浮者血虚，络脉空虚；贼邪不泻”均可提示中风病机为“内虚邪中”。气血不足，络脉空虚，故脉微；外邪侵袭，风气善于鼓动，故脉数。

二、辨证论治

1. 侯氏黑散证

侯氏黑散是仲景治疗中风病的代表方，具有益气温阳，祛风化痰，活血通络的功效。方中重用菊花四十分、防风十分。沈明宗《金匮要略论注》曰：“菊花、防风能祛表里之风。”人参、白术、茯苓、干姜温补中阳；当归、川芎补血活血；桂枝、细辛温通经脉；牡蛎、矾石、桔梗化痰；黄芩清郁热，并可减姜、桂之燥热。诸药合用，益气温阳，祛风化痰，活血通络，达到扶正祛邪之功效。喻嘉言《医门法律》论：“夫立方而但祛风补虚，谁不能之，至于祛之补之之中，行其堵截之法，则非思义可到。方中取用矾石，以固涩诸药，使之留积不散，以渐填空窍……空窍填，则旧风尽出，新风不受矣。”叶天士《临证指南医案·肝风》云：“考古人虚风，首推侯氏黑散，务以填实肠胃空隙，庶几内风可息。”

2. 风引汤证

风引汤主“除热瘫痫”，是论述阳热内盛，风邪内动的证治，提示该方为治疗中风和癫痫之类疾病兼有热象者。徐彬曰：“风邪内并则火热内生，五脏亢甚逆归入心。故以桂、甘、龙、牡通阳气安心肾为君。然厥阴风木与少阳相火同居，火发必风生，风生必挟木势侮其脾土，故脾气不行，聚液成痰，流注四末，因成瘫痪。故用大黄荡涤风火湿热之邪为臣，随用干姜之止而不行者以补之，为反佐，又取滑石、石膏清金以伐其木，赤白石脂厚土以除其湿，寒水石以助肾水之阴，紫石英以补心神之虚，为使。”凡是阳热炽盛，血热上升，引起中风瘫痪、癫痫、小儿惊风等病，皆可用风引汤，清热息风，镇惊安神。张锡纯谓中风偏热者宜用本方（干姜、桂枝量减半）治疗，其自创镇肝熄风汤与此方有异曲同工之妙。

3. 防己地黄汤证

本方是论述血虚火盛的证治。由于心肝阴血亏损，不能滋潜风阳，导致肝风上扰，而心火炽盛。风热上扰，神志错乱，故病如狂状，而脉来浮大。又因风升而气涌，气涌而痰逆，痰浊上聚于心，则精神错乱，故独语不休。身无寒热，不见表证，脉浮，是阳气外盛之象。治用防己地黄汤，滋阴降火，养血息风，透表通络。方中生地黄汁用量最大，补阴血，益五脏，养血息风，滋阴降火；桂枝、防风、防己透表散热，通络去滞；甘草益阴泻火。徐灵胎曰：“生渍取清汁，归之于阳以散邪热，蒸取浓汁，归之于阴以养血，此皆治风邪归附于心，而为癫痫惊狂之病……此方他药轻，而生地独重，乃治血中之风也。”

4.《古今录验》续命汤证

《古今录验》续命汤出自《金匮要略·中风历节病脉证并治第五》，曰：“治中风痱，身体不能自收持，口不能言，冒昧不知痛处，或拘急不得转侧。”徐灵胎曰：“虚而感风则成痱，此治痱证之主方。”方中麻黄为君药，可祛风散邪，《神农本草经》谓其可破癥坚积聚，其与桂枝、苦杏仁、甘草合为麻黄汤，可发表散寒，祛除外风；当归、川芎养血祛风，活血化瘀；加以人参、干姜、甘草扶助正气，实脾胃之气；又有石膏退热降阳明，具有调理脾胃阴阳的作用，且石膏与麻黄合用，具有利尿之功；甘草还可调和诸药，为使药。诸药相合，共奏宣肺祛风、养血活血、扶正益气之良效。通过《金匮要略》原文论述可知，《古今录验》续命汤所主病机为人体正虚不能抗邪，气血不足，脉络空虚，邪气乘虚而入，气血痹阻，肌肉筋脉失于濡养，则发为口角㖞斜、半身不遂等症，而这些症状与西医学的缺血性脑卒中相符。因此，使用《古今录验》续命汤加减治疗缺血性脑卒中可取得良好效果。

三、研究进展

1. 治疗中风方药研究

（1）侯氏黑散　侯氏黑散作为仲景治疗中风“第一方”，被广泛地应用于中风的临床治疗中，可有效改善卒中后遗症肢体偏瘫、失语等症状[21]，尤其对阳虚气血不足、风痰阻络型缺血性脑卒中有较好的临床疗效，可以降低患者 NIHSS 量表中的神经功能缺损积分，升高患者 Barthel 指数，提高患者的日常生活活动能力[22, 23]。其组方配伍集补虚、祛风、搜风、息风于一身，充分体现了仲景关于中风“内虚邪中”及“风药治风”的思想，共奏扶正祛邪之效。本方除了对中风有较好的治疗效果，还对高血压、高脂血症、颈椎病、类风湿关节炎、梅尼埃病、慢性结肠炎、支气管哮喘、面神经炎等疾病均有较好的治疗效果。

实验研究表明，侯氏黑散可降低损伤小鼠脑细胞中氧自由基与生物膜不饱和脂肪酸发生脂质过氧化的代谢产物，减轻脑损伤[24, 25]。侯氏黑散还可以激活内源性神经生长因子（nerve growth factor，NGF），控制星形胶质细胞的异常激活，调节炎症反应[26]，抑制淀粉样前体蛋白异常积聚[27]，提高脑源性神经营养因子（brain derived neurotrophicfactor，BDNF）的表达[28]，调控 Nogo-A/RhoA/ROCK2 和 Netrin-1/rac1/Cdc42 的表达[29]，同时调控促血管生成途径 HIF1-α/VEGF 和 Ang-1/Ang-2 的表达[30]，从而促进脑缺血后的神经功能恢复。

（2）风引汤 现代临床研究发现，风引汤可用于脑梗死、老年性痴呆、谵妄、帕金森病、癫痫、脑膜炎后遗症等疾病的治疗。有研究认为，本方主要是针对阳热亢盛、风邪内动引起的疾病，并开介类潜阳、咸寒养阴、育阴潜阳之先河，方中酒大黄苦寒泻下，使火降风息，石膏、滑石、赤石脂清泄风化之火，牡蛎、龙骨潜阳安神，干姜、桂枝制诸石之寒，并报告了一则用本方加减治疗患抽动症8年的12岁儿童案例，3个月后患儿症状完全消失[31]。本方是治疗肝热生风证的代表方，只要病机是肝热生风即可选用。临床上本方对于高血压震颤、耳鸣、头痛、鼻衄、呕吐等多种病症均有效[32]。

（3）防己地黄汤 防己地黄汤可用于脑梗死、老年性痴呆、精神分裂症、癫痫等脑血管疾病及神志病的治疗[33]。防己地黄汤还可有效治疗围绝经期肝肾阴虚型广泛性焦虑症，能更好地改善中医证候并且不良反应少，值得临床探讨应用[34]。

（4）《古今录验》续命汤 张惠五将小续命汤用于中风的治疗，取得了较好的疗效[35]。小续命汤还可用于周围神经病、类风湿关节炎、颈椎病、鼻炎等疾病的治疗。实验研究表明，小续命汤治疗中风具有保护神经细胞、保护神经血管单元、保护线粒体功能、减轻脑水肿、保护血脑屏障、预防脑血管疾病、改善认知、调脂、抗炎、抗凋亡等作用[36]。

2. 历代医家对中风病的论述

《黄帝内经》中虽没有明确提出中风病名，但所记述的“大厥”“薄厥”“仆击”“偏枯”“风痱”等病证，与中风病在卒中昏迷期和后遗症期的一些临床表现相似，对本病的病因病机也有一定认识，如《灵枢·刺节真邪》曰：“虚邪偏客于身半，其入深，内居营卫，营卫稍衰，则真气去，邪气独留，发为偏枯。”此外，还认识到本病的发生与个人的体质、饮食、精神刺激等有关，如《素问·通评虚实论》明确指出“仆击、偏枯……肥贵人则膏粱之疾也”，还明确指出中风的病变部位在头部，是由气血逆而不降所致。《素问·调经论》说：“血之与气，并走于上，则为大厥，厥则暴死。”

对中风病的病因病机及治法，历代医家论述颇多，从病因学的发展来看，大体分为两个阶段。唐宋以前多以“内虚邪中”立论，治疗上一般多采用疏风祛邪、补益正气的方药。如《金匮要略》正式把本病命名为中风，认为中风病之病因为络脉空虚，风邪入中，其创立的分证方法对中风病的诊断、治疗、病情轻重判断和预后估计很有帮助。唐宋以后，特别是金元时期，许多医家以“内风”立论，可谓中风病因学说上的一大转折。其中刘河间力主“肾水不足，心火暴甚”，李东垣认为“形盛气衰，本气自病”，朱丹溪主张“湿痰化热生风”，元代王履从病因学角度将中风病分为“真中”“类中”。明代张景岳提出“非风”之说，提出“内伤积损”是导致本病的根本原因；明代李中梓又将中风病明确分为闭、脱二证，仍为现在临床所应用。清代医家叶天士、沈金鳌、尤怡、王清任等丰富了中风病的治法和方药，形成了比较完整的中风病治疗法则。晚清及近代医家张伯龙、张山雷、张锡纯进一步认识到本病的发生主要是阴阳失调，气血逆乱，直冲犯脑，对中风病因病机的认识及治疗日臻完善。

现代中医认为中风病是由于正气亏虚，脏腑功能失调，或痰浊、瘀血内生，加之劳倦内伤、忧思恼怒、饮酒饱食、用力过度、气候骤变等诱因，而致瘀血阻滞、痰热内蕴，或阳化风动、血随气逆，导致脑脉痹阻或血溢脉外为基本病机，以突然昏仆、半身不遂、口舌㖞斜、言语謇涩或不语、偏身麻木为主要临床表现的病证。根据脑髓神机受损程度的不同，有中经络、中脏腑之分，有相应的临床表现。其病位在脑，与心、肾、肝、脾密切相关。其病机有虚（阴虚、气虚）、火（肝火、心火）、风（肝风）、痰（风痰、湿痰）、气（气逆）、血（血瘀）六端，此六端多在一定条件下相互影响，相互作用。病性多为本虚标实，上盛下虚。在本为肝肾阴虚，气血衰少，在标为风火相煽，痰湿壅盛，瘀血阻滞，气血逆乱。而其基本病机为气血逆乱，上犯于脑，脑之神明失用。本病多见于中老年人，四季皆可发病，但以冬春两季最为多见。近年来在预防、诊断、治疗、康复、护理等方面逐步形成了较为统一的标准和规范，治疗方法多样化，疗效也有了较大提高。

四、名家经验精选

1. 焦树德治疗中风经验[37]

焦老认为，中风病因病机虽然复杂，但以风、火、气、血、痰最为多见，这五者又可互为因果，标本转化。总体而言，本虚标实、上盛下虚是其总病机。其中对于风邪的认识，焦老指出风中于络，口眼㖞斜，余无他症者，也常有因卫气不固外风侵袭而成者，常用祛风散邪之品而取效。内风主要是以肝风内动为主，多因郁怒伤肝，肝阳暴亢，肝风内动而致，也可因肝肾阴虚，肝阳上亢，虚风内动而致。对于中风病的诊治，分为发病期和恢复期辨证论治。

（1）中风病发病期治疗

1）神志昏迷。首先要分辨闭证、脱证。①闭证治疗宜化痰开窍，活血息风。阳闭佐以清热，先针刺十宣穴出血，针百会、曲池、合谷、丰隆、涌泉、人中诸穴；后鼻饲灌服安宫牛黄丸1～2丸或牛黄清心丸、局方至宝丹；再服汤药熄风开闭汤，羚羊角6～10g（先煎），生石决明30g（先煎），生赭石30g（先煎），菊花10g，夏枯草10g，牡丹皮

10g，赤白芍各 12g，炙龟板 20g（先煎），钩藤 30g，天竺黄 10g，石菖蒲 10g，远志 10g，红花 10g，水煎灌服。阴闭加重化痰，药用半夏 10g，化橘红 12g，茯苓 15g，制南星 10g，炒枳实 10g，石菖蒲 10g，郁金 10g，天麻 10g，钩藤 30g，竹沥汁 50 毫升（兑入姜汁 4 ～ 5 滴），分两次加入汤药内灌服。②脱证治疗：急用针刺百会、人中、合谷、足三里等穴；灸气海、关元、膻中等穴；速用人参 10 ～ 15g，制附片 10 ～ 12g，山茱萸 15 ～ 20g，生龙骨、生牡蛎各 20g，急煎灌服。

2）中络。中络可对应西医中的面神经麻痹，治宜散风活络，疏解阳明。处方：正颜汤，荆芥 9g，防风 10g，白附子 6g，白僵蚕 10g，全蝎 6 ～ 9g，白芷 10g，葛根 12g，红花 10g，桃仁 10g，炙穿山甲 6g，蜈蚣 2 ～ 3 条，钩藤 20g。水煎服。

3）中经。风痰阻滞经络，治宜息风化痰，平肝潜阳，通经活络。处方：镇肝熄风复遂汤（导痰汤和安魂汤加减化裁），生石决明 20 ～ 30g（先煎），生代赭石 20 ～ 30g（先煎），生牡蛎 20 ～ 30g（先煎），怀牛膝 15g，赤白芍各 12g，半夏 10g，化橘红 10g，茯苓 15g，胆南星 10g，郁金 10g，节菖蒲 10g，钩藤 20 ～ 30g（血压高者可后下），红花、桃仁各 10g，桑枝 30g，全蝎 6 ～ 9g，炙穿山甲 6g。水煎服。另用竹沥汁 50 ～ 60 毫升，兑入生姜汁 3 ～ 4 滴，分两次随汤药服。痰热腑实，治宜通腑泻热，祛风化痰。处方：三化复遂汤（三化汤和搜风顺气丸方加减），生大黄 3 ～ 10g，炒枳实 10g，羌活、防风、半夏各 10g，钩藤 20 ～ 30g，全栝楼 30g，桃仁泥 10g，玄明粉 6 ～ 9g(分冲)。风痰阻络，治宜祛风化痰。处方：转舌解语汤，半夏、橘红、石菖蒲各 10g，茯苓、远志各 12g，天麻、天竺黄、白僵蚕各 10g，白附子、羌活各 6g，全蝎 9g，苍术 6 ～ 10g，红花 10g，炙穿山甲 6g。水煎服。兼有善忘、喜笑者，可加川黄连 6g，连翘、木通 6g，紫贝齿 6 ～ 9g；兼见唇缓、舌笨、流涎、喜卧倦怠、脉滑苔厚腻者，可加木香 6g，砂仁 6g，蝎尾 3g，焦三仙各 10g，同时加重苍术、茯苓、化橘红、半夏用量；兼见腿乏力、耳聋、遗尿、舌短者，可加山茱萸 10g，桑螵蛸 10 ～ 15g，紫肉桂 3 ～ 5g，益智仁 6 ～ 9g，巴戟天 10g。百会、风池、大椎、肩井、曲池、间使、足三里诸穴，可灸可针，可治可防；也可针风池、肩井、廉泉、天柱、大陵、合谷、通里。

（2）中风病恢复期治疗　瘀血阻络，治宜活血通络。处方：活瘀复遂汤，桑枝 30 ～ 40g，红花、桃仁、赤芍、地龙各 10g，皂角刺、土鳖虫各 6 ～ 9g，半夏 10g，化橘红 12g，茯苓 15g，川断、牛膝各 15g，蜈蚣 3 ～ 4 条，钩藤 30g，炙穿山甲 9g。病重难复者，还可加水蛭 5 ～ 6g，虻虫 3 ～ 5g（或龙虱），生大黄 3 ～ 5g，以破瘀生新；如日久患肢的脉象明显小于健肢者，可加黄芪 15 ～ 30g；如出现下肢无力等，还应加重桑寄生、川续断、炒杜仲、生地黄、熟地黄、山茱萸、淫羊藿、巴戟天等补肝肾；患肢疼痛者，可加服小活络丹；不痛者可加服散风活络丸。对于言语不利时日较久者，需加重活血之品。邪退正虚，气血不足者用补益气血之品，同时结合运用转舌散、正舌散、转舌膏等。转舌散：全蝎 6 ～ 9g，羌活 6 ～ 9g。正舌散：蝎尾梢 15 ～ 20 条，茯苓 30g，共为细末，每服 3g，温酒送下或随汤药服。转舌膏：凉膈散加石菖蒲、远志，各等分为末，制成 9g 蜜丸，朱砂为衣，睡前以薄荷汤送服。

（3）预防中风　临床常用风引汤于血压高、体盛便秘、头昏欲作中风者以预防中风，治疗中风后遗半身不遂，预防中风“复中”。风引汤具有镇降清热之功，用治成人风痫掣引瘫痪、小儿惊痫、瘛疭，日数十发者。焦老认为其同样适用于中风之风火内生、痰热亢盛逆塞灵窍之昏仆，痰阻经络之肢体不遂等。处方：大黄、干姜、龙骨各 60g，桂枝 45g，甘草、牡蛎各 30g，寒水石、滑石、赤石脂、白石脂、紫石英、石膏各 90g。上药共为粗末，每次 4 ～ 6g，以水 2 小杯煎煮三四沸，去渣，分 2 次温服。临床根据大便干燥或溏泻灵活掌握用量。

2. 国医大师任继学——“髓虚毒损”[37]

任继学教授认为，由各种病理因素直接或间接的影响脑髓营养、防御体系，造成脑髓虚损，守内卫外功能失司，脑脉失养，在此基础上复因外有所触而引起逆气上冲，脑气不能固血，络破血溢脑脉之外，发为中风。其中瘀血是出血性中风急性期的病理基础，由瘀而生痰化热。瘀、痰、热即为损伤脑髓之“毒”。据此，任老率先提出出血性中风“破血化瘀，豁痰开窍，泻热醒神”的治疗大法，强调中风病急性期急则治标的思想。临床与实验研究表明该治法治疗脑出血急性期能促进血肿吸收及改善神经功能缺损。

中风急性期治疗经验：急性期邪实于上，宜“猛峻之药急去之”，治则以通为主，邪祛则通，阴阳、气血得平，故以破血化瘀、泻热醒神、豁痰开窍指导临床急救。根据病程，3 ～ 7 天内，瘀血痰毒，风热在脑，可致神气郁而不伸，阳气不能宣发于外，郁积于内，而生瘀生热。因正气不支，邪气失约，复感外邪，内外合邪而发热者，治宜清热解毒，活络化瘀，瘀散痰消，毒邪自解。

病发 72 小时以内者，必先投三化汤加生蒲黄、桃仁、煨皂角水煎服之，得利停服。同时选用清开灵注射液、醒脑静注射液、血塞通注射液静滴，每日 2 次，疗程 28 天；口服抵当汤，每 6 小时 1 次，神昏病人鼻饲或肛门高位灌肠；醒神健脑胶丸，每次 4 ～ 6 粒，每 6 小时 1 次，疗程 14 天。病至 5 ～ 7 天，症见患肢肿胀者，药用透骨草、三棱、莪术、片姜黄、防己、急性子，水煎熏洗。病至 15 天，补阳还五汤减黄芪加生蒲黄、苏木、土鳖虫、豨莶草，水煎服，每 8 小时 1 次。亦可选用中风脑得平，每次 7 ～ 8 粒，每 8 小时 1 次，疗程 14 天。

3. 中国工程院院士王永炎——“毒损脑络”[37]

王永炎院士从病因调查、证候规律、治疗方案、疗效评价及新药研制等方面进行了系统的临床和基础研究，总结了证候演变、辨证治疗、调摄护理的规律，提高了包括脑卒中在内的中医脑病防治水平。其首创化痰通腑法治疗急性期中风病，该法被编入原卫生部“十二五”规划教材《中医内科学》，成为中医治疗中风急性期的主要治法。

（1）明确病名、病位 他提出中风病是在气血内虚的基础上，遇劳倦内伤、忧思恼怒、嗜食厚味及烟酒等诱因，进而引起脏腑阴阳失调、气血逆乱、直充犯脑，形成脑脉痹阻和血溢脑脉之外所致，临床以突然昏仆、半身不遂、口舌㖞斜、言语謇涩或不语、偏身麻木为主症，并具有起病急、变化快如风邪善行数变的特点，好发于中老年人的一种常见病。其明确提出中风病的病位在脑髓血脉，中络、中经、中腑、中脏都与脑部络脉（包括浮络、孙络和缠络）有密切关系。本病的发生以脑髓为本，脏腑为标，经络为纬。

其提出类中风新概念，把不以传统中风病的五大主症为主要临床表现，不能纳入传统中风病范畴的西医脑卒中统归为“类中风”。进一步提出中风病的理论构思，即从广义上讲中医中风病与西医所指一致，包括脑梗死、脑出血、蛛网膜下腔出血等，中风、类中风是广义中风病的二级病名。

（2）建立“毒损脑络”病机学说 他认为中风病因为多种致病因素的综合作用，基本病机为气血逆乱在脑，毒邪损伤脑络。中风发病是由于毒邪损伤脑络，络脉破损，或络脉拘挛瘀闭，气血渗灌失常，致脑神失养，神机失守，形成神昏闭厥、半身不遂的病理状态。毒之来源，因于脏腑虚损，阴阳失衡，内风丛起，风火上扰，鼓荡气血，气逆血乱，上冲于脑，或风火夹内生瘀血、痰浊上犯于脑，交结阻于脑络等，终致营卫失和而壅滞，则毒邪内生。解毒通络法将泻热解毒、养血和络、调和营卫等方法有机配伍，是治疗中风病的作用环节，栀子、丹参、黄芪、天麻等配伍的解毒通络方从药理角度可改善微灌流，减轻脑损害，保护神经元，促进神经元功能联系再建，影响微环境变化，调控神经营养因子的表达。

（3）建立诊疗标准体系 王院士进行了中风病证的规范化研究，包括：统一病名，使中西医一致；进行疾病分期（急性期、恢复期和后遗症期）；对中风病进行了九大类的证候分类，包括中经络五证类（风痰瘀血、痹阻脉络，肝阳暴亢、风火上扰，痰热腑实、风痰上扰，气虚血瘀，阴虚风动）和中脏腑四证类（风痰上扰清窍，痰浊蒙蔽心神，痰热内闭心窍，元气败脱、心神散乱）。这些既为科研观察病例创造了条件，也为临床治疗、疗效评定、科研及学术交流、中药新药开发临床药理指导原则的制定奠定了基础。近年来，王院士又把计量医学引入中风病证候诊断中，把中风分为风证、火热证、痰湿证、血瘀证、气虚证、阴虚阳亢证六个证候因素，用计量医学对证候的主要组成因素进行评分，建立起第二代中风病证候诊断标准。

（4）重视络病辨证 明确中风病五大主症：神昏，半身不遂，言语謇涩或不语，口舌歪斜，偏身麻木。根据有无神志障碍而分为中经络、中脏腑。明确中风病的病性是本虚标实，以气阴两虚为本，以内风、痰浊、瘀血、邪热为标。急性期多以标实为主，恢复期及后遗症期多表现为气阴两虚、阳气虚衰。以络病辨证补充脏腑辨证。常见的证候有风窜络脉证、痰阻络脉证、瘀阻络脉证、火扰脑络证、毒滞络脉证、水淫络脉证、络脉气血两虚证。

① 风窜络脉证：络气受扰，气血运行紊乱，气乱则血液运行失常，或妄行而溢出，形成出血性中风病，或乱而血液紊乱，窜越旋动，难以周流向前，出现血液迟滞，形成缺血性中风病。风动病机在中风病的发病上表现为风扰、气戾和血乱三个环节，治疗上采取治风、治气和治血的方法。治风当择息风药物；治气当择顺气降气之品；治血当区别不同病情而择之，属于出血性中风病者，当伍以破瘀行血开窍之品，缺血性中风病者，当伍以活血化瘀达络之属。

② 痰阻络脉证：痰邪随气周流，随风邪滞于络脉，随瘀血胶结络道，滞于细微狭窄之地，非一般药物所能祛，同时痰还往往与他邪夹杂，故而临证除祛痰药物外，尚投活血、息风和搜剔络道之品。

③ 瘀阻络脉证：血瘀致病，病在于脑，则神明失用，神窍失聪；病在肢体，则肢体不用，动作不能；瘀滞于络多与他邪相结，加之病程愈久，形成顽瘀之证。故用虫类药通络祛瘀。

④ 火扰脑络证：络中气血乖戾，或血热相结于络而使气血不通；或血热妄行，溢于脑外而为病。还可兼有扰于心络、扰于肺络、扰于胃络等症状，上可清火降火，下可通腑泻热治之。

⑤ 毒滞络脉证：诸邪日久蕴结为毒，临床上每见中风急危阶段，气血皆伤，阴阳俱损，当解毒开窍以治标，用大黄、黄连、黄柏、夏枯草、金银花、野菊花、重楼、半枝莲、半边莲等，配伍地龙、忍冬藤、蜈蚣等通络。

⑥ 水淫络脉证：气、血、津、液、水同源，因而临床多水瘀并治。同时需考虑邪气偏重，若水淫之邪甚则以利水为主，祛瘀为辅，而通阳助气化既可化瘀又能利水。

⑦ 络脉气血两虚证：本证多见于中老年人，以八珍汤合补阳还五汤之类调补气血兼理气通络。

（5）结合察神、观舌、切脉诊治 王院士临证尤其强调辨察患者神志、瞳神变化，认为舌、脉变化对判断证候虚实寒热属性、预测病势转归、指导临床治疗均有重要作用。中风急性期可见舌质红、暗红或红绛，舌苔黄腻、黄厚腻、薄黄，脉象弦滑、弦、沉弦、弦数；恢复期和后遗症期舌质红、暗红、紫有瘀斑，舌苔薄白、薄黄、白腻、无苔，脉象沉弦、沉细、沉弦滑。一般认为急性期脉弦滑而大者，病虽重，若救治及时，预后尚好；反之脉沉细、沉缓又结代者，则病多危重，预后不良。

（6）总结辨证规律以立法　王永炎院士研究发现中风急性期以痰热腑实证最为多见，因而创立化痰通腑法治疗中风急性期中经、中腑证，以及正确运用化痰通腑法治疗急性中风的指征和时机。以上病下治，折其冲逆之势，通里攻下，降气泻火，通其腑气，导热下行，祛除毒邪，调畅气机。多年临床研究和临床应用已验证，该法对于改善病人意识状态、缓解病情加重的趋势和减轻偏瘫的病损程度确有较好效果，极大地降低了死亡率和致残率，发展了中风病机学说，完善了中风治疗方法。

治疗中风急性期痰热腑实证的 3 个指征：起病后便秘便干（有多至 1 周不解大便者），内有燥屎；舌苔黄或黄腻，中焦蕴蓄痰热；脉弦滑而大，痰热实邪猖獗。一般认为，腑气不通即可使用本法治疗，不必等到痰热腑实已成，痞、满、燥、实、坚诸症悉备才用。再细辨其适应证，若患者有轻度意识障碍，证类属中腑，表现为烦躁不安，或思睡嗜睡，呼之能醒，可回答问题，但移时又睡，大便不通，舌苔黄厚腻，脉弦滑，当化痰通腑。药后患者大便量多、臭秽，其神志状态可有明显的好转；若发病后 1 ～ 2 天无大便，而舌苔薄黄或白腻，为腑气不通而燥结未成，有渐成痰热腑实之势，亦可化痰通腑，阻其于未成。患者无意识障碍，偏瘫明显，甚或逐渐加重，证属中经，症见典型痰热腑实证者，用化痰通腑之法；若虽有大便，但大便干而难解，纳差，腹胀，舌苔色黄、不厚、腻而颗粒细腻致密，仍为痰热内阻、腑气不通之证，当化痰通腑。腑气得通，食纳转香，则全身情况好转。

处方：星楼承气汤（化痰通腑汤）。全栝楼 30 ～ 40g，胆南星 6 ～ 10g，生大黄 10 ～ 15g（后下），芒硝 10 ～ 15g（冲服）。方中全栝楼清热化痰，理气散结；胆南星息风化痰清热，配全栝楼功专清热化痰，祛中焦之浊邪；生大黄煎时后下，峻下热结，荡涤肠胃，通腑化浊；芒硝软坚散结，配生大黄通降腑气。四药相配，使腑气通畅，气血得以敷布，以通痹达络、促进半身不遂等症好转；清除胃肠痰热积滞，使邪有出路，浊邪不得上逆心神，阻断气血逆乱，以防内闭；急下存阴，以防阴劫于内、阳脱于外而发生抽搐、戴阳等变证。

王永炎院士一贯强调据证立法，依法组方，认为熟知药性是临证处方之基础，力求理法方药完整统一。临床辨证加减如下：对于中脏腑重症之阴阳将绝、元气败脱者，宜急用益元固脱之法，用西洋参、当归身、沙参、枸杞子、蒸何首乌、阿胶等；若中风因腑实而中焦闭阻，升降失常，浊邪干犯清窍，致神昏、半身不遂诸症加重者，先投承气汤类；若大便得以通泻，腑气畅达，进而可予清化痰热、凉血息风之品；若肝风内动者，需平肝凉肝以息内风，可用白羚羊角、生白芍、白菊花、钩藤、僵蚕、地龙、生地黄、玄参等；若大便通而黄腻苔不退，此为少阳枢机不利，气郁痰阻，配大柴胡汤化裁；若大便通下之后再次形成腑实，则可再投通腑化痰之剂；风动不已，躁动不安，镇肝潜阳以息风，可用金石介贝之品如生石膏、生石决明、生赭石、珍珠母等，既具重镇之效，又有降逆清热之功；若肝风狂越致昏迷窍闭者，治以醒脑开窍，用牛黄、珍珠、麝香、石菖蒲等；肝失疏泄，发为血证，宜清热凉血止血，用生地黄、黑栀子、墨旱莲、仙鹤草、参三七等；若痰浊阻窍者，神昏语謇，见舌苔腐腻或如豆腐渣状，宜用豁痰化浊法，药用菖蒲、天竺黄、竹沥油、海浮石、胆南星、化橘红；清窍气血瘀滞，肢体筋脉失养，治宜活血化瘀，药选全当归、白芍、赤芍、桃仁、红花、丹参、琥珀、川牛膝、乳香、没药、茺蔚子等。由于中风病急性期痰热内蕴，损血耗精，至恢复期黄腻苔呈斑块样剥脱，已见阴伤之势者，需减胆南星、全栝楼、芒硝、生大黄用量，治用益养肝肾药如蒸何首乌、枸杞子、怀牛膝、女贞子、杜仲、山茱萸补益肝肾之精血，太子参、北沙参益气养阴，意在增液承气，同时注意防止阻碍涤除痰热。若至恢复期证现气虚血瘀，可仿补阳还五汤意，治用益气活血法；肝风内动后，经脉络道瘀滞失养之半身瘫痪者，治疗用通经活络之法，用桑枝、桑寄生、天仙藤、忍冬藤、鸡血藤、海风藤、青风藤、络石藤、全蝎、蜈蚣等。

此外，中风病基本病机为本虚标实，以肝肾不足为本，化痰通腑法急则治标，药猛力专。应用时要防止伤正，根据病情变化及患者体质调整用药剂量，以大便通泄、涤除痰热积滞为度，不宜过量，伤伐正气。而对于中风病急性期虚证表现明显者，亦不宜使用化痰通腑法。同时，不可忽视给药途径和剂型在治疗中的作用，要注意保持传统剂型的特点和效用。在给药途径上，仍以口服或鼻饲疗效较好，肠道直接给药、保留灌肠次之。

（7）预防、护理及康复

① 无病先防：调养情志、运动气功、调摄饮食、劳逸结合、季节气候调养。中风病先兆证诊断标准：年龄＞50岁或既往有肝阳上亢眩晕或虚损病史；近期内无外因反复发生突发性、一过性、可逆性眩晕、偏身麻木、轻瘫、语言謇涩、昏蒙等；脉弦硬而长；血液流变学检查异常。

② 已病防变：大便通泄后，以舌象探查病情的转化。黄苔或黄腻苔渐渐脱落，代之以薄白苔而舌质转暗淡，此为顺；黄苔或黄腻苔持续不退，此时应考虑少阳枢机不利，

气郁生热可能，改拟大柴胡汤，往往可使腑气通畅；黄苔或黄腻苔迅速剥落而舌质转红绛，此为逆，有复中危险。充分说明临床需结合病证演变规律与具体病情，知常达变。加强护理，提高临床治愈率，减少并发症，降低病残率和死亡率。

③ 重视早期康复：采用中药汤剂、注射剂、外洗、药浴、针灸、推拿、精神调养等多级、多种康复方法贯穿病程。

4. 周仲瑛——“瘀热阻窍”[37]

国医大师周仲瑛在总结前人经验的基础上，结合自己长期的临床实践提出中风“瘀热阻窍”发病学说，认为中医之中风包括西医学出血性脑血管病和缺血性脑血管病两大类，二者皆可为瘀热阻窍所致。

（1）缺血性中风　缺血性中风与风、火、痰（水）、瘀、虚等有关，而痰瘀闭阻脑络是中风邪实的主要病机，贯穿疾病始终。急性期主要病理因素为瘀、痰、热，基本病机为瘀热阻窍，基本治法为凉血散瘀。该法融合凉血化瘀、清热通腑、祛痰通络、开窍醒神诸法。其中瘀热阻窍与阳明通降失司有关，故凉血散瘀又以通降为要。通腑泻实可引浊气下降，直折病势；通络开窍，可祛除脑中蓄血而醒神；通脉散瘀，可疏调血气壅滞而缓解症状。通腑下瘀热，又有上病下取、釜底抽薪、平抑肝风痰火和顺降气血的作用。处方：凉血通瘀汤。熟大黄 10g，水牛角片 30g，赤芍 15g，生地黄 20g，牡丹皮 10g，地龙 10g，三七 5g，石菖蒲 10g。便秘者改熟大黄为生大黄 6 ~ 10g。方用大黄为君，苦寒清热泻火，凉血化瘀，通腑泻热；水牛角为臣，其咸寒之性功类犀角，长于清热泻火，凉血止血。两药相合互补，更能加强凉血化瘀作用。佐以生地黄甘寒滋阴生津，清热凉血，以治瘀热相搏所致之伤阴耗血。再佐三七、赤芍、牡丹皮，凉血活血，和营泻热以增药效；更佐地龙舒筋活络通瘀并引诸药直达病所。并入石菖蒲为使，芳香走窜，开窍醒神，引药上行。诸药配伍具有凉血化瘀、通腑泻热之功。

缺血性中风的临床救治要注意：一要及早治疗，即 6 小时内的救治和发病后 3 天内急性期的治疗，防止产生并发症，尤其要注意疾病发展过程中“毒”之有无，内生毒邪作为一种剧烈的致病因素，最易败坏形体，攻伐脏腑，扰神闭窍，一旦生成必然会给脑髓造成巨大损害，使病情迅速加重；二要抓风、火、痰、瘀、虚等致病因素的主次，有针对性地用药；三要强调综合治疗，中医药经典急救用药仍是治疗缺血性中风过程中不可少的治疗手段，患者在发病后急性期内服用以纯天然药物制成的安宫牛黄丸，对早期复苏起关键性作用。

恢复期的治疗，周老主张以活血祛瘀、化痰通络为法，选用熟大黄、桃仁、炙水蛭、泽兰、丹参活血化瘀，胆南星、地龙、僵蚕、郁金、全蝎祛风化痰，通络止痛，炮穿山甲、羌活、姜黄、天仙藤、豨莶草、葛根调和气血，疏通经络，但均以辨证为用药依据。

关于缺血性中风辨证的分型及诊治，结合周老临床验案分述如下：

① 肝肾亏虚，风痰瘀阻络证：患者平素肝肾阴亏，虚阳偏亢，发病以来风痰上扰，致面舌络脉不和，故治以祛风涤痰、化瘀通络。

治疗以牵正散为主药，重在祛风涤痰通络；配以制南星、法半夏、炮穿山甲、豨莶草加强祛风涤痰、通络利关节力度；以钩藤平肝息风通络；腑气不通，则痰浊瘀血之邪无排泄之途径，使实邪肆虐更甚，以制大黄通腑泻浊兼化瘀使邪毒外排；患者病史较长，久病多瘀，故佐用炙水蛭、桃仁活血化瘀，桃仁兼能通便；配地龙血肉有情之品，清热通络兼能化痰；知母、白薇清虚热；浮小麦、石斛益气养阴，合用起止汗之效。全方共奏祛风涤痰通络，兼通腑泻浊之效。

② 湿热瘀滞，肝肾阴伤，清阳不展证：患者肝肾阴伤，水不涵木，筋脉失养，络脉不和，不荣则痛。湿热困扰，清阳不展，温养筋脉功能受阻，使大筋收缩，小筋弛缓，导致肢体活动不利、肩周僵硬及腰腹疼痛等症。痰瘀阻络，舌络失养而致舌体僵硬、语言不利。肾阴为全身诸阴之本，肾阴耗伤则全身之阴津亦匮乏，临床可见口干渴欲饮，小便色黄短少，大便干结、数天一行等症。中风后长期卧床，运动减少，导致脾胃功能失调，酿湿生痰，而见口角流涎，痰多质黏等症。痰湿停滞，郁久化热，致湿热瘀滞，湿热为阳邪，加剧耗伤阴津，两者互为因果，恶性循环，导致湿热瘀滞，肝肾阴伤。

治疗重用生大黄、芒硝、桃仁通腑泻热祛瘀，釜底抽薪，荡涤湿热之邪从下窍外排，可借通腑泻下之力给痰热积滞以出路，同时上病下取，导热下行，使腑气通畅，气血得以敷布，通痹达络，从而促进半身不遂等症状好转。阴津不足，伍以生地黄、玄参、麦冬、知母、天花粉、南沙参、北沙参、石斛等养阴药以滋补肝肾，养阴生津，既能缓急止痛，缓解口干渴，又起到增水行舟作用，促使湿热之邪从大便排出。待湿热之邪祛除大半，风痰瘀阻证候凸显，治则转为以涤风痰、化瘀通络为主，加用制南星、炙僵蚕、炙全蝎、白芥子、炙水蛭、炮穿山甲、地龙、姜黄等祛风涤痰除湿、化瘀通络之品。诸药合用，涤痰祛风，化瘀通络，湿热祛除，阴津恢复，筋脉得养而舒利，共同促进神经功能活动恢复。

③ 痰瘀蒙窍，筋脉不利证：患者既往有高脂血症病史，多与体内痰湿为患相关，痰湿内生，酿生痰浊，阻塞脉管。脉管乃是相对封闭的管道，具有“壅遏营气，令无所避”之功能，一旦血运停滞，即留而为瘀。痰阻血瘀，经脉痹阻，气血运行不畅，筋骨肌肉失养，导致肢体功能活动不利；痰浊瘀血，阻遏气机，脑脉闭阻，气血不能上充营养脑髓，则导致神志时清时糊；痰瘀阻滞舌脉舌络，则致言语功能不利，舌体萎缩；痰湿停

滞，日久化热，煎津灼液，生痰成瘀，以致痰热瘀结滞难解，造成便干秘结之症；舌苔黄厚腻亦为痰热内蕴之象，证属痰瘀蒙窍，治宜行瘀导滞，涤痰通络开窍。

初诊方用熟大黄、桃仁、炙水蛭行瘀导滞，兼能通腑泻热，给痰热积滞以出路，荡涤浊邪；用天竺黄、鲜竹沥汁、石菖蒲、郁金等以清化痰热，醒神开窍；合用通腑开窍之法，釜底抽薪，以借通腑泻下之力，给痰热积滞以出路，同时上病下取，又可导热下行，促进神昏恢复。方中配以炙僵蚕、炙全蝎、地龙、法半夏、胆南星用以祛风涤痰通络；佐以牡丹皮、赤芍、知母、天花粉以凉血散瘀，顺降气血，养阴生津，防止药物伤阴。二诊时便干秘结明显，故在守原方基础上加大熟大黄用量并增用远志，以加强开窍通腑之力；佐以泽兰、泽泻、猪苓祛湿利小便，导热下行，增加湿热之邪从下窍外排之出路。全方协同，共奏行瘀导滞、涤痰通络、通腑开窍之功，共同促进神昏、偏瘫症状康复。

（2）出血性中风　出血性中风病机总属阴阳失调，气血逆乱，其病理因素为风、火、痰、气、瘀。西医学认为治疗缺血性中风应尽早应用溶栓术，传统中医学的普遍观念也主张缺血性中风宜早用、重用活血化瘀法。但对于出血性中风，尤其是急性期，使用活血药可能有出血之虞。周老认为，出血性中风病机有两大特点：一是病位主在脑窍，二是致病因素多属瘀热为患。他在多年应用活血化瘀药物治疗缺血性中风及临床研究中发现，瘀热相搏、血气升腾、阻闭脑窍、神明受扰，既可引起出血性中风，也可引起缺血性中风。因此，瘀热阻窍是出血性中风和缺血性中风的共同病机。

出血性中风急性期基本病机为瘀热升腾，直冲犯脑，络伤血溢，清窍闭阻，其关键在于瘀热阻窍，风火痰虚皆因瘀热而起。发病之初，在肝肾两亏、内伤积损之基础上，患者素体阳旺，或气火偏盛，阳旺化火生风，风火相煽，炼液为痰，壅阻脉道，煎灼津液，血行缓滞而生瘀；瘀血停积，郁结日久又可化热，终致瘀热相搏。瘀热阻窍，风火相煽，气血并走于上，损伤脑络，络伤血溢，从而形成出血。清窍受阻，神机失用，肢体偏瘫由此形成。

出血性中风的临床表现，可根据瘀热程度进行简要区分。瘀热轻者，脑络轻度破损，出血量较少，表现为面色红赤，肢体偏瘫麻木，舌质偏红，脉弦滑有力，因无神志及腑实证候而类似李东垣所说的“中血脉”之证；瘀热较重者，脑部中等量出血，瘀热阻窍症状亦典型，表现为在肢体偏瘫基础上出现神志欠清，躁扰不宁，腹胀硬满，大便秘结，舌红绛或紫，苔黄燥，脉弦滑数或结等，类似李东垣所说的“中腑”；瘀热盛极，出血量大，病证凶险，演变为“中脏”，表现为神志昏迷，或牙关紧闭，肢体痉强，二便不通，或目合口开，手撒肢冷，二便失禁，甚则出现阴竭阳亡、阴阳离决危候。

缺血性中风和出血性中风在病理基础、瘀热偏重、病理结局、瘀热性质、病势预后等方面不同，从而在治疗用药上各有侧重。故而周老在凉血通瘀的基础上，对缺血性中风更强调活血化瘀的使用，必要时还可用水蛭、土鳖虫、穿山甲等破血化瘀猛药；对出血性中风则强调在清热的基础上应用活血化瘀药物，常选择既能清热凉血又兼有活血化瘀作用的药物如大黄、水牛角、赤芍、牡丹皮、玄参、生地黄等，或既能止血又能活血的药物如大黄炭、三七、蒲黄炭、茜草根炭。

附1

中风病（脑梗死）中医诊疗方案（2017年版）[38]

一、诊断

（一）疾病诊断

1. 中医诊断标准

参考2008年中华中医药学会发布的《中医内科常见病诊疗指南》。

临床表现为神志昏蒙，半身不遂，口舌㖞斜，言语謇涩或语不达意，甚或不语，偏身麻木；或出现头痛，眩晕，瞳神变化，饮水发呛，目偏不瞬，步履不稳等。

往往安静状态下急性起病，渐进加重，或有反复出现类似症状的病史。少部分患者可起病突然，病情发展迅速，伴有神志昏蒙。

发病前多有诱因，常有先兆症状。可见眩晕，头痛，耳鸣，突然出现一过性言语不利或肢体麻木，视物昏花，1日内发作数次，或几日内多次复发。

发病年龄多在40岁以上。

具备以上临床表现，结合起病形式、诱因、先兆症状、年龄即可诊断中风病。结合影像学检查（头颅CT或MRI）可明确缺血性中风的诊断。

2. 西医诊断标准

参照中华医学会神经病学分会脑血管病学组制定的《中国急性期缺血性脑卒中诊治指南2014》。①急性起病；②局灶性神经功能缺损，少数为全面神经功能缺损；③症状和体征持续24小时以上；④排除非血管性脑部病变；⑤脑CT或MRI排除脑出血和其他病变，有责任缺血病灶。

（二）病类诊断

1. 中经络

中风病无意识障碍者。

2. 中脏腑

中风病有意识障碍者。

（三）证候诊断

1. 中脏腑

（1）痰蒙清窍证　意识障碍、半身不遂，口舌㖞斜，言语謇涩或不语，痰鸣漉漉，面白唇暗，肢体瘫软，手足不温，静卧不烦，二便自遗，舌质紫暗、苔白腻，脉沉滑缓。

（2）痰热内闭证　意识障碍、半身不遂，口舌㖞斜，言语謇涩或不语，鼻鼾痰鸣，或肢体拘急，或躁扰不宁，或身热，或口臭，或抽搐，或呕血，舌质红、苔黄腻，脉弦滑数。

（3）元气败脱证　昏愦不知，目合口开，四肢松懈瘫软，肢冷汗多，二便自遗，舌卷缩，舌质紫暗、白腻，脉微欲绝。

2. 中经络

（1）风痰阻络证　头晕目眩，痰多而黏，舌质暗淡、苔薄白或白腻，脉弦滑。

（2）痰热腑实证　腹胀便干便秘，头痛目眩，咯痰或痰多，舌质暗红、黄腻，脉弦滑或偏瘫侧弦滑而大。

（3）阴虚风动证　眩晕耳鸣，手足心热，咽干口燥，舌质红而体瘦、少苔或无苔，脉弦细数。

（4）气虚血瘀证　面色㿠白，气短乏力，口角流涎，自汗出，心悸便溏，手足肿胀，舌质暗淡、苔白腻，有齿痕，脉沉细。

二、治疗方法

（一）辨证论治

1. 中脏腑

（1）痰热内闭证

治法：清热化痰，醒神开窍。

推荐方药：羚羊角汤加减，羚羊角粉（冲）、生石决明（先煎）、夏枯草、菊花、龟甲（先煎）、生地黄、牡丹皮、白芍、天竺黄、胆南星等；或选用羚角钩藤汤合温胆汤加减，羚羊角粉（冲）、生地黄、钩藤（后下）、菊花、茯苓、白芍、赤芍、竹茹、川牛膝、川芎、牡丹皮、半夏、陈皮、栀子等。或具有同类功效的中成药（包括中药注射剂）。

（2）痰蒙清窍证

治法：燥湿化痰，醒神开窍。

推荐方药：涤痰汤加减，制半夏、制南星、陈皮、枳实、茯苓、人参、石菖蒲、竹茹、甘草、生姜等，或具有同类功效的中成药（包括中药注射剂）。

（3）元气败脱证

治法：益气回阳固脱。

推荐方药：急予参附汤加减频频服用，方药为人参（另煎兑服）、附子（先煎半小时）等；或具有同类功效的中成药（包括中药注射剂）。

2. 中经络

（1）风痰阻络证

治法：息风化痰通络。

推荐方药：化痰通络方加减，法半夏、生白术、天麻、紫丹参、香附、酒大黄、胆南星等；半夏白术天麻汤合桃红四物汤加减，半夏、天麻、茯苓、橘红、丹参、当归、桃仁、红花、川芎等；或具有同类功效的中成药（包括中药注射剂）。

饮食疗法：适食月季花茶、山楂、橘皮、茯苓、黑木耳、海带、昆布、萝卜、燕麦、莜麦、荞麦、玉米、芋头、炸全蝎、金桔、玫瑰花等。忌食羊肉、狗肉、桂圆、荔枝及酒类、油炸食品。

（2）痰热腑实证

治法：化痰通腑。

推荐方药：星蒌承气汤加减，生大黄（后下）、芒硝（冲服）、胆南星、栝楼等；或可选用大承气汤加减，大黄（后下）、芒硝（冲服）、枳实、厚朴等；或具有同类功效的中成药（包括中药注射剂）。

饮食疗法：适食薏苡仁、莲子、山药、冬瓜、黄瓜、丝瓜、茯苓、黑木耳、苦苣、萝卜、荷叶、燕麦、莜麦、荞麦、玉米、芋头、海带等。忌食羊肉、狗肉、桂圆、荔枝、酒类、花椒、大料、油炸等食品。

（3）阴虚风动证

治法：滋阴息风。

推荐方药：育阴通络汤加减，生地黄、山茱萸、钩藤（后下）、天麻、丹参、白芍等；或可选用镇肝熄风汤加减，生龙骨（先煎）、生牡蛎（先煎）、代赭石（先煎）、龟甲（先煎）、白芍、玄参、天冬、川牛膝、川楝子、茵陈、麦芽、川芎等；或具有同类功效的中成药（包括中药注射剂）。部分患者在此基础上辨证属于肝阳上亢证，治疗宜平肝息风为主，用天麻钩藤饮加减，天麻、钩藤（后下）、生石决明（先煎）、川牛膝、黄芩、栀子、夏枯草等。

饮食疗法：适食百合、黑芝麻、黑米、海参、鲤、鳖、鸡、鸭、瘦猪肉，多食山药、枸杞子、芝麻、木耳等甘润滋阴食物，多喝清淡汤类。忌食羊肉、狗肉、桂圆、荔枝、酒类、花椒、大料、油炸等食品。勿嗜食辛辣。

（4）气虚血瘀证

治法：益气活血。

推荐方药：补阳还五汤加减，生黄芪、全当归、桃仁、红花、赤芍、川芎、地龙等；或具有同类功效的中成药（包括中药注射剂）。

饮食疗法：适食山药、薏苡仁、黄芪、莲子、白菜、冬瓜、丝瓜、木耳、赤小豆等。忌食生冷油腻、肥甘厚味。

3. 常见变证

（1）呃逆　呃声短促不连续，神昏烦躁，舌质红或红绛，苔黄燥或少苔，脉细数者，可用人参粳米汤加减，西洋参、粳米等。呃声洪亮有力，口臭烦躁，甚至神昏谵语，便秘尿赤，腹胀，舌红苔黄燥起芒刺，脉滑数或弦滑而大者，选用大承气汤加减，生大黄（后下）、芒硝（冲服）、厚朴、枳实、沉香粉（冲服）等。烦热症状减轻，仍呃声频频，可予平逆止呃汤治疗，炒刀豆、青皮、枳壳、旋覆花（包）、制半夏、枇杷叶、莱菔子、鲜姜等。

（2）呕血　呕血，神识迷蒙，面红目赤，烦躁不安，便干尿赤，舌质红，苔薄黄，或少苔、无苔，脉弦数者，可予犀角地黄汤加减，水牛角（先煎）、生地黄、赤芍、牡丹皮等，或用云南白药或三七粉、生大黄粉等鼻饲。

（二）针灸治疗

1. 醒脑开窍针法

（1）中经络

主穴Ⅰ：内关、水沟、三阴交。

主穴Ⅱ：内关、印堂、上星、百会、三阴交。

辅穴：极泉、尺泽、委中。

操作：

① 主穴Ⅰ：先刺双侧内关，直刺 0.5 ～ 1 寸，施捻转提插的复式手法，施术 1 分钟。水沟在鼻中隔下向上斜刺 0.3 寸，施雀啄手法，以眼球湿润或流泪为度。三阴交沿胫骨内侧后缘进针 1 ～ 1.5 寸，针尖向后斜刺与皮肤呈 45°，施提插补法，至患侧下肢抽动 3 次为度。

② 主穴Ⅱ：先刺双侧内关，直刺 0.5 ～ 1 寸，施捻转提插的复式手法，施术 1 分钟。

再刺印堂穴，向鼻根斜刺，进针 0.3 ～ 0.5 寸，采用轻雀啄手法。继刺上星，选 3 寸毫针沿皮平刺透向百会，施用小幅度高频率捻转补法，捻转频率为 120 ～ 160 转 / 分钟，行手法 1 分钟。三阴交沿胫骨内侧后缘进针 1 ～ 1.5 寸，针尖向后斜刺与皮肤呈 45° 角，施提插补法，至患侧下肢抽动 3 次为度。

主穴Ⅱ主要作为主穴Ⅰ的替换穴位施用，多用于中风恢复期。

（2）中脏腑（痰热内闭证，痰蒙清窍证）

选穴：内关、水沟、十二井穴。

操作：内关、水沟刺法同前，十二井穴以三棱针点刺出血。

（3）中脏腑（元气败脱证）

选穴：内关、水沟、气海、关元、神阙、太冲、内庭。

操作：针灸结合，气海、关元、神阙可用灸法。

（4）主要兼症配穴　①椎基底动脉供血不足：风池、完骨、天柱。②吞咽障碍：风池、翳风、完骨，咽后壁点刺。③语言謇涩：上廉泉、金津、玉液点刺放血。④手指握固：合谷透二间、八邪。⑤足内翻：丘墟透照海。⑥高血压：人迎、合谷、太冲、曲池、足三里。⑦血管性痴呆：百会、四神聪、风池、四白、太冲。

2. 传统针刺法

选穴：肩髃、曲池、手三里、外关、合谷、环跳、阳陵泉、足三里、丰隆、解溪、昆仑、太冲、太溪等。

操作：毫针刺，平补平泻。

3. 张力平衡针法治疗中风病痉挛瘫痪

取穴：上肢屈肌侧取极泉、尺泽、大陵，上肢伸肌侧取肩髃、天井、阳池，下肢伸肌侧取血海、梁丘、照海，下肢屈肌侧取髀关、曲泉、解溪、申脉。

操作：每日针刺 1 次，14 天为 1 个疗程。

4. 项针治疗假性延髓麻痹

方法：患者取坐位，取项部双侧风池、翳明、供血，刺入 1 ～ 1.5 寸，针尖稍向内下方，施以每分钟 100 转捻转手法各约 15 秒，留针 30 分钟，期间行针 3 次后出针。再取颈部廉泉、外金津玉液，长针向舌根方向刺入 1 ～ 1.5 寸，吞咽、治呛、发音分别直刺刺入 0.3 寸，快速捻转行针 15 秒后出针，不留针。

5. 病灶头皮反射区围针治疗中风失语症

方法：CT 片示病灶同侧头皮的垂直投射区的周边为针刺部位，毫针、围针平刺。配穴哑门、廉泉、通里穴，用平补平泻手法。

6. 其他针法

（1）“靳三针”针法

头针：颞三针、四神针。

体针：偏瘫侧肩峰下凹陷中及其前后方向各旁开约 2 寸处、曲池、外关、合谷、足三里、三阴交、太冲。

（2）“通督调神”针法

督脉穴位：水沟、神庭、百会、风府、至阳、腰阳关、命门等。

头皮针：顶颞前斜线（运动区）、顶颞后斜线（感觉区）等。

体针：参考传统针刺法。

（3）“贺氏三通”针法

强通法：十二井穴、水沟、百会等。

温通法：病势急者多用火针，病势缓者多用艾灸。

微通法：用于中风病恢复期。

（4）“头穴透刺法”针法

精神症状：神庭透上星、双曲差透五处、双本神。

失语：风府透哑门。

大小便障碍：四神聪透百会。

感觉障碍：络却透承灵透悬厘。

（5）腹针与灸法

腹针：取中脘、下脘、气海、关元、滑肉门、外陵及上、下风湿点。

灸法：关元、神阙、气海，每次选 1 ～ 2 穴，每穴灸 10 ～ 15 分钟。

（三）康复治疗

1. 循经治疗

根据肢体功能缺损程度和状态循经按摩，避免对痉挛组肌肉群的强刺激。手法常用揉法、捏法，亦可配合其他手法如弹拨法、叩击法、擦法等。每日 1 次，10 次为 1 个疗程。

2. 根据功能障碍分期治疗

（1）软瘫期 相当于 Brunnstrom 偏瘫功能分期Ⅰ期。

1）功能训练：

运动治疗：尽早指导病人进行床上主动性活动训练和各关节被动活动训练。

作业治疗：配合运动治疗、物理因子治疗等手段提高患者躯干及肢体的肌力和肌张力，使其尽快从卧床期过渡到离床期，提高患者日常生活能力。

2）推拿治疗：首选叩击法或拍法作用于患侧，叩击或拍打时手掌应尽量放柔软，慢拍快提，顺序从下到上，频率约100次/分钟，以皮肤发热潮红为度。若伴有患侧上肢肿胀，可选用轻柔的擦法和推法治疗，顺序从下到上，向心性施术。

注意：各关节特别是肩关节、腕关节不宜使用拔伸法、扳法、抖法，以免造成韧带、肌肉损伤，甚至引起关节脱位。

（2）痉挛期　相当于Brunnstrom偏瘫功能分期Ⅱ～Ⅳ期。

1）功能训练：

①运动治疗：

控制肌痉挛：良肢位的摆放；Bobath技术中反射性抑制手法（RIP）、影响张力性姿势（TIP）手法、控制关键点等手法；Rood技术感觉刺激，通过相应的感觉刺激抑制痉挛。

促进分离运动的出现：采用神经促通技术、运动再学习等训练进一步促进患侧肢体的分离运动。

治疗性训练：坐位平衡训练、站立位平衡训练、步行训练、上下楼梯训练等。

②作业治疗：患侧上肢负重练习降低肌痉挛；日常生活活动能力训练，提高双上肢协调能力。

2）麦粒灸：取十二井穴施麦粒灸法以降低肌张力。

3）推拿治疗：

①采用柔和的㨰法、拿揉法、循经推法，缓解优势侧的肌痉挛。

②运动关节法：缓慢伸肘、伸腕和伸指关节后，屈肘、屈腕和屈指关节；缓慢屈髋、屈膝和背屈踝关节后伸髋、伸膝和跖屈踝关节，每处1～2分钟。

（3）相对恢复期　相当于Brunnstrom偏瘫功能分期Ⅴ～Ⅵ期。

1）功能训练：在继续训练患者肌力、耐力的基础上，以提高身体的协调性和日常生活活动能力为主要原则。训练内容有提高协调性、速度的作业治疗（训练活动与日常生活活动相结合，增加患侧上肢和手的使用量，减少废用对患侧上肢和手的影响）和增强肌力、耐力的运动治疗。

2）推拿治疗：采用运动关节类手法及按揉法、拿法、搓法等以防止关节挛缩，解除功能锻炼或针灸后的肌疲劳，增强本体感觉的刺激，促进运动模式的改变。

（四）其他中医特色疗法

1. 中药熏洗疗法

适应证：肩－手综合征、偏瘫痉挛状态等。

操作：以活血通络的中药为主局部熏洗患肢，每日1～2次或隔日1次，每次

15 ～ 30 分钟，水温宜在 37 ～ 40℃，不宜过高，避免烫伤皮肤。

2. 物理因子治疗

根据病情需要，可选用以下设备：多功能艾灸仪、数码经络导平治疗仪、针刺手法针疗仪、特定电磁波治疗仪及经络导平治疗仪、智能通络治疗仪等，开展物理因子治疗，如神经肌肉电刺激疗法、功能性电刺激疗法、肌电生物反馈、针刺手法针疗仪、智能通络治疗仪、脑电仿生电刺激等。

（五）西药治疗

参照 2014 年中华医学会神经病学分会脑血管病学组制定的《中国急性期缺血性脑卒中诊治指南》和《中国缺血性脑卒中和短暂性脑缺血发作二级预防指南》。主要包括危险因素控制、抗血小板聚集等，出现并发症及时处理。

（六）护理调摄要点

1. 饮食调理

低盐低脂饮食，宜富含营养及粗纤维食物。忌食辛辣刺激食品，忌肥甘厚腻之品。戒烟忌酒，限制茶、咖啡等饮品。

2. 情志调护

重视情志调护，避免情志刺激。

3. 二便调护

注意观察大便性状和尿量，保持大便通畅，避免用力排便。

4. 精神调护

注意观察患者“神”的变化，包括瞳神、神态、神志、呼吸等。

三、疗效评价（略）

附 2

中风病（脑出血）中医诊疗方案（2017 年版）[38]

一、诊断

（一）疾病诊断

1. 中医诊断标准

参考 2008 年中华中医药学会发布的《中医内科常见病诊疗指南》。

临床表现为神志昏蒙，半身不遂，口舌㖞斜，言语謇涩或语不达意，甚或不语，偏身麻木；或出现头痛，眩晕，瞳神变化，饮水发呛，目偏不瞬，步履不稳等。

急性起病，渐进加重，或骤然起病。一般出血性中风多动态起病，迅速达到症状的高峰，而缺血性中风往往安静状态起病，渐进加重，或有反复出现类似症状的病史。少部分缺血性中风患者可起病突然，病情发展迅速，伴有神志昏蒙。

发病前多有诱因，常有先兆症状。可见眩晕，头痛，耳鸣，突然出现一过性言语不利或肢体麻木，视物昏花，1 日内发作数次，或几日内多次复发。

发病年龄多在 40 岁以上。

具备以上临床表现，结合起病形式、诱因、先兆症状、年龄即可诊断中风病。结合影像学检查（头颅 CT 或 MRI）可明确诊断。

2. 西医诊断标准

参照 2014 年中华医学会神经病学分会制定的《中国脑出血诊治指南》。①急性起病；②局灶神经功能缺损症状（少数为全面神经功能缺损症状），常伴有头痛、呕吐、血压升高及不同程度意识障碍；③头颅 CT 或 MRI 显示出血灶；④排除非血管性脑部病因。

（二）证候诊断

1. 痰热内闭证

神昏，半身不遂，鼻鼾痰鸣，项强身热，气粗口臭，躁扰不宁，甚则手足厥冷，频繁抽搐，偶见呕血，舌质红绛，舌苔黄腻或干腻，脉弦滑数。

2. 元气败脱证

神昏，肢体瘫软，目合口张，呼吸微弱，手撒肢冷，汗多，重则周身湿冷，二便失禁，舌痿不伸，舌质紫暗，舌苔白腻，脉沉缓、沉微。

3. 肝阳暴亢，风火上扰证

半身不遂，口舌㖞斜，言语謇涩或不语，偏身麻木，头晕头痛，面红目赤，口苦咽干，心烦易怒，尿赤便干，舌质红或红绛，舌苔薄黄，脉弦有力。

4. 痰热腑实，风痰上扰证

半身不遂，口舌㖞斜，言语謇涩或不语，偏身麻木，腹胀，便干便秘，头晕目眩，咯痰或痰多，舌质暗红或暗淡，舌苔黄或黄腻，脉弦滑或偏瘫侧脉弦滑而大。

5. 阴虚风动证

半身不遂，口舌㖞斜，言语謇涩或不语，偏身麻木，烦躁失眠，头晕耳鸣，手足心热，咽干口燥，舌质红绛或暗红，或舌红瘦，少苔或无苔，脉弦细或弦细数。

6. 气虚血瘀证

半身不遂，口舌㖞斜，言语謇涩或不语，偏身麻木，面色㿠白，气短乏力，口角流涎，自汗出，心悸便溏，手足肿胀，舌质暗淡，舌苔薄白或白腻，或舌边有齿痕，脉沉细、细缓或细弦。

二、治疗方法

（一）辨证论治

1. 痰热内闭证

治法：清热化痰，醒神开窍。

推荐方药：羚羊角汤或清心宣窍汤加减，羚羊角、龟甲、生地黄、牡丹皮、白芍、夏枯草、生石决明（先煎）等，或具有同类功效的中成药（包括中药注射剂）。

2. 元气败脱证

治法：益气回阳，扶正固脱。

推荐方药：参附汤加减或合生脉散加减，人参、附子等；或具有同类功效的中成药（包括中药注射剂）。

3. 肝阳暴亢，风火上扰证

治法：平肝潜阳，息风清热。

推荐方药：天麻钩藤饮加减，天麻、钩藤（后下）、石决明（先煎）、川牛膝、杜仲、桑寄生、黄芩、山栀、益母草、首乌藤、茯神等；或具有同类功效的中成药（包括中药注射剂）。

4. 痰热腑实，风痰上扰证

治法：清热化痰，息风通腑。

推荐方药：星蒌承气汤加减，全栝楼、胆南星、生大黄（后下）、芒硝（冲服）、丹参等；或具有同类功效的中成药（包括中药注射剂）。

5. 阴虚风动证

治法：滋养肝肾，潜阳息风。

推荐方药：镇肝熄风汤加减或育阴熄风汤加减，怀牛膝、生赭石（先煎）、生龙骨（先煎）、生牡蛎（先煎）、生龟甲、生杭芍、玄参、天冬、川楝子、生麦芽、茵陈、甘草等；或具有同类功效的中成药（包括中药注射剂）。

6. 气虚血瘀证

治法：补益元气，活血通络。

推荐方药：补阳还五汤加减，生黄芪、当归尾、赤芍、地龙、川芎、红花、桃仁等；或可选择具有益气活血的中成药。

7. 常见变证

（1）顽固性呃逆　如呃声短促不连续，神昏烦躁，舌质红或红绛，苔黄燥或少苔，脉细数者，可用人参粳米汤加减，西洋参、粳米，以益气养阴，和胃降逆；如呃声洪亮有力，口臭烦躁，甚至神昏谵语，便秘尿赤，腹胀，舌红苔黄燥起芒刺，脉滑数或弦滑而大者，选用大承气汤加减，生大黄（后下）、芒硝（冲服）、厚朴、枳实、沉香粉（冲服），以通腑泻热，和胃降逆。

（2）呕血　神识迷蒙，面红目赤，烦躁不安，便干尿赤，舌质红苔薄黄，或少苔、无苔，脉弦数者，可予犀角地黄汤加减，水牛角（先煎）、生地黄、赤芍、牡丹皮，以凉血止血。还可用云南白药或三七粉、生大黄粉等鼻饲。

（二）其他中医特色疗法

以下中医医疗技术适用于所有证型。

1. 针灸治疗

（1）应用时机　病情平稳后可进行。

（2）治疗方法

取穴：主穴取肩髃、极泉、曲池、手三里、外关、合谷、环跳、阳陵泉、足三里、丰隆、解溪、昆仑、太冲、太溪，闭证加十二井穴、合谷、太冲，脱证加关元、气海、神阙。

操作：毫针刺，平补平泻。每日 1 次，10 次为 1 个疗程。

2. 推拿治疗

根据肢体功能缺损程度和状态进行中医按摩循经治疗，可使用不同手法以增加全关节活动度、缓解疼痛、抑制痉挛和被动运动等。避免对痉挛组肌肉群的强刺激是偏瘫按摩中应注意的问题。按摩手法常用揉法、捏法，亦可配合其他手法如弹拨法、叩击法、擦法等。

3. 中药熏洗

主要针对常见并发症如肩 – 手综合征或偏瘫痉挛状态，予活血通络的中药为主加减局部熏洗患肢，每日 1 ～ 2 次或隔日 1 次。每次 15 ～ 30 分钟，水温宜在 37 ～ 40℃。泡足时，浸泡数分钟后，再逐渐加水至踝关节以上，水温不宜过高，以免烫伤皮肤。

4. 设备治疗

根据病情需要，可选用以下设备：多功能艾灸仪、数码经络导平治疗仪、针刺手法针疗仪、特定电磁波治疗仪及经络导平治疗仪、智能通络治疗仪等。

（三）西药治疗

参照2014年中华医学会神经病学分会制定的《中国脑出血诊治指南》。主要包括一般治疗、血压血糖和体温管理、病因治疗、并发症治疗及药物治疗如止血治疗、神经保护剂等。

（四）康复训练

康复训练内容包括良肢位设定、被动关节活动度维持训练、体位变化适应性训练、平衡反应诱发训练、抑制痉挛训练、语言康复训练、吞咽功能训练等内容。

（五）护理调摄要点

1. 饮食调理

低盐低脂饮食，宜富含营养及粗纤维食物。忌食辛辣刺激食品，忌肥甘厚腻之品。戒烟忌酒，限制茶、咖啡等饮品。

2. 情志调护

重视情志调护，避免情志刺激。

3. 二便调护

注意观察大便性状，注意保持大便通畅，避免用力排便。

4. 精神调护

注意观察患者“神”的变化，包括瞳神、神态、神智、情绪等。

三、疗效评价（略）

第四节 历节病

历节病以关节疼痛剧烈，逐渐遍历全身多个关节，甚则骨节肿大变形，疼痛不可屈伸，行动不便等为主要证侯特点。《金匮要略·中风历节病脉证并治第五》对历节病的病因病机、临床表现、治法方药等方面进行了系统论述。在病因病机方面分为内因、外因。内因主要归结为肝肾不足和气血两虚两个方面。外因则归结为汗出入水、饮酒汗出当风以及风血相搏三个方面。在辨治上区分风湿历节和寒湿历节，载有偏于风湿化热的桂枝芍药知母汤和偏于寒湿的乌头汤，总以祛除风寒湿邪、温阳行痹、舒筋活络为治疗原则。在用药方面仲景偏重使用麻黄、芍药、甘草、附子几味药，以麻黄散其风邪，附子祛其在里寒湿，芍药缓解关节的剧痛，甘草调和诸药并缓解附子毒性。桂枝芍药知母汤中用炮附子二枚，乌头汤则用川乌五枚，说明仲景通过调整附子的用量来适应寒湿的盛衰。临床西医学中风湿性关节炎、类风湿关节炎、强直性脊柱炎、痛风等出现的关节疼痛疾病可参照本节进行论治。

一、病因病机

历节病的病位在筋骨关节，病性属本虚标实，本虚是肝肾气血亏虚，标实是风寒湿邪侵袭。《中风历节病脉证并治第五》篇第 4 条曰：“寸口脉沉而弱，沉即主骨，弱即主筋，沉即为肾，弱即为肝。汗出入水中，如水伤心。历节黄汗出，故曰历节。”本条指出肝肾气血不足为历节病的内因，风寒湿邪侵袭为历节病的外因。第 6 条曰：“少阴脉浮而弱，弱则血不足，浮则为风，风血相搏，即疼痛如掣。”本条说明阴血不足，风邪侵袭是历节病的成因之一。阴血不足，风邪乘虚而入，导致筋脉痹阻，筋骨失养，进而表现为疼痛如掣等证候。此为后世痹病证治规律中“痹为阴邪，寒多热少”“最宜峻补真阴”的观点提供了理论依据。第 5 条曰：“趺阳脉浮而滑，滑则谷气实，浮则汗自出。”本条指出阳盛之人，素体热盛而腠理开、汗自出，如果因汗出当风，或汗出入水中，或淋雨涉水等感受风寒湿邪，内外合邪，深入筋骨，经脉痹阻，气血津液郁滞，就会发为历节病。第 7 条曰：“盛人脉涩小，短气，自汗出，历节疼，不可屈伸，此皆饮酒汗出当风所致。”本条阐明肥胖之人素体气虚湿盛，饮酒汗出当风，风寒湿乘虚侵袭，也是历节病的病因病机之一。第 9 条云“味酸则伤筋……咸则伤骨”，指出五味之过食酸咸，内伤肝肾，致使筋骨失养，痿软不用，也是历节病的又一成因。

二、辨证论治

1. 桂枝芍药知母汤证

本方主治历节病之风湿偏盛者，以身体消瘦，肢体关节疼痛、肿大或变形为主要特点。方中桂枝为主药，配附子通阳宣痹，温经散寒，麻黄、防风温散表湿，白术健脾胜湿，诸药配伍以解表里之湿，奏祛风除湿、温经散寒兼滋阴清热之效。

2. 乌头汤证

本方主治历节病之寒湿偏盛者，以关节冷痛剧烈，痛处固定，遇寒加剧，得热痛减，脉象沉紧，形体虚羸为主要特点。方中重用川乌，诸药配伍具温经散寒、除湿止痛之效。

与桂枝芍药知母汤相比，乌头汤用川乌而非附子，并将用量提高到 5 枚，说明乌头汤证寒邪较桂枝芍药知母汤证为重，亦说明仲景通过调整乌、附用量来适应寒邪的盛衰。

三、研究进展

1. 治疗历节病方药研究

（1）*桂枝芍药知母汤* 临床上，桂枝芍药知母汤被广泛运用于治疗类风湿关节炎、痛风、关节疼痛等病症，且疗效显著。长期的临床实践和既往的回顾性研究证实桂枝芍药知母汤可能具有同等或更好的疗效和安全性。现代药理研究表明，桂枝的主要成分桂皮醛具有解热、镇痛、抗炎等作用[39]，白芍的主要成分白芍总苷有抗炎镇痛及免疫调节作用，知母的主要成分知母皂苷亦具有抗炎作用[40]；因此，桂枝芍药知母汤全方及其主要组成药物桂枝、芍药、知母等都具有抗炎、镇痛、调节免疫等作用，是其发挥治疗作用的物质基础。桂枝芍药知母汤能抑制Ⅱ型胶原诱导关节炎模型大鼠（CIA 模型大鼠）的关节滑膜细胞增生和炎性细胞浸润，从而减轻关节滑膜炎症反应，阻止关节内、外组织破坏，缓解关节肿胀程度[41]。桂枝芍药知母汤可抑制 CIA 模型大鼠血清中 TNF-α、IL-1β 的高表达，显著抑制 CIA 模型大鼠滑膜上清液中 IL-1、IL-6 及 IL-17 的高表达，从而缓解类风湿关节炎的炎性反应[42]。另有研究报道，桂枝芍药知母汤减轻类风湿关节炎症状可能是通过逆转炎症—免疫系统失衡和调节各信号轴连接的不同功能模块而起作用的。

（2）*乌头汤* 乌头汤合用半夏泻心汤，治疗辨证属单纯寒证或寒热错杂的关节疼痛临床疗效明显，临床上据其主治证“气虚寒湿骨节痹证”可扩大应用范围，凡强直性脊柱炎、心肌炎、三叉神经痛、坐骨神经痛、颈椎病、腰椎间盘突出等疾病有局部疼痛难以屈伸并有遇寒或湿加重者均可加减运用[43]。实验研究表明，乌头汤可能调控 DNA 甲基化和组蛋白修饰，具有抗炎作用。乌头汤不仅可以降低 CIA 和 CIA 寒证大鼠的关节红肿症状、发病率、临床积分和关节炎累及肢体数，而且对 CIA 寒证模型大鼠关节组织影像学改变方面表现出较好的改善作用效果[44，45]。

2. 历代医家对历节病的论述

巢元方在《诸病源候论·卷二·风病诸候》中记载：“历节风之状，短气，自汗出，历节疼痛不可忍，屈伸不得是也。由饮酒腠理开，汗出当风所致也。亦有血气虚，受风邪而得之者。风历关节，与血气相搏交攻，故疼痛；血气虚，则汗也，风冷搏于筋，则不可屈伸，为历节风也。”巢元方提出了血气虚，受风邪而得之者，从而对历节病的病因病机进行了完善。

唐代孙思邈指出："夫历节风著人久不治者，令人骨节蹉跌，变成癫病，不可不知……此是风之毒害者也。"其认为历节亦有热毒所致者，用犀角汤（犀角、羚羊角、前胡、栀子仁、黄芩、射干、大黄、升麻、豆豉）。"治热毒流入四肢历节肿痛方"，补充了前人治痹喜用温燥之品的不足。在张仲景论肝肾不足、寒湿侵袭病因病机基础上，创立独活寄生汤针对本病因病机治疗，成为目前治疗风湿病常用方剂之一。

宋代严用和将本病称作"白虎历节"，并在《严氏济生方·诸风门白虎历节论治》中记载："夫白虎历节病者，世有体虚之人，将理失宜，受风寒湿毒之气，使筋脉凝滞，血气不流，蕴于骨节之间，或在四肢，肉色不变。其病昼静夜剧，其痛彻骨，如虎之啮，名曰白虎之病也。痛如掣者，为寒多；肿满如脱者，为湿多；汗出者，为风多。"

元代朱丹溪提出"痛风"病名，在《丹溪心法·卷四·痛风六十三》中记载"痛风，四肢百节走痛是也，他方谓之白虎历节风证"，指出其最主要的临床表现为四肢百节走痛，并记载了白虎历节风证的病名。关于历节病的病因则论述为"大率有痰、风热、风湿、血虚"，此外亦详细论述了各型的证治，"因于风者，小续命汤；因于湿者，苍术、白术之类，佐以竹沥；因于痰者，二陈汤加酒炒黄芩、羌活、苍术；因于血虚者，用芎、归之类，佐以红花、桃仁"，根据病因分型，并列出相应主方。

叶天士提出"新邪宜急散，宿邪宜缓攻"，并善用蜣螂、全蝎、地龙等虫类药物活血化瘀，搜剔通络。叶天士《临证指南医案》记载："某症如历节，但汗出筋纵而痛，冬月为甚，腰脊伛偻形俯。据述未病前，梦遗已久，是精血内损，无以营养筋骨，难与攻迫。议香茸丸，温通太阳督脉（督阳虚）。"方用鹿茸（三两）、生当归（二两）、麝香（一钱）、生川乌（五钱）、雄羊肾（三对，酒煮烂），捣丸。用鹿茸、雄羊肾温补肾阳，生川乌温经散寒，宣痹止痛，麝香活血通经，行血中瘀滞，生当归活血养血，共奏温补肾阳、散寒通痹、养血活血之功。

尤怡在《金匮翼》中载有"历节痛风"之病名，"历节风者，血气衰弱，风寒袭入关节，不得流通，真邪相攻，所历之节，悉皆疼痛，故谓历节风也。病甚则使人短气，自汗，头眩欲吐，肢节挛曲，不可屈伸。亦有热毒流入四肢者，不可不知。"其认为"历节肿痛，是湿病。由饮酒当风，或汗出入水所致。经云：湿流关节是也。挟寒者，其痛如掣；挟风者，黄汗自出。其遍身走痒，彻骨疼痛，昼静夜剧，发如虫啮者，谓之白虎历节"。

四、名家经验精选

1. 焦树德——首创“尪痹”病名

全国名老中医焦树德在学习前人的基础上，参考近代文献，结合多年临床体会，创立“尪痹”病名，并在桂枝芍药知母汤和局方虎骨散合方的基础上随症加减创立补肾祛寒治尪汤治疗。1983 年中华全国中医学会内科学会痹病学组采用了这一新病名，并以焦树德经验方补肾祛寒治尪汤为主，稍事加减，制成“尪痹冲剂”，后制成片剂、胶囊等多种剂型，成为治疗风湿病临床应用广泛、疗效确切的中成药之一[46]。

2. 朱良春——蠲痹论治

国医大师朱良春擅长内科，治疗痹证尤具特色，积五十余年临床经验，摸索出一套治痹之法，提出治痹六法。

（1）*益肾蠲痹法* 此法适用于顽痹，症见身体尪瘦，怯冷，腰膝酸软，关节疼痛，反复发作，经久不愈，筋挛，骨松，关节变形，甚则“脊以代头，尻以代踵”，舌苔白、舌质淡，脉沉细软弱。常用熟地黄、全当归、鸡血藤、淫羊藿、乌梢蛇、炙蜂房、炙蜈蚣、炙全蝎、徐长卿、甘草等，另配服益肾蠲痹丸。

（2）*温经蠲痹法* 此法适用于痛痹，症见全身关节或肌肉酸痛，得温则减，气交之变增剧，关节肿胀，但局部不红不肿，苔薄白或薄白腻，舌质淡，脉沉细或细弦。常用制川乌、制草乌、川桂枝、细辛、全当归、淫羊藿、鸡血藤、熟地黄、乌梢蛇、炙蜈蚣、徐长卿、甘草等。

（3）*祛风蠲痹法* 此法适用于行痹，症见四肢关节游走性疼痛、酸胀、肿胀，脉浮弦或浮紧。常用全当归、鸡血藤、寻骨风、羌活、独活、豨莶草、淫羊藿、炒玄胡、土鳖虫等。

（4）*化湿蠲痹法* 此法适用于着痹，症见肢体重著，关节疼痛，局部肿胀或兼麻木，舌质淡红、苔白腻，脉濡缓。常用防己、薏苡仁、白术、茯苓、法半夏、晚蚕砂、豨莶草、青风藤、甘草等。

（5）*清热蠲痹法* 此法适用于风湿热痹，症见发热，关节肿胀，灼热，关节活动受限，或有畸形，甚则肌肉萎缩，或关节强直，舌质红、苔黄，脉数。常用一支黄花、金银花、连翘、晚蚕砂、板蓝根、马鞭草、土茯苓、僵蚕、地龙等。

（6）*化痰瘀蠲痹法* 本法适用于痛风，症见关节疼痛，夜半居多，以四肢末端为甚，痛如虎啮，可见痛风结节，溃流脂浊，腰酸尿血，甚则尿闭呕吐，舌红、苔腻，脉滑数或弦。常用土茯苓、萆薢、薏苡仁、泽兰、泽泻、全当归、桃仁、红花、蜂房、僵蚕、土鳖虫等[47]。

附

尪痹（类风湿关节炎）中医诊疗方案（2017 年版）[38]

一、诊断

（一）疾病诊断

1. 中医诊断标准

参照中华人民共和国中医药行业标准《中医病证诊断疗效标准》（ZY/T001.1–94）。

尪痹是由风寒湿等邪气客于关节，气血痹阻，导致以小关节疼痛、肿胀、晨僵为特点的疾病。

2. 西医诊断标准

参照 1987 年美国风湿病学会修订的类风湿关节炎分类标准和 2010 年 ACR/EULAR 类风湿关节炎分类标准。

（二）证候诊断

1. 风寒湿痹证

关节疼痛、重着，或有肿胀，风邪偏盛者痛处游走不定，寒邪盛者关节冷痛，舌质淡、苔白腻或白滑，脉濡或滑或弦紧。

2. 湿热痹阻证

关节肿痛，触之灼热或有热感，口渴不欲饮，烦闷不安，或有发热，舌质红、苔黄腻、脉濡数或滑数。

3. 痰瘀痹阻证

关节肿痛日久不消，晨僵，屈伸不利，关节周围或皮下结节，舌暗紫、苔白厚或厚腻，脉沉细涩或沉滑。

4. 肝肾不足证

关节肌肉疼痛，肿大或僵硬变形，屈伸不利，腰膝酸软无力，畏寒喜暖，临床常伴气血亏虚，可有乏力、心悸、头晕目眩、面黄少华等，舌淡、苔薄白，脉细弱。

二、治疗方法

（一）辨证论治

1. 风寒湿痹证

（1）*治法* 祛风散寒，祛湿通络。

（2）*推荐方药* 风湿偏盛者选用羌活胜湿汤加减，羌活、独活、防风、蔓荆子、川芎、秦艽、桂枝、青风藤等；寒湿偏盛者可选用乌头汤合防己黄芪汤加减，制川乌（或制附片）、桂枝、赤芍、生黄芪、白术、当归、生薏苡仁、羌活、防己、生甘草等；或选用具有同等功效的中成药。

（3）*中药泡洗* 根据患者证候特点选用祛风散寒、祛湿通络药物，煎煮成200mL，使用中医泡脚桶，每次15～30分钟，水温宜小于42℃，浸泡数分钟后，再逐渐加水至踝关节以上，水温不宜过高，防止烫伤皮肤。

（4）*穴位贴敷* 选用具有祛风散寒、祛湿通络药物，并用胶布固定，一般贴敷6小时取下，注意预防皮肤过敏反应。

（5）*中药全身浸浴* 适用于寒湿偏盛，四肢多关节疼痛、怕风、怕凉者。

具体操作：根据患者临床证候特点，选择川乌、桂枝、细辛等温经散寒、祛湿通络药物，煎煮成1000mL，然后使用专门全身浸浴桶，先泡洗下肢，若无心慌胸闷或其他不良反应，可保持颈部以下部位泡洗于药液中，一般保持水温在42℃左右，泡洗时间15～30分钟。

（6）*中药离子导入技术* 根据病情特点，选用川乌、草乌、桂枝、细辛等具有温经散寒、祛湿通络作用中药，煎煮成每袋200mL，每次使用1袋，通过专门的离子导入设备，将药物通过低中频电流导入肿痛关节，使用导入的药物温度控制在37℃左右，避免水温太高或电流过大，从而引起皮肤烫伤或者引起患者不适。

2. 湿热痹阻证

（1）*治法* 清热除湿，活血通络。

（2）*推荐方药* 宣痹汤合三妙散加减，生薏苡仁、防己、滑石粉、连翘、苍术、黄柏、金银花、萆薢、羌活、赤芍、青风藤等，血虚合并湿热痹阻者可选用当归拈痛汤加减；或选用具有同等功效的中成药（包括中药注射剂）。

（3）*中药泡洗* 选用清热除湿、活血通络中药进行泡洗治疗。

（4）*中药离子导入技术* 根据病情特点，选用土茯苓、苦参、芒硝、黄柏等具有清热除湿、活血通络作用的中药进行离子导入。

（5）*中药外敷疗法* 根据病情选用清热除湿、活血通络之品进行外敷治疗。

操作：温水调成糊状，外敷肿痛关节局部，厚 0.8 ～ 1cm，外敷 30 分钟后洗净，避免皮肤过敏反应。

（6）饮食疗法　宜食用清热除湿、活血通络的食品，如薏苡仁、红豆、黄瓜、苦瓜、冬瓜、丝瓜、绿豆芽、绿豆等。食疗方如丝瓜绿豆汤、冬瓜薏苡汤等。湿热痹阻证患者应避免食用羊肉及辛辣之物。

3. 痰瘀痹阻证

（1）治法　活血行瘀，化痰通络。

（2）推荐方药　小活络丹合身痛逐瘀汤加减，炙没药、地龙、制南星、白芥子、当归、赤芍、川芎等，或选用具有同等功效的中成药（包括中药注射剂）。

（3）中药泡洗　选用活血行瘀、化痰通络中药进行泡洗治疗。

（4）中药离子导入技术　根据病情特点，选用皂角刺、夏枯草、乳香、没药等具有活血行瘀、化痰通络作用的中药进行离子导入治疗。

（5）穴位贴敷　可根据病情选用活血行瘀、化痰通络药物，贴敷于关节局部，并用胶布固定，一般贴敷 6 小时后取下，注意预防皮肤过敏反应。

4. 肝肾不足证

（1）治法　补益肝肾，蠲痹通络。

（2）推荐方药　独活寄生汤加减，独活、桑寄生、炒杜仲、怀牛膝、细辛、茯苓、当归、川芎、白芍、生地黄、熟地黄、鸡血藤、乌梢蛇、蜈蚣、地龙、生甘草等。若伴有气血两虚者，亦可选用八珍汤合蠲痹汤加减，常选用当归、川芎、白芍、熟地黄、生黄芪、白术、茯苓、炙甘草、羌活、独活、桂枝、秦艽、海风藤、桑枝、木香等药。或选用具有同等功效的中成药（包括中药注射剂）。

（3）中药泡洗　根据病情选用补益肝肾、蠲痹通络中药进行泡洗治疗。

（4）中药离子导入　根据病情特点，选用补益肝肾、蠲痹通络药物或随症加减。

（5）饮食疗法　宜食补益肝肾的食品，如甲鱼、山药、枸杞子、芝麻、黑豆等。食疗方如山药芝麻糊、枸杞鸭汤等。若伴有气血亏虚者，宜食补益气血的食品，如大枣、薏苡仁、山药、阿胶、鸡肉、牛肉、乌骨鸡、黑芝麻等。食疗方如大枣山药粥、乌鸡汤。

气血运行不畅，瘀血阻络是本病的重要病理环节，贯穿疾病始终，故类风湿关节炎之不同证型、不同病理阶段，均应配合活血化瘀之品。此外，可根据患者病情辨证选用中药注射剂进行治疗。

（二）其他中医特色疗法

以下疗法适用于所有证候。

1. 贴敷疗法

根据天人相应及中医的整体理念，选用特定穴位，进行三伏贴、三九贴或春秋分贴敷。

常用药物：白芥子、荜茇等作为基本处方，粉碎研末后加姜汁调匀放在专用贴敷膜上。

取穴：肝俞、脾俞、肾俞、命门等穴位。

操作：患者取坐位，穴位局部常规消毒后，取药贴于相应穴位，一般贴敷 4 ～ 6 小时可取下，注意关注皮肤反应，出现皮肤过敏者需及时取下，必要时请皮肤科专科大夫协助处理。

2. 针灸治疗

对于关节疼痛者，可辨证选用针灸治疗。

主穴：行痹——合谷、血海、外关；痛痹——合谷、足三里、曲池；着痹——足三里、阴陵泉、丰隆；热痹——大椎、曲池。根据病机，可在主穴基础上根据疼痛部位进行选穴。

针刺方法：寒湿偏重者，以针为主，针灸并用；热邪偏盛者，则应浅刺、疾刺或刺络放血；久病肝肾亏虚者，使用补法。

3. 针刀疗法

对于关节局部有压痛，或有触及结节者，根据病情选用针刀疗法治疗，以减轻疼痛，改善关节功能。

操作：常规无菌消毒操作，根据受累关节，选用合适的压痛点或结节处，进行经筋的松解，起到活血化瘀、通络止痛的效果。治疗后可适量活动，改善关节的功能。

4. 康复训练

（1）关节康复训练　有关节功能障碍者，操作时主要根据对受累关节的功能测试结果及影响活动的因素确定，常选用持续被动运动（CPM）模式和等张模式。患者每天至少锻炼30分钟，注意应在四肢关节不引起疼痛的范围内，每天至少1次，每周可休息1～2天。

（2）骨质疏松康复训练　伴发骨质疏松症患者，可使用骨质疏松治疗康复系统进行治疗。

（三）西医治疗

西医治疗可参照中华医学会风湿病分会《类风湿关节炎诊治指南》，根据病情选用改善病情抗风湿药物（DMARDs）、非甾体抗炎药（NSAIDs）、激素等进行治疗。若出现关节腔积液者，可根据病情选用复方倍他米松行关节腔注射；如膝关节中重度滑膜炎合并积液，内科保守治疗效果不佳者，可选择超微创针刀镜手术；类风湿关节炎晚期关节严重畸形者，可行关节置换术治疗。

（四）护理调摄要点

1. 饮食起居调摄

忌食肥甘厚味及辛辣之品，禁饮酒；避风寒，慎劳累。

2. 情志调理

重视情志护理，避免情志刺激；帮助患者保持心情愉快，增强战胜疾病的信心。

3. 护理

（1）*活动期关节护理* 病情活动期应注意休息，减少活动量，尽量将病变关节固定于功能位，如膝关节应尽量伸直、肘关节应尽量屈曲等。

（2）*缓解期关节功能锻炼护理* 病情稳定时应及时注意关节功能锻炼，如慢步、游泳锻炼全身关节功能，捏核桃或握力器锻炼手指关节功能，双手握转环旋转锻炼腕关节功能，脚踏自行车锻炼膝关节，滚圆木、踏空缝纫机锻炼踝关节等。

三、疗效评价（略）

第五节 血痹病

《金匮要略·血痹虚劳病脉证并治第六》对血痹的论述中，不仅补充完备了血痹的病因病机和脉证，而且首次提出了治疗方药。血痹病是由于营卫气血不足，感受外邪，导致阳气痹阻，血行不畅，以肢体局部麻木或兼有轻微疼痛为主的病证。仲景将血痹的治疗分为轻证与重证，轻者用针引阳气，使阳气通畅；重者用黄芪桂枝五物汤温阳行痹。

西医学中的周围神经损伤、药物中毒所致的末梢神经炎、无脉症、多发性大动脉炎、肢端红痛症、骨关节病、肌肉劳损、腰背疼痛、雷诺病、面神经麻痹、糖尿病性周围神经病变、产后身痛、神经根型颈椎病、硬皮病、低钙性抽搐等以身体某一部位麻木为主症的疾患可参照本节进行辨证论治。

一、病因病机

血痹病由汗出后风寒外侵所致，为“尊荣人”易患之疾。凡养尊处优的人，肌肉虽然丰盛，实则筋骨脆弱不固，因而抵抗病邪的能力薄弱。这种有余于外、不足于内的人，稍微劳动即疲劳汗出，或者夜卧时辗转反侧，极易受风，即使外感微风，亦足以形成血痹。血痹轻证“脉自微涩，在寸口、关上小紧”，此处脉微主卫阳不足，涩为血滞，紧为外受风寒，小紧，且在寸口、关上出现，说明受邪轻浅；血痹重证则“阴阳俱微，寸口关上微，尺中小紧”，说明正气虚损，邪气深入，留于血络，痹阻气血，营卫不通，四肢肌肉不濡，表现为肢体麻木不仁。

二、辨证论治

黄芪桂枝五物汤是治疗血痹重证的代表方，症见“阴阳俱微”“身体不仁，如风痹状”。本方在桂枝汤的基础上，除甘草加黄芪而成，具有益气和营、通阳行痹之功效。清代陈念祖《金匮方歌括》云：“此即桂枝汤去甘草之缓，加黄芪之强有力者，于气分中调其血，更妙倍用生姜以宣发其气，气行则血不滞而痹除，此夫倡妇随之理也。”方中黄芪甘温补气，桂枝、芍药通阳行痹，生姜、大枣调和营卫，共奏益气通阳行痹之效。

黄芪桂枝五物汤所治血痹病的主要病机是营卫不足、气血痹阻，病位是四肢血络，由于其调和营卫、温阳行血的特性，在临床上运用范围十分广泛。仲景治虚人受邪用桂枝、生姜，两者相配祛邪不伤正，是桂枝汤中的经典配伍，加上一味黄芪补表里之气，更彰扶正祛邪之功，桂枝配芍药又能调和气血阴阳，对慢性病及体虚之人的调治有很大借鉴意义。

三、研究进展

黄芪桂枝五物汤是治肌肤麻木为主症的血痹病的专方专药，而其现代临床研究应用范围十分广泛，可用于糖尿病周围神经病变、颈椎病、脑血管意外后遗症、腔隙性脑梗死、缺血性脑卒中、血管性头痛、肩周炎、雷诺病、坐骨神经痛、风湿性关节炎、高血压、面肌痉挛、多发性神经炎、白细胞减少症、增生性骨关节病、糖尿病肾病、疲劳综合征、特发性水肿、消化性溃疡、冻疮等疾病的治疗[48]。黄芪桂枝五物汤能够改善糖尿病周围神经病变的症状，并减慢神经传导的速度。黄芪桂枝五物汤可通过保护血管内皮及防治炎症反应、改善血凝纤容系统功能、防止微血栓等方面有效地治疗急性心肌梗死术后引起的再灌注损伤[49]。黄芪桂枝五物汤加减联合针灸治疗急性缺血性脑卒中后遗症疗效显著，且能够改善血流动力学，加速受损神经阻滞的修复，改善微循环，提高神经细胞的营养供应和血氧供应[50]。黄芪桂枝五物汤治疗类风湿关节炎的临床效果显著，可有效减轻关节疼痛、晨僵等症状，提高患者生存质量[51]。

药理研究发现该方各单味药材中主要含有皂苷类、黄酮类、有机酸类、单萜苷类等化学成分[52]。黄芪桂枝五物汤可有效降低血清 IL-1β、TNF-α 水平，减轻周围神经组织炎症损伤；可有效上调坐骨神经 NGF mRNA 表达水平，升高血清 NGF 水平，促进损伤神经的修复与再生[53]。黄芪桂枝五物汤还具有增强免疫、止痒、抗炎、镇痛，治疗冻伤、顽固性荨麻疹、多发性神经炎、白细胞减少症、增生性骨关节病、糖尿病肾病、疲劳综合征、特发性水肿、消化性溃疡等多种药理作用[54]。

四、名家经验精选

巢元方认为血痹是由体虚邪入于阴经所致，他在《诸病源候论·血痹候》中指出："血痹者，由体虚邪入于阴经故也。血为阴，邪入于血而痹，故为血痹也。其状，形体如被微风所吹，此忧乐之人骨弱肌肤盛，因疲劳汗出，卧不时动摇，肤腠开，为风邪所侵也。诊其脉自微涩，在寸口、关上小紧，血痹也。"孙思邈以风痹为血痹，提出两个治疗血痹的方剂：一个是黄芪汤，治血痹阴阳俱微，寸口关上微，尺中小紧，外证身体不仁如风状方；另一个是血痹大易方，治风痹游走无定处。唐容川认为邪客于脉分则为血痹，在《血证论·痹痛》中指出："虚人感受外风，客于脉分则为血痹。仲景用黄芪桂枝五物汤，以桂枝入血分，行风最效。失血家血脉既虚，往往感受外风，发于痹痛，或游走不定，或滞着一处，宜黄芪桂枝五物汤重加当归、丹皮、红花。"

伤寒大家刘渡舟教授认为"尊荣之人"易患血痹，指出"凡尊荣之人，则养尊处优，好逸恶劳，多食肥甘，而肌肉丰盛，不事劳动，则筋骨脆弱，以致肝肾虚弱……阳气虚，血行不畅，重因疲劳则汗出，体气愈疲，此时加被微风，遂得而干之，则风与血相搏，阳气痹阻，血行不畅"。

全小林院士善用黄芪桂枝五物汤治疗糖尿病周围神经病变[55]，认为糖尿病周围神经病变可归属于中医"血痹""痿证""痛证"等范畴。此病多因糖尿病日久，耗伤气阴，阴阳气血两虚，营卫不调，气血运行不畅，血行瘀滞，脉络痹阻所致，属本虚标实。病位在络，涉及血络、脉络、皮络等。若为脉络病变，一般是多重因素（如高血压、高血脂、高血糖等）引起的大血管病变，情况复杂，治疗难度大，治疗周期长。若为络脉病变，一般是微血管、神经末梢等的病变，则治疗相对较易。病机有虚有实，虚多在于气虚、血虚、阳虚，实多为痰、湿、瘀。虚与实往往错杂相兼，治疗当标本兼治。从"血痹"论治糖尿病周围神经病变，以益气养血、活血通络为基本治法，以黄芪桂枝五物汤加减，临床取得了较好的效果。临证一般用黄芪 30 ～ 45g，桂枝 15 ～ 30g，白芍 30 ～ 45g；麻木明显，加鸡血藤 30 ～ 45g，何首乌藤 30 ～ 45g；兼有关节、肌肉疼痛，活动不利，可加片姜黄 15 ～ 30g，羌活 15 ～ 30g，或独活 15 ～ 30g，桑枝 15 ～ 30g；合并血管病变，兼见动脉硬化斑块者，加莪术、海藻；以肢体发凉、怕冷症状为主者，还可配合中药外洗，药用生麻黄、川桂枝、透骨草、生艾叶、川芎各30g，外加葱白2根。

（张秋霞　程宏发　郭肖瑶）

参考文献

[1] 陈瑛玲，陈立典，陶静．瓜蒌桂枝汤治疗中风后肢体痉挛的临床研究 [J]. 中医临床研究，2013，5（4）：7–9.

[2] 张宽，王颂，游鹏程．瓜蒌桂枝汤治疗缺血性脑卒中研究进展 [J]. 中国民族民间医药，2015，24（24）：38–39.

[3] 何若苹，徐光星．痉病方证与临床：《金匮要略》方证与临床系列之一 [J]. 浙江中医杂志，2009，44（1）：1–3.

[4] 赵佳芬，胡东胜，王春妍．大承气汤实验研究进展 [J]. 河南中医，2014，34（1）：29–31.

[5] 毛宇湘，郭媛．从郭可明治疗乙脑看中医思维的重要性 [N]. 中国中医药报，2018–12–3.

[6] 郭红．麻黄加术汤加味疗法在风湿病患者中的应用效果 [J]. 中国药物经济学，2016，11（7）：81–83.

[7] 徐琦．麻黄加术汤对大鼠类风湿性关节炎模型的作用机理研究 [D]. 长沙：湖南中医药大学，2011.

[8] 李文伟．麻杏苡甘汤加味治疗风湿寒性关节痛 57 例 [J]. 中国中医药科技，2005（5）：314.

[9] 王本祥．现代中药药理学 [M]. 天津：天津科学技术出版社，1997.

[10] 汪小莉，刘晓，夏春燕，等．防己黄芪汤药理作用及各单味药化学成分研究进展 [J]. 中草药，2016，47（19）：3527–3534.

[11] 李梦乔，戴琦，刘宇翔，等．防己黄芪汤临床研究进展 [J]. 实用中西医结合临床，2016，16（7）：92–94.

[12] 黄典胜，唐洁．加味桂枝附子汤联合中药外敷疗法治疗寒湿痹阻型痛风性关节炎的效果观察 [J]. 当代医药论丛，2020，18（6）：180–181.

[13] 吴咏妍，邱联群 . 桂枝附子汤加味配合外用药治疗寒湿痹阻型痛风性关节炎疗效观察 [J]. 广州中医药大学学报，2019，36（6）：796-800.
[14] 卫中安 . 白术附子汤用于慢性心功能不全阳虚水泛证患者治疗中的临床研究 [J]. 云南中医中药杂志，2017，38（2）：44-45.
[15] 马要敏 . 白术附子汤治疗多囊卵巢综合征临床研究 [J]. 河南中医，2020，40（5）：711-714.
[16] 罗晓光，曾萍萍，闫兵，等 . 甘草附子汤治疗寒湿痹阻型急性痛风性关节炎的临床观察 [J]. 光明中医，2018，33（4）：528-530.
[17] 阮志华，孙扶 . 甘草附子汤联合西药治疗强直性脊柱炎的效果分析 [J]. 实用中医内科杂志，2019，33（10）：32-34.
[18] 胡镜清 . 国医大师路志正临证精要 [M]. 北京：人民卫生出版社出版，2017.
[19] 魏铁力 . 颜德馨治湿十法 [J]. 中华中医药杂志，1992（5）：46-48.
[20] 王宇光，张琪 . 国医大师张琪从脾肾论治肾病蛋白尿经验 [J]. 湖南中医药大学学报，2017（9）：925-927.
[21] 何婷婷，陈维铭，钱涯邻 . 侯氏黑散介入缺血性中风不同分期的治疗应用 [J]. 内蒙古中医药，2016，35（8）：87-88.
[22] 邓明华 . 侯氏黑散治疗脑缺血性中风后遗症 20 例临床观察 [J]. 中医药导报，2009，15（12）：21-22.
[23] 孙西庆 . 温阳熄风化痰法治疗中风病痉挛性偏瘫临床观察 [J]. 中西医结合心脑血管病杂志，2010，8（1）：45.
[24] 蔡忠彪，李应宏 . 侯氏黑散配合西药治疗急性缺血性脑中风 45 例 [J]. 中国中医药现代远程教育，2015，18（18）：140-141.
[25] 赵晖，张秋霞，穆阳 . 侯氏黑散对脑缺血大鼠血液流变学指标及自由基代谢的影响 [J]. 中国实验方剂学杂志，2006（12）：37-40.
[26] 李敬孝，张岩 . 侯氏黑散对 ICVD 兔血流变及脂质过氧化物影响的实验研究 [J]. 四川中医，2007（1）：20-21.
[27] ZHANG Q, ZHAO H, WANG L, et al. Effects of wind-dispelling drugs and deficiency-nourishing drugs of Houshiheisan compound prescription on astrocyte activation and inflammatory factor expression in the corpus striatum of cerebral ischemia rats[J]. Neural Regen Res, 2012, 7 (24): 1851-1857.

[28] WANG H, WANG L, ZHANG N, et al. Houshiheisan compound prescription protects neurovascular units after cerebral ischemia[J]. Neural Regen Res, 2014, 9 (7): 741-748.

[29] CHANG J, YAO X, ZOU H, et al. BDNF/PI3K/AktandNogo-A/RhoA/ROCK signaling pathways contribute to neuro restorative effect of Houshiheisan against cerebral ischemia injury in rats[J]. Ethnopharmacol, 2016(194): 1032-1042.

[30] LU Y, HSIANG F, CHANG J H, et al. Houshiheisan and its components promote axon regeneration after ischemic brain injury[J]. Neural Regen Res, 2018, 13 (7): 1195-1203.

[31] XIANG Y, YAO X, WANG X, et al. Houshiheisan promotes angiogenesis via HIF-1α/VEGF and SDF-1/CXCR4 pathways: in vivo and in vitro[J]. Biosci Rep, 2019, 39 (10): BSR20191006.

[32] 杨蕾，任勤 . 风引汤加减治疗小儿抽动症临证体会 [J]. 云南中医中药杂志，2014，35（1）：32.

[33] 王付 . 风引汤临证应用体会 [J]. 中医杂志，2013，54（9）：794–795.

[34] 熊兴江 .《金匮要略》“中风篇”防己地黄汤、风引汤方证及其在中风、神志疾病中的运用 [J]. 中国中药杂志，2019，44（3）：602–607.

[35] 黄志华 . 张惠五用小续命汤治疗中风偏枯 88 例小结 [J]. 国医论坛，1989（6）：22–23.

[36] 叶晓红，林乐乐，傅海群，等 . 小续命汤药理及临床应用研究进展 [J]. 上海中医药杂志，2020，54（1）：97–100.

[37] 单书健，陈子华 . 古今名医临证金鉴·中风卷 [M]. 北京：中国中医药出版社，1999：165.

[38] 国家中医药管理局 . 关于印发中风病（脑梗死）等 92 个病种中医临床路径和中医诊疗方案（2017 年版）的通知 [N]. 国家中医药管理局网站，2017–3–22.

[39] 赵建一 . 桂枝的药理研究及临床新用 [J]. 光明中医，2010，25（8）：1546.

[40] 王永祥，陈敏珠，徐叔云 . 白芍总苷的镇痛作用 [J]. 中国药理学与毒理学杂志，1998，2（1）：6–9.

[41] 虞佳乐，张杰 . 桂枝芍药知母汤对Ⅱ型胶原蛋白诱导关节炎大鼠 RANKL/OPG 水平的影响 [J]. 辽宁中医药大学学报，2013，15（6）：24–25.

[42] 胡雨峰，俞晶华，奚飞飞 . 桂枝芍药知母汤对 CIA 大鼠关节炎的作用及其机制研究 [J]. 江苏中医药，2015，47（11）：76–78，82.

[43] 王付 . 乌头汤与半夏泻心汤合方辨治关节疼痛 [J]. 中医杂志，2016，57（6）：524-526.

[44] LIU Y F, WEN C Y, CHEN Z, et al. Effects of Wutou decoctionon DNA methylation and histone modificationsin rats with collagen-induced arthritis[J]. Evid Based Complement Alternat Med, 2016, 2016: 5836879.

[45] 孙艳群 . 乌头汤抗类风湿性关节炎作用及机制探索 [D]. 北京：中国中医科学院，2012.

[46] 焦树德 . 方剂心得十讲 [M]. 北京：人民卫生出版社，1995.

[47] 杨振明 . 朱良春老师治痹六法 [J]. 江苏中医，1988（12）：1-2.

[48] 韩兆莹，田明，刘珍，等 . 黄芪桂枝五物汤的药理研究现状 [J]. 黑龙江医药，2013，26（5）：777-779.

[49] 朱巧 . 黄芪桂枝五物汤加味治疗急性心肌梗死 PCI 术后再灌注损伤的临床疗效 [D]. 济南：山东中医药大学，2012.

[50] 时晋泰，王中琳 . 黄芪桂枝五物汤加减联合针灸对急性缺血性脑卒中后遗症期患者相关指标的影响 [J]. 世界中西医结合杂志，2019，14（12）：1732-1734.

[51] 张颖霞 . 黄芪桂枝五物汤对类风湿关节炎疗效分析 [J]. 光明中医，2020，35（7）：968-971.

[52] 张颖，关皎，刘爽爽，等 . 黄芪桂枝五物汤的化学成分和药理作用研究进展 [J]. 吉林医药学院学报，2018，39（4）：295-298.

[53] 周雯，方颖，储全根，等 . 黄芪桂枝五物汤对糖尿病周围神经病变大鼠血清 IL-1β、TNF-α、NGF 和坐骨神经 NGF mRNA 的影响 [J]. 安徽中医药大学学报，2020，39（3）：67-71.

[54] 王永辉，李艳彦，周然，等 . 黄芪桂枝五物汤对实验性冻疮大鼠血液流变性的影响 [J]. 中国实验方剂学杂志，2010，16（6）：231-233.

[55] 周强，彭智平，赵锡艳，等 . 仝小林基于”络病”理论运用黄芪桂枝五物汤治疗糖尿病周围神经病变经验 [J]. 安徽中医学院学报，2013，32（1）：44-46.

第十四章 《金匮要略》妇人病证研究进展

《金匮要略》中《妇人妊娠病脉证并治第二十》《妇人产后病脉证治第二十一》和《妇人杂病脉证并治第二十二》合称“妇人三篇”，共列36方，开妇科专篇论述之先河，基本形成对经、带、胎、产、杂病的辨证论治体系，从而奠定了中医妇科学理论的临床基础。

早在《黄帝内经》中就对妇科方面的疾病有散在论述，主要包括妇人的生理、病理、诊治等方面。仲景继承了《黄帝内经》的理论，并在此基础上进行了拓展。仲景提出妊娠病祛邪以安胎的治疗原则，指出产后多虚多瘀的生理病理特点，总结妇人杂病病因为“虚、积冷、结气”。在妇人病总的治疗原则上，仲景注重平衡阴阳、调畅气血、调和肝脾、水血并治。

妇人以血为本，在经、孕、产、乳的生理活动中常常耗血，使机体处于血不足、气有余的状态，易受外邪侵袭。女子以肝为先天，由于情绪易波动，故常引起肝气不舒、气机郁结的情况。血少、气机不畅则易导致瘀血凝结，脉络阻塞，发于妊娠期间可见癥病、妊娠腹痛、妊娠恶阻、小便难、水气病、伤胎等，发于产后可见痉病、郁冒、大便难、产后腹痛、产后中风、产后虚热烦呕、产后下利等，发于行经前后可见热入血室、经水不利等，此外还可见情志病、带下病、前阴病等妇人杂病。

第一节 妊娠病

妊娠期间发生的与妊娠有关的疾病为妊娠病。其病因较为复杂，但不外乎体质虚弱、气血不足，或外感六淫、七情内伤，以及劳逸过度、房事不节、跌仆闪挫等。仲景在《金匮要略·妇人妊娠病脉证并治第二十》中论及妇人癥病、妊娠腹痛、妊娠恶阻、妊娠小便难、养胎等内容。在治疗上，《金匮要略》继承了《黄帝内经》“有故无殒，亦无殒也”的思想，重视祛病安胎。

一、妇人癥病

癥病是指腹内有瘀阻积块之病，即妇人素有癥积，停经不到 3 个月，漏下不止，自觉脐上似有胎动，兼经水色暗有血块、腹中刺痛、舌紫暗有瘀斑等血瘀征象，治疗以活血消癥为主。“癥”之名始见于汉代《史记·扁鹊仓公列传》，后世多认为癥在血分，固定不移。西医学中的子宫肌瘤、子宫内膜异位症、异位妊娠等可参考本病论治。

1. 辨证论治

“妊娠六月动者，前三月经水利时，胎下血者，后断三月下血也。所以血不止者，其癥不去故也。当下其癥，桂枝茯苓丸主之。”桂枝茯苓丸用于癥病，寒温相宜，攻坚破结不伤正，通滞祛瘀不伤阴。方中桂枝温通血脉，芍药和营调血，牡丹皮、桃仁化瘀消癥；因本病为痼疾，气滞血瘀日久，津液代谢不畅，故又用利水渗湿的茯苓，水血同治。全方炼蜜为丸，从小剂量开始服用，以缓攻其癥。

2. 研究进展

对于《金匮要略》所论妇人癥病之病因，多数医家认同“宿有癥疾而又怀妊”之说，即阴血无法入胞养胎，离经之血瘀阻于脉络，胞脉阻滞；亦有医家认为此乃素有癥积，癥病漏下，血瘀为害。但总体以血瘀气滞为基本病机，治以活血化瘀消癥。辨证时需注意，现代研究认为，怀孕 5 个月左右孕妇才能感到胎动，因此原文所说“经断未及三月，而得漏下不止，胎动在脐上”，并非真正的胎动，临床中应加以鉴别。

临床研究表明，桂枝茯苓丸具有行气活血、散结消癥、益气止痛、通经疏滞的功效。其在临床中的应用已远超原方治疗范围，且取得了良好的疗效。在妇科病证中使用尤为广泛，可用于治疗卵巢囊肿、子宫肌瘤、盆腔炎、输卵管阻塞性不孕、子宫内膜异位症、乳腺增生、崩漏、痛经、闭经、药物流产等。此外，桂枝茯苓丸还可以用于增生性疾病或者癌前病变，如肝囊肿、脂肪肝、肝硬化、脾肿大、前列腺增生、脂肪瘤等；用于心脑血管疾病，如高血压病、高脂血症、冠心病、心脑动脉硬化、房室传导阻滞等。

现代药理研究显示，桂枝茯苓丸能显著降低患病大鼠的血管活性，对高血压所造成的血管并发症起到预防作用；此方能通过降低大鼠体内雌激素、孕激素水平，抑制雌二醇诱导的大鼠子宫肌瘤的形成；加味桂枝茯苓丸可以抑制卵巢癌肿瘤细胞的生长。此外，实验表明桂枝茯苓丸还具有抗炎、镇痛、改善肾功能、减轻缺血性脑损伤、降低血液黏度等药理作用[1, 2]。

二、妊娠腹痛

妊娠腹痛为妊娠期间阳虚失煦，冲任虚寒，肝脾失调，导致胞脉阻滞或失养，又称胞阻。根据病机的不同，可见腹部冷痛、绵绵作痛或拘急等症。仲景在治疗上重视调和阴阳，畅通气血，注重肝脾二脏，遵循“有故无殒，亦无殒也”的思想，注重护胎。西医学中的先兆流产等可参考妊娠腹痛进行辨证治疗。

1. 辨证论治

（1）附子汤证 “妇人怀娠六七月，脉弦，发热，其胎愈胀，腹痛恶寒者，少腹如扇，所以然者，子脏开故也，当以附子汤温其脏。”此为阳虚寒盛之证，可见少腹阵阵冷痛、形寒怕冷、腹胀，或伴发热，舌淡苔白润，脉沉迟无力等。原文中未见附子汤药物组成，附子虽有堕胎之弊，然仲景谨守下焦虚寒之病机，是“有故无殒”的体现。正如《张氏医通》所说：“世人皆以附子为堕胎百药长，张仲景独用，以为安胎圣药，非神明之，莫敢轻试也。”

（2）胶艾汤证 “师曰：妇人有漏下者，有半产后因续下血都不绝者，有妊娠下血者，假令妊娠腹中痛，为胞阻，胶艾汤主之。”此为冲任虚寒之证，可见所下之血色或淡或暗、质清稀，常伴头晕目眩、神疲乏力、舌淡苔白等症。全方由阿胶、艾叶、川芎、当归、芍药、干地黄、甘草组成。其中，阿胶补血止血，艾叶温经止血，二者均可养胎；川芎、当归、芍药、干地黄养血和血；甘草调和诸药，合芍药缓急止痛。

（3）当归芍药散证 “妇人怀妊，腹中㽲痛，当归芍药散主之。”以方测证，此乃肝郁克脾，肝脾不和，脾虚湿滞，络脉拘急阻滞所致腹痛。可见腹中绵绵作痛或拘挛疼痛、经水量少色淡或不行、头晕目眩等肝血虚少之症，以及纳少体倦、带下量多、小便不利或泄泻等脾虚湿阻之症。全方由芍药、当归、川芎、白术、茯苓、泽泻组成。芍药疏肝理脾，养营止痛，为治血中气结于腹的止痛要药；当归、川芎养血调肝；白术甘温健脾，益气安胎；茯苓、泽泻健脾渗湿。

小结：仲景在治疗妊娠腹痛时，注重找准病机，对症下药；需使用药力峻猛之药，与扶正药配伍，以求祛病不伤胎；同时根据病情调整给药剂型来缓和药性。对阳虚寒盛者以附子汤温阳散寒，暖宫安胎；对冲任虚寒者以胶艾汤调补冲任，养血安胎；对肝脾不调者以当归芍药散疏肝健脾，利湿安胎，血水同治。

2. 研究进展

胶艾汤是妇科常用方剂，近年来在其他疾病中的应用不断增多。胶艾汤可以治疗血虚寒凝型经期延长以及青春期功能性子宫出血。胶艾汤配合温针灸可以治疗肾气不足、寒湿凝滞型青春期痛经；胶艾汤加减辅助药物流产，可减少出血量并缩短出血时间；胶艾汤加味可以治疗过敏性紫癜；胶艾汤加减治疗脾肾阳虚、气血两亏型乳糜尿；胶艾汤加味配合皮下注射重组人促红细胞生成素（rHuEPO）治疗慢性肾脏病 3 期合并肾性贫血。药理研究显示，胶艾汤可通过雌激素受体（ER）介导的雌激素样作用发挥止血功效；胶艾汤中的正丁醇可明显升高血虚模型大鼠外周血红细胞计数、血红蛋白、血小板计数等水平，是胶艾汤补血作用的最强有效成分；胶艾汤还可增加小鼠脾脏及胸腺指数，增强小鼠巨噬细胞吞噬功能，提高小鼠淋巴细胞转化率，从而提高机体免疫功能[3, 4]。

当归芍药散是治疗妇科疾病及内科疾病的主要方剂，同时也被广泛用于外科、皮肤科、泌尿系统等疾病。临床研究表明，当归芍药散加减可治疗肝硬化腹水、腹泻型肠易激综合征、紧张型头痛、脾肾两虚型肾病综合征；在西药治疗基础上加用当归芍药散可治疗急性心肌梗死；此外，文献还报道当归芍药散被用于治疗慢性非细菌性前列腺炎、下肢深静脉血栓形成、女性青春期后痤疮等。在药理研究方面，实验表明当归芍药散能通过上调肝硬化腹水模型大鼠肾脏水通道蛋白 2（AQP2）的表达，发挥利水作用来减轻腹水；通过增强抗氧化、减少脂质过氧化物产生，改善血管内皮功能，进而调节血脂。当归芍药散加味方可促进大鼠乳腺增生上皮细胞 let-7 基因表达、抑制磷酸化细胞外信号调节激酶（p-ERK）蛋白表达，缓解其乳腺增生、肿大状态，减轻局部乳腺组织水肿；还可以通过抑制组蛋白乙酰化酶 P300/ 血清环加氧酶 -2（p300HAT/COX-2）通路上调核因子 E2 相关因子 2（Nrf2）的表达水平，进而抑制黄褐斑的形成。研究发现当归芍药散可抑制东莨菪碱损伤模型小鼠脑内乙酰胆碱酯酶（AchE）活性，提高乙酰胆碱转移酶（ChAT）活性，具有神经保护作用[5, 6]。

三、妊娠恶阻

妊娠恶阻又称妊娠呕吐、子病、病儿等，是妇科的常见病、多发病，指妊娠期间出现的恶心呕吐，不能进食或食入即吐，妊娠早期最为剧烈，可于妊娠 3 个月左右逐渐消失。《金匮要略》中最早记载了妊娠恶阻的症状及方药："妇人得平脉，阴脉小弱，其人渴，不能食，无寒热，名妊娠，桂枝汤主之""妊娠呕吐不止，干姜人参半夏丸主之"。"恶阻"之名则始见于《诸病源候论》，书中记载"恶阻者，心中愦闷，头眩，四肢烦痛，懈惰不欲执作，恶闻食气"，且明确指出恶阻是孕妇素体虚弱，水湿停聚，脏腑之气宣降失常所致。西医学中的妊娠剧吐可参考本病治疗。

1. 辨证论治

（1）桂枝汤证　桂枝汤可用于治疗妊娠恶阻轻症。由原文“无寒热”可知，其适用于无明显寒象或热象的病证。方中桂枝平冲降逆，芍药和胃缓急，胃和则胎安，甘草合桂枝辛甘化阳，甘草合芍药酸甘化阴，共奏调和阴阳、和胃降逆之功。妊娠早期的恶阻轻症经适当治疗和调护可逐渐自愈，若误用吐、下之法可损伤胎元，当及时停止治疗。

（2）干姜人参半夏丸证　干姜人参半夏丸温中补虚，蠲饮止呕，用于治疗脾胃虚弱、寒饮上逆的恶阻重证。全方由干姜、人参、半夏组成，以生姜汁糊为丸。方中干姜温中散寒，人参扶正补虚，半夏、生姜汁蠲饮降逆，和胃止呕。半夏、干姜在《妇人大全良方》《济阴纲目》《女科辑要》中均被列为妊娠忌药，而仲景通过配伍人参达到扶正补虚、益气固胎的目的。

小结：妊娠早期，经血蓄而养胎，引起孕妇体内阴阳气血的一时失调，胃气上逆而见呕逆。根据病机及症状，妊娠恶阻可分为阴阳失调、胃气上逆之轻症，和寒饮内阻、脾胃虚寒之重症。对于阴阳失调的恶阻轻症，仲景采用桂枝汤调和阴阳，和胃降逆；对于呕吐剧烈的恶阻重症，采用干姜人参半夏丸治疗，以方测证，可知此为寒饮中阻、脾胃虚寒所致。近现代临床观察发现，精神过度紧张、焦虑、忧虑的孕妇易发生严重的妊娠恶阻，反过来妊娠恶阻亦会加重孕妇的紧张情绪，造成恶性循环。因此，在妊娠期间保持环境舒适、心情平和至关重要，必要时可在治疗中加入科学合理的心理干预措施。

2. 研究进展

临床应用桂枝汤多经过加减化裁，可用于治疗内、外、妇、儿等科的诸多疾病。临床研究表明，桂枝汤加减可治疗心律失常、空调病、糖尿病自主神经病变、肺气亏虚型哮喘缓解期、椎动脉型颈椎病、小儿神经性尿频等；桂枝汤联合治疗可用于围绝经期综合征，桂枝汤合玉屏风散加味可治疗小儿厌食。此外，文献报道桂枝汤还可用于治疗白癜风、荨麻疹等多种皮肤病。现代药理研究证实，桂枝汤对汗腺分泌、体温、免疫功能、胃肠蠕动及血压有双向调节作用，还具有抗炎、抗菌、抗病毒、抗过敏、镇痛、降血糖、保护心血管等作用[7]。

干姜半夏人参丸在临床多改用汤剂使用。研究发现干姜人参半夏汤加味可治疗眩晕，用于因暑天嗜食冷饮吐泻治愈后出现的胃脘痞满不适，以及由里虚兼寒引起的腹痛，还可治疗慢性肾衰竭患者消化道症状。药理研究方面，有学者认为生半夏粉与干姜、人参配伍后对小鼠孕体及胎儿没有显著毒性，但仍可能有一定的免疫抑制作用；干姜人参半夏复方通过配伍及煎煮可解除半夏对纤维蛋白原表达的抑制，解除半夏对钙调蛋白表达的抑制，从而达到解半夏妊娠毒性的作用；干姜人参半夏汤（粉）含药血清则对小鼠胚胎干细胞向心肌细胞的分化无显著影响，推测在此实验条件下干姜人参半夏方无明显胚胎毒性[8]。

四、其他妊娠病

《金匮要略》中还记载了妊娠小便难、妊娠水气病、胎动不安、伤胎等其他妊娠病。妊娠小便难指妊娠期间出现尿频、尿急、尿淋沥涩痛的症状；妊娠水气病指孕妇面目、肢体发生肿胀，多见于孕中晚期。此两种妊娠病均由膀胱气化失常所致，西医学中的妊娠尿潴留，妊娠合并尿道炎、膀胱炎等泌尿系统感染，妊娠高血压综合征轻症见水肿者，可参考论治。原文中并未明确提出“胎动不安”这一病名，然所载当归散、白术散为治疗胎动不安之经方。胎动不安指妊娠期间出现腰腹酸痛下坠，或阴道少量流血者，类似于西医学中的先兆流产。伤胎指孕妇腹部不按月份增大，异常胀满，且小便不通，是脏腑功能失调、胎失所养所致。仲景刺泻劳宫、关元以救急，然而后世医家大多认为针刺此二穴有堕胎之危，临床中应谨慎使用。

1. 辨证治疗

（1）当归贝母苦参丸证　“妊娠小便难，饮食如故，当归贝母苦参丸主之。”全方由当归、贝母、苦参组成，研末炼为豆子大小的蜜丸，治疗血虚热郁之妊娠小便难。当归养血润燥，贝母开解郁结，苦参清热燥湿。后世医家也有将此方用于妊娠大便难者，亦有疗效。

（2）葵子茯苓散证　“妊娠有水气，身重，小便不利，洒淅恶寒，起即头眩，葵子茯苓散主之。”本证为膀胱气化受阻，水湿停聚所致，治宜利水通阳。葵子又称冬葵子，性滑利，被后世列为妊娠慎用药，临床需谨慎使用，用量不宜太大，且不可久服。

（3）当归散证　“妇人妊娠，宜常服当归散主之。”女子以肝为先天，脾胃为后天之本，妊娠后尤以肝、脾两脏为要，孕妇肝血足则胎得安养，脾健运则气血充盈。当归散由当归、黄芩、芍药、川芎、白术组成，其中当归、芍药补肝养血；川芎为血中之气药，可使补而不滞；白术健脾除湿，黄芩清热，二者均可安胎。

（4）白术散证　“妊娠养胎，白术散主之。”本方适用于脾虚寒湿中阻，症见胃脘疼痛，恶心呕吐，食欲不振，带下量多。全方由白术、川芎、蜀椒、牡蛎组成，白术健脾除湿，川芎行气止痛，蜀椒祛湿散寒，牡蛎收敛固涩。

小结：以当归贝母苦参丸治妊娠小便难体现了下病上取的思路，除清热利湿治下焦外，还用贝母开郁下气治上焦，临床中可以借鉴。仲景安胎的精神重在“祛病安胎”：以葵子茯苓散为代表的通窍利水、化气安胎法；以当归散为代表的清化湿热、养血安胎法；

以白术散为代表的温散寒湿、健脾安胎法等。需要注意的是，若因胎元有缺陷而致病，往往胚胎不能成形，则不宜进行安胎治疗，临床中需加以辨别。

2. 研究进展

当归贝母苦参丸在治疗泌尿系感染、肿瘤方面应用较多。临床中其加减方可用于治疗难治性尿路感染、湿热下注型慢性前列腺炎、肾癌等，还可辅助治疗胶质母细胞瘤。药理研究表明，当归贝母苦参丸加味方可以下调胃癌荷瘤小鼠肿瘤组织血管内皮生长因子 A（VEGFA）、基质金属蛋白酶 -13（MMP-13）和转化生长因子 -β（TGF-β）的表达，进而发挥抗肿瘤作用；加味当归贝母苦参丸可通过影响肝癌荷瘤小鼠血清白细胞介素 -2（IL-2）、白细胞介素 -4（IL-4）、γ- 干扰素（IFN-γ）的表达，调整机体免疫功能[9, 12]。

当归散是治疗血虚胎动不安的经典方，本方可养血健脾、清化湿热，对妇科其他疾病如经行瘾疹、妊娠期痒疹、阴痒，以及专科如皮肤科、眼科疾病都有良好疗效。临床研究发现当归散在规定剂量下服用安全可靠，其止血安胎作用机制与调节异常的子宫收缩有关，此外还具有明显的镇痛、免疫作用[13, 15]。

五、妊娠病小结

综上，仲景在治疗妊娠病时，继承了《黄帝内经》“有故无殒，亦无殒也”的思想，重视祛病安胎；在治疗产后病时，注重产后多虚、多瘀的特点，以补虚为主，对于虚实夹杂者，则扶正祛邪并举；在治疗妇人杂病时，根据“虚、积冷、结气”三大病因，以气血为总纲，治疗上多从肝论治，重视外治法。后世医家汲取医圣仲景在《金匮要略》中的学术思想，推动了妇科学的不断发展和日臻完善。隋代巢元方在《诸病源候论》中明确提出冲任二脉以及手少阴心经和手太阳小肠经与女子月事的关系：“冲任之脉，为经脉之海；手太阳小肠之经也，手少阴心之经也，此二经为表里，主下为月水。”宋代陈自明所著的《妇人大全良方》系统论述了妇产科常见疾病，其中不少关于妇人病病因的内容都与仲景提出的“因虚、积冷、结气”相契合。明代张景岳在继承仲景重视脾胃和从肝论治妇人疾病的学术思想后，提出从肾论治妇人疾病，认为脾胃久虚，精血日涸，必然会导致肾气竭，指出“调经之要，贵在补脾胃以滋血之源，养肾气以安血之室”。书中所载左归丸、右归丸、当归地黄汤等无不体现温补脾肾的思想。清代傅山所著的《傅青主女科》继承了仲景从肝论治妇人病的学术思想，辨证以肝、脾、肾三脏立论，影响深远。此外，仲景根据妇人病病理特点确立的调补气血、温经散寒、行气活血、调和肝脾等妇科常用治则，以及当归芍药散、温经汤、桂枝茯苓丸、当归生姜羊肉汤等经典方剂，在现今临床中依然沿用，且有显著疗效。

第二节　产后病

产妇在新产后或产褥期内发生与分娩或产褥有关的疾病，称为产后病。《金匮要略·妇人产后病脉证治第二十一》中记载了妇人产后的生理特点及常见证治，包括产后三病、产后腹痛、产后中风及其他产后杂证。仲景根据妇人产后多虚多瘀的特点，以补虚化瘀为基本治疗原则。

一、产后三病

1. 产后痉病

原文指出，“新产血虚，多出汗，喜中风，故令病痉”，即产后津血亏虚，筋脉失于濡养，腠理疏松，营卫空虚，易受风邪侵袭，则见紧急拘挛。仲景虽未给出具体方药，然针对其血虚津亏、复感风邪的病因，当以滋阴养血为主，兼顾祛风。产后痉病多以虚为主，对于虚风内动者，可用十全大补汤或傅青主滋荣活络汤；对于外感致痉、以风邪为主者，可用《金匮要略》竹叶汤或加味止痉散。现今的产后子痫、产后低钙血症等可参考论治。临床亦有邪毒乘虚而入致痉属实证者，可见角弓反张、双目上视等症，如西医学的破伤风，需紧急抢救。

2. 产后郁冒

“亡血复汗，寒多，故令郁冒”，指出了产后郁冒的病因，阴虚不能收敛浮阳，无根之阳气上逆外越，则见头昏、头汗出、胸中烦闷不安、呕不能食等。小柴胡汤能和解枢机、协调升降，令上焦得通，津液得下，胃气因和，身濈然汗出而病解也。现今的产后抑郁症等可见相似的临床表现。

3. 产后大便难

大便难常与痉病或郁冒并见，对于此病病因，仲景指出“亡津液，胃燥，故大便难”，即津血不足，肠道失于濡润，故见排便困难，当以滋阴养血护津为治疗根本。

二、产后腹痛

仲景治疗产后腹痛以顾护阴液为原则，养血复阴，注重补益气血津液，兼顾祛邪，不拘泥于产后，亦勿忘于产后。原文共载当归生姜羊肉汤、枳实芍药散、下瘀血汤、大承气汤四首方剂，分别用治血虚里寒、气血郁滞、瘀血内结、瘀血内结兼阳明里实四种证候。临床辨证时需分辨腹痛的性质是虚是实，观察恶露是否正常，同时审其伴随症状。

1. 辨证论治

（1）当归生姜羊肉汤证 “产后腹中㽲痛，当归生姜羊肉汤主之；并治腹中寒疝，虚劳不足。”当归生姜羊肉汤可养血散寒止痛，方中当归补血活血而不留瘀，生姜和胃散寒，羊肉为血肉有情之品，可温中补虚散寒，共治产后血虚里寒所致腹痛绵绵、喜温喜按者。此法遵从《黄帝内经》“形不足者，温之以气，精不足者，补之以味”之旨。现今当归生姜羊肉汤加减方在临床的应用范围已扩大，可用于治疗冷荨麻疹、产后巨幼红细胞性贫血、肠易激综合征、频发室性期前收缩、多发性神经炎、虚寒咳嗽等。

（2）枳实芍药散证 “产后腹痛，烦满不得卧，枳实芍药散主之。”产后亡血伤阴，肝体失养，肝气郁结，气机不畅，血脉痹阻而见腹中胀满疼痛。仲景用枳实烧黑入血分，意在行血中之气，芍药和营缓急止痛，大麦粥和胃安中，共奏行气和血散结之功。

（3）下瘀血汤证 “产妇腹痛，法当以枳实芍药散，假令不愈者，此为腹中有干血着脐下，宜下瘀血汤主之；亦主经水不利。”产后恶露不尽，瘀血凝结于胞宫，当症见腹中刺痛拒按，痛处固定，舌质紫暗或有瘀斑。此时枳实芍药散药力不达，需更换破血消瘀之下瘀血汤。方中大黄、桃仁、䗪虫逐瘀之力峻猛，故用蜜为丸以缓攻。使用时需注意，产后多虚，应中病即止。现代临床中可用下瘀血汤治疗子宫肌瘤、卵巢囊肿、肝纤维化、慢性肾病。

（4）大承气汤证 “产后七八日，无太阳证，少腹坚痛，此恶露不尽，不大便，烦躁发热，切脉微实，再倍发热，日晡时烦躁者，不食，食则谵语，至夜即愈，宜大承气汤主之。热在里，结在膀胱也。”此证少腹坚痛、不大便、不食是阳明腑实，腑气不通所致，热扰神明则见谵语，入夜阳明气弱则愈，治宜通腑泻热。现今大承气汤主要应用于里实证相关的病症，如肠梗阻、急性胰腺炎、胆道感染、阑尾炎、胆道蛔虫症及腹部各种术后的胃肠功能障碍或疼痛、腹胀便秘等，还可用于脑梗死、中风闭证、高血压脑出血、肝性脑病等心脑血管疾病，以及泌尿系结石、大叶性肺炎、痛风性关节炎等。

2. 研究进展

现代药理研究表明，枳实芍药散可通过调节便秘型肠易激综合征大鼠血管活性肠肽（VIP）的表达从而改善其胃肠功能的紊乱；还可通过抑制核因子 -κB（NF-κB）的活性，减少细胞间黏附分子 -1（ICAM-1）、血管细胞黏附分子 -1（VCAM-1）表达阻断炎症反应，干预实验性溃疡性结肠炎。下瘀血汤可通过抑制肝星状细胞激活、诱导肝星状细胞凋亡、抑制血管新生、调控巨噬细胞功能、诱导巨噬细胞凋亡、调控血管紧张素转化酶 2（ACE2）介导的肾素 - 血管紧张素系统（RAS）自稳、抗氧化起到抗肝纤维化的作用；

通过改善血液流变学、促进肾脏巨噬细胞凋亡、抑制足细胞异常增殖、抑制转化生长因子 -β1（TGF-β1）来保护肾功能。此外，下瘀血汤还具有抗肿瘤、增强机体免疫力的作用。大承气汤能升高大鼠血浆胃动素（MTL）含量，降低血管活性肠肽含量，减轻肠黏膜炎症反应；还能增强胃底平滑肌张力，进一步增强胃肠运动，加速胃排空过程；通过抑菌、抗炎、清除体内有害毒素，促进炎症消退；提高机体的细胞免疫反应，诱导淋巴细胞的增殖，促进 $CD3^+$ T 淋巴细胞成熟，调节肿瘤坏死因子 -α（TNF-α）等促炎细胞因子的释放，清除炎性因子，重建促炎和抗炎细胞因子的平衡；稳定肝、肠溶酶体膜，减少溶酶外逸，拮抗内毒素对机体的损害，保护肝细胞，改善肝功能[16, 18]。

三、产后中风

产后中风是指产后体虚，外邪乘虚而入腠理，致使营卫不和，出现头痛、恶寒发热、汗出、干呕、面赤而喘等症状。仲景以桂枝汤调和营卫，以竹叶汤扶正祛风，同时指出需随症加减，如呕者加半夏。

1. 辨证论治

（1）阳旦汤证　“产后风，续之数十日不解，头微痛，恶寒，时时有热，心下闷，干呕汗出。虽久，阳旦证续在耳，可与阳旦汤。”历代注家对阳旦汤有不同认识，多数医家认为根据原文所载头痛、恶寒、发热、自汗等症，应以桂枝汤为宜。此证为太阳中风不愈，虽病程迁延数十日，然表证未解，当解表祛风，调和营卫。

（2）竹叶汤证　竹叶汤是治产后发热之主方，原文道：“产后中风，发热，面正赤，喘而头痛，竹叶汤主之。”全方由竹叶、葛根、防风、桔梗、桂枝、人参、甘草、附子、大枣、生姜组成。其中，竹叶、葛根、防风、桔梗、桂枝疏风解表；人参、附子温阳固脱；甘草、大枣、生姜调和阴阳，扶正祛邪，表里兼顾。

四、其他产后杂证

1. 产后虚热烦呕

“妇人乳中虚，烦乱呕逆，安中益气，竹皮大丸主之。”妇人产后血虚，又加哺乳，阴血更加亏少，虚热扰神则烦乱，犯胃则呕逆，如《金匮要略心典》所言“妇人乳中虚，烦乱呕逆者，乳子之时，气虚火胜，内乱而上逆也”，治宜清热降逆，安中益气。竹皮大丸由生竹茹、石膏、桂枝、甘草、白薇、枣肉组成，热甚者可增大白薇用量以清虚热，烦喘者可加柏实润肺宁心。临床中产后高热而虚烦干呕、神经性呕吐等符合本证病机者可参考治疗。

2. 产后下利

“产后下利虚极，白头翁加甘草阿胶汤主之。”产后失血，下利伤阴更甚。全方由白头翁、甘草、阿胶、黄连、秦皮、柏皮组成，可清热止利，补血养阴。以方测证，可知本证应有发热腹痛、里急后重、下利脓血等湿热壅滞肠道的症状。临床中还可见虚冷下利，可采用《备急千金要方》中的赤石脂丸治疗，随症灵活加减变化。

五、产后病小结

仲景根据妇人产后失血过多、元气受损、亡血伤津，气机不畅、瘀血内阻，气血虚弱、易感外邪的病理特点，以补虚化瘀为基本治疗原则，重视调脾胃以化气血。新产妇人气血亏虚，有形之血不能速生，无形之气当以急固。脾胃为后天气血生化之源，亦可调理气机，脾胃功能正常是气血阴阳平衡的前提，故治疗时应注重顾及脾胃，产后胃气能和，而津液亦化生有源。

第三节 妇人杂病

妇人杂病是指除胎产外的经、带、前阴等相关疾病。《金匮要略·妇人杂病脉证并治第二十二》中详述了热入血室、月经病、带下病、情志病及其他妇人常见病。对于杂病的病因，结合妇人自身的生理病理特点，仲景明确指出：“妇人之病，因虚、积冷、结气，为诸经水断绝，至有历年，血寒积结，胞门寒伤，经络凝坚。”尤怡在《金匮要略心典》中说：“此言妇人之病，其因约有三端：曰虚，曰冷，曰结气。盖血脉贵充悦，而地道喜温和，生气欲条达也。”

“虚”指气血虚少，女子以血为本，无孕时在下为经水，有孕时聚以养胎，在上为乳汁。或因先天不足，或因后天过度耗伤，冲任乏源，血海亏虚，血行不畅，常导致月经不调。“积冷”指寒邪凝滞经脉，可因外寒内侵日久而致冷气积结，但主要由于血虚导致阳气虚衰，温煦功能减弱。寒滞于经脉，则影响气血运行；寒凝于胞宫，则影响胞宫的孕育以及经带胎产等正常生理功能，导致带下病、痛经、闭经甚则不孕等。“结气”指气机郁结，多和情志因素有关，与肝关系密切。正如仲景在《金匮要略》首篇所述，“若五脏元真通畅，人即安和”，若气机郁结，肝气不调则易出现月经周期紊乱、痛经、情志病等。在杂病的治疗上，仲景以气血为总纲，多从肝论治，注重外治法。

一、热入血室

热入血室指妇人在经前或月经来潮时，感受外邪发热，热与血抟结于血室的病证，可见恶寒发热、寒热往来、胸胁硬满甚至入暮神昏谵语等症状，还可伴有月经异常。仲景治疗热入血室时，采用小柴胡汤和解散热或针刺期门退热。“热入血室”一词首见于《伤寒论》太阳病篇、阳明病篇，在《金匮要略》被归为妇人杂病范畴。西医学中的盆腔炎性疾病、产褥感染、子宫内膜炎、经行外感发热等可参考本病论治。

1. 辨证论治

小柴胡汤证　“妇人中风，七八日续来寒热，发作有时，经水适断，此为热入血室，其血必结，故使如疟状，发作有时，小柴胡汤主之。”经行之际，血室空虚，腠理大开，邪热之气乘虚而入，内陷与血抟结而发病。小柴胡汤具有疏肝行气、和解表里的功效。此病症见寒热发作有时，属少阳证，故可用之和解少阳，散血室之邪热。期门为肝经之募穴，有疏肝理气活血的作用，刺之可清泄郁热，亦能救急。临床应用时可灵活变化，但需注意不宜用汗、吐、下法。仲景在原文中提到，“治之无犯胃气及上二焦，必自愈”。“无犯胃气”即勿用下法，因此时邪热内陷较浅，表证未愈；此病位于血室，故当治下，勿损及“上二焦”[19]。

热入血室的治疗以疏畅气机，调和气血，透邪泻热为原则。仲景指出其治疗禁忌为“勿犯胃气及上二焦”，故治疗时慎用汗、吐、下三法，当用和解表里之法。热入血室，血与热结，易耗伤阴血，故用药时应防止寒凉太过，需注意热与血结易致瘀血，故用药时应酌加活血化瘀药物。根据病情轻重缓急，除刺期门外，后世常选取曲池、隐白，亦可针药并施。

2. 研究进展

临床研究显示，小柴胡汤应用广泛，其加减方可治疗反流性食管炎、咳嗽变异型哮喘、上呼吸道感染、急慢性支气管炎、肺炎等，还可用于心绞痛、心律失常、中风后眩晕，小柴胡汤联合升降散还可治疗慢性乙型肝炎。此外，文献中还报道小柴胡汤加减可用于治疗原发性肝癌、癌症发热、胆囊息肉样病变、原发性肾病综合征、椎动脉型颈椎病等。

药理研究表明，小柴胡汤具有抗炎、免疫调节、保肝、降脂等功效。使用大剂量柴胡的小柴胡汤可通过降低大鼠发热模型中IL-6、IL-1β、TNF-α的含量达到降温目的，通过降低胶原诱导性关节炎大鼠血清中IL-17、IL-23、IL-27的水平治疗类风湿关节炎，还可降低胶质瘤大鼠肿瘤组织中内皮细胞特异性分子 –1（ESM–1）、血管内皮生长因子（VEGF）的表达。实验还显示，柴胡皂苷具有保护肝细胞、抗肝纤维化的作用，小柴胡汤也具有一定降脂及抗肝脂肪变的作用[20，21]。

二、月经病

月经病指月经周期或经水色、质、量发生异常改变的疾病，主要表现为月经非时而下或来时不下，甚至闭经，月经量少或多，点滴而下、淋沥不止，常伴有色、质的改变。《灵枢 · 五音五味》言："妇人之生，有余于气，不足于血。"仲景辨月经病之病机因虚、因瘀、因寒居多，血水互结，治以温经散寒，和血化瘀。临床月经周期紊乱、闭经、崩漏、痛经、宫寒不孕等可参考本病论治。

闭经指女子年逾 16 周岁月经尚未初潮，或已建立月经周期而又中断达 6 个月以上者。《黄帝内经》中关于闭经的记载可见"血枯"等，《金匮要略》中称之为"经水不利""经水断绝"，治以和血调经祛瘀。崩漏指经血非时暴下不止或淋沥不尽，前者称为"崩中"，后者称为"漏下"。崩漏是多种妇科疾病的共有症状，如功能失调性子宫出血、女性生殖器官炎症、肿瘤等所出现的阴道出血，都属于崩漏范畴。有关其病证记载最早见于《黄帝内经》，《素问 · 阴阳别论》云："阴虚阳搏谓之崩。"《金匮要略》中称之为"漏下"，治疗时注重祛瘀止血。

1. 辨证论治

（1）温经汤证 "问曰：妇人年五十所，病下利数十日不止，暮即发热，少腹里急，腹满，手掌烦热，唇口干燥，何也？师曰：此病属带下。何以故？曾经半产，瘀血在少腹不去，何以知之？其证唇口干燥，故知之，当以温经汤主之。"温经汤具有温经散寒，养血祛瘀的功效，主治冲任虚寒、瘀血阻滞的月经不调、痛经、闭经、不孕等。方中吴茱萸、桂枝温经散寒，通利血脉；当归、川芎、白芍活血化瘀止痛；阿胶、牡丹皮养血祛瘀调经；麦冬、半夏、生姜润燥降气和胃；人参、甘草补气和中，以资生化之源。

（2）土瓜根散证 "带下，经水不利，少腹满痛，经一月再见者，土瓜根散主之。"土瓜根散可活血通瘀，治疗瘀血内结导致的月经不利、腹痛等。方中土瓜根即王瓜根，清热活血，目前临床常用桃仁、丹参等代之，䗪虫破除瘀血，芍药调营止痛，桂枝温通经脉，酒煎以行药势。

（3）旋覆花汤证 "寸口脉弦而大，弦则为减，大则为芤，减则为寒，芤则为虚，寒虚相搏，此名曰革，妇人则半产漏下，旋覆花汤主之。"旋覆花汤由旋覆花、葱、新绛组成，具有行气活血、通阳散结的功效，临床应用时可加用活血、化痰、理气、宣络之品，治疗证属肝经气血瘀滞的多种病证。

（4）胶姜汤证　“妇人陷经，漏下黑不解，胶姜汤主之。”胶姜汤在原文中未给出具体药。

（5）大黄甘遂汤证　“妇人少腹满如敦状，小便微难而不渴，生后者，此为水与血俱结在血室也，大黄甘遂汤主之。”大黄甘遂汤可破血逐水，治疗妇人血与水结于血室。方中大黄逐瘀导滞，甘遂攻水破血，二药功效峻猛；搭配阿胶滋阴生血，祛瘀不伤正，体现了仲景顾护脾胃的治疗思想。顿服亦可减少药物有毒成分在体内的蓄积。

（6）抵当汤证　“妇人经水不利下，抵当汤主之。”抵当汤具有破血逐瘀的功效，是攻逐瘀血之峻剂，可治疗妇人瘀血成实所致的经行不利或经闭不行。方中水蛭、虻虫破血通经，逐瘀消癥，桃仁活血化瘀，大黄泻下攻积。以方测证，可知临床中还可见少腹硬满拒按。

小结：仲景治疗月经病，以活血逐瘀为根本大法。调经时遵循《黄帝内经》中“谨守病机”“谨察阴阳所在而调之，以平为期”的宗旨。虚则补之，实则泻之，瘀则通之，阴平阳秘而诸症皆除。根据仲景治崩漏重视祛瘀以止血的思想，明代方广提出治疗崩漏“初用止血以塞其流，中用清热凉血以澄其源，末用补血以还其旧”，该塞流、澄源、复旧的“治崩三法”为现今临床治疗所遵循。

2. 研究进展

（1）温经汤　临床研究显示，温经汤除常用于治疗妇科虚寒血瘀所致痛经、不孕等，在其他各科亦应用广泛。如用温经汤化裁治疗气滞血瘀型冠心病、女性厥阴寒闭血瘀型不寐、女性青春期后宫寒血瘀型痤疮；加味温经汤可治疗肾阳亏虚型绝经后骨质疏松症，能有效改善临床症状和性激素水平；麻桂温经汤加味联合关节松动术可治疗肩周炎血虚寒凝证。有研究报道，温经汤还可用于治疗慢性前列腺炎、阳痿、精索静脉曲张。

药理研究表明，温经汤中的有效成分具有改善血液流变学、抗炎、抗氧化、镇静止痛、双向调节激素水平等作用。在治疗妇科疾病方面，加减温经汤可通过抑制 Rho/ROCK 信号通路相关因子的过度激活，改善卵巢子宫组织微血管调节的失衡；通过降低妇科实寒证模型大鼠缺氧诱导因子 -1α（HIF-1α）、内皮素（ET）、血管内皮生长因子（VEGF）的表达水平调整子宫组织局部乏氧状态，改善子宫功能[22]。

（2）抵当汤　临床应用发现，抵当汤能使热瘀肿结清化消散，抵当汤加减可用于治疗前列腺肥大、不稳定性心绞痛、产后栓塞性静脉炎、瘀血留滞所致的急性脑出血等；抵当汤加黄芪，结合辨证与其他方合用，可治疗糖尿病晚期并发症如中风、胸痹、血证、水肿、眩晕等；以抵当汤为主合四妙勇安汤加味，可治疗下肢深静脉血栓形成[23]。

药理研究表明，抵当汤具有抗炎、抗氧化、改善胰岛素抵抗、抗动脉粥样硬化等作用。其可通过抑制 NF-κB 通路的激活来减轻糖尿病模型大鼠的心肌炎症反应；抑制与细胞凋亡相关的信号通路的活化，保护脑出血半暗带区的神经细胞；改善阿尔茨海默病大鼠的学习记忆能力；通过降低血清超敏 C 反应蛋白（hs-CRP）、细胞间黏附分子 -1（ICAM-1）的水平，治疗颈动脉粥样硬化易损斑块；抵当芪桂汤能够降低高脂高糖饮食合并链脲佐菌素诱导的胰岛素抵抗大鼠血清游离脂肪酸（FFA）、空腹胰岛素（FINS）含量，升高血清脂联素（ADPN）含量，抑制胰岛 β 细胞凋亡[24，25]。

三、带下病

带下病指白带的量、色、质、味发生异常，或伴全身、局部症状，以湿邪痹阻、任带损伤为主要病机，以祛湿、调理任带二脉为基本治则。“带下”一词首见于《黄帝内经》，《素问・骨空论》云：“任脉为病，男子内结七疝，女子带下瘕聚。”然此处为带脉以下之意。带下有广义、狭义之分，广义泛指女性疾病，狭义指女性阴道内的一种分泌物。《金匮要略》定义“带下”为妇人之病的统称，即广义概念。对于带下病的分类，《金匮要略》将其分为湿热和寒湿两种。仲景认为带下病皆因湿而生，湿邪为患，常从寒化或热化，继而病机有所区别。在治法上，以外治法为主，开妇科疾病阴道纳药外治的先河。后世在仲景的基础上对外治法进行了扩展，如冲洗法、熏洗坐浴法、阴道擦洗法、阴道置药法等。现今临床中带下病多发，病势缠绵，易于反复，多采用内治与外治相结合的方法。宫颈癌、宫颈癌前病变的症状多以带下量、色异常为主，对于恶臭伴有脓血性带下者，应警惕癌变的可能，及时明确诊断，以免贻误病情。西医学中的宫颈炎、阴道炎、盆腔炎、早期宫颈癌等疾病，症见白带异常者均可按照带下病进行辨证论治。

1. 辨证论治

（1）矾石丸证 “妇人经水闭不利，脏坚癖不止，中有干血，下白物，矾石丸主之。”矾石丸用于治疗湿热带下，采用栓剂的形式。方中矾石清热燥湿，解毒杀虫，酸敛收涩；杏仁、白蜜滋润以制矾石燥涩之性。由原文“妇人经水不利，脏坚癖不止，中有干血”可知，此证应有瘀血内阻，故在使用外治法的同时，应兼内服活血化瘀之剂。

（2）蛇床子散证 “蛇床子散方：温阴中坐药。”蛇床子散用于治疗寒湿带下，采用坐药的形式可直接温其受邪之处，暖宫除湿，杀虫止痒。临床应用时可兼服温经散寒之剂。

2. 研究进展

白矾具有清热祛湿，杀虫止痒消炎的功效，煅后称为枯矾。药理研究表明，白矾具有抗菌、抗阴道滴虫、抗癌、止血、利胆等作用，一般只供外用。蛇床子的主要成分蛇床子素具有抗炎镇痛的作用，可通过抑制脊髓背角趋化因子 1/ 趋化因子受体 2（CXCL1/CXCR2）的表达而缓解髓核致炎大鼠神经根性疼痛；蛇床子素还能通过抑制基质金属蛋白酶 2（MMP-2）、基质金属蛋白酶 9（MMP-9）的表达，从而抑制肝癌 SMMC-7721 细胞的增殖、迁移及侵袭[26]。

四、情志病

“妇人三篇”中论述了梅核气、脏躁的临床表现及治疗，详见第十一章《〈金匮要略〉情志病研究进展》，此处不再赘述。

五、其他杂病

《金匮要略·妇人杂病脉证并治第二十二》中还记载了杂病腹痛、转胞、前阴诸疾和小儿疳虫蚀。杂病腹痛指妇人小腹或少腹疼痛，甚则痛连腰骶，常见于月经期及月经前后。转胞指肾气不举，膀胱气化不行而见小便不通。前阴诸疾包括阴疮和阴吹，前者指妇人外阴生疮，重者糜烂痒痛，带下黄臭；后者指前阴如后阴矢气状出气。小儿疳虫蚀指小儿口齿滋生疳虫，蛀蚀牙齿。

1. 辨证治疗

（1）杂病腹痛　根据病机的不同，仲景以红蓝花酒活血祛风，治疗风血相搏所致腹中刺痛；以当归芍药散调肝养血，健脾利湿，治疗肝脾失调所致腹痛兼湿；以小建中汤缓中补虚止痛，治疗中焦虚寒所致腹中绵绵作痛，体现了仲景治妇人病以气血为总纲、多从肝论治的特点。

（2）转胞　在《黄帝内经》中，“胞”有多种含义，如女子胞、膀胱、男女均有的一特定部位等。转胞的症状记载首见于《金匮要略》，根据原文中“不得溺”的症状，考虑与膀胱有关。由于病在下焦，故饮食无碍；水不下行，浊气上逆，则见烦热而不得卧、倚息等症。治以肾气丸振奋肾阳，蒸化水气，小便利则愈。

（3）前阴诸疾　阴疮之病，由原文“少阴脉滑而数”可知乃妇人下焦湿热，湿热下注所致，以狼牙汤清热燥湿，杀虫止痒。阴吹之病，原文指出“此谷气之实也”，可知阴吹之气乃大便燥结，胃气下泄所来；用膏发煎润导而不用大承气汤，推测应有血虚津亏。仲景根据病情灵活调整给药途径：沥洗指用棉花缠在筷子上，浸泡药水后沥入外阴及阴道；润导法类似于西医学的保留灌肠。

（4）小儿疳虫蚀　此条文是否为仲景方尚有争论。小儿因喂养不当或乳食失调，易生湿热，结于口齿，久而滋生疳虫，蛀蚀牙齿，近似于现代的龋齿病。

2. 研究进展

红蓝花即红花，具有活血通经、散瘀止痛的作用，现代研究较多。药理研究显示，红花可抑制血小板聚集、稳定血管内皮细胞、保护心肌、调节细胞内外的钙离子等。临床中可用于治疗冠心病、慢性盆腔炎、糖尿病及其并发症等，外用可治疗跌打损伤、瘀血肿痛[27]。

六、妇人杂病小结

仲景用沥洗、润导等外治法治疗妇人杂病，对后世医学剂型的发展起到引领作用。沥洗既可使药物接触病变皮肤和黏膜，又不会破坏阴道内微生态平衡；润导既能通便治标，又可使药物经黏膜吸收恢复胃气，可见仲景在剂型及药物使用上的思考颇多。后世根据病性与病情轻重，发展了多种外治剂型，如洗剂、散剂、栓剂、软膏等，治法包括熏、纳、洗、熨、涂、敷、贴、塞、嚏、灸等。

第四节　名家经验精选

一、陈自明——重气血，调肝脾肾[28，29]

陈自明，南宋医家，精于妇产科。陈氏在诊断中，主张望、闻、问、切四诊合参；在具体施治中，主张“当施以活法，使无太过不及之患”。著有《妇人大全良方》一书，分为调经、众疾、广嗣、胎教、妊娠、坐月、产难、产后等8门，为后世妇产科的发展奠定了基础。

1. 强调肝脾肾的作用

陈氏抓住女性易情绪激动、抑郁忧思恼怒的特点，指出七情郁结则肝郁气滞，而肝又主藏血，与冲任督带、女性生理有密切关系，所以肝失条达、肝气郁结就会引起经血不调、经行腹痛、经闭、带下、崩漏及胎前产后诸症。因此陈氏注重疏肝理气解郁之剂的使用：用逍遥散治血虚五心烦热、肢体疼痛、头目昏重、月水不调、脐腹胀痛、寒热如疟、痰嗽潮热、渐成骨蒸等症；用积壳散治骨蒸劳热；用三棱散治积年血癥；用橘皮竹茹汤治哕逆等。陈氏还注意到肝虚，特别是血不养肝与肝郁的关系，强调补肝与疏肝并举，比如治风寒臂痛用柏子仁丸养肝肾与理肝气并举，治血风头痛用当归芍药散养肝宣散，而宣散中又寓疏肝之意。

他在《月水不通方论》中指出："妇人月水不通，或因醉饱入房，或因劳役过度，或因吐血失血，伤损肝脾，但滋其化源，其经自通""若血水相并，脾胃虚弱，壅滞不通，变为水肿；若脾气衰弱，不能制水，水渍肌肉，变为肿满。当益其消液，大补脾胃，方可保生"。又如其论"暴崩下血不止"："妇人冲任二脉，为经脉之海，外循经络，内荣脏腑，若阴阳和平，则经下依时。若劳伤不能约制，忽然暴下，甚则昏闷。若寸脉微迟，为寒在上焦，则吐血衄血；尺脉微迟，为寒在下焦，则崩血便血，法当调补脾胃为主。"可见陈氏主张调经多从脾胃入手，其方中常用健脾益气之品，如参、苓、术、草、芪、枣之类。

他认为肾为先天之本、藏精之处，与女性生理病理有直接关系，比如他在《室女月水不通方论》中指出："夫冲任之脉起于胞内，为经脉之海，手太阳小肠之经、手少阴心之经也，二经为表里……女子二七而天癸至，肾气全盛，冲任流通，经血既盈，应时而下，名之月水。"因此调经亦需常用补肾之剂，如治崩漏用地黄丸、柏叶散，治血枯经闭用熟地黄汤，治天癸过期用当归散，治白浊白淫用锁精丸等。

2. 重视气血

陈氏处方用药注意照顾气血，方中多用当归、白芍、熟地黄等养血之品，含有人参者占有相当大的比例。书中多处使用妇科名方四物汤，如用奇效四物汤治肝经虚热，血沸腾而崩久不止；用当归散治妇人经血过期不及，腰腹疼痛，或七七数尽而月经下；用加减四物汤作通用方治血虚月经不调，腰腹作痛，崩中漏下，半产产后恶露内停，或去血过多而痛。他还认为血虚多易引起风症，所以主张治"妇人贼风偏枯"也应宗"医风先医血，血行风自灭"之旨，"用大八风汤……以养其血则风自祛矣"。陈氏还广泛使用气血双补之法，如在《妇人血风劳气方论》中说："妇人血风劳症，因气血素虚，或产后劳伤，外邪所乘……当调补肝脾气血为主"，方用人参荆芥散，治室女经闭成劳用却劳散，治产前产后通用方用补中丸（即八珍汤为丸），治骨蒸劳症用十全大补汤等，皆属气血双补之剂。陈氏注重调养气血已初步体现了扶正固本、扶正祛邪的医疗思想。

在治法上，陈氏强调行气活血。他认为血脉流通是女性正常生理最基本的前提，指出血脉凝滞瘀阻则变生百病。他又认为血脉不通与"外邪客于胞内，滞于血海"有密切关系，因此经常使用活血化瘀之剂。由于血瘀与风冷的密切关系，所以陈氏亦注意温通之法，比如温经汤、桂枝桃仁汤都注重配合辛温发散之品。此外，气滞与血瘀也有密切关系，且多易患肝郁气滞病症也是女性的特点，所以陈氏也注意行气活血并举，指出妇人"郁怒倍于男子"故多气滞病症，"若不按其虚实而治之""将气滞血瘀病症误认作气血虚，多致夭枉""若暴怒气逆，经闭不行，当用行气破血之剂"。

3. 提倡晚婚优生

陈氏认为："男虽十六而精通，必三十而娶，女虽十四而天癸至，必二十而嫁，必欲阴阳完实，然后交而孕，孕而育，育而子坚壮强寿。今未笄之女，天癸始至，已近男色，阴气早泄，未完而伤，未实而动，是以交而不孕，孕而不育，育而子脆不寿。"其特别强调"合男女必当其年"。同时，对妇女多孕多产指出"虚人产众，则血枯杀人""若产育过多……血气已伤"，患病"尤难治"。

《妇人大全良方》专设胎教一门，从精神、饮食、起居等方面对孕妇提出要求。陈氏认识到，若孕妇患有某些疾病，或调理失宜，而致脏腑虚损，气血不足，不能供养胎儿，当审因论治，治其宿疾。在妊娠身体衰弱时，陈氏指出应权衡轻重缓急，断然采取措施，中断妊娠，实行人工流产，认为"若气血虚弱，无以滋养，其胎终不能成也，宜下之，以免其祸"。但其反对用峻烈和不良反应较大的药物堕胎，认为"若服水银、虻虫、水蛭之类，不惟孕不复怀，且祸在反掌"。陈氏提出了妊娠伤寒用药宜清凉，病退则止等许多特有的治则，并在妊娠禁忌歌诀中指出牛膝、三棱、干漆、大戟、巴豆、芒硝、牵牛子、芫花、桃仁、藜芦等对胎儿不利的药物，为后人辨证用药提供一定方向。

二、傅山——肝脾肾立论，精气血同补[30]

傅山，明清时期医学家，著有《傅青主女科》一书，以善治妇科疑难杂病著称。其在《黄帝内经》学术基础上，博采众家之长，主张阴阳协和，不损天然之气血。辨证多从肝、脾、肾立论，注重滋补，不拘泥于古方而独制新方，用药平和精当，直达病所。

1. 对妇科诸病的认识

傅氏认为"带下俱是湿症"，因湿邪起病，以带脉不能约束诸经而致病。在阐释带下颜色时以五行为依据，如《青带下》中云"肝属木，木色属青"，临症中根据带下的白、黄、青、黑、赤五色将其分为五证，并运用五行生克制化关系论治带下病。如《赤带下》中，忧思伤脾，又加"怒气伤肝"，使肝与脾之间的正常疏泄和运化关系遭受影响，于是"肝……下克脾土，脾土不能运化"，故须清肝火而扶脾气治之。

血崩病因多种多样，傅氏认为房事不节为其重要病因。其论治崩漏首重脾肾之本，在澄源固本的基础上达到塞流的目的。他认为"止崩之药，不可独用"，既从脾胃着手，又强调补肾益精之法，反对一见血崩便妄投塞流止涩之品。因而在辨治血崩中首重脾肾之根本，以培补肾气、调理脾胃为大法。

傅氏在其书中反复强调《黄帝内经》之旨，指出"经本于肾""经水出诸肾"，从对经水本源的明确认识确定了补肾调肾是调经的第一要法。他善从肾肝脾心论治月经病："肾水之化，实有关于心肝脾”“肝肾之精旺而水利”。在治法上补肾而不独着眼于肾，而是五脏立论，如“脾胃健而生精自易”“疏肝之郁，即开肾之郁”，治疗时除补肾调肾外，还注意补脾调肝、交通心肾之法。

对于不孕的原因，傅氏认为既可为房事不节、肾气虚弱、脾肾虚寒、先天禀赋不足，又可能是癥瘕内阻胞宫、情志不畅、体内湿盛等原因。治疗时应明辨脏腑虚实论治不孕症，尤其注重肾、脾、肝及其互相关联，如脾为后天，肾为先天，脾非先天之气不能化，肾非后天之气不能生；肝藏血，肾藏精，精血互生，故肝肾同源；肝木不疏，又必下克脾土。

2. 用药特色

（1）重用白术　傅氏应用白术，不仅取白术补脾益气及统摄作用，更取其直接补益和固摄冲、任、督、带之功。如在治疗“腰酸腹胀不孕”的升带汤中用白术一两为君，乃是径直取其补益、固摄、升提任、督、带脉的功能，故傅氏在此方后言其“正升补任督之气也”。此外，他还利用白术通利之功治疗妇疾。其秉承《名医别录》“白术利腰脐间血”之论，如在治“经水忽来忽断时疼时止”之加味四物汤中用白术五钱为臣，指出“白术，利腰脐而和腹疼也”。正因为白术有利腰脐和腹痛的作用，所以傅氏多用其治妇人腰腹疼痛诸证，与白芍。

（2）善用白芍　傅氏认为，病之在肝，必用白芍。白芍味苦、酸，性微寒，归肝、脾经，既能养肝血，又能柔肝体，最能顺应肝之特性，以之养血柔肝，诚为治疗肝郁最佳之品。此外，肝藏血，肾藏精，肝肾精血同源，又女子以血为本，白芍养血柔肝，既填精又调肾。同时，傅氏应用白芍注重配伍，以更好地发挥药物作用，如用宽带汤治疗“少腹急迫不孕”；在补益脾胃之气和补精血的同时，用白芍配五味子，强调借“芍药之酸以平肝木，则肝不克脾，用五味之酸以生肾水，则肾能益带”；当归亦入肝脾经，能补血养血活血，与白芍相须为用，相辅相成。

（3）巧用风药　傅氏调经治带下病善用风药，其配伍之恰当严谨，运用之娴熟微妙，堪称应用风药治疗妇科疾病之典范。风药多属辛散轻宣之品，具有疏肌解表、宣通肺卫、发表透疹的作用，还具有升发肝胆之气、调理气机、升举中气、通利九窍、引血归经、息风止痉等功效。傅氏应用风药之妙在于与补益之品相伍为用，使补而不滞，气机调畅，升降相宜，精血自旺，冲任调和。风药与甘温益气之品相伍升发阳气；与补益肝肾之品相伍疏肝调和气机，并能引血归经。如治疗经水先后无定期之定经汤中共 8 味药，就有柴胡、荆芥穗两味风药，其指出“肝为肾之子，肝郁则肾亦郁矣；肾郁而气必不宣，前后之或断或续……”“此方疏肝肾之气，非通经之药也；补肝肾之精，非利水之品也，肝肾之气疏而精通，肝肾之精旺而水利，不治之治，正妙于治也”。

三、朱南山——治经先治肝，肝疏经自调[31]

朱南山，朱氏妇科创始人。朱老仿仲景十问之意，手订妇科诊病要诀十问：一问年月二问经，及笄详察婚与亲，三审寒热汗与便，四探胸腹要分明，头痛腰酸多带下，味嗅辨色更须清，五重孕育胎产门，崩漏注意肿瘤症，六淫七情括三因，八纲九候祖先问，本病杂症弄清楚，十全证治方得准。朱老认为妇人疾患病灶以胸腹部居多，若单以切脉问病，不进行胸腹切诊，难以确定病位。触按之时应注意有无肿块，质地是软是硬，能否活动，大小、部位等，从而来初步鉴定乳房小叶增生、纤维瘤、乳腺癌、附件炎、阑尾炎、子宫肿瘤等病变。

对于妇人病的论治之道，朱老十分注重脏腑之气。他认为妇人诸疾，病因虽多，不外乎气机功能失调，治疗时应注重调节各脏器的功能。有以下四条原则：①调气血。妇人发育不良致经候不调，或婚后不孕和肾气相关；乱经、闭经则和肺气相关；崩漏、带下则和脾气相关；癥瘕积聚则与脏腑气滞相关。气为血帅，血为气母，气郁可血滞，气虚可血脱，气升可血逆，气陷可血崩，故治疗月经病应以调气为先。如出血日久或崩漏不止，常加黄芪益气摄血固涩。②疏肝气。朱老常说“治经先治肝，肝疏经自调”，认为月经病和肝关系密切，凡是月经不调、痛经、闭经、妊娠恶阻以及产后腹痛兼有胸腹闷胀，或乳房作胀者，多由肝气郁结、气郁血滞所致，可用香附、郁金调经止吐消痛。③健脾气。脾不统血可致崩漏，脾虚湿热可使带下连绵，脾气不振有碍胎元营养，脾阳亏损常使产妇乳汁缺少。故朱老治疗妇人病时处处顾及脾胃升降，常用健脾药如陈皮、白术、茯苓。④补肾气。朱老认为肾为先天，是生长发育的动力，与妇人孕育关系密切，肾气虚弱又是经带胎产诸疾的主因。治疗时常采用滋养肾水、温纳肾阳、血肉填精等法，补骨脂、五味子、附子为其常用之品。

朱老在用药剂量方面强调“药必对症，用必够量”，认为“量不中鹄，箭成虚发”。同时也指出，“过量损正，多贻后患”。自拟治疗虚中夹杂、严重血崩的验方——将军斩关汤，方用熟大黄炭3g，巴戟天9g，仙鹤草18g，茯神9g，蒲黄炒阿胶9g，黄芪4.5g，炒当归9g，白术4.5g，生熟地黄各9g，焦谷芽9g。方中君药熟大黄炭3g既能发挥厚肠胃、清热祛瘀之功，又无泻下之弊。又如防治子痫的扁鹊三豆饮，方用绿豆、赤豆、黑大豆各12g，钩藤18g，金银花9g，生甘草3g。钩藤一味，朱老认为必用18g才能起到镇痉、清热、平肝的作用。

四、钱伯煊——调脾胃，补肝肾[32]

钱伯煊被誉为中医当代妇科八大家之一。他认为妇科经、带、胎、产均与肝、脾、肾三脏有密切关系，在治疗实践中采取调脾胃、补肝肾之法，多获显效。

1. 子宫肌瘤

子宫肌瘤是妇科常见病之一，多发生于40岁以上妇女，主要为气血凝聚，或痰气郁结而逐渐形成。中医理论认为“冲为血海，任主胞胎”，冲任两脉与子宫有密切的关系，因此子宫有病会影响冲任二脉，导致月经的紊乱，所以患子宫肌瘤的病人往往发生月经先期、量多，行经时间延长或月经量少，淋沥不断。根据其临床表现可以归纳为气阴两虚型与气滞血瘀型。

（1）气阴两虚型　由于长期月经量多，以致气阴渐伤，气虚则不能摄血，阴虚则浮阳上越，症见面浮肢肿，头晕目眩，心慌气短，烦热自汗，腰腿酸软，月经先期量多或淋沥不断，舌苔中剥尖刺，脉象细软。治宜益气养阴软坚，方用生脉散加三甲煎加减（党参、麦冬、五味子、干地黄、白芍、生龙骨、生牡蛎、昆布、玉竹）。

（2）气滞血瘀型　由于情志怫逆，肝郁气滞，血行不畅，积而为瘀，瘀血内阻，新血不得归经，症见胸闷胁痛，下腹胀痛，月经量少，色紫有块，甚至淋沥不断，舌边质紫，脉象沉弦。治宜调气化瘀软坚，方用旋覆花汤合失笑散加减（旋覆花、青葱、红花、生蒲黄、五灵脂、乌贼骨、制香附）。

2. 产后癃闭

产后突然小便点滴不爽，甚则不通，少腹坠胀，甚则急痛，谓之产后癃闭。本病多由寒凝瘀阻、膀胱气化失宣所致，治宜温经散寒，调气化瘀。方用桂香琥珀散（钱老自订方），药用肉桂3g，沉香3g，琥珀6g。如有热象者，去肉桂，用车前子12g，泽泻9g煎汤，将琥珀末、沉香末调服。

3. 经行腹痛

钱老认为痛经首先要分虚实，如经后腹痛多属于虚，经前或行经腹痛多属于实。虚证由肾阳衰弱，冲任虚寒，阳气失宣，经血阻滞所致。其症面色㿠白，下腹冷痛，喜暖喜按，畏寒肢冷，经血色淡，苔薄白，脉沉软。治以温经通阳法，方用温经汤加减（吴茱萸、肉桂、当归、川芎、白芍、炙甘草、党参、生姜、熟地黄、续断），使阳气振作则虚寒自解，腹痛得止。实证多因忧虑恼怒，肝失条达，气机不畅，血行受阻，经血停止于胞宫而作痛。症见经前或经期少腹胀痛、拒按，血色紫黑有块，经量少，淋沥不畅，舌质正常或紫暗有瘀点，脉沉弦。偏于气滞者用调气饮加减（当归、川芎、青皮、乌药、制香附、延胡索、郁金、生姜、山楂炭），偏于血瘀者用《普济方》琥珀散加减（三棱、莪术、当归、赤芍、川芎、延胡索、乌药、官桂）。

五、刘奉五——肝脾肾为中心，冲任不能独行[33]

刘奉五教授精通中医妇科，誉满京城。他治疗妇科病以肝、脾、肾为中心，强调冲任二脉的功能，但认为冲任二脉不能独行经，并系统总结了妇科气证、血证及月经失调的辨证施治规律。他认为妇科感染性疾病是毒热炽盛而成，对妇科肿瘤化疗后胃肠道反应采用中医辨证施治，临床治疗强调既重视西医诊断，又不能受其约束。

1. 妇人最重肝、脾、肾

（1）肝为五脏六腑之贼　肝在生理上能养五脏六腑，一旦发生病变，肝的功能失常，滋生肝气、肝火、肝风、肝寒之时，则五脏六腑必受其害，所以说肝为五脏六腑之贼。

（2）脾胃为机体气化升降之枢纽　脾胃升降有序，阴阳调和自如，全身气化才得以畅通，否则即可影响其他脏腑气化升降，同样其他脏腑升降失调也可影响脾胃。

（3）肾与妇产科疾病关系密切　肾之开阖功能主要取决于肾气的盛衰，肾气盛则开阖有节，当开则开，当阖则阖，月经按时而至，否则月经失期甚至闭经。例如调理月经的定经汤、治疗崩漏的寿胎饮，以及治疗不孕症的方药都以补肾为主，或辅以补肾的药物。肾气与脑由督脉贯通，肾精充沛可以使脑力充沛。脑主思维，情志舒畅可以促进肾气的功能，二者相互关联。又因为肾为先天之本，天癸赖以滋养，故肾虚则天癸虚少，月经闭止。刘老创制的四二五合方从肾论治，不但可以改善症状，通调月经，而且可以使衰萎的胞宫胞脉逐渐恢复。

2. 冲任二脉不能独行

刘老认为不能把冲任二脉看成是独立的经络，而是隶属于肝脾肾的两条脉络。十二正经与五脏六腑直接相通，而奇经八脉是经外之经，脉外之脉，并不与五脏六腑直接相通。冲任二脉的生理功能也可以说是肝脾肾三脏功能的体现，从病理上说冲任二脉的证候也是肝脾肾三脏病理证候的反映。因此在临床治疗时必须以治疗脏腑为先，而治疗奇经为后。

3. “热入血室”实质

所谓血室，对妇女来说实际是指以胞宫（子宫）为主体，包括与其相连属的冲任二脉和肝脏等，围绕着妇女月经生理的综合性功能的概念。冲任二脉为妇人生养之本，而且肝脉又络于阴器，为藏血之脏，所以对于血室的认识，必须全面加以概括才能符合临床实际，如果把血室单纯地看成一个实质性器官，未免就太局限了，对于某些临床症状也难以解释，也就失去了临床的实际意义。

4. 妇科术后感染治疗

刘老在中西医共同治疗本病的过程中，积极倡导辨病与辨证相结合，提出了治疗“妇科手术感染”的新思路。①术后感染体虚是本，多为邪实正伤、气阴两伤或气血两伤。②术后感染热毒是标。术后体质虚弱，卫外不固，湿、热、毒邪极易乘虚而入机体使阴阳失衡，更易虚虚实实。③关于术后感染的中医辨证施治要点，因一般术后感染发热，属于温病范畴居多，所以多采用卫、气、营、血辨证法则，参考六经、脏腑、气血等辨证法则进行全面分析。首先，抓住毒热炽盛的特点，重用清热解毒。其次，既要重视西医的诊断又不能受其约束，而是要根据中医的基本理论辨证施治。此外，要正确处理扶正与祛邪的辨证关系，若见表热里实、气血俱热等实证，充分重视术后及产后气血、气阴两伤的正虚一面，同时以攻邪为主，邪去才能正安。总之既要审证求因，抓住其病理实质的特点，又要根据具体情况辨证施治。

六、罗元恺——肾气 - 天癸 - 冲任 - 子宫轴[34]

罗元恺，岭南妇科名医，首次提出肾气 - 天癸 - 冲任 - 子宫轴的理论，论治妇科疾病重视肝脾、精气血和冲任，精于望诊，擅长补肾健脾、活血化瘀之法。

1. 生理以肾为先天，以经孕为主

罗老认为女子以肾为先天，提出肾气 - 天癸 - 冲任 - 子宫 - 月经（或妊娠）轴的概念。天癸来源于肾，冲任之本在肾且胞脉系于肾，因此肾气是这条轴的核心。此轴与西医学的下丘脑 - 垂体 - 卵巢 - 子宫轴有相似之处。张景岳云：“元阴者，即无形之水，以长以立，天癸是也，强弱系之，故亦曰元精。”西医学认为下丘脑、垂体、卵巢释放的激素调节着女性的性周期。罗老基于此指出“天癸是男女到青春发育期所产生的与生殖有关的一种物质”，可能“相当于垂体、卵巢、睾丸等性腺的内分泌素”。他认为月经与月相的盈虚相关，月经周期可以说是人体的“月钟”表现，而肾、肝、脾、天癸、冲任在月经生理中各司其职。他指出：“肾主藏精，主生殖，女子肾气盛，促使天癸这种物质的到来，并导致任脉通，太冲脉盛，则月经以时下……肾以封藏为主。子宫内膜之充血增厚，目的是使受精卵着床孕育，在这一过程中，脾经以生化气血和统摄血液，肝经则维持藏血的功能，使血暂时不外溢以备养胎。但人体是有各种生物钟加以调节的，到一定时期如无孕卵着床，肝气便疏泄其血，则月经来潮”“阴消阳长，由满而溢，藏泻有时是月经周期的主要机理”。对于妊娠的机制，罗老指出：“精藏于肾，而胞脉系于肾。妊娠之机理主要在于男女肾气的盛实，使男精女血（指卵子）得到有机的结合……同时亦与冲任二脉之充盛有关……胎孕既成，则赖母体之气血蓄聚以养之，而脾胃为后天之本，气血生化之源，故妊娠之始，以至分娩之完成，必须由先天之肾气与后天之脾气相互调摄，方能使胎儿正常生长发育。”

2. 病机责之冲任损伤，以肾为根本

罗老论妇科病病机尤其重视冲任，他指出：“身体得了某种致病因素以后，因而影响或破坏了生理的机转，或影响脏腑功能的失常，或导致气血的失调。从妇产科范围来说，必须进一步影响到有关生殖系统的病理变化，致冲任损伤（不论是直接的或间接的），才会发生妇产科疾病。”据此，“不论脏腑及血气的异常，其结果必然导致冲任失调，或者直接损伤冲任，进而影响到子宫的正常功能，于是产生经、带、胎、产诸疾，这是妇科病的病机特点”“中医对于妇产科的致病机理，虽有在气、在血、属脾、属肝、属肾之分……其最根本的原因还是在于肾，在于肾阴肾阳的偏盛偏虚而失去平衡协调的作用……而气、血、肝、脾往往是发病过程中的一个阶段或一种诱发的因素”。

3. 长于望诊

罗老总结数十年临床经验，认为望诊在妇科临床中尤为重要。面部的颜色和光泽反映了病人脏腑气血的盛衰，气虚、血虚或肾虚都可以有面色的改变。妇女面白为气虚血脱之征，常见于崩漏等失血耗气之病；面色苍白是白中带青的颜色，表示气血俱虚，兼有肝风或肝血不足，常见于经行头痛等病证；面色萎黄主脾虚血虚，见于月经过多等病证；面色晦黄为脾肾两虚，见于绝经前期的崩漏等；面色红赤主实热，见于热邪迫血妄行的月经先期、月经过多、产褥热、急性盆腔炎等；颧红为阴虚火旺之候，多见于绝经前后诸证；颊、眼眶及额部晦暗或暗斑主肾虚、脾虚，应结合出现的部位来辨证，“上下眼眶均暗黑者多为肾虚，下眼眶黑者脾虚为多；面部暗黑，常有面斑，多属脾肾虚”，常见于生殖功能不正常的慢性病。

唇舌的望诊可以反映冲任、脏腑、气血、病邪的情况。罗老认为环唇暗黑主脾肾虚及冲任亏损，也可兼有血瘀，常见于月经病、不孕症、滑胎等。舌质淡白主气血两虚或内有虚寒，见于月经过少、闭经或宫寒不孕等；舌质红为血热，舌尖红为心火盛或肺热，常见于经行量多；舌边红为肝胆火炽，多见于月经先期量多、倒经、产褥热等；舌质暗红多为气血郁滞，常见于月经先后不定期、痛经、盆腔炎、癥瘕等；舌上瘀斑主血瘀，见于痛经、闭经、不孕症、癥瘕等；舌质淡暗或暗滞主脾肾虚，尤其是肾虚，见于不孕症等。舌胖大主气虚、脾肾阳虚，见于崩漏、经行浮肿、带下病、子宫脱垂等；舌胖大而湿润如水泡猪肝者为脾虚湿盛。舌瘦薄而偏红者为阴虚内热；舌瘦薄而偏淡者为气血两虚。若唇色与舌色不一致，应以舌色为准：“苔白主寒，苔黄主热，苔腻主湿，苔黑而干主热炽伤阴，灰黑而湿润为寒水上泛，剥苔或无苔则主伤阴，也为胃气虚衰之象。”

4. 治疗善调肾脾气血

罗老常根据阴阳相配的原则遣方用药。例如，治疗月经过多反复发作，用自拟的“二稔汤”滋肾固气涩血；治疗虚症闭经，用集灵膏合四物汤加减，先滋肾养血，至有月经征兆时加入行气活血通经之药；治疗肾虚带下，以温固脾肾为主，选用苓术菟丝丸（《景岳全书》）加海螵蛸、鹿角霜等；治疗不孕症，创制补肾养血的“促排卵汤”；治疗胎漏、胎动不安和滑胎，创制补肾健脾安胎的“滋肾育胎丸”。罗老指出：“从临床效果来看，滋养肝肾能起到补益冲任、调整内分泌素而达到调经、孕育、安胎等广泛的治疗作用。”

妇女以血为主，脾胃为气血生化之源，脾胃受损，累及冲任就会产生妇科疾病。罗老总结了调理脾胃的八种治则：补气摄血法、升举脾阳法、健脾燥湿法、理脾和胃法、温补脾肾法、补益心脾法、疏肝实脾法和清热祛湿法。补气摄血法主要用于气不摄血的妇科出血证，常用方剂有举元煎等；升举脾阳法用于脾气不升反而下陷的久漏久崩等证，常用补中益气汤等；健脾燥湿法用于脾失健运，水湿停滞中焦或流注下焦的腹胀便溏、带下增多、经行泄泻、妊娠水肿等，常用方有参苓白术散、完带汤、全生白术散等；理脾和胃法可用于胃气上逆之妊娠呕吐，常用方有干姜人参半夏丸、平胃散等；温补脾肾法用于脾肾阳虚的月经不调、闭经等证，常用方有茯苓菟丝丸等；补益心脾法用于心脾受损之月经失调、崩漏等，常用方有归脾汤等；疏肝实脾法用于肝郁脾虚之月经病，常用方有逍遥散等；清热祛湿法用于湿热带下，常用方有止带方。罗元恺指出：“肾主生殖，脾主营养，先天后天相互支持，营养与生殖功能共同协调，则发育成长便可正常，经、带、胎、产之病自少发生。”

罗老根据临床经验总结整理出一套妇产科常用的活血化瘀方法，主要有行气活血、活血止痛、祛瘀散寒、攻逐瘀血和清热化瘀等。他认为：“活血化瘀法的运用，应该以中医辨证施治的理论来指导实践。”在临床上，他用活血化瘀法治疗子宫内膜异位症所致的痛经及膜样痛经，血瘀经闭、气滞血瘀之久漏不止、月经不调、经前紧张症，冲脉瘀滞之经行吐衄，瘀热壅滞小腹之盆腔炎，血瘀结聚的癥积，瘀阻胞络之不孕症等，都取得了较好的疗效。

七、柴松岩——重舌脉，药平力专[35]

柴松岩，国医大师，著名妇科专家，创立了以“肾之四最”“二阳致病”“暗耗论”及“妇科三论”学说为核心的学术思想，临床形成了以基础体温为用药指导，重视舌脉在临床中的辨证意义以及组方灵活、性味平和、药少力专的用药风格，善于治疗闭经、不孕以及妇科疑难杂症如多囊卵巢综合征、卵巢早衰等。

1. 肾之四最

“肾之四最”学说由“肾生最先”“肾实最迟”“肾衰最早”“肾最需护”四部分组成。其中的“肾”并不是脏腑概念，柴老认为应理解为鼓动和决定人生发展的肾气。“肾生最先”但肾气尚未充实，功能尚不稳定，机体易受外来因素的干扰使阴阳失去相对平衡，从而破坏正常的生理状态而发病。“二七”后天癸虽至，性征已有发育，但毕竟肾气不够充实，用药应尽量不用温燥、苦寒泻火之品，以免耗伤阴血、克伐肾气。对于原发闭经患者，多不用大量温肾补阳之品，而是以养血益肾为主。由于“肾实最迟”，未足之肾气最易受外界因素如紧张的学习、精神压力、情绪波动等影响，从而导致各种月经病的发生。治疗此类患者，柴老强调医生用药应符合患者的生理病理特点，患者要做到饮食有节、起居规律、不滥用药物等。“七七”衰老之象显现，相对其他脏腑的功能而言“肾衰最早”。治疗上在顾护阴血的同时，需注意补肾、泻心火、疏肝养肝三个方面的用药，常用药物有女贞子、墨旱莲、莲子心、地骨皮、百合、浮小麦、绿萼梅、远志等，慎用破血行血、通利泻下、辛温耗散之品，平素注意健脾养胃，顾护后天之本，以保气血生化之源，即“治未病”原则。随着生活水平的提高，人均寿命的延长，临床常见“七七”而天癸未竭者，柴老认为此年龄段作为生殖功能的“肾精”已耗竭，但广义的、五脏之一的肾的功能还在延续，此时“肾最需护”。“护”的仍然是阴血、肝肾、心肾的功能，应慎用淫羊藿、肉桂、仙茅等阳动之品，可用墨旱莲、枸杞子或用肉桂配墨旱莲加熟地黄以养肾阴。

2. 二阳致病

“二阳”即胃与大肠，胃为仓廪之官，大肠为传导之官，其受纳、传导功能失常与各种月经病关系密切。阳明为多气多血之脏，若二阳不足则气血亏虚，血海无以为继，可见闭经、月经量少等疾病；若二阳传导功能失常，浊热积聚，热入血海，热迫血下行则见月经先期、崩漏等病。临床柴老尤重患者的饮食与大便的情况，同时结合舌脉立法处方。如月经病或不孕等病证，除主症外兼有便秘或大便不畅，见舌苔黄腻或黄厚腻或苔白厚，脉沉滑，为阳明湿热阻滞，此时即使有阴血不足之证者，亦不可用如生地黄、熟地黄、何首乌、麦冬等养阴滋腻碍胃之品，恐助湿生热，而当先清利湿热，选用槐花、茵陈、荷叶、莱菔子、大腹皮、白头翁等清阳明湿热、理气化滞之品。若患者既往有嗜食辛辣等饮食不节史，症见大便干结，舌红或绛，无苔或舌苔少或剥脱，脉多细数无力，此为阳明积热，已伤阴血，治疗当养阴清热通便，药用栝楼、石斛、玉竹、桃仁、何首乌等。

3. 暗耗论

柴老根据《景岳全书·妇人规》中对妇人“幽居多郁，慈恋爱憎，嫉妒忧患”生理特点的认知，结合对现代社会女性生存状态的了解，列举出如精神紧张、情感波动、愿望不遂、超负荷劳作、反常规作息、过度用脑、节食减肥、盲目进补、偏嗜饮食、长期便秘等一系列常见的状况，提出了“阴血暗耗”的理论，即为不易察觉的、持续的消耗。在治疗上，对阴血因易于耗损而相对不足者，柴老慎用阳动、耗散之品，注意阴血的维护。

4. 妇科三论

柴老提出妇科三论即“水库论”“土地论”“种子论”。

（1）水库论　一方面，水库为蓄水之用，水满当泄，水库水少或无水时应蓄水，强行放水必致水库干涸。柴老临床常将此比喻用于对闭经患者病情及治疗方案的解释。近年来柴老发现临床诊治的闭经患者中卵巢早衰占多数，且有上升趋势。究其原因，性生活过早、过频，多次的人工流产，激烈的竞争环境所致的超负荷的工作压力以及不当食用补品等因素耗伤阴血，最终致阴血受损，冲任失充，经血无以化生，血海亏虚，月经闭止。柴老常根据脉象来判断阴血的受损程度，脉见沉细无滑象为血海受损严重，以阿胶珠、何首乌、当归、熟地黄、女贞子、墨旱莲、石斛等滋阴养血药为主随症加减。治疗后若脉逐渐见滑象，为血海渐复，可酌情加大活血药的比例，如桃仁、益母草、丹参、苏木、茜草等，以期因势利导，“水满则溢”。

另一方面，此理论中还包含了水库中鱼和水的关系，鱼无水不可活，而鱼大水少或水浅，则鱼的生长受限。气血为胎元育养之本，若素体阴血不足，或上述诸种暗耗致阴血耗损，导致胎失所养，临床则见胚胎停育、胎萎不长等病症。对曾有胚胎停育史的患者，柴老结合基础体温的测定先于调护，“水足再养鱼”，治法用药与闭经相参；对胎萎不长的患者，治疗以健脾补肾、养血长胎为主，大补气血，“救鱼于涸塘之中”。

（2）土地论　此理论用土地比喻子宫及内膜的孕育功能，而乱石杂草则如子宫或内膜存在的病理状态。柴老在临床常运用“土地论”分析不孕、习惯性流产等病证的治则治法。尽管导致不孕的原因很多，但来自家庭及自身压力所致“郁”和“瘀”的病理特点却相似。临床除以不孕为主诉外，常见面部有斑或痤疮、情志抑郁、心烦易怒、舌淡暗或暗红或见瘀斑、苔厚或腻等症，脉多弦细，基础体温或单相或不典型双相，基线偏高或偏低，雌激素检查常提示卵巢功能欠佳，B 超或见内膜薄。对于此类患者，柴老建议其暂且避孕，先以疏肝理气、化瘀除湿等法治之，益肾养血为其次。待肝木渐疏、瘀血渐化、湿邪渐消，可转以阿胶珠、熟地黄、何首乌、龙眼肉、女贞子、菟丝子等健脾益肾、养血固冲以治本，辅以疏肝理气、活血化瘀等。

（3）种子论 临床胚胎停育和习惯性流产者与花种有相似之处，可考虑为“种子”（卵子）质量不好。柴老根据中医理论及多年的临床经验，认为其为脾肾不足、痰湿阻滞所致，以益肾健脾、宣肺清热、养血通利为法来治疗此类患者，常用药如菟丝子、车前子、当归、夏枯草、桃仁、薏苡仁、杜仲、淫羊藿、泽泻、贝母、桔梗、苦杏仁等。临床及基础研究已经证实这样的配伍可以降低血促黄体生成素、睾酮及胰岛素的水平，改善月经失调及多毛、肥胖的症状，通过改善卵巢内分泌的状况来改善卵泡赖以生长的内外环境，从而改善“种子”质量。

八、班秀文——针药并用[36]

班秀文，国医大师，善于运用针灸药物综合治疗妇科疾病，在继承《黄帝内经》中妇人“有余于气，不足于血，以其数脱血”观点的基础上发展创新，形成具有地域特色的治疗方法。

1. 重视任脉穴位和五脏之俞穴

班老认为，妇女以阴血为主，而任脉主持一身之阴，俞穴是脏腑气转轮之处，用之不但能止痛，而且能从根本上调和气血阴阳的平衡。因此，在针灸治疗妇科病时常选用任脉、五脏之俞穴。如任脉常用的穴位有中极、关元和气海等，这些穴位多分布于下腹部，接近妇女胞宫。中极是胞宫之门户；关元为三阴任脉之会，是藏精之处；气海为气血汇合之处，是呼吸之根，生气之海，能振奋下焦阳气，生气活血。五脏之俞穴即心俞、肝俞、肺俞、脾俞和肾俞，是五脏之气输注于背部的特定穴位，刺激五脏之俞穴能激发五脏之气，调节脏腑气血阴阳平衡。治疗经行小腹胀痛，按之不减，经色暗红夹紫块者，宜取三阴交、足三里、中极、归来、肝俞。三阴交是肝、脾、肾三阴经之交会，既能补脾肾之阳，又能调理肝气之滞；足三里为阳明经之所属，补之能益气升清，泻之则能通阳降浊；中极是胞宫之门户，归来亦是胞宫之所属，中极与归来合用能直接温宫暖胞；肝俞加强疏肝解郁的作用，以促进气血通行而止痛。

2. 先后天并重，兼以疏肝

妇女以血为本，以气为用，故妇科病多以气血为主。脾胃为后天之本，气血生化之源，胃为水谷之海，脾胃健运则气血生化源源不断，濡养脏腑和四肢百骸，以促疾病的痊愈。肾为先天之本，主藏精，在经血生化中脾肾有先后天关系，肾精充养赖乎脾之健运，而脾阳运化不离肾阳温煦，故肾在其中又占主导地位，只有脾肾功能正常，才能使经源充盛，月事循常。肝为风木之脏，主疏泄，血受藏于肝；肾藏精为水火之脏，主胞宫而司开阖，血施泄于肾，精血同源。因此，班老在运用针灸治疗妇科病时，先后天并重，兼以疏肝。如治疗经行吐衄者，月经来潮前 1 ～ 2 天，鼻孔、齿龈出血，每次 2 ～ 3 滴，每日 3 ～ 6 次，经行之后则口鼻出血自止，平时头晕目眩，肢体困倦，面唇苍白，精神萎靡，纳食不香，大便溏薄，脉象虚细，舌质嫩。此属元气虚损，脾虚不能统血之变，治宜健脾益气以摄血，以归脾汤加减治之，并加用温和灸肝俞、脾俞、肾俞、关元、足三里、三阴交等穴位。

3. 疏通气血，分型选穴

妇科病虽有寒热虚实的不同，但班老认为不外乎“气血阻滞”，故论治之法以“疏通气血”为主，根据病情类型，分寒热虚实随证治之。

（1）寒证型　若外邪袭表，宜解肌发汗，调和营卫，以桂枝汤为主，酌加小茴香、乌药、吴茱萸等止痛祛邪之品；若冲任损伤，小腹冷痛，宜温经散寒，以吴茱萸汤去牡丹皮、麦冬，加乌药、小茴香治之。针灸治疗方面，可用关元、归来、上髎等穴，先用较粗毫针强烈持久地刺激，留针 15 ～ 30 分钟，每个穴位针上加灸 5 ～ 10 分钟，同时直接灸三阴交 3 ～ 5 壮。

（2）热证型　本型可用芩连四物汤加香附、延胡索、桃仁、红花治之，若有颧赤潮热、心烦不寐实热者，宜以养阴清热为主，酌加活血行气之品，可用张景岳保阴煎去续断，加牡丹皮、延胡索、香附、桃仁治之。针灸可取中极、水道、中髎、三阴交、大椎等穴，单针不灸，行针时宜强而久刺激，每穴留针 30 分钟；实热宜以任脉穴与五脏俞穴为主，可用气海、归来、心俞、肝俞等穴，仍单针不灸，唯行针时宜轻轻得气而止，留针 10 ～ 20 分钟。

（3）虚证型　本型以补血益气为主，可用八珍汤加炙黄芪等。若四肢觉冷，以十全大补汤加补骨脂、龙眼肉，取肉桂温肾之功也；若腰腿酸痛，疲乏无力，脉弦或细，肾阴亏损不能涵木，又宜肝肾并治，用清肝汤加川楝子、桑寄生，以达到滋肾疏肝之功。针灸取穴以中极、气海、归来、水道、足三里、肾俞、肝俞、脾俞、下髎、三阴交等轮换，每天用 3 ～ 5 穴，单灸不针，以隔蒜灸每穴 5 ～ 10 壮为宜，待痛止后每隔 1 天灸 3 ～ 5 穴，并加隔蒜灸神阙 10 ～ 20 壮，以补元气而达到根治之目的。

（4）实证型　本型有气滞、血瘀之分，气滞宜用加味乌鸡汤加川楝子、郁金治之，以顺气行滞。心烦易怒、神志不安者，由七情内伤、肝气抑郁所致，宜用逍遥散加川楝子、紫苏叶以开郁疏肝；如月经先期，脉弦数，为郁久化火，宜用丹栀逍遥散加香附、白薇治之。血瘀以活血行瘀之法为主，新瘀未久者，宜用桃红四物汤加乌药、延胡索治之；久瘀正虚者，宜攻补并施，以抵当丸加党参、当归、鸡血藤、龟甲、阿胶、牡丹皮、山药为丸治之，每日 3 次，每次 9g。在针灸治疗上，宜用中极、归来、气海、气海俞、下髎、地机、三阴交等穴，单针不灸。气滞者加膻中、肝俞，血瘀者加膈俞、心俞、阳陵泉，行针时宜强而久地刺激，留针 30 ～ 50 分钟；瘀久正虚者，行针时宜轻，在行针后加隔蒜灸足三里、大椎各 5 ～ 10 壮。

4. 针药并举，标本兼治

班老认为药物和针刺相结合，不但能疏通经络、宣导气血，还能调整阴阳的偏胜，使阴平阳秘而达到扶正祛邪的目的。如治疗断乳痒疹时，依照“实则泻之”的原则，以开郁行滞、活血通络为主，常用柴胡疏肝散加麦芽、山楂、当归、皂角刺、路路通治之，针刺取穴双侧足三里、内关、曲池、三阴交，均用强刺激泻法。足三里为阳明胃经之枢纽，泻之则能清胃中之浊而行胃中之阳；内关为手厥阴心包经之络穴，泻之能通心阳而除瘀塞，畅通血脉；曲池为手阳明大肠经之所属，是走而不守的要穴；三阴交为肝、脾、肾三经交会的枢纽，与曲池配合应用能清血中之热邪，扫除肝木之风邪，风平血清，痒疹自失。

九、王渭川——衷中参西[37]

王渭川，全国著名中医专家，当代中医妇科八大家之一，亦为川派中医妇科的重要开拓者之一，尤精妇科和内科，擅长治疗多种妇科疑难杂症。王老熟读医经，倡“师古而不泥古”，勇于创新，临证治疗衷中参西，处方用药别具一格，自成一家。

1. 审证以四纲为要，辨治以六法为本

王老认为妇科辨证，要点为寒、热、虚、实四纲。以月经病为例，王老认为月经病的辨证不外寒热虚实气血六个方面，其关键为根据月经的期、量、色、质，并结合病人的身体情况，进行综合分析，确定证型，再据证遣方。王老根据临证辨治妇科疾病经验，总结出妇科治疗六法：温、清、攻、补、消、和。温法多用于温脾、温肾、温宫，如王老运用温经汤温经暖宫治疗虚寒性月经后期；清法包括镇痉和解毒，如治疗湿热蕴结下焦而致的盆腔炎、子宫内膜炎、宫颈炎等病证，王老常以银甲系列化裁，异病同治；攻法在妇科常用于攻坚、消积、化瘀，如治疗子宫肌瘤、卵巢囊肿、闭经、宫外孕等，体弱者勿轻易浪投；补法包括温补、清补、平补三类，如补气血、补脾肾则用温补，滋养肝肾用清补，平补则用于一般虚弱证；消法在妇科主要为软坚，比攻法缓，缓而图攻，王老常用于治疗癥瘕积聚、乳核等，又有消痰、涤痰、豁痰作用，如用于痰湿气阻的闭经；和法寓和解之意，其总则为调气血，柔肝养肾健脾，在妇科多用于调和肝脾，治月经不调、恶阻等，如王老治疗妊娠恶阻属肝胃不和者，常选用其经验方竹茹麦门冬汤以调和肝胃。

2. 重视肝脾肾与气血，治以四大方剂系列

王老治疗妇科疾病非常重视调补肝脾肾，通调气机，调补气血。据此，王老提出治疗妇科疾病的四大方剂系列：四物汤系、四君子系、逍遥散系、一贯煎系。所谓系者，即以某一方为主，随证配合其他方药。

（1）*四物汤系*　四物汤调经补血镇痛，微带辛窜，为妇科调经总方。以月经病为例，王老常在此方基础上加减，如经色淡，脉迟为寒者，加桂枝、附片；如体胖有痰者，加半夏、胆南星、橘红；经水逆行者加牛膝、泽兰、茜草等。又如由气血凝结，冲任瘀阻所致闭经，王老常治以其经验方桑䗪四物汤（全当归、丹参、赤芍、细生地黄、川芎、䗪虫、炒蒲黄、桑寄生、菟丝子、炒川楝子、艾叶、鸡内金、三七粉）。

（2）*四君子系*　四君子汤为健脾益气基础方。王老常去甘草，改用藿香，因王老认为甘草虽有缓急调和诸药的功效，但有皮质激素样作用，用后满中，不利祛湿，而藿香能活百药，芳香化湿健脾。如王老治疗气虚脾弱，冲任失固所致崩漏、阴挺者常以其经验方益鹤四君子汤（党参、焦白术、炒升麻、仙鹤草、生黄芪、阿胶珠、首乌藤、桑寄生、菟丝子、血余炭、茯苓）加减；治疗气虚脾弱所致带下病常以加味四君子合剂（党参、苍术、茯苓、白果仁、椿根皮、桔梗、大血藤、蒲公英、藿香）加减。

（3）*逍遥散系*　逍遥散为疏肝健脾、养血调经的经典方。王老认为柴胡易升动浮阳，薄荷性能疏泄，运用此方时必须依据患者禀赋，适当选用，灵活施治。如王老治疗经行前后无定期，认为此病多由肝郁所致，治宜疏肝解郁，常以本方加夏枯花、薤白、枳壳、郁金等疏肝行气，桑寄生、菟丝子等补肾益精，强固冲任。治疗肝经郁热经闭，常以此方加制香附、泽兰、生地黄、牡丹皮、郁金、黑栀子、黄芩以疏肝解郁，清热通经。

（4）*一贯煎系*　魏之琇之一贯煎乃是滋肾柔肝的良方。凡肝肾阴虚、水不涵木出现的月经失调、崩漏、经行诸证、绝经前后诸证等王老均常用之。如王老治疗月经过多属血热者，常以此方加女贞子、墨旱莲以滋养肝肾，阿胶、仙鹤草以养血凉血止血；治疗干血痨，王老常以一贯煎为主方加鹿角胶、鱼鳔胶、阿胶、覆盆子、黄精等以补养肝肾，滋肾柔肝，补益冲任。

3. 善用虫药以制胜，随证对药获奇能

王老认为虫类药物有攻坚破积、活血化瘀、息风镇痉、消痛散肿、搜经通络等作用，临床上使用广泛。如水蛭，王老认为此药是破血泻结的要药，可逐恶血、破癥结、通经、堕胎等；䗪虫，王老认为此药化瘀活络，破癥下血积，常用于经闭、乳脉不通、产后血瘀、输卵管不通等。王老治疗闭经属气滞血瘀、体质强壮者，常用大黄䗪虫丸。治疗癥

瘕瘀久胶着者，王老则据叶天士久病入络之说，喜用王清任诸活血汤类方加九香虫、䗪虫、水蛭等以增破癥散聚之功。蚕蛹，王老认为此药镇痉调肝，常合钩藤饮治疗女子肝郁所致经闭诸证；治疗乳汁不足，王老亦选用之，认为其内含丰富的蛋白质，对体弱者有补益的作用。

4. 重视内外治合用，常用药食同疗

王老在临床上内外合治，药食同疗，疗效显著。如治疗乳痈，王老在分初起期、痈脓期、溃疡后期辨证内服中药的基础上，喜用如意金黄散，加蜂蜜外敷患处；或用蒲公英、芙蓉花、野菊花捣烂外敷患处，内外夹攻，清血消散。治疗子宫脱垂患者，内服常以益气升阳之法遣方用药，外用则侧重局部清湿消炎，常用“蛇床子洗方”煎水外洗患处，或同时配合“王孟英坐药”入阴道内；或用大青叶、黄柏、冰片、琥珀等研末加菜油涂搽患处。又如转胞一症，系因孕妇子宫增大，压迫膀胱所致。王老在给病人服药前，常采用丹溪灯芯刺鼻法，令妊妇打嚏，嚏使肺气开，则上窍通而胞压可减，小便淋沥自流。王老临证还善于药食同治，如治疗产后乳汁不行属于气血俱虚型，常以通乳散加花生米、猪蹄同煎炖服，以补气血，通乳汁。银耳，王老认为其内富含植物蛋白，又多黏质胶液，能醒脾开胃，配合莲米可养胃阴，增进食欲，胃气一开，水谷之精源源而入，利于疾病康复。

十、张良英——标本兼治，攻补兼施治子宫肌瘤[38]

张良英，国家级名中医。张老认为人是一个整体，而肿瘤的形成、生长过程是一个机体内邪、正气斗争消长的过程。当机体受到某些内因的影响或外因的侵袭，也就是在人体内部环境稳定性及机体内外相对平衡性遭到破坏的时候，致癌因子就能起作用而导致肿瘤形成，并使肿瘤得以浸润、扩散和转移。引发疾病的内因不外正气虚弱、脏腑失调、气血失和及七情内伤等，外因则主要指六淫之邪和疫疠之气，其中正虚又是最重要的。另外，观察到在患肿瘤病之后，耗伤气血，日久因病致虚，更导致正气亏虚。故《医宗必读·积聚》云：“积之成也，正气不足，而后邪气踞之。”正气不足是发病的内在根据，正气旺盛与否是决定发病与不发病的关键。临床表现为腹中有形结块，主要因正气不足，风寒湿热之邪内侵，或房室所伤、情志因素、饮食劳倦脏腑功能失常，机体气机运行受阻，气机阻滞，瘀血、痰饮、寒凝、湿浊等有形之邪凝结不散，结于胞中内外，聚集成块。

在治疗上，张老主张“攻补兼施，标本兼顾”，认为此病有虚有实，既有瘀留成癥的实证，又有久病耗血伤正的虚候，形成本虚标实之证。因经血量多损耗气血，带下淋沥损及阴津皆可致虚，治疗时不能仅用祛瘀散结攻伐的方法，也不能纯补气血，应根据病情辨治，攻补兼施，或以攻为主，或以补为主。另外，因其常引起月经量过多、经期延长、痛经、下腹痛等症状，仅针对症状治疗，减少月经量、缩短经期或是止痛，如不消除癥瘕这病根，上述症状只能暂时缓解，停药后还会复发，因此治疗癥瘕要将攻补兼施与标本兼治有机地结合起来，才能消瘤不伤正，消除病根，彻底治愈。

临证时需注意以下几点：①辨证与辨病相结合。大部分为良性肿瘤，部分未表现出明显症状，治疗时需结合疾病的特性，从辨病论治入手，辨病与辨证相结合进行诊治。②注意辨别癥瘕的大小、部位。良性肿块大于5cm者考虑手术治疗为宜。癥瘕的形成是慢性过程，一些临床的症状不明显，所以不能以临床症状来判断癥瘕体积大小，要通过仔细触诊并借助B超检查来诊断。③包块大小准确诊断是决定治疗方法和疗效判定的重要依据。如月经异常，或下腹疼痛，虽然触诊未发现有结块，要利用现代检查方法来诊断，如进行B型超声检查，及早发现触诊不能诊断的小肌瘤。如遇到病程短，包块生长迅速，质地坚硬而活动性差，甚至伴有消瘦、出血、腹水等症者，需要辨清癥瘕为良性还是恶性，进行一些辅助检查很必要，如MRI、CT等检查及血清CA125测定。④宜先审身形之壮弱、病势之缓急而治之。张老主张对于良性肿瘤的治疗多以手术为主，中医药治疗多以内治为主，健脾补肾的同时以活血化瘀、软坚散结为大法。恶性肿瘤主张放疗、化疗后调理用补中益气汤加减。⑤重情志调理与疏导。张老自拟扶正化瘀消瘤方（枳壳、川芎、桃仁、赤芍、三棱、夏枯草、荔枝核、鸡内金、当归、白术、鬼箭羽），临床获效明显。

十一、陈炳焜——擅长运用活血化瘀法[39]

陈炳焜，厦门市第二医院名老中医，全国第三批中医药专家学术经验继承工作指导老师，擅长治疗老年病及妇科病。

1. 原发性痛经

原发性痛经属中医学“痛经”范畴。陈老师认为，痛经是冲任瘀阻或寒凝经脉，使气血运行不畅，胞宫经血流通受阻，以致“不通则痛”，自拟痛经宁（由当归、白芍、牛膝、木香、赤芍、五灵脂、延胡索、肉桂、吴茱萸、红花、血竭、生甘草等组成）治疗。本方具调理冲任气血、温经活血、行气止痛功效。临床应用时宜辨证与辨病相结合，灵活加减。若兼气滞血瘀加柴胡、香附、桃仁；寒甚加艾叶；兼气血两虚加黄芪、党参、熟地黄；血热夹瘀去肉桂、吴茱萸，加牡丹皮、炒栀子、黄芩。

2. 乳腺增生症

乳腺增生症属中医学“乳癖”范畴，多因肝气郁结、思虑伤脾、肝肾不足、冲任失调所致，病机不外气滞、血瘀、痰凝，而乳络瘀阻是主要病机，故治以活血通络为法。方用自拟乳消丸（由生牡蛎、夏枯草、黄芪、丝瓜络、玄参、乳香、没药、天冬、栝楼、鸡内金、焦白术、海藻、浙贝母、三棱、莪术等组成）治疗。本方是陈老师根据临床经验总结所拟，具有软坚消痰、散癖除癥之功效，疗效确切。

3. 慢性盆腔炎

慢性盆腔炎属中医学“带下病”“癥瘕”“腹痛”范畴，多由于行经、产后胞脉空虚，或房事不洁，湿浊邪毒内侵，与血相搏，湿瘀交阻，致脏腑冲任功能失调，气机不利，正气不足，余邪久留不去所致。“瘀”是盆腔炎的主要病因。故治以活血化瘀为法，但血瘀与气虚相互为患，瘀则气血不通，胞宫、冲任失于滋养，由瘀致虚，虚则无力鼓动脉络运行气血，瘀则更甚，故化瘀勿忘补虚。陈老师自拟少腹消瘀汤（由黄芪、党参、白术、当归、丹参、桃仁、红花、牡丹皮、赤芍、枳壳、延胡索、香附、木香、甘草等组成），多年来以此方加减治疗慢性盆腔炎，效果颇佳。临床应用时如兼湿毒内侵，用本方合二妙散，加蒲公英、败酱草、白花蛇舌草、两面针；兼瘀热加大黄炭、金银花、连翘、鱼腥草；兼寒凝去牡丹皮、赤芍，加小茴香、干姜、肉桂；肝经湿热加白花蛇舌草、大黄炭、川楝子、泽泻、蒲公英；肝肾两亏用本方合二至丸加肉苁蓉、白花蛇舌草等。

4. 继发性闭经

人流或药流后继发性闭经，属中医学“闭经”范畴。陈老师认为，人流后闭经，病因为肾气不足、脾胃虚弱、情志抑郁、痰湿壅阻等，致冲任不盈，血海空虚，无血可下，或冲任不通，经隧阻隔。故以虚证为主，治疗重在养血，补而通之。陈老师自拟通经汤（由炙黄芪、当归、红花、桃仁、紫石英、怀牛膝、延胡索、益母草、香附、丹参、炙甘草等组成）治疗，具有补气养血通络、破瘀生新调经之功效。临床应用时，若兼瘀血凝滞，下腹刺痛，舌紫暗、瘀斑，加乳香、没药、三棱、莪术；情志郁结，胸腹胀痛，加乌药、木香；积痰闭塞，形体肥胖，神疲体倦，加陈皮、法半夏、石菖蒲；气血虚弱，心悸气短，头晕眼花，加人参、白术、枸杞子；肝肾虚损，头晕耳鸣，腰腿酸软，加熟地黄、山茱萸、鸡血藤；阴虚血燥，五心烦热，咽干舌燥，加生地黄、石斛、地骨皮。

十二、王祚久——肾虚为本，正虚邪盛[40, 41]

1. 崩漏

王祚久认为崩漏的根本在于肾虚。肾虚，冲任失固，封藏失司，经血非时而下则发为崩漏。在此过程中容易发生肾之阴阳偏颇，若肾阴不足则水不涵木，肝阳偏旺，而致肝不藏血；或因水不柔肝，刚强之气不得疏泄，肝郁血溢；或因水不济火，引起心火上炎而致血热妄行。由于阴阳互根，故当肾阴不足时，亦使肾阳不足。火不生土，而致脾阳不振，脾不统血亦可加重出血。在出血期间，因病因、体质、年龄、病程等不同因素，往往出现瘀滞、血热等不同见证。久漏成瘀或因虚致瘀，瘀血阻滞，血不归经；或久病失血伤阴，阴血不足，虚热内扰，或血室开放感受热邪，热扰冲任，血海不宁，又可进一步加重出血，导致病情缠绵难愈。治疗崩漏需分清病情的缓急。

（1）急性出血期，治标以止崩　针对血热证采用清热凉血止血之法，方用两地汤；针对血瘀证采用活血化瘀止血之法，方用加减血府逐瘀汤或加味桃红四物汤；针对脾虚证，采用补脾摄血、引血归经法，方用归脾汤；针对肾虚肝郁证，采用滋肾调肝止血法，方用经验方（女贞子、墨旱莲、生地黄炭、地骨皮、白芍、玄参、阿胶、生地榆、益母草）。王老还常常在此基础上根据出血的程度不同，辅以不同类型的止血药。

（2）缓解期，调理阴阳以治本　在补肾时王老认为应以补肾阳为主，以助“阳”来激发“阴”的功能，常用巴戟天、菟丝子、肉苁蓉等，使阳气温煦，真阴充实，冲任通盛，以达到调经排卵的目的。临证时，常常结合月经周期的变化，兼以疏肝补脾、活血化瘀，如经后期在补肾的基础上，适当增加健脾益气血之品，帮助子宫内膜修复及促进卵泡发育；经间期适当增加活血化瘀、疏肝理气药，促进排卵；经前期加活血调经药，促使月经来潮。对于不同年龄阶段治疗也有侧重，青春期以补肾气为要，任通冲盛，月水自调；育龄期在补肾的基础上兼以疏肝，肝肾精血旺盛，阴阳平衡，排卵恢复，方可生育；围绝经期重在控制出血，通过补脾摄血，且以后天养先天，维持月水，延缓衰老。

（3）配合针刺疗法　急性出血期以隐白、合谷、三阴交为主穴，采用中、强刺激，留针 30 分钟，留针中每隔 10 分钟捻转刺激，每穴 1 分钟；或以气海、关元、血海、三阴交为主穴，针刺气海透关元，使针感扩散至外阴或下腹，再针血海、三阴交，中等刺激，留针 30 分钟。血止后以双侧三阴交、子宫、关元、中极为主穴，每次月经净后 3 ～ 7 天进行针刺，针时关元透中极，中等刺激，留针 15 分钟。此外还可采用埋线疗法，选穴双侧三阴交，于月经干净后 3 ～ 7 天进行，若埋线后 6 个月基础体温仍为单相，可进行第二次埋线。针药合用具有良好的治疗作用，尤其在促进排卵方面，效果尤为明显。

2. 盆腔炎性疾病

王老认为其主要病因为气血受损，或平素气血衰弱，抗病能力降低。因气血衰弱，阴阳失调，抗病力微，则邪气方得长期稽留体内，匿藏于胞络之中，与正气相搏日久，邪气之作用延长，则气血之凝结加甚，而正气之伤亦必日渐加重，抗病能力更低，疾病更难痊愈。此病由渐而成，缠绵日久，由于瘀血、湿热、毒邪、正虚等因素，而致肝气失调，气郁而血滞，气血滞郁日久，则癥结生。又由于疼痛、白带淋漓、月经量多及痛经等因素，给机体带来恶性刺激及消耗，形成恶性循环，终成慢性迁延性疾病。根据患者的病程长短和病情轻重，王老常将此病分为湿热瘀阻型、寒湿瘀结型及癥瘕瘀结型，并在古方的基础上结合临证经验，创制新方和验方，取得较好的临床疗效。

（1）湿热瘀阻型　此型炎症并未完全静止，有复燃的趋势。症见低热起伏或无热，腰酸腹痛，经行加重，经期多超前，常淋沥不净，带下赤白或色黄而秽臭，口干，舌质红，苔薄黄或黄腻，脉弦数。治宜清利湿热，活血化瘀。王老独创盆腔炎方（蒲公英20g，重楼15g，当归10g，延胡索10g，川芎6g，赤芍10g），热毒重可加金银花、连翘、败酱草；偏血热可加牡丹皮；偏湿重可加白术、苍术；偏湿热可加萆薢、黄柏、车前子；触及包块可加三棱、莪术；疼痛明显多加乳香、没药；腰痛可加续断、桑寄生；气血不足可加黄芪、鸡血藤；失眠可加酸枣仁、首乌藤。

（2）寒湿瘀结型　此型属慢性盆腔炎迁延日久，局部纤维组织增生，血液循环力弱，新陈代谢降低，功能衰减，症见少腹胀痛发凉，腰酸背痛怕冷，经行或劳累后更甚，经量少而期延后，色紫有块，少腹得温则舒，带下色白如涕清冷，舌质淡苔白，脉沉细或涩。治宜温经散寒，活血化瘀。方以加味桂枝茯苓丸（桂枝9g，茯苓9g，赤芍9g，牡丹皮9g，桃仁9g，当归9g，红花9g，莪术6g，三棱6g）加减。

（3）癥瘕瘀结型　此型为附件炎性粘连或炎性包块，妇科检查子宫活动受限，少腹一侧甚或两侧有粘连或包块形成，疼痛并压痛，小腹下坠，腰骶痛，带下，痛经，舌质红或有瘀点，苔白或微黄，脉弦滑。治宜理气活血，软坚散结。王老拟定了方药香棱通经散（丹参15g，当归9g，赤芍9g，川芎9g，桃仁9g，红花9g，三棱6g，莪术6g，香附9g，牛膝9g，柴胡9g，延胡索9g）治疗。

王老认为盆腔炎性疾病后遗症的治疗，必须考虑局部与整体的关系，以综合疗法为宜，除内服药物外，其他的综合治疗亦不可忽视。中药保留灌肠、局部药物热敷、穴位注射、针灸不但可以产生良好的抗炎止痛以及活血化瘀等作用，且对全身的功能状态也产生良好影响，对疾病的痊愈具有一定的促进作用。此外，参加适当的锻炼，增强体质，改善全身功能状态，加强患者战胜疾病的信心，亦是战胜慢性炎症的重要一环。

十三、胡国华——病证结合，因人制宜，以防为主[42]

胡国华，全国名中医妇科专家，第五、六批全国老中医学术经验继承指导老师，先后师从哈荔山教授、朱南孙教授，是海派中医朱氏学术传承人。胡教授认为治疗妇科疾病贵在冲任通盛，女子任主胞胎，冲为血海，肾虚则冲任不充或气血阴阳失常，导致冲任不畅，气血无以顺利下行，从而引发一系列妇科疾病。他认为治疗多囊卵巢综合征应重视以下几点。

1. 病证结合，以证为主

胡教授认为此病的发生与肾的功能失调关系密切，主要病机为肾虚，其中尤以肾虚血瘀、肾虚肝郁、肾虚痰湿多见。治疗时注重病证结合，肾虚血瘀型宜补肾活血，化瘀调经；肾虚肝郁型宜清肝益肾，疏理冲任；肾虚痰湿型宜补肾化痰，通利冲任。多囊卵巢综合征患者的临床表现不尽相同，临床上可导致月经失调、闭经、不孕、癥瘕、崩漏等，应根据其临床表现辨证施治。

2. 分步调治，因人制宜

对于青春期多囊卵巢综合征患者，应尽早诊断，及早治疗，首应调经，促其月经周期恢复。对于育龄期女性，因其有未婚和已婚之分，以及未生育和已生育之别，故治疗上也应因人制宜：未婚育龄期女性，其治疗方案与青春期女性相似；已婚育龄期女性，主要以调经促孕为主，使其排卵正常，助其早孕；对已婚已产妇女，其多数是要求改善临床症状，如月经失调、肥胖、多毛、痤疮等，应依据患者的具体情况行针对性治疗。

3. 防治结合，以防为主

青春期少女及育龄期女性平时应注意体育锻炼，尤其肥胖者，锻炼要方法合适、强度适宜、坚持不懈。避免膏粱厚味，要节饮食，减少热量，体重减轻可以预防或减少以后多囊卵巢综合征的发生概率。对于妊娠期妇女，也应该注意适当饮食，避免过度肥胖导致以后发生多囊卵巢综合征的可能。

胡教授认为，随着社会环境的复杂化，疾病的顽固性逐渐显现，多囊卵巢综合征的治疗仅从肾、肝、脾论治已不能取得预期疗效。在补肾疏肝健脾的同时，兼顾调心疗效更佳。心主神明，心在最高层次协调着各脏之间的平衡，适应内外环境产生的不同的情志变化。临床上青春期多囊卵巢综合征患者因月经失调恐生他变而忧思焦虑，多囊卵巢综合征所致不孕症患者常因婚久不孕而忧郁不安，以致损伤心血，耗伤心神。在补肾、疏肝、健脾的同时，应佐以益心气，或滋心阴，或泻心火，或宁心安神之品。临床医生应根据患者的性情和特点加以解说和开导，也可对祛病愈疾有所帮助。

4. 循证而治

（1）分病论治，注重虚实　多囊卵巢综合征所致闭经、月经过少、月经后期，其病机多为精血不足或邪气阻滞，导致血海不能按时满溢。虚证常兼腰酸尿频等肾虚之象，故以巴戟天、肉苁蓉、续断、杜仲、狗脊、桑椹、菟丝子、枸杞子等补肾之药为主，佐以当归、川芎、鸡血藤、白芍等养血调经，肾气充盛，则血海自然充盈而经来。若兼脾虚者多加党参、白术、茯苓、白扁豆、山药、莲子肉、薏苡仁等。本证若由肝郁气滞、痰凝而致者，不可擅用催经攻瘀之药，需补中有攻，健中有化，攻补兼施，方能获良效。

（2）辨证用药，重在配伍　多囊卵巢综合征所致不孕症多为排卵功能障碍所致。排卵功能障碍的基本原因是肾精不足导致卵泡发育不良，使卵泡成熟困难并难以排卵；另外，其与血瘀、肝郁、痰凝等阻滞冲任及胞脉密切相关。治疗上胡教授提出“促卵助长，补肾为先”“求嗣之道，养血平气”的原则。补肾之法，遵循朱南孙老师之经验：阴中求阳，阳中求阴；滋阴不宜腻，补阳不宜躁；肝肾同源，补肾勿忘疏肝。临床常用女贞子、桑椹、菟丝子、枸杞子诸子，补肾养阴而不腻，且兼有通便之功；巴戟天、肉苁蓉、淫羊藿、仙茅、鹿角片等温肾扶阳；佐以石菖蒲、石楠叶、蛇床子温阳开窍促排卵。

（3）阴阳兼顾，气血分调　调理气血是治疗此病的精髓，首辨在气在血。常用药有当归、生地黄、熟地黄、丹参、鸡血藤、川芎、赤芍、白芍、延胡索、郁金、香附等。气虚者加黄芪、党参、白术等益气，血瘀者加桃仁、红花、益母草、牛膝、三棱、莪术等活血化瘀。

十四、洪家铁——调理肝肾冲任[43]

洪家铁，辽宁省名中医，全国第四、五批名老中医学术经验继承指导老师，擅长治疗妇科疑难杂症。以下对洪教授治疗阴痒、不孕症、腹痛的临床经验作一简单介绍。

1. 阴痒

洪教授认为阴痒为湿热所致，与本体虚弱有关。《女科经纶》中云：“肝经血少，津液枯竭，致气血不能荣运，则壅余生湿，湿生热。”肝肾亏虚，外阴失养是本。患者奇痒难受，得热更甚，夜不能安睡，兼有带下，则刺激外阴愈加痛痒，故应清热利湿。采用外熏、外洗方法治疗，药效直达病所，改善外阴环境，药效显著。洪教授自拟外阴白斑外洗方临床疗效颇佳。外阴白斑外洗方组成：蛇床子 25g，苦参 25g，白鲜皮 20g，秦皮 20g，地肤子 20g，土槿皮 25g，黄柏 15g，川芎 15g，防风 10g，冰片 15g（另包）。待外阴清洁后，外熏、外洗，每晚 1 次，7 日为 1 个疗程。

2. 不孕症

不孕症与全身脏腑气血功能、冲任二脉及胞宫的关系最为密切，临证应详加辨析。五脏之中，以肝脾肾三脏为主，证候上应注意腰腹的症状以及月经、带下的异常。在临床检测手法有限的条件下，许多不孕的患者无法明确病因。过去常常有些患者在治疗痛经或月经不调的同时解决了多年不孕的问题。中医通过辨证论治，种子先调经，将月经的期、量、色、质及伴随症状调理后，有助于受孕。洪教授治疗不孕症不仅要重视辨证分型，同时要注重掌握受孕时机，自拟助孕 1 号方对肝肾失调、气滞血瘀型不孕症者取得显著效果。助孕 1 号方组成：柴胡 15g，路路通 15g，穿山甲 5g，王不留行 15g，丹参 15g，赤芍 20g，红花 15g，仙茅 10g，淫羊藿 15g，青皮 10g，郁金 15g。

3. 妇人腹痛

治疗妇人腹痛首先辨别疼痛的部位、性质、程度及发作的时间，结合全身症状、月经和带下的情况，以审其寒热虚实。临床上妇人腹痛，多属于虚中夹实的病证，治疗原则以通调冲任气血为主。对于发病急、重者，必要时采用中西医结合方法治疗，排除器质性病变，以免延误病情。洪家铁教授自拟腹痛 1 号方，治疗证属寒凝气滞血瘀型妇人腹痛疗效显著。腹痛 1 号方组成：三棱 15g，莪术 15g，肉桂 10g，延胡索 20g，乌药 25g，炮姜 15g，甘草 15g，柴胡 15g，枳实 15g，益母草 40g，白芍 25g，续断 20g，党参 25g，荔枝核 15g。经净半个月服药，6 剂为 1 个疗程。

附 1

恶阻病（妊娠剧吐）中医诊疗方案[44]

国家中医药管理局医政司发布的恶阻病（妊娠剧吐）中医诊疗方案（2018 年版）将恶阻病分为脾胃虚弱证、肝胃不和证、气阴两虚证辨证论治，并配合其他中医特色疗法治疗。

一、辨证论治

1. 脾胃虚弱证

治法：健脾和胃，降逆止呕。

推荐方药：香砂六君子汤加减，人参、白术、茯苓、甘草、制半夏、陈皮、木香、砂仁、生姜、大枣等，浓煎，少量多次呷服。或具有同类功效的中成药。

饮食疗法：禁食期间可用生姜片含服，病情好转后宜清淡饮食，少食多餐，忌辛辣肥腻之品。

2. 肝胃不和证

治法：清肝和胃，降逆止呕。

推荐方药：加味温胆汤加减，陈皮、制半夏、茯苓、甘草、枳实、竹茹、黄芩、黄连、麦冬、芦根、生姜等，浓煎，少量多次呷服。

饮食疗法：呕吐缓解后可用茅根汁少量多次呷服，宜清淡饮食，忌辛辣肥腻之品。

3. 气阴两虚证

治法：益气养阴。

推荐方药：生脉散合增液汤加减，人参、麦冬、五味子、生地黄、玄参等，浓煎，少量多次呷服。或具有同类功效的中成药。

饮食疗法：呕吐好转后可用芦根汁少量多次呷服，宜清淡流质或半流质饮食，少食多餐，忌辛辣肥腻之品。

二、其他中医特色疗法

以下中医医疗技术适用于所有证型。

（1）针灸　取穴足三里、内关、中脘，脾虚者加上脘穴，肝热者加太冲穴。针法补虚泻实，宜柔和，避免强刺激，每天 1 ～ 2 次，留针 20 分钟左右。

（2）拔罐　取中脘穴，用负压瓶或中号火罐吸附，10 分钟后进食或服药。饮食后 10 ～ 20 分钟拔出负压瓶。

（3）耳穴疗法　将中药王不留行籽压于耳穴（脾、胃、肝）上，用拇、食指指腹相对按压 1 ～ 3 分钟，以患者能够耐受为度，每天按压 2 ～ 3 次。

附 2

盆腔炎（盆腔炎性疾病后遗症）中医诊疗方案[44]

国家中医药管理局医政司发布的盆腔炎（盆腔炎性疾病后遗症）中医诊疗方案（2017 年版）将盆腔炎分为湿热瘀结证、气滞血瘀证、寒湿瘀滞证、肾虚血瘀证、气虚血瘀证辨证论治，并配合其他中医特色疗法治疗。

1. 湿热瘀结证

治法：清热除湿，化瘀止痛。

推荐方药：银甲丸加减，金银花、连翘、升麻、大血藤、蒲公英、生鳖甲、紫花地丁、生蒲黄、椿根皮、大青叶、茵陈、琥珀末、桔梗等，或选用具有相同功效的中成药。

直肠给药：选用清热除湿、化瘀止痛类中药或随症加减。将药物浓煎备用，每次取药液 50 ～ 100mL，温度 38 ～ 40℃保留灌肠。或根据辨证选用中药灌肠液保留灌肠或中药直肠栓剂直肠纳入。每晚 1 次，每个月经周期连续治疗 14 天，经期停用。

中药外敷：选用清热除湿、化瘀止痛类中药外敷。将药物（可粉碎成粗颗粒或打粉）放入大小适中的布袋，温水浸湿后，隔水蒸 30 ～ 40 分钟，暴露治疗部位，在局部垫 1 ～ 2 层毛巾将药袋置于上面，趁热敷于下腹部或腰骶部，直至药袋由热变温后停止治疗。治疗时间 30 ～ 40 分钟。每日 1 次，每个月经周期连续治疗 14 天，经期停用。

中药离子导入：选用清热除湿、化瘀止痛类中药，将药物浓煎备用。每次取药液 50 ～ 100mL 浸入治疗垫，置于治疗部位，通过中药离子导入治疗仪导入，使药物通过局部皮肤直接渗透和吸收。每日 1 次，每次 30 分钟，每个月经周期连续治疗 14 天，经期停用。

2. 气滞血瘀证

治法：疏肝行气，化瘀止痛。

推荐方药：血府逐瘀汤加减，桃仁、红花、当归、生地黄、牛膝、川芎、桔梗、柴胡、赤芍、枳壳、甘草、香附等，或选用具有相同功效的中成药。

直肠给药：选用疏肝行气、化瘀止痛类中药或随症加减。治疗方法、疗程、注意事项同湿热瘀结证。

中药外敷：选用疏肝行气、化瘀止痛类中药外敷。治疗方法、疗程、注意事项同湿热瘀结证。

中药离子导入：选用疏肝行气、化瘀止痛类中药，将药物浓煎备用。治疗方法、疗程、注意事项同湿热瘀结证。

3. 寒湿瘀滞证

治法：祛寒除湿，化瘀止痛。

推荐方药：少腹逐瘀汤合桂枝茯苓丸加减，小茴香、干姜、延胡索、当归、川芎、肉桂、赤芍、生蒲黄、五灵脂、制没药、桂枝、茯苓、牡丹皮、桃仁等，或选用具有相同功效的中成药。

直肠给药：选用祛寒除湿、化瘀止痛类中药或随症加减。治疗方法、疗程、注意事项同湿热瘀结证。

中药熏蒸疗法：选用祛寒除湿、化瘀止痛类中药治疗。使用中药熏蒸仪器，药物装袋放进盛有热水的熏蒸煲中，加热出蒸气，将熏药温度逐渐调试至患者适宜耐受程度，根据熏蒸部位安排患者体位。每次 30 分钟，每日 1 次。

灸法：根据病情选择应用艾灸、温盒灸、热敏灸等疗法。常用穴位有中极、关元、气海、神阙等。每日 1 次，每次 15 ～ 20 分钟。

4. 肾虚血瘀证

治法：补肾活血，化瘀止痛。

推荐方药：温胞饮合失笑散加减，巴戟天、补骨脂、菟丝子、肉桂、附子、杜仲、白术、山药、芡实、人参、生蒲黄、五灵脂等，或选用具有相同功效的中成药。

直肠给药：选用补肾活血、化瘀止痛类中药或随症加减。治疗方法、疗程、注意事项同湿热瘀结证。

中药外敷：选用补肾活血、化瘀止痛类中药外敷。治疗方法、疗程、注意事项同湿热瘀结证。

中药熏蒸：选用祛寒除湿、化瘀止痛类中药熏蒸。治疗方法、疗程、注意事项同寒湿瘀滞证。

5. 气虚血瘀证

治法：益气健脾，化瘀止痛。

推荐方药：理冲汤加减，生黄芪、党参、白术、生山药、三棱、莪术、生鸡内金、白芷、延胡索、苏木、怀牛膝、续断等，或选用具有相同功效的中成药。

直肠给药：选用益气健脾、化瘀止痛类中药或随症加减。治疗方法、疗程、注意事项同湿热瘀结证。

中药外敷：选用益气健脾、化瘀止痛类中药。治疗方法、疗程、注意事项同湿热瘀结证。

灸法：根据病情选择应用艾灸、温盒灸、热敏灸等疗法。常用穴位有关元、气海、神阙、三阴交、足三里等。每日 1 次，每次 15 ～ 20 分钟，连续灸 30 次。

附 3

子宫内膜异位症中西医结合诊治指南[45]

中国中西医结合学会妇产科专业委员会《子宫内膜异位症中西医结合诊治指南》指

出：中药复方口服相比西药治疗子宫内膜异位症，在一定程度上有较高的临床有效率、痛经缓解率、妊娠率，同时不良反应发生率低。一篇系统评价显示，中药复方口服联合中药灌肠相比西药治疗子宫内膜异位症，在一定程度上有较高的总有效率、妊娠率、异位囊肿缓解率、盆腔结节缓解率和较低的复发率。散结镇痛胶囊、丹莪妇康煎膏、桂枝茯苓丸、大黄䗪虫丸、坤泰胶囊、正宫胶囊等中成药联合西药相比单用西药治疗子宫内膜异位症，在一定程度上能够提高临床总有效率，改善血清激素和炎性因子水平，降低血清 CA125 水平、不良反应发生率，提高妊娠率。

推荐意见：对于子宫内膜异位症患者，可考虑中药口服（或联合灌肠）治疗（推荐强度：强。证据质量：中等）；在服用中药汤剂不便的情况下，可选择中成药或中成药联合西药治疗（推荐强度：弱；证据质量：中等）。

1. 子宫内膜异位症相关性疼痛

子宫内膜异位症相关性疼痛病位在子宫、冲任，病机为瘀血阻滞，导致子宫、冲任的气血运行不畅，“不通则痛”。中医药治疗子宫内膜异位症相关性疼痛要根据患者临床表现进行辨证论治，同时随症加减。

（1）气滞血瘀证

主要症状：经前或经期小腹胀痛拒按，经血量少不畅、紫暗有块，血块排出则痛减，情志抑郁，乳房胀痛，舌质紫暗或有瘀斑、瘀点，脉弦。

治法：行气活血，化瘀止痛。

推荐方药：膈下逐瘀汤（《医林改错》）加减。

基本用药：当归、川芎、赤芍、桃仁、红花、枳壳、延胡索、五灵脂、生蒲黄、乌药、香附、牡丹皮、甘草。

推荐中成药：①丹莪妇康煎膏（推荐强度：强。专家共识度：100%），由紫丹参、莪术、三棱、柴胡、当归、赤芍、香附、延胡索、三七、甘草组成。口服，每次 15g，每日 2 次，经期不停药。②血府逐瘀胶囊（推荐强度：强；专家共识度：95.24%），由桃仁、红花、当归、生地黄、川芎、赤芍、牛膝、桔梗、柴胡、枳壳、甘草组成。口服，每次 2 粒，每日 3 次，经期不停药。

（2）寒凝血瘀证

主要症状：经前或经期小腹冷痛拒按，得热痛减，月经或见延后，量少，色暗或夹血块，畏寒肢冷，舌暗，脉沉紧。

治法：温经散寒，化瘀止痛。

推荐方药：少腹逐瘀汤（《医林改错》）加减。

基本用药：小茴香、干姜、延胡索、五灵脂、没药、川芎、当归、生蒲黄、官桂、赤芍。

推荐中成药：①艾附暖宫丸（推荐强度：强。专家共识度：95.24%），由艾叶、香附、吴茱萸、肉桂、当归、川芎、白芍、生地黄、黄芪、续断组成。口服，每次1丸（9g），每日2～3次。②少腹逐瘀颗粒（推荐强度：强。专家共识度：95.24%），由小茴香、干姜、延胡索、五灵脂、没药、川芎、当归、生蒲黄、官桂、赤芍组成。开水冲服。每次1～6g，每日2～3次，或遵医嘱。

（3）湿热瘀结证

主要症状：经前或经期小腹疼痛或胀痛，或痛连腰骶，有灼热感，或平时小腹疼痛，经前加剧；经血量多或经期长，色暗红、质稠或夹较多黏液；平时带下量多色黄有臭味，或伴有低热起伏，小便黄赤，舌质红、有瘀斑、苔黄腻，脉弦数或滑数。

治法：清热利湿，化瘀止痛。

推荐方药：银甲丸（《王渭川妇科经验选》）加减。

基本用药：金银花、连翘、升麻、大血藤、蒲公英、生鳖甲、紫花地丁、生蒲黄、椿根皮、大青叶、茵陈、琥珀末、桔梗。

推荐中成药：①化瘀散结灌肠液（推荐强度：强。专家共识度：90.48%），由熟地黄、川芎、白芍、当归、桃仁、红花、丹参、三棱、莪术、川牛膝、金银花、连翘、龟甲、鳖甲组成。将灌肠液加热至37～43℃，以药液滴到手背上不烫为度。患者排空大小便，取右侧卧位将肛管插入直肠12～14cm，缓慢滴入药液，以每分钟30～40滴为佳，时间约15分钟，以下腹感觉温暖、舒适、无便意为宜，拔出肛管后卧床30分钟以上。每次50mL，每日1次，经期停用。②妇科千金片（推荐强度：强。专家共识度：90.48%），由千斤拔、金樱根、穿心莲、功劳木、单面针、当归、鸡血藤、党参组成。口服，每次6片，每日3次。③康妇消炎栓（推荐强度：强。专家共识度：90.48%），由苦参、败酱草、紫花地丁、穿心莲、蒲公英、猪胆粉、紫草（新疆紫草）、芦荟组成。直肠给药，每次1粒，每日1～2次。

2. 卵巢子宫内膜异位囊肿治疗

中药单用或与西药联用较单纯西药治疗可在一定程度上缩小卵巢子宫内膜异位囊肿。中药益气活血方单用或与西药联用较西药治疗，可缓解卵巢子宫内膜异位囊肿术后复发患者临床症状，缩小卵巢子宫内膜异位囊肿。与单纯中药或单纯西药比较，腹腔镜手术与中药结合治疗卵巢子宫内膜囊肿疗效较好。3篇系统评价显示腹腔镜手术结合中药治疗较单纯腹腔镜手术，在一定程度上能够降低复发率，提高自然妊娠率，减少自然流产率。

推荐意见：对于卵巢子宫内膜异位囊肿直径＜ 4cm 的患者，在排除恶变可能的基础上可考虑中药或中药配合其他疗法进行治疗（推荐强度：强。证据质量：低）；对于卵巢子宫内膜异位囊肿直径≤ 4cm 的患者，或药物治疗后囊肿未缩小，可考虑腹腔镜手术治疗。囊肿剥除术易损伤卵巢皮质，降低卵巢储备功能，故术前建议评估卵巢储备功能。术中应避免双极电凝止血，该操作可降低自然妊娠率，增加复发率。不推荐激光或等离子体能量消融用于卵巢子宫内膜异位囊肿的处理。对于卵巢子宫内膜异位囊肿术后患者，建议中药或中西医结合治疗预防复发（推荐强度：强。证据质量：低）。

卵巢子宫内膜异位囊肿属中医学“癥瘕”范畴，主要病机为瘀阻胞宫，多因“离经之血”蓄积，日久则血瘀成癥。本病早期以实证为主，病久则虚实夹杂。

治法：活血化瘀，散结消癥。

推荐方药：桂枝茯苓丸《金匮要略》加减。

基本用药：桂枝、牡丹皮、赤芍、桃仁、茯苓、水蛭、䗪虫、皂角刺、昆布、石打穿等。

随症加减：疼痛剧烈者，酌加延胡索、姜黄以行气活血止痛；畏寒怕冷、四肢不温者，酌加艾叶、炮姜以温经散寒；脾胃虚弱者，酌加黄芪、党参；非经期小腹时痛、带下黄稠者，加连翘、败酱草、土茯苓等。

推荐中成药：①化瘀散结灌肠液（推荐强度：强。专家共识度：85.71%），组成及用法同前。②散结镇痛胶囊（推荐强度：强。专家共识度：80.95%），由龙血竭、三七、浙贝母、薏苡仁组成。口服，每次 4 粒，每日 3 次。③大黄䗪虫丸（推荐强度：强。专家共识度：76.19%），由熟大黄、䗪虫、水蛭、虻虫、蛴螬、干漆、桃仁、苦杏仁、黄芩、干地黄、白芍、甘草组成。口服，每次 1 ～ 2 丸，每日 1 ～ 2 次。

3. 子宫内膜异位症性不孕症治疗

桂枝茯苓胶囊、桃核承气汤等中药联合西医促排卵药物较单用西医促排卵药物，可在一定程度上增大卵泡平均直径，加快卵泡平均生长速度，缩短排卵恢复时间。对于子宫内膜异位症不孕行 IVF-ET（体外受精 - 胚胎移植，即试管婴儿）的患者，采用疏肝化瘀中药（消瘀饮加减）联合控制性超促排卵治疗较单纯控制性超促排卵治疗，在一定程度上能够减少促卵泡生成素（follicle stimulating hormone，FSH）用量，增加获卵数，提高优质胚胎率和妊娠率。腹腔镜术后使用滋阴补阳中药（人工周期辨证用药）较单用常规促排卵治疗，在一定程度上能够提高人绒毛膜促性腺激素（human chorionic gronadotropin，HCG）注射日成熟卵泡个数，增加优势卵泡数目，并改善子宫内膜厚度，提高排卵和妊娠率。在 IVF-ET 前使用祛瘀解毒颗粒、丹莪妇康煎膏治疗，在一定程度上能够降低卵丘颗粒细胞凋亡率，提高优质卵率、受精率、优质胚胎率和妊娠率。

推荐意见：对于子宫内膜异位症性不孕症患者用促排卵药物治疗同时可考虑联合应用中医药，以提高促排卵药物的敏感性（推荐强度：强。证据质量：低）；对于行 IVF-ET 的患者，建议在常规西药治疗基础上加用中医辨证用药治疗，以提高促排卵药物的敏感性，增加获卵数量，提高优质胚胎率和妊娠率（推荐强度：强。证据质量：中等）；对于腹腔镜术后期待治疗的子宫内膜异位症性不孕症患者，可考虑中药人工周期辨证用药以提高卵泡质量，降低黄体化未破裂卵泡综合征（luteinizing unruptured follicle syndrome，LUFS）发病率，改善子宫内膜容受性，提高排卵率和妊娠率（推荐强度：强。证据质量：中等）；对于拟行 IVF-ET 的患者，建议在常规 IVF-ET 治疗前加用中药辨证用药治疗，以改善子宫动脉血流情况（推荐强度：强。证据质量：低），增加获卵数量，提高受精率、优质胚胎率、妊娠率（推荐强度：强。证据质量：中等）。

子宫内膜异位症本质是血瘀。瘀血内停，阻滞冲任、胞宫，不能摄精成孕，故婚久不孕。肾主生殖。肾阴不足，精血乏源，卵泡生长缺乏物质基础，不能发育成熟；阴损及阳，肾阳虚弱，排卵缺乏内在动力。因此，子宫内膜异位症性不孕症治则为补肾活血。

治法：逐瘀荡胞，补肾助孕。

推荐方药：养精种玉汤（《傅青主女科》）合血府逐瘀汤（《医林改错》）加减。基本用药为当归、熟地黄、白芍、山茱萸、桃仁、红花、生地黄、牛膝、川芎、赤芍、枳壳、柴胡、甘草。

随症加减：神疲乏力，少气懒言者，加黄芪、党参；经前烦躁易怒，胸胁乳房胀痛者，加香附、青皮；非经期小腹时痛、肛门坠胀，带下黄稠者，加大血藤、败酱草；畏寒肢冷、大便溏薄者，加肉桂、干姜。临证时，在辨证论治的基础上，可根据月经周期进行药物调整，卵泡期滋肾养血，酌加熟地黄、女贞子、墨旱莲、枸杞子、黄精等；排卵期重阴转阳，宜活血化瘀，并酌用激发肾阳之药，可酌加丹参、鹿角霜、巴戟天等；黄体期阴充阳长，治宜阴中求阳、温肾暖宫，可加补骨脂、巴戟天、淫羊藿等，去桃仁、红花、牛膝、赤芍、川芎，酌加少量丹参（6 ～ 9g）；经期用少腹逐瘀汤（《医林改错》）加减。

推荐中成药：

（1）卵泡期　基本用药：①坤泰胶囊（推荐强度：强。专家共识度：85.71%），由熟地黄、黄连、白芍、黄芩、阿胶、茯苓组成。口服，每次 4 粒，每日 3 次。②麒麟丸（推荐强度：强。专家共识度：80.95%），由制何首乌、墨旱莲、淫羊藿、菟丝子、锁阳、党参、郁金、枸杞子、覆盆子、山药、丹参、黄芪、白芍、青皮、桑椹组成。口服，每次

6g，每日 2 ～ 3 次。③定坤丹（推荐强度：强。专家共识度：76.19%），由红参、鹿茸、藏红花、三七、白芍、熟地黄、当归、白术、枸杞子、黄芩、香附、茺蔚子、川芎、鹿角霜、阿胶、延胡索、鸡血藤膏、红花、益母草、五灵脂、茯苓、柴胡、乌药、砂仁、杜仲、干姜、细辛、川牛膝、肉桂、炙甘草组成。口服，每次 0.5 ～ 1 丸，每日 2 次。

合并用药：在服用补肾中成药的基础上可合并应用活血化瘀中成药。血府逐瘀胶囊（推荐强度：强。专家共识度：85.71%），组成及用法用量同前；桂枝茯苓胶囊（推荐强度：强。专家共识度：80.95%），由桂枝、茯苓、牡丹皮、桃仁、赤芍组成，口服，每次 3 粒，每日 3 次；丹莪妇康煎膏（推荐强度：强。专家共识度：76.19%），组成及用法用量同前。

（2）黄体期　滋肾育胎丸（推荐强度：强。专家共识度：100%），由菟丝子、砂仁、熟地黄、人参、桑寄生、阿胶珠、何首乌、艾叶、巴戟天、白术、党参、鹿角霜、枸杞子、续断、杜仲组成，口服，每次 5g，每日 3 次；麒麟丸（推荐强度：强。专家共识度：80.95%），由制何首乌、墨旱莲、淫羊藿、菟丝子、锁阳、党参、郁金、枸杞子、覆盆子、山药、丹参、黄芪、白芍、青皮、桑椹组成，口服，每次 6g，每日 2 ～ 3 次。

（张秋霞　张雅文）

参考文献

[1] 高世荣 . 桂枝茯苓丸药理及临床应用综述 [J]. 河南中医，2016，36（2）：358-359.

[2] 王付，王林玉 . 桂枝茯苓丸方证思考与探索 [J]. 中华中医药杂志，2016，31（7）：2618-2620.

[3] 赵明慧，郝征 . 胶艾汤的临床应用进展 [J]. 长春中医药大学学报，2018，34（3）：606-609.

[4] 刘洁，刘卫丽，尹巧芝 . 胶艾汤的研究进展 [J]. 中国民族民间医药，2019，28（4）：45-47.

[5] 李念，李媛，赵凯杰，等 . 当归芍药散临床应用研究进展 [J]. 山东中医杂志，2020，39（7）：758-761.

[6] 刘敏，任存霞 . 当归芍药散的实验研究进展 [J]. 中医药学报，2019，47（5）：117-119.

[7] 袁海建，李卫，金建明，等 . 桂枝汤化学成分、药理作用机制与临床应用研究进展

[J]. 中国中药杂志，2017，42（23）：4556–4564.
[8] 陈晨，郑梅，蔡红琳 . 干姜人参半夏汤的研究概况 [J]. 云南中医中药杂志，2013，34（1）：76–77.
[9] 胡济源，张向伟，柳红芳 . 柳红芳教授应用当归贝母苦参丸治疗难治性尿路感染的临床经验 [J]. 中国中医药现代远程教育，2020，18（11）：40–43.
[10] 王栋，高宇，朱潇雨，等 . 王晞星教授运用当归贝母苦参丸加减治疗肾癌经验 [J]. 世界中西医结合杂志，2020，15（5）：850–853.
[11] 樊晓明，翟宇，安霞，等 . 加味当归贝母苦参丸对胃癌荷瘤鼠肿瘤组织 VEGFA、MMP13 和 TGF–β 表达的影响 [J]. 中医药学报，2018，46（4）：31–35.
[12] 张艳，李海龙，荣倩倩，等 . 加味当归贝母苦参丸对 H22 肝癌荷瘤小鼠血清 IL–2、IL–4、IFN– γ 表达的影响 [J]. 甘肃中医药大学学报，2017，34（3）：6–9.
[13] 章青青 . 当归散临床运用 [J]. 浙江中医杂志，2017，52（1）：53–54.
[14] 张建英，刘秀萍，聂坚 . 当归散毒理学和止血作用药理学研究 [J]. 中国中医药科技，2015，22（6）：635–637.
[15] 葛付存，王爱武，段义焕，等 . 当归散镇痛、免疫作用的药效学研究 [J]. 山东医药工业，2002（6）：43–45.
[16] 辛丹，季旭明，张亚楠，等 . 枳实芍药散对 C–IBS 大鼠 VIP 的调节作用 [J]. 医学研究杂志，2019，48（7）：72–75.
[17] 朱锐，沈霖，张喆 . 经方下瘀血汤的临床应用 [J]. 中西医结合研究，2011，3（4）：211 213.
[18] 王雪菲，刘成，曹勤，等 . 下瘀血汤实验研究进展 [J]. 辽宁中医药大学学报，2017，19（1）：137–140.
[19] 叶卫东，陆翔 . 论热入血室证治 [J]. 辽宁中医药大学学报，2018，20（10）：179–181.
[20] 曹秋梅，许周洁，聂源，等 . 浅析小柴胡汤近十年药理研究与临床应用 [J]. 亚太传统医药，2017，13（2）：76–77.
[21] 张颖 . 小柴胡汤的临床应用 [J]. 中国处方药，2017，15（7）：14–15.
[22] 张思浓，张也，徐丁洁 . 金匮温经汤的临床及实验研究进展 [J]. 中医临床研究，2019，11（6）：142–144.
[23] 刘宾，王付，黄明宜 . 抵当汤临床及实验研究进展 [J]. 中国实验方剂学杂志，2011，17（13）：281–284.

[24] 侯光敏，李华文，张玥．抵当汤实验研究概况 [J]. 江苏中医药，2018，50（3）：83-85.
[25] 杨景锋，任艳芸，赵天才，等．抵当芪桂汤对胰岛素抵抗大鼠血清 FFA、ADPN、FINS 及胰岛 β 细胞结构的影响 [J]. 中成药，2016，38（11）：2469-2471.
[26] 韩进庭．白矾的药理作用及临床应用研究进展 [J]. 现代医药卫生，2006（24）：3763-3764.
[27] 朱莉红．红花药理分析及临床应用分析 [J]. 中国现代药物应用，2016，10（16）：286-287.
[28] 李丛．盱江医家陈自明学术特色探析 [J]. 江苏中医药，2007（8）：12-13.
[29] 王大鹏．《妇人大全良方》对中医妇产科的贡献 [J]. 黑龙江中医药，1983（4）：45-46，44.
[30] 韩延华，吴聪聪，冯华，等．《傅青主女科》对中医妇科临床的贡献 [J]. 四川中医，2011，29（7）：48-49.
[31] 周珮青．治经先治肝 肝疏经自调：记中医妇科名家朱南山 [J]. 上海中医药杂志，1991（4）：17.
[32] 林育樵．钱伯煊老中医诊治妇科病经验 [J]. 中国农村医学，1985（2）：33-34.
[33] 李珂，张玉珍．对中医当代妇科八大家的认识 [J]. 国际医药卫生导报，2005（22）：81-85.
[34] 严峻峻，罗颂平．罗元恺教授妇科学术经验研究 [J]. 中医药通报，2002（2）：31-36.
[35] 黄玉华．柴松岩教授学术思想与临床经验总结及基于关联规则的多囊卵巢综合征用药规律研究 [D]. 北京：北京中医药大学，2011.
[36] 张璐砾，戴铭，刘玉筠，等．班秀文针药并用治疗妇科病经验 [J]. 中医杂志，2013，54（17）：1453-1455.
[37] 王宇慧，季晓黎，魏绍斌．王渭川学术思想与临证经验探析 [J]. 中华中医药杂志，2015，30（11）：3937-3940.
[38] 姜丽娟，雷传丽，邵梦秋，等．国家级名中医张良英教授诊治妇科疾病学术经验：（一）妇科肿瘤 [J]. 中国中医药现代远程教育，2014，12（15）：25-27.
[39] 曾明．陈炳焜老中医治疗妇科病经验介绍 [J]. 新中医，2006（2）：19-21.
[40] 王妍，蔡梦瑶，魏绍斌．川派妇科名中医王祚久先生治疗崩漏的经验 [J]. 成都中医药大学学报，2020，43（1）：46-47，61.
[41] 王妍，蔡梦瑶，魏绍斌，等．川派妇科名中医王祚久先生治疗盆腔炎性疾病后遗症的

经验 [J]. 四川中医，2020，38（3）：50–52.

[42] 张静，谷灿灿，胡国华 . 海派中医妇科名家胡国华教授诊治多囊卵巢综合征临证经验 [J]. 四川中医，2014，32（7）：3–5.

[43] 熊晓东，洪家铁 . 洪家铁教授中医治疗妇科杂病的临床经验 [J]. 中国现代药物应用，2015，9（2）：204–205.

[44] 国家中医药管理局 . 95 个中医优势病种的中医临床路径和中医诊疗方案（2018 年版）发布 [N]. 国家中医药管理局网站，2019–1–24.

[45] 子宫内膜异位症中西医结合诊治指南 [J]. 临床医学研究与实践，2019，4（31）：201.

第十五章 《金匮要略》血证研究进展

血证有广义与狭义之分，广义血证包括出血证和瘀血证两类，狭义血证指各种出血病证，不包括瘀血证。《金匮要略》对血证的论述包括吐血、衄血、下血和瘀血等病证，属广义血证，主要见于《惊悸吐衄下血胸满瘀血病脉证治第十六》篇。本篇论述了吐血、衄血、下血病证的病因病机及治疗，列举了引起出血的多种原因，其病机总不离火热迫血妄行和虚寒气不摄血两方面。对吐衄下血的治疗，篇中各列两种不同证治，虽不能概括完全，但温清补泻，各具法度。辨虚寒热盛两证，立补泻止血二法，创立温中止血的柏叶汤和清热泻火的泻心汤，对指导血证的辨证论治具有重要意义。关于瘀血，本篇只列了两条，以示其主要脉证。其中“唇痿舌青”“口燥”“但欲漱水不欲咽”对临床瘀血辨证有诊断价值。瘀血的治疗，本篇有法无方，提出“当下之”原则，但在《伤寒论》及《金匮要略》的其他篇中，仲景根据瘀血形成的原因、瘀阻部位、瘀滞程度及病程久暂之不同，创制治瘀方近30首，为瘀血学说的发展奠定了坚实的基础[1]。

第一节 吐衄下血病

吐血、衄血、下血，皆为血脉之病，同属血证范围。关于血证，《黄帝内经》早有记载，《灵枢·百病始生》曰：“卒然多食饮则肠满，起居不节，用力过度，则络脉伤，阳络伤则血外溢，血外溢则衄血。阴络伤则血内溢，血内溢则后血。”因其发病机制和病变部位不同，故证有寒热虚实之分，治有温凉补泻之异。

《惊悸吐衄下血胸满瘀血病脉证治第十六》篇论述了吐血、衄血、下血病证的病因病机及证治，列举了引起出血的多种原因，或因四时气候相关，或饮酒过度，或因虚寒亡血。其病机总不离火热迫血妄行和虚寒气不摄血两方面。对吐衄下血的治疗，辨虚寒热盛两证，立补泻止血二法，创立温中止血的柏叶汤和清热泻火的泻心汤，重视药物的煎服方法及治疗禁忌，对指导血证的辨证论治具有重要意义。

一、病因病机

《金匮要略》论吐血的病因可概括为四个方面：一是阴虚有热，虚热上扰，熏灼心肺而致吐血，如原文第 5 条；二是嗜酒过度，湿热内蕴，湿热熏灼肺胃而致吐血，如原文第 7 条“夫酒客咳者，必致吐血”；三是中气虚寒，气不摄血，血不归经而致吐血，如原文第 14 条；四是心火亢盛，迫血妄行于上而致吐血，如原文第 17 条。

《金匮要略》论衄血的病因可概括为三个方面：一是风热入肺，春夏风热盛行，机体阳气升发，风热侵犯太阳肌表，并于肺则致肺热，肺热不解灼伤血络则衄，如原文第 3 条“从春至夏衄者太阳”；二是阳明热迫，秋冬气候由温变寒，机体阳气收敛内藏，若阳气遏郁不伸，则化生邪热，藏于阳明胃肠，热邪上犯血络则衄血，如原文第 3 条“从秋至冬衄者阳明”；三是相火内扰，肝肾阴虚，阳亢火动，火热迫血妄行，损伤阳络则衄血，如原文第 2 条“尺脉浮，目睛晕黄，衄未止”；四是心火亢盛，迫血妄行于上而致吐血，如原文第 17 条。

《金匮要略》论下血的病因可概括为两个方面：一是中焦脾气虚寒，统摄无权而血渗于下而致下血，如原文第 15 条；二是湿热蕴于大肠，灼伤阴络，迫血外溢而致下血，如原文第 16 条。

二、辨证论治

吐衄下血当辨清寒热虚实，虚寒吐血，治以温中补虚止血，方用柏叶汤；热盛吐衄，治以清热泻火止血，方用泻心汤；虚寒便血，治以温脾摄血，方用黄土汤；湿热便血，治以清热利湿，活血止血，方用赤小豆当归散。虽仅举四方，不能概全，但温清补泻，各具法度。

1. 虚寒吐血

原文第 14 条曰：“吐血不止者，柏叶汤主之。”吐血病机为中气虚寒，血不归经，治以柏叶汤温中补虚止血。方取柏叶之清降，折其逆上之势而收敛止血；干姜辛热，温阳守中；艾叶苦辛温，温经止血；马通汁微温，可引血下行以止血。四味合用，共奏温中补虚止血之效。

2. 热盛吐衄

原文第17条曰："心气不足，吐血、衄血，泻心汤主之。"吐衄病机为心火亢盛，扰乱心神于内，迫血妄行于上，故见心烦不安、吐血、衄血，治以泻心汤清热泻火止血。方中黄连长于清心火，黄芩泻上焦之火，大黄苦寒降泄，三药合用，清热泻火止血。全方药少力专，无一止血药，却能达止血目的，乃因三药苦寒，泻心即是泻火，泻火即是止血。此外，方中大黄除泻热外，还有逐瘀之效，用于血证尤为精当，具有止血不留瘀之意。服用本方应注意两点：一是"顿服之"，不宜多服，以免伤正；二是血止后应用甘寒养胃法善后。

3. 虚寒便血

原文第15条曰："下血，先便后血，此远血也，黄土汤主之。"其便血病机为中焦虚寒，脾失统摄，血渗于下，治宜黄土汤温脾摄血。方中灶心黄土温中涩肠止血；配以附子、白术、甘草温阳散寒，健脾以摄血；地黄、阿胶滋阴养血以止血；黄芩反佐，苦寒坚阴止血。诸药共奏温中止血之功。本方配伍特点：一是在使用味辛性热的附子、白术、灶心黄土中，配伍苦寒的黄芩坚阴；二是在止血主方中，配伍养血补血之干地黄、阿胶。提示治虚寒性出血，当注意避免温燥动血、伤血，这一用药精神对后世颇有启迪。

4. 湿热便血

原文第16条曰："下血，先血后便，此近血也，赤小豆当归散主之。"其便血病机为湿热蕴结大肠，灼伤阴络，迫血下行，治宜赤小豆当归散清热利湿，活血止血。方中赤小豆渗湿清热，解毒排脓；当归活血，祛瘀生新；浆水清凉解毒。尤怡称此方为"排脓血除湿之良剂也"。本条所论近血，即后世所称"肠风下血"及"脏毒"，其中包括痔疾、肛裂、肛周脓肿等病。本方适用于湿热蕴阻大肠所致者，其主症为所下之血色鲜红或有黏液，并伴有大便不畅，苔黄腻等，属于下焦湿热的便血证。

三、诊治特色

1. 据脉症鉴别血证病机

原文第8条"寸口脉弦而大，弦则为减，大则为芤，减则为寒，芤则为虚，寒虚相击，此名曰革，妇人则半产漏下，男子则亡血"，论述了虚寒亡血的脉象。第5条"病人面无色"为脱血的征象。第5条"脉沉弦者，衄；浮弱，手按之绝者，不血；烦咳者，必吐血"，是据脉症鉴别内伤出血的吐衄下血不同证候。若脉见沉弦，沉以主里候肾，弦为肝脉，肝肾阴虚，水不涵木，阳气亢逆，血随气涌，故见衄血；若脉见浮弱，按之则无，则为虚阳外浮，阳不摄阴而阴血脱于下的下血证；若脉浮弱，又见心烦咳逆者，是为阴虚有热，虚热上扰，熏灼心肺，故必吐血。

2. 以血、便排出先后分远血近血

“下血，先便后血，此远血也”“下血，先血后便，此近血也”，仲景根据血、便排出的先后为依据，辨远血与近血，对指导临床诊治下血很有意义。后世医家以出血部位距肛门的远近辨远血与近血，出血部位来自直肠以上，距肛门较远，故称为远血，出血部位距肛门较近，故称为近血。远血与近血的辨证，除以血、便排出的先后为依据外，还应结合出血部位、时间、血色、血量及全身脉症综合考虑，方为全面。

3. 重视煎服方法

柏叶汤方后云“分温再服”，是针对虚寒吐血证需保持持续药力所为。泻心汤方后云：“以水三升，煮取一升，顿服之。”“顿服之”，是针对热盛吐衄，需集中药力，取其降火止血之功。《伤寒论》有主治“心下痞，按之濡，其脉关上浮者”的大黄黄连泻心汤，“以麻沸汤二升，渍之须臾，绞去滓，分温再服”，不用煎煮是取其清淡之性味，以清心火，泻胃热，消痞满。

4. 辨预后与治禁

原文第 6 条云“夫吐血，咳逆上气，其脉数而有热，不得卧者，死”，论述了吐血的预后。本证吐血与咳逆并见，多由阴虚火旺、肺络损伤所致。阴虚阳亢，终将导致气随血脱，其病难治，预后险恶。原文第 9 条云“亡血不可发其表，汗出即寒粟而振”，告诫亡血禁用汗法并指出误汗伤阳的变证。原文第 4 条云“衄家不可汗，汗出必额上陷，脉紧急，直视不能眴，不得眠”，指出衄家禁汗及误汗的变证，因汗血同源，若发汗则阴血重伤，故可见额上陷、脉紧急、目直视不能转动、不得眠等症，提示凡属阴血亏损而兼外感者，当禁用汗法。

四、研究进展

凡由多种原因引起火热熏灼或气虚不摄，致使血液不循常道，或上溢于口鼻诸窍，或下泄于前后二阴，或渗出于肌肤所形成的疾患，统称为血证。

1. 历代医家有关血证病机及治法概述

《黄帝内经》记载了血溢、血泄、衄血、咳血、呕血、溺血、溲血、便血等病证，并论述了出血的原因。《灵枢 · 百病始生》曰：“阳络伤则血外溢，血外溢则衄血。阴络伤则血内溢，血内溢则后血。”《金匮要略》论述了吐血、衄血、下血病证的病因病机及治疗，辨虚寒热盛两证，立补泻止血二法，列举泻心汤、柏叶汤、黄土汤、赤小豆当归散四方治疗吐衄下血，沿用至今。后世医家在《金匮要略》论述的基础上，对血证病机、治法、方药均有发展。

《诸病源候论·血病诸候》将血证称为血病，对各种血证的病因病机做了较详细的论述。《备急千金要方·吐血》收载治疗吐血的方剂30首，现今仍广泛应用的犀角地黄汤即首载于该书。《济生方·失血论治》认为失血为多种原因导致，“所致之由，因大虚损，或饮酒过度，或强食过饱，或饮啖辛热，或忧思恚怒”，而对血证的病机，则强调因于热者多。《丹溪心法》指出下血病位“独在胃与大肠”，吐血衄血治法以“补阴抑火”“凉血行血为主”。《景岳全书》将血证病机概括为“火盛”及“气虚”两个方面，指出“血之妄行，由火者多，然未必尽由于火也。故于火证之外，则有脾肾阳虚而不能统血者，有气陷而血亦陷者，有病久滑泄而血因以动者”，强调“衄血之由内热者，多在阳明经，治当以清降为主”。《医学正传·血证》将各种出血病证归纳在一起，并以“血证”之名概之。自此之后，血证之名即为许多医家所采用。《先醒斋医学广笔记·吐血》提出了著名的治吐血三要法，强调了行血、补肝、降气在治疗吐血中的重要作用。《血证论》对各种血证的病因病机、辨证论治均有许多精辟论述，该书所提出的止血、消瘀、宁血、补血的治血四法，确实是通治血证之大纲。

2. 现代对血证病因及证治概述

《中医内科学》[1]中血证包括了鼻衄、齿衄、咯血、吐血、便血、尿血、紫斑。西医学中多种急慢性疾病所引起的出血，包括呼吸、消化、泌尿系统疾病有出血症状者，以及造血系统病变所引起的出血性疾病，均可参考血证辨证论治。

血证病因病机概括为以下几方面。①感受外邪，外邪侵袭、损伤脉络而引起出血，其中以感受热邪所致者为多。如风、热、燥邪损伤上部脉络，则引起衄血、咯血、吐血；热邪或湿热损伤下部脉络，则引起尿血、便血。②情志过极，忧思恼怒过度，肝气郁结化火，肝火上逆犯肺则引起衄血、咯血，肝火横逆犯胃则引起吐血。③饮食不节，饮酒过多及过食辛辣厚味，湿热内生，热伤脉络，引起衄血、吐血、便血。④劳倦过度，导致心、脾、肾气阴的损伤。若气虚不能摄血，以致血溢脉络之外致衄血、吐血、便血、紫斑；若阴虚火旺，迫血妄行而致衄血、尿血、紫斑。⑤久病或热病之后，一是久病或热病耗伤阴精，致阴虚火旺，迫血妄行而致出血；二是久病或热病使正气亏损，气虚不摄，血溢脉外而致出血；三是久病入络，脉络瘀阻，血行不畅，血不循经而致出血。上述各种病因导致出血，其共同的病机可以归结为火热亢盛、迫血妄行及气虚不摄、血溢脉外两类。正如《景岳全书·血证》所说：“血本阴精，不宜动也，而动则为病。血主荣气，不宜损也，而损则为病。盖动者多由于火，火盛则逼血妄行；损者多由于气，气伤则血无以存。”在火热之中，又有实火及虚火之分，外感风热燥火、湿热内蕴、肝郁化火等，均属实火，而阴虚火旺则属虚火。气虚之中，又有仅见气虚和气损及阳、阳气亦虚之别。从证候的虚实来说，火热亢盛所致者属于实证，由阴虚火旺及气虚不摄所致者属于虚证。实证和虚证虽各有其不同的病因病机，但在疾病发展过程中，实证又可转化为虚证，如开始为火热亢盛，迫血妄行，但在反复出血之后，则会导致阴血亏损，虚火内生；或因血去气伤，不能摄血。此外，出血之后，离经之血可为瘀血，瘀血又会妨碍新血的生长及气血的正常运行。

对血证的治疗可归纳为治火、治气、治血三个原则：①治火，根据证候虚实不同，实火当清热泻火，虚火当滋阴降火；②治气，气为血帅，气能统血，治血必先理气，实证当清气降气，虚证当补气益气；③治血，根据不同证候选用凉血止血、收敛止血或活血止血的方药，达到治血的目的，正如《血证论》所说：“存得一分血，便保得一分命。”

对血证的治疗目前分鼻衄、齿衄、咳血、吐血、便血、尿血、紫斑七类病型辨证论治[2]。①鼻衄：热邪犯肺，治以清泄肺热，凉血止血，方用桑菊饮加减；胃热炽盛，治以清胃泻火，凉血止血，方用玉女煎加减；肝火上炎，治以清肝胃火，凉血止血，方用龙胆泻肝汤加减；气血亏虚，治以补气摄血，方用归脾汤加减；局部用云南白药止血。②齿衄：胃火炽盛，治以清胃泻火，凉血止血，方用加味清胃散合泻心汤加减；阴虚火旺，治以滋阴降火，凉血止血，方用六味地黄丸合茜根散加减。③咯血：燥热伤肺，治以清热润肺，宁络止血，方用桑杏汤加白茅根、茜草、藕节、侧柏叶凉血止血；肝火犯肺，治以清肝泻火，凉血止血，方用泻白散合黛蛤散加减；阴虚肺热，治以滋阴润肺，宁络止血，方用百合固金汤加减。④吐血：胃热壅盛，治以清胃泻火，化瘀止血，方用泻心汤合十灰散加减；肝火犯胃，治以泻肝清胃，凉血止血，方用龙胆泻肝汤加减；气虚血溢，治以健脾养心，益气摄血，方用归脾汤加减。⑤便血：肠道湿热，治以清化湿热，凉血止血，方用地榆散合槐角丸加减；湿热未尽营阴已亏，应清热除湿，补益阴血，方用清脏汤或脏连丸加减；气不摄血，治以益气摄血，方用归脾汤加减；脾胃虚寒，治以健脾温中，养血止血，方用黄土汤加减；若出现头昏、心慌、烦躁不安、面色苍白、脉细数等症状，常为大出血的征象，应积极救治。⑥尿血：下焦湿热，治以清热泻火，凉血止血，方用小蓟饮子加减；肾虚火旺，治以滋阴降火，凉血止血，方用知柏地黄丸加减；脾不统血，治以补脾摄血，方用归脾汤加减；肾气不固，治以补益肾气，固摄止血，方用无比山药丸加减。⑦紫斑：血热妄行，治以清热解毒，凉血止血，方用十灰散加减；阴虚火旺，治以滋阴降火，宁络止血，方用茜根散加减；肾阴亏虚而火热不甚，用六味地黄丸加茜草根、大蓟、紫草等滋阴补肾，化瘀消斑；气不摄血，治以补气摄血，方用归脾汤加减。

4. 治疗血证方药研究

（1）*柏叶汤*　此为治疗虚寒吐血之方，其主症除见吐血不止外，当见面色萎黄或苍白、血色淡红或暗红、神疲体倦、舌淡苔白、脉虚无力等。本方临床应用并不限于吐血，亦可用于衄血、咳血或下血等。符合上述证机的上消化道出血、胃溃疡、十二指肠溃疡、肝硬化、食管静脉曲张出血、肺结核出血、血小板减少性紫癜等属中气虚寒失于统摄者均可用之。若阴虚火旺，迫血妄行者，非本方所宜。有报道采用饮食失节法建立脾胃虚寒大鼠模型，观察凉血止血药侧柏叶在温中止血方柏叶汤中的配伍意义，结果表明凉血止血药侧柏叶及柏叶汤均具有调节大鼠凝血时间、提高大鼠血小板计数水平、减轻溃疡形成、抑制溃疡出血的作用；故认为凉血止血药侧柏叶在柏叶汤中的配伍对脾胃虚寒型胃出血模型大鼠具有缩短凝血时间、提高血小板计数、抑制胃溃疡形成的作用，柏叶汤方中的凉血止血药的配伍机制在于止血[4，5]。有实验观察了柏叶汤、泻心汤对脾胃虚寒性胃出血模型的止血作用及对胃黏膜损伤的保护作用，并比较它们作用机制的异同。结果表明泻心汤组、柏叶汤组脾胃虚寒胃出血模型的凝血时间、胃溃疡指数、胃黏膜损伤深度等少于对照组，而血小板计数多于对照组，且泻心汤组血小板计数多于柏叶汤组。实验结果提示泻心汤、柏叶汤对脾胃虚寒胃出血均有止血作用，且对胃黏膜损伤有保护作用[6]。

（2）*泻心汤*　此方适用于火热亢盛，迫血妄行的吐血、衄血、便血、尿血等多种出血证，在辨证上当把握是暴病、新病，即便有吐血史，也应是暴发，除具出血一症外，兼有心中烦热，或热痛，面红、唇红，吐血鲜红，舌红、苔黄，脉数有力等。泻心汤对符合上述证机的上消化道出血疗效尤佳。本方还可广泛应用于消化系统疾病（胃炎、食道炎、上消化道出血、胆囊炎等）、神经系统疾病（精神分裂症、癫痫、急性脑出血、脑梗死等）、代谢性疾病（糖尿病、高脂血症、高血压等）、口腔炎、痤疮、结节性红斑、带状疱疹、银屑病等多种疾病属火热炽盛者。实验研究证实，泻心汤具有保护胃黏膜与抑制胃酸作用，对水浸制剂引起的小鼠应激性溃疡有明显抑制作用；可能通过调节机体免疫炎性反应，发挥对幽门螺旋杆菌感染的治疗作用；有较强的抑菌与导泻作用；有抑制血小板黏附聚集、抗凝血作用；降低肥胖大鼠体重而发挥调节血脂、血糖，改善瘦素和胰岛素抵抗的作用，调控 AMPK 信号通路，激活 2 型糖尿病大鼠骨骼肌中腺苷酸活化蛋白激酶 α（AMPKα），上调过氧化物酶体增殖活化受体 γ 共激活因子 -1α（PGC-1α）、葡萄糖转运蛋白 4（GLUT4）表达，来调节糖脂代谢。[7-10]。

（3）黄土汤 此方适用于脾气虚寒不能统血所致的便血，其主症是血色紫暗并伴腹痛、喜温喜按，面色无华，神疲懒言，四肢不温，舌淡脉细虚无力等。临床上黄土汤可治疗符合上述证机的各种出血证，如吐血、衄血、崩漏、血尿等。上消化道出血、肺结核与支气管扩张咯血、消化道肿瘤出血、肛裂出血、血小板减少性紫癜、功能失调性子宫出血等疾病证属脾气虚寒不能统血者可用本方治疗。实验研究表明，黄土汤具有缩短凝血时间，使血液黏度增高，促进血小板聚集等作用[11]。方中阿胶含有多种氨基酸，可治疗多种出血及贫血。

五、名家经验精选

1. 当代医家张赞臣

张老治疗鼻衄注重整体调治，并归纳鼻衄之用药要旨为8个方面，称“用药八要”，包括寒凉药、发散药、收涩药、通下药、温燥药、补气药、提升药、活血药[3]。

2. 国医大师干祖望治疗鼻衄经验[12]

（1）肺经郁热，治宜清金泻肺养阴，方用清肺脱敏汤加减，黄芩、桑白皮、茜草、紫草、墨旱莲、枇杷叶、辛夷、玉竹、沙参、芦根等。有鼻衄者，加生地黄、白茅根、侧柏叶。

（2）肺气虚寒，治宜温金散寒，补益肺气，方用温肺止流丹加减。若鼻痒较重者，可加蝉蜕、僵蚕。

（3）脾虚湿困，治宜健脾益气，方用补中益气汤加减。

（4）肾阳不足，治宜补肾温阳，方用附桂八味汤加减。

3. 国医大师张琪治疗血证经验[13-19]

（1）血尿 ①外邪侵袭，湿热蕴蓄下焦，治宜疏风清热、利湿解毒，方用清热解毒饮，柴胡、生石膏、白花蛇舌草、金银花、连翘、蒲公英、瞿麦、大黄、生地黄、玄参、甘草；②热壅下焦，瘀热结滞，治宜泻热逐瘀、凉血止血，方用桃黄止血汤，桃仁、大黄、桂枝、赤芍、生地黄、白茅根、小蓟、侧柏叶、甘草；③气阴两虚，湿热留恋，治宜益气阴、利湿热，方用清心莲子饮加减；④气阴两虚，湿热留恋，血失固摄，治宜益气阴、利湿热、止血，方用温肾利湿饮，黄芪、党参、麦冬、地骨皮、白茅根、茯苓、小蓟、生地黄、车前子、甘草。

（2）崩漏 ①肝旺脾虚，血热不藏，治宜疏肝清热理脾，方用加味逍遥散；②肝肾阴虚，相火妄动，冲任不固，治宜清热凉血固摄，方用补肾固摄汤。

（3）再生障碍性贫血 ①肾阳虚衰，治宜温肾壮阳，方用大菟丝子丸加减；②阴虚火旺，治宜滋阴清热，方用知柏地黄汤加减。

（4）过敏性紫癜性肾炎　①毒热蕴结，迫血妄行，治宜清热解毒、凉血止血。药用大青叶、板蓝根、生地黄、牡丹皮、黄芩、赤芍、小蓟等，常加白花蛇舌草、白茅根、瞿麦等清热利湿以止血；若兼有风邪表证者，紫斑瘙痒，可酌加荆芥、防风、牛蒡子、升麻等疏风解毒之品。②血热内瘀，治宜利湿清热、凉血止血，药用白花蛇舌草、小蓟、白茅根、焦栀子、茜草、侧柏叶、蒲黄、生地黄、赤芍、大黄、桃仁等。③气血不足，脾肾亏虚，治宜健脾益肾、补气养血。方用六味地黄丸、知柏地黄丸加龟甲、阿胶，或圣愈汤等化裁，并与理血汤（乌贼骨、茜草、龙骨、牡蛎）合用。

（5）IgA 肾病尿血证　急性发作期：①风热扰络，治宜清热解毒，方用清热解毒饮；②下焦湿热，治宜清热利湿，凉血止血，方用加味八正散。慢性进展期：①气阴两虚，治宜益气养阴摄血，方用益气养阴摄血合剂，侧柏炭、大黄炭、阿胶、蒲黄炭、生地黄、熟地黄、黄芪、党参、血余炭、地榆炭、小蓟；②气阴两虚，湿热留恋，治宜益气养阴、凉血止血，方用清心莲子饮加减；③阴虚内热，治宜益气养阴、凉血止血，方用知柏地黄汤加参芪；④阴亏火动，迫血妄行，治宜滋阴凉血辅以收敛法，药用生地黄、熟地黄、生山药、阿胶、白芍、龙骨、牡蛎、海螵蛸、茜草、白头翁、金樱子、龟板。

4. 国家名老中医丘和明治疗血证经验[20-24]

（1）鼻衄　①治火：肺热伤络，治宜清肺泻火、凉血止血，方用清衄饮（黄芩、桑白皮、白茅根、生地黄、侧柏叶、藕节、茜草、甘草等）；肝火犯肺，治宜清肝平肝、育阴潜阳、凉血止血，方用豢龙汤（生牡蛎、夏枯草、羚羊角、牡丹皮、白茅根、茜草、川牛膝、沙参、石斛、麦冬、川贝母、藕节、薄荷炭、荆芥炭）；胃热炽盛，治宜清胃泻热、凉血止血，方用玉女煎合三黄泻心汤加味。②治虚：气不摄血，治宜益气摄血，方用归脾汤加减；阴虚火旺，治宜滋阴降火、凉血止血，方用知柏地黄汤合茜根散加减，兼肺阴虚加百合、麦冬，兼肝阴虚加女贞子、龟板。③治毒：毒聚成痰，血行不畅，治宜祛痰解毒、攻补兼施，方用清毒饮（重楼、白花蛇舌草、胡黄连、大青叶、山慈菇、莪术、三七等）；精血、阳气亏虚，合用养正片（黄芪、墨旱莲、人参、女贞子、熟地黄等）。

（2）特发性血小板减少性紫癜　①急性期：病机多为邪热亢盛，灼伤血络，迫血妄行，治宜清热解毒、凉血止血，药用犀角地黄汤加茜草、仙鹤草。尿血者，加白茅根、大蓟、小蓟；便血者，加槐花、地榆、侧柏叶；月经过多者，加益母草、蒲黄炭；鼻衄、齿衄者，加女贞子、墨旱莲、藕节；血热甚者，加紫草、玄参、青天葵、黄芩、黄柏、栀子、金银花等。②慢性期：病机多为肾阴亏虚，虚火妄动，治宜滋阴降火、凉血止血，药用知柏地黄汤合茜根散加减。

（3）过敏性紫癜 ①热毒内蕴，迫血妄行，治宜清热解毒、凉血止血，方用犀角地黄汤加减；②湿热相搏，气血不和，治宜清热祛湿，方用当归拈痛汤加减；③阴虚火旺，血热妄行，治宜滋阴降火止血，方用六味地黄丸加减。

（4）免疫相关性血细胞减少症 急性期：①火热侵袭，迫血妄行，治宜清热凉血，方用犀角地黄汤加减。热甚者，加知母、玄参、青天葵、黄芩、黄柏、栀子、金银花、连翘；出血明显者，加茜草、仙鹤草；血尿者，加白茅根、大蓟、小蓟；便血者，加槐花、地榆、侧柏叶；鼻衄、齿衄者，加女贞子、墨旱莲、藕节等。②风热侵袭，治宜疏风清热，方用银翘散加减。慢性期：肾阴亏虚，虚火妄动，治宜滋阴养血，方用六味地黄丸加减。

（5）慢性再生障碍性贫血 病机多为脾肾两虚夹瘀，治宜补益脾肾为主，佐以活血化瘀。方用养阴益髓方，怀山药、熟地黄、山茱萸、枸杞子、菟丝子、牛膝、龟板、鹿角胶、何首乌、党参、仙鹤草。若真阴不足，虚火上炎者，去枸杞子、鹿角胶，加女贞子、麦冬；火烁肺金，干咳少痰者，加百合；夜热骨蒸者，加地骨皮；小便不利、不清者，加茯苓；大便燥结者，去菟丝子，加肉苁蓉。

5. 国家名老中医焦中华治疗血证经验[25-28]

气虚不摄、血溢脉外者，治宜补中健脾、益气摄血，方用归脾汤与《十药神书》十灰散加减。鼻衄、齿衄者，加川牛膝、当归、枸杞子、黄芩；咳血者，加浙贝母、知母、小蓟、山栀子、黄芩、诃子；吐血者，加代赭石、乌贼骨、白及、炮姜；便血者，加地榆、槐花、枳壳、阿胶；尿血者，加小蓟、益母草、蒲黄、炒山药、当归；紫癜者，加侧柏叶、紫草、当归、肉桂等。

（1）特发性血小板减少性紫癜 ①急性期多为热盛迫血，治宜清热解毒、凉血止血。方药：生地黄、牡丹皮、生黄芪、炒白术、茯苓、绞股蓝、白茅根、大蓟、小蓟、茜草、墨旱莲、女贞子、连翘、三七粉。②慢性期多为脾肾虚弱，治宜健脾补肾、益气摄血。方药：生黄芪、炒白术、菟丝子、枸杞子、茯苓、清半夏、当归、卷柏、鸡血藤、阿胶、补骨脂、墨旱莲、甘草。

（2）再生障碍性贫血 本病多为正虚邪实，治法为扶正祛邪。若以感染发热出血为重者，用凉血解毒汤；若久治不愈或面色灰暗有瘀血者，可用当归尾、白芍、赤芍、丹参、三七粉等。

附

血脱（急性上消化道出血）中医诊疗方案（2017年版）[29]

一、诊断

（一）疾病诊断

1. 中医诊断标准

参照《中医内科常见病诊疗指南·呕血/便血》（中华中医药学会主编，中国中医药出版社，2008年）。

（1）呕血　呕吐液呈咖啡色或暗红色，吐血量多者可呈鲜红色，多夹有食物残渣，混有胃液；初起常有恶心，胃部不适或疼痛，脘腹有压痛，肠鸣音活跃；出血量多者可见头晕心慌，面色苍白，汗出肢冷，甚或晕厥，以及心率增快、血压下降。

（2）便血　血液随大便而下，或血与粪便夹杂，或下纯血；出血部位偏下消化道者，多见便下鲜血；出血部位偏上消化道者，血色污浊而暗，或色黑呈柏油状；可伴有畏寒、头晕、心慌、气短及腹痛等症；出血量过多，可有昏厥、肢冷汗出、心率增快、血压下降、腹部按痛。

2. 西医诊断标准

参照《急性非静脉曲张性上消化道出血诊治指南（2015年，南昌）》（《中华消化杂志》编委会主编，中华内科杂志，2015年）。

（1）症状及体征　患者出现呕血和（或）黑便症状，可伴有头晕、面色苍白、心率增快、血压降低等周围循环衰竭征象，急性上消化道出血诊断基本可成立。部分患者出血量较大、肠蠕动过快也可出现血便。少数患者仅有周围循环衰竭征象，而无显性出血，此类患者不应漏诊。

（2）内镜检查　无内镜检查禁忌证，无食管胃底静脉曲张并在上消化道发现有出血病灶，急性非静脉曲张性消化道出血（ANVUGIB）诊断可确立。

（3）应避免下列情况误诊为ANVUGIB　某些口、鼻、咽部或呼吸道病变出血被吞入食管，服某些药物（如铁剂、铋剂等）和食物（如动物血等）引起粪便发黑。对可疑患者可行胃液、呕吐物或粪便隐血试验。

（二）证候诊断

1. 胃热炽盛，络破血溢证

吐血色红或紫暗，常夹有食物残渣，伴脘腹胀闷，甚则作痛，口臭，便秘，大便色黑，舌质红、苔黄腻，脉滑数。

2. 脾不统血，血溢脉外证

吐血或黑便缠绵不止，时轻时重，血色暗淡，伴食少，体倦，面色萎黄，神疲乏力，心悸气短，面色苍白，舌质淡，脉细弱。

3. 气不摄血，气随血脱证

呕血或黑便不止，伴呼吸微弱而不规则，昏迷，汗出不止，面色苍白，口开目合，手撒身软，二便失禁，脉微欲绝，舌淡白、苔白润。

二、治疗方法

（一）辨证选择口服中药汤剂或中成药

1. 胃热炽盛，络破血溢

治法：清热泻火止血。

推荐方药：三黄泻心汤加减，黄连、黄芩、生大黄、白及、侧柏叶、仙鹤草等。

中成药：具有同类功效的中成药（包括中药注射剂）。

2. 脾不统血，血溢脉外

治法：健脾益气止血。

推荐方药：归脾汤加减，白术、当归、茯苓、黄芪、龙眼肉、远志、酸枣仁、木香、炙甘草、人参等。

中成药：具有同类功效的中成药（包括中药注射剂）。

3. 气不摄血，气随血脱

治法：益气止血固脱。

推荐方药：甘草人参汤加减，生甘草、人参等。

中成药：具有同类功效的中成药（包括中药注射剂）。

（二）针灸疗法

针刺主穴：足三里、中脘、胃俞、内关。

配穴：①胃热炽盛者，取肝俞、内庭、行间；配穴采用泻法，得气后留针 15 分钟。②不统血者，取关元、气海、隐白；配穴采用补法，得气后留针 15 分钟。③气随血脱者，取关元、命门、百会；配穴采用补法，得气后留针 15 分钟。

（三）基础治疗

1. 一般急救措施

建立有效的静脉通道，保持呼吸道通畅，严密监测病情变化。

2. 积极补充血容量

（四）护理调摄要点

1. 饮食调护

急性上消化道出血应暂时禁食，出血减少后可予流质无渣饮食，并观察出血情况。

2. 情志调摄

根据患者的心理状况，及时消除患者的焦虑不安及恐惧情绪。

三、疗效评价（略）

第二节　瘀血病

瘀血病是由各种原因导致的血运不畅，壅遏于经脉之内，瘀积于脏腑组织器官之间，或血不循经，溢于脉外，蓄积于体内脏腑组织器官所引起的临床病证。《黄帝内经》中有“恶血”“留血”“凝血”“血凝泣”“脉不通”“血脉凝泣”等描述，但无“瘀血”一词；对于瘀血的病因病机有损伤致瘀、寒凝致瘀等观点，如《素问·缪刺论》说“人有所堕坠，恶血留内”，《素问·调经论》说“孙络外溢，则经有留血”“寒独留，则血凝泣”等；提出了调理气血原则，如《素问·至真要大论》说“疏其血气，令其调达”，《素问·阴阳应象大论》说“血实宜决之”，《素问·针解》说“菀陈则除之者，出恶血也”，均强调瘀阻宜通的活血化瘀法；记载了活血化瘀方药四乌贼骨一藘茹丸。仲景在《伤寒论》《金匮要略》中，创立瘀血病名，论述瘀血病因病机、瘀血脉症、瘀血兼证，并根据瘀血形成的原因、瘀阻部位、瘀滞程度及病程久暂之不同，提出活血化瘀的多种治法，创制活血化瘀复方近30首，初步建立了瘀血证理法方药辨证论治体系，为瘀血学说及活血化瘀法的发展奠定了坚实的基础。

一、《伤寒杂病论》建立了瘀血证理法方药辨证论治体系

1. 创立瘀血病名

张仲景在《金匮要略·惊悸吐衄下血胸满瘀血病脉证治第十六》中首先提出了瘀血病名，在本篇第10、11条详细地论述了瘀血的脉症。《金匮要略》中多处提到有血、瘀血、干血、热入血室等，尽管仲景虽未给瘀血下一个明确的定义，但有瘀血脉症的论述。一方面，瘀血病名的提出用中医专业词汇来概述人体血运不畅，壅遏经脉，血液瘀积停滞的病理状态，比《黄帝内经》中较为模糊的论述更为精确，更能反映“瘀血”的病理实质，可看出瘀血概念的提出是随着医学实践的不断深入，经历了从多元模糊逐渐过渡到清晰准确的过程；另一方面，瘀血病名提出并结合瘀血脉症，规范了瘀血的临床辨证与活血化瘀法的适应证候。

2. 论述瘀血的病因病机

综合《金匮要略》对瘀血的病因论述，主要有风寒、湿热、水湿、疫毒、热毒、跌仆金刃损伤、气血亏虚等。病机论述主要有感受疫毒，侵袭血脉；正气日衰，病邪假血依痰；气血两虚，风寒痹阻；虚劳日久，瘀血内停；肝失疏泄，气血郁滞；肝脾不和，血滞湿阻；湿热瘀蒸；肠腑热毒壅滞；水瘀互结；血脉瘀阻等[30]。

（1）感受疫毒，侵袭血脉　疫毒从口鼻而入，疫毒郁内，若疫毒热盛，累及血分，则发阳毒，故面赤斑斑如锦文，咽喉痛，唾脓血；若疫毒侵袭血脉，瘀血凝滞，则发阴毒，出现面目色青，经脉阻塞，故遍身疼痛。

（2）正气日衰，病邪假血依痰　疟病迁延日久，反复发作，正气渐衰，疟邪可假血依痰结成痞块，居于胁下而成疟母。

（3）气血两虚，风寒痹阻经脉　气血两虚，外感风寒，阳气痹阻，血行涩滞则发血痹，症见肢体不仁；气血两虚，风寒入中脏腑，或风寒痹阻经脉，则发生中风偏枯。

（4）虚劳日久，瘀血内停　五劳七伤使人体正气不足，脏腑虚损，故形体消瘦。虚劳日久，气血运行受阻，瘀血内停，故肌肤甲错、两目暗黑。

（5）肝失疏泄，气血郁滞　肝之经脉布胁肋而贯于胸，若肝失疏泄，或寒邪侵犯肝经，致肝经气血郁滞，则发生肝着，出现胸胁部痞闷不疏等症。或产后气血俱虚，气血郁滞，出现产后“腹痛，腹满不得卧”或“少腹坚痛，此恶露不尽”。

（6）瘀血阻滞　若为瘀血内结导致的产后腹痛，多见少腹刺痛，痛处固定，按之有块或伴恶露不下；若瘀血内结，寒湿凝滞，则发生癥病。

（7）湿热瘀蒸，发为黄疸　湿热蕴郁于脾，不能外泄下行，由气分入血分，血行不

畅，湿热瘀蒸，脾色外现于体表，故发为黄疸。或黄疸日久，瘀血内停，转为黑疸而见“目青面黑，皮肤不仁，大便正黑”等。

（8）肠腑热毒积滞，瘀毒壅滞营血　六腑以通为用，若肠腑积滞，腑气不通，郁而化热，肠腑热毒积滞，瘀毒壅滞营血，则发肠痈而见少腹肿痞，按之疼痛加剧，“少腹肿痞，按之痛如淋”“其身甲错，腹皮急”。

（9）肝脾不和，血滞湿阻　若肝脾不和，血滞湿阻，则腹中拘急，绵绵作痛，或见小便不利、浮肿等症。

（10）产后气虚，水瘀互结　产后气虚，气化失司，水湿内停，瘀水互结则“少腹满而如敦状，小便微难而不渴”。

（11）热入血室，热与血结　妇人外感发热过程中适值经期，邪热乘虚内陷，血热相搏于血室，内乱神明则出现谵语如见鬼状之症。

（12）跌仆金刃损伤，血脉瘀阻　跌仆金刃损伤，经脉肌肤创伤，则局部出血；血脉瘀阻，则局部肿胀疼痛。

3. 论述瘀血的主要脉症

《惊悸吐衄下血胸满瘀血病脉证治第十六》篇中仅列举 2 条，以示其主要脉症，据证辨病。第 10 条曰：“病人胸满，唇痿舌青，口燥，但欲漱水不欲咽，无寒热，脉微大来迟，腹不满，其人言我满，为有瘀血。”其中“唇痿舌青”和“口燥，但欲漱水不欲咽”是临床辨别瘀血的两大重要指征，特别是舌质紫暗或舌边尖有青紫色瘀斑，有明确诊断价值。临床可有胸腹胀满，可见刺痛、拒按，脉微大来迟（指脉象涩滞迟缓），也是辨别瘀血的重要依据。原文第 11 条根据口干燥而渴，常有热证而无热脉，判断为瘀血化热证，是瘀血日久化热，热伏血分所致，故曰“阴伏”。纵观《金匮要略》全书，仲景在诊断瘀血方面，重视脉证合参，全书对瘀血脉症的论述归纳如下：①两目暗黑，四眦皆黑，面目色青，面部红斑如锦文；②肌肤甲错；③如热状、烦闷，或常欲蹈其胸，唇干口燥，但欲漱水不欲咽，或欲热饮；④病者自感腹满，而外形并无胀满之征；⑤腹中刺痛，遍身疼痛；⑥癥瘕；⑦半产；⑧经水不利；⑨经水漏不止，色黑；⑩少腹坚痛，恶露不尽；⑪唇紫色青；⑫脉微涩迟。上述症状，不必悉俱，只要具备一两项即可诊为瘀血证。瘀血证是一个综合性的证候，其中舌质的变化是诊断瘀血证的最基本依据，因为不论瘀血部位、瘀结时间及程度如何，它必定会从舌质上反映出来。仲景指出舌青为瘀血之征，后世受其启发，结合临床实践，发现舌质出现紫暗瘀斑、瘀点、舌下静脉怒张等都是瘀血的明证。

4. 提出瘀血的治法并创制众多活血化瘀方剂

《惊悸吐衄下血胸满瘀血病脉证治第十六》篇第 11 条提出瘀血化热证的治法——“当下之”，即通过攻下瘀血，使瘀去而热无所附，则诸症自解，体现了《脏腑经络先后病脉证第一》篇第 17 条“夫诸病在脏，欲攻之，当随其所得而攻之”的审因论治思想。关于瘀血的具体治法体现在《金匮要略》创制的众多活血化瘀方剂中。不少学者对《伤寒论》《金匮要略》中活血化瘀方剂进行了研究，将仲景在临床上根据瘀血形成的原因、病机、瘀血轻重缓急和瘀血部位的不同创立的多种瘀血治法归纳为[31-33]：①泻热逐瘀法，适用于血热互结的瘀血证，代表方如桃仁承气汤、抵当汤（丸）等；②温经活血法，适用于冲任虚寒夹有瘀血证，代表方如温经汤、当归四逆汤等；③补气活血法，适用于气血两虚，风寒痹阻经脉证，代表方如黄芪桂枝五物汤、续命汤等；④通络行气活血法，适用于气血郁滞络脉证，代表方如旋覆花汤、枳实芍药散；⑤行瘀逐水法，适用于水瘀互结证，代表方如大黄甘遂汤；⑥活血化湿法，适用于肝脾不和，血滞湿阻证，代表方如当归芍药散、蒲灰散；⑦逐瘀通经法，适用于瘀血内停，经水不利的病证，代表方如土瓜根散、下瘀血汤；⑧化瘀消癥法，适用于瘀血内结，寒湿凝滞，痰血互结证，代表方如桂枝茯苓丸、鳖甲煎丸等；⑨祛瘀止血法，适用于经脉肌肤创伤，局部气血瘀滞证，代表方如王不留行散；⑩活血祛风法，适用于风冷血滞证，代表方如红蓝花酒；⑪解毒活血法，适用于疫毒热盛证，代表方如升麻鳖甲汤；⑫逐瘀通腑法，适用于肠腑壅滞，热毒内闭，营血瘀阻的肠痈证，代表方如大黄牡丹汤；⑬祛瘀退黄法，适用于湿热相搏，湿热瘀蒸于血分的黄疸证，代表方如茵陈蒿汤；⑭缓中补虚祛瘀法，适用于瘀血内停，虚实相兼的干血痨证，代表方如大黄䗪虫丸。

二、后世医家对瘀血及活血化瘀的认识

关于瘀血，《黄帝内经》中有“恶血”“留血”等有关瘀血的记载，提出“血实宜决之”“菀陈则除之”“结者散之”的治法。仲景创立瘀血病名、论述瘀血病因病机、论述瘀血主要脉症、创制众多活血化瘀方剂，为瘀血学说的形成奠定了基础。后世医家对瘀血学说又有所发展，对活血化瘀的理法方药均有所补充和创新。

隋唐时期，《诸病源候论》《备急千金要方》《外台秘要》等著作，均将瘀血作为一个证候，并在相关疾病（如血证、积聚）的病机中阐述，对活血化瘀的理法方药均有所补充，如《备急千金要方》所载桃仁煎治妇人产后百疾，消石汤治血瘕。伴随着中外文化的交流，乳香、没药、血竭、降香、苏木、琥珀等活血化瘀药物从国外传入。

宋代方书介绍了很多活血化瘀方剂，如《太平惠民和剂局方》的失笑散、《圣济总

录》的虎杖散等,《宋人医方三种》有史载之最善于用三棱、莪术的记录。金元时期，李东垣在其诸多著作中载有以活血化瘀为主或兼有活血化瘀功效者医方 80 余首。朱丹溪创立气、血、湿、痰、食、热六郁之说，他所谓的血郁，可看作是血瘀的早期或轻症。《丹溪心法》指出“气血冲和，百病不生，一有怫郁，诸病生焉”，强调疏通气血郁滞的重要性。明代李时珍《本草纲目》立有瘀血药专篇，收集活血化瘀药 150 种。《普济方》重视慢性病久治不愈之瘀血证，指出“人之一身不离气血，凡病经多日，治疗不愈，须当为之调血”。张景岳认为“血必由气，气行则血行，故凡欲治血，或攻或补，皆当以调气为先”“血有蓄而结之，宜破之逐之”“血有涩者，宜利之”“血有虚而滞者，宜补之活之”。

清代，血瘀学说有重大发展。汪昂《医方集解》载有活血化瘀方 121 首。叶天士提出“久病入络”“久病血瘀”的病机理论，提出“通络”治疗大法，对临床有重大指导意义。他说：“大凡经主气，络主血，久病血瘀。”初病在经，久病入络。其对痹证、痛证、郁证、积聚、癥瘕、疟母、噎膈等多种病证，广泛应用活血化瘀通络药物，对瘀滞严重及有干血内结者，常用蜣螂、水蛭等虫类逐瘀药治疗。叶氏对热入血分提出“入血尤恐耗血动血，直须凉血散血”之观点，对近世治疗出血病证，如弥漫性出血、流行性脑炎、败血症、弥漫性血管内凝血等应用清热凉血化瘀之法，颇有指导意义。王清任以血脉瘀滞论诸病，治疗立足于活血化瘀，他在《医林改错》中列举 50 多种瘀血证，创立了 22 首活血化瘀方剂，如血府逐瘀汤、少腹逐瘀汤、身痛逐瘀汤、膈下逐瘀汤、解毒活血汤、通窍活血汤及补阳还五汤、癫狂梦醒汤等，至今仍广泛应用于临床。唐容川在《血证论》中提出“离经之血”是瘀血证的重要病理机制，详述了各种出血证的证治，阐明了瘀血和出血之间的关系，强调祛瘀为治疗血证原则，提出“以祛瘀为治血要法”，主张“凡吐衄，不论清、凝、鲜、黑，总以祛瘀为先”，强调祛瘀生新的观点，云“瘀血不行，则新血断无生理”“旧血不去，新血断然不生”，极大地扩展了活血化瘀的应用范围。近代医家张锡纯在《医学衷中参西录》中载有活血化瘀方剂 27 首，如以十全育真汤治疗虚劳，振颓汤治疗痿证，清凉华盖饮治疗肺痈，活络效灵丹“治气血凝滞，痃癖癥瘕，心腹疼痛，腿疼臂疼，内外疮疡，一切脏腑积聚，经络湮淤”。综上，血瘀证和活血化瘀理论始于《黄帝内经》，奠基于张仲景，经历代的补充，发展于叶天士、王清任，成为祖国医学理论体系中具有重要理论和实践意义的组成部分。

三、瘀血及活血化瘀研究新进展

自二十世纪六七十年代以来，血瘀证与活血化瘀研究一直是中医药学和中西医结合研究中最为活跃的领域。对《金匮要略》活血化瘀法及方药的研究不断深入，血瘀证诊断标准得以制定及应用，活血化瘀治则广泛应用于临床各科，血瘀证与活血化瘀法基础的研究、活血化瘀药药理研究等均取得重大进展，对瘀血证及活血化瘀的认识在质和量方面都有了新的飞跃。其中，中国中医科学院“血瘀证与活血化瘀研究”获 2003 年度国家科学技术进步一等奖。

1. 血瘀证诊断标准制定及应用

国内学者在四诊八纲辨证的传统中医诊断基础上，采取宏观与微观结合、定性与定量结合、辨证与辨病结合的方法，首先制定了包括临床症状、舌象、脉象等内容的血瘀证诊断标准，同时采用临床流行病学方法，对血瘀证临床症状、体征、血液流变学、血小板功能和血栓形成状态等进行综合分析，提出了血瘀证定量诊断方法；对血瘀证舌诊、腹诊进行系统研究，发现瘀血腹证与血瘀证的主要表现有较好相关性，舌质的“质”分量值与血瘀的轻重密切相关，丰富了血瘀证的量化诊断。国内学者于 1986 年、2011 年、2016 年先后制定了《血瘀证诊断标准》《血瘀证中西医结合诊断标准》《实用血瘀证诊断标准》。

《实用血瘀证诊断标准》[34] 具体如下：

（1）主要标准：①舌质紫暗或有瘀斑、瘀点；②面部、口唇、齿龈、眼周及指（趾）端青紫或暗黑；③不同部位静脉曲张或毛细血管异常扩张；④离经之血（出血后引起的脏器、组织、皮下或浆膜腔内瘀血、积血）；⑤间歇性跛行；⑥腹部压痛抵抗感；⑦闭经或月经暗黑有块；⑧影像学显示血管闭塞或中重度狭窄（≥ 50%），血栓形成、梗死或栓塞，或脏器缺血的客观证据。

（2）次要标准：①固定性疼痛，或刺痛、绞痛，或疼痛入夜尤甚；②肢体麻木或偏瘫；③痛经；④肌肤甲错（皮肤粗糙、肥厚、鳞屑增多）；⑤精神狂躁或善忘；⑥脉涩或结代，或无脉；⑦脏器肿大、新生物、炎性或非炎性包块、组织增生；⑧影像学等检查显示有血管狭窄（＜ 50%）；⑨血液流变性、凝血、纤溶、微循环等理化检测异常，提示血液循环瘀滞；⑩近 1 个月有外伤、手术或人工流产史。

符合主要标准 1 条或次要标准 2 条即可诊断血瘀证。

血瘀证诊断标准的应用涉及中医内、外、妇、皮肤等科和西医学呼吸、消化、循环、泌尿、内分泌、血液、运动、神经系统等 40 余种疾病。对冠心病血瘀证病人血小板结构、功能及冠状动脉病变程度等进行了病证结合的血瘀证研究，建立了冠心病血瘀证的辨证标准及疗效评价标准，成为中医临床病证结合诊断方法的一个范例，被国家《中药新药临床研究指导原则》采用，成为学术界和国家认可的临床诊断、治疗、疗效评价、新药研制及学术交流的标准。

2. 活血化瘀法临床应用

国内学者根据中医血瘀证的理论认识，病证结合，将冠心病的主要病理环节如血栓形成、血小板活化、血管狭窄及痉挛等和血瘀证联系起来认识冠心病发生的中医病因病机，认为冠心病无论虚实，“心血脉瘀滞，不通则痛”是其病因病机的一个重要方面。首先倡导用活血化瘀方药治疗冠心病心绞痛、心肌梗死，临床疗效较传统的宣痹通阳法有了明显提高，并从血液生物流变学、血小板功能、细胞生物活性因子、基因蛋白表达的分子水平等方面揭示了活血化瘀方药治疗冠心病的作用机制，使活血化瘀法成为现代中医临床治疗冠心病的主流和首选疗法。20 世纪 80 年代以来，冠心病的治疗进入了冠状动脉介入治疗时代，但介入治疗后的再狭窄成为限制冠心病介入治疗长期疗效的难点和焦点。实验证明，针对再狭窄形成的病理生理改变如血管内膜损伤、平滑肌细胞增殖、胶原沉积等，活血化瘀制剂可干预再狭窄形成的许多病理环节；临床研究证明活血化瘀类药物可减少介入治疗后冠心病心绞痛复发，预防再狭窄形成，为这一国内外心血管病防治研究领域的难题开辟了中医药治疗的新途径[35]。目前活血化瘀法在临床各科得到了广泛应用，如急腹症、妇科病、风湿疾病、脑血管病、骨伤科疾病、五官科疾病、肿瘤等，显著提高了临床疗效，同时也促进了国际间的学术交流，某些活血化瘀方药的临床疗效在一定程度上得到了国际范围内的认可。

3. 活血化瘀法基础研究

（1）血瘀证动物模型的建立　关于血瘀证动物模型有三类：一类是病因模型，采用物理、化学、自然衰老等方法，模拟中医认识血瘀证的致病因素，如外伤、寒凝、气滞、气虚、阴虚、阳虚、离经之血及衰老等制成血瘀证动物模型，包括外伤血瘀证、气滞血瘀证、寒凝血瘀证、热毒血瘀证、痰浊血瘀证、气虚血瘀证、血虚血瘀证、阴虚血瘀证、阳虚血瘀证、出血留瘀证、自然衰老血瘀证；二类是病理或病理生理模型，是采用手术方法，模拟西医学的血管病理，如血管阻塞、内皮损伤、微循环障碍、血液流变学和血流动力学障碍等制成的血瘀证动物模型；三类是生物表征模型，是采用物理、化学、手术等方法，模拟中医血瘀证临床表现的动物模型，但迄今尚缺乏依据生物表征建立的血瘀证动物模型。

（2）阐释血瘀证的科学内涵　国内学者将血瘀证的病因病机、整体宏观的临床症状和体征描述与西医学微观病理生理改变相结合，从血液流变学、血流动力学、微循环、血管活性因子、血小板功能改变、免疫功能、组织代谢、组织氧供等方面对血瘀证进行系统比较、归纳、分析研究，证明血瘀证与血液循环和微循环障碍、血液高黏滞状态、血小板活化和黏附聚集、血栓形成、组织和细胞代谢异常、免疫功能障碍等多种病理生理改变有关，其中以心脑血管病为主，也包括感染、炎症、组织异常增殖、免疫功能和代谢异常等多种疾病，活血化瘀治疗可改善血液流变学及血流动力学异常、抑制血小板黏附聚集、改善微循环障碍、改善血管内分泌功能异常及血管活性因子释放、调节免疫功能、改善组织代谢及组织氧供，从而发展了血瘀证理论，揭示了血瘀证的科学内涵[35]。

4. 活血化瘀药研究

现代学者在古代文献论述的活血化瘀中药的基础上，经过大量的临床实践观察和系统的基础实验研究，从临床实际应用出发，进一步规范了活血化瘀中药分类方法，将常用活血化瘀中药分为和血药、活血药和破血药三类：①和血类药物指有养血、和血脉作用者，包括当归、丹参、生地黄、鸡血藤等 6 种；②活血类药物指有活血、行血、通瘀作用者，包括川芎、红花、三七、牛膝等 20 种；③破血类药物指破血消瘀作用峻猛者，包括大黄、水蛭、三棱、莪术等 11 种。研究证明活血化瘀类中药的作用机制主要在于活其血脉（改善心脑血管功能、血液物理化学性状、血小板及凝血系统功能、微循环等生理功能）、化其瘀滞（抗心肌缺血、脑缺血，抑制血小板聚集，抗凝、抗血栓形成等）。研究证实活血化瘀药物具有以下作用：抑菌、抗病毒，抑制炎症反应，治疗感染性疾患；调节免疫功能，加强机体免疫功能，提高抵抗力，用于感染性疾患；抑制免疫反应，用于免疫性疾患或器官移植等；抑制组织异常增殖，治疗恶性组织增殖（肿瘤）或良性组织增殖（息肉、瘢痕）等[36]。这些研究为拓展活血化瘀方药的临床应用范围、提高临床用药的针对性提供了科学依据。

（高彦彬　赵慧玲）

参考文献

[1] 张家礼，陈国权 . 金匮要略理论与实践 [M]. 北京：人民卫生出版社，2009.

[2] 周仲瑛 . 中医内科学 [M]. 北京：中国中医药出版社，2007.

[3] 上海中医药研究所 . 张赞臣临床经验选编 [M]. 北京：人民卫生出版社，2005.

[4] 梁振钰，刘茜，陈桂敏 . 侧柏叶在柏叶汤中的配伍意义探讨 [J]. 中华中医药杂志，2016（8）：2971–2973.

[5] 刘茜，宋睿璞 . 柏叶汤中凉血止血药配伍意义的实验研究 [J]. 时珍国医国药，2013，24（6）：1357–1358.

[6] 李瑞琴，崔姗姗，陈虹 . 柏叶汤与泻心汤对脾胃虚寒胃出血模型的止血及胃黏膜损伤

的保护作用研究 [J]. 浙江中医杂志，1999（3）：122–123.

[7] 秦增祥 . 大黄黄连泻心汤药理与应用 [J]. 中成药，1995（12）：39–40.

[8] 王洪海，韩涛，段好磊 . 大黄黄连泻心汤的临床应用及研究 [J]. 辽宁中医学院学报，2003（4）：342–343.

[9] 郝建华，包毅敏，包芸，等 . 大黄黄连泻心汤对 2 型糖尿病大鼠骨骼肌中 AMPKα、PGC–1α、GLUT4 表达的影响 [J]. 中国医药导报，2019，16（33）：13–18.

[10] 鲁春花，赵凯，萨震，等 . 大黄黄连泻心汤对幽门螺旋杆菌感染的系统药理学研究 [J]. 世界中医药，2020（12）：1699–1704.

[11] 胡泽雨，王颖 . 黄土汤临床与实验研究进展 [J]. 新中医，2018（10）：33–37.

[12] 俞婷婷，苏奔，罗毅 . 国医大师干祖望治疗鼻衄经验 [J]. 云南中医中药杂志，2020，41（10）：1–3.

[13] 朱永志，张少林 . 张琪教授论治血尿四法 [J]. 江苏中医，1994（10）：3–4.

[14] 张少麟，张玉梅 . 张琪治崩漏证经验 [J]. 黑龙江中医药，1996（4）：1–2.

[15] 孙元莹，陈宝忠 . 著名老中医张琪治疗再障临证举隅 [J]. 中国社区医师，2002（6）：9–11.

[16] 于梅，刘耒 . 张琪治疗过敏性紫癜性肾炎主要三法 [J]. 黑龙江中医药，1997（1）：1–2.

[17] 王宇光，张琪 . 张琪治疗过敏性紫癜性肾炎经验 [J]. 中医杂志，2011，52（10）：824–825.

[18] 徐巍，张玉梅 . 张琪教授对 IgA 肾病血尿的认识及辨治经验 [J]. 中国中西医结合肾病杂志，2002（4）：194–195.

[19] 林启展，马育鹏，潘碧琦，等 . 张琪教授辨治 IgA 肾病尿血证经验 [J]. 广州中医药大学学报，2006（3）：234–236.

[20] 后盾 . 丘和明教授治疗鼻衄经验 [J]. 新中医，2002（5）：13–14.

[21] 古学奎，李文晞，胡莉文 . 丘和明教授治疗特发性血小板减少性紫癜经验介绍 [J]. 新中医，2005（10）：7–9.

[22] 何靖，宋思思，胡莉文，等 . 丘和明治疗过敏性紫癜经验介绍 [J]. 江西中医药大学学报，2018，30（4）：19–21.

[23] 古学奎，李文晞 . 丘和明治疗免疫相关性血细胞减少症经验 [J]. 中医杂志，2006（1）：15–16.

[24] 黎耀和，蓝海，胡曦月，等 . 丘和明治疗慢性再生障碍性贫血经验 [J]. 广州中医药大学学报，2015，32（5）：940–942.

[25] 李秀荣，许艳艳，李慧杰．焦中华应用止血方治疗血证经验 [J]. 辽宁中医杂志，2014，41（6）：1073–1074.
[26] 陈桂风．焦中华治疗小儿特发性血小板减少性紫癜经验 [J]. 山东中医杂志，2010，29（12）：857–858.
[27] 李芮．焦中华治疗原发性血小板减少性紫癜经验 [J]. 中医杂志，2006（8）：579–580.
[28] 周延峰，郑洪敏．焦中华教授治疗再生障碍性贫血发热的经验总结 [J]. 辽宁中医药大学学报，2011，13（3）：12–13.
[29] 国家中医药管理局医政司．24 个专业 92 个病种中医诊疗方案 [M]. 北京：中国中医药出版社．2017.
[30] 张景秀，岳在文．《金匮要略》瘀血证治浅析 [J]. 内蒙古中医药，2007，26（10）：33–34.
[31] 艾华，梁世鹏．试论《金匮要略》对瘀血证的辨证论治特点 [J]. 河北中医，2010，32（4）：606–607.
[32] 王莹．论血瘀证与活血化瘀 [J]. 长春中医药大学学报，2007，23（5）：5–6.
[33] 王轶，朱生樑．《金匮要略》"瘀血"证治 [J]. 河南中医，2017（3）：373–375.
[34] 中国中西医结合学会活血化瘀专业委员会．实用血瘀证诊断标准 [J]. 中国中西医结合杂志，2016，36（10）：1163.
[35] 陈可冀，李连达，翁维良，等．血瘀证与活血化瘀研究 [J]. 中西医结合心脑血管病杂志，2005，3（1）：1–2.
[36] 杜金行，史载祥．血瘀证及活血化瘀研究回顾与展望 [J]. 福建中医药大学学报，2012，22（4）：1–4.

第十六章　《金匮要略》络病证治研究进展

络病理论是中医理论体系中的重要组成部分，藏象理论、经络（经脉）理论、气血津液理论是中医认识人体生命活动理论体系的三大支柱。其中藏象理论是中医理论体系的核心，气血精津液是脏腑功能活动的物质基础，经脉是人体运行气血的通道，纵横交贯，网络全身，将人体内外、脏腑、肢节联成一个有机的整体。经，指经脉，有路径的意思；络，指络脉，有网络的含义。经脉是运行气血的主干，有一定的循行路线；络脉是从经脉逐层细分的细小分支，纵横交错，网络全身，使循行于经脉中的气血由线状流注扩展为面性弥散，从而发挥对整个机体的渗灌濡养作用，构成机体功能活动的内环境。络脉分为运行经气为主的经络之络（气络）和运行血液为主的脉络之络（血络）。络脉发生病变时即为络病，络病的内涵是络脉的功能障碍及结构损伤，络病的外延是络脉病变致病因素及络病相关重大疾病。络病是广泛存在于多种重大疑难疾病的病理状态，阐明多种难治性疾病中的“络病”这一共性病机演变规律，对于提高重大疑难疾病临床辨证治疗水平具有十分重要的意义。

络病理论伴随着经络学说而发展，经络学说一出现便受到历代医家的重视，正如《灵枢・经脉》所说：“经脉者，所以能决死生，处百病，调虚实，不可不通。”络病理论形成于《黄帝内经》。《伤寒杂病论》奠定了络病临床证治基础，其对外感重六经，创建“六经辨证”，为中医外感病辨证论治纲领；对内伤杂病重脏腑经络辨证，论述了络病病因、络病相关重大疾病，创旋覆花汤、大黄䗪虫丸等络病治疗名方，为后世医家所推崇。清代叶天士提出“久病入络”“久痛入络”，标志着络病学说成为中医重要的病机学说。现代医家丰富发展了络病理论，构建了络病证治体系。

一、《黄帝内经》奠定了络病学说的理论基础

长沙马王堆出土的医学帛书中有《足臂十一脉灸经》《阴阳十一脉灸经》，初步记载了十一条经脉的循行、主病、灸法，尚未形成系统经络学说及特定的脏腑络属关系。《黄帝内经》总结了秦汉以前中医学的成就，系统论述了人的生理、病理、疾病及“治未病”和疾病治疗的原则及方法，确立了中医学的思维模式，标志着中医学从单纯的临床经验积累发展到了系统理论总结阶段，形成了中医药理论体系框架，奠定了祖国传统医学的理论基础。许多专家对《黄帝内经》络脉络病文献进行了整理与研究[1, 5]，对系统构建络病证治体系起到重要作用。

1.《黄帝内经》系统论述了经络学说

（1）首次提出经络概念 《灵枢·邪气脏腑病形》载“阴之与阳也，异名同类，上下相会，经络之相贯，如环无端”，首次提出经络概念，并对经络生理活动特点做了概括性描述。

（2）论述了经络系统组成和循行 经脉包括十二经脉、奇经八脉、十二经别、十二经筋、十二皮部，络脉包括十五络脉、孙络、浮络等。《黄帝内经》对十二经脉体表、表里络属关系、与脏腑器官联络、循行走向与交接、循环流注规律均有详细论述。

（3）论述了经络的生理功能 《灵枢·本脏》言：“经脉者，所以行血气而营阴阳，濡筋骨，利关节者也。”《灵枢·海论》言：“夫十二经脉者，内属于腑脏，外络于肢节。”

（4）论述了经络的病理变化。《黄帝内经》以“是动则病”及“所生病”，论述了病邪侵袭经脉或由经脉内侵于腑脏，以及腑脏病变在经脉上的反映。

（5）指导临床诊治 经络是气血运行的通道，也是病邪内侵和脏腑之间病机传变的途径，脏腑病变可在相应经络循行部位发生特征性变化，故经脉在临床诊治中十分重要。正如《灵枢·经脉》所说：“经脉者，所以能决死生，处百病，调虚实，不可不通。”

2.《黄帝内经》初步论述心脉血液循环系统

（1）提出“血脉”概念 《素问·脉要精微论》载“夫脉者，血之府也”，指出脉是容纳血液的形体器官，血与脉不可分割。《灵枢·五味》载“血脉者，中焦之道也，故咸入而走血矣”，指出血脉是运行血液的通道，与中焦脾胃饮食营养及咸味有密切关系。提出“动脉”概念，《素问·三部九候论》载：“上部天，两额之动脉；上部地，两颊之动脉；上部人，耳前之动脉。”《黄帝内经》提出的“动脉”与西医学的动脉概念是一致的。《黄帝内经》脉的概念来源于古代解剖学，《灵枢·经水》载：“若夫八尺之士，皮肉在此，外可度量切循而得之，其死可解剖而视之，其脏之坚脆，腑之大小……脉之长短，血之清浊……皆有大数。”

（2）初步论述心脉血液循环系统 《素问·痿论》言“心主身之血脉”，《素问·六节

脏象》言“心者……其充在血脉”,《素问·五脏生成》言“诸血者，皆属于心”，均指出由心脏发出的血充盈运行于血脉。《素问·经脉别论》言“肺朝百脉”，指出百脉汇集朝会于肺。《黄帝内经》还描述了血液在血脉中流行的大体路径和方向，如《素问·经脉别论》言：“食气入胃，散精于肝，淫气于筋。食气入胃，浊气归心，淫精于脉。脉气流经，经气归于肺，肺朝百脉。”脉与心肺相连，具有离心而去又回归肺的血脉循环特点，其内容基本涵盖了体循环和肺循环的概念。

（3）“脉”的含义 《黄帝内经》“脉”的概念具有三重含义：一是心（肺）脉血液循环系统中血液运行的通道；二是经脉理论，包括了运行经气为主的经络系统与运行血液为主的脉络系统；三是奇恒之腑的独立实体器官，其形态学特点为中空有腔，与心肺相连，动静脉有别；生理特点为“藏精气而不泄”，保持血液的量和质相对恒定；运动状态为伴随心脏搏动而发生舒缩运动；功能特点为运行血液至全身，发挥渗灌气血、濡养代谢、津血互换的作用。

3. 论述络脉与络病，奠定络病理论基础

（1）首次提出络脉概念 《灵枢·脉度》言“经脉为里，支而横者为络，络之别者为孙”，首次提出络脉的概念。此处之“络”是指从经脉主干支横别出，逐级细化，遍布全身的络脉。

（2）论述络脉循行和分布规律 《灵枢·经脉》言“经脉十二者，伏行分肉之间，深而不见……诸脉之浮而常见者，皆络脉也”，指出经脉是行于分肉之间的主干，直接从经脉分支的大络称为别络，从别络逐层细分至孙络，纵横交错，网络全身，发挥渗灌气血、濡养代谢、津血互换的作用。

（3）论述络脉生理功能 ①渗灌濡养:《灵枢·本脏》言“经脉者，所以行血气而营阴阳，濡筋骨，利关节者也”,《灵枢·小针解》言“节之交，三百六十五会者，络脉之渗灌诸节者也”，说明经脉行血气而营阴阳、濡筋骨、利关节作用主要是通过络脉实现的。②沟通表里经脉：从十二经脉分出的别络，从本经分出，走向相表里的经脉，具有沟通表里经脉的作用。③贯通营卫:《素问·气穴论》言“孙络三百六十五穴会……以通荣卫”,《类经》注云“营卫之气，由络以通，故以通营卫”。④津血互渗：津血同源而异流，津在脉外，津液渗入脉内，则为血液组成部分，血在脉内，血液渗脉外，则为津液。正如《灵枢·邪客》所云“营气者，泌其津液，注之于脉，化以为血”,《灵枢·痈疽》所云“中焦出气如露，上注溪谷，而渗孙脉，津液和调，变化而赤为血”。络脉的津血互渗作用对维持血液与津液的平衡具有重要作用。

4. 论述络脉病理变化

（1）络脉瘀阻 《素问·举痛论》《灵枢·痈疽》《素问·痹论》分别论述了寒邪、久病、血泣等引起络脉瘀阻，导致疼痛、积聚、痈疽等病证。

（2）络脉绌急　寒邪客于络脉，络脉绌急，可引起疼痛。《素问·举痛论》言："脉寒则缩蜷，缩蜷则脉绌急，绌急则外引小络，故卒然而痛。"

（3）络脉损伤　络脉损伤可导致出血。如《灵枢·百病始生》言"阳络伤则血外溢，血外溢则衄血；阴络伤则血内溢，血内溢则后血"，《素问·缪刺论》言"有所堕坠，恶血留内"。

（4）络邪传变　《灵枢·百病始生》言"是故虚邪之中人也，始于皮肤……留而不去，则传舍于络脉……留而不去，传舍于经"，指出六淫外邪伤人先犯络脉，由络传经的病理过程。

5. 提出诊络与络病治法

（1）提出诊络方法　《黄帝内经》中记载了望络、扪络的诊络方法。①络色诊法：《灵枢·经脉》提出依据络脉色泽变化诊断疾病的方法。"凡诊络脉，脉色青则寒且痛，赤则有热；胃中寒，手鱼际之络多青矣；胃中有热，鱼际络赤。"②形态诊法（扪络法）：《黄帝内经》中还记载了血络、盛络、结络、横络、虚络等病理性络脉。

（2）提出络病治法　《素问·调经论》言："病在脉，调之血；病在血，调之络。"《素问·三部九候论》言："经病者，治其经；孙络病者，治其孙络血；血病身有痛者，治其经络。其病者在奇邪，奇邪之脉，则缪刺之。……上实下虚，切而从之，索其结络脉，刺出其血，以见通之。"《素问·缪刺论》言："凡刺之数，先视其经脉，切而从之，审其虚实而调之，不调者经刺之，有痛而经不病者缪刺之，因视其皮部有血络者尽取之。"《黄帝内经》还记载了络病具体治法，如刺络放血、缪刺。《黄帝内经》"络病治血"为后世活血化瘀通络法之滥觞，"以见通之"为后世络病以通为用治则的渊薮。

二、《伤寒杂病论》奠定了络病临床证治的基础

东汉张仲景在吸收《黄帝内经》《难经》等论著学术思想基础上，撰《伤寒杂病论》，论述了络病病因病机、络病临床表现、络病相关重大疾病，创旋覆花汤、大黄蟅虫丸等络病治疗名方，奠定了络病临床证治基础。近年来不少学者对《伤寒杂病论》络病理论及临床证治进行了整理与研究[6, 8]，现概述如下。

（一）发展了络病的病因病机理论

1. 发展了络病病因

张仲景在《黄帝内经》络病病因基础上，对络病的病因做了较全面的阐述，可概括为外邪入络、痰饮阻络、瘀血凝络、络脉空虚等。

（1）外邪入络　《金匮要略·脏腑经络先后病脉证第一》言“五邪中人，各有法度……风令脉浮，寒令脉急……湿流关节……极寒伤经，极热伤络”，指出外邪中人各有一定的规律，如风为阳邪，感受风邪，脉多浮缓；寒为阴邪，感受寒邪，脉多紧急；湿为重浊之邪，故伤于下而流入关节；经脉在里为阴，络脉在外为阳，寒气归阴，所以“极寒伤经”，热气归阳，所以“极热伤络”。六淫外邪如风、寒、湿、热、疫毒等外邪可单独或兼夹侵入体表之络脉，与络中气血相搏击，可致络脉痹阻而发病。如湿邪兼夹风寒深入筋脉肌肉关节，痹着络脉，则发热身重、关节疼痛，发为湿病；风湿或寒湿之邪流注于关节筋骨之间，经络痹阻不通，日久气血运行不畅而发为疼痛遍历关节之历节病；上焦阳虚，阴寒内盛，阴乘阳位，胸部心络痹阻，则发为胸痹心痛，即“阳微阴弦即胸痹而痛”；寒疝腹中痛主要是血虚气寒、凝滞腹部络脉而为之；若感受暑热之邪，则发太阳中暍，暑多夹湿，痹着肌腠，则身重而痛；若“风伤皮毛，风舍于肺，热伤血脉”，则肺气不利，瘀热成痈而发肺痈；若邪热壅肺，血脉凝滞，血败肉腐成脓，则肺痈脓溃，咳吐脓血；若感受疫毒之邪，疫毒累及营血，则面部红斑状如锦纹，咽痛，吐脓血，发为阳毒；疫毒侵袭血脉，经脉阻塞，瘀血凝滞，则面目色青，遍身疼痛，发为阴毒。

（2）痰饮阻络　络脉有灌渗人体津液之功能，若津液代谢失常，痰饮内生，则易阻于络脉而产生病变。如痰饮停于心下胃脘，则心下痞塞、胃脘胀满或胸胁支满；饮流胁下，痹阻肝肺络脉，肝肺气机升降失司，则咳唾引胸胁疼痛，发为悬饮；饮停胸膈，痹阻心肺络脉，致肺失宣降，心阳阻遏，出现咳喘倚息，短气不能平卧，或喘满痞坚，发为支饮；若痰饮乘虚而留聚于胸络内外，导致胸络痹塞不通，则可出现胸痹心痛诸症；若疟病日久，疟邪与痰瘀交阻于络脉，最终形成疟母居于胁下。

（3）瘀血凝络　若外邪入肝络，导致肝经气血瘀滞，气血受阻则发生肝着；若虚劳日久不愈，经络气血运行不畅，瘀血内生，瘀血阻络，新血不上，则发生虚劳干血；若瘀血阻络，寒湿凝滞可致癥病；若产后恶露不下，瘀血内结，或恶露不尽，实热瘀结则发生产后腹痛；若瘀血内阻胞宫络脉可出现半产漏下、经水不利，甚或闭经。

（4）络脉空虚　络脉具有渗灌气血的功能，络脉血气不足，容易导致邪气留滞而发病。如《金匮要略·中风历节病脉证并治第五》论述中风病机时云“寸口脉浮而紧……浮者血虚，络脉空虚”，指出中风病机为正气亏虚，络脉空虚，风寒乘虚侵袭，导致络脉痹阻，阴血涩滞，而出现中风病肢体麻木的症状。又如血痹是因正气不足，络脉空虚，外感风寒，络脉痹阻，阳气痹阻，血行涩滞而致，出现局部麻木不仁。由此可见，络病的发生除了与感受邪气有关以外，络脉自身的空虚也是导致疾病发生的重要原因。

（5）络脉损伤　情志过激、脏腑功能的虚损，以及跌仆损伤等多种原因也均可导致络脉本身的损伤，出现各种临床症状，其中以出血之症最为多见。《灵枢·百病始生》云："阳络伤则血外溢，血外溢则衄血，阴络伤则血内溢，血内溢则后血。"由此可知，《金匮要略·惊悸吐衄下血胸满瘀血病脉证治第十六》所论述的吐衄下血都与络脉的损伤有关，瘀血病证与络脉瘀阻有关。

2. 论述了络病病机

（1）营卫不通、血凝不流，血脉相传、壅塞不通 《黄帝内经》提出"营在脉中""卫在脉外"，《伤寒论·辨脉法》指出"营卫不通，血凝不流"，阐明了营卫气血壅滞而导致血液凝滞失于流通的病机变化。《金匮要略·脏腑经络先后病脉证第一》言"千般疢难，不越三条：一者，经络受邪，入脏腑，为内所因也；二者，四肢九窍，血脉相传，壅塞不通，为外皮肤所中也；三者，房室、金刃、虫兽所伤。"《金匮要略》以经络与血脉并提、气与血结合探讨发病机制，不仅准确继承了《黄帝内经》经脉理论的科学内涵，而且突显了气血相关的理论特色。"血脉相传，壅塞不通"是对络脉病变发生发展病理演变过程的高度概括，指出络脉病变漫长的病理过程是由"壅"到"塞"的病理演变过程，"不通"精辟揭示了络脉病变的病理实质。

（2）久病入络 病久不愈，伤血入络。《金匮要略·五脏风寒积聚病脉证并治第十一》云："积者，脏病也，终不移；聚者，腑病也，发作有时，展转痛移，为可治。"积病在脏，病在血分，由气滞血瘀、阴凝积结所致，所形成的痞块，推之不移，痛有定处。气血渐积，积块可由小到大，按之硬，病位较深难治。聚病在腑，病在气分，由气郁而滞，感寒而聚，故痛无定处，发作有时，推之能移，时聚时散。聚块大小不定，按之柔，病位较浅易治。《金匮要略》有关积聚的论述揭示了疾病日久不愈—由气到血—久病入络的一般演变规律。另外《金匮要略》中有关虚劳干血、疟母、血痹、腹痛、肝着等疾病的论述也揭示了疾病日久不愈—由气到血—久病入络的一般演变规律。《金匮要略》论络病的病因病机有"新病入络"和"久病入络"之分，新病入络主要指外感六淫、疫疠之邪，侵袭体表皮肤肌腠之络脉，多为疾病的初始阶段，其病程短，病位浅，病情亦较轻；久病入络，是指一些病情缠绵、日久不愈或未及时治愈的慢性疾病，以正虚、瘀阻、痰凝为主，主要涉及脏腑深部的络脉，其病程长，病位深，病情较重且复杂。治疗上应针对"营卫不通，血凝不流""血脉相传，壅塞不通"的络脉病变的病理实质，以通络为要，新病入络，可按伤寒经病论治，以祛邪为要；久病入络，可按络病论治，以通络为要，攻补兼施。

（二）记载了络病主要临床表现

由于络脉遍布于人体的表里、上下，络脉病变临床表现多种多样，《金匮要略》对络病的临床表现有较详尽的描述。现将络病主要临床表现归纳如下。

1. 疼痛

疼痛是由各种致病因素引起的络脉痹阻，气血运行障碍，络脉失于通畅所致，如胸阳不振，痰饮痹阻心胸部络脉，则导致胸痹心痛，出现“胸背痛”“心痛彻背”“背痛彻心”等症；湿邪兼夹风寒深入筋脉肌肉关节，痹着络脉，则导致湿病，出现发热身重、关节疼痛等症；风湿或寒湿之邪流注于关节筋骨之间，经络痹阻不通，而发为疼痛遍历关节之历节病；血虚气寒、凝滞腹部络脉，则导致寒疝腹中痛；饮停胁下，痹阻肝肺络脉，肝肺气机升降失司，则导致悬饮，出现咳唾、胸胁疼痛；产后恶露不下，瘀血内结，或恶露不尽，实热瘀结则发生产后腹痛等。总之疼痛是络病的主要临床表现之一，其病理机制为外感六淫、七情内伤、痰饮、瘀血、痹阻络脉，病性有虚实寒热，临床辨证应分清病由。此外，还有“久病入络”“久痛入络”之说，对久治不愈的其他疼痛病证，多可从络病来辨证。

2. 肌肤不仁

肌肤不仁为邪阻络脉，气血运行不畅，络脉痹阻之故。如论中风言“邪在于络，肌肤不仁”，又论血痹言“血痹阴阳惧微，寸口关上微，尺中小紧，外证身体不仁，如风痹状”，指出血痹是因正气不足，络脉空虚，外感风寒，络脉痹阻，阳气痹阻，血行涩滞而致，出现局部麻木不仁。

3. 水肿

外邪和瘀血等内生病理因素阻滞络脉，导致络脉不能正常灌渗津液，溢于络脉之外则可出现水肿的症状。如《金匮要略·水气病脉证并治第四》论血分言“经水前断，后病水，名血分”，即为女子经停在先，络脉瘀阻，津液渗溢络脉之外，而后出现水肿之症。

4. 癥积

癥积指腹部所生积块，常由感受外邪、久病不愈、情志郁结、饮食所伤等因素影响脏腑气机，导致络气郁滞，络脉渗灌津血功能失调，瘀血痰湿凝滞络脉而成。《金匮要略》中有关积聚的论述揭示了疾病日久不愈—由气到血—久病入络的一般演变规律。“积者，脏病也，终不移；聚者，腑病也，发作有时，展转痛移，为可治。”积病在脏，病在血分，由于气滞血瘀，痰湿阴凝积结所致，所形成的痞块，推之不移，病位较深难治。聚病在腑，病在气分，由气郁而滞，感寒而聚，聚块大小不定，时聚时散，推之能移，按之柔，病位较浅易治。《金匮要略·疟病脉证并治第四》将疟病迁延过久，阻滞于络脉，疟邪与痰瘀胶结，形成的癥瘕包块称为疟母：“病疟以月一日发，当以十五日愈。设不差，当月尽解。如其不差……此结为癥瘕，名曰疟母。”再如妇人癥病为瘀血阻络、寒湿凝滞所致。西医学的脾大、肝硬化、肺结节、肺纤维化、肾小球硬化、心脏扩大，以及各种良性肿瘤也属于癥积范畴。

5. 出血

出血为脏腑功能失调、虚寒气不摄血、血热妄行、血瘀阻络而血行不循常道、跌仆、金刃等伤及脉络所致。《金匮要略》论述了“吐血”“下血”“衄血”等证，其病机为火热迫血妄行、虚寒气不摄血、血瘀阻络而血行不循常道、金刃伤及脉络等。

6. 斑疹

《金匮要略》论阴阳毒病言：“阳毒之为病，面赤斑斑如锦文，咽喉痛”“阴毒之为病，面目青，身痛如被杖，咽喉痛”。阳毒为疫毒累及营血，血分热盛，迫血从肌表阳络外渍，故面部红斑状如锦纹；阴毒为疫毒侵袭血脉，瘀血凝滞，故面目色青，遍身疼痛；疫毒结喉，故咽喉痛。《金匮要略·水气病脉证并治第十四》还论及瘾疹言“风气相搏，风强则为隐疹，身体为痒”，瘾疹为风邪湿热侵入营血，则发为隐疹，身体皮肤发痒。后世一般认为斑常由阳明热毒内陷营血，迫血从肌表阳络外溢，聚于皮下而成，点大成片，有触目之形，而无碍手之质，压之色不褪，斑消不脱屑；疹为邪热郁肺内窜营血，迫血从肌肤血络而出所致，小而色红，形如粟米，突出于皮肤之上，视之有形，抚之碍手，压之色褪，疹消脱屑。临床上斑与疹可同时出现，斑疹并称。

7. 其他

除上述络病的典型症状外，书中还记述了络病的其他症状，如湿热入络所致的黄汗；瘀血阻络日久，新血不生，肌肤失于濡养，导致的面目暗黑、肌肤甲错等症。

（三）论述了络病相关重大疾病

《金匮要略》设专篇论述了胸痹心痛、中风、惊悸、水气、肝着等疾病的病因病机、辨证论治，为络病证治奠定了基础。

1. 胸痹心痛

《金匮要略·胸痹心痛短气病脉证治第九》对胸痹心痛的病因病机、临床表现、辨证论治均有详细论述，理法方药完备，开胸痹心痛辨证论治之先河。如“夫脉当取太过不及，阳微阴弦，即胸痹而痛，所以然者，责其极虚也。今阳虚知在上焦，所以胸痹、心痛者，以其阴弦故也”。用“阳微阴弦”高度概括了胸痹心痛之病机：“阳微”指寸脉微，主上焦阳气不足、胸阳不振；“阴弦”指尺脉弦，主下焦阴寒盛、水饮内停。上焦阳虚，下焦阴寒，水饮之邪得以乘虚上居阳位，胸阳痹阻，导致胸痹心痛。书中详细论述了胸痹心痛的临床表现，如“胸痹之病，喘息咳唾，胸背痛，短气，寸口脉沉而迟，关上小紧数”“胸痹不得卧，心痛彻背者”“心痛彻背，背痛彻心”“胸痹心中痞，留气结在胸，胸满，胁下逆抢心”“心悬痛”“胸中气塞”等病证论述，与西医学的冠心病心绞痛、心肌梗死等疾病相似。治疗以扶正祛邪，急治其标，缓治其本为原则，祛邪以通阳宣痹为主，扶正以温阳益气为主。胸痹典型证治，宜通阳散结、豁痰下气，用栝楼薤白白酒汤；痰饮壅盛，宜通阳散结、祛痰宽胸，用栝楼薤白半夏汤；气结在胸，偏虚者，宜温中益气，扶助中阳，用人参汤，偏实者，宜通阳宣痹、泄满降逆，用枳实薤白白酒汤；饮阻气滞，偏于饮邪者，宜宣肺化饮，用茯苓杏仁甘草汤，偏于气滞者，宜行气化饮、和胃降逆，用橘枳姜汤；寒湿痹阻，宜温阳散寒、除湿止痛，用薏苡附子散。示人辨胸痹心痛病，当分辨虚实、缓急、轻重，辨证论治，随症加减。

2. 心悸

《金匮要略・惊悸吐衄下血胸满瘀血病脉证治第十六》言“寸口脉动而弱，动即为惊，弱则为悸”，从脉象论述惊和悸的病因病机。寸口脉如豆动摇不宁者，为动脉，多主惊证；若脉细软无力，为弱脉，多见于悸证。如卒受惊恐，血气逆乱，心无所主，神无所归，可见精神不宁，卧起不安，脉见动摇不宁，故曰动即为惊。若气血不足，心脉失养，则脉象软弱无力，故曰弱则为悸。若寸口脉动、弱并见，则是心之气血内虚，又为惊恐所触，可见精神惶恐，坐卧不安，心中悸动不宁，是为惊悸。仲景以脉揭示惊、悸成因常分属虚、实两端。在证治上，火劫致惊，宜温通心阳、镇惊安神，用桂枝去芍药加蜀漆牡蛎龙骨救逆汤；水饮致悸，宜通阳蠲饮、降逆定悸，用半夏麻黄丸。《伤寒论》对心悸证治论述颇详，治法明晰。如“发汗过多，其人叉手自冒心，心下悸，欲得按者，桂枝甘草汤主之”，论述心阳不足之心悸证治；“伤寒二三日，心中悸而烦者，小建中汤主之”，论述心阳不足、心脾两虚之心悸证治；“伤寒，脉结代，心动悸，炙甘草汤主之”，论述阴阳两虚、心失所养之心悸证治；“伤寒，厥而心下悸者……当服茯苓甘草汤”，论述胃虚饮停、水气上逆于心之心悸证治；“太阳病，发汗，汗出不解，其人仍发热，心下悸，头眩，身瞤动，振振欲擗地者，真武汤主之”，论述肾阳亏虚、水气上逆凌心之心悸证治等，所创炙甘草汤、桂枝甘草汤、真武汤、茯苓甘草汤等均为治疗心悸的名方。另外，《伤寒论》还论述了心悸出现代脉难治，如“脉按之来缓，时一止复来者，名曰结……脉来动而中止，不能自还，因而复动者，名曰代，阴也，得此脉者，必难治”。

3. 中风

《金匮要略・中风历节病脉证并治第五》言“夫风之为病，当半身不遂，或但臂不遂者，此为痹。脉微而数，中风使然”，又言“寸口脉浮而紧，紧则为寒，浮则为虚；寒虚相搏，邪在皮肤；浮者血虚，络脉空虚；贼邪不泻，或左或右；邪气反缓，正气即急，正气引邪，㖞僻不遂。邪在于络，肌肤不仁；邪在于经，即重不胜；邪入于腑，即不识人；邪入于脏，舌即难言，口吐涎”，指出中风病是以突然昏倒，口眼㖞斜，半身不遂，昏不识人为主症的疾病。“浮者血虚，络脉空虚”指出中风病因是“内虚邪中”，病机是气血虚，络脉空虚，外邪乘虚而入，经脉痹阻诱发所致，根据其病位深浅将中风病分为在络、在经、入腑、入脏，由外到内，由轻到重不断发展的四个阶段，不仅成为中风病辨治的纲领，还寓有早期发现、早期治疗的积极意义，对判断中风的预后亦有重要的作用。本篇对于中风病的治疗，总以扶正祛邪为原则，辨证论治。正虚风邪入经络，治宜温阳补虚、祛风散寒、化痰清热，用侯氏黑散治疗；阳热内盛，肝风内动，宜清热泻火、平肝息风，用风引汤；血虚受风，治宜滋阴降火、养血息风、透表通络，用防己地黄汤；外受风寒之头风，治宜温经散寒、祛风止痛，可用头风摩散加以外治；气血两虚夹风寒痰热之中风偏枯证，宜益气养血、祛风散寒，用《古今录验》续命汤。

4. 肝着

《金匮要略·五脏风寒积聚病脉证并治第十一》言：“肝着，其人常欲蹈其胸上，先未苦时，但欲饮热，旋覆花汤主之。”肝着是肝经气血郁滞、留着而不畅行的病证。肝着主症是胸胁胀满，局部喜捶打揉按，欲饮热，脉弦涩。其病机是肝经气血郁滞，着而不行，阳气痹结。治疗肝着要以“通”为要领，治以旋覆花汤，行气活血，通阳散结。方中旋覆花苦辛咸温，善通肝络而散结降气；葱白辛温芳香通络，通阳散寒，宣浊开闭；新绛少许，活血化瘀通络。三药合用，流气畅络，气行血畅，阳通寒散，则肝着自愈。

5. 瘀血

《黄帝内经》中有“恶血”“留血”“凝血”“血凝泣”“脉不通”“血脉凝泣”等描述，但无“瘀血”一词。关于瘀血治疗，《黄帝内经》提出“菀陈则除之”“血实宜决之”。张仲景首次提出瘀血病名，论述了瘀血的病因、脉症与治法，并创制众多活血化瘀方剂，为瘀血学说及活血化瘀的发展奠定了坚实的基础。《金匮要略·惊悸吐衄下血胸满瘀血病脉证治第十六》第10条云“病人胸满，唇痿舌青，口燥，但欲漱水不欲咽，无寒热，脉微大来迟，腹不满，其人言我满，为有瘀血”，第11条云“病者如热状，烦满，口干燥而渴，其脉反无热，此为阴伏，是瘀血也，当下之”。其中“唇痿舌青”和“口燥，但欲漱水不欲咽”是临床辨别瘀血的两大重要指征，特别是舌质紫暗或舌边尖有青紫色瘀斑，有明确诊断价值。《金匮要略》全书对瘀血脉症论述十分详细，现归纳如下：①两目暗黑，四眦皆黑，面目色青，面部红斑如锦文；②肌肤甲错；③如热状、烦闷，或常欲蹈其胸，唇干口燥，但欲漱水不欲咽，或欲热饮；④病者自感腹满，而外形并无胀满之征；⑤腹中刺痛，遍身疼痛；⑥癥瘕；⑦半产；⑧经水不利；⑨经水漏下不止，色黑；⑩少腹坚痛，恶露不尽；⑪唇紫色青；⑫脉微涩迟。上述症状，不必悉俱，具备一两项即可诊为瘀血证。第11条根据口干燥而渴，常有热证而无热脉，判断为瘀血化热证，并提出瘀血化热证治法为“当下之”，即通过攻下瘀血，使瘀去而热无所附，则诸症自解。瘀血的具体治法均体现在仲景创制的众多活血化瘀方剂中。络病与瘀血证有联系但又分属不同的病机范畴，络病是各种致病因素导致的络脉自身结构损伤、功能障碍及其影响脏腑组织血液运行的病理变化；血瘀是各种致病因素导致的血液运行迟缓，涩滞不畅，甚则血液瘀滞不行的病理变化。两者内涵与外延虽有重叠部分，如血瘀与脉络瘀阻，但两者更多的病机变化分属于独立的病机范畴。

另外，张仲景还论述了络病相关病证，如积聚、癥病等病证中某些证候发生与络脉瘀阻、络息成积病机有关。水肿、痹病、虚劳、血证等病证中某些证候发生亦与络脉瘀阻病机有关。《金匮要略·水气病脉证并治第十四》言：“心水者，其身重而少气，不得卧，烦而躁，其人阴肿。肝水者，其腹大，不能自转侧，胁下腹痛，时时津液微生，小便续通。……肾水者，其腹大，脐肿腰痛，不得溺，阴下湿如牛鼻上汗，其足逆冷，面反瘦。”其中心水病机为心阳不足，水气凌心，临床表现类似于现代心力衰竭；肝水病机为肝失疏泄，水湿内停，临床表现类似于现代肝硬化腹水；肾水病机为肾虚不化，水湿内聚，临床表现类似于现代肾源性水肿。该篇以“气分”“血分”“水分”多维度分析水气病发病机制，提出“血不利则为水”著名论断，拓展了水气病辨治思路，阳气虚乏运血无力可致血瘀阻络，不能化气行水而发水肿；血瘀阻络，津血互换障碍，津渗脉外则为水肿；水湿内停阻滞气机加重血瘀，形成顽固难治性水肿恶性病理循环链；治疗上气血水分消，益气温阳以治本，化瘀通络利水以治标，至今仍为临床辨治水肿之圭臬。

（四）首创络病治疗方药

《金匮要略》有关络病的学术成就突出地体现在对络病的治则治法、通络方剂方药的运用上。首创辛温通络、化瘀通络、虫药通络之法，其中辛温通络成为清代叶天士“络以辛为泄”著名通络治法之先导，化瘀通络、虫药通络开后世虫药化瘀通络之先河，其创制的旋覆花汤、大黄䗪虫丸、鳖甲煎丸等通络名方奠定了络病临床证治基础，对后世医家通络治疗用药产生了深远的影响。现以通络治法为纲归纳仲景通络方药如下。

1. 流气畅络方

流气畅络方主要用于络气郁滞证。络气郁滞是指络气运行输布障碍，升降出入之气机失常，治当辛香流气，疏畅络脉，代表方为旋覆花汤。《金匮要略·五脏风寒积聚病脉证并治第十一》第 7 条曰：“肝着，其人常欲蹈其胸上，先未苦时，但欲饮热，旋覆花汤主之。”本条论述了肝经气血郁滞之肝着病的证治。肝着症见胸胁痞闷不减，甚则胀痛，故喜按其胸，使其气机舒畅。初起病在气分，得热饮则气机暂时畅通，故胸满、胸闷等症可稍减。久则经络气血郁滞凝瘀，治当行气活血、通阳散结、流气畅络。方用旋覆花下气散结，葱白辛温芳香、通阳散寒，新绛活血通络。诸药配伍，流气畅络，气血调和则肝着自愈。旋覆花汤为通络治疗的祖方，正如叶天士所说“新绛一方，乃络方耳”，该方体现了流畅络气、辛温通阳、活血通络之络病治法，为叶天士“络以辛为泄”的治法及辛温、辛香、辛润通络药物应用的学术渊源。

2. 化瘀通络方

化瘀通络方主要应用于络脉瘀阻证。络脉瘀阻是络脉病变由功能性病变发展到器质性损伤，病变程度较为严重的病理阶段，反映出“久病入络”“久痛入络”“久瘀入络”的络病发病特点，治当化瘀通络，代表方为大黄䗪虫丸。《金匮要略·血痹虚劳病脉证并治第六》第 18 条曰：“五劳虚极羸瘦，腹满不能饮食，食伤、忧伤、饮伤、房室伤、饥伤、劳伤、经络营卫气伤，内有干血，肌肤甲错，两目暗黑。缓中补虚，大黄䗪虫丸主之。”本条论述了虚劳夹瘀血阻络证治。虚劳日久不愈，正气不足，络脉气血运行受阻，从而产生瘀血，瘀血日久阻络不能生新血，失其营养故肌肤甲错，两目暗黑，以大黄䗪虫丸主之。方以大黄、䗪虫祛瘀生新；干漆、桃仁、虻虫、水蛭、蛴螬搜剔疏拔，化瘀通络；芍药、地黄养血补虚；杏仁理气；黄芩清热；甘草、白蜜益气和中。诸药共奏化瘀通络、攻补兼施、缓中补虚之功。本方为虫药化瘀通络代表方，备受后世医家推崇，现代广泛应用于肝硬化、脾大、肿瘤、肺纤维化、高脂血症等。另外，治疗太阳蓄血腹痛的桃核承气汤、治疗产后瘀血腹疼的下瘀血汤、治疗妇人经水不利或瘀血经闭的抵当汤、缓攻瘀血正不伤的抵当丸等均为化瘀通络方。

3. 散结消癥通络方

散结消癥通络方常用于邪气稽留络脉，瘀血与痰浊凝聚成形，息而成积的病变，如癥积痞块等病证，当散结通络为主治之，代表方有鳖甲煎丸、桂枝茯苓丸。《金匮要略·疟病脉证并治第四》第 2 条曰：“病疟……如其不差……此结为癥瘕，名曰疟母，急治之，宜鳖甲煎丸。”本条论述了疟母的证治。疟病迁延日久，反复发作，必致正气渐衰，疟邪假血依痰结成痞块，居于胁下而成疟母，以鳖甲煎丸散结通络治之。方中鳖甲“主心腹癥瘕坚积”为主药，辅以大黄、芒硝、桃仁、牡丹皮、芍药等祛瘀散结通络；䗪虫、蜂窝、蜣螂等消坚杀虫；桂枝、生姜、法半夏、厚朴、柴胡、黄芩、乌扇（射干）理气机，化痰湿；石韦、葶苈子、瞿麦利水湿；人参、阿胶补气血；灶中灰主癥瘕坚积；使以清酒行药势。全方以虫类通络，搜剔疏拔为主，配伍补虚、温阳、行气、利水、清热、祛痰、通腑等法，攻补兼施，寒热并用，行气化瘀，除痰消癥，散结通络。清代叶天士对本方所用虫药高度评价：“鳖甲煎丸方中大意取用虫药有四，意谓飞者升，走者降，灵动迅速，追拔沉混气血之邪。”清代张秉成《成方便读》亦说：“方中寒热并用，攻补兼施，化痰行血，无所不备，而又以虫蚁善走入络之品，搜剔蕴结之邪。”本方现代广泛应用于肝硬化、脾大、肿瘤等。桂枝茯苓丸化瘀通络、散结消癥，主治瘀血内阻的妇人宿有癥病，月经量多或漏下不止，或孕后下血等病证。本方临床广泛应用于瘀血阻滞、寒湿凝滞相关的病证如子宫肌瘤、卵巢囊肿、慢性盆腔炎、慢性附件炎、子宫内膜异位症、痛经等病。

4. 解毒通络方

解毒通络常用于热毒滞于络脉引起的病证。热毒有内外之分，外来之毒包括温热火毒或温疫之邪，内生热毒多由络瘀日久化热生毒。热毒滞络，当解毒通络为主治之，代表方有升麻鳖甲汤、大黄牡丹汤。《金匮要略·百合狐惑阴阳毒病脉证治第三》第 14 条曰：“阳毒之为病，面赤斑斑如锦纹，咽喉痛，唾脓血。……升麻鳖甲汤主之。”阳毒为疫毒内侵，累及营血，热毒滞络的病证，热毒滞于面部血络，血络热盛故面红有斑似锦纹；毒热滞于咽喉，气血腐败成脓，故咽喉痛，唾脓血。升麻鳖甲汤选用既能清热解毒又入足阳明胃经之升麻，合甘草以清热解毒，配当归、鳖甲入阴血而通络。诸药配伍，共奏清热解毒通络之功。大黄牡丹汤主治热毒蕴蓄、营血瘀结之肠痈病，其主症有少腹肿痞疼痛，按之尤甚，或拒按，发热，时汗出，或伴恶寒，舌红苔黄，脉数等。方中大黄、芒硝荡涤实热，宣通壅滞；牡丹皮、桃仁凉血逐瘀；冬瓜仁排脓消痈。方中大黄与他药同煎，后下芒硝，并取大黄逐瘀之功。本方可用于热毒滞络的急性阑尾炎、阑尾周围脓肿、盆腔脓肿、急性盆腔炎、肝脓肿、肺脓肿、腹部手术后引起的粘连性肠梗阻等疾病。

5. 祛痰通络方

祛痰通络方常用于痰湿阻络的病证，痰湿阻络因痰的性质及所处部位而临床表现各异，如痰阻心胸之络，以胸膺部疼痛为主症，治当以祛痰通络为主，代表方为栝楼薤白白酒汤、栝楼薤白半夏汤、枳实薤白桂枝汤。胸痹典型证治，喘息咳唾，胸背痛，短气，寸口脉沉而迟，关上小紧数，宜通阳散结、豁痰下气，用栝楼薤白白酒汤；痰饮壅盛，胸痹不得卧，心痛彻背者，宜通阳散结、祛痰宽胸，用栝楼薤白半夏汤；气结在胸偏实，胸痹心中痞，留气结在胸，胸满，胁下逆抢心，宜通阳宣痹、泄满降逆，用枳实薤白白酒汤；饮阻气滞，偏于饮邪者，宜宣肺化饮，用茯苓杏仁甘草汤，偏于气滞者，宜行气化饮、和胃降逆，用橘枳姜汤。

6. 利湿通络方

利湿通络方是指运用利水化湿药与化瘀通络药配伍治疗湿瘀阻络证。如妇人腹痛证属肝脾失调，气郁血滞湿阻，可用当归芍药散调肝健脾，化瘀利湿通络；下焦湿热兼瘀血的小便不利，可用蒲灰散、滑石白鱼散化瘀利湿通络；产后水血俱结在血室，则用大黄甘遂汤逐瘀利水通络。

7. 祛风通络方

祛风通络方是指运用辛散祛风或息风止痉的入络药物治疗风邪入络证。风分外风和内风两大类。外风是因风邪侵入人体，留于经络所致；内风是因阴虚、血虚等久病动风而入络，当祛风通络为主治之，代表方有桂枝芍药知母汤、侯氏黑散。《金匮要略·中风历节病脉证并治第五》言“诸肢节疼痛，身体魁羸，脚肿如脱，头眩短气，温温欲吐，桂枝芍药知母汤主之”，又言“侯氏黑散：治大风，四肢烦重，心中恶寒不足者”。风湿历节因风寒湿邪外侵，痹阻经络关节为病。治宜祛风通络，温经散寒，除湿宣痹，和营止痛，方用桂枝芍药知母汤。内虚邪中是中风发病的原因，风邪乘虚入中经络，其病情重，传变迅速，故称大风。风邪与痰湿相合，痹阻经脉，郁而化热，故四肢苦烦而重滞。中阳不足，风邪直达于里，则心中恶寒，证属阳虚气血不足，风寒痰热阻络，治宜温阳补虚，祛风散寒，化痰清热，用侯氏黑散治疗。

8. 扶正通络方

扶正通络方指采用补益药与通络药配伍，治疗络虚邪入络脉病证，代表方有黄芪桂枝五物汤、胶艾汤、温经汤。

（1）益气通络方　血痹是由气血不足，外受风寒，阳气痹阻于血络而成。轻者用针刺法导引阳气，气行则血行，血痹自愈。重者则配以黄芪桂枝五物汤，益气活血，通络祛风除痹。

（2）温经通络方　冲任络脉虚寒或冲任虚寒络脉瘀阻，导致漏下、半产后下血不止、妊娠下血腹痛（胞阻）以及月经失调，久不受胎等，可用胶艾汤或温经汤，温经散寒，活血养血通络。

三、后世医家对络病学说的发展

汉代以后，两晋隋唐至宋金元，脉学诊断、胸痹心痛及中风等脉络病变病因病机进一步发展，活血化瘀与芳香温通方药广泛应用于临床，络病学研究虽有发展但无重大突破进展。清代，叶天士提出“久病入络”“久痛入络”，标志着络病成为中医学重要的病机概念，叶氏还创立辛味通络、络虚通补等治法方药；王清任立补气活血和逐瘀活血治法方药用于心脑血管病治疗，促进了络病学说的发展[9, 11]。

（一）叶天士对络病学说的贡献

1. 明确提出“久病入络”“久痛入络”病机学说

叶氏指出络病是广泛存在于多种内伤疑难疾病的病理状态，其“经主气，络主血”“初为气结在经，久则血伤入络”的著名论断明确了病由气到血、由功能病变到形质损伤的慢性病理过程。其认为络病的病因主要是风、寒、湿、热等六淫病邪蕴结络脉，或情志、劳倦、跌仆等损伤络脉，或久病入络，导致络中气滞、血瘀、津凝或络脉损伤所致。如其论“久病必入络，气血不行”“久病频发之恙，必伤及络，络乃聚血之所，久病必瘀闭”“络脉瘀痹，不通则痛”“病久气血推行不利，血络之中，必有瘀凝，故致病气缠绵不去”。

2. 以络病病机学说阐明中风、胸痹发病机制

《临证指南医案·胸痹》言：“痛久入血络，胸痹引痛。”《临证指南医案·中风·华岫云案》言：“内风时起，治以滋液息风，濡养营络，补阴潜阳……若肢体拘挛，半身不遂，口眼㖞斜，舌强言謇，二便不爽，此本体先虚，风阳夹痰火壅塞，以致营卫脉络失和，治法……宣通经隧之药，气充血盈，脉络通利，则病可痊愈。”这些论述不仅以络病病机学说阐明中风、胸痹发病机制，而且指导中风病治疗，对探讨心脑血管病等络脉病变的辨证论治具有实际意义。

3. 发展了络病治法方药

（1）提出“络以辛为泄”，创辛味通络诸法　叶氏认为“攻坚垒，佐以辛香，是络病大旨”“辛香可入络通血”，创辛味通络诸法治疗络病，如辛温通络法、辛香通络法、辛润通络法等。

（2）针对络病的病机提出理气、化痰、活血等通络治法　对“外邪留着，气血皆伤，其化为败瘀凝痰”之证，采用活血化瘀通络法；对“气聚痰凝”阻滞络脉之证，采用理气化痰通络法；对血瘀“脉络凝痹”之证，采用活血化瘀通络法；对“气血皆滞之络病”，采用理气活血化瘀法。

（3）高度重视虫类通络药的应用价值　高度评价《伤寒杂病论》虫类通络药的价值：“考仲景于劳伤血痹诸法，其通络方法，每取虫蚁迅速飞走诸灵，俾飞者升，走者降，血无凝着，气可宣通，与攻积除坚，徒入脏腑者有间。”叶氏继承发展仲景络病证治学术经验，在《临证指南医案》中指出：“邪气久羁，必然伤及血络，治疗或取辛润宣通之药如归须、归尾、新绛、青葱管等通调气机，或取虫蚁之类如蜣螂、土鳖虫、地龙、穿山甲、全蝎等搜剔络中之邪。”取虫蚁灵动迅速之性，搜剔络中之邪，治疗血瘀久滞络脉之证，突显虫类通络药的临床应用价值。

（4）提出治则治法　提出“大凡络虚，通补最宜”治则，创制辛甘通补与滋润通补等补虚通络之法，至今广泛应用于络病相关重大慢病防治，具有十分重要的临床应用价值。

（二）喻嘉言提出络脉是逐级细分的网络结构

清代喻嘉言《医门法律·络脉论》言：“十二经生十二络，十二络生一百八十系络，系络生一百八十缠络，缠络生三万四千孙络……亦以络脉缠绊之也。”明确指出络脉是人体逐级细分的网络结构，从经脉分出的络脉逐级细分为别络、系络、缠络、孙络，并且

提出络脉的最小单位孙络之间有缠绊相互联系，从而保证十二经脉“阴阳相贯，如环无端”。喻嘉言提出络脉是逐级细分的网络结构，与西医学对血管和神经逐级细化分支的认识相似，如大血管逐级细分为中、小血管，再细分为微血管至微循环的各级微细动静脉，维系着人体正常的血液循环；从脑神经和脊神经分出的神经又逐级细分至神经末梢，构成遍布全身的神经网络，发挥着控制与调节作用。喻嘉言提出的络脉逐级细分的科学假说，不仅认识到人体络脉具有逐级细分的网络结构，而且对解释复杂的生命现象具有重要的学术价值。广义络脉分为以运行经气为主的经络之络（气络）与以运行血液为主的脉络之络（血络）两大系统，经络之络运行经气发挥着温煦充养、防御卫护、信号传导、调节控制的作用；脉络之络运行血液发挥着渗灌气血、津血互换、濡养代谢的作用。气为血之帅，气对血液生成与运行发挥重要作用；血为气之母，血为气的功能活动提供物质基础并载气运行。经络之气与脉络之血在发挥各自功能的同时密不可分，共同维持人体的正常生命活动。

（三）王清任创制补气活血与逐瘀活血方药促进络病证治发展

清代王清任治病重视气血，在所著《医林改错》中指出“治病之要诀，在明白气血，无论外感内伤……所伤者无非气血”“周身之气通而不滞，血活而不瘀，气通血活，何患疾病不除”，特别强调气虚和血瘀为病，由此提出“补气活血”与“逐瘀活血”两大治疗法则。对于心痛病机，王清任在总结前人经验的基础上，提出瘀血致病说，主张逐瘀活血治疗，并创血府逐瘀汤治疗胸中血府血瘀之证。《医林改错·血府逐瘀汤所治之症目·胸痛》指出“胸疼在前面，用木金散可愈；后通背亦疼，用栝楼薤白白酒汤可愈。在伤寒，用栝楼、陷胸、柴胡等，皆可愈。有忽然胸疼，前方皆不应，用此方一付，疼立止”。《医林改错·血府逐瘀汤所治之症目》言“心跳心忙，用归脾安神等方不效，用此方百发百中”，指出本方可治疗血瘀导致的心悸。同时王清任还提出气虚致血瘀的病机理论，《医林改错·论抽风不是风》言“元气既虚，必不能达于血管，血管无气，必停留而瘀”，《医林改错·半身不遂论叙》指出中风“亏损元气，是其本源”，提出补气活血治法，并创著名方剂补阳还五汤。方中以大剂黄芪补气为主，配伍当归尾、赤芍、川芎、桃仁、红花、地龙活血化瘀通络。本方是治疗气虚血瘀的代表方剂，是治疗缺血性中风的基本方剂，亦是治中风后气虚血滞所致半身不遂的常用方剂，以半身不遂，口眼㖞斜，苔白脉缓或脉细弱无力为据。另外，王清任在《医林改错》中列举50多种瘀血证，创立了22首活血化瘀方剂，如血府逐瘀汤、少腹逐瘀汤、身痛逐瘀汤、膈下逐瘀汤、解毒活血汤、通窍活血汤等，至今仍广泛应用于临床。补气活血治法的应用不仅为后世治疗胸痹心痛、中风等络病相关重大疾病提供了思路，更是继张仲景、叶天士之后对络病治法的又一重大发展。

（四）当代对络病学说的继承与发展

1. 理论研究方面

邱幸凡教授对《黄帝内经》络脉理论进行了深入探讨[1，2]，史常永教授梳理阐发了叶天士络病学说及其治法精要[9]，雷燕探讨络脉病证的病因病机、络病的病理生理学基础[12]。王永炎院士提出瘀毒阻络是络病形成的病理基础，指出络脉是维持机体内稳态的功能性网络，络病是以络脉阻滞为特征的一类疾病，邪入络脉标志着疾病的发展和深化，其基本病理变化是虚滞、瘀阻、毒损络脉[13，14]。吴以岭院士主编《络病学》，提出络病理论研究框架，即“三维立体网络系统”，从时空与功能的统一性论述络脉系统，提出络脉空间结构及气血运行特点，阐述了络病八大病机、络病辨证六要，归纳前人辛味通络、虫药通络、藤药通络、络虚补等治络经验，提出脏腑相关络病证治，初步建立络病证治体系，首次形成系统络病理论；其主编的《脉络论》《气络论》构建了脉络学说与气络学说，脉络学说对指导包括心脑血管病在内的循环、微循环系统疾病的治疗具有重要意义，气络学说对指导神经、内分泌、免疫系统疾病的治疗具有重要意义。[4，5，15]

2. 临床研究方面

王永炎院士提出瘀毒阻络是络病形成的病理基础，指出中风后常是瘀毒、热毒、痰毒互结，毒邪可破败形体，损伤脑络，包括浮络、孙络与缠络。他认为中风急性期所产生的病理性产物，不仅参与了脑神经元损伤链的病理过程，而且是中风病病情险恶、难以治愈的关键，并提出以“毒邪”与“络病”作为深入研究的切入点，这为进一步提高脑血管病临床疗效提供了突破口[13，14]。

吴以岭院士运用络病学说指导心脑血管病治疗研究，研制出治疗心脑血管病的中药通心络胶囊、抗心律失常的参松养心胶囊、治疗慢性心衰的芪苈强心胶囊，形成以络病学说为指导的心脑血管病治疗系列药物。循证医学研究证实通心络胶囊、参松养心胶囊、芪苈强心胶囊在解决心血管界难题方面取得重大进展：①通心络胶囊治疗急性心梗 PCI 术后无再流 219 例循证研究证实，该药可改善心肌血流灌注、缩小心肌梗死面积、改善心功能[16]，在西医国际标准化治疗基础上可提高临床疗效 20%；②参松养心胶囊治疗室性早搏伴心功能不全 465 例循证研究证实[17]，该药可明显减少室性早搏，改善心功能；③参松养心胶囊治疗窦性心动过缓伴室性早搏 333 例循证研究证实[18]，该药可减少室性早搏、提高心室率、改善临床症状，填补了快慢兼治、整合调律药物治疗空白；④芪苈强心胶囊治疗慢性心力衰竭 512 例循证研究证实[19]，该药可显著降低 NT-proBNP 水平、降低明尼苏达生活质量评分、改善心功能、提高左室射血分数、增加心衰患者 6 分钟步行距离、减少复合终点事件发生率，在西医国际标准化治疗基础上可提高临床疗效 16%；

⑤由张运院士团队领衔、全国共35家研究中心参与的通心络胶囊干预颈动脉斑块的前瞻性、随机、双盲、安慰剂对照、多中心临床研究（CAPITAL 研究）成果发表在《自然》（*Nature*）子刊《科学报告》（*Scientific Reports*）上，这一大规模研究共纳入1212例亚临床颈动脉粥样硬化患者，结果证明通心络胶囊能够延缓颈动脉内膜中层厚度（IMT）、斑块面积和血管重构指数的进展（IMT 逆转率高于对照组18.5%），减少动脉粥样硬化患者主要心血管事件发作时间，同时安全性良好[20]；⑥由吴以岭院士带领的全国9个高校及科研单位共同完成的“中医脉络学说构建及其指导微血管病变防治”项目，荣获了2019年度生命科学领域唯一一项国家科技进步一等奖，成为该领域内学术研究的焦点和热点。

国医大师朱良春提出“久病多虚，久病多瘀，久病入络，久必及肾”“怪病多由痰作祟，顽疾必兼痰和瘀”的病机观点；临床采用扶正、培本、涤痰、化瘀、蠲痹、通络等法，治疗疑难重症，尤其立益肾壮督、蠲痹通络法，创制益肾蠲痹丸治疗风湿病，明显提高疗效。他对虫类药溯其源、明其理、归其类、广其用，可谓当代虫类药临证实践之大家。他在虫类药方面的主要成就有四个：一是概括总结了虫类药攻坚破积、活血祛瘀、息风定惊、宣风泻热、搜风解毒、行气和血、壮阳益肾、消痈散肿、收敛生肌、补益培本十大功效。二是总结自己应用虫类药经验：治疗周围性面神经炎（面瘫）常用僵蚕、全蝎、蜈蚣；治疗乳腺小叶增生常用蜂房、僵蚕；治疗偏头痛常用全蝎、地龙；治疗脑梗死或高血压常用地龙、水蛭；治疗胃痛常用九香虫，常与绿萼梅、白及配伍；治疗子宫肌瘤常用土鳖虫、水蛭；治疗过敏性疾病常用蝉蜕、蛇蜕；治疗不孕不育、遗精尿频常用海马、蜂房、桑螵蛸；治疗外阴白斑洗剂常用蜂房。三是提出虫类药使用禁忌事项：①虫类药含有较多的动物异体蛋白，过敏体质者忌用或慎用。②虫类药药性多为辛平或甘温，但息风搜风之药，其性多燥，宜配伍养血滋阴之品，如生地黄或石斛；攻坚破积之药多为咸寒，应伍以辛温养血之品，如当归、桂枝等，才能制其偏而增强疗效。③虫类药应尽可能制成丸、散、片剂使用，如此既节省药材，又可提高疗效。四是虫类药应用对后学启迪：20世纪60年代，其立扶正化瘀法，创制“复肝丸”，用红参、紫河车配穿山甲、鸡内金、土鳖虫、三七等，对中医药抗肝纤维化思路和方药深有启迪；其连载的《虫类药的临床应用》文章，提出治胸痹心痛，用水蛭配全蝎、蝉蜕、土鳖虫等虫类药，收到常规药难以达到的效果，对以虫类药通络为主治疗冠心病心绞痛深有启迪[21, 22]。

随着城镇化、工业化、人口老龄化进程加快和行为危险因素流行，慢病发病率及病死率不断增加，严重威胁人民健康。2019年我国因慢病导致的死亡占总死亡人数的88.5%，其中因心脑血管病、癌症、慢性呼吸系统疾病死亡所占比例为80.7%，防控慢病仍面临着巨大的挑战。络病理论是中医理论体系的重要组成部分，在指导心脑血管疾病（冠心病心绞痛、急性心梗 PCI 术后无再流、心律失常、慢性心衰、脑梗死等）防治方面取得了令人瞩目的成绩。目前络病学说在临床广泛应用，在指导糖尿病及其并发症防治[23，24]、慢性肾病[25-27]、肝纤维化[28，29]、肺纤维化[30，31]、类风湿关节炎[20，21]等难治疾病防治方面均具有一定的科学价值，可明显提高临床疗效。如高彦彬教授在 20 世纪 90 年代将络病理论引入糖尿病及其慢性并发症防治，提出气阴两虚、络脉瘀阻是糖尿病慢性并发症的共性病理基础，益气养阴化瘀通络是防治糖尿病慢性并发症的基本大法[23，32]。循证医学研究证实：①化痰通络法配合一般生活方式干预 510 例糖尿病前期患者，可降低糖尿病相对风险 50%[33]；②补肾通络的糖肾宁治疗糖尿病肾病疗效明显优于西药 ACEI 对照组[34]；③益气通络的糖络宁治疗糖尿病周围神经病变疗效明显优于西药甲钴胺对照组[35]。

（高彦彬　赵慧玲）

参考文献

[1] 邱幸凡.《内经》络脉理论初探[M]. 辽宁中医杂志，1981（2）：5-7.

[2] 邱幸凡 . 络脉理论与临床 [M]. 陕西科学技术，1991.

[3] 吴以岭 . 络病理论体系构建及其学科价值 [J]. 前沿科学，2007（2）：40–46.

[4] 吴以岭 . 络病学 [M]. 北京：中国科学技术出版社，2014.

[5] 吴以岭 . 脉络论 [M]. 北京：中国科学技术出版社，2010.

[6] 周水平，仝小林，贺小芬 .《金匮要略》络病学术思想探析 [J]. 中国医药学报，2003，18（7）：397–400.

[7] 程革 .《金匮要略》络病理论探讨 [J]. 中医药学刊，2004，22（12）：2308–2309.

[8] 黎梓旺，马宝兰，刘中勇，等 .《金匮要略》治络方剂浅探 [J]. 江西中医学院学报，2011，23（5）：18–19.

[9] 史常永 . 络病论发范 [J]. 中国医药学报，1992，7（4）：3–10.

[10] 刘翀羽，年莉 . 叶天士络病理论研究 [J]. 天津中医药大学学报，2009，28（3）：116–119.

[11] 吴以岭 . 络病学 [M]. 北京：中国中医药出版社，2017.

[12] 雷燕 . 络病理论探微 [J]. 北京中医药大学学报，1998，21（2）：18–23.

[13] 王永炎 . 关于提高脑血管疾病疗效难点的思考 [J]. 中国中西医结合杂志，1997，17（2）：195–196.

[14] 李澎涛，王永炎，黄启福．“毒损脑络”病机假说的形成及其理论与实践意义 [J]. 北京中医药大学学报，2001，24（1）：1–6.

[15] 吴以岭．气络论 [M]. 北京：中国科学技术出版社，2018.

[16] LI X D, YANG Y J, GENG Y J, et al. Tongxinluo reduces myocardial no-reflow and ischemia-reperfusion injury by stimulating the phosphorylation of eNOS via the PKA pathway[J]. Am J Physiol Heart Circ Physiol, 2010, 299 (4): H1255-61.

[17] WANG X, HU D, DANG S, et al. Efficacy and safety of Shensong Yangxin capsules for frequent VPCs in congestive heart failure study group. Effects of Traditional Chinese Medicine Shensong Yangxin Capsules on Heart Rhythm and Function in Congestive Heart Failure Patients with Frequent Ventricular Premature Complexes: A Randomized, Double-blind, Multicenter Clinical Trial[J]. Chin Med J (Engl), 2017, 130 (14): 1639-1647.

[18] ZHANG F, ZOU J, YU H, et al. Acute efficacy of a traditional Chinese medicine for treatment of frequent premature ventricular contractions in patients with concomitant sinus bradycardia: results from a double-blind, placebo-controlled, multicentre, randomized clinical trial[J]. Evid Based Complement Alternat Med, 2019, 2019: 3917282.

[19] LI X, ZHANG J, HUANG J, et al. Efficacy and safety of Qili Qiangxin capsules for chronic heart failure study group: a multicenter, randomized, double-blind, parallel-group, placebo-controlled study of the effects of Qili Qiangxin capsules in patients with chronic heart failure[J]. J Am Coll Cardiol, 2013, 62 (12): 1065-1072.

[20] ZHANG, M, LIU, Y, XU, M, et al. Carotid artery plaque intervention with Tongxinluo capsule (CAPITAL): a multicenter randomized double-blind parallel-group placebo-controlled study[J]. Scientific reports, 2019, 9 (1), 4545.

[21] 朱良春．虫类药的应用 [M]. 2 版，北京：人民卫生出版社，2011.

[22] 朱步先．朱良春用药经验集 [M]. 长沙：湖南科技出版社，2007.

[23] 高彦彬，赵慧玲．从络病学说论治糖尿病慢性并发症 [J]. 世界中医药，2007，2（6）：357–359.

[24] 仝小林．糖络病学 [M]. 北京：中国中医药出版社，2020.

[25] 邵国强，周彩琴，叶景华．络病理论在肾病中的应用 [J]. 2007（5）：23–24.

[26] 孟元，高彦彬，王雨，等 . 高彦彬教授从络病论治 IgA 肾病经验拾萃 [J]. 世界中医药，2020，15（4）：2164–2168.

[27] 孟元，高彦彬，王雨，等 . 高彦彬从络病论治肥胖相关性肾小球病经验撷英 [J]. 上海中医药杂志，2020，54（11）：19–25.

[28] 刘绍能 . 从络脉理论探讨肝纤维化的证治规律 [J]. 中国中医药信息杂志，2003，（7）：3–4.

[29] 赫伟丽，徐光福 . 益气解毒通络方逆转肝纤维化的临床研究 [D]. 北京：北京中医药大学 .

[30] 陈金亮，王殿华，张志慧 . 络病理论与肺纤维化关系探析 [J]. 中医药学刊，2004，23（3）：18–21.

[31] 吴银根 . 络病理论指导肺纤维化中医证治探析 [J]. 中医药学刊，2005，23（1）：14–19.

[32] 高彦彬 . 中国糖尿病防治特色 [M]. 哈尔滨：黑龙江科学技术出版社，1995.

[33] GAO Y, ZHOU H, ZHAO H, et al. Clinical research of traditional Chinese medical intervention on impaired glucose tolerance[J]. Am J Chin Med, 2013, 41 (1): 21-31.

[34] 高彦彬，周晖，关崧，等 . 糖肾宁颗粒治疗糖尿病肾病多中心随机双盲对照临床试验 [J]. 中华中医药杂志，2017，33（11）：1673–1677.

[35] 高彦彬，周晖，张涛静，等 . 糖络宁治疗糖尿病周围神经病变临床观察 [J]. 中华中医药杂志，2013，28（6）：1673–1677.

下篇

《金匮要略》医案

第一章 痉湿暍病脉证治第二

1. 栝楼桂枝汤

○ 医案一

丁某，男，半岁。症状：1931 年初夏，身热，口渴，目斜，颈强，角弓反张，手足搐搦，指尖发冷，指纹浮紫，舌苔薄黄。诊断：伤湿兼风，袭入太阳卫分，表虚液竭，筋脉失荣。疗法：拟用调阴阳，滋养营液法，以栝楼桂枝汤主之。栝楼根 6g，桂枝 3g，白芍 3g，甘草 2.4g，生姜 2 片，红枣 2 枚，水煎服。三剂各证减轻。(《蒲园医案》)

按语：《金匮要略·痉湿暍病脉证治第二》云“太阳病，其证备，身体强，几几然，脉反沉迟，此为痉，栝楼桂枝汤主之”。此例为柔痉，患儿因感受暑湿兼风邪袭表，以致表虚而伤津劫液，不能濡养筋脉，进而出现颈强、角弓反张、手足搐搦等表现。栝楼桂枝汤为治疗柔痉的代表方剂，以桂枝汤调和营卫以解表，另加栝楼根清热生津以滋养筋脉止痉。

○ 医案二

陈某，男，56 岁。患病为肌肉萎缩。反映在后背及项下之肌肉，明显塌陷不充。尤为怪者，汗出口渴，肩背作痛，两臂与手只能紧贴两胁，不能张开，亦不能抬举，如果强行手臂内外活动，则筋骨疼痛难忍。切其脉弦细，视其舌质红，舌苔薄。刘老辨脉细、舌红、口渴为阴伤津少之象；肩背作痛、肌肉萎缩、筋脉拘急不能伸开，则为太阳经脉感受风邪，日久不解，风阳化热，伤及阴血所致。《金匮》云：“太阳病，其证备，身体强，几几然，脉反沉迟，此为痉，栝楼桂枝汤主之。”桂枝 15g，白芍 15g，生姜 10g，炙甘草 10g，大枣 12g，栝楼根 30g。连服十余剂，诸症皆愈。肩背肌肉充盈。病家惊讶以

为神。(《刘渡舟医案》)

按语：本方栝楼根重用至30g，取其润燥解渴，大滋肺胃之阴，一制桂枝之温，一治津液之失。仲景治口渴，惯用栝楼根而不用他药，以栝楼根甘酸而润，化阴生津止渴，则为其所专也。

2. 葛根汤

○ 医案一

赵某某，男，32岁。2011年6月3日初诊。2年前因颈腰部疼痛加重，僵硬，不可转侧，经地区医院确诊为强直性脊柱炎，颈腰部僵硬疼痛逐日加重，不可转侧，腰背无汗，舌质淡、苔薄，脉弦。中医属痹证。证属肾气亏虚，风寒湿邪侵袭关节。治宜温经散寒，解肌除湿，补肾强筋。方用葛根汤加减。药用葛根30g，麻黄10g，桂枝10g，白芍15g，黄芪30g，狗脊15g，牛膝15g，川芎15g，地龙15g，乳香、没药各3g，甘草6g，生姜10g，大枣7枚。7剂，水煎服，每天1剂。二诊：自觉疼痛减轻，颈腰活动较前灵活，上方去乳香、没药，加细辛3g，僵蚕10g，鸡血藤30g。14剂。三诊：自觉颈腰痛大减，腰以上有汗，且汗后倍觉轻松，脊柱功能活动范围大增，上方去地龙，加淡附片9g。14剂。(全国名老中医药专家范永升教授传承工作室)

按语：《伤寒论·辨太阳病脉证并治中第六》云“太阳病，项背强几几，无汗，恶风者，葛根汤医案主之”,《金匮要略·痉湿暍病脉证治第二》载“太阳病，无汗而小便反少，气上冲胸，口噤不得语，欲作刚痉，葛根汤主之”，都比较详细地描述了本方用于治疗因风寒之邪侵袭，脉络痹阻所致之项背僵硬、无汗等的病理表现。此虽言太阳病，但脊柱僵硬疼痛、无汗等病情表现与本案相似。活用经方，疗效显著。

○ 医案二

王某，女，57岁。2011年4月26日初诊。患者痉挛性斜颈2年余。刻诊：颈部左倾、上仰，不能平抬右转等自主运动，伴有疼痛，遇凉发硬发紧，肩背沉痛，遇凉加重，四肢麻且下肢无力，头晕头痛，纳可，寐可，二便调，舌苔厚，舌底瘀紫，脉弱尺部尤甚。西医诊断：痉挛性斜颈。中医诊断：痉证，证属邪缠经络，肾气亏虚。治宜祛风散寒除湿，补益肾气。予葛根汤加减。药物组成：葛根60g，生麻黄15g，桂枝30g，白芍药45g，炙甘草15g，鸡血藤30g，首乌藤30g，松节30g，炒杜仲30g，桑寄生30g，独活30g，羌活15g，姜黄15g，黄芪45g，川乌头30g(先煎2小时)，生姜5大片。日1剂，水煎2次取汁300mL，分早、晚2次服。服14剂。并嘱药后服热粥，覆被令微微发汗。2011年5月10日二诊，患者颈部疼痛减轻，四肢麻亦缓解，腿较前有劲，改川乌头为60g。继服2个月后，斜颈已基本恢复正常，颈肩已不疼痛，其余诸症亦明显改善，电话随访。6个月未再发作。(《仝小林辨治斜颈验案2则》,《河北中医》2013年第5期)

按语：《金匮要略·痉湿暍病脉证治第二》指出“太阳病，发热无汗，反恶寒者，名曰刚痉”“太阳病，无汗而小便反少，气上冲胸，口噤不得语，欲作刚痉，葛根汤主之”“太阳病，发热汗出，而不恶寒，名曰柔痉”。本案患者症状特点可归属于张仲景所言之刚痉，因颈部遇凉发硬发紧，肩背沉痛遇凉加重，其病机特点乃风寒外束肌表，经气不利。头晕头痛乃经气不利，清阳不升引起，四肢麻亦乃因颈部压迫、气血运行不周所致，再结合舌脉及下肢乏力可知患者兼有肾虚夹湿，故总的病机为肾气亏虚，风寒湿外束。治疗上以刚痉主方葛根汤为基础，配以鸡血藤、首乌藤活血通经；炒杜仲、桑寄生补肾；独活、羌活、姜黄、黄芪祛风除湿，通经益气。川乌头既温肾又能止颈肩背痛，二诊时加大川乌头的剂量以加强止痛之功。服用方法仿桂枝汤的服法，有利于筋脉舒展。

○ 医案三

李某，男，38岁。患顽固性偏头痛2年，久治不愈。主诉：右侧头痛，常连及前额及眉棱骨。伴无汗恶寒，鼻流清涕，心烦，面赤，头目眩晕，睡眠不佳。诊察之时，见病人颈项转动不利，苔白，脉浮略数。遂辨为寒邪客于太阳经脉，经气不利之候。治当发汗祛邪，通太阳之气，为疏葛根汤。麻黄4g，葛根18g，桂枝12g，白芍12g，炙甘草6g，生姜12g，大枣12枚。麻黄、葛根两药先煮，去上沫，服药后覆取微汗，避风寒。3剂药后，脊背有热感，继而全身汗出，头痛、项急随之而减。原方再服，至15剂，头痛、项急诸症皆愈。(《刘渡舟医案》)

按语：柯韵伯《伤寒附翼》云“此开表逐邪之轻剂也”“葛根味甘气凉，能起阴气而生津液，滋筋脉而舒其牵引，故以为君。麻黄、生姜，能开玄府腠理之闭塞，祛风而出汗，故以为臣。寒热俱轻，故少佐桂、芍，同甘、枣以和里”。该患者右侧头痛，连及前额及眉棱骨，伴无汗，恶寒，鼻流清涕，心烦，面赤，头目眩晕，颈项转动不利，苔白，脉浮略数。刘渡舟教授辨为寒邪客于太阳经脉，经气不利之候。治以葛根汤，发汗祛邪，通太阳之气，头痛、项急诸症皆愈。

3. 大承气汤

○ 医案一

海辛村潘女，八九岁，发热面赤，角弓反张，谵语，以为鬼物。符卜无验，乃召予诊，见以渔网蒙头，白刃拍桌，而患童无惧容。予曰：此痉病也。非魅！切勿以此相恐，否则重添惊疾矣。投以大承气汤，一服，即下两三次，病遂霍然。(《黎庇留医案》)

按语：阳明实热，病邪入里，热邪耗灼阴津，阳明经脉失养，致阳明痉病。因痉病变化迅速，病势危急，治应当机立断，故此处以大承气汤釜底抽薪，泄其实热，急下存阴。

○ 医案二

一破伤风患儿，发病后曾用祛风镇痉之玉真散治疗四日不效，邀余会诊，热不退，便不通，痉不止，舌燥苔黄，脉见数实，证属热结阳明，热极生风，法当下，即予大承气汤。大黄 15g（后下），芒硝 12g（冲），厚朴 24g，枳实 12g，越日再诊，证情未减。硝黄当显效，何迟迟未下？心疑不解！询知乃病家恐前方过峻，自行减半以进。由于病重药轻，服后便结如故。当此风热正盛，燥结如石，非借将军之力下之不为功。遂照方急煎叠进。药后四五个小时，肠中漉漉，先排出石硬色黑如鸡卵大粪块，随下秽物半便盆，如鼓之腹得平，再剂又畅行。三次，痉止身凉，病痊。继用养血舒肝剂调理巩固。(《承气可以治痉》,《新中医》1981 年第 6 期）

按语：破伤风通用方剂，用于早期，则有发汗解表，祛风定痉之功。然邪已入里，势必化火化燥，再滥用温燥，犹如火上添油，病情日重矣。患儿因风热内束，伤津耗液，燥结于里，津亏血少，经脉失养，加之肠道痉挛，更增排便困难，医者又每随病情发展而过用镇静药，遂致腹胀，便秘日甚，加剧内热之蕴积，导致倒果为因，因果互为影响。若腑气不通，邪无去路，旋即诱发患儿痉搐，故应先疏其通道，解其热结，急下存津，以通腑泄实。患者入院立即用大承气汤，以利为度，排空肠内积粪，排除内在刺激，腹胀自可缓解，从而达到排解毒素、减少抽搐之镇痉效果。临证所见凡患破伤风而大便通畅者，病情缓解较速。尤其舌质淡红转干绛，舌苔薄黄转焦黄，脉象浮数转洪大，而兼口臭、便秘等表现者，治以急下存津为主，配以凉血解毒，祛风镇痉，但须慎用辛温走窜之品，或稍兼寒凉以制之，既可减少抗毒素及镇静药的使用，又可提高疗效。

○ 医案三

靳某，男,8 岁。1960 年 4 月 5 日初诊。近 1 周来，每于后半夜咳嗽频作，咳有定时，多在五更时分，同时兼有气短，汗出，脐腹硬满拒按，大便干结，舌苔黄燥，脉弦滑而微数。诊为食滞肠胃，化火上冲于肺的大承气汤证。治宜通里攻下，釜底抽薪，兼以清理肺气。处方：枳实 3g，厚朴 3g，大黄 2.5g，元明粉 1.5g（冲服），陈皮 4.5g，柴胡 2.5g，杏仁 3g,1 剂，水煎服。嘱咐患者，服第一煎后，出现肚子拧痛，大便稀，日行 1 ～ 2 次，此为正常反应，应以流食调养。第二煎后，腑气大通，自觉上下通气，身轻气爽，次日五更及以后咳嗽再未发作。(《李翰卿医学全集》)

按语：本案患者系因饮食不节，食滞不化，脾胃失运，故脘腹胀满，脐腹拒按，食积既久，化热上冲于肺，肺失清降，以致咳嗽气短，大便干结，舌苔黄燥，脉滑而数，结合腹满、拒按等症，大承气汤证的“痞”“满”“燥”“实”“坚”特征兼而备之。故急用大承气汤通腑攻下，釜底抽薪，以治食积咳嗽之本，加陈皮理气化痰，杏仁止咳平喘，共成通腑泄热、清肺化痰止咳之效。

○ 医案四

患者某，男，以“双下肢无力 1 天”为主诉入院。症见：神志清，精神尚可，双下肢无力，行走拖地，头痛，恶心呕吐，颈项僵硬，无口干口苦，纳食可，睡眠多梦，大便秘结，小便可。舌暗红，苔黄厚腻，脉弦滑。查 CT 示：脑室系统出血。西医诊断：脑出血。中医诊断：中风，风痰阻络证。嘱绝对卧床休息，脱水降颅压、补充电解质及对症支持治疗，血肿未再发展，双下肢无力症状逐渐缓解，但头痛始终不减，连续几次查房皆言头痛之苦，遂留而细问，始知腹胀，大便 5 日未解。虽无腹痛拒按、痞、燥、坚之症，舌红有芒刺无苔，但结合患者症状及舌脉，考虑为痰热腑实证，给予加味大承气汤颗粒以通腑泄热。具体药物如下：枳实 10g，大黄 6g，芒硝 9g，厚朴 12g，胆南星 6g，水冲服，日 2 次。患者服用 2 次后，大便先硬后溏，头痛消失。(《大承气汤加减治疗脑病医案 3 则》,《中医临床研究》2020 年第 6 期)

按语：本案患者出血性中风，经脱水降颅压治疗，津液亏损更重，加重大便秘结之势。盖肠中既燥，胃居其上，声气互通，乃亦化热。中风病位虽在脑，但与脾胃关系密切，且出血性中风急性期来势凶险，结合患者症状及舌脉，使用通腑泄热最为适宜。服用加味大承气汤颗粒后，大便得排，腑气得通，陈腐去而肠胃洁，头痛愈。

○ 医案五

患者某，女，30 岁，以“失眠 1 年”为主诉就诊。难入睡，口干口苦，心烦欲吐，脾气急躁，头痛难忍，以前额为主，便干难解，在当地医院治疗多次，效差，现腹部胀满，触摸稍硬，口唇暗，舌质红暗，苔黄腻，脉弦滑有力。西医诊断：睡眠障碍。中医诊断：不寐，阳明里热兼有血瘀。以清里热、化瘀血为治则，方选大承气汤加减。具体药物如下：大黄 12g，枳实 15g，芒硝 9g（冲），厚朴 12g，茯苓 15g，牡丹皮 12g，桃仁 10g，赤芍 30g，7 剂，水煎服，日 2 次。二诊：病减五成，能睡 4 ～ 5 小时，大便每日 4

次，稀溏，但患者自感舒畅，大黄减为6g。三诊：症状大为好转，情绪改善，大黄改为3g，继续上方调整。（《大承气汤加减治疗脑病医案3则》，《中医临床研究》2020年第6期）

按语：《景岳全书·不寐》曰“其所以不安者，一由邪气上扰，二由营气之不足耳”。本案患者心烦欲吐，脾气急躁，头痛难忍，以前额为主，便干难解，腹部胀满，触摸稍硬，属阳明病。阳明腑气不通，气机壅遏，津液不能运化形成痰浊，日久化热，邪入阳明，胃络通心，邪热上扰心神，则发心烦不寐。选用大承气汤加减，通腑调气，泻热降浊；加用茯苓、丹皮宁心安神；桃仁、赤芍活血化瘀。

○ 医案六

患者某，女，9岁，以“发作性四肢抽搐5年为主诉”就诊。无既往史。患儿5年前无诱因出现四肢抽搐，双目上视，口吐涎沫，不伴意识丧失，无二便失禁，持续数秒钟缓解。现患儿不欲饮食，口中臭秽，腹部胀满，大便秘结，多日1行，小便色赤，喜汗出，舌质红，苔黄厚，脉数而有力。西医诊断：癫痫，肌阵挛发作。中医诊断：痫证，阳明腑实证。治疗当急下祛痰息风，方宜大承气汤加味，同时配合原抗癫痫用药。具体药物如下：大黄8g，芒硝4g（冲），厚朴8g，枳实6g，僵蚕10g，全蝎6g，钩藤10g（后下），胆南星8g，天竺黄8g，3剂，水煎服，日2次。二诊：服药后大便每日2～3次，臭秽，痫证未再发作。因该患儿舌红苔仍黄厚，仍用前方，无芒硝，减大黄为5g，继服1周，痫证遂止。为防癫痫复发，乃嘱其家长每周服前方1剂，其病乃愈。（《大承气汤加减治疗脑病医案3则》，《中医临床研究》2020年第6期）

按语：患儿不欲饮食，口中臭秽，腹部胀满，大便秘结，多日1行，小便色赤，喜汗出，舌质红，苔黄厚，脉数而有力，属热结便秘，阳明腑实证。里热炽盛，迫津外泄，则见汗出；热盛伤肝，筋脉失养，故见肢体抽搐。又《金匮要略》云“痉为病，胸满口噤，卧不着席，脚挛急，必齿，可与大承气汤”。大承气汤为峻下热结代表方，大黄泄热通便，荡涤胃肠，辅以芒硝咸寒软坚，润燥通便；热结便秘为有形实邪，气机阻滞，故佐以枳实、厚朴行气除满，助大黄、芒硝推荡之功；钩藤平肝降逆；胆南星、天竺黄清热化痰；僵蚕、全蝎熄风止痉。由于本方泻下峻猛，得效即止，不可过量。

○ 医案七

王某，女性，32岁，于2014年9月2日初诊。患者诉便下脓血伴腹痛，里急后重，发热恶寒2天，当地社区诊所诊为“痢疾”，予抗生素输液治疗，热势不减，遂来诊治。刻下：便下赤白脓血，痢下不爽，肛门灼热，腹痛胀满拒按，里急后重，身热口渴，小便短少，舌质红，苔黄厚稍燥，脉滑数。实验室检查：白细胞 $16.8 \times 10^9/L$。便常规：脓细胞（+++），隐血（+++）。西医诊断：急性细菌性痢疾。中医诊断：痢疾。治法：清热导滞。予大承气汤加味。处方如下：大黄 9g（后下），枳实 9g，厚朴 9g，芒硝 6g（烊化），神曲 9g，白芍 9g，木香 6g，黄连 6g，白头翁 20g，马齿苋 20g。每日 1 剂，水煎分 2 次温服。患者服 3 剂，痢止热退病愈。（《应用大承气汤治疗“下利”急症的体会》，《中国中医急症》2015 年第 4 期）

按语：该痢疾案，病机为实热积滞，证实宜通，且“脉滑数”。《伤寒论·辨阳明病脉证并治治法第八》第 256 条曰“阳明少阳合病，必下利……脉滑而数者，有宿食也，当下之，宜大承气汤”，《金匮要略·呕吐哕下利病脉证治第十七》第 39 条曰“下利脉反滑者，当有所去，下乃愈，宜大承气汤”，下利日久必伤气阴，脉当细弱，然反见滑脉，是实热宿食不消，邪气在内，实证之下利也。故遵仲景之法，以大承气汤清热导滞，腑通而痢止热退。

4. 麻黄加术汤

○ 医案一

患者某，男，64 岁，2014 年 5 月 3 日初诊。一年前开始出现双手四指关节肿痛、晨僵及手指末端麻木感，未经正规治疗，后又出现双膝及双踝关节疼痛，双上臂肌肉酸痛，平素怕风怕冷，纳食可，二便尚调，夜寐安，舌淡，苔薄白，脉细弦。检查：类风湿因子（RF）209U/mL，C 反应蛋白（CRP）18.13mg/L，红细胞沉降率（ESR）64mm/h。辨证属风寒湿痹，治拟祛风散寒，通络止痛。处以麻黄加术汤加减。麻黄 8g，桂枝 10g，白芍 20g，防风 10g，防己 10g，苍术 10g，白术 10g，生薏苡仁 20g，炒薏苡仁 20g，片姜黄 15g，川牛膝 10g，桑枝 10g，海风藤 15g，全蝎 3g，炙甘草 3g。21 剂。水煎服，日 1 剂，早晚分服。5 月 31 日复诊，服药后关节肿痛较前减轻，偶有晨僵，双膝、踝关节在下楼、下蹲时仍感不适，余情尚可，舌淡、苔薄，脉细弦。继以上方加减治疗月余，关节肿痛全除，晨僵不显，复查 RF 20U/mL，CRP 8mg/L，ESR $<$ 20mm/h，临床症状缓解。风寒湿型类风湿关节炎表现为肢体关节疼痛，局部肿胀，麻木重着，痛处游走不定，或局部畏寒冷痛，遇寒痛增，得热痛减，阴雨天疼痛加剧，晨起关节僵硬，活动不利，恶风畏寒，舌质黯淡，苔薄白或白腻，脉浮紧或沉紧或濡缓为主症，若关节变形，出现功能障碍，则兼夹痰、夹瘀。临床治疗多以麻黄、桂枝、附子等辛燥发散之品，疏风散寒，祛湿化痰，消瘀通络。由于此类药物其性多热而易伤阴，汪师在遣药配方时多参入白芍以滋养阴液，此时白芍的用量可稍大，常为 20 ～ 30g，既可防麻桂辛散太过，又可牵制

风燥之药伤阴，可取燥而不伤，滋而不腻之效。(《汪悦运用白芍治疗类风湿关节炎经验》，《山东中医杂志》2016 年第 4 期）

按语：《金匮要略·痉湿暍病脉证治第二》“湿家身烦疼，可与麻黄加术汤发其汗为宜，慎不可以火攻之”，此为湿家病之寒湿在表，风寒湿杂以湿邪偏胜的痹证。《张氏医通》载“用麻黄汤开发肌表，不得白术健运脾气，则湿热虽以汗泄，而水谷之气依然复为痰湿，流薄中外矣。然术必生用，若经炒焙，但有健脾之能而无祛湿之力矣”。麻黄加术汤中麻黄汤为风寒表实而设，用之于湿病，治疗表实湿病。麻黄与白术相伍，麻黄得术，则虽发汗而不至过汗；术得麻黄，并能行表里之湿，解表微微出汗，正不伤而病除。配以全蝎、桑枝、海风藤、防风、防己、姜黄通经络祛风湿，加苍术、薏苡仁燥湿健脾，白芍滋养阴液，既可防麻桂辛散太过，又可制风燥之药伤阴。

○ 医案二

张某，女，43 岁，患者周身关节呈游走性疼痛近 1 年，逐渐加重，近日来因天气寒冷，病情加重。症见：关节疼痛部位不定，恶风怕冷，手足欠温，皮肤枯槁，不易汗出，舌质嫩红，苔白，脉细缓，治以发汗祛风，散寒利湿。方用麻黄加术汤：麻黄、桂枝、杏仁各 10g，羌活、独活各 12g，白术 15g，甘草 6g。服药 7 剂，周身关节疼痛大减，自觉手足温暖，手足心汗出，经用此方 2 月余，关节疼痛消失。(《经方治疗痹证四则》，《江西中医药》2002 年第 5 期）

按语：本证患者周身游走性疼痛 1 年余，可知属于风痹范畴。由风寒湿邪侵袭阻遏肌肉关节，营卫运行不畅所致。且近日天气寒冷，外寒引动内湿，寒湿相搏，疼痛加重。由于患者病久，恐有伤正之势，在治疗上应以散寒除湿为主，并辅以培补正气，选方麻黄加术汤加减。《成方便读》云“方中用麻黄汤祛风以发表，即以白术除湿而固里，且麻黄汤内有白术，则虽发汗而不至多汗，而术得麻黄并可以行表里之湿，即两味足以治病。况又有桂枝和营达卫，助麻黄以发表；杏仁疏肺降气，导白术以宣中；更加甘草协和表里，使行者行，守者守，并行不悖”。麻黄发表；杏仁利气；白术苦以燥脾土之湿，甘以益脾助正气；加羌、独二活，分走上下祛寒除湿止痛。全方既能祛在表之寒湿，又能补扶正气，攻中有缓，疗效显著。

5. 麻黄杏仁薏苡甘草汤

○ 医案一

农人汤某，年四十。夙患风湿关节病，每届严冬辄发，今冬重伤风寒，复发尤剧。症见发热恶寒，无汗咳嗽，下肢沉重疼痛，腓肌不时抽掣，日晡增剧，卧床不能起，舌苔白厚而燥，经所谓“风寒湿杂至合而为痹”之证。但自病情观察，则以风湿之成分居多，且内郁既久，渐有化热趋向，而不应以严冬视为寒重也。法当解表宣肺，清热利湿，舒筋活络，以遏止转化之势。窃思《金匮》之麻黄加术汤，原为寒湿表实证而设，意在辛燥发散，颇与本证风湿而兼热者不合。不若用麻黄杏仁薏苡甘草汤为对证，再加苍术、黄柏、忍冬藤、木通以清热燥湿疏络则比较清和，且效力大而更全面矣。上方服三帖，汗出热清痛减。再于原方去麻黄加牛膝、丹参、络石藤之属，并加重其剂量，专力祛湿通络。日服二帖，三日痛全止，能起床行动，食增神旺。继进行血益气药，一月遂得平复。(《治验回忆录》)

按语：观此案可见运用古方如能化裁得法，更可增强疗效。此例乃风湿并重，郁久化热之痹证。初方为麻杏薏甘汤合二妙散加忍冬藤、木通，考之古书谓一味木通汤治痛痹有效。次方去麻黄之走表，加入通络活血去瘀之牛膝、丹参、络石藤，以病久势将由气及血也。

○ 医案二

白某，男,45岁。初诊日期:1967年9月3日。腰膝酸疼，右臂酸胀，背拘急一年多，经检查为“胸腰椎骨质增生”，中西药治疗未见明显疗效。近一月来身热身重，午后加重，双下肢轻度浮肿。舌苔白腻，脉弦滑细。此辨为麻杏薏甘汤方证，方药用麻黄三钱，杏仁二钱，薏苡仁六钱，炙甘草二钱。上药服三剂，身热身重减轻，又服三剂，身热已，腰膝酸疼减。(《胡希恕医案》)

按语：仲景曰“病者一身尽疼，发热，日晡所剧者，名风湿。此病伤于汗出当风，或久伤取冷所致也。可与麻黄杏仁薏苡甘草汤”，此方较适宜于伤风或伤寒所致的在表之证。此乃系风湿并重，阻滞经络，气血运行不利，卫阳不充，失于防御，风湿之邪乘虚而入，郁而化热，故见身热身重，午后加重。

○ 医案三

熊某，女，58岁。右肩臂疼痛年余，不能举高梳头，近日痛更甚。夜不能寐，肢麻，循手太阴肺经麻木感，面色微黄，舌质淡红、苔薄白，脉浮弦。前医曾用当归四逆汤及舒筋饮等方治疗无效。辨证属风湿痹阻经络，方用麻黄杏仁薏苡仁甘草汤加味治疗：麻黄10g（先煎），薏苡仁30g，杏仁10g，炙甘草5g，桃仁10g。上方服2剂后痛减。共服10剂，痛全止，能随意抬举，活动仅轻度受限乃停药。(《麻黄杏仁薏苡甘草汤

活用举隅》,《上海中医药杂志》1990 年第 3 期)

按语：此方是仲景用治风湿身疼、日晡发热之风湿热痹方。肩凝之证，多属肩周炎(慢性闭塞性滑囊炎)，临床所见风湿滞留于手太阴、手阳明、手太阳经者多。方中麻黄善解上部肌表之邪闭，薏苡仁利经脉之湿留，杏仁宣肺助麻黄。药性平和，风湿可去，郁热自除。

○ 医案四

王某，女，35 岁。2010 年 7 月 15 日初诊。主诉：双下肢及胸背部、面部反复起皮疹 3 年，加重 7 天来诊。患者自诉于 3 年前双下肢起水疱、渗液，皮色不红，期间经西医及中医治疗均未能根除，时轻时重，迁延难愈，7 天前因食火锅后明显加重，二便正常。查见：双下肢及左胸部近腋窝处、背部、面部散在分布大小不等肥厚浸润性斑块，色素沉着，表面轻度糜烂渗出，部分皮损结痂脱屑，可见抓痕血痂。舌质淡红，苔白微腻，脉弦滑。西医诊断：慢性湿疹。中医诊断：浸淫疮。乃风、湿、热邪郁结肌腠，津凝血瘀所致。治以开腠达卫，利湿散瘀，祛风止痒。方用麻黄杏仁薏苡甘草汤合凉血散瘀汤加减，药用：生麻黄 10g，杏仁 10g，薏苡仁 30g，生甘草 5g，牡丹皮 10g，赤芍 15g，生地黄 20g，紫草 15g，刺蒺藜 30g，制首乌 30g，乌蛇肉 30g(研粉冲服)，苍术 10g，白鲜皮 30g，当归 20g，焦山楂、焦神曲各 10g。4 剂，水煎服，每天 3 次，嘱忌食辛辣、油腻之品，药后于 7 月 24 日来复诊，诉症状减轻，随证加减，共服 12 剂，诸症消失。(《叶品良教授治疗湿疹的特色经验》,《辽宁中医药大学学报》2011 年第 8 期)

按语：以麻黄杏仁薏苡甘草汤合凉血散瘀汤为基本方。热重于湿者加连翘，赤小豆；湿重于热者加苍术；其中皮损明显者加土茯苓、白鲜皮、白芷、松节；热重伴口渴者加芦根、青蒿、黄芩；月经不调，皮损色暗红者合桃红四物汤；湿重，舌苔滑腻者加车前子、泽泻；食积、便秘、舌苔厚腻者加莱菔子。

6. 防己黄芪汤

○ 医案一

沈某某，男，26 岁，2011 年 3 月 21 日来诊，四肢多发性关节肿痛 1 年半，晨僵感明显，曾服用炎痛喜康、布洛芬、昆明山海棠等药效果欠佳。化验 ESR 76mm/h，RF(+)，双手指间关节及腕关节呈梭形肿胀、压痛，活动受限，舌质淡红、苔白腻，脉细滑。诊断为类风湿关节炎。中医属历节，辨证属风湿兼气虚，拟益卫固表，除湿蠲痹。防己黄芪汤加味，黄芪 30g，防己 20g，白术 10g，甘草 6g，络石藤 20g，羌活 10g，秦艽 10g，徐长卿 20g，僵蚕 9g，生姜 3 片，大枣 3 枚。14 剂。2011 年 3 月 28 日二诊。肿痛减轻，舌质淡、苔白腻，脉细，湿邪难以速去，拟加大除湿之力，兼以通络。14 剂。2011 年 4 月 6 日三诊。药后诸症消失，功能恢复，予以调理。（全国名老中医药专家范永升教授传承工作室）

按语：中医认为本病内因肝脾肾亏虚，卫外不固，外因风寒湿热乘虚外袭，以致气血痹阻而发病。气虚、血瘀、湿阻为贯穿本病始终的三个重要病理因素。类风湿关节炎临床常见有风寒湿阻型、风湿热郁型、痰瘀互结型和久痹体虚型等证型，本病属于邪实正虚，发作时以邪实为主。当根据偏重予祛风、散寒、除湿、清热、活血、化痰；缓解时以正虚为主，多从脾、肝、肾论治；虚实夹杂者，须攻补兼施。总以辨证论治为要。

○ 医案二

患者某，女，48 岁。四肢关节反复对称性肿痛 10 余年，1 个月前受凉后症状加重。症见：患者双手近端指间关节、双腕肿胀疼痛，活动困难，双肘、双膝、双踝关节冷痛，遇寒加重，得温稍减，恶风畏寒，舌苔白腻，脉沉紧。中医诊断：痹证（尪痹，风寒湿痹证）。方选防己黄芪汤加味。药用：防己 15g，黄芪 30g，白术 15g，桂枝 20g，茯苓 15g，细辛 6g，羌活 15g，独活 15g，秦艽 15g，怀牛膝 15g，川芎 15g，海桐皮 10g，海风藤 10g，大枣 10g，甘草 10g，生姜 3 片。7 剂，水煎服，每日 3 次。2 周后患者复诊，诉四肢关节肿胀疼痛明显减轻，活动改善，嘱患者注意保暖，适当功能锻炼，继续规律服药治疗。（《吴洋教授运用防己黄芪汤治疗风湿病验案举隅》，《风湿病与关节炎》2014 年第 3 期）

按语：患者病程长久，久病必虚，风寒湿邪乘虚侵袭筋脉关节而致肌肉骨节疼痛。恶风寒者，表虚也；得温稍减，遇寒加重，皆虚寒之象；寒湿痹着，可见肢节肿痛，苔白腻，脉沉紧。本证寒湿之象明显且兼有表虚，治疗宜益气除湿，散寒止痛，以防己黄芪汤方加减。方中重用防己祛湿下行；黄芪实表固卫；白术入脾胃二经，健脾燥湿且壮肌肉，以实侵袭之径；姜、草、枣合用调和营卫；桂枝温通经脉，散寒止痛；细辛味辛气温，能散水气以祛内寒，与桂同伍，祛寒之力更著；茯苓利湿健脾，使湿从下而走；怀牛膝、海桐皮、海风藤、秦艽祛风湿，舒筋络；羌活、独活除全身上下之湿。诸药合用，标本兼顾，内外同治，寒去湿除，正气恢复，各症告愈。

○ 医案三

周某某，25 岁。病起于 1947 年，自觉下肢无力酸楚，坐久即感麻木，后逐渐加重，起立行动均感困难，现只能勉强以足跟着地行走数米。屡经中西医治疗，未见好转，哈尔滨某院骨科诊断为急性进行性肌营养不良症，平素饮食尚可，二便正常。舌质淡、苔白，脉沉滑。辨证立法：气虚则麻，血虚则木，脾湿下注，寒凝不通，经云“湿气胜者为着痹”，治宜调补气血，健脾燥湿之法。处方：炙黄芪24g，汉防己10g，白术10g，炙甘草6g，薏苡仁12g，宣木瓜10g，杭白芍10g，云茯苓10g，豨莶草15g，川桂枝10g，酒当归6g，紫河车10g，桑寄生24g，功劳叶12g，虎骨胶6g(另烊兑服)。二诊：前方服二剂，甚平和，有小效，病已深久，非二剂可痊。原方加党参10g，服三剂。三诊：药服三剂，两腿自觉有力，痛麻减轻，初见功效，仍遵前法图治。处方：杭白芍10g，炒白术10g，炒桑枝15g，川桂枝6g，酒当归10g，炙黄芪24g，海桐皮12g，米党参10g，云茯苓10g，汉防己10g，桑寄生15g，虎骨胶6g(另服)，豨莶草12g，紫河车10g，炙草节3g，黑豆衣12g(另用热黄酒淋三次)。四诊：前方服四剂，已能连续行走四百余米，予常方回家休养。处方：杭白芍10g，川桂枝10g，炙黄芪24g，汉防己10g，云茯苓10g，炒白术6g，海桐皮12g，酒当归10g，川杜仲10g，川续断10g，桑寄生15g，炒桑枝15g，豨莶草12g，紫河车10g，炙草节10g，虎骨胶6g(另烊兑服)。(《施今墨临床经验集》)

按语：患者舌质淡、苔白，脉沉滑，双下肢麻木无力，当责之脾失运化，湿气下注。脾虚日久，后天乏源，主四肢肌肉之功日削则成痿。本案着痹为主，夹杂寒邪，日久而尚未化热。法当调补气血，健脾燥湿为主，兼外散风寒之邪，故始终以《金匮要略》防己黄芪汤为主方。防己祛风除湿；生黄芪达表，温分肉，实腠理；白术健脾燥湿，与黄芪并能益气固表；甘草甘平，补土以制水为佐；并予以薏苡仁、茯苓利水胜湿，当归、白芍和血以止痛，桂枝通阳，豨莶草、功劳叶、木瓜、桑寄生祛风湿、通经络，紫河车、虎骨胶滋养强壮筋骨。该患者病久深入，非一日之功，后续以防己茯苓汤为主方加减调治。

7. 桂枝附子汤

○ 医案一

杨某某，女，60岁，农民。既往有风湿痛史。1974年8月初，身觉不适畏寒，头昏，身痛。某日正弯腰时，忽感腰部剧烈疼痛，不能伸直，头上直冒冷汗，遂倒床不起。邀范老诊治，按太阳证风湿论治，十余日痊愈。诊治：腰痛如割，不能转侧，身觉阵阵畏寒发热，手脚麻木。面色青暗，唇乌，舌质微红、苔白滑腻，触双手背微凉，脉浮虚。此为太阳证，风湿相搏，卫阳已虚。法宜温经散寒，祛风除湿。以桂枝附子汤主之。处方：桂枝15g，附片60g(久煎，一个半小时)，甘草10g，枣30g。上方连服4剂后，诸证悉减。再服4剂，基本痊愈，从此行走、劳动如常。1979年6月追访，患者谈及五年前病愈以后，未再复发。(《范中林六经辨证医案》)

按语：《金匮要略·痉湿暍病脉证治第二》指出"伤寒八九日，风湿相搏，身体疼烦，不能自转侧，不呕不渴，脉浮虚而涩者，桂枝附子汤主之"。本例诸证与上条基本吻合，故按原方投之，仅药量斟酌变化。加重桂枝，发散在表之风寒，通阳化气；加重附子，温经逐寒止痛，助肾阳，而立卫阳之基；佐以草、枣，益中州、和营卫，则三气除而搏自解。

○ 医案二

吴某，女，47 岁，右足背疼痛如掣 5 天，不红不热，入夜尤甚，时觉恶寒，背部为甚，汗出恶风，四肢厥冷并有麻木感，局部不红不热不肿，面色苍白，舌质淡黯，苔白，脉细弱。此因卫阳虚弱，寒湿凝滞，不通则痛。治以扶阳散寒，温通经脉，兼以祛湿。方用桂枝附子汤加减：桂枝 10g，白芍 15g，炙甘草 6g，生姜 3 片，大枣 6 枚，熟附片 12g，牛膝 10g，独活 10g，细辛 3g。2 剂，日 1 剂，水煎分次温服，并嘱其用温热之药渣局部热敷。2 剂后疼痛基本消失，余症亦有明显好转。(《桂枝加附子汤治验举隅》,《国医论坛》1996 年第 4 期）

按语：患者感受寒湿邪气凝着于下肢，阻碍气血运行，可见足背疼痛；风寒湿相搏在表，风邪偏盛，使表阳被伤，卫表不固，温煦失司见汗出恶风、背部恶寒等；寒湿凝滞阻碍阳气布达，可见四肢厥冷。治疗应以散寒除湿，温经扶阳为要。方中桂枝温通经脉；附子温经行阳；姜、草、枣并用辛甘补脾，调和营卫，佐桂枝走表，祛在表之风湿，伍附子走里，除表里之湿；由于寒湿在下症状突出，故多以走势向下之药直达病所，细辛辛散，走而不守，除在下之沉寒；《本草正》载"独活理下焦风湿，两足痛痹，湿痒拘挛"；牛膝补肝肾、强筋骨且引药下行。服后又以温热之药渣局部热敷，内外皆温，寒湿速去，阳气恢复，症状好转。

8. 白术附子汤

○ 医案一

龚某，痢愈未久，转致溏泻，一日 4 ～ 5 次，腹中时痛，痛则手足厥冷，呕吐清涎。曾进理中汤多剂未瘥。诊之脉微细，舌白润，口不渴，小便清长，厥痛存在。处白术附子汤：白术 15g，附子 9g，炙甘草 6g，干姜 12g，大枣 5 枚。用以培补脾肾，温通经脉。四剂手足厥回，痛泻俱止。(《蒲园医案》)

按语：本案为风湿阳虚之泄泻。今脉微细，不仅病在太阴，且证兼少阴，病由痢转泻，但泻利既久，脾胃已伤，肾阳已虚，以合治脾肾为宜。脾虚则湿胜而不运，湿流于内，故使大便不实。此乃湿邪留滞，当助阳散湿，与白术附子汤。白术专主健脾，取其化燥以祛肌表之湿，方中附子取其善走以收逐湿之功。白术和附子量大，“术附并走皮中，逐水气……”，二药为除湿蠲痹的核心。生姜易干姜增温中之功，甘草大枣以助脾阳，使湿从皮中而运行于肌表。

○ 医案二

许某，女，48岁，工人。四肢关节疼痛及习惯性便秘已十年，阴雨天及季节变化时关节疼痛较剧。经常便秘，每日必服果导片方能大便。关节不肿，大小关节活动均痛。脉左寸关浮尺沉紧，右关滑。此为风湿痹，湿邪流着肌表，阳气不得运行。当祛风温经，助阳散湿。处方：炮附子9g，白术12g，生姜9g，甘草9g，大枣3个，川牛膝15g，没药9g，共服15剂。服头剂后，大便软，继续服药，关节痛大减，晴天时已不疼，只阴雨天仍稍痛。(《经方验》)

按语：本案为风湿在表兼表阳虚之痹证。表里同病，内有脾虚湿盛，外有风湿侵袭，内外合邪而致病。风湿合邪，形成风寒湿三气杂至，痹着于肌表，故见四肢关节疼痛。湿流肌肉，脾土失职，不能制水，故大便燥化，而见便秘。湿邪性质黏滞，非阳不化，故仲景在治疗时以中焦脾胃入手，助正气以逐邪外出。本例予以白术附子汤加减，方中附子辛散走表，既能扶表阳，又能温化在里之寒湿，配合白术散在表之风湿，体现“治湿邪当以温药”之要旨。川牛膝祛风利湿，通经活血；没药活血止痛，消肿生肌，共奏健运中焦，温补脾阳，并行表里，利水除湿之效。卫阳复而风邪渐去，里阳渐复而气化得行，则关节痛减，大便行。

9. 甘草附子汤

患者某，男，40岁，1991年6月21日初诊。主诉：腰髋及手指关节疼痛5年，加重1月。患者5年前因承包果园，居处潮湿，加之劳累，渐至腰髋及手指关节疼痛，某市医院诊为类风湿关节炎，服激素或止痛药疼痛缓解。因惧激素不良反应，停用激素1个月，现上述关节仍痛，且汗出较多，恶风寒。来诊时，上穿秋衣、绒衣、下穿秋裤、布裤，面色无华，饮食、二便正常，脉沉浮，舌淡、苔白滑。实验室检查：人类白细胞抗原B27（HLA-B27）(+)，ESR 104.00mm/h，C反应蛋白（CRP）33.87mg/L。西医诊断：类风湿关节炎。中医诊断：历节病，证属表里阳虚，风湿流注关节。治宜温阳补肾，舒筋止痛。给予甘草附子汤加减。处方：制附子30g，桂枝30g，白术30g，炙甘草30g，乌蛇

15g。5 剂，每天 1 剂，水煎 2 次（每次煎 1 小时），服药后腰、髋及手指关节疼痛，汗出，恶风寒大减。1991 年 6 月 26 日二诊：上方制附子加至 45g，另加熟地黄 30g，再进 10 剂，诸症全消。(《李发枝教授治疗类风湿性关节经验》,《中医研究》2017 年第 11 期）

按语：患者表里阳虚，筋脉失于濡养温煦，故腰髋及手指关节疼痛。阳虚则畏寒肢冷，常裹衣被。甘草附子汤中附子与白术相配伍温里阳逐湿邪，桂枝与白术相配伍振表阳而祛风湿，共起温阳补中，散风除湿的作用，用于痹证日久，表里阳虚，风湿之邪流注关节之痹证疗效显著。风、寒、湿、热、痰、瘀等邪气留机体筋脉、关节、肌肉，导致经络闭阻，不通则痛是痹证的基本病机。疾病日久耗气伤血，损肾伤阳。治疗时首先辨明风寒湿痹与热痹，以祛风、散寒、除湿、清热，舒通经络为要。耗伤气血者以补益肝肾，温阳为法。

10. 白虎加人参汤

○ 医案一

向某内室，28 岁，已婚。夏月产后，适逢盛暑，十月后恶露刚尽，感暑而病。阅数医，均以产后发热、头痛汗出，用生化汤与补血汤加丹地之类为治。病不解，反而增剧，壮热大渴，汗大出，午后尤甚，头痛面赤，心烦舌红，渴思凉饮，小便短赤，大便干燥，脉洪而滑。延师往诊，师曰：此白虎汤证也，但产后气血新伤，宜于白虎汤中加人参主之，扶正祛邪并行。病家粗知医，曰：白虎辛凉重剂，为产后所当禁。师曰：白虎诚宜慎用，今病暑热极，热灼阳明，肺津被劫，若不急清阳明以救化源，恐津液枯竭，变证蜂起，产后难任，有病则病受之，何惧之有，可小制其方，病家然之。乃用西洋参 9g，生石膏 18g，知母 6g，甘草 3g，粳米 15g，每日 2 服。是夜诸证渐减，能安睡。次日，再诊，见其热减渴止，汗息烦平，思粥食，病家甚为感谢。师候其脉，仍洪而滑，曰：证虽减退，脉尚未平，热犹未尽彻也，宜原方再进，否则热将复炽。病家见患者已不壮热烦渴，坚请去石膏，师曰不可，只宜再小其制，而病家仍惧石膏大寒，议用他药代之，师见坚决惧药，未便强拂其意，遂勉为用鲜苇根、石斛、荷叶、竹叶等，并告之曰：午后恐诸证再起。果于日晡壮热头痛，大烦大渴，汗出心烦，前证复作，一如师言。病家急延师至，乃再疏白虎加人参汤 1 剂。药用西洋参 6g，生石膏 12g，知母 4.5g，粳米 12g。一服知，二服已。再次日诊之，脉平热退。师曰：至此内热已解，只复胃津可也。用益胃汤加味，并继以养荣善其后而愈。(《高辉远临证验案精选》)

按语：此系产后恶露刚尽，感受暑热病邪之案。初医不明病因，遵产后常法生化汤与补血汤加丹地之类为治，置暑邪于不顾，故投剂病不解，证势反增。盖芎、归、芪乃性温上升之药，丹、地、桃乃柔腻下降之品，均不宜于暑，故尔屡治罔效。今乃感暑而病，证见白虎，倘若常人，用白虎汤则无所顾忌，唯产后气血新伤，用此辛凉重剂，固宜慎重，然而暑热方炽，犹如大敌当前，若不迎头痛击，则新虚之体，难当此壮热灼蒸，故取救焚之良将汤，昔贤谓“邪去则正安是也”。幸赖断案详确，急以白虎汤加人参主之，病退脉未退，宜再进剂，病家虑疑不从，致使热邪复炽，再投始安。若无胆识，何可如此耶？说明当用清法则用之，不必为“产后宜温”的禁例所束缚。因之，此案示人，医之临证，贵在辨证，证无定型，医无定法，法随证变，有是证则用是药，万勿迟疑，以免贻误病机，证变难挽。

○ 医案二

张某，居住于天津一区教堂后，年过五旬，因其夫与子相继病，屡次伤心，蕴有内热，又端午节后，天气干热，遂先得温病，腹痛即又下痢。症见：腹中绞痛，辗转不能安卧，周身温热，心中热甚，手足扰动，舌色紫干、舌根微有黄苔，大便两日未行。辨证：外感温邪，肝火内郁。先用生杭芍一两，甘草三钱，煎汤一大盅，分两次温服，每次送服卫生防疫宝丹四十粒（方药组成：粉甘草十两，细辛两半，香白芷一两，薄荷冰四钱，冰片二钱，朱砂三两），药后腹痛止。继用连翘一两，甘草三钱，煎汤一大盅，分三次温服，每次送服离中丹三钱（方药组成：生石膏二两，甘草六钱，朱砂末一钱半），药后热减，精神清爽。然午后渐发潮热，病势渐重，下脓血十次，闭目昏昏，呼之不应，脉左右皆似大而有力，重按不实，数近六至，遂治以大剂白虎加人参汤。方中用生石膏三两（捣细），野台参五钱，生杭芍一两，生地黄一两，甘草三钱，生怀山药八钱，煎汤三盅，分三次徐徐温服。药后豁然省悟，不复下脓血，脉已见和平（《张锡纯津门医案之伤寒温病诊治经验解析》，《中国民间疗法》2020 年第 11 期）

按语：此为温而兼痢之证。端午节后，天气渐热，患者外感温邪毒疠，加以肝火内郁，下迫肠道，以致腹中绞痛，周身温热。张锡纯先以芍药甘草汤缓其腹痛，又送服卫生防疫宝丹逐毒疠之邪外出，继以连翘、甘草煎汤送服离中丹，以清解里外实热。然患者素本阴亏，兼以下痢脓血，张锡纯以白虎加人参汤加减治疗，方中石膏清阳明实热，人参补虚扶正，生地黄代知母滋阴并退虚热，生山药代粳米固护下焦；又加芍药清泄肝热，缓其腹痛，与甘草相合为芍药甘草汤，治下痢脓血。然疾病深重，何以药轻能挽，张锡纯于此有服药之法，其认为“煎一大剂分三次温饮下，使药力前后相继，此古人一煎三服之法……非然者则剂轻原不能挽回重病……将药多煎少服，病愈不必尽剂”。

○ 医案三

何某，男，44岁。发病于夏至节气，主因“消瘦，口渴多饮，乏力3个月”于2014年7月4日来诊。患者于3个月前无明显诱因出现消瘦，乏力，口干口渴，出汗较多，舌质暗淡、苔白略腻，脉缓，于某门诊口服西药治疗，服药后出现皮肤瘙痒、起疹等过敏反应，后未服药治疗。患者近期血糖13.46 mmol/L，糖化血红蛋白7.3%，确诊为糖尿病，来我门诊就诊，仍惧怕过敏不肯服药，经劝说开药3剂一试。中医诊断为消渴，予清泻里热，益气生津，用白虎加人参汤加味。处方如下：西洋参10g，生石膏50g，知母30g，炙甘草10g，山药15g，苍术30g，荷叶15g，升麻10g，焦白术15g，翻白草30g，三七粉2g（冲服）。3剂，每日1剂，水煎温服。未过敏，故服药1个月，症状消失，空腹血糖5.47mmol/L，糖化血红蛋白4.6%。给予散剂口服。（《中药治疗2型糖尿病的临床体会》，《中国中医药现代远程教育》2014年第23期）

按语：本案患者无明显诱因出现消瘦，乏力，口渴多饮，血糖、糖化血红蛋白升高，中医诊断可为消渴。消渴阴虚燥热，消灼津液，耗伤气阴，结合舌脉，辨为气津两伤之证。《金匮要略·消渴小便不利淋病脉证并治第十三》云“渴欲饮水，口干舌燥者，白虎加人参汤主之”，故予白虎加人参汤加减，治以清泻里热，益气生津。方中太子参益气生津，石膏、知母清热止渴，山药、苍术、白术健脾燥湿，荷叶、升麻升发清阳，翻白草清热解毒，三七粉活血散瘀。诸药合用，邪热得清，气津复生，消渴乃止。

11. 一物瓜蒂汤

予治新北门永兴隆板箱店顾王郎，亲试之。时甲子六月也，予甫临病者卧榻，病者默默不语，身重不能自转侧，诊其脉则微弱，证情略同太阳中暍，独多一呕吐。考其病因，始则高粱酒大醉，醉后口渴，继以井水浸香瓜五六枚，卒然晕倒。因念酒性外发，遏以凉水浸瓜，凉气内薄，湿乃并入肌腠，此与伤冷水、水行皮中正复相似。予乃使店友向市中取香瓜蒂四十枚，煎汤进之。入口不吐，须臾尽一瓯，再索再进。病者即沉沉睡，遍身微汗，迨醒而诸恙悉愈矣。（《曹颖甫医案》）

按语：患者为因暑贪凉饮冷，静而得之的阴暑，由夏月伤于冷水，水行皮中所致。伤暑湿盛，中阳不能运行，水湿逆行皮中所致。水湿停留肌表，故身重不能自转侧；湿阻气机，热伤营卫，故脉象微弱。此治以一物瓜蒂汤行水祛湿。以瓜蒂汤除身面、四肢周身的水气。水气一去，暑邪无所依，病即解除。据《神农本草经》记载，瓜蒂亦“主大水，身面四肢浮肿，下水……”，故瓜蒂治暑湿，借祛除水湿以使暑热无所依而自解，于理亦通。

第二章　百合狐惑阴阳毒病脉证治第三

1. 百合地黄汤

○ 医案一

李某，男，农民，56岁，1965年4月初诊。患者来诊时，神识异常，可见心烦意乱，坐立不安，家属述其常独处一室，口中默默有词，但见亲友无话，不愿和外界接触。时而欲食，时而恶食，询问有何所苦，默默不答，自言无病，拒绝治疗，已有2年病史，兼见小便赤，大便秘，舌红、苔黄，脉数。本例患者曾按痰饮、瘀血等治疗，均乏效果，临床调理十分棘手。张志远先生观其症状符合百合病的表现，依百合病治之，治疗以滋阴为主，兼润肠通便。处方：百合地黄汤。组方：百合20g，生地黄30g，共10剂，每日1剂，水煎分3次服。10天后家属来诊，言已发挥功效，症状锐减，神识如常，可与亲友正常交流，感觉良好。服药期间可见大便排出如漆，因百合地黄汤中的百合清气中热、安心补神、导涤痰积、利大小便，生地黄清血中热，血凉则热毒解而蕴结自行，正应了“百合地黄汤者……取阴柔之品，以化阳刚，为泄热救阴法也。中病者热邪下泄，由大便而出矣，故如漆色”。此恰是对症热除之验，不必担忧。原文中服用百合地黄汤后“中病，勿更服”，张志远先生认为其更应取“效不更方”之意，较切合临床实际，故守方7剂，药后症状基本消失，随访3月未再复发。(《张志远治疗百合病经验》,《河南中医》2018年第5期)

按语：患者神识异常，时欲食，时恶食，舌红、苔黄，脉数，辨为百合病。心肺阴虚内热，可见神识异常，心烦意乱，坐立不安，口中默默有词。阴虚日久，必生内热，故有小便赤、大便秘、舌红、苔黄、脉数等热象。方用百合地黄汤养心润肺，益阴清热。方中百合甘寒，清气分之热；地黄甘润，泄血分之热。皆为阴柔之品，以化阳刚，为泄热救阴法也。

○ 医案二

刘某某，女，12岁。初诊：1974年10月3日。主诉：高热之后，日晡低热，持续半年有余。诊查：口苦溺赤，情绪时静时躁，神志恍惚，意欲食而不能食，寤而不寐，脉象微数，口干舌燥。辨证治法：此百合病也，拟百合地黄汤加味。处方：百合15g，淮小麦15g，制玉竹12g，青蒿梗10g，炙甘草10g，炙白薇10g，炒知母10g，地骨皮10g，红枣15g，炒谷芽12g，生地黄12g。二诊：进前方药5剂后，低热已除，烦躁略宁，寤寐略安，胃纳渐振。拟原方药再进4剂。三诊：寤寐已安，纳谷亦香，口苦口干已愈，精神日趋正常。拟前法加减。处方：制玉竹12g，炙白薇10g，淮小麦30g，炙甘草6g，地骨皮10g，生白芍10g，蔓荆子10g，茺蔚子10g，炒僵蚕10g，白蒺藜10g，白芷4.5g。5剂。(《中国现代名中医医案精华》)

按语：本证为大热伤津，心肺阴虚，心阴不足则神不明，出现精神恍惚；肺阴内损，百脉受累，《金匮要略·百合狐惑阴阳毒病脉证治第三》云“百合病者，百脉一宗，悉致其病也”。由于阴虚日久，必生内热，故有口苦、溺赤、脉象微数等热象。百合地黄汤加玉竹、知母增强生津之力，地骨皮、青蒿、白薇以除虚热，红枣、小麦养心神，炙甘草、谷芽和胃以生津，故连服9剂，病情基本缓解，14剂则津复热除，精神复平。后予以百合地黄汤为主加减。

○ 医案三

赵某，女，42岁。因患病而停止工作已半年多，症见心中燥热而烦，手足心热，口苦而干但不欲饮，小腹发冷，或下肢觉凉，或晨起半身麻木，体乏肢软，月经量较多，大小便基本正常。先服温经汤，反增烦躁，夜寐不安。其人多言善语，精神呈亢奋状态，如有神灵所作，脉细数，舌苔中黄。生地黄16g，百合12g。服药3剂后，效出意外，燥热得安，其余各症亦有所改善。又服3剂，燥热亢奋现象已可控制，夜能安寐，从而他症亦消，患者喜不自禁。最后用百合地黄汤加柴胡、黄芩各10g调理，而恢复了正常工作。(《经方临证指南》)

按语：百合地黄汤能养心血、滋肺阴、凉血清热，是治疗“百合病”的主方。结合百合病的病机为邪热在于心肺，心肺有热，则耗伤气血，气血内伤，不能奉养心神，则心不能为神明之主，所以见症皆如神明所作。百合地黄汤治百合病，用之则效。《医宗金鉴》中曾经说过“伤寒大病之后，余热未解，百脉未和，或平素多思不断，情志不遂，或偶触惊疑，卒临景遇，因而形神俱病，故有如是之现证也”。印之于临床实践，其说确为中肯。

○ 医案四

李某，女性，57 岁，2009 年 6 月 10 日就诊。主诉：口腔、口唇黏膜反复溃疡 3 年。现病史：2006 年因生气，食辛辣食物后出现口腔、口唇黏膜溃疡反复发作 2 个月，至当地医院就诊，诊断为“扁平苔藓”，给予维生素 B_{12}、维生素 C、秋水仙素、口炎清、白芍总苷治疗，口唇黏膜溃疡仍反复发作，每因食刺激性食物发作，自服阿奇霉素后可缓解。因口腔溃疡疼痛难忍，不能食硬物及热食，常年以流质饮食为主。刻下症：口腔、口唇黏膜溃疡、疼痛，牙根酸痛。左侧头面时有窜痛，每于生气时发作。畏寒，时有汗出，五心烦热，心烦易怒，时有胸闷气短，呃逆，饮食可，咽干，二便可，眠差，多梦，时悲伤欲哭，晨起咯黄痰，舌干少苔、根部苔黄，脉弦。既往体健，孕 7 产 1，55 岁绝经。西医诊断：扁平苔藓。中医诊断：百合病，阴虚燥热证。处方：生百合 30g，生地黄 30g，知母 30g，黄连 15g，牡丹皮 30g，炒酸枣仁 45g。14 剂，水煎服，每日 1 剂。二诊（2009 年 6 月 24 日），服上方 14 剂，口唇黏膜溃疡疼痛减轻，牙根酸痛减轻，已能进米饭、葡萄等稍硬食物，左侧头面窜痛减轻，心烦易怒减轻，但遇冷仍双足抽筋，无五心烦热，仍有胸闷气短，晨起咯黄痰，二便调，纳可，眠差，夜间易醒，余无不适，舌干、舌苔根部黄、舌底瘀，脉弦数。处方：上方加重生地黄剂量为 120g，酸枣仁为 120g，加五味子 9g。14 剂，水煎服，每日 1 剂。效不更方，后以上方为基础方加减，门诊随诊。三诊（2009 年 8 月 5 日），口腔溃疡明显好转，现仅左侧颊部黏膜处有一直径 0.5mm 左右溃疡，仍牙根酸软，能进馒头、脆饼干等食物，但不能食花生、苹果等坚硬食物，咽干痛明显减轻，双足抽筋较前减轻，仍头部窜痛，时头痛，时眼痛，时牙痛，情绪不稳定，易怒，睡眠改善，仍眠欠安多梦。BP 135/100mmHg，舌苔厚、底瘀滞，脉偏弦略数。处方：百合 30g，生地黄 120g，知母 30g，黄芪 30g，黄连 30g，紫苏叶 9g，炒酸枣仁 60g，五味子 15g。四诊（2009 年 8 月 26 日），口腔溃疡、牙痛消失，时有牙酸，能正常食用食物，咽干、咽痛消失，睡眠较前好转，睡眠时间 6 ～ 7 小时，夜尿 0 ～ 1 次 / 晚，烦躁易怒，纳可。头痛已基本愈。BP 125/80mmHg，舌干、舌底滞，脉数偏弦。处方：百合 15g，生地黄 120g，知母 30g，炒酸枣仁 30g，生牡蛎 120g（先煎），黄芩 30g，黄连 30g，五味子 15g。以本方服用汤剂 14 剂后，改制水丸，9g，每日 2 次。随诊 1 年，口腔溃疡未复发，睡眠安。（《仝小林教授应用百合地黄汤、百合知母汤验案分析》，《中国中医急症》2013 年第 4 期）

按语：患者以“口腔溃疡反复发作”为主诉，伴有悲伤欲哭、烦躁易怒、失眠等情志症状。证属肝肾阴虚，燥热扰神。阴虚津亏，不能濡润，则咽干，舌干；阴虚阳浮，燥热内生，热扰神明则失眠多梦；热扰心神则心烦易怒；热灼肌肤，血热壅滞，化腐溃烂，则见口腔溃疡伴有疼痛。西医诊断患者为“扁平苔藓”，又因患者在围绝经期发病，具有围绝经期的特点。治疗当养阴清热安神。《金匮要略·百合狐惑阴阳毒病证治第三》曰“百合病者，百脉一宗，悉致其病也，意欲食不能食，常默默，欲行不能行，欲卧不能卧，饮食有美，或有不用闻食臭时，如寒无寒，如热无热，口苦，小便赤，诸药不能治，得药则剧吐利，如有神灵者，身形如和，其脉微数”。本病与临床的神经衰弱、神经官能症、围绝经期综合征、抑郁症等极为类似。百合为治疗百合病的专药，百合地黄汤、百合知母汤为治疗百合病的主方。百合润肺止咳，清心安神，主治肺热久嗽，咯唾痰血，热病后余热未清，虚烦惊悸，神志恍惚，脚气浮肿等。《日华子本草》载“（百合）安心，定胆，益志，养五脏。治癫邪啼泣，狂叫，惊悸，杀蛊毒气，熁乳痈，发背及诸疮肿，并治产后血狂运”。百合既能清热，又能养阴，善“解利心家之邪热则心痛自瘥”（《本草经疏》），为治疗精神性疾病之要药，能安神定惊。生地黄，味苦甘，气寒，沉也，阴也，乃补肾家之要药，益阴血之上品，长于滋阴清热，又能凉血，具有补阴、补血之功，“气味和平，凡脏腑之不足，无不可得其滋养”（《本草正义》）。知母甘寒润，能滋阴清热，其用有泻无根之肾火，肃清龙雷，疗有汗之骨蒸，止虚劳之热，滋化源之阴，故能滋肺肾之阴，又清肺肾之热，既可清实热，又可滋阴而清透虚热。百合、生地黄、知母三药配合，具有滋肺肾之阴，清虚热凉血之功。又加黄连清心火，燥湿热；黄芩清少阳邪热，又清利肠道湿热；牡丹皮清热凉血；酸枣仁养血安神；五味子养阴安神；生牡蛎滋阴止渴，重镇安神；黄芪益气生肌；紫苏叶行气祛风利咽。

2. 百合知母汤

○ 医案一

兰某某，女，28岁，2013年8月4日就诊。因失恋引起精神忧惚，心烦惊悸，躁扰不宁，无故哭泣，默默欲卧不能卧，意欲食不能食，舌红苔少，脉弦细。证为脏阴不足，心神失灵，治以养阴清热，清心安神，宗《金匮要略》中百合地黄汤、百合知母汤与甘麦大枣汤加味治之。处方：百合30g，生地黄15g，肥知母10g，小麦30g，合欢花20g，酸枣仁30g，白芍15g，紫石英30g（先煎），制香附10g，茯神15g，红枣10枚，炙甘草10g。服7剂显效，不更方，继服7剂而瘳。（《唐江山主任善用经方举隅》，《光明中医》2015年第4期）

按语：此属心阴虚损证，患者精神忧惚，心烦惊悸，躁扰不宁，无故哭泣，为在不正常的精神状态下出现的症状，符合百合病之症状，意欲食不能食、舌红苔少、脉弦细，为阴虚内热症状。情志忧思不断，抑郁寡欢，阴血暗耗，神失所依，导致心肺阴液耗伤或余热未尽，用百合地黄汤或百合知母汤主治。临床习用百合地黄汤与百合知母汤加味治疗情志怫郁、气机郁滞的疾病，相当于西医学所称的神经官能症、抑郁症、精神病、老年抑郁症和妇人围绝经一期综合征。

○ 医案二

张某某，男，58岁。2017年1月8日就诊。患者半年前无明显诱因出现睡眠困难，入睡后自感思维活跃，辗转难眠，仅睡2小时许，白日昏昏沉沉，欲睡不得，内心莫名不适，情绪时而低落，时而亢奋，人际关系并无异常，也无家庭矛盾，心理测试未见异常。服用相关中成药、西药等后无明显改善，故前来就诊。现身体疲惫，口干，心烦，大便干，小便色深，舌尖红，苔薄净，脉细数。西医诊断：原发性失眠。中医诊断：百合病，证属阴虚燥热证。治以滋阴清热。方用百合地黄汤、百合知母汤加减：百合、生地黄、炒酸枣仁、知母各30g，肉桂3g，黄连、五味子各5g。7剂。1月15日复诊：患者情绪明显较初诊轻松，其言服药次日就感觉入睡容易，一晚可睡4小时左右，近两天可以睡5小时，睡眠质量较以前高，白天不感昏昏沉沉，疲劳感减轻，唯大便较稀，色黯，遂要求继续治疗。处方为原方加炒白术30g，14剂。(《经方治验三则》,《浙江中医杂志》2017年第8期)

按语：本案症状变化多端，情绪亢进与低落交互波动，夜间失眠与白昼嗜睡交替，其病机为阴虚燥热，其病即百合病。百合为治疗专药，《金匮要略》百合地黄汤、百合知母汤为治百合病专用方剂。本案患者因年过“七八”，虽然无外界的郁怒等情绪干扰，但其真阴渐渐亏损，其热内生，虚火自旺，遂致不寐，给予养阴清热的百合地黄汤、百合知母汤合方，见效明显。此外，方中为加强清热安神、引火归元作用，加黄连、肉桂等药以提高疗效。

○ 医案三

张某，男，32岁。2010年6月15日初诊。患者既往体健，2009年6月出现持续情绪低落，时有莫名悲伤，精力持续减退，坐立时哈欠连连，记忆力减退，对以往喜欢的运动丧失兴趣，夜间失眠严重，多梦，注意力不能集中，思考能力下降，体质量减少，食欲减退，同时伴有心悸，大便干结，数日行1次。患者曾予中医治疗，无明显变化，遂求诊。刻诊：面色黧黑，精神萎靡，舌红，苔厚、黄腻，脉弦数。西医诊断：抑郁症。中医诊断：郁证，证属心肺阴虚内热。治宜养阴清热安神。予百合知母汤加味。药物组成：百合30g，生地黄30g，知母15g，青皮15g，黄连6g，生大黄15g，薏苡仁30g，磁石30g，山药15g，柴胡10g，酸枣仁30g，远志10g。每日1剂，水煎2次取汁400mL，分早、晚2次服，服6剂。2010年6月21日二诊，患者自感身体较前好转，大便日行

1～2次。脉弦较前明显好转，舌红，苔黄腻。初诊方生大黄改为10g，余不变，继服7剂。2010年6月28日三诊，患者诉症状又有好转，身体乏力较前改善，食欲较前好转。脉微弦，苔微黄腻。前方有效，继守前方，服7剂。2010年7月6日四诊，患者诉症状较初来时明显好转，但夜间睡眠仍不甚理想，脉滑，舌淡红，苔薄微黄。二诊方去黄连、柴胡、生大黄，加麦冬10g，沙参10g，芦根10g，服1个月。2010年8月6日最后一次诊疗，患者诸症消除，精神爽朗，面色红润，体重增加。嘱患者适当锻炼，随访2年余，未见复发。（《百合知母汤加味治疗抑郁症1例》，《河北中医》2012年第4期）

按语：从临床症状表现看该病应属中医学百合病范畴。对于此病，基本病机为肝失疏泄、气机失调，健脾疏肝是历代医家屡验不爽的治郁法则。从临床看以疏肝健脾安神为主，佐以他法的组方思路符合抑郁症的辨证治疗原则，而本例患者前期的中医疗法也符合此原则，多以疏肝理气健脾之药来治疗，然疗效不甚理想。分析其病机，主要由外感热病或情绪刺激导致心肺阴虚内热，热邪散侵于百脉，百脉失和所致。从病因来看，百合病除有“热病后余热未清”的致病原因外，《医宗金鉴·订正仲景全书金匮要略注》提出“或平素多思不断，情志不遂，偶触怀疑，卒临景遇”，即忧愁过度，再加上感受精神刺激而诱发是百合病发病的主要原因之一。这与抑郁症的现代病因学研究相似，认为情绪不稳定、不开朗、好思虑等加上负性情感体验是抑郁症发病的主要原因。本例患者由于职业因素，平素精神高度集中，为抑郁症的发病提供了基础，患者就诊时即表现出一派内热之象，时日稍久必定伤阴。考虑患者症状与百合病多有相同，故选择百合知母汤加减。百合知母汤润养心肺，凉血清热。方中重用百合，调补肺阴，清其虚热；知母润燥生津，清热除烦；生地黄甘寒，既养心阴，又清血热；生大黄泄热通肠；黄连清热泻火；薏苡仁清热健脾；青皮理气健脾；柴胡疏肝理气；磁石、酸枣仁、远志安神；山药补脾、肺、肾之气和阴。患者初诊后脉象明显改变，脉弦数明显减轻；二诊后舌苔、脉象均又有改善；三诊后脉象、舌苔、体征均明显改善；四诊时开始减去清热药，加用养阴药。在百合、知母、生地黄的基础之上加清热之品，使患者邪去正复，百脉得安。

○ 医案四

张某，女性，56岁，1999年6月15日就诊。患者平素体弱多病，1年前丈夫去世，伤心过度，抑郁难解，日渐沉默寡言，嗜卧少动，精神萎靡，时感发热或发冷，但体温正常，自服感冒药或肌内注射安痛定稍感舒服，以致成瘾，不听家人劝阻，每日偷服感冒药达常人用量几倍，精神愈加萎靡，消瘦纳呆，心烦，口苦口干，小便短数，大便秘结，舌红无苔，脉细数。予《金匮要略》百合知母汤加味：百合30g，知母12g，沙参

12g，麦冬 15g，生地黄 15g，白芍 12g，玉竹 9g，炙甘草 9g，竹叶 9g。并耐心开导，嘱其家人多加体贴安慰患者。服药后精神略增，心烦、口苦口干减轻；继服 5 剂诸症消失。1 年后随访未复发。(《经方应用验案三则》,《中国中医急症》2006 年第 8 期）

按语：《金匮要略·百合狐惑阴阳毒病证治第三》曰“百合病者，意欲食复不能食，常默默，欲卧不能卧，欲行不能行，饮食或有美时，或有不用闻食臭时，如寒无寒，如热无热，口苦，小便赤…………其脉微数”“百合病发汗后者，百合知母汤主之”。本例久病阴虚，加之情志不遂，郁而化火，消烁阴液，服用大量感冒药，发汗重伤津液，导致心肺阴虚，燥热尤甚，符合百合病误汗后的证型，故用百合知母汤。以百合知母汤养阴润燥，清热除烦；加沙参、麦冬、玉竹、生地黄、白芍滋阴润肺；芍药、甘草酸甘化阴，柔肝解郁；竹叶清心除烦。共奏补虚、清热、养阴、润燥之效，再配合心理疗法，因而收效迅速。

3. 滑石代赭汤

刘某，男，42 岁，1977 年 2 月 26 日初诊。患者于 20 余日前患上呼吸道感染，高热数日，后汗出热退。伴有头痛，口苦，心烦，小便黄赤，尤以心烦不寐日渐严重。近一周来，彻夜不眠，神志恍惚，坐卧不安，曾用中西药安神镇静，收效甚微，观其神态，不是辗转不安，就是沉默寡言。舌质红，苔薄黄，脉弦细数。投以百合地黄汤、滑石代赭汤加减。百合 20g，生地黄 15g，滑石 12g，知母 10g，麦冬 12g，茯神 12g，酸枣仁 18g，甘草 3g。7 剂。一周后，每晚可睡三四小时，心烦不安减轻，继守前方 5 剂，小便已清，脉细，舌稍红，每晚睡眠可达四五小时。前方去知母、滑石、麦冬，加扁豆、陈皮理脾健胃，服 10 剂。前后经一个月调治，诸症悉平。(《夏学传医案》)

按语：本案为心肺阴虚内热之百合病。高热数日，心肺阴液被热耗损，口苦、心烦、小便黄赤、心烦不寐、脉弦细数，均为阴虚内热之象。“见于阳者，以阴法救之”，治以养心润肺，益阴清热，利水降逆。投以百合地黄汤、滑石代赭汤加减。百合甘寒为主药，清气分之热，生地黄甘润，泄血分之热，滑石清热利尿，知母清热益阴，麦冬养阴生津，配以茯神、酸枣仁养心安神。如此，则心肺得以清润，心神得养，小便清畅。

4. 百合鸡子黄汤

王某某，男，44 岁。因肝炎后肝硬化合并克鲍二征，第二次出现腹水已 9 个月，于1970年9月4日入院。入院后经综合治疗，腹水消退，腹围减到71cm。1971年1月15日因食冷餐引起急性胃炎，予禁食、输液治疗。1月21日患者性格改变，一反平日谨慎寡言变为多言，渐渐啼哭不宁，不能辨认手指数目，精神错乱。考虑肝昏迷Ⅰ度。因心电图上有V波出现，血钾3.26mmol/L，补钾后，心电图恢复正常，血钾升到4.3mmol/L。同时用麸氨酸钠，每日23～46g，达12天之久，并用清营开窍、清热镇静之方。患者症状无改变，清晨好转，午后狂乱，用安定剂常不效，需耳尖放血，才能平静入眠，而精神错乱如故。考虑其舌红脉虚，神魂颠倒，乃从百合病论治。从2月1日起加用百合鸡子黄汤。百合30g，鸡子黄1枚，每日1剂，煎服。2月2日患者意识有明显好转，因多次输入钠盐，腹水出现，加用氨苯喋啶每日200mg，并继用百合鸡子黄汤。2月3日患者神智完全恢复正常，继用百合鸡子黄汤2剂。后改服百合地黄汤，患者病情保持稳定。1971年3月21日出院时，精神良好，如常人行动，腹水征（-），肝功能化验基本正常。1972年6月与患者联系，情况保持良好。（《陕西名医验案选》）

按语：此案为百合病兼胃中不和，治以养阴和中。方中用百合既能入心经，以清心热，又可安神志，鸡子黄入脾胃经，润脾胃之燥。尤怡云“《本草》：鸡子黄安五脏，治热疾，吐后脏气伤而病不去，用之不特安内，亦且攘外也”。如《长沙药解》云“鸡子黄温润淳浓，体备土德，滋脾胃之津液，泽中脘之枯槁，降浊阴而止呕吐升清阳，而断泄利，补中之良药也”。两药合用佐以泉水使肺热得清，脾胃得濡。如黄元御云“百合鸡子黄汤，百合清肺热而生津，鸡子黄补脾精而润燥也”。患者一反平日谨慎寡言转为多言，啼哭不宁，不能辨认手指数目，精神错乱，此为合百合病之表现，患者既往有肝炎病史，见肝之病，知其传脾，患者脾胃本虚，又食冷餐引起急性胃炎，则脾胃阴津受损益盛，鸡子黄悬于卵内中宫，其色黄属土归于脾胃，并且质润多津，故能补脾精，益胃液。卵黄禀浊阴之气，鸡子黄除能濡养脾胃外，还能降胃中浊气。

5. 栝楼牡蛎散

某患者，女，25岁，以产后情绪抑郁4个月余，并发干眼症为主诉，于2016年5月1日初次就诊。患者于2015年12月21日于江西省某院平产1子，产后哺乳。患者及其家属诉其产后即出现情绪不佳，低落寡言，心烦略呈焦虑状（自诉无明显诱因），就诊时亦然，产后1个月余即出现眼睛干涩、疼痛，灼热呈发烧样，天热尤甚，无眼屎，规律滴眼药水（皮质类固醇激素类）并服消炎药（四环素类）半个月余，疗效一般。近段时间稍怕热，汗多，平素冬三月恶寒重，夏三月恶热，偶腰酸腰痛，喜吹电扇，食欲较差，喜食冷，喜食甜食，口干，饮水多，睡眠差（难入睡且时时易醒，梦多），易疲倦，大便偏干结，小便微黄，舌体偏小，舌质红，苔白，脉弦细数。月经史：月经规则 5/30，经前乳房略胀痛，无腹痛，无血块，量色正常，带下无异常。末次月经：2015 年 3 月 20 日，5 天净，量色质如常。生育史：1–0–0–1。余无特殊。嘱咐患者平时多食用牛肉、羊肉、土鸡等甘温之品，少食生冷食物及饮料。问诊之余，支开患者，单嘱其夫尽量在家陪同，顺其性情，调理饮食冷暖。中医辨病：百合病。中医辨证：君相火旺，津血亏虚。予润肺养阴、清热生津之法。拟栝楼牡蛎散加味，处方：天花粉 15g，牡蛎 15g（先煎），生地黄 10g，白芍 10g。兼以黄连阿胶汤养心除烦。而用药物治疗之余，嘱其舒畅其情，对患者的心理及思想进行疏导，患者家人的关爱同样健其心神，另外加用饮食调养，血肉有情之品以图缓补血气，增强养阴清热之力。现患者情志畅达，欲与他人交流谈心，自觉爽朗怡情，眼部症状均失，不觉苦楚。（《熊卫标治疗产后抑郁合并干眼症经验》，《江西中医药大学学报》2017 年第 1 期）

按语：本案为百合病君相火旺证。君火之阳热伤经脉，阴热内盛则眼睛干痒涩、汗多、小便黄，进而津伤口渴喜饮、大便干结。《金匮要略·百合狐惑阴阳毒病证治第三》"百合病渴不瘥者，栝楼牡蛎散主之"。栝楼根清肺胃之热以生津止渴；牡蛎咸寒镇潜，引热下行，使热不上炎，津生热降；配伍天花粉、白芍敛阴生津止渴；肾阴不足、相火有余，故佐以甘润之生地黄，资肾水，交通心肾，兼泄血分之热，清心安神；少阴之气不能上济，君火之阳热伤经脉，故心中烦，烦则不得卧，故兼以黄连阿胶汤。黄连清心中之烦热，芍药、阿胶养心主之神血，卵乃未分之形，黄像地而主血，以资中土，助其四散，心气和则脉络通。如陈灵石所述"皆取阴柔之品，以化阳刚，为泄热救阴法也"。

6. 百合滑石散

谢某，女，23 岁。患神经官能症，主诉经常头痛失眠，眼冒金花，口干口苦，手足心热，食欲时好时坏，月经提前，量少，小便短赤，大便秘结，若问其有无其他不适，则恍惚去来疑似有无之间，其人营养中等，面色如常，舌润无苔，边尖俱赤，脉象弦细而数。病已年余，西药前服有谷维素、地西泮、氯氮卓片之类；中药如丹栀逍遥散、天王补心丹、六味地黄丸之类，遍尝无效。此《金匮要略》所谓"百脉一宗，悉致其病"，治宜滋养心肺之阴，佐以清热镇静，用百合地黄汤、百合知母汤、栝楼牡蛎散、百合滑石汤合为一方：百合23g，生地黄15g，知母10g，滑石10g，天花粉12g，生牡蛎20g，淮小麦15g，生白芍10g，炙甘草6g，大枣3枚。服10剂，口苦口干已好转，小便转清，于原方去知母、滑石、天花粉，加沙参15g，麦冬10g，酸枣仁10g，阿胶10g（蒸兑），鸡子黄2枚（冲服），连进20余剂，诸症悉平。(《金匮要略浅述》)

按语：百合病乃心血肺阴两虚，虚热游走百脉不定，气血乱于表，本为如寒无寒，如热无热，是不应发热的。今变发热，是经久不愈，热盛于里，而外达肌肤的征象，治用百合滑石散。以百合滋养肺阴清其上源，使其不燥；以滑石清里热而利小便，使热从小便排出，小便得利，里热得除，则肌肤之表热自解。滑石与百合配伍，清热而不伤阴，二味共奏益阴宁心，清除积热之效。人体之肺脏，清阳内涵则凉，浊阴内蕴则热。伤寒传阳明，由于胃浊失降，其明证也。百合病内脏虽燥其初固无表热，变热者，久郁而生热也。此证为阳气与阴液俱虚，肠胃初无宿食，欲去郁热，仲师立方，用百合滑石散，滑石剂量三倍于百合，百合以润燥，滑石以清热。滑石质重滞，取其因热下行，若服后微利，其热可除。

7. 甘草泻心汤

○ 医案一

郑某某，女，32岁。患病而有上、中、下三部的特点，在上则有口腔经常糜烂作痛，而不易愈合；在下则有前阴黏膜溃破，既痛且痒；中部则见心下痞满，饮食乏味。患者自诉小便尚可，大便每日两次犹能成形。切其脉弦而无力，舌苔薄白而润。三部之证由中州发起。辨证为脾虚不运，升降失常，气痞于中，而有湿热之毒。治宜健脾调中，升清降浊，兼解虫毒之侵蚀。处方：炙甘草12g，黄芩9g，人参9g，干姜9g，黄连6g，半夏10g，大枣7枚，服十余剂，以上诸症逐渐获愈。(《刘渡舟临证验案精选》)

按语：本方为张仲景之甘草泻心汤，临床用来治两种病，《伤寒论》中用来治脾胃气虚较重的虚痞气之证，《金匮要略》中用来治疗狐惑病。证虽不同，但其病本皆为脾胃不和，升降失常，气机痞塞，寒热错杂，故均可用本方治疗。本案病变涉及上、中、下三部，其治疗须从中焦入手。因虽患狐惑病，但患者有心下痞满，饮食乏味，大便频行，此为脾胃虚而不运之象。故治从脾胃，复其升降之职，则一身之水火既济，阴阳调和。又本方辛苦相掺而重用甘草，有杀虫解毒之功，有的医家于本方中加生石膏，以清阳明胃热，亦有灼见卓识。

○ 医案二

何某，女，38岁，2011年11月4日初诊，患者反复口腔溃疡5年，诉5年前无明显诱因开始出现反复口腔溃疡，经某医院用维生素、抗生素治疗后，没有好转。口腔内有多处溃疡，稍有疼痛，声音嘶哑，咽痛。患者舌红、苔黄、舌边有溃疡，脉弦滑。西医诊断为白塞综合征。中医诊断为狐惑，证属湿热虫毒，治宜清热解毒，祛腐生肌，方用甘草泻心汤加减。药用：半夏 9g，黄连 9g，黄芩 9g，生甘草 24g，炮姜 3g，连翘 15g，金银花 15g，青黛 15g，大枣 12g，太子参 30g，蒲公英 30g，麦冬 10g，7 剂，水煎服，每天 1 剂。另用苦参 60g，白花蛇舌草 60g，百部 30g，煎汁漱口。二诊：口腔溃疡已明显减轻，口干咽痒，上方加桔梗 9g，玄参 12g，14 剂。三诊：口腔溃疡基本愈合，续服上方巩固疗效。（全国名老中医药专家范永升教授传承工作室）

按语：患者口腔有多处溃疡，乃湿热虫毒腐蚀肌肤所致，用甘草泻心汤主之。方中生甘草为主药，可清热解毒，配以黄芩、黄连苦寒之品，清热解毒。干姜、半夏辛燥化湿，反佐芩连之寒，佐人参、大枣和胃扶正。新增连翘、金银花、蒲公英，意在加强清热解毒杀虫之力，再配合外洗药苦参、白花蛇舌草、百部解毒杀虫生肌。内服外用，收效较快。

○ 医案三

望某，女，30 岁，2018 年 9 月 30 日初诊。主诉：口腔溃疡发作 1 周。现病史：2015 年突发白塞综合征，反复发生口腔和阴部溃疡，多次服用西药（具体不详）效果不佳。现口腔溃疡 7 天，疼痛，阴部有湿疹样结节，尿痛 4 天，小便色偏黄，左髋关节疼痛 4 天，头顶痛 2 天，喜按，自觉疲劳，眼睛干涩，眼酸，不痒，月经平时推后 1 周，5 天干净，色暗有血块，经前 1 周乳胀，经期首日小腹痛，平时白带略多，味腥，纳佳易饥，寐一般，大便每日 1 行，工作压力较大，近期易怒，舌红，苔白润，脉细。处方：炙甘草 15g，法半夏 10g，党参 10g，干姜 6g，黄连 8g，黄芩 12g，大枣 15g，生地黄 15g，当归 20g，川楝子 8g，北沙参 10g，麦冬 10g，枸杞子 15g，苦参 10g，五倍子 10g，芡实 20g，瞿麦 15g，车前子 10g，大贝 10g，焦山楂 15g，栝楼壳 10g。共 7 剂，水煎服，每日 1 剂，分三次温服。二诊：2018 年 10 月 21 日。患者述因近日工作繁忙未能按时就诊，但效果甚佳。服上药后口腔溃疡消失，阴部湿疹样结节好转，小便较之前顺畅，白带量减少，味腥，白天口干，小便量少，色黄，双眼干涩、沉重、不痒，服药后纳差，劳累后心慌、胸闷，眠差，醒后自觉疲惫不适，该次月经延期 1 周，5 天干净，量可，色暗，经前腹胀腰酸，经期小腹痛，工作压力大，易紧张，畏寒，手脚心易汗出，大便每日 1 行，舌淡红，苔白润，脉细。处方：原方加沙苑子 10g，黄精 10g。共 7 剂，日 1 剂。三诊：2018 年 11 月 11 日。患者述未能按时服药症状出现反复，但是口糜、阴部湿疹样结节已好。刻下症：双眼酸胀，口干欲饮水且饮水较多，眠差，难以入睡，醒后疲惫，偶有心慌、胸闷，头顶部疼痛，该次月经推迟三周才来，经前腹胀，月经第1天小腹痛，得温痛减，白带稍多，手脚心易出汗，畏寒，纳一般，二便调，舌淡红，苔白薄，脉细。处方：泽泻24g，桂枝4g，茯苓10g，白术10g，猪苓10g，熟地黄10g，当归10g，川芎10g，白芍10g，炒酸枣仁15g，制远志8g，女贞子15g，墨旱莲15g，制何首乌15g，茵陈20g，砂仁8g，蔓荆子6g，天麻10g，僵蚕10g，神曲10g。共7剂，日1剂。(《陈国权治疗狐惑病验案一则赏析》,《湖北中医杂志》2020年第4期)

按语：患者以狐惑病来诊，表现为阴虚湿热内盛证。阴虚无以充目则双眼干涩、发酸，肝为刚脏，体阴而用阳，肝阴不足，肝阳无阴以涵养则表现为急躁易怒。手脚心易汗出，亦是肝肾之阴不足的表现。患者口糜、阴部湿疹样结节，小便困难，易疲惫，左髋关节疼痛，俱因湿热毒邪为患阻滞气机，化热成毒所致。且患者白带量多、味腥，亦是湿邪为患所致，诚如《傅青主女科》所云“带下俱是湿证……脾气之虚，肝气之郁，湿气之侵，热气之逼，安得不成带下之病哉！”。故陈师首诊以甘草泻心汤治疗湿热毒邪所致的狐惑病，用一贯煎既可养肝肾之阴，以疗目涩、易怒、手脚汗出等症，又可防止过用利湿之品亡失阴液。陈师指出病证日久，湿热久羁，熏蒸津液，徒用利湿之品则阴液更伤，两方合用则可除湿清热养阴，减少偏用一方的弊端。《医宗金鉴》载“赵羽皇曰：仲景制猪苓一汤，以行阳明、少阴二经水热。然其旨全在益阴，不专利水。盖伤寒表虚，最忌亡阳而里虚又患亡阴……亦润真阴而不苦其枯燥，是利水而不伤阴之善剂也”。然猪苓汤是阳明、少阴感受水热之邪的治疗方法，甘草泻心汤与一贯煎合方是治疗肝肾阴虚湿热羁留的证候，病位证候不同，治疗选用的方剂可不同，治疗思路亦可不同，但既有湿热为患，又有阴伤于内，治疗大法有时可相互参用。此法是其参考猪苓汤的配伍规律所得，体现了合方治杂病的思想。此外本方参用当归贝母苦参丸，当归贝母苦参丸出自《金匮要略·妇人妊娠病脉证并治第二十》说“妊娠小便难，饮食如故，当归贝母苦参丸主之”，该方以当归甘温补血而润燥，贝母苦甘微寒，能补肺阴而利小便，苦参苦寒，能清热解毒以消炎。余药用芡实以补脾祛湿，收敛止带，五倍子以敛疮止带，焦山楂活血健脾开胃，栝楼壳以宽胸理气对症治疗。二诊主症已有明显改善，故维持原方，稍加沙苑子、黄精以养阴明目，巩固疗效。

8. 赤小豆当归散

○ 医案一

陈某某，男，23岁，1994年1月12日初诊。自诉经常口舌糜烂，久久不愈，口中干苦，咽部不利。近日出现目赤疼痛，视物不清，前阴黏膜溃破，瘙痒疼痛，小便色黄，大便偏干。西医诊断为白塞综合征。视其舌苔色白而厚腻，舌边及颊部黏膜有溃疡炎症，脉弦滑。以口苦、目眩、前阴溃破、尿黄、舌苔腻辨为肝经湿热，故用龙胆泻肝汤加减。龙胆草 10g，炒栀子 10g，黄芩 10g，柴胡 16g，木通 10g，泽泻 12g，车前子 10g，生地黄 6g，生甘草 4g，菊花 10g，蒺藜 10g，当归 12g，赤芍 12g，大黄 1g，青黛 10g。服药 7 剂，口苦舌糜大为减轻，但仍有视物模糊，眼眦赤黑，身倦少力，舌上腻苔不下等症。再予龙胆泻肝汤，并配服赤小豆当归散。赤小豆（浸令芽出曝干）60g，当归 60g，共研细末，每服 8g，早晚各一次。服药 2 周，诸恙皆瘥，随访半年，未再复发。(《刘渡舟医案集》)

按语：“狐惑”一病，首见于《金匮要略》，以目赤、干涩、疼痛，口腔、咽喉以及前阴、后阴腐蚀溃烂为主要特征，“蚀于喉为惑，蚀于阴为狐”，西医谓之眼－口－生殖器综合征或白塞综合征。综观本案之脉证，由湿热蕴毒生虫，蚀于上下。肝开窍于目，其经环绕阴器而上抵于咽喉，湿热虫毒侵及肝经，发为本证。治当清利肝胆湿热之毒，投龙胆泻肝汤正与本证合拍。本方能泄肝胆实火，清肝胆湿热，对循经所发之证，自可迎刃而解。另加菊花、蒺藜、大黄、青黛，可增加清泄肝胆之毒热之功，并有明目清头之效。赤小豆当归散清利湿热，有解毒排脓杀虫之效，与龙胆泻肝汤相合，可谓相得益彰。

○ 医案二

吴某，女，58 岁，2008 年 7 月 11 日初诊。大便带血，色鲜红量多，大便不成形，周身困倦，乏力，舌红、苔薄白，脉沉细。中医诊断：血证（便血），证属胃肠积热，气血两亏。治宜益气养血，清利湿热，凉血止血。西医诊断：急性出血坏死性肠炎。方用赤小豆当归散。生黄芪 30g，当归 10g，赤小豆 30g，生地榆 15g。14 剂，水煎服，日 1 剂。（黄文政名医工作室）

按语：患者胃肠积热，损伤肠络，便血甚多，色泽鲜红。病位在直肠，属近血。出血不止，血虚则气亦虚，可见困倦乏力、脉沉细等气虚之象。《金匮玉函经二注》“用赤豆、当归治者，其赤小豆能消热毒，散恶血，除烦排脓，补血脉，用之为君；当归补血、生新去陈为佐；浆水味酸，解热疗烦，入血为辅使也”，并以黄芪配当归益气养血，上药无止血之功，欲审因而止血，然出血量多，尚需加地榆行凉血止血之效。

9. 雄黄熏方

焦某某，女，41 岁。1962 年 6 月初诊。患者于 20 年前因居处潮湿得病，发冷、发热，关节疼痛，目赤，视物不清，皮肤起有大小不等之硬斑，口腔、前阴、肛门均见溃疡，20 年来，时轻时重，缠绵不愈。近来月经先期，色紫有块，有黄白带，五心烦热，失眠，咽干、声嘎，手足指（趾）硬斑，日久已呈角化。肛门周围及直肠溃疡严重，不能正坐，口腔黏膜及舌面也有溃疡，满舌白如粉霜，大便干结，小溲短黄，脉滑数。诊断为狐惑病，即予治惑丸、甘草泻心汤加减内服，苦参煎水熏洗前阴，并以雄黄粉熏肛门。肛门熏后，见有蕈状物突出肛外，奇痒难忍，用苦参汤洗涤后，渐即收回。服药期间，大便排出恶臭，黏液多量，阴道也有大量带状浊液排出，病情渐有起色，四肢角化硬斑亦渐消失。治疗 4 个月后，诸症消失，经停药观察 1 年余，未见复发。(《狐惑病的治疗经验介绍》,《中医杂志》1963 年第 11 期）

按语：雄黄熏肛时，一般不易燃着，须用艾叶一团，撒雄黄粉于上，待其燃着后，用一铁筒将火罩住，令患者蹲坐其上，对准肛门溃疡处熏之。熏前须洗净肛门，熏后亦需保持肛门清洁，每日熏 3 次。

10. 升麻鳖甲汤

○ 医案一

梁某某，女，34 岁，2012 年 12 月 10 日初诊，患系统性红斑狼疮已 4 年，颧部环状红斑色晦暗，乏力，平素时有关节酸痛，低热缠绵，纳差，苔薄黄，脉细数。中医诊断为阴阳毒，证属血分瘀毒，兼有阴虚。治宜清热解毒散瘀，兼益肾养阴。方用升麻鳖甲汤合六味地黄汤加减。药用：升麻 10g，当归 10g，炙鳖甲 10g，炒赤芍 10g，炒白芍 10g，熟地黄 10g，山茱萸 10g，山药 10g，泽泻 10g，牡丹皮 10g，茯苓 10g，炒白术 10g，花椒 8g，生黄芪 30g，炙黄芪 30g。7 剂，水煎服，每天 1 剂。二诊：诸症有好转，咽喉红痛，低热不退，苔薄黄，脉细数。继用前法，拟渗湿通络为治，合青蒿鳖甲汤。加丹参 15g，大青叶 20g。三诊：诸症好转，舌淡红，苔薄白，脉细，继续拟前方为治。14 剂。（全国名老中医药专家范永升教授传承工作室）

按语：本案系素禀阴虚，又感热毒内侵所致。热毒炽盛，燔灼营血，损及肌肤，故见面部红斑，痹阻经脉，故见关节酸痛，投以升麻鳖甲汤合六味地黄汤滋阴清热解毒，能行血散瘀，达邪外出。方中用升麻清热解毒，鳖甲、当归滋阴散瘀，花椒意在“以阳从阳，欲其速散”，六味地黄丸养阴益肾，生炙黄芪、炒白术健运脾胃、补益气血生化之源，此两方加减共奏清热解毒散瘀，兼益肾养阴之功。

○ 医案二

沙某某，男，24岁，1998年6月20日初诊。患者2年前无明显诱因，背部及头部发际发生成片红色斑丘疹，微痒，上覆密集银白色细小鳞屑，经某医院皮肤科检查确诊为银屑病。其后曾间断服用西药及外涂皮肤病软膏（药名不详）等，效果不佳。经友人介绍，求治于刘老。患者前额部及头部发际大面积鲜红色片状斑丘疹，上覆厚积密集的银白色鳞屑，剧烈瘙痒，同时背部亦散在少量类似皮疹。患者自觉心中烦热、夜寐难安，观其舌红少苔，脉细数。刘老辨为“阳毒不得发泄伤营”，治以升麻鳖甲汤。服7剂，鳞屑明显减少，斑疹颜色渐退；续服14剂，鳞屑退净，斑疹消失。后因他病前来就诊，告曰：“银屑病未再发作。”（《一代名医刘渡舟》,《北京中医》2000年第4期）

按语：升麻鳖甲汤为《金匮要略》治疗“阳毒之为病，面赤斑斑如锦纹，咽喉痛，唾脓血”而设，其扩展用于银屑病、咽喉癌、颜面丹毒、红皮病等属血分热毒性疾病的治疗，往往有得心应手之妙。《古方选注》“升麻入阳明、太阴二经，升清逐秽，辟百邪，解百毒，统治温疠阴阳二病”“但升麻仅走二经气分，故必佐以当归通络中之血，甘草解络中之毒，微加鳖甲守护营神，俾椒、黄猛烈之品，攻毒透表，不乱其神明。阴毒去椒、黄者，太阴主内，不能透表，恐反助疠毒也”。

○ 医案三

陈某某，男，17岁，学生。1980年9月就诊。自述50天前因下河洗澡，开始发热，身痛，鼻衄，经某医院用青霉素等药治疗后好转。但不久身上发斑，时止时复，灼热瘙痒，遇冷热均加剧，伴咽痛，恶风，肩、膝关节游走性酸痛，口干不欲饮。查患者胸背上部、臂部、大腿下端有散在如拇指大小的环形斑和一些不规则、色泽鲜明的红色斑块，舌质暗红，苔薄，脉数往来不流利。当地医院诊为风湿性红斑，经抗风湿治疗无明显效果。前医曾治以银翘散、化斑汤等，均未取效。忆陈修园有“赤斑咽痛毒为阳，鳖甲周围一指量，半两雄黄升二两，椒归一两草同行”（《金匮方歌括》）之说，故诊为风湿化毒发斑，治宜解毒活血，用升麻鳖甲汤加味。升麻12g，当归9g，甘草9g，花椒3g(微炒)，鳖甲9g（微炙），雄黄3g（醋浸、研末分3次，药汁冲服），秦艽9g，紫草根10g。2剂，水煎服。三日后，恶风消失，斑处灼痒减轻，咽痛轻。守方再进2剂，红斑显著减少，咽喉痛止，关节微酸，原方去雄黄，加薏苡仁25g，赤芍10g，又进4剂，诸症尽愈。(《升麻鳖甲汤治验二则》,《成都中医学院学报》1988年第1期）

按语：升麻鳖甲汤因阴阳毒而设。阴阳毒是阳热病毒二种病机和病机趋势的概括。阳毒为邪毒偏表，着于络脉，斑色显著，邪毒呈欲透未透之趋势。阴毒较阳毒更深，为邪毒郁于表里、肌肉之间，正如魏念庭说“阴毒血分积热同于阳毒而更深”。其斑色青暗，邪毒无外透之势。阴阳毒同是阳热毒证，用升麻鳖甲汤解毒。方中升麻、甘草解毒，当归、鳖甲消瘀透热。阳毒取蜀椒、雄黄，一助升、草解毒，二取“火郁发之”“以阳从阳，欲其速散”之效。阴毒则舍椒、黄，恐辛燥峻烈，劫阴伤津，重在清解凉血散瘀。阴阳毒都以发斑、咽痛为主症。本案患者有发斑、咽干喉痛、舌红脉数之症。关节游走疼痛，故是风湿邪郁化毒。邪毒伤及表浅络脉，故斑红显著。其斑时止时复，身痒，脉流不畅，均是邪毒欲透未透之象。参照阳毒论治，故用升麻鳖甲汤加紫草、秦艽，以解毒活血，透邪于表。药证相投，其效显著。由此表明，抓住主症与病机，据方旨而变通，可望扩大古方运用之范畴。

第三章　疟病脉证并治第四

1. 鳖甲煎丸

○ 医案一

李某，初诊。时时寒热起落，左胁下痛，左腿又有淋巴腺肿，面色萎黄，脉弱不任按，舌淡、略有薄黄苔。当从疟治。生常山 6g，柴胡 6g，炒白术 9g，草果 3g，姜半夏 12g，象贝母 9g，槟榔 4.5g，炒潞党参 9g，桔梗 4.5g，鳖甲煎丸 15g（包煎），红枣 5 枚。（《陆渊雷医案》）

按语：鳖甲煎丸出自《金匮要略》，有消坚化积之功，治疟疾日积不愈，胁下痞硬有块，成为疟母。此案患者寒热时时起落，属于疟疾的发作期，而且左胁下痛，左腿淋巴结肿大，说明患病时间较长，当有疟母，故陆氏用鳖甲煎丸消坚截疟为主，再合前法，以柴胡截疟饮加减，柴胡、常山、草果、半夏、槟榔等药和解表里，达原截疟；加象贝母、桔梗化痰散结；炒白术、党参、红枣扶正祛邪。诸药合效共奏消坚散结，和解少阳，祛邪截疟之功效。

○ 医案二

患者某，男，36 岁，患乙型肝炎 4 年，曾到过多家医院就诊，长期服用中西药物，病情时轻时重，ALT 持续不降，于 1999 年 3 月来诊。主诉右胁肋疼痛，固定不移，伴有头晕，性情急躁，易怒，纳呆腹胀，小便黄，慢性肝病病容，舌质红、苔薄黄、舌两边有瘀斑，脉弦涩。肝肋下 1.5cm，质韧，脾肋下 3 ～ 4cm，肝区有叩击痛。B 超检查：肝光点粗大，脾大 5.5cm。肝功能检查：ALT 460U/L；A/G 倒置（39/41）；HBsAg（+）。西医诊断：病毒性乙型肝炎，慢性活动性早期肝硬化。中医辨证：肝郁脾虚，气滞血瘀。方用鳖甲煎丸3g，每日3次。服1个月后同时加促肝细胞生长素100mg加入10%葡萄糖注射液静脉滴注1个月，继续服用鳖甲煎丸2个疗程后，临床症状消失，A/G为43/38，ALT恢复正常，肝肋下可及，质软。服用鳖甲煎丸6个疗程后，肝功能检查正常，脾肋下4.0cm。随访至今未复发。（《鳖甲煎丸治疗早期肝硬化30例》，《山东中医杂志》2001年第10期）

按语：本案为早期肝硬化，主症为右胁肋疼痛，固定不移，伴有头晕，性情急躁，易怒，纳呆，腹胀，小便黄，慢性肝病病容，舌质红、边有瘀斑、苔薄黄，脉弦涩。西医诊断为病毒性乙型肝炎，慢性活动性早期肝硬化。中医辨证为肝郁脾虚，气滞血瘀。治以鳖甲煎丸，攻补兼施，行气化瘀，扶正消癥获效。

○ 医案三

赵某某，男，21岁，1959年7月15日门诊。6年前曾患疟疾，愈后左肋下脐旁有硬块，日渐肿大，现症见脾肿直径约10cm，横斜径约20cm，位于左肋下，横及腰间，重按有痛感，肝未触及，腹围85cm，有腹水征，食欲不振，大便燥结，小溲黄短，睡眠尚可，面色黄滞，舌苔薄黄，脉弦细有力。此属肝木乘脾，气血阻滞，痰浊郁结而成痞块，治宜疏肝扶脾，疏郁散结。方以煨肉豆蔻，炒通草，制香附，赤茯苓，青皮，陈皮，香橼皮，茵陈，枳壳，鸡内金，苍术，木香，川厚朴，生熟大黄，炒蟾酥等药为主，随症加减。治疗1周后，腰围缩小，二便正常，食欲渐增，痞块渐软，舌苔黄退，再以上方加减，并令和鳖甲煎丸同服，每日18g分服，共服18剂，痞块消失，肝脾均不能触及，腹水亦消。嘱再服鳖甲煎丸若干日善后，患者已恢复工作。（《鳖甲煎丸治愈巨大疟母》，《江西中医药》1960年第11期）

按语：本案为脾肿大，中医辨证为肝郁脾虚，气血阻滞，痰浊郁结而成痞块。治宜疏肝健脾，行气化瘀，扶正消癥获效。

○ 医案四

王某，女，31岁，1975年6月12日来诊。患者于1974年初开始下腹部隐痛，白带较多，当时妇科检查未见异常，但症状与日俱增，同年7月妇科检查发现右侧卵巢有一个如核桃大的包块，至同年11月包块增长为拳头大。1975年3月4日住进某医院妇科病房，诊断为双侧卵巢囊肿。推荐手术切除，因患者顾虑术后不能怀孕，遂自动出院。1975年4月又经某医院妇科检查，诊断为双侧卵巢囊肿（超声波检查右侧肿块5cm×6cm×6cm，左侧肿块3.5cm×4cm×4cm），患者又一次拒绝手术，遂来我院，要求中医药治疗。四诊完毕，案议如下：患者肤色白皙，气质禀弱，善思而胆怯，15岁月经初潮，经期略前，经量偏多，轻度痛经，患者结婚7年，已有1个5岁孩子，平素脾胃功能较差，大便常便溏，便后肛坠不适。今年来下腹部坠胀隐痛逐渐加重，月经后下腹部坠胀更剧，腰痛，白带多，少腹可触及包块，推之不移，质地较硬，苔薄微黄，脉象小弦。证属禀赋偏弱，忧思伤脾，脏腑不合，始为气机阻滞，久则瘀血内停，始为瘕，继为癥。拟用理气消胀，活血化瘀法治疗。初用少腹逐瘀汤佐以逍遥丸、健脾丸，治疗2个月无效，进一步思考后，察理究因，考虑到“癥”乃有形之物，积渐而成，恐非汤剂所能祛除。又思“坚者削之，结者行之”之理，因悟“人参鳖甲丸”具有软坚散结、破血逐瘀、搜邪通络的主要功用，方中又以人参、阿胶益气养血以助正气实，乃“峻药缓攻”之剂。其病是气血瘀滞，缓慢积聚而成，治亦取逐渐消磨之意，合乎理法。于是，自1975年9月起用人参鳖甲煎丸，每天3次，每次3g。月经期加用少腹逐瘀汤数剂。两个半月后妇科检查右侧卵巢囊肿由原来拳头大缩为鸡蛋大，左侧卵巢囊肿已消散。患者下腹坠胀亦大为减轻，又用药2个月到妇科复查宫体增大，右侧附件有小核桃大的包块，诊断为“早孕”。从而患者思想上如释重负，鉴于右侧卵巢还有一个小囊肿，如因妊娠停止治疗可能会导致小囊肿再次增大，患者要求人工流产，继续治疗。1976年底仍能扪及右侧附件有核桃大的囊肿，超声波检查宫区右侧仅见1.5cm液平反射。1977年病情稳定，间断地服用丸药以巩固疗效。1978年基本上不服药。同年11月因停经50多天，诊断为“早孕”。至1979年6月顺产一男孩。孕期及产后下腹部均无任何特殊症状。产后4个月做一次下腹部超声波检查未提示任何异常。追访3年，双侧卵巢均无囊肿。(《鳖甲煎丸治愈双侧卵巢囊肿1例》,《中医杂志》1982年第7期)。

按语：本案诊断为双侧卵巢囊肿，患者平素脾胃功能较差，大便常便溏，便后肛坠不适，下腹部坠胀隐痛，腰痛，白带多，少腹可触及包块，推之不移，质地较硬，苔薄微黄，脉象小弦。中医辨证为禀赋偏弱，忧思伤脾，肝脾不合，始为气机阻滞，久则瘀血内停，始为瘕，继为癥。初用少腹逐瘀汤佐以逍遥丸、健脾丸，疏肝健脾，理气活血无效，后考虑到本病是气血瘀滞，缓慢积聚而成，“癥”乃有形之物，非汤剂所能荡除，需“坚者削之，结者行之”，选用人参鳖甲丸以软坚散结、破血逐瘀、搜邪通络，治疗三年病愈。

2. 白虎加桂枝汤

韩某，女，85岁，发热咽痛1周，于2016年2月10日入院。既往有高血压、糖尿病、脑梗死病史。患者居住于养老院，发病前周围有发热患者。基本生活能自理，白细胞 7.53×10^9/L，血红蛋白83g/L，丙氨酸转移酶106.2U/L，纤维蛋白原4.74g/L，血清铁蛋白 746.9ng/ml，自然杀伤 T 细胞 5.3%。淋巴细胞培养联合干扰素测定均为阴性结果。流感病毒 A 型抗体阳性，甲型流感、乙型流感核酸测定阴性。腹部超声提示脾大。综合上述情况，不除外嗜血细胞综合征诊断，也不除外流感病毒感染诊断。先后给予三仁汤、银翘散、青蒿鳖甲汤，经过一个阶段的治疗，发热不退。患者午后体温逐渐升高，最高 39.8℃，次日可以自行降至 37.5℃左右，但反复不已。患者体胖腹大，面色偏黑。身热重、恶寒轻，多汗，口苦且干，疲乏，略感腰腿疼痛，纳少，大便隔天 1 行，小便利，舌苔薄黄干，脉沉弦不虚。患者身热出汗，口干舌燥，是阳明热证。白虎加人参汤能治阳明瘅疟，其证候为表里皆热，气阴两伤，但热不寒。而此患者热作之时伴有微寒，原系温热夹有表寒，属“温疟”之类，方用白虎加桂枝汤。处方：生石膏 30g，知母、山药、桂枝各 9g，炙甘草 6g。每天 1 剂，水煎服。2 天后最高体温出现下降趋势，上方去山药，加玄参 30g。治疗 1 周后，体温正常。(《老年发热医案 5 则》，《新中医》2017 年第 5 期)

按语：本案属疟病之温疟。《金匮要略·疟病脉证并治第四》“温疟者，其脉如平，身无寒但热，骨节疼烦，时呕，白虎加桂枝汤主之”。患者里热炽盛，表有寒邪证。里热盛则身热出汗，口干舌燥；邪热犯胃，故纳少；表有寒邪则恶寒；温疟，热多寒少，故身热重恶寒轻。治用白虎汤清在里之邪热，加桂枝解在外之寒邪。

3. 蜀漆散

○ 医案一

刘某某，女，48 岁，农民。1976 年 11 月 12 日初诊：患者平素冬天特别怕冷，10 天前患感冒经服西药而获愈。近 5 天来又觉畏寒无汗，时有寒战，不发热，胸闷，痞满，纳食无味，舌质淡红，苔白腻，脉弦紧。脉症合参，当为素体阳虚兼外感寒湿之证。治宜健脾益气，散寒祛湿。处方：太子参、焦白术、制半夏、青皮、陈皮、炒薏苡仁、川厚朴各 10g，云茯苓 20g，炙麻黄 3g，荆芥穗、炙甘草各 6g。2 剂，每日 1 剂，水煎取汁，2 次分服。11 月 14 日二诊：胸闷、脘痞减轻，食不知味，余症不减，苔转薄白，脉如前，效不更方，予原方去川厚朴、荆芥穗，改炙麻黄为 5g，加炮姜 6g。2 剂，如前煎服。11 月 16 日三诊：寒战频发，又见微热、汗出之症，经仔细询问始知寒战每于傍晚前加重，既似邪阻少阳，又似牝疟为患，为此特查疟原虫示（+），遂辨病为牝疟，辨证为寒邪滞中，疟伏膜原。治宜温中理气，截疟化浊。方用蜀漆散加减。处方：炒常山、川桂枝、淡干姜、制附子（先煎）各 6g，醋柴胡、花槟榔、川厚朴，佩兰叶、姜半夏、青陈皮各 10g，5 剂，每日 1 剂，如前煎服。11 月 21 日四诊：寒战微热已去，余症悉除，复查疟原虫未见，续予参芪膏调理之。(《中医失误百例分析》)

按语：本例实为《金匮要略·疟病脉证并治第四》所载牝疟之证，前两诊虽见但寒不热之见症，然因又兼内外湿邪相合的诸种表现，以致误诊为寒湿夹杂之证。二诊时尽管湿象已去，但仍从有关见症改善而继用益气解表之法，结果反使寒战频发，更见微热汗出，不规则的寒战每于傍晚前加剧，即如“疟多寒者，名曰牝疟”，查疟原虫提示阳性，于是确诊为牝疟，遂治以蜀漆散治之，5剂告愈。临证若能借助有关实验室检查帮助辨证，可大大地提高临床治疗效果。

○ 医案二

王某，男，25岁，因间日寒战，发热38.5℃，于1958年6月25日入院。患者于6月25日、27日下午两度寒战，继而发热，出汗而热退。入院当天下午又发作口渴，心烦，全身酸困。既往有慢性咳嗽病史，近来发作。急性病面容，舌苔薄白，胸闷甚，口渴引饮不多，两脉弦数，其他体检未见明显异常。实验室检查：白细胞 $7.5 \times 10^9/L$（7500个/mm^3），中性粒细胞51%，淋巴细胞49%，间疟原虫阳性，胸部X线检查未见异常。辨证为间日疟，湿热两感，治宜截疟和解。方用蜀漆（炒常山）15g，柴胡5g，黄芩6g，姜半夏6g，茯苓9g，槟榔9g。患者服上方未吐，翌日乃作，时间短，恐与未掌握服药时间有关。第三日于上午4时、8时各服1剂，蜀漆用量增至30g，服药后无呕吐等不良反应。以后蜀漆用量改为12g。2剂后，疟原虫阴性，随访未有复发。(《徐景藩医案》)

按语：本案为牝疟之证。《金匮要略·疟病脉证并治第四》“疟多寒者，名为牝疟，蜀漆散主之”。寒战，继而发热，出汗而热退，为疟疾的典型症状；口渴引饮不多，咳嗽，舌苔薄白，胸闷甚，为痰邪阻肺。治以祛痰通阳截疟，遂治以蜀漆散。方中蜀漆即常山之苗，为祛痰截疟之主药；佐以槟榔，加强截疟作用；柴胡配伍黄芩有和解少阳之功；姜半夏既可与茯苓配伍健脾祛痰，亦可止呕，可抑制常山致吐的不良反应。

第四章 中风历节病脉证并治第五

1. 侯氏黑散

○ 医案一

患者某，男，55岁，平素肝火旺盛，气血不足。7天前因感受风寒，出现左侧肢体半身不遂，言语不利，恶风寒。经CT检查后诊断为脑梗死。遂住院治疗，病情稳定。现症：左侧肢体功能受限，口唇色淡，神疲乏力，舌淡，苔黄腻，脉弦而虚。中医诊断为气血亏虚，肝火旺盛之中风后遗症。治宜养血益气，清泄肝火，祛风散寒通络。投以侯氏黑散加味：菊花20g，细辛10g，防风30g，桂枝10g，白术15g，茯苓15g，人参10g，当归15g，川芎15g，牡蛎15g，桔梗20g，黄芩10g，干姜9g，炙甘草10g。6剂，水煎温服。二诊：症状减轻，效不更方。续服15剂。三诊：生活基本自理。(《工付经方辨治中风验案》，《江西中医药》2013年第1期)

按语：《金匮要略语释》曰“汤名风引，重在镇风，汇集六种石药清热镇降以镇风，佐以龙骨、牡蛎潜纳，使以大黄导热下行”。冉雪峰亦在《中风临证效方选注》中说“风淫于内，狂飚莫测，非汇集大队石药镇降，兼佐鳞介潜纳，不克有济”。

○ 医案二

刘某，男，64岁，初诊自述半个月前无明显诱因开始出现口角不自觉流口水，伴左侧脸麻木，左上肢麻木，晨起较重，活动后减轻，后背部发沉疼痛，上窜至颈，午头昏沉重，持续数分钟，心下闷塞不适，服心脑康胶囊后能缓解，胃纳一般，大便每日2～3次，质溏，夜尿1次，解后再难入睡，右侧鼻唇沟变浅，体质略胖，面黄，脉弦滑，右寸有上溢感，左寸沉，舌淡红略暗，苔白。既往高血压、糖尿病、脑梗死病史。中医诊断为中风（中经络）。辨证为阳虚气血不足，风寒痰热阻络证。处方以侯氏黑散加减：杭菊花 35g，黄芩 6g，细辛 3g，党参 10g，干姜 6g，茯苓 15g，炒白术 15g，桔梗 10g，防风 10g，天麻 10g，生牡蛎 15g，当归 6g，川芎 6g，桂枝 6g，枯矾 3g（研末冲服），14 剂。嘱水煎服，每日 3 次，饭后半小时温服，并停服脑心康胶囊，仅服降压药和降糖药。复诊：大便干结，左上肢已不疼痛，不流口水，心下闷塞感消失，处方为原方炒白术易生白术 15g，加大黄 6g，继进 7 剂。再复诊述服上方后大便通畅，每日 1 次，精神状态恢复良好，故予上方加减制做散剂，巩固疗效，方便服用。（《侯氏黑散临床运用案例 3 则》，《湖北中医杂志》2017 年第 6 期）

按语：此案患者内虚邪中是中风发病的原因，风邪趁虚入经络，且风邪易与痰湿相结合，痹阻经脉，郁而化热，故四肢烦重，中阳不足，风邪直达于里，则心中恶寒。归其病机，属阳虚气血不足，风寒痰热阻络证。治宜温阳补虚，祛风散寒，化痰清热。方选侯氏黑散原方治疗。侯氏黑散被认为是中医学治疗脑卒中的“第一方”，切中病机，对于风中于经络的患者治疗较佳。复诊中炒白术易生白术，可增强祛湿通便之力，再加小量大黄以助其力，又因本病顽固，故汤剂改为散剂善后，以遵经典。

2. 风引汤

张某，男，69 岁。患者 6 小时前于静止中突发一过性言语不利，伴右下肢乏力，行走不能，右口角流涎，当时无意识丧失，无肢体抽搐，无头痛，无恶心、呕吐，休息 30 分钟后，缓解如初，为求进一步系统治疗，于 2015 年 10 月 15 日入住某院脑病科。入院症见：言语不利，右下肢发紧症状消失，双下肢乏力，头晕反复发作，有踩棉感，偶有天旋地转感，无恶心、呕吐，胃痛，反酸，纳眠可，二便调，舌暗红、苔中间剥脱、两侧黄腻，脉弦缓。既往史：高血压病 4 年余，现自服卡托普利、美托洛尔等控制血压，脑出血颅内减压术后 4 年余。查体：体温 36.2℃，脉搏 56 次 / 分钟，呼吸 19 次 / 分钟，血压 132/79mmHg，神志清，精神较淡漠，心腹肺（-），颅神经（-），左上肢远端肌力 4 级，左下肢远端肌力 4 级，余肢体肌力正常，四肢腱反射正常，双侧浅、深感觉正常，病理征阴性，共济运动正常，脑膜刺激征阴性。辅助检查：颅脑 CT 示多发脑梗死；颅骨术后改变；脑萎缩。西医诊断：短暂性脑缺血发作；脑梗死；脑萎缩；脑出血术后。中医诊断：中风先兆，阴虚风动证。予吡拉西坦氯化钠注射液改善脑功能，血塞通注射液活血化瘀；中药以解语丹加减治疗。入院第 2 天，患者于中午 11∶30 左右突发意识不清，呼之不应，5 分钟后稍有意识，但仍有言语不利，双目向右斜视，左上肢肌力 2 级，右上肢肌力3级，左下肢肌力3级，右下肢肌力2级。急行颅脑CT，结果同前，排除脑出血，颅脑MRI示：脑多发梗死缺血变性灶；右侧基底节陈旧性出血；脑萎缩。治疗改用依达拉奉注射液清除氧自由基，单唾液酸四己神经节苷脂钠注射液营养脑神经。患者于13：00意识好转，恢复如初。2015年10月22日，王师查房：患者入院至今共发作3次，现症见言语稍有不利，右下肢偶感乏力，意识尚可，头晕偶作，有踩棉感，偶有天旋地转，无恶心、呕吐，纳眠可，二便调。皮肤扪之有热感，舌暗红、苔中间剥脱、两侧黄腻，脉弦缓。同意目前诊断，并认为患者处于焦虑状态。予风引汤加减：大黄6g，生石膏30g，滑石30g，赤石脂15g，紫石英15g，生龙骨15g，生牡蛎15g，桂枝9g，干姜9g，清半夏9g，厚朴20g，茯苓20g，紫苏叶9g，白薇15g，玄参30g，北沙参60g，柏子仁30g，竹茹30g，桔梗20g，羚羊角（冲）1g，甘草3g。水煎，早晚温服。上方共服7剂，服药后患者病情稳定，言语不利，右下肢乏力消失，皮肤扪之微潮，精神状态较前改善，查房时面露笑颜，于10月28日出院，并继服上方7剂，1个月后随访患者病情稳定，未再发作。(《王中琳临证运用风引汤经验》,《湖南中医杂志》2016年第12期)

按语：本案患者短暂性脑缺血反复发作，中医学称“小中风”，以风引汤加减治疗，病情得到良好控制。纵观病情发展过程，符合风引汤原文描述之“热瘫痫”。患者虽体温测之不高，但皮肤扪之有热感，脉诊时亦感脉势起伏较大，似热浪翻腾，舌暗红，苔中间剥脱，两侧黄腻也为“热”象之反应。下肢乏力，发紧，肌力的变化为“瘫”之表现。患者神志不清，两目向右侧斜视，为“痫”的表现形式之一。患者素来性格内向、固执，处于焦虑状态。综合分析可知患者久积之情绪不得释怀，为五志过极化火，下耗肝肾之阴，肝阳化风上扰清窍，发为此病，故以风引汤加减得以滋阴镇肝息风阳。大黄合诸石类药及羚羊角引上之风阳而下，患者之皮肤由热感变为微潮，如《黄帝内经》中所载“天气下为雨”。桂枝、干姜、甘草，助正常肝气之疏泄，正如《素问·脏气法时论》载“肝苦急，急食甘以缓之。肝欲散，急食辛以散之，用辛补之，酸泻之”。且《黄帝内经》曰“壮火食气，少火生气”，风引汤可使壮火得平，少火得生。所合之四七汤，以四味药治七情。加白薇，《神农本草经》中记载白薇“主暴中风，身热肢满，忽忽不知人，狂惑邪气，寒热酸疼，温疟洗洗，发作有时”，且有竹皮大丸之义，加羚羊角以息风止痉。

3. 防己地黄汤

患者某，男，76岁。有高血压、主动脉夹层动脉瘤、糖尿病病史。2009年曾有脑梗死病史，治疗后无后遗症。2010年11月28日患者晨练时开始出现左侧肢体乏力，上、下肢不自主舞动，并滑倒在地。当天上午由家属送至医院，当时考虑可能为急性脑梗死，予改善脑循环治疗，并行头颅MRI检查。头颅MRI显示：右侧丘脑、内囊后支急性脑梗死。明确诊断后，予规范Ⅱ级预防。11月29日查房，刻诊：口眼轻微㖞斜，语言謇涩，语音较前低沉，语速较前减慢。左侧肢体大幅度、较快频率地不自主舞动，左上肢自内而外，呈“8”字弧形来回舞动，影响持物。坐姿屈膝时，膝盖左右摆动，行走时身形左右摇晃，影响步履，舌干少苔，脉弦大。查体：左侧肢体肌力4级，肌张力下降，腱反射（+++）。黄师予防己地黄汤合百合地黄汤加减，处方：防己24g，生地黄90g，防风15g，桂枝15g，百合30g，石膏60g，麻黄15g（先煎），4剂。2010年12月3日，左侧肢体不自主舞动较前改善不明显，黄师续与防己地黄汤并合风引汤加减，处方：龙骨（布包先煎）、牡蛎（布包先煎）各30g，石膏（布包先煎）60g，滑石（布包先煎）30g，防己30g，生地黄120g，桂枝30g，防风15g，甘草15g。上方4剂，以水1800ml，煎至800ml，加花雕酒250ml，再煎至250ml，复渣再煎，每日服两次。服药次日，肢体不自主舞动开始减少，下肢摆动已减少。12月4日，上肢舞动已较前减半，下肢摆动已减少。效不更方，原方续服。2月6日，左侧肢体不自主舞动的幅度明显变小，频率明显减慢，自诉舞动已减少三分之二左右。站立、行走自如，仍守前法治之。处方：生龙骨（布包先煎）、生牡蛎（布包先煎）各30g，石膏（布包先煎）90g，滑石（布包先煎）30g，生地黄180g，防己30g，防风15g，甘草15g，桂枝30g，肉桂15g。3剂，煎服法如前。2月9日，肢体舞动已甚微，仅说话激动时左上肢摆动明显。随访至2011年7月，诸症状基本痊愈，每日晨练，步履如常。(《黄仕沛教授治疗中风的学术经验》,《时珍国医国药》2017年第1期）

按语：此病例以中风后出现大幅度、无目的、较快速度的不自主运动为临床特征，处方以防己地黄汤为主并辅以风引汤而愈。运用此方时要注意以下3个方面：①经方中描述肢体摇动的还有真武汤证、苓桂术甘汤证、防己茯苓汤证，必须鉴别排除各方证。防己地黄汤证以育阴养液为主，临床运用时应重用生地黄；②仲景书中使用地黄者共十处，其中三处用生地黄，即炙甘草汤、百合地黄汤、防己地黄汤。仲景时还未有熟地黄，生地黄即鲜地黄，干地黄即现今生地黄。现无鲜地黄故可代之以生地黄。其中防己地黄汤用生地黄，定当重用；③仲景方凡用地黄之处均与酒同煎，几成定例，此方也须遵此法。一诊百合地黄汤与防己地黄汤同用，增加滋阴之力，防己地黄汤合风引汤同用增加清热息风之功。

4. 头风摩散

○ 医案一

患者某，女，54 岁，自诉头痛日久，近日甚，当地医院诊断为“神经血管头痛”。刻下：恶风、恶寒明显，少许汗出，按诊发现头皮松软鼓起，可捏起一寸余而不痛，舌苔薄白，脉沉细少力。诊断为神经血管头痛，判其为外受寒邪，头皮拘挛，鼓起如核状。因考虑其经济窘迫，予以头风摩散。炮附子 100g，大青盐 100g，嘱患者将其混匀分为 7 份，用热毛巾裹于头上。7 天后患者复诊，述难买大青盐，直接用附子敷头，见其头皮松软好转，捏起不及寸长，头痛减，舌苔薄白，脉沉细。嘱其用细盐 100g 替大青盐，附子 100g，7 剂外用。7 天后复诊，头痛已无，头皮渐紧，嘱其原方再敷 7 天，不必复诊。7 天后电话寻访，诸症消。(《尉中民头风内外治法经验撷萃》,《中华中医药杂志》2018 年第 4 期)

按语：头风摩散为头风之外治方。患者恶风、恶寒明显，舌苔薄白，为风寒之邪袭表。气血虚弱，脉络涩滞，风寒之邪袭于头面，经络引急，凝涩不通，故多见头痛。方中附子辛热力雄，温经散寒，通络止痛；大青盐咸入血分，引附子入经络通血脉。

○ 医案二

周某，女，48 岁。1991 年 7 月 10 日就诊。自述在 1984 年 7 月于田间锄草时，暴雨突来，发如水洗，衣裳尽湿，到家即觉头部沉重疼痛，随后便寒战发热，乡医予服九味羌活丸、对乙酰氨基酚，寒热得除，然头痛未愈，动则额汗自出，遇风其痛益甚，再治不应。经某医院做脑血流图等检查，除见轻度脑供血不足外，未见明显异常，诊断为血管性头痛，用麦角胺、氟芬那酸等对症治疗，始则似觉有效，后则依然无效。随又广服祛风活血、温阳益气之方，针刺百会、风池、太阳等穴，反觉头痛有增无减，服用去痛片维持。刻诊：其人首裹重巾，面色萎黄，额部汗出如流珠，脉之阳浮而阴弱，舌质略淡而苔薄白稍滑，唯饮食尚可，二便调和。四诊合参，伏思病因，认为盛夏淋雨与新沐中风有相同之处，论其见证则是《素问》与仲景所言之首风无疑。令其先服桂枝汤三剂，以和其营卫。后以头摩散加川芎方，指明穴位，嘱其依法而行，果一次痛减过半，二次去其所裹，三次其病如失。观察至今，时已年余，未见复发。(《王照恒医案》)

按语：脉之阳浮而阴弱，舌质略淡而苔薄白稍滑，为太阳中风证，故以桂枝汤调和营卫。患者淋雨后出现头部沉重疼痛，遇风其痛益甚，脉络涩滞，风邪袭于头面，经络拘急，凝涩不通，故见偏头作痛。外用头风摩散加川芎温经散寒，通络止痛。

○ 医案三

胡某某，男，53 岁，干部。患左侧肢体麻木疼痛，活动不利半年，住院治疗两个月后诸痛及麻木感觉大部分消失，唯左肩胛部、左肘外上方及左股外侧各有约手掌大一块肌肤顽麻不堪，遇冷加重，继用前方治疗近一个月，顽麻依然如故，乃配合头风摩散外用。炮附子 30g，青盐 30g，白芥子 15g，共研细末。局部分别热敷后以药末反复搓摩，每次约半小时，共用 7 次，顽麻消失，肌肤感觉正常，痊愈出院。(《侯恒太医案》)

按语：患者感受寒邪，脉络涩滞，经络引急，凝涩不通，故见肌肤顽麻不堪，遇冷加重。方中附子辛热力雄，以散风寒之热，又能温通血脉，以缓经络拘急，食盐咸寒，引附子入经络而通血脉，配伍白芥子辛温行散，通调经络。

5.《古今录验》续命汤

○ 医案一

广尾幕臣某氏之室，得外感。表证解后，右脚拘急肿痛，不能起步，脉浮数。余诊之日，热虽解而脉浮数，此邪气下注筋脉，不能流通也，予《金匮》古今录验续命汤，四五日而愈。(《橘窗书影》)

按语：表证虽解而脉浮数，是邪热下注筋脉之象，阻遏气机，筋脉凝滞，不通则痛，故右脚拘急肿痛。《古今录验》续命汤中石膏、干姜等量并用，一升一降，调节气机而复出入，且二者一寒一温，温太阴而清阳明，太阴得温，则其气能升能降，阳明得清，此又成相辅相成之用也；当归、川芎养血活血；麻黄、桂枝辛温祛邪滞，使肺气通利。肝血足，则左升有本，肺气利，则右降可行，是又寓升降臣佐之意于其中也。人参、甘草之甘温补中弱，并助川芎、当归补血之效，使动静有序；杏仁之苦温能利肺气，更合麻黄、桂枝辛散之力，又成升降之师，是为辅佐臣使之品也。诸药并用，虚损平而外邪自去，升降复而出入能行，以达通则不痛之功。

○ 医案二

郡山侯臣北条弥一右卫门，年七十余，平日肩背强急，时觉臂痛，一日右肩急甚，方令按摩生疗之，忽言语謇涩，右身不遂，惊而迎医服药，四五日自若也。余诊之，腹候快和，饮食如故，他无所苦，但右脉洪盛耳，与《古今录验》续命汤，四五日而言语利，偏枯少差，脉不偏胜，得以杖而起步矣。(《橘窗书影》)

按语：按历代相传治中风之方，皆以续命汤等为主。考其所自，则始于《金匮要略》。然此必宋时校正之所增，而非仲景本方也。自隋唐以来，则孙氏《千金方》，乃有小续命、大续命、西州续命、排风汤等，故后世宗之。从药物组成上来看，不外麻桂以散外邪，芎归以理血，人参以养元气，干姜以温中，石膏以制约诸药之热，杏仁、甘草以理肺而平嗽。然此方之妙，在于干姜、石膏，二者俱脾胃要药也，脾主四肢而开窍于口，半身不遂病在脾胃，此方石膏、干姜，寒热并用为调理脾胃阴阳而设。

6. 桂枝芍药知母汤

○ 医案一

某患者，男，40岁，2017年3月15日初诊。右膝关节红肿灼痛1天。患者就诊前1天因饮食不节出现右膝关节肿痛、灼痛，未处理。现症见：右膝关节红肿疼痛，皮温升高，活动受限，素体畏寒，四肢不温，汗出较多，自诉工作较忙，时感头昏疲累，纳眠尚可，小便黄，大便调，舌淡红，苔薄黄稍腻，脉细滑。实验室检查：血尿酸531μmol/L。中医诊断：痛风（寒热错杂证）。治法：分消寒热。处方：桂枝芍药知母汤。药物组成：附子30g（开水先煎2小时），茯苓30g，桂枝15g，白芍15g，知母15g，炙麻黄15g，炒白术15g，黄柏10g，防风10g，独活10g，伸筋草10g，秦艽10g，怀牛膝15g，大枣10g，甘草8g。7剂，每日1剂，开水煮取450ml，饭后分3次温服。2017年3月22日二诊，患者右膝关节疼痛红肿已消，稍感不适，活动度可，畏寒及四肢不温好转，汗出正常，稍感口渴，纳眠尚可，二便调，舌淡红，苔白腻，脉细滑。患者关节局部症状大为减轻，且阳气已复，今更方为健脾渗湿方，以益气健脾，渗湿化浊。药物组成：党参30g，茯苓30g，土茯苓30g，金钱草30g，猫须草30g，玉米须30g，炒薏苡仁30g，瞿麦15g，萹蓄15g，白术15g，绵萆薢15g，淫羊藿15g，三七粉6g。7剂，每日1剂，开水煮取450ml，饭后分3次温服。（《彭江云教授寒热分消治痛风经验》，《风湿病与关节炎》2018年第9期）

按语：患者正值壮年，但素体阳虚，恰逢饮食不节，湿浊蕴结化热，聚于关节，发为本病，不可单纯清热或温阳，且急则治其标，故选用桂枝芍药知母汤予以治疗。方中附子温通下焦阳气，能使五脏气血畅和，通络之力尤盛；麻黄、防风、桂枝散寒祛风；茯苓、白术既可顾护脾胃，又可利湿除痹；大枣、甘草助运中焦；知母、芍药、黄柏滋阴清热泻火，可制约附子大热；独活、伸筋草、秦艽、牛膝祛风除湿，通络止痛，合于知母、黄柏更清关节之湿热。全方配伍，既能清热除湿，通络止痛，又能顾护素体阳虚之本，标本兼顾，寒热并治。二诊之时患者关节湿热已除大半，舌脉热象亦无，缓则治其本，故改用健脾渗湿方以益气健脾，渗湿化浊收功。

○ 医案二

黄某，女，48 岁。2010 年 3 月 4 日初诊，症见手足关节对称性肿胀、僵硬、疼痛，晨起甚 6 个月余，多次查 RF（+）、ESR 升高、CRP 增高，服来氟米特、白芍总苷等效果一般。刻症见：双手足关节肿胀、有热感、僵硬、疼痛，活动不利，入夜甚，纳呆，畏寒乏力，经行后错 1 周，暗红有血块，二便调，双手近位关节肿胀约 3 级，压痛 2 级，皮色暗红，双掌指关节肿胀约 3 级，压痛 2 级，皮色暗红，有热感，舌质淡暗，苔薄，脉弦细。ESR 81mm/h，RF 65.41IU/ml，CRP 44mg/L；X 线示双手诸关节软组织肿胀，双手、双腕骨骨质疏松，部分见囊样透光区，诸关节间隙狭窄。中医诊断：痹证，寒湿瘀血痹阻型。西医诊断：类风湿关节炎。治法：祛风除湿，通络蠲痹。方选桂枝芍药知母汤。处方：桂枝 12g，白芍 20g，知母 20g，附子 6g（先煎），防风 12g，炒白术 15g，麻黄 6g，川牛膝 15g，羌活 15g，海风藤 15g，土鳖虫 9g，醋延胡索 15g，川芎 12g，香附 12g，炙甘草 6g，生姜 5 片。7 剂。以水 1000ml，文火煎至 400ml，早晚温服，每日 1 剂。2010 年 3 月 12 日二诊时诉：服 3 剂药后四肢诸关节肿胀、僵硬、疼痛明显缓解，活动功能改善。仍感经前烦躁，关节僵硬，处方为原方加柴胡 6g，青皮 9g，继服 20 剂。2010 年 3 月 20 日三诊诉服药后诸关节肿痛渐消，晨起稍僵痛，皮色渐如常，活动功能可。三诊处方为上方加熟地黄 24g，五味子 5g，继服 3 个月。药后患者肿痛消，关节功能如常，无明显不适，复查各项指标正常，以后间断经前服该方巩固治疗，随访 1 年病情稳定。（《仲景方加减治疗风湿痹病验案 3 则》，《江苏中医药》2013 年第 5 期）

按语：患者年近五旬，气血不足，风寒湿邪瘀滞经络关节，“不通”“不荣”发为关节僵硬、疼痛，活动不利。皮色暗，月经错后伴血块，舌质淡暗为寒湿瘀血痹阻之象。寒湿瘀血为阴邪，故入夜痛甚。风寒湿邪瘀久化热，故关节肿胀、有热感。附子、麻黄、桂枝、羌活祛风胜湿，温通经脉；炒白术益气健脾，补益后天；海风藤等祛风胜湿，温通经脉，通达四末，“风能胜湿”，四末湿邪，唯风药达之；牛膝补肝肾，强筋骨，活血化瘀通络；川芎活血通络以消肿胀；延胡索、香附理气通络止痛，“气行则血行”；辅以土鳖虫血肉有形之躯，能蠲风湿顽痰之邪；知母、白芍益阴清热，柔筋缓急，甘草、生姜调和诸药。经前烦躁、关节僵硬，为肝郁气血瘀滞，用柴胡、青皮疏肝解郁，理气通络。熟地黄、五味子益肝肾精血不足，援先天之本，巩固疗效。

○ 医案三

某患者，女，72 岁，2010 年 10 月 11 日初诊。主诉：四肢关节反复肿痛 40 余年。患有类风湿关节炎 40 余年，曾先后或联合使用多种药物，如甲氨蝶呤、雷公藤多苷片、来氟米特、柳氮磺吡啶、沙力度胺等治疗，然每因肝功能异常，消化道大出血或疗效不佳而停药，曾短暂使用英夫利昔单抗，亦收效甚微。后长期依赖非甾体抗炎药、泼尼松。入院时口服双氯芬酸钠缓释片 75mg，每日 2 次，甲泼尼龙片 8mg，每日 1 次。症见时有寒热，无汗或汗出不多，双手指间关节、双腕关节、双肩关节肿痛明显，活动受限，遇风寒尤甚，关节表面皮温高，晨僵至午后仍不能缓解，腰背酸痛，口眼干燥，胃脘部胀满不适，不思饮食，尿频，大便稀溏，舌红，苔薄白，脉滑。实验室检查示：类风湿因子 566U/ml，ESR 119mm/h，CRP 133mg/L。根据其关节肿胀，局部皮肤有灼热感，怕风畏寒，伴有低热，大便稀溏，胃脘不适等症状，结合舌、脉，中医诊断为痹证，证属风湿痹阻，寒热错杂，兼有脾胃亏虚，西医诊断为活动期类风湿关节炎。治拟祛风散寒，清热除湿，兼以健脾益胃。方用桂枝芍药知母汤加减。处方：桂枝 8g，白芍、徐长卿各 20g，防风、威灵仙各 15g，蜈蚣 2 条，知母、白芷、黄柏、延胡索、陈皮各 10g，连翘 12g，炒薏苡仁 30g，砂仁 4g，甘草 3g。每天 1 剂，水煎服，早晚各 1 次。甲泼尼龙片减量为 1 天 6mg，停用双氯芬酸钠缓释片。患者服药 7 剂后，诉虽稍减激素用量，关节肿痛反有缓解，身热渐退，口干及胃脘部不适感亦明显改善，舌质淡红，苔薄白，脉滑。证候如前，治法守前，原方去黄柏、防风，加当归 15g。继服 2 周后，体温正常，关节隐隐疼痛，肿胀已不明显，复查 ESR、CRP 降至正常，病情终获缓解，予以原方调整，以巩固疗效。（《金实教授运用桂枝芍药知母汤治疗活动期类风湿关节炎经验》，《中华中医药杂志》2012 年第 12 期）

按语：活动期类风湿关节炎患者多关节肿痛明显，可伴有低热，同时也有相当一部分患者可合并或继发干燥综合征或出现内脏损害，临床证候错综复杂，病机易变。而西医学治疗活动期类风湿关节炎多采用甲氨蝶呤、来氟米特、柳氮磺吡啶或生物制剂等控制病情，上述药物虽有一定疗效，但临床可见部分患者不能耐受，出现肝功能异常或骨髓抑制等不良反应者并不少见。该患者关节肿胀、局部皮肤有灼热感，怕风畏寒，伴有低热，为寒湿痹阻、郁久化热、寒热错杂之象。胃脘部胀满不适，不思饮食，大便稀溏均为脾胃亏虚之象。寒湿痹阻、化热伤阴，故以桂芍知母汤为主方，临证化裁，屡奏奇效。类风湿关节炎活动期多见关节肿胀，屈伸不利，以湿邪为主，方中使用祛湿药物使湿邪得以从表解，或以淡渗、清热燥湿等法使湿邪尽去而关节得以消肿，同时兼顾到阴伤血亏，脾胃虚弱等兼证。

○ 医案四

李某，男，65 岁。2008 年 11 月 10 日初诊。患者既往有类风湿性关节炎病史 5 年，肘、腕、膝、踝关节肿大变形，疼痛不可屈伸，痛处有热感，且痛处游走，遇寒痛甚，肌肉消瘦，口干不欲饮，舌苔薄白，脉细微数。证属风湿挟寒，阻滞关节，经络不通，日久化热，有伤阴之势。治宜祛风除湿，散寒通络，佐以养阴清热。方用桂枝芍药知母汤加味。处方为麻黄 6g，桂枝 10g，白术 15g，白芍 15g，知母 10g，生姜 15g，防风 10g，制附子 15g，全蝎 10g，蜈蚣 2 条，白芥子 15g，丹参 20g，补骨脂 15g，当归 15g，制乳香、制没药各 10g，炙甘草 10g。每日煎服 1 剂。痛甚同时配制川乌 10g，依病情随症加减。经治疗 3 个月，疼痛逐渐减轻，直至消除，余症亦多有缓解，肢节活动接近正常。后改蜜丸坚持服用，病情稳定。(《经方辨治风湿病验案 3 则》，《中国临床医生》2010 年第 12 期)

按语：桂枝芍药知母汤见于《金匮要略·中风历节病脉证并治第五》，其主治病证与类风湿性关节炎颇为相似。该病一旦发生，多缠绵难愈。本病内因肝肾亏损，阳气不足，外因风寒湿邪杂合而入，且病程较长，邪易化热伤阴，故设此方祛风散寒除湿，兼养阴生津清热。本案证候与桂枝芍药知母汤证相符，故以该方加味治疗。方中制附子、麻黄、桂枝、生姜、防风祛风寒湿邪于外；白术健脾燥湿，又防止发汗太过；知母配白芍、当归养阴清热，并防止温燥伤阴；全蝎、蜈蚣、白芥子、丹参、制乳香、制没药活血通络，散结止痛；炙甘草益气扶正，缓和药性，与白芍相配又可缓急止痛。川乌散寒除湿止痛效佳，故痛甚加用该药以助附子温阳止痛。诸药合用，标本兼顾，散敛结合，寒热互佐，方证相应，配伍恰当，故获满意效果。

○ 医案五

某患者，男，53 岁。1999 年 7 月 30 日初诊。自诉一个半月前，劳动出汗后当风坐于湿地，次日周身关节疼痛、沉重，尤以双踝为甚。伴头晕恶心，视物不清，汗多乏力，腹胀纳差。多次延医治疗，予阿司匹林、布洛芬及中药等，收效甚微。近四五日夜尿 3 ～ 5 次。视其形瘦，双踝关节部轻度浮肿，压之疼痛，脉沉细而数，舌淡苔白体胖。P 128 次 /min，ESR 55mm/h。西医诊断：风湿性关节炎。中医诊断：痹证，病属历节，证属风寒湿邪化热。《金匮要略·中风历节病脉证并治第五》云："诸肢节疼痛，身体魁羸，脚肿如脱，头眩短气，温温欲吐，桂枝芍药知母汤主之。"投原方 4 剂：桂枝、知母、防风各 10g，附片（另包先煎 30 分钟）、白芍各 6g，白术 12g，麻黄、甘草各 3g，生姜 3 片。1999 年 8 月 5 日复诊。服药后只起立时偶尔轻微头晕，双踝关节尚有轻微压痛。ESR 16mm/h。舌苔中部转厚微黄腻，此乃寒湿之邪已有化热趋向，处方为上方加黄芩、汉防己各 10g，栀子 6g，滑石 30g，以清热利湿，4 剂而愈。(《经方验案四则》，《中华中医药志》2010 年第 4 期)

按语：《诸病源候论·风痹》中谓"痹者，风寒湿三气杂至，合而成痹……由人体虚，腠理开，故受风邪也”。该患者天命之年，正气不足，汗后当风受湿，风寒湿邪入侵筋骨关节，痹阻经络血脉而致历节病。湿邪上蒙清阳则头晕，视物不清；脾恶湿，湿困脾胃，脾气不升，胃气不降则腹胀、纳差、乏力、恶心；湿性重浊、下趋，水液浸渍流注关节则关节疼痛、沉重，双踝为甚；夜属阴，寒湿之邪累及肾阳，开合失司，则夜尿频多。疼痛日久，正气渐衰，气血均不足，筋脉失于营养则形体消瘦，营卫不和则汗多。风为阳邪，最易伤阴化热，湿为阴邪，最易伤阳生寒。故治以桂枝芍药知母汤，祛风除湿，温经散寒，滋阴清热。方中桂枝通阳祛湿，芍药和阴止痛，合生姜、甘草为桂枝汤，能调和营卫；麻黄、防风祛风，附子温经散寒，白术健脾燥湿，三者并用，意在针对风、寒、湿邪；麻黄与白术相伍，意在祛表里之风湿；知母清热养阴，并与芍药共同制约附子，防止温燥太过。上药合而成方，寒温并用，攻补兼施，对历节病有较好的疗效。

7. 乌头汤

○ 医案一

肢节疼痛，病名历节。此证起于风邪外感，汗出不畅，久久湿流关节，脉迟而滑，属寒湿。其微者用桂枝芍药知母汤，其剧者宜乌头汤。尝治一吴姓男病人，予用净麻黄三钱，生白芍三钱，生绵芪三钱，炙甘草三钱，乌头二枚切片，用蜜糖一碗另煎，煎至半碗，盖悉本《金匮》法也。(《曹颖甫医案》)

按语：风邪外感，汗出不畅，邪无出路，久久则湿流关节，导致肢节疼痛，属寒湿历节病。寒性收引凝滞，寒湿之邪痹阻关节，可致气血运行阻滞而关节疼痛剧烈，名曰“历节”。治当温经散寒，除湿宣痹。方用乌头汤。乌头温经散寒，除湿止痛；麻黄宣散透表，以祛寒湿；芍药宣痹行血，配以甘草缓急止痛；黄芪益气固卫，助麻黄、乌头温经止痛，亦制麻黄过散之性；白蜜甘缓，以解乌头之毒。诸药相伍，寒湿去而阳气宣通，疼痛自止。

○ 医案二

张某，男，55 岁，患者两下肢关节疼痛 5 年余，以两膝及两踝各关节痛甚，现症见：患者双下肢关节僵硬，两踝关节肿胀变形，活动不能自主，疼痛不止，畏寒恶风，倦怠无力，纳谷少思，双膝关节僵硬，肿胀变形，触之即痛，苔白滑、质淡，脉浮紧，此乃寒气凝滞，经络受阻所致寒痹。治以温经散寒，通络祛风。方用乌头汤。处方为制川乌 15g，麻黄 6g，白芍 12g，细辛、桂枝、甘草、独活各 10g，黄芪 30g。服药 10 剂，两下肢关节疼痛大减，已能慢步行走，畏寒恶风消失，即用上方加入川芎、当归各 15g，以增强温经通络之力，续服 10 剂，疼痛已除，两踝关节肿胀变形大有改善，后以温经散寒药中加入调补肝肾之品，经治数月，随访 2 年未见复发。(《经方治疗痹症四则》,《江西中医药》2002 年第 5 期）

按语：风寒湿邪侵袭则下肢关节疼痛，寒邪痹阻气血运行，使关节疼痛剧烈，而关节肿胀变形是寒痹日久必见之象。以乌头汤方加减，川乌辛温大毒，祛寒温阳解痛；麻黄辛温发散，散寒湿，并可解川乌毒性；细辛、桂枝温经通阳；甘草甘缓，益脾缓筋止痛；独活偏于除下半身之寒湿；白芍敛阴，既可防止大批温药伤阴，又可奏阴中求阳之效；方中以大剂量黄芪益气固表，亦制麻黄过散之性，又能助麻黄、制川乌温经止痛。全方使阳气得以温行，则疼痛大减，畏寒恶风消失。加入行气活血之川芎、当归，使温经通络之力大增，诸症得解。

8.《千金》三黄汤

李某，女，25 岁。1993 年 9 月 29 日初诊。患周身疼痛半年，肩、肘、膝关节无一处不痛，西医检查未见明显异常，曾服“身痛逐瘀汤”不效。现周身疼痛，无汗，恶风，心烦，食少，大便干燥，数日一行。月经后期，经来时小腹疼痛，舌质红，苔白，脉弦细小数。此为风寒湿邪痹阻经络关节，兼有里热之证，治宜祛风散寒清热。处方为黄芩 10g，黄芪 10g，麻黄 3g，细辛 3g，独活 6g，7 剂。服 3 剂后，疼痛大减，7 剂服完身痛若失。诸症亦随之痊愈。(《刘渡舟临证验案精选》)

按语：本案为风寒湿邪在表，而内有蕴热之证。可见于素有内热之人，感受风寒湿邪气，或外邪入里化热，又复感于风寒湿邪等。风寒湿邪外侵，三气杂而合至，痹阻于经络关节，故见周身关节疼痛；风寒外束，营卫郁闭，则见无汗、恶风等表证；心烦，便干，舌红，脉数，为热蕴于里之象。证属表里同病，寒热并存。故在治疗上不能像一般寒痹或热痹那样单纯使用温热药或寒凉药，而是要寒温并用，表里同治，拟散外寒，清内热之法。所用方药为《千金翼方》之“三黄汤”，本方善治“中风手足拘挛，肢节疼痛，烦热心乱，恶寒，不欲饮食”等症。方用麻黄外散风寒；黄芩内清里热；细辛助麻黄发散风寒止痛为佳；独活祛风胜湿，善搜体内之伏邪，为身痛之要药；黄芪一味，既能扶正走表益卫气，又能散寒祛湿邪，况麻黄、细辛得黄芪，则发散有力，黄芩得黄芪，则清热不伤中。一味黄芪能一统寒热。用本方治疗外寒内热之痹证，或风寒而有化热之象者，其疗效较佳。

9.《近效方》术附汤

○ 医案一

某患者，女，51岁，家政服务人员，2016年5月14日以头痛剧烈、沉重难举2天来诊。患者头痛反复发作，经年难愈，每遇寒加重或诱发。2天前，因龋齿疼痛行拔牙术后，恰值阴雨天寒，双侧头痛剧烈，沉重难举，如遭棒击，自服止痛药，可得须臾缓解，但药尽痛返，苦不堪言。患者形体微胖，面白不荣，目睑虚浮，四肢不温，大便秘结，3天未解，小便清长，饮食如常，舌质淡黯、胖嫩有齿痕，苔薄白，脉沉弦无力，血压素高，需服药控制，刻诊血压140/100mmHg。此太阴虚寒，寒袭太阳之证，治当温阳除湿，散寒止痛，予术附汤加味。处方为附子15g，生白术30g，炒甘草10g，大枣15g，生姜20g，羌活6g，川芎15g，葛根20g，2剂。电话随访，述重痛之苦，1剂大减，2剂尽除，大便已解。(《经方术附汤临证治验举隅》,《环球中医药》2016年第12期)

按语：本案头痛为素体脾阳亏虚，清阳不升，寒湿内困，复感外寒所致，太阴阳虚为本，太阳感寒为标。脾阳不足，寒湿内停，气化不利，故体胖面白，虚浮肢冷，大便秘结，小便清长；寒湿困阻，清阳不升，气机不畅，复感外寒，则头痛剧烈，沉重难举，如遭棒击；舌脉均为阳虚湿困寒凝之征。阳虚易感外寒，故以术附汤加味，升清除湿，温阳散寒。药虽八味，但切中病机，固内达外，标本兼治。

○ 医案二

单某，女，61岁，1992年9月初诊。患者后头枕部沉重胀痛10余年，胃脘部、腹部胀满疼痛，周身酸沉，腰痛沉重，活动不利，两腿无力且胀，屈伸不利，舌苔白腻，脉来沉弱，大便7日1行，小便清。证属脾肾阳虚，寒湿内停，上泛于头，而又流散于外，加之外感寒湿而成此病。治宜温暖脾肾阳气，化湿去重，散湿止痛。拟术附汤加味。方为炒白术10g，炮附子6g，生姜5片，炙甘草3g，广木香10g，炒枳实12g，狗脊10g，炒莱菔子15g，桑寄生10g，牛膝12g，藁本6g，葛根10g，羌活10g，独活10g。二诊时诉服上方7剂后，头痛沉胀大减，腹痛已愈，两腿轻快。仍有周身酸沉，胃脘胀满，脉濡，大便每日1次。仍予前方加厚朴10g，狗脊10g，砂仁5g（后下），去藁本、葛根。三诊时诉服上方7剂后，头痛、腰痛已愈，周身轻快，胃脘胀满亦消，两腿屈伸自如，又继服上方7剂。以后，嘱常服附子理中丸以升阳散寒。(《术附汤治疗头重眩苦极案例》,《北京中医药大学学报》1995年第5期)

按语：《金匮要略·中风历节病脉证并治第五》有《近效方》术附汤方证。原文说

“治风虚、头重眩苦极，不知食味，暖肌补中，益精气，白术二两，附子一枚半（炮去皮），甘草一两（炙），姜五片，枣一枚”。术附汤用于治疗肾阳不足，不能温化水湿，阴寒水湿遍布周身，上泛于头，脾阳虚弱，不能升清降浊，浊阴之气停于中，泛于上，而又流于外，阳虚之体，常有外感风寒湿气。如此，患者头部沉重、疼痛，眩晕，痛苦到极点，不知食味，或有经常感冒风寒，鼻流清涕，头面周身肌肉酸困、沉重、疼痛。方中附子温肾，可恢复阳和之气，祛除阴寒水湿；白术、甘草温暖脾肾，恢复运化之机，消散浊阴之气；生姜、大枣调和营卫，从内达外。如此，温暖祥和之气达于周身，内外阴寒水湿可消散，则诸证自愈。

10.《千金方》越婢加术汤

李某某，女，23岁。慢性风湿性关节炎患者，自诉发热伴四肢酸楚3载有余。体温一直在38℃左右。初时常常四肢酸楚，头昏乏力，间有乳蛾肿痛发作。多次检查血沉，抗“O”均明显升高，无结核及其他感染征象，屡用肾上腺皮质激素、水杨酸制剂、中药等治疗，热终不退。刻诊：下肢稍觉酸楚，易疲倦，体温38.1℃，依据舌脉、气色等，诊为风湿热郁伏所致。试以越婢加术汤。拟方：炙麻黄6g，生石膏15g（打、先煎），白术10g，生甘草6g，防己10g，防风10g。药进3剂，热退症平。(《越婢加术汤治疗热痹病的临床体会》,《中医药信息》2014年第4期)

按语：该例为风湿热痹证。患者受风湿热邪侵袭，并出现四肢酸楚疼痛，导致关节活动不便，予以越婢加术汤为基本方加减治疗。方中麻黄发越郁阳，宣肺散湿，通调水道，有过汗之痹，但得白术扶脾则发汗不致过多；石膏清热泻火，得麻黄可透表里郁闭之热，并无寒凉之弊；白术健脾祛湿；防己、防风祛风除湿。合而为宣痹、清热、祛风、利湿之良方，用治热痹，方证相符，故获佳效。

第五章 血痹虚劳病脉证并治第六

1. 黄芪桂枝五物汤

○ 医案一

吕某某，女，53岁，运城安邑人。1998年4月20日初诊。主诉：双手足憋胀、麻木、屈伸不利1个月。现病史：近1个月以来双手足憋胀、麻木、屈伸不利，伴多汗，活动后尤剧，夜寐梦多，活动较多时足踝部肿胀明显。舌淡胖大，苔薄白润，脉沉缓弱。查体：双足踝关节部压之凹陷。西医诊断：自主神经功能紊乱。中医诊断：血痹，证属气虚湿盛，卫外不固，营血郁滞。治法：益气固表，利湿消肿，活血通脉。方药：黄芪桂枝五物汤合防己黄芪汤。黄芪15g，桂枝10g，赤芍15g，桃仁10g，红花10g，泽兰15g，防己6g，茯苓15g，白术10g，生姜4片，大枣4枚。4剂，水煎服。4月24日复诊：服药后双手足憋胀麻木减轻，但又见肩背部沉困，膝关节疼痛屈伸不利，舌淡胖大，苔白润，脉沉缓弱。上方加威灵仙18g。3剂水煎服。4月27日三诊：现以踝关节不适为主，余症状明显缓解。舌淡，苔薄白腻，脉沉缓。上方加苍术15g，五加皮10g，怀牛膝15g。7剂，水煎服。第三煎浸泡双足踝关节，每次20分钟，每日2次。（全国名老中医畅达传承工作室）

按语：该患者汗出活动后加剧、双手足憋胀、屈伸不利为气虚不能运化水湿的表现。针对气虚湿盛，卫外不固，营血郁滞的病机，采用黄芪桂枝五物汤合防己黄芪汤进行治疗，两方共同药物是黄芪、生姜、大枣、甘草，分别配伍桂枝、芍药，防己、白术。方中黄芪为君，甘温益气，补在表之卫气，姜枣调和营卫。黄芪与桂枝配伍散风寒而温经通痹，桂枝得黄芪益气而振奋卫阳，黄芪得桂枝，固表而不致留邪。赤芍、桃仁、红花同用活血通脉除血痹，防己配伍白术、茯苓利水渗湿，泽兰活血利水消肿。

○ 医案二

薛某，女，35岁，农民。1986年5月3日初诊。主诉：漏下月余，愈后体虚，劳倦汗出，复受风邪，以致寒闭血脉，血行痹阻。自觉右侧手足麻木不仁，动辄汗出，舌僵语涩，面色无华，舌红苔薄，脉象弦弱。中医诊断：血痹。辨证属寒闭血脉，血行痹阻。治宜：益气和营，通阳行痹。方用《金匮要略》黄芪桂枝五物汤合当归补血汤。处方：生黄芪30g，桂枝10g，炒白芍12g，生姜15g，肥大枣6枚（擘），当归6g。5剂，水煎服，每日1剂。5月8日二诊：药尽剂，病如旧，余意认证无误，尚须守方。原方加入鸡血藤30g，乌梢蛇12g。5剂，水煎服，日1剂。5月12日三诊：服药以后，麻木愈小，当守方不更之功也。上方去鸡血藤、乌梢蛇，继投5剂。5月18日四诊：麻木几无，汗出全止，仍以上方，除病务尽。5月24日末诊：病愈如初，唯舌僵语涩依旧，乃以黄芪桂枝五物汤合当归补血汤加九节菖蒲开通心窍。（全国名老中医柴瑞霭传承工作室）

按语：痹者，闭塞不通也。血痹者，实乃血行痹阻。然因虚致痹，气虚血弱为其本，故当益气和营，通阳行痹。血痹之为病，《黄帝内经》云“卧出而风吹之，血凝于肤者为痹”。《金匮要略》亦云“因疲劳汗出，卧不时动摇，加被微风，遂得之”。此案符矣。血痹之病机，《金匮要略》谓“阴阳俱微，寸口关上微，尺中小紧”。血痹之症状，《金匮要略》曰“身体不仁如风痹状”。患者俱矣。治痹之方药，《金匮要略》黄芪桂枝五物汤，经方备矣。方中黄芪、当归补气养血，治病之本，桂枝通阳宣痹，芍药和阴缓痹，姜枣调和营卫，重用生姜亦有宣痹之功，愈病之标。方证合拍，其病自愈。另外，须要注意，治疗此等杂病，必须有方有守，特别是本案患者，气血衰微，若一投不效，即更弦易辙，殊难收效，临证者不可不知。

○ 医案三

向某某，女，52岁，行政办公人员。2009年11月13日初诊：患者因“右大腿外侧麻木1年半，加重10余天”前来就诊。患者平素体质弱，易患感冒。于1年半前无明显诱因出现右大腿外侧麻木，久站久行后加重，但不影响活动，经推拿、针灸、穴位注射维生素类药物无明显缓解。10天前患者因感受风寒，上述症状加重，并伴见右大腿外侧刺痛，遇寒尤甚，得热则减，汗出恶风。查体：右大腿皮色及皮温正常，大腿外侧皮肤痛觉、温觉、触觉均稍有减弱，局部无明显压痛。舌淡红，苔薄白，脉弱。中医诊断：皮痹（气虚血滞，营卫不和，络脉痹阻）。西医诊断：右股外侧皮神经炎。予以黄芪桂枝五物汤加减，以益气温经、和营通痹。药用：黄芪30g，桂枝10g，白芍20g，生姜15g，大枣5枚，当归15g，独活12g，全蝎10g（研末装胶囊吞服）。水煎取汁，分3次服，每日 1 剂。2009 年 11 月 20 日二诊：患者诉连续服用上方 6 剂后病情好转，右大腿外侧麻木及刺痛明显减轻。继用前方加鸡血藤 20g，水煎取汁，分 3 次服，每日 1 剂。2009 年 11 月 25 日三诊：患者诉服用上方 5 剂后，临床症状消失。随访半年未复发。（全国名老中医郭剑华传承工作室）

按语：股外侧皮神经炎临床主要表现为大腿前外侧皮肤麻木、刺痛、板滞、蚁走感、发凉等感觉异常，行走或站立过久后加剧，检查该区域皮肤浅感觉减退或消失，其发生与外伤、受压、受寒等原因引起局部血液循环不良，神经缺血、缺氧有关。此患者的临床表现应属皮痹、血痹、寒痹范畴，其病机为阳气不足，营卫俱弱，寒客营卫，气血痹阻，肌肤失养而发病。用黄芪桂枝五物汤加味治疗，可益气助卫，温经散寒，和营通痹；加当归、独活以加强养血通络，祛寒除湿，通痹止痛的作用。

○ 医案四

黄某某，女，31 岁。2011 年 11 月 7 日初诊。主诉：产后四肢多关节疼痛 3 个月。现病史：患者 3 个月前顺产后，外出受风寒，出现四肢多关节疼痛，肢体麻木，怕风怕凉，伴周身肌肉酸痛，倦怠乏力，关节无红肿，无发热。舌淡暗，苔白，脉沉细。实验室检查：血常规、ESR、CRP 正常，RF、AKA、APF、ANA 谱均阴性，CCP 25mg/L。西医诊断：关节风湿症。中医诊断：血痹（营卫不和，血脉痹阻）。治法：调和营卫，通络解肌。方药：黄芪桂枝五物汤合四君子汤加减。黄芪 30g，桂枝 9g，杭白芍 15g，当归 12g，丹参 30g，秦艽 12g，防风 12g，香附 12g，炒白术 12g，茯苓 15g，远志 15g，合欢皮 15g，鸡血藤 30g，生甘草 6g。28 剂，水煎服，每日 2 次。患者服药后四肢疼痛缓解，怕冷、乏力等症状好转，病情基本稳定。（《中国中医科学院名医名家学术传薪集》）

按语：血痹是以肢体局部麻木为主要症状的一种疾病。岳美中认为，血痹以顽麻为特征，不似“风痹”顽麻、疼痛均有，又不似“历节”唯疼痛而不顽麻。既为“血痹”，故不能从风痹治以表散，又不能从历节治以温通，治疗上主张补卫和营，继以和阳养阴，最后用养血补气。“营气虚则不仁，卫气虚则不用，营卫俱虚则不仁且不用”，该例患者由于产后气血亏虚，筋脉失于濡养，出现肢体酸楚麻木，关节不荣则痛。血虚不能上荣，故面色萎黄少华，神倦。产后百节空虚，卫外不固，风寒之邪乘虚客于血脉，血脉凝涩不通，故周身疼痛，遇风冷则重，脉沉细涩。此病的产生是由于产后气血俱伤，元气受损，抵抗力减弱，风寒之邪乘虚而入。所以，治疗上以益气温经，祛风通络为大法。方中以黄芪桂枝五物汤益气温经，调和营卫。以四君子汤健脾益气，以资气血生化之源，正气盛则邪自去，以当归、丹参、秦艽、防风养血活血，祛风除邪，远志、合欢皮、鸡血藤除痹通络。诸药配伍扶正而不留邪，祛邪而不伤正。

2. 桂枝加龙骨牡蛎汤

○ 医案一

尹某，女，51岁。2014年3月28日初诊。胸闷心悸3年，加重4天。现病史：3年前患者无明显诱因出现胸闷、心悸、短气，动则尤甚，休息后可以缓解，伴有潮热汗出，无胸痛发热，无晕倒。患者多次到当地医院求治，心电图提示频发室性早搏，下壁心肌供血不足，诊断为“冠心病”。经口服复方丹参滴丸及硝酸甘油后病情好转。常因劳累或生气后复发，经同法治疗后缓解。4天前，因劳累后上述症状复发，胸闷、心悸，动则尤甚，伴有潮热汗出，面色苍白，形寒肢冷，无咳嗽咯痰，舌质淡红，胖大，苔薄白，脉细弱。心电图提示频发室性早搏，下壁、前壁广泛心肌供血不足。西医诊断：冠心病。中医诊断：心悸，证属心阳不振、心肾不交。治法：温通心阳、安神定悸。处方：桂枝加龙骨牡蛎汤加味。桂枝15g，白芍20g，炙甘草12g，浮小麦60g，大枣30g，远志15g，酸枣仁20g，生姜3片，龙骨30g，牡蛎30g。煎服法：上方加水600ml，武火煎开，文火再煎半小时后取药液300ml。共煎3次，共取煎药液600ml，3煎混匀，每次200ml空腹温服。1日3次，1日1剂。嘱上方药液温服，连服6剂。2014年4月4日次诊：患者服上方后，潮热、汗出、心悸症状明显缓解，现患者自觉胸闷心悸，嗳气则舒，活动后心悸发生时间明显比以前延迟。纳可、眠可，二便正常，舌质淡红、胖大，苔薄白，脉细弱。治疗效果可靠，仍宗上方加减化裁。处方：桂枝15g，白芍20g，炙甘草12g，浮小麦60g，大枣30g，远志15g，酸枣仁20g，生姜3片，龙骨30g，牡蛎30g，佛手15g。煎服法：上方加水600ml，武火煎开，文火再煎半小时后取药液300ml。共煎3次，共取煎药液600ml，3煎混匀，每次200ml空腹温服。1日3次，1日1剂。嘱上方药液温服，连服6剂。1个月后随访，上述诸症平息，心电图提示窦性心律齐。（全国名老中医陈学忠传承工作室）

按语：该患以胸闷、心悸为主症，当属中医“心悸”范畴。患者久病体虚，损伤心阳，心失温养，故发心悸；胸中阳气不足，故见胸闷气短；心阳虚衰，血行迟缓，温煦失司，故形寒肢冷，面色苍白；舌质淡红、胖大，苔薄白，脉细弱，均为心阳不足，无力鼓动之征。正如《伤寒明理论·悸》云“其气虚者，由阳气内弱，心下空虚，正气内动而为悸也”。本病病位在心、肾，病性属虚，辨证为阴阳两虚，心肾不交。方中以桂枝汤为仲景群方之冠，前人谓其“外证得之解肌和营卫，内证得之化气调阴阳”。方中桂枝调和营卫，解肌发表，通阳化气；芍药敛阴止汗，缓急止痛；甘草、生姜、大枣都是调和之用；加入龙骨、牡蛎潜镇固涩；以大剂浮小麦止汗敛阴；又以酸枣仁、远志养心安神定悸，其酸枣仁与甘草相合，酸甘以化阴。二诊患者嗳气则舒，与肝气郁结有关，故加佛手化痰以疏通肝之郁气。诸药合用，使心阳得通，心肾得交，心中悸动自然安康。

医案二

王某，男，24 岁。2009 年 3 月 10 日初诊。盗汗 2 个月余。2 个月前患者出现入夜则困乏欲寐，盗汗，经中药治疗无明显效果，遂来诊。症见盗汗，多梦，自诉精神欠佳，时感乏力，饮食、二便尚可，舌质淡，苔薄白，脉细数。患者 2007 年行阑尾切除术，并查出患结核性腹膜炎，服利福平、异烟肼至今。西医诊断：自主神经功能紊乱。中医诊断：盗汗，证属气阴两虚。此为虚劳日久，阴精亏虚，阴血不足，虚热内生，阴津外泄，引起的盗汗，汗出日久，耗气伤阴，盗汗更重。法当益气养血、固表止汗。方以生脉散合桂枝加龙骨牡蛎汤加减。处方：党参 20g，麦冬 10g，五味子 15g，桂枝 15g，白芍 30g，炙甘草 15g，煅龙骨 30g，煅牡蛎 30g，黄芪 30g，柴胡 15g，黄芩 10g，炙麻黄 5g，附子 3g，细辛 3g。6 剂，水煎服，每日 1 剂，分 2 次温服。2005 年 11 月 30 日二诊：盗汗明显改善，1 周内仅盗汗 1 次，自诉精神好转，饮食、二便正常。继服上方，以善其后。（高体三名医工作室）

按语：《景岳全书·汗证》中指出，一般情况下自汗属阳虚，盗汗属阴虚，但“自汗盗汗亦各有阴阳之证，不得谓自汗必属阳虚，盗汗必属阴虚也”。从盗汗，多梦，精神欠佳，时感乏力，舌质淡，苔薄白，脉细数可知，本案患者盗汗为气阴两虚，虚热内生，营卫不和所致。故治宜滋阴养血，益气温阳，固表止汗。初诊之方，方中党参、麦冬、五味子益气养阴；桂枝、白芍、炙甘草养血疏肝、调和营卫；柴胡、黄芩清肝疏肝；煅龙骨、煅牡蛎、黄芪益气固表止汗；麻黄、附子、细辛温阳宣卫。二诊盗汗明显改善，1 周内仅盗汗 1 次，自诉精神好转，饮食、二便正常，舌质淡苔薄白，脉弦细。说明治疗原则正确，遣方用药有效，故继服 6 剂，以巩固疗效。《素问·阴阳别论》曰“阳加于阴谓之汗”，故汗证日久，必气阴两虚，治疗时不必刻意区分自汗或盗汗，治疗原则均为滋阴养血，益气温阳，固表止汗。

3. 天雄散

王某，男，21 岁。2012 年 8 月 5 日初诊。患者自 16 岁起开始手淫，次数频繁，渐渐加重，夜间无梦滑精，1 周 1 ～ 2 次。近 3 个月来加重，白天稍受性刺激，尿道口便有精液溢出，夜间甚至每晚 1 ～ 2 次。患者形体消瘦，腰酸乏力，畏寒，舌淡、苔薄白，脉沉弱。中医诊断为遗精，证属肾阳虚衰，精关不固。治宜温肾益气，涩精止遗。处方：天雄散加味。制附子 9g（先煎），桂枝 6g，龙骨 30g（先煎），淫羊藿、芡实、金樱子各 15g，山茱萸、肉苁蓉、炒白术、锁阳各 10g。每日 1 剂，水煎分服，共 14 剂。并嘱其戒手淫，加强身体锻炼。8 月 19 日复诊，患者白昼失精明显好转，夜间滑精每周 1 ～ 2 次，腰酸乏力、畏寒消失。故继服原方 14 剂，诸症消除。（《天雄散加味治疗男科疾病三则》，《浙江中医杂志》2013 年第 4 期）

按语：《研经言》“古者失精与梦失精分而为二：梦因于风，梦失精者，虚而挟风，故仲景以桂枝汤中加龙、蛎治之，桂枝汤中风方也。不梦而但失精者，虚而挟寒，故又以天雄散治之，天雄祛寒壮阳之药也”。本案患者系年轻时肾阳未盛即受戕伐，由此失精。方中制附子、淫羊藿温肾壮阳，强筋骨；龙骨逐邪气，安心神，使神明内守以下交于肾，滑精可止；桂枝温阳通经，增强附子壮阳之功；炒白术益气，与附子相伍，补气以生阳；芡实、金樱子、锁阳以涩精止遗；山茱萸、肉苁蓉以益肾固精。全方共奏温肾益阳、固摄精气之效。

4. 小建中汤

○ 医案一

王某，男，46 岁。1965 年 11 月 30 日初诊。现病史：10 年多来胃脘疼痛，近来加重，在当地医院治疗无效，前医所用中药多是温中理气、活血祛瘀之品，西药治疗无效，建议其做手术，患者因惧怕拒绝手术，来京治疗。刻下症：胃脘刺痛，饥饿时明显，背脊发热，午后手心发热，有时烧心，心悸，头晕，身冷畏寒，汗出恶风，口中和，不思饮，大便微溏，苔白，舌尖红，脉细弦。辅助检查：X 线钡剂造影检查示十二指肠球部溃疡，溃疡面积 $0.4 \times 0.4cm^2$。西医诊断：十二指肠球部溃疡。中医诊断：胃脘痛。中药处方：小建中汤。桂枝三钱，白芍六钱，生姜三钱，大枣四枚，炙甘草二钱，饴糖一两半（分冲）。1965 年 12 月 3 日二诊：患者诉服药后胃脘疼痛减轻，手心发热亦减，但仍胃脘刺痛，背脊发热，大便每日 1 行。上方加炒五灵脂二钱，元胡粉五分（分冲）。三诊：1965 年 12 月 9 日，胃脘痛已不明显，唯食后心下痞，四肢发凉，夜寐不安。患者将返东北原籍，改方茯苓饮（茯苓五钱，党参三钱，枳壳三钱，苍术三钱，生姜三钱，陈皮一两，半夏四钱），带方回家调理。（《胡希恕医案》）

按语：当表邪存在时，治疗不解表，专温补或理气血，造成外邪久不去，且引邪入内，故胃脘痛长期不愈。当治以温中解表，则胃脘痛很快缓解。此患者有汗出、恶风、头晕、心悸等症，即有邪在表，并现表虚证，处方用小建中汤，服药 3 剂即效，服 9 剂症状基本消除。小建中汤乃是桂枝加芍药再加饴糖而成，桂枝加芍药汤原治胃腹痛，今加大量甘温补虚缓急的饴糖，虽仍治胃腹痛，但已易攻为补，故名之为建中。谓之小者，以其来自于桂枝汤，仍兼解表，与专于温补的大建中汤比较为小也。

○ 医案二

孙某某，女，52岁。2015年11月20日初诊。主诉：胃脘部隐痛间作1个月余。患者无明显诱因出现胃脘部隐痛，喜温喜按，咽部不适，时有噎塞感，情绪波动后加重，时有燥热，颧红汗出，腰膝酸软，纳寐可，二便调，舌质暗红，边瘀点，苔薄白，脉缓。2015年10月电子胃镜示慢性胃炎。方选小建中汤合启膈散加减。桂枝15g，白芍30g，炙甘草10g，沙参20g，荷梗10g，砂仁10g，丹参30g，郁金10g，浙贝母15g，茯苓15g，生姜4片，大枣5枚。7剂，水煎服，去滓取汁，溶入饴糖20ml。2015年11月27日复诊：患者诉胃痛消失，咽中略有不适，噎塞感亦消失，效不更方，继服7剂。(《周正华教授运用经方治疗胃脘痛病医案举隅》,《光明中医》2017年第11期）

按语：本案患者胃脘隐痛，喜温喜按，烘热汗出，此乃气血两虚、阴阳失调之证。阴阳两虚而寒热错杂，究其原因，在于脾胃，一是脾胃乃气血生化之源，脾胃受损，则生化乏源，气血并亏，二是脾胃乃阴阳升降之枢，中虚失运，则阴阳升降失序。故予小建中汤调理阴阳、和里缓急。患者咽中不适，有噎塞感，且与情志有关，兼见舌有瘀点，故合化瘀活血开郁的启膈散。《金匮要略·血痹虚劳病脉证并治第六》论曰“虚劳里急，悸，衄，腹中痛，梦失精，四肢酸疼，手足烦热，咽干口燥，小建中汤主之”；《长沙药解》中记载饴糖“补脾精，化胃气，生津，养血，缓里急，止腹痛”，其甘温质润，与甘草、大枣合用建中缓急；桂枝、生姜辛甘化阳，通阳调卫；芍药和营止痛。六药配伍，于温中、补虚、缓急之中，蕴有调和阴阳之功，可使得中气健运，培养阴阳气血生化之源，正所谓“欲求阴阳之和者，必于中气，求中气之立者，必以建中也”。再以启膈散开郁散结，活血化瘀。诸药合用，化瘀开郁，阴阳自和，则诸症自除。

○ 医案三

蔡某，男，48岁，1977年1月30日就治本院。反复上腹疼痛2年，加重3天。初诊：患者于2年前无诱因出现进食后上腹疼痛，为隐痛性质，无放射痛，餐后1小时后可缓解，伴腹胀、嗳气、反酸，无消瘦、便血，平素自服胃药（不详），但腹痛仍反复发作。3天前疼痛加重，呈持续性灼痛，呕吐暗红色液体夹胃内容物1次，量约200ml，解黑色大便，每天3次，每次量约100g，伴头晕、出汗、神疲乏力，无皮肤黄染、发热，自服胃药后排黑便不止，遂入住医院内科。西医诊断：消化性溃疡并出血。近 3 天来，精神疲倦，畏寒，纳差，睡眠欠佳，小便量少。中医查诊脘腹隐痛，喜温喜按，呕恶，黑便，手足清冷，溲少，舌淡，苔薄白，脉弦细数。查体：T 37.2℃，P 120 次 / 分，R 26 次 / 分，BP 70/50mmHg，神清，面色苍白，睑结膜苍白，口唇干裂。腹平，无腹壁静脉曲张，上腹部压痛，无反跳痛，无包块，肝、脾未扪及肿大，墨菲征阴性，麦氏点无压痛，双肾区无叩击痛，各输尿管点无压痛，移动性浊音阴性，无气过水声，肠鸣音 7 ～ 8 次 / 分。四肢欠温，甲床苍白。辅助检查：血常规示白细胞 12.6×10^9/L，红细胞 2.40×10^{12}/L，血红蛋白 65g/L。肾功能示 Cr 94.26μmol/L，BUN 12.49mmol/L。大便常规示颜色（黑），性状（烂），红细胞（++），白细胞（－），细菌（－），潜血（+++）。诊断为胃痛，证属脾胃虚寒，肝气犯胃。治以温中健脾，疏肝和胃。方药：小建中汤加味（桂枝 9g，白芍 10g，炙甘草 3g，高良姜 9g，香附 8g，厚朴 8g，木香 5g，陈皮 5g，泽泻 10g，柴胡 8g）。中医辨证分析：脾胃虚寒，胃络失于温养而见胃脘隐痛、喜按喜暖，脾阳不能达于四肢见肢凉欠温。情志忧郁、肝气犯胃，气机阻滞出现胃脘胀、嗳气反酸、苔薄白、脉弦等。脾虚不能统血而出现便血、呕血。1977 年 2 月 4 日二诊：患者服药后胃脘痛止，已无恶呕、嗳气，自觉全身乏力，少腹稍胀，怯寒，胃纳增加，大便转黄，舌淡红、苔薄白，脉细缓等。辅助检查：血常规示白细胞 5.3×10^9/L，红细胞 2.30×10^{12}/L，血红蛋白 63g/L。肾功能示 Cr 62.7μmol/L，BUN 6.77mmol/L。大便常规示颜色（黄），性状（烂），红细胞（+），白细胞（－），细菌（－），潜血（+）。疗效显著，并认为患者初诊时既有脾胃虚寒之证，又存在肝气犯胃之候，故治疗时在温中健脾方小建中汤的基础上加上柴胡、香附疏肝之药。本次复诊，嗳气反酸、胃脘胀满肝逆之症消失，而乏力畏寒、舌淡苔白、脉细缓等为脾胃虚寒之候，故治疗以温中和胃、益气健脾，方用小建中汤加味（桂枝 10g，白芍 20g，炙甘草 10g，肉桂 5g，厚朴 8g，党参 20g，砂仁 5g，泽泻 10g，枳壳 5g）。1977 年 2 月 13 日三诊：患者胃脘痛、嗳气反酸、畏寒、便血等症状均消失，治疗再服用小建中汤加味（桂枝 9g，白芍 10g，炙甘草 3g，高良姜 9g，香附 8g，厚朴 8g，木香 5g，陈皮 5g，泽泻 10g）。连服数剂巩固疗效，后痊愈出院。（全国著名老中医周炳文专家传承工作室）

按语：患者初诊以反复上腹疼痛，喜温喜按为主症，兼见胃脘胀，嗳气反酸，舌淡苔薄白，脉弦细数，证属脾胃虚寒，肝气犯胃，治以温中健脾，疏肝和胃，予小建中汤加味。方中重用甘温质润之饴糖温补中焦，缓急止痛；以辛温之桂枝温阳气，祛寒邪；酸甘之白芍养营阴，缓肝急，止腹痛；以高良姜温胃散寒；以香附疏肝解郁，理气宽中；以木香、陈皮疏肝理气；以厚朴下气除满；以柴胡入肝经，疏肝解郁；炙甘草益气和中，调和诸药。全方温中补虚，理气疏肝，蕴有柔肝理脾、益阴和阳之意，用之可使中气强健，阴阳气血生化有源。后复诊沿用小建中汤温中补虚，缓急止痛之意，最终痊愈出院。

○ 医案四

朱某，女，30岁，已婚。2005年11月2日初诊。患者诉皮肤黄染10余年，加重2周，某医院诊断为"先天性非溶血性黄疸"，未明确为何型。黄疸时轻时重，服苯巴比妥后黄疸可减轻，停药则复旧，并有诸多不适，如神疲乏力，肝区不适，胃纳欠佳，两小腿酸胀，月经量少、色淡，总胆红素常大于80μmo1/L，未做肝脏病理检查。其妹亦患该病。近1个月以来患者经常加班，甚感身体不适，因西医无特殊疗效，转而就诊于中医。刻下：面色无华，皮肤萎黄，巩膜黄染，两目少神，形体瘦弱，乏力，动则益甚，精神不振，夜寐不安，口干，纳呆，便溏，日2～3次，小便色黄，舌淡，苔薄，脉小弦。5天前实验室检查：总蛋白87g/L，球蛋白32g/L，白蛋白55g/L，直接胆红素10.4μmol/L，总胆红素96μmol/L，肝酶学检查正常。西医诊断：先天性非溶血性黄疸。中医诊断：黄疸（脾虚失运，气血两亏）。治法：健脾益气养血，佐以柔肝退黄。方药：当归10g，太子参10g，炒白术12g，炙远志5g，炙黄芪20g，茯苓15g，炒酸枣仁20g，山药20g，扁豆15g，桂枝9g，炒赤、白芍各9g，炙甘草5g，乌梅9g，小麦30g，茵陈18g，郁金9g，金钱草30g，共l4剂，每日1剂，水煎，分2次服。二诊（2005年11月16日）：患者面色明显转好，红润而有光泽，精神喜悦，巩膜及皮肤黄色变淡，并诉乏力大减，工作兴致亦提高。效不更方，只增一味制大黄10g，以加强退黄之功，继服7日。嘱其注意休息和保养。三诊（2005年11日23日）：患者来诊，病情继续趋向好转，舌淡红，苔薄黄，脉弦。原方去制大黄，加仙鹤草15g，并加炒党参15g以增健脾益气之功，继服14剂。四诊（2005年12月21日）：患者诸症皆减，但自述怕冷，口干欲饮，故原方基础上加制附子5g以助阳，党参增至20g，当归增至15g以活血益气，茵陈增至30g以助退黄，14剂。五诊（2006年1月11日）：疗效稳定，加虎杖9g以疏肝退黄，14剂。六诊（2006年5月31日）：因人工流产后体虚就诊，当月肝功能检查，总胆红素为24μmol/L，自述经前一阶段调治后，诸症均消，巩膜黄染亦退。但人工流产后，诸多不适重现，仍以原方略作加减治之，获效。后因其他不适就诊，获知前述病情未再出现。(《成人先天性非溶血性黄疸治验1则》,《上海中医药杂志》2008年第10期）

按语：本案患者经西医诊断为先天性非溶血性黄疸，但未明确何型。根据该患者血中直接胆红素增高，有家族史，临床拟诊为Dubin-Johnson综合征。该综合征虽无须特殊治疗方法，预后多良好，但黄疸及诸多不适却难以消除。对此，中医的辨证论治则尽显其长。一般而言，黄疸的病机有感受时邪疫毒、饮食所伤、脾胃虚弱等，关键在于湿，因湿浊阻滞，胆液不循常道外溢而发黄，正如《金匮要略·黄疸病脉证并治第十五》篇所云“黄家所得，从湿得之”。然临床情况又不尽如此。本案患者以黄疸就诊，但并无明显湿阻之征，伴随一派脾胃虚、气血亏之象。因脾胃运化不力，气血生化乏源，机体失养，故而面色无华、萎黄、形瘦、神疲乏力；目黄、肤黄、小便色黄等为黄疸的征象，乃因脾虚而本色外露；久病脾胃虚弱，故纳呆，便溏；脾虚血弱，心神失养，故夜寐欠安；津气互生，气亏则津亦不足，故汗少，口干；脾气虚故舌淡，脉小弦为肝胆病之象。此种病情若以清利湿热退黄为法，则黄不去而正益虚。思及《金匮要略·黄疸病脉证并治第十五》“男子黄，小便自利，当与虚劳小建中汤”之文，知此乃虚黄，当以建中为法，开发生化之源，使气血充盈，气色外荣，则其黄自退，方以归脾丸合小建中汤方加减。方中当归、太子参、白术、黄芪、茯苓、山药、扁豆、小麦等健脾益气养血；桂枝、芍药、甘草调和阴阳；适当配以乌梅、茵陈、郁金、金钱草等柔肝退黄之药。患者服药后黄疸消退，说明临床诊治黄疸，不可见黄即利湿，遇疸便清热，须辨明黄疸所成之因，审因论治。本案患者小便虽黄，但并无不利，这是与湿热黄疸区别的要点之一，伴随的脾胃气血虚弱的症状也是重要的辨证依据。本案治疗过程中，在辨证施治的基础上，加入了制大黄、茵陈、金钱草等有助于退黄之药，对于改善病情甚为有益。提示辨证论治结合专病专药是提高疗效的重要方法。

○ 医案五

某患者，女，71 岁。主诉：半年来一直腹部胀痛不适。现病史：某医院曾怀疑为不完全性肠梗阻，而近日在其他医院检查未见明显肠梗阻征象，B 超检查肝脏小囊肿，腹中积气多，其他检查无异常发现。内科治疗乏效，医生建议剖腹探查，患者拒绝，希望中医治疗，于 2007 年 7 月 21 日初诊。就诊时患者腹部胀痛不适，多进食后加重，大便干结如栗。查体：形体瘦小，脸色白中带青，痛苦貌。腹肌偏紧，唇舌暗淡，苔薄黄。西医诊断：肠梗阻。中医诊断：腹胀，证属饮食积滞。处方：肉桂 10g（后下），桂枝 10g，赤芍、白芍各 30g，枳壳 10g，枳实 10g，川厚朴 12g，生甘草 6g，当归 12g，川芎 10g，干姜 6g，红枣 20g。并曰此患者不能攻下，当以建中汤合活血药改善局部供血，复以枳实、川厚朴等解除腹部胀满疼痛之候，可谓标本兼治，服药后一周，患者症状明显好转，排气多而大便通畅，腹痛缓解，食欲改善。（《黄煌教授医案》）

按语：患者诊治经过案中未细谈，恐用过诸如吗丁林、西沙比力之类。其表现症状是腹胀，腹痛便秘，食欲不振，胃肠积气，属于胃肠动力不足，年高体瘦，阳气不足应诊为虚秘，食后作甚，参考舌脉。舌苔薄黄，而治不远温。黄师认为本方是古代治疗腹痛的专方，是虚弱性患者的强壮剂。本方所主之疼痛为阵发性的痉挛性绞痛，即所谓“腹满时痛”。患者常消瘦，腹痛经常发作，其腹部肌肉不发达，故腹部扁平，按之有绷紧的感觉。

5. 黄芪建中汤

薛某，女，37岁。不久前曾有流产史，近来神疲乏力，纳差，时有餐后腹部隐痛，喜温喜按，伴失眠难寐，月经周期不规则，经量多色淡暗，面色少华，舌质淡红、苔薄白，脉细弱。胃镜未提示异常，查血红蛋白92g/L。西医诊断：功能性消化不良。证属气血两虚。治以黄芪建中汤加减。处方：黄芪、饴糖、鸡血藤、酸枣仁各30g，桂枝8g，炒白芍、大枣、党参、茯苓、炒白术、龙眼肉各15g，炙甘草、生姜各6g，当归10g。每天1剂，水煎服，于每月经后服7剂为1个疗程。同方连续服用3个疗程后，血红蛋白升至118g/L，临床症状明显改善。(《经方治疗功能性消化不良医案3则》,《新中医》2017年第11期）

按语：《黄帝内经》中谓“脾者土也，治中央，常以四时长四脏……”“五脏者，皆禀气于胃。胃者，五脏之本也”。脾胃既虚，则气血营卫乏源，统血失权，血不归心，而致诸症。综其病机，当以建中为要，即如尤怡所谓“欲求阴阳之和者，必于中气，求中气之立者，必以建中也”。故以黄芪建中汤为主方，辅以归脾汤补血养心。黄芪建中汤出自《金匮要略》，主治虚劳里急，诸不足。方中饴糖甘温质润而补虚益阴，缓急止痛，黄芪益气补中，二者共为君药；桂枝辛甘温阳，合君药辛甘化阳以建中；芍药柔肝，合饴糖酸甘化阴以益阴血；佐以生姜、大枣补中，共同鼓舞中州之气；本例中并加归脾汤加强补养气血。气血既补，化源既足，中焦之气得以生发，诸症可消。

6. 崔氏八味丸

○ 医案一

某患者，女，32岁，2009年6月24日初诊。主诉：间断少腹疼痛1年。患者平素尚可，1年前因早产后胎衣滞下，发少腹疼痛，时作时止，先后在多家医院就诊，B超显示子宫、附件未见异常。此后每周发作2～3次，痛时需要注射盐酸哌替啶方可缓解。1年来多处就诊，遍服中西药物罔效。刻下症见少腹疼痛，拘急不舒，喜温喜按，腰膝酸软，面色少华，小便不利，夜尿较频，舌质淡、苔白稍厚，脉沉细无力。西医诊断：神经官能性腹痛。中医诊断：腹痛。证属肾气虚弱，肾阳不足，气化不利，冲任失于温养。治宜助肾阳，化肾气，温养冲任。方用金匮肾气丸加味。药为生地黄 24g，山药 12g，山萸肉 12g，牡丹皮 10g，茯苓 10g，泽泻 10g，桂枝 4g，附子 4g，砂仁 6g，益智仁 10g，菟丝子 15g。3 剂，水煎服，每日 1 剂。服上方后少腹痛止，时有少腹拘急不舒，小便正常，为巩固疗效，上方继服 7 剂即告痊愈，随访未复发。(《金匮名医验案精选》)

按语：崔氏八味丸即为肾气丸，《金匮要略·血痹虚劳病脉证并治第六》中云“虚劳腹痛，少腹拘急，小便不利者，八味肾气丸主之”。本案患者早产后肾气受损，肾阳亏虚，虽经多方诊治，皆不得要领也。少腹属下焦，下焦少阴主之。本证乃因肾气虚弱，肾阳不足，气化不利，经脉失于温养所致。肾气丸补阴之虚，助阳之弱，取阴中求阳之意，方证相合，故取佳效。

○ 医案二

鲍某，女，74 岁，教师。2016 年 6 月 7 日入院。自诉既往有 2 型糖尿病病史 30 余年，反复排尿困难 2 个月余。患者因多饮、多食、多尿伴消瘦 30 年，被诊断为 2 型糖尿病，早期用口服药（具体药物不详），近 3 年使用生物合成人胰岛素注射液皮下注射，血糖控制尚可。2 个月前不明原因出现排尿困难，或点滴而出或淋涩不畅，最后出现不能排尿，小腹膨隆，双下肢浮肿。住院留置导尿管，1 个月后仍不能自主排尿，医生建议行膀胱造瘘术，家属及本人拒绝，转求中医治疗。查随机血糖 11.0mmol/L，FPG 6.6mmol/L，HBA1C 7.1 %。尿常规：白细胞（+++），蛋白（+）。肾功能：Cr 109.7μmol/L，BUN 11.8mmol/L，TG 2.8mmol/L，TC 6.9mmol/L，LDL 2.8mmol/L，HDL 0.91mmol/L。舌淡胖，苔薄白，脉沉细无力。西医诊断：① 2 型糖尿病；②糖尿病并发神经源性膀胱尿潴留；③尿路感染；④高血压 3 级（极高危）；⑤糖尿病并发视网膜病变（双目失明）。中医诊断：①消渴；②癃闭。予肾气丸化裁。方为肉桂 3g，附子 3g（先煎），熟地黄 24g，酒萸肉 12g，山药 12g，茯苓 9g，泽泻 9g，牡丹皮 9g，盐益智仁 15g，乌药 12g，盐车前子 12g。7 剂，制成配方颗粒 14 袋，早晚各 1 袋，空腹温开水冲服。其他西药降糖、调脂、营养神经、改善微循环等治疗措施不变。服药 7 天后患者有尿意，拔出导尿管，有少量自主排尿，但仍不畅。原方续服 7 剂后拔出导尿管，患者已能自主排尿，后予桂附地黄丸善后。随访至今，小便通畅自如。(《肾气丸治疗 2 型糖尿病并发神经病变验案举隅》，《国医论坛》2017 年第 3 期）

按语：患者既往有 2 型糖尿病病史 30 余年，反复排尿困难 2 个月余为主症，兼见双下肢浮肿，舌淡胖、苔薄白，脉沉细无力。证属肾阳不足，肾失气化，故治以补肾助阳，化气行水，予肾气丸化裁。肾阳虚弱，不能化气利水，水停于内，则小便不利；肾主水，肾阳虚弱，气化失常，水液失调，留滞为患，则发为水肿。方中附子大辛大热，为温阳诸药之首。肉桂补火助阳，二药相合，补肾阳之虚，助气化之复。肾为水火之脏，阴阳一方的偏衰必将导致阴损及阳或阳损及阴，若单补阳而不顾阴，则阳无以附，无从发挥温升之能，故重用熟地黄滋阴补肾。配伍酒萸肉、山药补肝脾而益精血，取阴中求阳之意，泽泻、茯苓利水渗湿，牡丹皮可调血分之滞，三药寓泻于补，使邪去而补药得力，为制诸阴药助湿碍邪之虞。盐益智仁入肾经，温补肾阳，收敛精气；盐车前子入肾经，利尿渗湿；乌药温肾散寒。诸药合用，助阳之弱以化水，滋阴之虚以生气，使肾阳振奋，气化复常，则诸症自除。

○ 医案三

某患者，女，70 岁。主诉：腰痛 10 余年，加重 1 年。自诉腰痛 10 余年，加重 1 年，严重时腰痛不能自转侧，伴发冷，曾于当地医院查 CT 示 $L_4 \sim L_5$、$L_5 \sim S_1$ 椎间盘脱出，压迫神经。手法复位可暂缓疼痛，但肢体及腰部稍一活动，即可致椎间盘再次脱出，压迫症状随即出现，一日数发或数日一发，脱出次数频繁，当地医生曾建议手术治疗，因患者惧怕手术后出现不可预测的后遗症而拒绝，转求中医保守治疗。患者平素纳眠尚可，大便成形，排便时觉黏腻不爽，小便调。查其舌质暗红，苔薄腻。西医诊断：腰椎间盘脱出。中医诊断：腰痛，辨证为肾气亏虚。治以补肾益精填髓，温经通络止痛。方用金匮肾气丸方作汤加减。药用：熟地黄 30g，山茱萸 12g，茯苓 30g，牡丹皮 12g，山药 30g，泽泻 12g，怀牛膝 12g，川牛膝 12g，桑寄生 15g，杜仲 12g，桂枝 10g，制附子 12g，白芍 10g，薏苡仁 30g。7 剂，水煎服，每日 1 剂，并嘱患者在睡硬板床基础上进行手法复位，饮食清淡，忌食辛辣刺激及生冷油腻食物，静卧，减少活动。二诊时患者自述腰椎间盘脱出次数明显减少，疼痛减轻，下肢凉感有所缓解，大便明显改善，舌红苔薄，脉沉细弱。处方为上方去薏苡仁、川牛膝，继续服用 10 剂。三诊时患者自述腰痛消失，下肢酸胀感明显缓解，下肢凉感基本消失，椎间盘未再出现滑脱，查其舌红苔薄，脉沉细，嘱原方继续服用 10 剂，并轻微活动肢体及腰部。四诊时患者自述椎间盘未再出现滑脱症状，下肢凉感已消失，纳眠、二便均正常，查其舌淡红，苔薄白，脉沉。处方以中成药金匮肾气丸调理善后。(《袁成民应用肾气丸验案举隅》,《山东中医杂志》2019 年第 10 期）

按语：《素问 · 五脏生成论》中言“肾之合骨也”。此患者因腰椎间盘脱出压迫神经而出现右下肢麻木、酸胀，甚则腰痛不可转侧，诊断为腰痛。患者年过古稀，椎间盘逐渐退化而失去弹性，肝肾亏虚，骨髓不足，气血运行失调，导致督带失养，骨骼筋膜失养，周围韧带松弛产生裂隙，易引起椎间盘脱出。且患者自诉手法复位可暂缓疼痛，然稍有活动，椎间盘随即又脱出，此与《正体类要·正体主治大法》中所说“若骨骱接而复脱，肝肾虚”甚相合也。《素问·上古天真论》言“七八，肝气衰，筋不能动，天癸竭，精少，肾脏衰，形体皆及”，年过七八，肝肾俱亏，而肾藏精，精生髓，髓养骨，肾虚则精失所藏，髓化乏源，骨髓空虚则骨失所养，导致筋骨痿弱老化。《素问·脉要精微论》有言“腰者，肾之府也，转摇不能肾将惫也”，腰在肾脏之外以守护肾脏，肾脏藏于腰内以保证腰部能维持正常的生理活动，故腰与肾有着密不可分的关系，肾脏有病多先累及腰部，《金匮翼》中亦有言“盖腰者，一身之要，屈伸俯仰，无不由之”，腰部疾病可影响全身活动。今患者年老体衰，肝肾俱亏，骨髓失养而致椎间盘脱出，压迫腰部经脉，腰部经脉气血运行不畅则会导致下肢麻木、酸胀等。舌质暗红为气血运行不畅之象，舌苔薄腻为内有湿热之象，其脉沉细而弱，阳虚明显，加之腰痛、下肢怕冷诸症，故辨为肾气虚证。处方以肾气丸加减。肾气丸阴阳并补，缓缓图之，加川牛膝活血散瘀以利腰部血脉运行，加杜仲、怀牛膝、桑寄生补肾而强筋骨，加薏苡仁除在内之湿，加白芍以养血强阴，亦可与薏苡仁相伍，使利湿而不伤阴。二诊时，因大便正常，湿象已退，故去薏苡仁，考虑到腰痛已缓，且患者舌象已无瘀象，故去川牛膝，再服。三诊时诸症十去七八，效果明显，但舌脉如前，故效不更方，嘱原方继续服用。四诊时，诸症皆消，其脉象也有相应好转，但考虑患者久病疾深，非旦夕之间就能收获全功，正如李东垣先生所言“汤者，荡也，去大病用之，丸者，缓也，不能速去而缓治之也”。故嘱患者服用中成药金匮肾气丸以调理善后。现代药理研究表明服用肾气丸可使骨量增加，未见不良反应，可长期服用。

○ 医案四

某患者，男，46 岁，2010 年 7 月 16 日初诊。主诉：间断咳嗽痰多喘促 7 年。患者气急喘促，动则更甚，咳嗽痰多，7 年来每遇受凉或天气变化发作或加重。症见咳嗽倚息，难以平卧，汗出短气，畏寒怕冷，痰多清稀，腰膝酸软，大便溏，下肢浮肿，舌质淡，脉沉细。患者长期服用氨茶碱等中西药物治疗。西医诊断：支气管炎。中医诊断：咳嗽，证属外寒内饮。患者因感寒而发作咳嗽，先以小青龙汤加味治疗，症状得以缓解，具体方药为：麻黄 6g，桂枝 12g，生姜 6g，细辛 3g，清半夏 12g，炙甘草 6g，白芍 12g，五味子 10g。10 剂，水煎服，每日 1 剂。后以肾气丸加味治疗，诸症明显缓解，具体方药为：干地黄 10g，山药 12g，山茱萸 12g，牡丹皮 10g，茯苓 10g，泽泻 10g，桂枝 4g，附子 4g，紫苏子 10g，紫河车 10g，砂仁 10g(后下)，蛤蚧 1 对。10 剂，水煎服，每日 1 剂。患者病情稳定，为巩固疗效，定期服上方 10 数剂，以培本固护肾气。嘱患者调饮食，慎起居，适寒温，忌劳累，平时服中成药金匮肾气丸治疗。随访未再发作。(《浅谈肾气丸的异病同治》,《中华中医药杂志》2020 年第 2 期)

按语：本案患者素体虚弱，病程日久，肺肾亏虚，寒饮内伏，病根难除，每遇外邪而诱发。水饮内停，贮痰于肺，故见咳嗽痰多；痰饮阻滞气机升降，故见短气，不能平卧；肾不纳气，故发喘促；肾阳不足，故见畏寒，腰膝酸软；气化不利，津液不布，故见下肢浮肿，大便溏稀。先以小青龙汤解表化饮，治其饮邪内伏之标，后以肾气丸加味补肾纳气，治其肾阳亏虚之本，终获佳效。

○ 医案五

吴某某，女，54 岁，农民，长期咳嗽、气喘。初诊见素患咳嗽，气逆痰多，脉沉无力，独寸口滑数，舌无苔，涎沫满布，形色皖白，痰声漉漉，气上冲胸，俯仰不得，临夜大汗，漫及头颈。良由肺寒而引肾气，致成痰喘，非哮症也。法当温肾固真，清金止浊。方选金匮肾气丸加减。处方：熟地黄 24g，山药、山茱萸、茯苓、牡丹皮、泽泻各 12g，肉桂 3g，炙附片 10g (先煎半小时)，蛤蚧粉 6g (冲服)。复诊：服 4 剂，汗少气平，尚能仰卧，但畏寒甚。改方：熟地黄 24g，山药、山茱萸、茯苓、牡丹皮、泽泻、补骨脂各 12g，沉香 3g，肉桂 3g，五味子 6g，炙附片 10g (先煎半小时)，磁石 15g。三诊：服上方 4 剂后，无畏寒现象，服后喘汗均愈，偶有咳嗽。断其肺、肾两不司职，继续以金匮肾气丸善后。(《肾虚咳嗽案》,《巴渝国医传承——重庆市第四批全国老中医专家学术经验继承文集》2012 年)

按语：本案患者素患咳嗽，日久肺寒及肾。痰饮内停，气机升降不利，故气逆痰多，痰声漉漉，气上冲胸，俯仰不得；肾阳虚衰，水湿不化，故面色皖白，舌上涎沫满布；脉沉无力、独寸口滑数，为肾阳亏虚，痰涎壅肺之象。《医学心悟》中有言“夫外感之喘，多出于肺，内伤之喘，未有不由于肾者”。肾虚喘促之轻者，呼吸促，不能续，似喘而无痰声，吸气短；重者身动即喘，甚张口抬肩不能言语。《医学心悟》又载“经云：诸痿喘呕，皆属于下。定喘之法，当于肾经。责其真水、真火之不足而主之”。故本案选用金匮肾气丸加减，治以温补肾阳，化气行水。

○ 医案六

王某，女，4 岁。病由吐泻而起，先失治理，后又治不适宜，延至 1 个月而吐泻始已。无任何原因尿多而渴，家人不以为意，几至形销骨立，不能起行，奄奄床笫，又复多日，始来延治。按脉微细，指纹隐约不见，神志清明，睛光亦好，唇淡白，舌润无苔，语微神疲，口渴尿多，饮后即尿，尿后即饮，不可数计，肢冷恒喜被温，尿清长，无油脂，食可稀粥半盂，大便好。方选用金匮肾气丸，方中附子、肉桂温阳，熟地黄、山药滋阴，牡丹皮清虚热，山茱萸涩精气，茯苓健脾升化，泽泻补肾清利，同时用蚕茧 15g，西洋参 3.5g，山药 30g，蒸作茶饮。服药 4 剂，渴尿减半，至 7 剂则诸症悉已。后以异功散加补骨脂、益智仁、巴戟天、枸杞子等温补脾肾，调养 1 个月而瘳。(《治验回忆录》)

按语：本案患者禀赋不足，治不适宜，吐泻失津，日久方止。然肾气已亏，开合失度，封藏失职，水津下流而小便多；肾阳亏虚，失于温煦，故肢冷喜温，小便清长，蒸津化气不足而口渴多饮；化源不足，病后失养，形销骨立，语微神疲。《金匮要略·消渴小便不利淋病脉证并治第十三》"男子消渴，小便反多，以饮一斗，小便一斗，肾气丸主之"。方中附子、肉桂温复肾阳，熟地黄、山药、山茱萸滋补肾阴，牡丹皮、泽泻、茯苓调理肝脾，诸药合用，阳得阴助，气化复常。后以异功散顾护中焦，加补骨脂、益智仁、巴戟天、枸杞子以温补脾肾，调养先后天之本。

○ 医案七

陆某，女，26 岁。2004 年 3 月 16 日初诊。主诉：今日上午起突然小便点滴难解，小腹胀满而痛。现病史：患者妊娠 6 个月以来，小便经常频数不畅，用温水热敷膀胱及服用西药无效。刻下：心烦，坐卧不宁，头晕恶心，畏寒肢冷，腰酸痛、腿软，腰及下肢有冷感。其面色少华，舌质淡，苔薄润，脉沉细滑无力。四诊合参，此乃肾气虚弱，肾阳不足，膀胱气化不利。治拟温肾扶阳、化气行水。方选金匮肾气丸加减。处方：干地黄 15g，山药 20g，山茱萸 15g，肉桂 5g，茯苓 15g，菟丝子 15g，白术 15g，泽泻 15g，杜仲 15g，川续断 15g，牡丹皮 6g。水煎，每日 1 剂，分 3 次服。连服 5 剂，患者症状逐渐好转，又服 5 剂痊愈，遂停药休养，后随诊未见复发，至足月顺产一男婴。(《肾气丸化裁治疗转胞验案 1 则》，《江苏中医药》2004 年第 9 期）

按语：本例患者肾虚系胞无力，胎满压迫膀胱，命门之火衰退，不能温煦膀胱，化气行水，故小便频数不畅，甚至小便点滴不通；溺蓄脬中则小腹胀急而痛，坐卧不宁；阳气不振则畏寒肢冷，腰酸痛腿软；舌质淡、苔薄润，脉沉细滑无力，均为肾虚之候。故采用肾气丸加减治疗。方中干地黄滋阴；菟丝子、杜仲、川续断补肾；山茱萸、山药滋补肝脾；肉桂少量以温补肾中之阳，意在微生少火以生肾气；泽泻、茯苓、白术利水渗湿；牡丹皮清肝泻火，与温补肾阳药相配，意在补中寓泻，补而不腻。诸药合用，使肾阳振奋，气化行水，则小便自利，诸症自愈。需要注意的是，临诊切不可滥用通利小便之品，以防伤及胎元，对于妊娠小便不通之轻症者，可嘱孕妇平卧床上，足端抬高，减轻膀胱压力，小便亦可通利。

○ 医案八

田某某，25岁。主诉：产后小便不通已7天。现病史：曾注射新斯的明等药，配合针灸、中药，均未见效，现依赖导尿缓解症状。就诊时小腹拘急胀痛难忍，欲解而不溺，恶露量少色淡，心烦心悸，舌质微红胖大、边有齿痕，苔薄润罩黄，脉浮大无力。查体：其小腹充盈如鼓。西医诊断：产后小便不通。中医诊断：转胞。证属素体虚弱，复因滞产，肾气耗损益甚，以致膀胱气化无权，不得小便。病属转胞。治法：调理冲任，化气利水。处方：肾气丸2匙，开水泡溶服下，4小时后再服1次。服药后2小时许，患者小便渐渐自解，小腹胀急亦减，当服完第3次后，即自行小便。翌日，改为每次1匙吞服，1日3次。3天后诸症告愈。(《治验回忆录》)

按语：产后小便不通已7天，脉浮大无力，证属素体虚弱，复因滞产，肾气耗损益甚，以致膀胱气化无权，不得小便。治以调理冲任，化气利水。方中熟地黄滋补肾阴，山茱萸、山药滋补肝脾，辅助滋补肾中之阴；肉桂、附子温补肾阳，化气利水；泽泻、茯苓利水渗湿消肿；牡丹皮清泻肝火。全方合用，达调理冲任，化气利水之功效。

7. 薯蓣丸

○ 医案一

张某，男，57岁。3年来经常心悸，腰酸，失眠，头晕。曾多次检查，均未发现明显异常病理变化，多次服用中、西药，始终未能有效控制症状。近日因病证加重前来就诊。刻诊：头晕，心悸，失眠，自汗，盗汗，胁胀，饮食欠佳，腹胀，腰酸腿软，四肢倦怠，手足不温，口干，欲饮热水，大便干结，舌淡红，苔薄略黄，脉沉细。辨为气血阴阳俱虚证。方用薯蓣丸变汤剂：山药（薯蓣）30g，当归10g，桂枝10g，神曲10g，生地黄10g，大豆黄卷10g，甘草30g，红参7g，川芎6g，白芍6g，白术6g，麦冬6g，杏仁6g，柴胡5g，桔梗5g，茯苓5g，阿胶珠7g，干姜3g，白蔹3g，防风6g，大枣30枚。6剂，1日1剂，水煎2次，合并，分3次服。复诊：诸症均明显好转，续守前方6剂。三诊：诸症基本解除，复将前方改为丸剂，每日服3次，每次10g，服用4个月。随访1

年，一切正常。(《薯蓣丸验案2则》,《光明中医》2010年第4期)

按语：本案病证表现错综复杂，涉及诸多脏腑，但仔细揣摩病证，则辨为气血阴阳俱虚证，属于“虚劳”范畴。气血阴阳亏虚，无以滋养脏腑，其功能必受到影响而出现以上病证。因此选用薯蓣丸滋补气血阴阳，以期取得较好效果。方中山药健脾补脾，调补脏腑之气；人参补脾益肺盈元气，生化气血而养津，安神定志而藏魂魄，止惊悸，除邪气；白术健脾补气，燥湿和中；茯苓健脾安神，利湿渗湿；干地黄滋阴养血，补五脏虚劳不足，并能通血脉，利耳明目；当归养血生新，活血而化瘀；芍药补阴血，益脾通络；川芎既能活血又能行气，上行头目止痛，中开郁结，为血中气药；阿胶和血滋阴，善疗血虚诸证；干姜温中而补阳，充心达肾而和中，祛除寒邪；麦冬滋阴润肾清热；杏仁肃降肺气而润燥；桂枝、防风解肌调营卫；白蔹清热解毒；桔梗清宣肺气；大豆黄卷清热解表，并利湿邪，调和中气；柴胡调理气机；神曲健脾理中，和胃消食；大枣、甘草益气补脾，养血安神，通补三焦，并能调和诸药。尽管本案病证病机复杂，治法颇多，然组方井然有序，有条不紊，以扶正为主，兼顾祛邪，方证契合，达到了预期治疗效果。

○ 医案二

李某，女，32岁。1997年3月14日初诊。主诉：全身皮肤出现风团伴瘙痒反复发作4年。初起为局限性苍白色风团疹，瘙痒难忍，继则迅速蔓延至全身，持续数小时后，自行消退，每月发作5～7次不等。曾就诊于多家医院，给予抗过敏药、钙剂、激素及中药治疗。虽可暂时缓解症状，但不能根治。刻诊：全身满布风团样皮疹，颜色苍白，以躯干和上肢屈侧多见，划痕征(+)，伴见面色无华，神疲乏力，畏风自汗，口干不欲饮，舌淡苔白，脉细弱。辨证为气血虚弱，卫外不固，风邪蕴于肌肤。将薯蓣、当归、桂枝、神曲、干地黄、大豆黄卷、甘草、人参、川芎、白芍、麦冬、白术、杏仁、柴胡、桔梗、茯苓、阿胶、干姜、白蔹、防风、大枣等药粉碎成末，炼蜜为丸，每丸重10g。每次3丸，每天3次，空腹服用。酌用抗组胺药、钙剂等西药缓解症状。治疗期间忌食腥膻发物、辛辣刺激之品。1个月后风团发作次数减少，起疹及瘙痒明显减轻。巩固治疗2个月，病告痊愈。追访1年未复发。(《薯蓣丸治疗慢性荨麻疹》,《湖北中医杂志》2001年第11期)

按语：本案患者虽以皮肤泛发风团伴瘙痒反复发作4年为主症，但气血虚弱之象明显，与《金匮要略·血痹虚劳病脉证并治第六》原文“虚劳诸不足，风气百疾”颇为相合，故用薯蓣丸缓缓补益之。原方重用薯蓣、甘草、大枣，本案变通运用，各药等量，气血阴阳俱补，连服2个月，终将4年陈疴治愈。

8. 酸枣仁汤

○ 医案一

张某，女，65岁。初诊日期：1965年12月13日。现病史：多年失眠，久治无效。现症：常失眠，轻时能得暂寐，但梦扰不已，重时则连续一二天整夜不眠，常头晕，口干，心悸，心烦，自汗。舌苔白，舌质红而干，脉细数无力，右手为甚。西医诊断：失眠。中医诊断：不寐。辨证为阴血虚损，阳不得入于阴。治疗原则：敛阳入阴。中药处方：酸枣仁汤加减。生酸枣仁一两，知母四钱，茯苓五钱，川芎三钱，炙甘草二钱，生龙骨四钱，生牡蛎八钱。二诊：12月17日。上药服三剂，睡眠已稍安，但仍心烦、心悸、自汗出、头晕、口干不欲饮明显，上方去生龙骨，加当归三钱，白芍四钱，桂枝三钱，白术三钱。三诊：12月22日。上方服三剂，一切症状均除，为巩固疗效，继服上方三剂。（《胡希恕医案》）

按语：此是常见的阴血虚致阳不入于阴的失眠。酸枣仁为一味收敛的强壮药，有强壮神经及安神的作用，在上方中用为主药，取其补虚敛神以安眠的作用，复以川芎活血和血、甘草缓急，知母、茯苓解烦安悸，更加生龙骨、生牡蛎强壮收敛药，不仅能敛汗固精，还能敛神定志，全方共奏益阴和血，敛神定志之功，使阳入于阴，故为安眠常用方药。

○ 医案二

杨某，女，无不良嗜好，平素性情急躁，遇事易激动，易怒。既往有双侧乳腺增生病史，生气则乳房胀痛。个人史：出生于本地，生活条件可。过敏史：无药物及食物过敏史。婚育史：月经规律，孕一男孩体健。家族史：无家族遗传病史。初诊：2005年8月15日。主诉：夜寐欠安一年余。现病史：夜间入睡困难，入睡后又夜眠欠安，梦多纷纭，睡不踏实，每于清晨醒来自觉头昏蒙不清，精神欠佳，平素性情急躁，易怒，纳食可，二便自调，舌质暗淡，苔薄白，脉细弦。望诊：神清，精神倦怠，步入诊室。患者平素性情急躁，遇事易怒。郁怒伤肝，血虚肝旺，肝藏血，血舍魂，郁热内扰魂不守舍，则夜寐不安易惊悸；肝不藏血，血虚则心无所主，心神不安，则夜间难以入睡且梦多纷纭；肝失疏泄，肝气郁结，郁而发热，则急躁易怒，乳房胀痛；舌质暗淡、苔薄白，脉细弦为肝郁血虚之征。西医诊断：失眠。中医诊断：不寐（肝郁血虚）。治则：疏肝清热，养血安神。处方：四逆散合酸枣仁汤。柴胡10g，当归12g，白芍12g，枳实10g，山栀子10g，炒酸枣仁30g，知母10g，川芎12g，茯神15g，石菖蒲12g，炙甘草10g，3剂。二诊：2005年9月3日。夜寐仍梦多，但每晚可睡4～5小时，晨起头昏症减，纳可，二便调，舌质淡红，苔薄白，脉细缓。上方加生龙骨、生牡蛎各15g以镇静安神。4剂。三诊：2005年9月8日。夜梦较前明显减少，夜眠时约15分钟即可入睡，晨起稍有头昏，持续时间短，二便调，舌质淡红，苔少，脉细略弦。前方加生地黄12g，百合12g以清肝经郁热、养心安神。4剂。四诊：2005年10月27日。上次服药后症状明显缓解，故停药。一周前无明显原因又出现梦多，入睡时间较前延长，约半小时后方能入睡，右下眼睑跳动，清晨6～7点感困顿不欲起床，舌质淡红，苔薄白，脉细缓。仍予前方加党参15g健脾益气，4剂。治疗停药后无复发。（卢化平名老中医药专家传承工作室）

按语：人之情志活动皆以五脏之精气为物质基础，若情志内伤，则影响五脏之精气，使人寤寐不安。患者平素性情急躁，遇事易怒，郁怒伤肝，血虚肝旺，肝气郁结，郁而发热，肝藏血，血舍魂，郁热内扰，魂不守舍，肝不藏血，血虚则心无所主，心神不宁，使人难以安寐，即使入睡，也多梦易惊悸。肝失疏泄，肝络不畅则乳房胀痛。肝郁化热则急躁易怒。舌质暗淡，苔薄白，脉细弦为肝郁血虚之征。治疗以疏肝清热、养血安神为原则，方取四逆散合酸枣仁汤加减。四逆散是治疗肝郁证的基础方，方中柴胡疏通气机、宣通腠理，枳实行气消痞、泄其壅滞，芍药益肝柔肝、缓解疼痛，甘草缓其急迫，以上四药柔肝缓急；酸枣仁养心安神，使血不虚则阴能涵阳；川芎活血行瘀，使血流畅则血能养神；茯神安神，使三焦无阻则阳能入阴；知母清三焦虚热，使热不扰神神自安宁；石菖蒲安心神、益心气、定心志；甘草调和诸药，共奏安神之功效。二诊诉睡眠较前改善，夜寐仍梦多，故加生龙骨、生牡蛎以镇惊安神。三诊时患者夜眠明显好转，故加生地黄、百合以增强滋阴清热、养心安神的作用。四诊时已是五十日后，前次因睡眠明显改善而停药，近一周以来又有夜眠梦多、晨起困顿等症，故用前方加党参健脾益气，服药后症减，停药后再未复发。

○ 医案三

王某，男，26岁，1979年6月10日初诊。主诉：入睡困难1个月，伴心烦、自汗。病史：1个月来，患者每夜均不能安然入睡，每晚仅睡眠4小时左右，常伴见心烦、自汗、大便干结等症，曾服用过各种镇静安眠的中、西药物及人参、鹿茸等补品，病情益笃，近3日，患者病情加重。就诊时见：神疲乏力，口唇干燥，心烦易怒，头晕健忘，腰膝酸软，汗出沾衣，大便干结，2～3日一行，舌淡红、薄白苔，脉沉细。中医诊断：不寐。辨证：肝血不足，虚热扰神。治法：清热除烦，养心安神。处方：酸枣仁汤加味。药用：酸枣仁24g，茯苓9g，知母10g，川芎6g，炙甘草6g，黄连6g，栀子9g，淡豆豉9g。3剂，水煎服，每日1剂，分温3服。1979年6月14日二诊：服药3剂，诸症皆消。继服

3 剂。半年后随访，患者未诉复发。(《刘志明巧用酸枣仁汤加减异病同治经验赏析》,《辽宁中医杂志》2017 年第 2 期)

按语：心系疾病，凡动辄心悸、怔忡、梦扰寐艰者，多因心神受损之故，治疗当以养心安神为大法。该患者之主症为虚烦不寐，舌红，脉细弱。不寐已久，形神困顿，血虚不足以养神，且生虚热，一派阴亏火生之象。治此宜养肝血以安内，清虚热以攘外。方选酸枣仁汤以清热除烦，养心安神，栀子豉汤以清透郁热，疏解气机，再辅以一味黄连，《本草分经》云黄连“入心泻火，镇肝凉血”，后以酸枣仁汤加味治疗，疗效甚佳。

9. 大黄䗪虫丸

○ 医案一

王某某，女，25 岁，未婚，闭经 3 个月，肌内注射黄体酮无效。患者常感到周身乏力，心烦，性情急躁，少腹拘急，大便干结不爽，小便赤黄，口唇干燥，不时舐润，望其两目黯青，面色不荣，皮肤干燥角化，舌色红绛，无苔，中有裂纹，脉沉。刘老辨为血热相搏，日久变成干血内结。治当泄热逐瘀。嘱患者购服大黄䗪虫丸 180g，每次服 6g，一日服三次。(《刘渡舟医案》)

按语：本案闭经缘于五劳虚极，内有干血，俗称“干血劳”。《金匮要略》认为“干血劳”多因“食伤、忧伤、房室伤、肌伤、劳伤、经络营卫气伤”，导致瘀血内留所致，瘀血内留，日久则成为“干血”，干血内结，不但使新血不生，且郁久化热，则更耗阴血。故本证特点是虚、瘀并存，大实而有羸状。瘀血内留，阻于冲任，故见闭经、小腹拘急；阴血亏虚，不能濡润皮肤面目，故两目发黯、面色不华、皮肤干燥角化；溲黄、便干、唇燥、心烦、舌红无苔，则为瘀血化热伤阴之象。本证瘀血虽由虚导致，然瘀血不去，新血不生，正气便不能恢复，故治疗当以祛瘀为主，辅以扶正之品，使瘀去新生，病自痊愈。大黄䗪虫丸方用大黄、䗪虫、干漆、蛴螬、水蛭、虻虫活血通络，攻逐瘀血；生地黄、芍药养血滋阴；黄芩助大黄以清瘀热；杏仁配桃仁以润燥结；甘草缓中补虚，调和诸药。共奏祛瘀清热，养血润燥之功。尤怡在《金匮心典》中将本方功能特点概括为“润以濡其干，虫以动其瘀，通以去其闭”。用丸剂者，在于五劳虚极之人，不任峻猛攻伐，唯以缓消为宜。《类聚方广义》中用本方治疗“妇人经水不利，渐为心腹胀满、烦热咳嗽、面色暗黄，肌肤干，状如麸皮，目中晕暗或赤涩羞明怕日者”，疗效非凡。值得注意的是，本方中破血逐瘀之品较多，而补虚扶正之品不足，故待干血去后，应以补虚之品巩固之。正如《张氏医通》中所说“待干血行尽，然后纯行缓中补虚收功”，所以本案又用圣愈汤善其后。

○ 医案二

某患者，女，58 岁，2008 年 4 月初诊。2 个月前因劳累气恼后右侧腰腹起红斑、水疱，单侧带状分布，疼痛明显，诊断为带状疱疹，经治疗后皮疹消退，但疼痛不解，夜间尤甚。现症见手按痛处，行动迟缓，面色晦暗，气短懒言，舌质淡暗，边见瘀点，苔白，脉沉弦。患者患病日久，皮疹已消退，诊断为带状疱疹后遗神经痛，属气虚血瘀、脉络阻滞之证，治宜化瘀通络、扶正补虚。予大黄䗪虫丸 3g，每日 2 次。服用 2 周后，疼痛稍减，但仍影响睡眠。嘱患者调畅情志，加强运动以促进机体新陈代谢，增强体质，继服大黄䗪虫丸 1 个月余，症状缓解。(《从大黄䗪虫丸在皮肤科的应用论“异病同治”》,《北京中医药》2009 年第 9 期)

按语：患者为带状疱疹后遗神经痛，属气虚血瘀、脉络阻滞之证，治宜化瘀通络、扶正补虚。方中大黄、䗪虫、桃仁、虻虫、水蛭、蛴螬、干漆活血破瘀；芍药、生地黄养血补虚；杏仁配桃仁滋润燥结；黄芩清热；甘草、白蜜益气和中。诸药合制为丸，意在峻药缓用，祛瘀而不伤正，扶正而不留瘀，达到攻补兼施的目的。

○ 医案三

一黄姓少妇，6 年前生育一女，因夫家长辈重男轻女，故产后受夫家父母冷眼相看，经常受气，乃致肝郁血滞，两颧颊出现对称黧黑斑。6 年来经多方求治，中西药迭进，因药不对症，苦无效果。近年来有医生亲戚建议做美容面膜，1 年来耗费巨资，非但无效，反而色素加深，黑斑面积加大，以致心情更加忧郁。经亲友介绍求诊，症见两颧颊褐黄带黑斑成片连绵如地图分布。患者体质尚可，询问无不适之感，只是长期便秘，4 ～ 5 日一解，眠食均可，经期延后，经色较黑，时见瘀块，且常有双目干涩、迎风流泪之症，舌淡薄，白苔，切脉弦细。证属肝郁血滞，治宜疏肝郁、通血瘀、清肝热，方拟逍遥桑叶散。处方：当归，生白芍，柴胡，茯苓，炒白术，生甘草，煨姜，薄荷，冬桑叶，大黄䗪虫丸 3g（另吞）。前 9 味药共碾为散。日服 20 ～ 30g，分 3 次，饭前用蜜水调成干饭状嚼服。患者服药半个月，即见褐黑斑有些消退，遂信心倍增，坚持服逍遥桑叶散加大黄䗪虫丸 3 个月，黑斑全消不留痕迹，随访 5 年无复发。(《国医大师验案良方》)

按语：逍遥桑叶散每药剂量随证变化，偏于肝郁气滞者倍柴胡，偏于血滞者倍当归，偏于肝热者倍白芍、桑叶，偏于脾胃虚寒者倍煨姜。逍遥散乃和解方，以养血为主，调气为先，是调和肝脾、培土疏木之主方，有和血解郁、疏达肝气之意。因黧黑斑多肝郁血滞，久治不愈，考虑久病入络，故合用大黄䗪虫丸。大黄䗪虫丸汇集虫药，可除络中死血，本治面目黯黑，肌肤甲错，此乃重药轻投，缓缓斡旋。颜面为肝、脾、肾经络循行汇集之地，尤以颧、颊、前额或鼻部出现黯黑、黧黑斑，或红斑、血丝缕缕，均与肝、脾、肾络脉瘀结有关，与肌肤甲错相似，只是程度部位不同，故以大黄䗪虫丸合逍遥散而收到著效。

10.《千金翼》炙甘草汤

王某，女，74 岁，2004 年 3 月 30 日初诊。患者自诉既往有高血压病 10 年余，冠心病、心绞痛数年。多年服降压药。近几年阵发性心前区憋痛（持续 2 ～ 3 小时），连及后背，头晕时甚，少寐，大便每日 1 次，稍稀，舌紫，脉弦而按之少力。彩超示冠心病。BP 180/100mmHg。方拟炙甘草汤加减。炙甘草 12g，党参 15g，桂枝 10g，麦冬 30g，生地黄 40g，炒酸枣仁 20g，桑寄生 30g，丹参 10g，川芎 5g，栝楼 15g，生姜 15g，大枣 6 枚，黄酒 100ml 入煎。10 剂，水煎服。2005 年 4 月 1 日复诊：患者诉服上方 10 剂后，诸症明显减轻，一年来一直未复发。复查 BP 140/80mmHg。近日时感心前区隐隐作痛，时发时止，脉弦虚，舌暗苔薄白腻。处方为上方加薤白 10g，服 7 剂。(《炙甘草汤治疗心病临证心得》,《中华中医药杂志》2006 年第 8 期）

按语：年高久病者，临床表现常不典型。此案患者病程较长，就诊以阵发性心前区闷痛为主，即“汗出而闷”之症；虚阳上亢，故头晕时甚；心阴不足，心神失养，故少寐；心阳虚无力推动血行，故舌紫；脉弦而按之少力提示以本虚为主。所以辨证为心阴阳两虚兼夹瘀血阻滞，以炙甘草汤加减治之。于原方去火麻仁，加栝楼以宽胸散结，炒酸枣仁以养血安神，丹参、川芎以养血活血。由于方证相对，加减得法，故不但心病显效，且血压亦下降至正常水平。

11.《肘后》獭肝散

何别驾少君六吉兄，召视令政病。诊之曰：此瘵证也。危期甚速，可勿药。忆别驾公如君，前亦患此疾而殁。因谓六兄曰：令政病状，显属传尸。此证五内有虫，人将殁，虫先出，迭相传染，为害最烈，慎防之。六兄曰：吾亦疑及此。据内子云：家庶母病笃时，伊芳坐榻旁，见帐中一物飞出，攒入伊芳鼻，自此得病。予曰：是矣。六兄求杜患之策，令研獭肝末，每人日服钱许，思虫由鼻入，当以法御之。(《程杏轩医案》)

按语：《肘后》獭肝散治冷劳，又主鬼疰，一门相染。獭肝，《名医别录》载其味甘，主治鬼疰蛊毒，止久嗽。《药性论》谓味咸，微热，“治上气咳嗽，劳损疾，瘦病”。可见，獭肝甘温能补虚，尤能止咳宁嗽，故用治冷劳和鬼疰。冷劳指寒性虚劳，鬼疰形容病邪有传染性，一人方死，另一人复得。即今之肺痨。故文中以獭肝研末，每日服之为预防之法。

第六章　肺痿肺痈咳嗽上气病脉证治第七

1. 甘草干姜汤

○ 医案一

冯某，男，72岁，于2014年6月18日就诊。主诉：咯血3个月。3个月前患者无明显诱因出现咯血，为鲜红色血液，不伴潮热、出汗等症，在当地医院求治，胸部CT提示肺部占位，并于某医院行纤支镜检查诊断为肺癌，未予放、化疗治疗，予口服中药及口服西药止血保守治疗2个月，咯血无好转，且逐日加重，日约咯血100ml。刻诊见：咯血，血色鲜红，伴心累气短，面色㿠白，身软乏力，舌淡，苔白，脉细弱。陈学忠教授辨证为咯血（肺脾阳虚），予甘草干姜汤加味，以温肺复阳。方药如下：炙甘草30g，炮姜30g，三七粉10g，血余炭10g，白及30g。4剂，1日1剂。2014年6月23日复诊：咯血明显好转，咯血量减少2/3，一日约咯血40ml。效不更方，续前方4剂。2014年6月27日再次复诊：仅有少许淡红血液，量少。处方为前方加用黄芪30g，人参15g。3剂。咯血基本控制。（全国名老中医陈学忠传承工作室）

按语：肺脾阳虚是导致肺癌晚期咯血之因。血证之形成，与心、肝、脾、肺等脏器功能失调有关，而咯血总由肺络受损所致，因此咯血首先责之于肺。肺癌的形成，以正气亏损（肺气虚）为主要病因，肺癌形成之后，邪气日盛，正不胜邪，邪反伤正，随着病情的发展，正虚愈甚，气虚可以及阳。晚期肺癌患者，反复咯血日久，血去气伤，常致气虚阳衰。脾与肺乃母子相生关系，肺气不足，日久子病及母，导致脾气亦虚；肺阳不足，宣降失常，痰饮内停，困遏脾阳，亦可致脾阳虚。肺脾阳虚，统摄无力，固摄无权，则血不循经而致咯血；肺气虚故见心累、气短；脾主四肢，脾阳虚故见身软乏力；脾阳不振故见面色㿠白；舌淡苔白，脉细弱均为肺脾阳虚之征。治疗当温肺复阳，方选甘草干姜汤加味。甘草干姜汤由炙甘草、干姜两味组成，甘草味甘性平，温补阳气，常以炙用，正如东垣所云“炙之则气温，补三焦之气，散表寒”。干姜味辛热，善温中散寒，助脾胃阳气，对此古代医家多有论述，《伤寒今释》云“干姜之效，限于局部。其主效在温脾胃，而兼于肺，故肺寒、胃寒、肠寒者，用干姜”。甘草、干姜两者相配，辛甘化阳，温肺复气，振奋中阳。肺脾得温统摄有力，则血行常道，咯血自停。对于其止血功效，《仁斋直指方》有所阐述“血遇热则宣流，故止血多用凉药。然亦有气虚夹寒，阴阳不相为守，荣气虚散，血亦错行，所谓阳虚阴必走耳。外必有虚冷之状，法当温中，使血自归于经络，可用理中汤……出血诸症，每以胃药收功”。同时合用三七粉、血余炭、白及以加强止血之功，以达截血之效。

○ 医案二

衡某，女，45 岁。初诊：2014 年 4 月。反复阴道出血 2 余年。患者因子宫肌瘤行子宫次全切除术，术后阴道不规则出血，量少，色淡，淋漓不尽，无腹痛，后于某医院检查发现高分化宫颈癌，先后行两次化疗后脱发严重，腹部可触及包块，纳差，倦怠，患者拒绝再行化疗，多处求诊无效。刻诊：患者精神差，面色无华，阴道不规则出血，量少，色淡，淋漓不尽，腹部触及包块，无腹痛，脱发，纳差，倦怠，舌体胖，舌质淡，脉弱。中医诊断：崩漏。辨证：脾阳虚。治法：温补脾阳。方药：甘草干姜汤。炙甘草 15g，炮姜 30g。共 4 剂，每日 1 剂，水煎服。二诊：2014 年 7 月。患者诉服药 3 个月后自觉腹部包块消退，阴道出血量减少，复查妇科彩超示双侧附件无回声包块，嘱患者上方继续服用。三诊：服用 1 个月后患者阴道出血停止，饮食增加，面色红润，精神饱满，头发增多。（全国名老中医陈学忠传承工作室）

按语：患者女，起病缓，病程长，术后体虚，阳气大亏，阳气虚不能固摄血液，故见出血；脾阳虚运化功能失调则见纳差；气虚不能推动精气布散，故见倦怠；舌体胖、舌质淡，脉弱均为脾阳亏虚之征，故辨证为脾阳虚，治以温补脾阳，方拟甘草干姜汤。甘草干姜汤出自《伤寒论》和《金匮要略·肺痿肺痈咳嗽上气病脉证治第七》，由炙甘草、干姜两味药组成。《金匮要略》叙本方主治“肺中冷，必眩，多涎唾”等上焦肺虚寒证以及因上虚不能制约下焦而引起的“不渴、必遗尿、小便数”等下焦阳虚证。甘草干姜汤为理中汤之半，乃辛甘化阳之温补剂，用辛温之干姜温脾阳，甘草和中。甘草干姜汤可治脾阳虚不能统血之衄血、吐血、下血等出血证。

○ 医案三

史某某，男，1岁，1963年4月12日会诊。病程已越一个月，初起由发热十天始出麻疹，但出之不顺，出迟而没速，因而低热久稽不退，咳嗽微喘，咽间有痰，不思饮食，大便日行二三次，稀水而色绿，面色黯而颧红，肌肉消瘦，皮肤枯燥，脉沉迟无力，舌淡唇淡，无苔，奄奄一息，甚属危殆。此由先天不足，后天营养失调，本体素弱，正不足以胜邪，所以疹出不透，出迟而没速，余毒内陷肺胃，又因苦寒过剂，以致脾胃阳衰，虚阳外浮，救治之法以急扶胃阳为主，若胃阳回复则生。处方：炙甘草二钱，干姜（炮老黄色）一钱，党参一钱，粳米（炒黄）三钱，大枣（劈）二枚。两剂，每剂煎取120ml，分六次服，四小时一次。二诊：服第一剂，稍有转机，开始少思饮食，脉稍有力，舌苔亦渐生，服第二剂，手足见润汗，仍咳喘有痰，脉沉迟，舌淡苔薄白，此胃阳渐复，正气尚虚，仍宜益气温阳。处方：人参一钱，白术一钱，茯苓一钱，炙甘草五分，干姜五分。两剂。三诊：服一剂体温恢复正常，大便亦不清稀，食纳渐增，两颧不红。服二剂精神亦振，周身由枯燥渐潮润，面色由黯见黄，咽间已无痰声，轻度咳嗽，舌仍淡，苔黄白腻，脉沉缓，已有力。此胃阳已复，肺中虚冷渐化，续以脾胃并调善其后。处方：党参一钱，白术八分，干姜四分，炙甘草四分，厚朴一钱，法半夏一钱五分，茯苓二钱，薏苡仁三钱，麦芽一钱五分。两剂。停药后以饮食调理一周出院。(《蒲辅周医案》)

按语：本例患者疹后低热不退，咳嗽而喘，下利颧红，西医诊断为疹后肺炎，中医则诊断为疹后伤阳，虚阳外浮，尤以胃阳为重点，故取甘草干姜汤急复胃阳。或谓肺炎何以能用此方，疹后一般多属伤阴，何以此证独云伤阳，请释其要。曰：此问甚善。疹后肺炎用甘草干姜汤之例诚属少见，然《金匮要略》治肺痿亦采用此方，盖以肺中虚冷，温胃阳，则阳施而肺中虚冷始化。细析本例疹出不顺，出迟而没速，因其先天不足，后天失养，本体素弱，本虚无力鼓疹毒外出，故出迟，《医宗金鉴》谓“麻疹见形，贵乎透彻，出后细密红润，则为佳美，有不透彻者，须察所因，外邪入侵，又有正气虚弱，不能送毒外时，必面色㿠白，身微热，精神倦怠，疹色白而不红，以人参败毒散主之”。说明遇此证，必须扶正托邪，以助其外出之机，因本例寒凉过剂，反遏其毒，故其没亦速，其毒内陷，其阳式微，胃阳衰肺亦虚冷，此复胃阳即所以温肺阳。且麻疹后伤阴，乃言其常，治宜清凉。本例患者素禀赋不足，治宜托邪扶正，若过用寒凉，致伤其阳，乃其变，病机既变，治法亦当随之而变，这就是中医辨证论治的特点。同时，脾胃为肺之母气，虚则补其母，故本例先用甘草干姜汤以复阳，次用四君加干姜以益气温中，终用理中复半夏人参厚朴甘草生姜汤，仍以脾胃并调为治，而肺炎亦随之消失痊愈。可见治脾胃即所以治肺，不治肺而肺亦治。

2. 葶苈大枣泻肺汤

○ 医案一

祝某某，女，36岁，1987年5月6日初诊。患者原有结核病史。自述1985年秋季，感觉身体不适，汗出身热，咳嗽痰中有少量血丝，胸右侧腋下疼痛，呼吸时加剧。经某医院检查诊断为结核性胸膜炎。注射青、链霉素和服解热镇痛等药，感冒解除，胸痛减轻，唯呼吸时隐痛。再经2个多月治疗，诸症悉解。现在胸部又突然疼痛，咯血，右胸侧位X线显示胸腔积液，诊断为结核性渗出性胸膜炎。症见：面部浮肿，咳唾引痛，痛引胸肋，呼吸加重，不能平卧，痛侧肋间胀满，胸廓部隆起，胸闷气憋，小便短少，苔白，脉弦滑。证属饮停胸肋，引动痨瘵。治当逐饮祛痰，止咳抗痨。方用葶苈大枣泻肺汤加味。药用：葶苈子、白芥子、桑白皮、大腹皮、茯苓皮、车前子、浙贝母、益母草各10g，大枣6枚，白及、百部各12g，甘草3g。每日1剂，水煎服3次，连服15剂。兼服利福平、维生素B_6，1日3次，每次各2片。5月中旬复诊，服上方后，小便大量增多，浮肿已消，咳嗽渐平，咯血已止，胸痛减轻，呼吸畅利，稍能平卧，有时胸闷不适，脉微弦，舌质淡白，苔薄白，少气倦怠，纳差，有时失眠，便溏，按原方去桑白皮、大蓟、大腹皮、车前子，加党参、杏仁各10g，黄芪、山药、麦芽各15g，再服20剂，诸症悉除。出院时嘱服参苓白术散、补中益气汤，制为丸，早晚各服5g以作调养，并服异烟肼、维生素B_1，随访未见再发。(《葶苈大枣泻肺汤加味治疗胸腔积液1例》,《山西中医》2005年第3期)

按语：渗出性胸膜炎，属中医悬饮范畴，常用十枣汤、控涎丹治疗悬饮，药力峻猛，用之不慎，易出差错。而葶苈大枣泻肺汤加味，虽用于实证，但药力较和平。方中葶苈子、桑白皮都有泻肺平喘、利水消肿的作用；大腹皮行气消肿；益母草利尿消肿；大蓟、白及止血；浙贝母化痰止咳；百部止咳抗痨；白芥子能消膈膜之痰，消痰而不耗气，善理膜外之痰涎，故逐胸腔之积饮宜重用；大枣一药护胃气，健脾固阴液。

○ 医案二

尹某，男，25岁，1996年3月11日入院。入院时颜面、四肢浮肿，头痛，发热，汗出，纳少，小便量少，大便2日未解。体检：颜面及双眼睑浮肿，双下肢指压凹陷性水肿，未见其他明显阳性体征，舌淡红，苔白，脉沉无力。实验室检查：尿蛋白(+++)，血清总胆固醇25.2mmol/L，血清总蛋白58.7g/L，诊断为肾病综合征。先予五皮饮加减治疗，疗效不显。1996年3月14日：颜面、四肢浮肿加重，腰腹部出现明显水肿，并有咳嗽、心慌、胸闷、发热、汗出、小便少、大便干等症状。体检双肺可听到少许细湿啰音，腹水征（+），在原中药治疗的基础上肌内注射利尿药以加强利尿，同时静脉滴注青霉素抗感染，但浮肿不减，反而加重。至1996年3月16日，患者咳嗽加重，胸闷痛、心慌、气短息促，不能平卧。检查发现患者右侧肺底部呼吸音减弱，腹水征（+），全胸后、前位片提示：腹内压增高致横膈膜抬高；右侧胸腔积液。查24小时小便记录只有800ml，舌质紫暗，苔白，脉沉。急投葶苈大枣泻肺汤加味治疗。方药：葶苈子、桑白皮、大腹皮、桔梗各10g，大枣5枚，车前子、茯苓皮、益母草各15g，牵牛子3g，丹参、连翘、蒲公英各20g。3剂，1天1剂，分2次服。嘱患者观察大小便的变化情况。服药后，患者咳嗽、气促减轻，水肿逐渐减退，小便增多，大便稀溏，每日2行，精神尚可，纳谷增强。效不更方，上方再投6剂后，咳嗽、胸闷、气促好转，全身浮肿不明显，双肺听诊未见异常，复查胸片未见胸腔积液，尿蛋白降为（+）。患者因经济困难，要求出院，在门诊继续治疗。(《葶苈大枣泻肺汤加味治疗胸腔积液验案二则》,《湖北中医杂志》1999年第11期)

按语：本例发病较急，由肌肤水肿迅速发展到胸腹积水，此乃肺气闭塞，不能通调水道所致。其证偏实，故单用健脾利水渗湿之五皮饮，水肿不减反增，而葶苈子能泻肺气之闭塞，攻逐水饮，利水消肿，再配伍其他利水、解毒之品，故病情很快得到好转。《金匮要略·痰饮咳嗽病脉证并治第十二》云“支饮不得息，葶苈大枣泻肺汤主之”。

○ 医案三

何某某，男，56岁。患者喘咳已10年之久，时常发作，秋、冬两季尤甚。近1周来喘促，咳嗽，不得平卧，痰白而黏，胸部满闷，饮食减少，舌苔薄白，苔腻，脉弦滑。证属痰饮留恋于肺，肺失肃降。治宜泻肺降气。处方：葶苈子18g，炒紫苏子12g，大枣6枚。水煎服。二诊：服药3剂后，喘咳减轻，原方继服3剂。三诊：气喘、咳嗽日渐轻减，已能平卧，白黏痰减少。但仍觉胸满，气短。原方去紫苏子，葶苈子改为10g，大枣改为4枚。又服3剂，诸症均退，乃停药。(《夏锦堂医案》)

按语：《金匮要略·痰饮咳嗽病脉证并治第十二》“支饮不得息，葶苈大枣泻肺汤主之”。本案患者素患喘咳，秋冬易发，喘促咳痰，不得平卧，胸闷纳差，乃支饮阻于胸膈，痰饮壅塞，肺气不利所致，故予葶苈大枣泻肺汤泻肺逐饮。方中葶苈子泄肺下气，消痰平喘，紫苏子降气化痰，大枣缓和药性，安中护正。

○ 医案四

朱某，男，55岁。患喘咳病已20余年，每于秋冬受凉或劳累后复发。近1个多月来加重，咯吐黄痰，后双下肢出现浮肿，渐延及全身，尿少，胸闷。现症：气喘，不能平卧，口唇紫绀，全身肿胀，两足胫尤甚，上腹部可扪及肿大的肝脏，舌暗红、苔黄腻，脉细数。证属水饮瘀血阻于胸膈，肺气不利。拟葶苈大枣泻肺汤。处方：葶苈子15g，大枣10枚。水煎，每日1剂，2次分服。翌晨，喘息减轻，精神略有好转。上方葶苈子增至30g，续服2剂，喘减大半，能平卧，眼睑浮肿消退，足胫仍肿。上方配合五苓散、真武汤调理半个月，浮肿全消，喘息已止。(《王端岳医案》)

按语：本案患者咳喘20余年，遇寒冷天气及劳累诱发加重。水饮阻肺，故气喘不能平卧；饮邪郁久化热，故咯吐黄痰，苔黄腻；津液代谢失常，水溢肌表，故见浮肿，渐及全身；水液运行不利，故尿少；饮邪阻于胸膈，故见胸闷；久病及血，运行不利，瘀血内阻，见口唇发绀，肝大，舌暗红。《金匮要略·痰饮咳嗽病脉证并治第十二》"支饮不得息，葶苈大枣泻肺汤主之"。故予葶苈大枣泻肺汤泻肺袪痰、利水平喘，后配合五苓散、真武汤等利水剂，咳喘止，浮肿消退。

3.《千金》苇茎汤

一劳力人发热，左胁疼，咳嗽碍眠，痰出甚臭，苔黄舌绛，渴饮谵语，便秘溲赤，脉形滑数，乃伏暑证。询知其平日嗜饮，醉后必向左卧，故湿热酿痰，久积于左，非内痈也，以苇茎汤去薏苡仁，加雪羹、黄芩、滑石、竹茹、连翘、栀子、栝楼、旋覆花、木通等，出入三剂，大便行，谵语止，而痰出更多，其臭益甚。仍用前药，又服四剂，痰始少而不臭，热净能眠，知饥苔退，改授甘凉养液而瘳。张山雷评：胁疼而咳嗽痰臭，未必非肺痈已成，但此人兼有发热谵语之温证耳。孟英所用之药，即治肺痈亦何必不然。总之孟英于内痈，经验尚不甚多，意谓内痈当有其他特别之治，乃有此误会语气。(《古今医案平议》)

按语：此案患者证属肺痈，治亦合法。从其习惯于醉后左卧，断为湿热酿痰久积于左，尤见其问诊之细微处。虽其所断"非内痈"为不切，然从湿热酿痰治之，则正中病机也。治以苇茎汤清肺化痰，逐瘀排脓。苇茎之轻浮而甘寒者，解阳分之气热。桃仁泻血分之结热。栝楼清结热而吐其败浊，所谓在上者越之耳，三药何用共奏奇效。再加雪羹、黄芩、滑石、竹茹、连翘、栀子、栝楼、旋覆花、木通等则效著。

4. 桔梗汤

○ 医案一

代某某，女，43岁。一诊（1991年10月5日）：症见咽痛，声音嘶哑4天。4天前因受凉后出现咽喉部不适，发声不利，伴见恶寒发热，身痛，随即出现喉病，发音嘶哑。

在某医院治疗不见好转。刻诊：咽痛，声音嘶，伴见恶寒发热，身痛，左颌下淋巴结肿大压痛，咽喉部肿胀、充血，声音嘶哑，咽喉部肿胀、充血，舌质边尖红，舌苔薄白黄，少津，脉浮数。辨证分析：咽喉乃肺之门户，受凉后外邪犯肺致肺气不宣，机关因之不利而出现咽喉不适，声音嘶哑；邪留肌表，营卫不和而伴见恶寒发热与身痛；初起未能祛邪，邪渐化热，故左颌下淋巴结肿大压痛则咽喉部肿胀、充血；舌边尖红、苔薄白中黄，少津，脉浮数皆为风热之征。西医诊断：急性喉炎。中医诊断：急喉痹。辨证：风热侵袭。治则：清热疏风，利喉开音。处方：桔梗汤。桔梗 30g，生甘草 15g，蝉蜕 12g，木蝴蝶 8g，柴胡 15g，葛根 30g，黄芩 30g，枳壳 15g。水煎服，2 日 1 剂，1 日 3 次。嘱清淡饮食，节制用嗓。二诊（1991 年 10 月 9 日）：服上方 2 剂后，咽干微痛，左颌下淋巴结明显缩小，能发声但音低且粗，舌质红，舌黄少津，脉浮数。辨证分析：咽喉乃肺之门户，受凉后外邪犯肺致肺气不宣，机关因之不利而出现咽喉不适，声音嘶哑，且邪留肌表，营卫不和而伴见恶寒发热与身痛。初起未能祛邪，邪渐化热，故左颌下淋巴结肿大压痛而咽喉部肿胀、充血。舌边尖红、苔薄白中黄，少津，脉浮数皆为风热之征。治则：清热疏风，利喉开音。处方：桔梗汤。桔梗 30g，生甘草 15g，蝉蜕 12g，木蝴蝶 8g，柴胡 15g，葛根 30g，黄芩 30g，枳壳 15g，玄参 30g。水煎服，2 日 1 剂，1 日 3 次。嘱清淡饮食，节制用嗓。患者服完第 2 诊 2 剂后痊愈。（全国名老中医专家李孔定传承工作室）

按语：喉为肺系，声音之门户，风热邪毒壅滞于喉则易致脉络痹阻，声门开合不利则声嘶语言难出，热毒蕴结咽喉则疼痛。以桔梗汤加味治之。以桔梗汤加黄芩泻火解毒；配木蝴蝶、蝉蜕散结利喉开音；配柴胡、葛根、枳壳疏风解肌，行气开痹而获痊愈。

○ 医案二

施某，男，17 岁。患者憎寒发热 1 周，咳嗽胸闷不畅，吐少量白色黏痰。查血示白细胞 24500/mm³，中性粒细胞 85%。X 线胸透并摄片，报告示左下肺脓疡。经住院治疗 8 天，使用大量抗生素，发热不退。遂邀中医诊治。病属肺痈，证属血腐脓溃证，治宜排脓解毒，方用桔梗汤。桔梗 60g，生甘草 30g。1 剂，水煎服。服 1 剂后，咳嗽增剧，翌晨吐出大量脓痰，夹有腥臭。二诊：原方继进 2 剂，排出多量脓痰，发热下降。减桔梗为 20g，生甘草 10g，加南沙参以益其气阴，加金银花、鱼腥草以加强清热解毒排脓之功，加生薏苡仁、栝楼皮以增强化湿之效，服至 10 余剂。药尽热退，精神佳，饮食增。胸透复查，脓疡已消散吸收，血常规正常。（《桔梗汤治疗肺痈的临床体会》，《江苏中医杂志》1981 年第 3 期）

按语：服桔梗汤 1 剂后，患者出现咳嗽加剧，翌晨吐出大量腥臭脓痰，不是治坏，而是因桔梗汤重在宣肺排脓，患者服药后，肺气得宣，气道得畅，肺中痈脓得以排出，始见肺痈血腐脓溃之典型症状。二诊时，虑其药后咳吐大量腥臭脓痰，热势已减，但痰热毒邪未尽，气阴渐伤，故前方减量，并加清热解毒、排脓法痰、兼益气阴之品。

5. 桔梗白散

钱某某，男性，28岁。主诉：咳嗽，胸痛，已四十多天，近日痰有臭气。患者于一个月半前在田间工作回来，自觉怕冷发热，伴有咳嗽四肢疼痛，即寻中医诊治，服药数剂后，怕冷四肢痛解但咳嗽不已，并增胸痛，痰色稀白混有血液，痰量不很多，咳嗽甚剧，夜难成寐，发热不退，精神困疲，以致卧床不起。经二十多天的中药治疗，咳嗽较减，晚上较能入睡，一般情况较好，能离床，但热度时有波动，胸仍有隐痛，痰中虽无血液而增臭气，多药调理，效力不佳，来门诊治疗。现症见体温37.8°C，咳嗽不甚剧，痰色稀黄，量中等，略有臭气，口干，脉数，舌黄腻薄苔，营养较差，自诉胸有隐痛。拟诊为肺痈。经予苇茎汤、葶苈大枣泻肺汤、桔梗汤、泻白散加减以及犀黄醒消丸等治疗，兼为注射青霉素，经十多日病情持续，未见显著改善，乃停止诊治。二诊：一周后又来门诊，热升至39.2℃，痰中臭气加重，痰量增多，杂有脓痰，胸闷不畅，神疲乏力，凡事扫兴，胃口较差，见其病势加剧，测其病灶化脓可能正在进行，乃试用桔梗白散之峻剂，巴豆霜六厘，贝母三分，桔梗三分，共研，开水送服，嘱服后若泻不已吃冷粥一碗。下午服药，至晚大便泄泻十多次，服冷粥一碗而泻止。次日患者很高兴地告诉医者服药后情况，并诉热已退，咳嗽大减，痰无臭气，胸中甚畅，诸恙如释。查体温37.3°C，脉平，舌净，偶有咳嗽，而无臭痰，精神表情都良好，处方以肃肺化痰剂，以搜余患，并嘱隔日再来复诊，但患者未来。后遇患者，谓久病服药太多，见药生畏，自觉病已好，故最后所处之方未服，迄今壮健如常人。(《桔梗白散治愈肺痈的经验》,《中医杂志》1955年第4期)

按语：患者以咳嗽、胸痛、痰有臭气为主症就诊，综合判断为肺痈成脓期。肺痈成脓期的治疗，病轻者用桔梗汤排脓解毒，病重且形体壮实者，则治以桔梗白散，攻逐排脓，温下寒湿。方以巴豆之辛热，温通寒实，攻逐痰水；贝母涤痰散结；桔梗开泄肺闭。诸药共消肺中痈脓。

6. 射干麻黄汤

○ 医案一

王某，男，53岁。初诊：2014年5月20日。病史：患者自诉从2014年4月开始，出现无明显诱因咳嗽，伴胸闷、气短，喉中痰鸣，自觉咽中有异物停留，咯痰不爽，痰色白有泡沫，自服阿莫西林等药物无效，今日前来就诊。诊查：症见咳嗽、胸闷、气短，喉中痰鸣，咯痰色白有泡沫，舌质淡，舌苔白腻，脉滑。辨证：咳嗽（咳嗽变异性哮喘）。证属痰饮郁肺。治法：宣肺化饮，祛痰止咳。处方：射干 10g，麻黄 10g，五味子 10g，半夏 10g，炙甘草 5g，干姜 10g，大枣 6 枚，紫菀 10g，款冬花 10g，杏仁 10g，牛蒡子 15g，茯苓 20g，生牡蛎 30g。7 剂，水煎分服，1 日 1 剂。二诊：患者服药 7 剂后，咳嗽明显好转，早晚略有咳嗽，痰量减少，泡沫样痰，咽部轻度发痒。继服 10 剂后，患者无明显咳嗽咯痰，无明显咽部不适，病情基本痊愈。（廖志峰名老中医传承工作室）

按语：咯痰不畅、胸闷，痰呈泡沫样，苔腻、脉滑属痰湿之象，更兼使用抗生素导致痰湿郁而不畅，故诊断为痰饮郁肺。治宜宣肺化饮，祛痰止咳。故方用射干麻黄汤加减治疗。本方为表里双解剂，方中射干、牛蒡子利咽；麻黄宣肺化痰；干姜温中化饮，遵从“病痰饮者，当以温药和之”，五味子酸温，古为治疗咳逆上气之要药；细辛、五味子、干姜三药合用，为治疗寒饮咳喘之要药；半夏降逆，燥湿化痰；紫菀、款冬花、杏仁、茯苓、生牡蛎止咳化痰。诸药合用，共奏宣肺化饮，祛痰止咳之功。

○ 医案二

谢某某，男，8 个月。因感冒咳嗽 2 周，高热 4 天，于 1961 年 4 月 17 日住某医院。住院检查摘要：体温 39℃，脉搏 104 次 / 分，发育营养中等，两肺呼吸音粗糙，有散在中小水泡音。血常规：白细胞总数 11 500/mm³，中性粒细胞 58%，淋巴细胞 41%，单核细胞 1%。尿蛋白（++）。咽拭子培养可见金黄色葡萄球菌，凝固酶试验（+），少数绿脓杆菌，咽拭子病毒分离为Ⅲ型腺病毒，补体结合试验效价 1∶32。胸部 X 片：右上肺有片状阴影。临床诊断：腺病毒肺炎。入院前 2 周咳嗽痰多，至第 10 天突然高热持续不退，伴有呕吐夹痰奶等，食纳差，大便黄色黏稠，每日一二次，精神萎靡，时而烦躁，入院后即用中药桑菊饮、葛根芩连汤加味、安宫牛黄散以及竹叶石膏汤等均未效。4 月 21 日请蒲老会诊，症见体温 40℃，无汗，呕吐，下利，每日平均十多次，呼吸不畅，喉间痰阻，喘促膈动，面色苍白，胸腹微满，脉虚，舌红无苔。此属表邪郁闭，痰饮阻肺，正为邪遏之候。治宜辛温开闭，涤痰逐饮。方用射干麻黄汤加减。处方：射干七分，麻黄五分，细辛五分，五味子三十粒，干姜三分，紫菀八分，法半夏一钱，大枣四枚。进二剂后体温由 40℃降至正常，烦躁渐息，微咳不喘，喉间痰减，呼吸较畅，面色渐荣，手足心润，胸腹已不满，下利亦减，脉缓，舌质红，苔少。乃郁闭已开，肺气未复。治宜益气化痰，方宗生脉散加味。处方：沙参二钱，麦冬一钱，五味子二十粒，紫菀八分，法半夏一钱，

枇杷叶三钱，生姜二片，大枣二枚。进两剂后咳止，一切正常，观察四天痊愈出院。(《蒲辅周医案》)

按语：本案患者发于暮春，本外寒内饮之证，然前医作温病治之，辛凉、苦寒、甘寒药相继服用，病不解，采用仲景射干麻黄汤以温肺开闭，涤痰化饮，服二剂后闭开热退，痰减饮蠲，何以知其非温病而是外寒内饮。蒲老除抓住其高烧无汗、面色苍白、喘满不渴外，还有咽间痰阻、呼吸不畅，知其为外寒内饮，因为咽间痰阻，与喉间水鸡声类似。

○ 医案三

王某，女，62岁。初诊日期1979年5月4日。现病史：肺炎后患咳喘已10余年，每秋冬发作，春夏缓解，但本次自去年冬发至今未缓解，上月底感冒后，哮喘加重。刻下症：哮喘甚，夜不得平卧，喉中痰鸣，伴咳嗽吐白痰量多，恶寒背冷，口中和，大便溏泄，每日二三行。查体：舌苔白微腻，脉弦细，两肺满哮鸣音，左肺散在湿啰音。西医诊断：喘息性支气管炎。辨证：外邪内饮。中药处方：射干麻黄汤加减。射干三钱，麻黄三钱，桑白皮三钱，生姜三钱，桂枝二钱，炙甘草二钱，五味子三钱，款冬花三钱，紫菀三钱，半夏三钱，杏仁三钱。结果：上药服三剂，喘平，咳嗽吐白痰仍多，左肺偶闻干鸣音，未闻及湿啰音。上方继服。7月17日随诊，仅有胸闷、吐少量白痰。(《胡希恕医案》)

按语：本例患者为喘息性支气管炎，哮喘病久，但来诊时外邪明显，主症为喉中痰鸣，咳嗽吐白痰量多，恶寒背冷，证属外邪内饮无疑，法宜发汗解表，除痰平喘，因多痰，喉中嘶鸣，为射干麻黄汤方证，加减与之，故用之则验。

7. 皂荚丸

○ 医案一

徐，四一，宿哮廿年，沉痼之病，无奏效之药。起病由于惊忧受寒，大凡忧必伤肺，寒入背俞，内合肺系。宿邪阻气阻痰，病发喘不得卧。譬之宵小，潜伏里闬，若不行动犯窃，难以强执。虽治当于病发，投以搜逐，而病去必当养正。今中年谅无大害，精神日衰，病加剧矣。肾气去桂、膝，病发时，葶苈大枣汤合皂荚丸。(《临证指南医案》)

按语：病发泻肺定哮，病去补肾纳气。宿哮年久，治当如此。皂荚丸出自《金匮要略·肺痿肺痈咳嗽咳嗽上气病脉证治第七》，为治标之剂，以皂荚为主药，味辛性温，入肺与大肠二经，功专涤痰开窍，且有通便之能，使表里通畅，肺气得降。《本草求真》谓"其力能涤垢除腻，洁净脏腑，故痰浊胶黏，缓药性之烈以护胃"。

○ 医案二

谭某，58 岁，男，2001 年 2 月 28 日初诊。患者反复咳嗽咯痰 16 年，动则气喘 5 年。每年冬季因病情较重常需入院接受治疗。由于反复发作，病情逐渐加重，近又犯病多天，西药治疗效果不显，遂要求中医治疗。症见咳嗽频作，咯痰不畅，痰黏稠如胶，胸部憋闷，喉间吼鸣，倚息不能平卧，动则气喘加重，痰出后咳嗽及喘憋均减轻，大便不畅，口干口黏，脘腹饱胀，汗出烦热，舌质红暗，舌苔白黄厚腻，脉弦滑近数，重按无力，右关弦滑特甚，口唇暗紫。证属痰浊壅肺，气壅血瘀，郁久化热，肃降失常。治宜涤痰除壅，利气平喘。方以皂荚丸、蠲哮汤（经验方）、千缗汤加减：皂荚 6g，法半夏 10g，生姜 10g，葶苈子 30g，牡荆子 15g，海浮石 20g，小青皮 15g，广陈皮 15g，生大黄 10g，黄芩 10g，桃仁 10g，礞石 20g。7 剂，每日 1 剂，水煎服。二诊：服药后咯出大量浊痰，大便通畅，咳喘憋闷症状显著改善，烦热汗出已除，能平卧入睡。原方再加桔梗 30g 以加大排痰力度。7 剂，水煎服。三诊：患者痰浊壅肺证候已趋缓解，唯动则气喘仍较明显，略有咳嗽咯痰，体倦乏力，气短难续，脘腹饱胀，胃纳差，怯寒肢冷，面色无华，唇暗舌暗，苔微腻，脉虚弦滑，右关弦滑明显，右寸细滑。此乃气阳亏虚，痰瘀伏肺，脾虚失运。方用补元汤（经验方）合苓桂术甘汤、香砂六君子汤调理。生黄芪 30g，西党参 30g，白术 15g，炙甘草 10g，全当归 10g，广陈皮 15g，升麻 10g，胡芦巴 10g，补骨脂 15g，桂枝 10g，茯苓 30g，广木香 10g，砂仁 6g，法半夏 10g，川芎 10g。7 剂，每日 1 剂，水煎服。四诊：服药后阳虚气弱证候改善，脾虚失运证候显著减轻，继续进原方加减调理，以稳定病情，阻断发展。（国医大师洪广祥传承工作室）

按语：此例患者治疗重在涤痰除壅，方用皂荚丸、蠲哮汤、千缗汤加减而获卓效。《金匮要略·肺痿肺痈咳嗽上气病脉证治第七》云“咳逆上气，时时吐浊，但坐不得眠，皂荚丸主之”。临床应用应定位在“浊”痰这个关键症状上，“浊”痰是引起“咳逆上气”的主要矛盾。故仲景选用宣壅导滞，利窍涤痰，药力峻猛的皂荚为主药。《经方实验录》也指出“夫甘遂之破水饮，葶苈之泻肺胀，与皂荚之消胶痰，可称鼎足而三。惟近人不察，恒视若鸩毒，弃良药而不用，伊谁之过矣？”再次肯定皂荚清涤胶痰的重要作用。皂荚始载于《神农本草经》，为豆科植物皂荚的果实或不育果实，前者称皂荚，后者称猪牙皂。以肥厚、色紫褐为佳。该药味辛、咸，性温，有毒，能开壅塞之肺气，软化稠厚之顽痰，用于顽痰壅塞，喘咳气急之症，尤其对咳喘痰多、胸闷气急、难以平卧之肺实证有很好的效果，临床汤剂用药量以 6g 为宜。千缗汤由皂荚、半夏、甘草、生姜组成，为《妇人良方》所载，该方是从《金匮要略》皂荚丸方演化而来，有继承创新之意，主治“痰喘不能卧”和“风痰壅盛喘急，日夜不得卧，人扶而坐者”，方中“甘草能益脾，皂荚能去垢，半夏能破逆。曰千缗者，重其效也”。同时，生姜和甘草具有解毒、和中的作用，更能体现《金匮要略》皂荚丸方除痰而不伤正的特点。临床对浊痰壅肺证有较好疗效。蠲哮汤由葶苈子、青皮、陈皮、牡荆子、生姜、大黄等药组成，重在泻肺除壅，利气平喘，符合《黄帝内经》中“肺苦气上逆，急食苦以泻之”的原则。该方用于治疗哮病及慢阻肺痰浊壅肺证有较好的效果。方中还加了海蛤壳、礞石软化痰栓，以加速顽痰化解。复诊时又在原方基础上重用桔梗30g以加大排痰力度，从而达到显著疗效。

8. 越婢加半夏汤

○ 医案一

金某某，女，1岁，1964年1月29日初诊。患者扁桃腺红肿，两肺布满水泡音。胸部X线检查：两肺纹理粗重模糊，并有小型斑点状浸润性阴影，尤以内中带为著，两肺下部有轻度肺气肿，心膈无异常。血化验：白细胞总数11300/m³，中性粒细胞79%，淋巴细胞20%，酸性粒细胞1%。诊断为支气管肺炎。患儿发热四天，已服过中西药治疗但未效，高热达39.6℃，咳喘气促，腹满膈扇，喉间痰声漉漉，鼻翼扇动，面青唇淡，头汗出，时有烦躁，不欲食奶，大便稀溏，小便黄，脉沉紧，指纹不显，舌质淡苔白。乃风寒犯肺，肺气郁闭。治宜辛开。方以越婢加半夏汤加味。处方：麻黄八分，甘草五分，生石膏三钱，法半夏二钱，前胡一钱，炒紫苏子一钱，生姜三大片，大枣二枚。1964年1月30日二诊：服药后，微汗出，热降，烦喘膈扇俱减，大便呈泡沫样，小便微黄，脉浮数，舌淡苔黄腻。肺闭已开，表邪解散，但痰湿尚阻，以理肺化痰为治。处方：连皮茯苓一钱，半夏一钱，橘红一钱，甘草五分，杏仁一钱，炒紫苏子一钱，前胡一钱，桑白皮一钱五分，炒莱菔子一钱，竹茹一钱，生姜三片。1964年1月31日三诊：体温正常，精神转佳，呼吸微促，喉间尚有少许痰声，大小便同前，食纳尚差。以调和肺胃温化痰湿。处方为前方加厚朴八分，麦芽一钱。1964年2月1日四诊：唯喉间略有痰声外，余症悉平，继续调和肺胃，兼清伏火。处方：法半夏一钱，茯苓一钱，陈皮五分，神曲八分，炒枳壳五钱，焦山楂一钱，麦芽二钱，炒莱菔子一钱，杏仁一钱，黄连一分，炒紫苏子八分，生姜二片。服此方后，一切恢复正常。(《蒲辅周医案》)

按语：本案患者西医诊断为支气管肺炎。中医诊断为风寒犯肺，肺气郁闭。症见高热而喘，烦躁而满，面青，脉沉紧，故宗仲景越婢加半夏汤再加前胡、紫苏子。取麻黄、前胡散表邪，石膏清内热，法半夏、紫苏子降气化痰，姜、枣调和营卫，甘草调和诸药。服后寒开热透，诸症减大半，继以利湿化痰，调和肺胃。临床重在辨证审因，不要一见肺炎高热，不加区别，即用苦寒药物，冰伏其邪，贻误病机。

○ 医案二

张某，男，20 岁。因发热已住院 5 天。胸部 X 线检查示右下肺斑点状阴影。曾静脉滴注抗生素，口服退热西药及清热解毒之中药，虽有汗出，体温暂降，但继而复升。高师会诊时，体温仍 39.2℃，症见高热恶寒，头身尽痛，无汗，咳嗽气促痰滞，舌淡苔薄，脉浮。此属风寒束肺之候。治宜辛开温散。方以越婢加半夏汤加减。药用麻黄 10g，杏仁 10g，紫菀 10g，茯苓 10g，法半夏 10g，炒紫苏子 10g，生石膏 20g，炙甘草 5g，陈皮 8g，生姜 3 片，大枣 6 枚。药服 4 剂，寒开热透，体温正常，胸部 X 线检查示肺部斑点状阴影消失。诸症尽除。(《高辉远临证验案精选》)

按语：本案用消炎退热西药及清热解毒之中药，曾有大汗出，然汗止热复，实因表邪未解，虽汗出则徒伤其津。以辛开温散法使风寒得解，肺闭得开，只服 4 剂，病即痊愈。同时告诫其他医生，不可一见肺炎，不加区别，即用苦寒药清热解毒，冰伏其邪，贻误病机。

○ 医案三

孙芳其令爱，久嗽而喘，凡顺气化痰，清金降火之剂，几于遍尝，绝不取效。一日喘甚烦躁，李视其目则胀出，鼻则鼓扇，脉则浮而且大，肺胀无疑矣。遂以越婢加半夏汤投之，一剂而减，再剂而愈。李曰：今虽愈，未可恃也。当以参术补元，助养金气，使清肃令行。竟因循月许，终不调补，再发而不可救矣。(《医宗必读》)

按语：《金匮要略·肺痿肺痈咳嗽上气病脉证治第七》言“咳而上气，此为肺胀，其人喘，目如脱状，脉浮大者，越婢加半夏汤主之”。该患者见喘甚烦躁，目胀鼻扇，脉浮而且大，证属肺胀之痰热郁肺，故治以宣肺平喘，清热化痰，予越婢加半夏汤。肺气不宣，饮热内蕴，肺失通调，故喘甚烦躁。君以麻黄宣肺平喘，石膏清泄内热，二者配伍既能辛凉清解，又能发越水气。半夏、生姜散饮降逆，甘草、大枣安中调和诸药。后以参术补元，培土生金，使清肃令行。

9. 厚朴麻黄汤

○ 医案一

何某，患者，男，50 岁。2012 年 1 月 20 日诊。每年冬日必犯咳喘病，每病重时，用抗感染药物和止咳平喘药治疗不效，近日因伤风后咳喘加重，胸闷憋喘，已服中药杏苏饮、麻杏石甘汤、三拗汤等，服后见小效，停服则病如服药前。刻诊：脉浮，舌苔白腻，舌边齿痕明显。患者自诉睡眠时鼻塞加重，鼻流涕多，口淡无味，咯痰不爽，痰白黏，全身不适，自外感后咳喘无发热、身痛等症状。拟厚朴麻黄汤加减。药用：厚朴 12g，半夏 6g，炒杏仁 6g，麻黄 8g，炒干姜 3g，细辛 3g，北五味子 6g，石膏 30g，小麦 30g。煎服方法见前文。服 1 剂舒适，咳喘明显减轻，续服 3 剂而愈。（《厚朴麻黄汤的认识及其临床应用举隅》，《中国医药指南》2012 年第 31 期）

按语：患者脉浮、鼻塞、流涕、咯痰不爽、痰白黏、全身不适为伤风寒证；口淡无味、舌边齿痕明显、舌苔白腻等为脾肺阳不足而不胜内湿之邪；表邪入里化热与痰饮互结则咳喘加重。治宜温化痰饮，泻肺平喘，厚朴麻黄汤主之。《金匮要略·肺痿肺痈咳嗽上气病脉证治第七》言“咳而脉浮者，厚朴麻黄汤主之”。言及脉浮，既有主表的，也有主里虚的，还有主病势趋于上的，在本方中指病势趋于上。方中麻黄配厚朴意不在散寒解表，而是泄满降逆、宣肺平喘，杏仁利肺气，用生姜、细辛、半夏温化寒饮，石膏清热。五味子收敛肺气，小麦护胃气。散邪固本之功皆备，则肺经清肃之令自行，何患咳逆上气作声有不宁谧者耶。

○ 医案二

张某，女，21 岁。1993 年 5 月 14 日初诊：反复咳喘 2 个月余，曾在某医院诊断为支气管炎，间质性肺炎。用青霉素、强的松等治疗未愈。现症诊见胸闷，咳嗽，喘息，夜间为甚，咯痰，色白质稠黏，不易咯出。舌苔白微黄，薄腻，质红，脉浮滑数。胸部 X 片示：两肺纹理增多，右上纵膈旁见少许索条影，侧位于肺门后上方，病灶周界清楚，水平叶间裂显示，心膈无特殊。诊断：间质性肺炎。辨证：饮热迫肺，肺失宣降。方予厚朴麻黄汤。厚朴、炙麻黄各 6g，生石膏 30g，杏仁、法半夏各 10g，干姜 6g，细辛 3g，五味子 6g，小麦 30g，3 剂。8 月 17 日复诊：咳嗽气喘明显好转，咯痰尚欠爽。处方为原方加薄橘红、前胡、白前各 10g，3 剂。8 月 20 日三诊：咳嗽显减，气喘已平，唯中午尚咳逆，咯痰量已少，舌苔薄黄，腻苔已退，质红，脉滑。予前方复加象贝母、佛耳草各 15g。3 剂。5 月 21 日，复查胸部 X 片示：两肺未见实质性病变，心膈正常。（《张德超应用经方治验五则》，《中国中医基础医学杂志》2000 年第 9 期）

按语：本案证乃水饮阻肺，且热象明显，肺气壅塞，宣降无权。《金匮要略·肺痿肺痈咳嗽上气病脉证治第七》言“咳而脉浮者，厚朴麻黄汤主之”，故用厚朴麻黄汤化饮清热、宣通肺气为治，竟获效机。方中厚朴、麻黄、杏仁宣肺利气，降逆平喘，石膏清热除烦，细辛、干姜、半夏化饮止咳，五味子收敛肺气，可防诸药辛散耗气上阴。

10. 泽漆汤

张某，女，78岁，2015年2月26日初诊。主诉：反复咳嗽咯痰、气急10余年，加重半个月。患者罹患慢性阻塞性肺疾病10余年，素日气短，劳作则喘。半个月前，因贪食肥厚之品，复勉强劳作，遂扰动宿疾，咯痰肿满，气息急迫，曾于当地医院诊断为“肺源性心脏病”，并予西药治疗1周无效。刻诊：面色晦紫虚肿，咳逆气促，鼻张抬肩，膈膨胀，不能平卧，痰涎壅盛，咳吐不爽，心慌不宁，颈静脉怒张，肝肋下3cm，伴明显压痛，剑突下上腹部动悸可见，下肢呈凹陷性水肿，小便不利，大便数日未行，唇青紫，口干不欲饮，舌质紫暗，苔白厚，脉沉有结象。辨证为痰饮郁肺、正虚水停证。治宜利水消肿，化痰降逆，祛邪为主，兼以扶正。方用泽漆汤。处方：泽漆30g，紫菀15g，白前15g，生姜15g，半夏10g，党参10g，桂枝10g，黄芩10g，炙甘草10g。7剂，水煎服。3月5日二诊：服药7剂后，诸症明显好转，水饮壅盛则肺得以改善，肺气得以升降，泻下黏浊，腑气得通，邪气得除，药已中的，观其舌，舌质紫暗，苔白略厚，脉沉细，仍有咳嗽气促等标实之象，此时余邪未尽，仍以祛邪为主，原方续进5剂。3月12日三诊：咳平喘宁，肿消痰去，考虑瘀血得去，余邪已解，小便通利，胃纳可，拟金水六君煎调理，补益肺肾，健脾燥湿，使正气渐充，湿不再生。连进月余，病情稳定。（《蔡宛如教授“脏腑同治法”辨治慢性阻塞性肺疾病经验拾掇》，《浙江中医药大学学报》2018年第8期）

按语：该患者慢性阻塞性肺疾病10余年，正气素虚，故平素气短、劳则作喘，加之贪食肥厚之品，损伤脾胃，酿生湿邪，阻遏气机升降，复有勉强劳作，正气复伤，终致宿疾复发。肺失宣降，气机壅滞，上逆程度较重，故咳逆气促、鼻张抬肩、膈胀、不能平卧；饮郁化热，扰及心神，故心烦不宁；肺失宣降，水津不能四布，则水道通调不利，血行不畅，可影响水液输布，故口干不欲饮，颜面、下肢水肿，小便不利；肺失宣降，影响大肠传导，故大便不行；影响心血运行，故面色晦紫、颈静脉怒张、肝肿大、唇青紫、舌紫暗。本案病情复杂，既有正气不足，又有痰阻肺气，水饮内停，血行瘀滞等，病位涉及肺、心、肾、大肠等脏腑，气、血、水俱病，但以水饮内停，肺失宣降为主要病机。泽漆汤中重用泽漆利水消肿，化痰止咳；配伍紫菀、半夏、白前、生姜化痰降逆，以平喘咳；党参、桂枝、炙甘草补气通阳；邪壅日久易生郁热，故用黄芩清热。诸药合用，气血调畅，脏腑通顺，药效有所得，病有所医。

11. 小青龙加石膏汤

孙某某，女，46岁。时值炎夏，夜开空调，当风取凉，因患咳嗽气喘甚剧。西医用抗肺炎之药，而不见效，又延中医治疗亦不能止。马君请刘老会诊，患者脉浮弦，按之则大，舌质红绛，苔水滑，咳逆倚息，两眉紧锁，有心烦之象。辨证为风寒束肺，郁热在里，为外寒内饮，并有化热之渐。处方：麻黄4g，桂枝6g，干姜6g，细辛3g，五味子6g，白芍6g，炙甘草4g，半夏12g，生石膏20g。此方仅服2剂，则喘止人安，能伏枕而眠。(《刘渡舟医案》)

按语：本方为《金匮要略》之小青龙加石膏汤，治疗“肺胀，咳而上气，烦躁而喘，脉浮者，心下有水”之证。原方石膏为二两，说明本方之石膏应为小剂量而不宜大也。本方具有寒热兼顾之能，燥而不伤之优。凡小青龙汤的寒饮内留，日久郁而化热，而见烦躁或其他热象，如脉滑口渴，或舌红苔水者，用之即效。

12. 麦门冬汤

○ 医案一

范某，女，67岁，农民，1982年10月7日初诊。患者平素极易感冒，动辄汗出。夙染咳嗽已越三载，西药止咳之药遍尝，中药宣、清、温、降诸剂续投，终未稍效。咳时气逆而短，口吐涎沫，咽中干燥，口觉微渴，声微嘶哑，舌红少苔，脉象虚细数（脉搏80次/分）。中医诊断为肺痿。辨证系肺胃阴伤，气火上逆。治宜清养肺胃，止逆下气。方用《金匮要略》麦门冬汤加减。处方：麦冬15g，清半夏6g，北沙参9g，生甘草6g，粳米15g，大枣3枚（擘），炙枇杷叶9g。3剂，水煎两次合汁，日3夜1，分4次温服。1982年10月11日二诊：其子来告，药后咳嗽愈半，涎沫大减，余症悉除。药已中病，病随药衰，续以上方去沙参，复用原方之党参9g。3剂，水煎两次合汁，分早中晚3次温服。1982年10月16日三诊：咳嗽、吐涎沫尽愈，唯觉咽中痒，似有微气短，为图根治，再以上方去炙枇杷叶（即《金匮要略》麦门冬汤原方，量同初诊），3剂，水煎两次合汁，分早中晚3次温服。终获痊愈。（全国名老中医柴瑞霭传承工作室）

按语：患者病已三载。西药止咳之药遍尝，中药宣、清、温、降诸剂续投，终未见效。此非中药莫为，乃为辨证不精。《金匮要略·肺痿肺痈咳嗽上气病脉证治第七》云“肺痿之病，从何得之？师曰：或从汗出，或从呕吐，或从消渴，小便利数，或从便难，又被快药下利，重亡津液，故得之”。本例患者极易感冒，动辄汗出，肺胃津伤此病之因也。《金匮要略·肺痿肺痈咳嗽上气病脉证治第七》又云“热在上焦者，因咳为肺痿”。患者肺胃津耗，虚火上炎，叶焦肺痿，此病之机也。《金匮要略·肺痿肺痈咳嗽上气病脉证治第七》还云“寸口脉数，其人咳，口中反有浊唾涎沫”“大逆上气，咽喉不利，止逆下气者，麦门冬汤主之”“脉数虚者为肺痿”。上焦有热，肺被熏灼，肺气上逆，故咳逆上气，咽中干，口微渴，声嘶哑，脉数虚。肺气不振，通调失职，津液为热所灼，故口吐涎沫。此病之证也。病因、病机、病证既明，当遵《金匮要略·肺痿肺痈咳嗽上气病脉证治第七》“大逆上气，咽喉不利，止逆下气者，麦门冬汤主之”。以麦门冬汤清养肺胃，止逆下气。方中重用甘寒的麦冬为君，润肺养胃，兼清虚火，合半夏降逆下气，配参、草、枣、粳米养胃益气，使脾能散精，上归于肺而肺可得养，再加炙枇杷叶苦泄肺胃之热，以下气化痰止嗽，与本方相伍相得益彰。因辨证精切，方证相对，故数年之恙，旬余而愈。

○ 医案二

患者某，女，16岁，学生，未婚。1952年冬就诊。3年前患麻疹后，月经初潮，涉水被浸，旋即咳嗽，唾泡沫浊痰，时而带血，下午微热，心慌，少气，咽喉干燥，有时为半声咳，月经一直未再潮，苔薄，脉虚数。病乃肺虚气逆，津液不布。拟以麦门冬汤加味。药用：麦冬20g，法半夏10g，党参10g，红枣（擘）4枚，炒粳米15g，当归10g，炙甘草10g，款冬花10g，紫菀10g，浙贝母8g。以水煎服，每日3次。药服7剂，咳止经通，其病遂愈，至今未复发。(《经典理论指导下的临床治验（十五）——辨治妇科病验案》,《中医药通报》2016年第6期）

按语：麻疹乃温热为病。温热之邪，损伤肺阴，致肺失其清肃下行之用，肺气上逆，不能敷布津液，故咳嗽、唾泡沫痰或时为半声咳而咽喉干燥。咳久而肺络受损，则见时而痰中带血。阴虚则潮热脉数。痰多津伤则无以化气，以致肺气不足，故少气心慌而脉见虚象。肺气不能清肃下行，则心气不能下通，胞脉闭塞，其月经则停止不来潮，《素问·评热病论》中说“月事不来者，胞脉闭也。胞脉者，属心而络于胞中，今气上迫肺，心气不得下通，故月事不来也”。彼虽为水气迫肺，与此温热伤肺而肺虚者有异，然皆为肺失下行之职、心气不能下通于胞中而月经不来。病乃肺虚气逆，治以麦冬汤方，用麦冬生津润燥以滋肺阴，半夏止咳化痰，且麦冬、半夏相配为伍，一以半夏制麦冬之腻，一以麦冬制半夏之燥，二者同用，善降逆气，而无偏腻偏燥之弊，观《伤寒论》之竹叶石膏汤、《金匮要略》之温经汤两方中麦冬、半夏同用，即可见其义。《难经·六十九难》说“虚则补其母”，以党参、炙甘草、红枣、炒粳米补土生金，以复肺气。方中加贝母，助半夏化痰之力；加紫菀、款冬花，以助麦冬、半夏之降逆止咳。诸药共奏益肺止逆、心气下通之效。其加当归者，则为养心活血宁心，以助麦门冬汤止逆下气而促心气之下通。

○ 医案三

王某，男，46岁，肺结核大咯血后十多天，低热不退，面色㿠白，形体消瘦，头眩心悸，语言无力，微咳有痰，咽喉不利，动则气喘，饮食极少，口干思饮，大便稀溏，脉象细数，舌光红无苔。证属肺胃阴伤，脾虚失运，土不生金。方拟麦门冬汤加以调脾胃、益肺金。药用：麦冬10g，党参10g，甘草5g，粳米30g（先煎），大枣5枚，黄芪6g，半夏4g，款冬花6g。服药20剂，低热消退，饮食增加，面转红润，舌苔渐生，脾胃之气来复，肺气亦平。继从原法递进10剂，诸症消失，身体渐佳，病情趋于稳定。（《张谷才从脾胃论治验案》，《湖北中医杂志》1986年第4期）

按语：麦门冬汤有培土生金的功效，方中用麦冬滋养肺胃之阴；参、草、枣建中助脾，与粳米同用，更能益胃生气，化生津液。津液充沛，则虚火自敛，肺阴自复。举凡肺结核、肺脓疡、支气管扩张、矽肺、肺不张、胃溃疡、萎缩性胃炎等病见有气阴两虚者，均可以此方化裁，疗效大多满意。

第七章　奔豚气病脉证治第八

1. 奔豚汤

○ 医案一

张某，男，65岁，农民，1999年12月31日初诊。患者平素性格暴急且有高血压病、冠心病病史10年。发病时西医以冠心病、心绞痛治疗，症状如故。刻诊：常因生气引发心下胀满、动悸，气欲上冲，甚时气冲至胸咽、颠顶，不省人事，纳可，大便不爽，口干欲饮，体形消瘦，舌红，苔薄白，脉弦滑有力。中医诊断：奔豚气。辨证：血虚肝郁，气郁化火，郁火上冲。治宜：养血柔肝，疏解郁火，平冲降逆。方用：《金匮要略》奔豚汤加减。处方：生甘草12g，桑白皮9g，当归9g，川芎9g，生白芍18g，黄芩9g，生葛根18g，生姜8g，清半夏12g，代赭石24g（捣，先煎），丹参12g。1剂，分煎2次，分早晚空腹服。2000年1月1日复诊：药进1剂气冲即平，动悸减，4剂药后诸症除。遂以逍遥丸养血疏肝以善后。随访6年未复发。（全国名老中医柴瑞霭传承工作室）

按语：患者性格暴急，易于发怒，容易紧张，源于肝血不足，肝气易升易动；复因情志不遂，则气机郁结，阻于中焦则心下胀，气动则心下悸动；气郁化火，郁火随冲脉上冲则气上冲频作。宗仲景之法，选用奔豚汤加减，养血柔肝，疏解郁火，平冲降逆。因辨证立法得当，方药丝丝入扣，故药到病除。

○ 医案二

曹某，女，72岁，2014年4月初诊。患者脂肪肝病史3年，高血压病1年余，一直服用降压药硝苯地平，血压控制在140mmHg左右，患者自诉近半个月来血压控制不佳，最高为190mmHg，夜间口干渴异常，常欲饮凉水，为缓解口渴要时时起来吃几口苹果，一夜下来能吃2、3个苹果，素体怕热，偶有胸闷气短，其他无不适，舌淡红、苔白腻，脉弦滑。患者拒绝相关检查，仅要求服用中药。曹师见患者体肥，且嗜食肥甘厚味，结合病史，考虑其为痰浊内蕴，化热伤阴，使肝阳偏亢，遂处方奔豚汤加减。处方：葛根15g，白芍15g，当归12g，川芎12g，半夏12g，黄芩12g，白术12g，郁金10g，茵陈10g，钩藤10g，麦冬10g，牡蛎10g，生麦芽10g，鸡内金10g，生姜6g，甘草6g。共14剂。患者服药后诉仅偶有夜间口渴感，且干渴程度减轻，已能安睡，血压控制良好，效不更方，继服至今。(《曹泽伟临床应用经方验案举隅湖南中医杂志》,《湖南中医杂志》2015年第12期)

按语：奔豚汤出自《金匮要略·奔豚气病脉证治第八》，原方治疗肝郁气逆所致奔豚。患者近来血压较高，兼见舌淡红，苔白腻，脉弦滑，诊断为痰浊内蕴，化热伤阴所致的肝阳偏亢。今取奔豚汤之义，治以疏肝清热，健脾祛痰。方中苦寒之黄芩，下肝气清郁热；当归、川芎、芍药养血调肝，益肝体以制肝用；葛根、半夏、生姜升清降浊，和胃降逆；鸡内金、麦芽开胃化痰；牡蛎、白芍益阴潜阳，镇肝息风；甘草益气和中，调和诸药，且与芍药相伍可缓急止痛。诸药合用，肝脾两调，则肝阳上亢、阴伤口渴等症自愈。

○ 医案三

梁某，男，61岁。2015年10月22日初诊。连续打嗝已有4年，日夜不停。晨起开始，直至凌晨一两点钟方休，自觉痛苦异常。呃逆一次连打四五个，言有气从胃中上冲，气急甚则难以喘息。来诊片刻，只言片语间已呃逆频频。自觉胸部来回窜痛，服吗丁啉无效。平素脾气急躁，易口干，纳差，二便调，舌暗苔白，脉左弦右沉。中医诊断：呃逆。此为肝气上冲，肝胃不和。治以养血疏肝，平冲降逆。方用奔豚汤化裁。处方：川芎10g，黄芩15g，半夏15g，葛根25g（先煎），当归10g，白芍20g，山茱萸30g，代赭石30g，甘草10g，生姜3片，大枣5枚。7剂。每日1剂，水煎服。次日患者来电，1剂药下，4年呃逆已停。(《徐成贺化裁奔豚汤治验2则》,《江苏中医药》2016年第12期)

按语：本例患者，实为肝气上冲横逆犯胃，当以奔豚汤畅达肝气而去克邪也。尤怡在《金匮要略心典》中言"奔豚气之发于肝"。奔豚汤证为木气上逆之奔豚也。肝体阴而用阳，肝血充足则肝气调达，肝血虚则肝气易郁。怒则伤肝阴，肝郁化热，肝气随冲气上逆，乘犯胃土，故患者呃逆不止。木邪克土，故脉左弦右沉。呃逆日久，气血不畅，定有瘀血。遂用奔豚汤以养血疏肝，和胃降逆，气逆则自调。方中当归、白芍养血活血以柔肝，同时芍药、甘草又有缓急解痉，宽肝气之意；川芎调肝理气；黄芩清肝经郁热；葛根入阳明，助半夏、生姜和胃降逆；代赭石降冲逆之气；大枣顾护脾胃。诸药调和，共奏神效。

2. 桂枝加桂汤

陈某某，男，38岁。三年前，因急性肝炎叠用苦寒之药，损伤肝脾之阳气。黄疸虽退，但腹痛、胁满以及胀闷之症则有增无减。实验室检查GPT 250IU/L。近日来，头晕而痛，动则更甚，伴有精神抑郁不舒，腰膝酸软无力，心悸气短，四肢不温，懒于言语，脉来弦细，舌质暗淡，舌苔薄黄。刘老认为此证乃肝阳虚衰，疏泄不力，导致气血失和，脾肾两虚。治当温养肝气，疏肝通阳，兼扶脾肾之虚。方用：桂枝14g，当归12g，白芍12g，黄芪30g，淡吴茱萸3g，生姜6g，枳壳12g，川厚朴12g，淫羊藿12g，菟丝子15g。此方服至10剂，心悸气短，腰腿酸软等症明显好转。上方又加党参、白术等健脾之品，前后约服百余剂，体力恢复，查GPT降至正常范围，周身无有不适，病愈。(《刘渡舟临证验案精选》)

按语：大凡医之论治肝病，多重视其邪气有余，而忽视其正气不足，尤对上述之肝阳虚衰之证，论之更少。临床上，或由于素体虚寒，或因治疗损伤肝脾之阳，或病久阴损及阳等种种原因，出现肝阳虚衰的证候并非少见。因肝内寄相火，寓一身阳气。肝肾同源，而肾中真阳亦与肝关系密切。故一旦肝气不足，则机体生化之功能减弱，犹晨曦无光，必然寒气四起。《太平圣惠方》所谓“肝虚则生寒”，其理大抵如此。肝阳既虚，可出现两种病理变化：一是肝气失温则疏泄不及，气郁不伸，则精神闷闷不乐，善太息，胸胁发满，脉来弦细；二是阳虚不温，则寒浊内生，继之上逆横犯，变化多端。如肝寒上逆，则头痛目眩；上凌于心，可致胸满、心悸、气短；横犯脾胃，则呕吐清水，大便溏泻；乱于经脉，则见小腹冷痛，阴湿囊冷等症。本案所用方药为《金匮要略》的桂枝加桂汤，张仲景本为治疗寒气上冲之奔豚证而设，因其病机属阳虚阴乘，恰与肝阳虚衰的病机证候相吻合，故刘老用“异病同治”之法进行治疗。本方重用桂枝温疏肝木，又能下气降浊，白芍柔肝养血，于阴中和阳，二药相配，能调和肝脏营卫气血；生姜暖肝和胃降逆。若气虚甚，可加黄芪、党参。肝之阴阳两虚，可加肉苁蓉、淫羊藿、鹿角胶、菟丝子、枸杞子等滋阴温阳之品。还可适当配伍厚朴、砂仁以畅气机。使温中有补，补中有通，尽善尽美。

3. 茯苓桂枝甘草大枣汤

温某，女，63岁，退休，2006年2月21日会诊。患者平素性格内向，善忧多思，2003年10月因受惊吓而致发作性腹胀，自小腹渐至心下，每次约10分钟，每日发作

3 ～ 4 次。2005 年后每因生气后病情加重，未诊治。11 月在上症基础上又出现小腹悸动欲上冲，甚时气自小腹上冲至心下、胸咽，10 ～ 15 分钟气降冲平如常，每日发作 4 ～ 5 次。2006 年 2 月 2 日上症加重，每日发作 10 ～ 20 次，冲逆甚时意识丧失，约数秒清醒。外院胃镜诊断示非萎缩性胃炎，给予制酸、促进胃动力药治疗无效。西医诊断：胃肠自主神经功能紊乱。中医诊断：奔豚气。遂处以《金匮要略》奔豚汤 3 剂，症状如故。于 2006 年 2 月 21 日请柴老师会诊。刻诊：发作性气上冲，脐左动悸，腹胀，脐周坚满，纳呆乏力，双腿麻木，形体消瘦，面色略浊，舌红苔白腻，脉滑。此为奔豚气病，中医辨证应属水气上冲，水饮痞结。治当通阳利水，降逆散结。方用《金匮要略》茯苓桂枝甘草大枣汤合枳术汤。茯苓 30g，桂枝 10g，炙甘草 8g，大枣 8 枚（擘），枳实 10g，生白术 12g。2 剂，每日 1 剂，分煎 2 次，分早晚空腹服。2 月 23 日二诊：药服 2 剂后脐左动悸减，但仍时时有气上冲，舌脉如前。师言：水饮渐散，当增平冲降逆温阳之剂，继以《金匮要略》桂枝加桂汤合茯苓桂枝甘草大枣汤。桂枝 15g，炒白芍 10g，生姜 10g，炙甘草 8g，大枣 6 枚（擘），茯苓 30g。5 剂，水煎服，每日 1 剂。2 月 28 日三诊：药进 1 剂后夜间休息安好，无气上冲，服 5 剂药后，气冲已平，仍有脐周坚满，但较前明显减轻，故再以上方加枳实 6g，生白术 12g。10 剂药后脐周坚满及腹胀消除，纳食增多，病情告愈。更以参苓白术散健脾祛湿，防止复发。随访 4 个月未复发。（全国名老中医柴瑞霭传承工作室）

按语：患者性格内向，善忧多思，日久伤脾，脾虚不能运化水湿，形成水气，日久水气痞结。惊伤心，恐伤肾，心肾阳虚则下焦寒水无以镇摄则时时上冲。故选《金匮要略》茯苓桂枝甘草大枣汤通阳利水。桂枝加桂汤，温心暖肾，平冲降逆；枳术汤行气散结，健脾利水。复方合用，切中病机，使难愈之痼疾霍然而愈。

第八章　胸痹心痛短气病脉证治第九

1. 栝楼薤白白酒汤

○ 医案一

于某，女，50 岁。自述有高血压病史，长期口服降压药。既往有冠心病、心肌缺血病史，未系统诊疗。因持续性胸闷、疼痛 3 小时不能缓解来我院就诊。测血压 170/100mmHg，听诊双肺呼吸音清晰，未闻及干、湿性啰音，心界不大，心率 75 次 / 分钟，心律齐、心音低钝，二尖瓣、三尖瓣听诊区可闻及收缩期吹风样杂音，腹软，心电图示窦性心律，心悸气短，眩晕头痛，恶心欲吐，舌暗红，苔白腻，脉弦滑。入院后经超声心动图、冠脉造影检查，诊断为冠心病（不稳定性心绞痛）、高血压。中医诊断：胸痹、眩晕（痰浊阻络）。治以散结开胸，化痰息风。方以栝楼薤白白酒汤合半夏白术天麻汤加减：栝楼 20g，薤白 15g，白酒适量，半夏 10g，白术 10g，天麻 10g，茯苓 20g，橘红 10g，甘草 6g，丹参 30g，人参 10g。6 剂，每日 1 剂，水煎早晚分服。6 天后，胸闷，疼痛，心悸气短，眩晕头痛明显减轻，又经半个月加减治疗，诸症消失，血压降至 140/90mmHg。(《合方应用举隅》,《河南中医》2012 年第 10 期）

按语：冠状动脉硬化性心脏病简称冠心病，是指因冠状动脉发生粥样硬化而产生了管腔狭窄或闭塞，导致心肌缺血、缺氧而引起的心脏病。心绞痛属于中医学胸痹范畴。《金匮要略·胸痹心痛短气病脉证治第九》曰“胸痹之病，喘息咳唾，胸背痛，短气，寸口脉沉而迟，关上小紧数，栝楼薤白白酒汤主之”，又“胸痹不得卧，心痛彻背者，栝楼薤白半夏汤主之”。本病除了阳虚痰结外，还有风痰上扰，故眩晕头痛。以栝楼薤白白酒汤合半夏白术天麻汤加减治疗。栝楼祛痰散结开胸；薤白温通滑利，通阳行气止痛；借白酒行气活血之力，以加强薤白行气通阳作用；半夏燥湿化痰，天麻息风止眩晕，二者合用，为治风痰眩晕头痛要药。《脾胃论》中说“足太阴痰厥头痛，非半夏不能疗，眼黑头旋，风虚内作，非天麻不能除”。白术、茯苓健脾祛湿，以治生痰之源；橘红理气化痰；人参、丹参益气通脉。诸药相合，共奏宣通阳气，消散痰浊，化痰息风之功。

○ 医案二

患者某，女性，42 岁，2016 年 9 月 1 日初诊。患者 2 年前无明显诱因出现胸闷、憋气，呈发作性，持续时间 3 ～ 5 分钟，可自行缓解。近 1 个月来，胸闷、胸痛发作频繁，劳累或情绪波动后尤甚，偶有心慌烦躁。刻下：患者感胸闷，憋气，伴有左肩背部疼痛，有沉重感，烦躁，肢体困重，精神差，时有汗出，纳差，寐欠安，大小便可。舌淡暗，边有齿痕，苔浊，脉沉细。查心电图示 S-T 段缺血样改变。心脏彩超未见明显异常。西医诊断：心肌缺血。中医诊断：胸痹。证型：痰浊闭阻，气阴两虚证。处方：栝楼薤白白酒汤合炙甘草汤加减。柴胡 10g，生地黄 15g，山药 15g，桂枝 6g，麦冬 10g，炙甘草 15g，郁金 10g，栝楼皮 10g，薤白 10g，当归 20g，川芎 10g，枳壳 10g，茯苓 10g，赤芍 10g。水煎服，每天 1 剂，共 7 剂。二诊 2016 年 9 月 8 日：服药有效，胸闷、憋气症状缓解，肩背部沉重感减轻，偶有胸痛，时有乏力，改炙甘草 30g。三诊 2016 年 9 月 19 日：胸痛未再发作，劳累后出现心慌、憋气症状，睡眠好转，精神尚可，去柴胡，加莲子心 10g，改桂枝 9g、山药 30g。四诊 2016 年 9 月 26 日：患者胸痛症状未再出现，胸闷症状不明显，无心慌，饮食、睡眠好转，继用上方 10 剂。随访至今，患者症状未再出现。(《〈金匮要略〉胸痹治疗思想临床浅析》,《亚太传统医药》2017 年第 11 期)

按语：患者病程日久，未给予足够重视，平日痰浊瘀阻于胸，痹阻心气，胸阳不振。患者平日工作多耗气伤津，时有劳累，因此其表现为虚实夹杂，气阴两虚之象，故首诊使用栝楼薤白白酒汤合炙甘草汤加减祛痰补气，振奋胸阳。女子以血为本，加当归、川芎以养血，生地黄、赤芍以凉血活血，枳壳、郁金以行气解郁，茯苓、山药以健脾祛湿。二诊增加炙甘草用量以增炙甘草汤“气血双补”之功效。三诊去柴胡，因其胸痛未发，加莲子心清心热，增大桂枝、山药用量以温阳健脾。四诊诸证好转，继用原方以治余证。

○ 医案三

李某，男，60 岁，2011 年 12 月 26 日来诊，患者胸闷气短，心前区隐痛，心悸，乏力，舌苔白腻，脉弦，心电图 S-T 段改变，西医诊断：冠心病。中医诊断：胸痹。方用栝楼薤白白酒汤加减。栝楼 20g，薤白 20g，三七 10g，木香 10g，佛手 15g，延胡索 15g，麦芽 20g，白术 10g，党参 15g，茯苓 15g，甘草 5g，炒酸枣仁 25g，远志 15g。7 剂，水煎服。患者服药后自感胸闷气短好转，坚持治疗 1 个月后，患者自感诸症消失，精神状态亦佳。嘱患者不要劳累，情绪不要急躁，注意休养，少食肥甘厚腻之品。(《金海生治疗冠心病经验》,《辽宁中医杂志》2013 年第 5 期）

按语：患者以胸闷气短、心前区隐痛、心悸为主症，见舌苔白腻、脉弦，为本虚标实之证。以栝楼薤白白酒汤为主，配以三七、延胡索、木香、佛手以行气、通阳、祛痰、活血，治其之标，加之补益安神之药治其本虚。因辨证精确，疗效显著。

○ 医案四

李某，男，70 岁，退休干部。2002 年 10 月 20 日就诊。自诉左胸及背部不适，有室性期前收缩，舌紫黯，苔少略黄，脉弦细略数，时现结脉。平时咳嗽、痰多，小腹发凉。曾服用血府逐瘀汤、六味地黄汤和炙甘草汤治疗，效果不佳。经辨证为胸阳不振，痰瘀交阻所致。治以宣痹通阳、涤痰宽胸，给服栝楼薤白白酒汤加味：栝楼 40g，薤白 15g，桂枝 10g，黄酒 1000ml。每日 1 剂，水煎，分 3 次温服。服药 1 周，期前收缩减少。服药 2 周后复诊，诸症减除，且先前咳嗽明显减轻，咳痰减少，腹部凉冷感消失。(《经方应用 4 则》,《河北中医杂志》2004 年第 2 期）

按语：本案因发作性左胸及背部不适，咳、痰、下腹冷凉，舌紫黯，脉弦细或现结脉等辨为胸阳不振，阴寒上乘，痰瘀交阻之胸痹。治用栝楼薤白白酒汤通阳散结，豁痰下气。方中重用栝楼，以涤痰宽胸开结，并加桂枝温通心阳，增强薤白宣通之力。药后不仅胸痹病除，而且咯痰亦减，腹部冷感消失，足证本方具有涤痰降气、宣通阳气之效。

2. 栝楼薤白半夏汤

○ 医案一

袁某，女，37 岁，2016 年 3 月 8 日初诊。主诉：眠差一个月余。一个月前因工作不顺心，情绪出现波动以致不寐，曾口服抗抑郁药，效平。现症见：入睡困难，眠浅易醒，多梦，日间头昏头胀，情绪低落，易烦躁，伴有胸背痛，纳差，乏力，大便干，2 日 1 行，小便黄，舌质红、苔薄黄，脉沉涩。既往史：无药食过敏史，无外伤手术史。中医诊断：不寐病。治宜行气解郁，化痰散结。方药组成：栝楼 9g，薤白 12g，半夏 9g，防风 21g，紫苏梗 15g，川芎 15g，红花 12g，丹参 21g，白芍 30g，砂仁 9g，檀香 12g，甘草 6g，柴胡 12g，黄芩 9g，钩藤 30g，川牛膝 15g。7 剂，水煎服，每天 1 剂，并配合针刺内关、神门、三阴交、太冲、行间。一周后，症状明显缓解，配合治疗两周后，随访至今无不适。(《脐周四边穴治疗老年慢性虚证经验》,《环球中医药》2017 年第 2 期）

按语：该患者因工作不顺心，无处发泄，而致情志抑郁不舒。《临证指南医案》说“初为气结在经，久则血伤入络”，明确指出，气机郁结会导致病位出现在经络。郁结之气随经络而走，易侵及四肢、胸背，而见肌肉拘紧作痛。方中栝楼苦寒，可利气开郁，导痰浊下行，以畅达气机疏通经络。情志不遂，肝气郁结，肺胃失于宣降，可致胸中气机不畅，气郁痰阻，痰气搏结，而见胸闷，气不行则郁不解，痰不化则结难散，薤白、半夏、紫苏梗味辛，可开散郁结，宣利肺气，祛痰利气。郁闷不舒状态往往寒热错杂，兼而有之，治疗时，寒热并用，辛开苦降，从而达到阴阳平衡的效果。肝郁日久，乘克脾土，不得升清降浊反聚而生湿，患者身体易觉困倦、乏力，脾胃虚弱不得运化水谷，则纳差，因此采用砂仁、檀香、黄芩以化湿行气理脾。气机郁滞不畅，久则入血，采用丹参、红花、白芍以活血行气，养肝阴。中药联合针灸实现了单一手段治疗转变为综合手段治疗，可提高治疗效果。

○ 医案二

杨某某，女，70岁。1994年1月31日，患者于两个月前因冠心病大面积心肌梗死入某医院抢救。出院后，因气候突变，寒流袭来，又感胸部闷胀、气短、心前区隐隐作痛、两胁持续疼痛不休、左手臂胀麻，伴有咳吐白浓痰、腹胀、大便干燥等症。患者精神紧张，夜寐易发惊悸，舌苔白腻，脉来沉弦而滑。脉证合参，辨为心阳痹阻，痰浊凝聚，心胸脉络，不通则痛。治宜宣痹通阳，豁痰通络止痛。处方：糖栝楼20g（先煎），薤白6g，半夏15g，旋覆花10g，红花10g，茜草10g，桂枝10g，丹参20g，郁金10g，木香10g，紫降香10g。服5剂后，胸满、胸痛大为缓解，咯痰减少，夜睡已能成寐。又续服五剂，诸症皆安。（《刘渡舟医案》）

按语：“胸痹”一证，与西医所谓的“冠心病”比较类似。《金匮要略》将本证病因病机概括为“阳微阴弦”四个字。“阳微”，即寸脉来微，主胸中阳气不足。“阴弦”，指尺脉见弦，主在下痰浊水邪内盛。《伤寒论·辨脉法》云“阳脉不足，阴往乘之”。故胸阳不振，反使下焦之阴邪乘虚犯上，使心脉痹阻，气血不通。《素问·调经论》曰“寒气积于胸中而不泻，不泻则温气去，寒独留则血宁泣，凝则脉不通”。因此，导致了胸痹心痛的证候发生。至于两胁疼痛之原委，亦属胸痹胁逆气冲之类。本证的治疗用温通胸阳，化痰宣痹，佐以疏肝理气通络之法。以栝楼薤白半夏汤、旋覆花汤和颠倒木金散三方结合。用栝楼薤白半夏汤通阳开痹，宣化痰浊之邪；旋覆花汤活血通络止痛，斡旋胸胁之气；颠倒木金散则专疏肝理气，以行气血之滞为特长也。

○ 医案三

安某，女，74岁。初诊：1965年6月14曰。现病史：心绞痛一年多，常胸前剧痛，发作时不能平卧，呼吸困难，经常服用硝酸甘油、氨茶碱等，大汗出，口干不思饮，大便干，舌苔白厚，脉弦细。西医诊断：冠心病。中医诊断：胸痹。辨证：痰饮阻胸，瘀血阻络。治疗原则：化痰通阳，祛瘀通脉。中药处方：栝楼薤白半夏汤加味。栝楼一两半，薤白九钱，半夏二两半，白酒二两，桂枝三钱，枳实三钱，桃仁三钱，陈皮一两，白芍四钱。二诊时上药服三剂，痛减，但小劳则发心区痛。处方为上方加茯苓四钱，继服6剂，胸痛时作时休，仍以上方加减，服1个月后，胸痛不再发作。(《胡希恕医案》)

按语：本例患者是痰饮、瘀血阻胸，治疗时选用祛痰活血的药。胡老认为栝楼薤白半夏汤中，栝楼开胸逐痰止嗽，薤白散结止痛，合以为方，故治胸痹痛而喘息咳唾者。煎以白酒，更使药力畅行无阻也。用大量半夏，是因饮逆较甚之故。由此可看出，祛除痰饮是治疗冠心病的重要之法。在《金匮要略·胸痹心痛短气病脉证治第九》就提出“夫脉当取太过不及，阳微阴弦，即胸痹而痛，所以然者，责其极虚也。今阳虚知在上焦，所以胸痹心痛者，以其阴弦故也”。就是说上焦阳虚，下焦的寒饮盛，寒饮上逆，故使胸痹而心痛也。说明中医早已认识到这一病因病理，也进一步说明冠心病以邪实多见。故治疗冠心病多以祛邪为主，这是胡老治疗该病的特点。

○ 医案四

陈某，男，57岁，工人。1991年11月26日初诊。夙患冠心病心绞痛2年，每因劳累或阴雨天时，胸骨后闷痛，痛引肩背，心中痞塞，气憋乏力，纳少。舌质暗淡、苔薄白腻，脉沉弦滑。高师辨证为痰湿阻滞，胸阳不振。治拟通阳宣痹，理气化浊。药用：栝楼15g，薤白10g，法半夏8g，枳壳10g，桂枝8g，茯苓10g，石菖蒲10g，陈皮8g，香附10g，建曲10g。服6剂药后，精神转好，胸部憋闷减轻，心绞痛偶发。守方加延胡索10g，又连服20剂，告知胸闷，心痛消失。(《高辉远临证验案精选》)

按语：本例是因痰湿壅遏，阻塞胸阳，致使血行不畅而发病。用栝楼薤白半夏汤、枳实薤白桂枝汤化裁，以通阳宣痹，温经散寒，加茯苓、石菖蒲燥湿化痰，养心安神，兼以香附，陈皮、延胡索理气止痛。全方相合，使胸阳宣通，痰湿消除，则气机调畅，胸痛短气自愈。半年后随访，情况良好。

3. 枳实薤白桂枝汤

○ 医案一

游某，男，63岁。主诉：反复左胸痛2年余。患者近2年来时常左胸痛，多为绞痛或胀痛，曾在某医院检查，诊断为冠心病心绞痛。症见面色苍白，形体肥胖，左胸胀痛甚则胸痛彻背，伴咳嗽气喘，痰白而黏，气短乏力，胃脘胀闷，四肢欠温，下肢浮肿，舌体胖大有齿痕、舌质淡紫、苔浊腻、舌下脉络青紫迂曲，脉沉紧。中医诊断：胸痹。西医诊断：冠心病、心绞痛。证属阳微阴弦，痰滞胸膈，气滞血瘀。治以温振心阳、健脾祛痰、行气化瘀。取枳实薤白桂枝汤加味：三七粉（冲服）5g，橘红6g，枳实、厚朴、法半夏、桂枝、红参（另炖）各10g，栝楼实、薤白、茯苓、淫羊藿各15g。5剂，水煎服，每日1剂。复诊：胸痛缓，咳痰量明显减少，胃脘得舒，下肢肿消。药已显效，上方去厚朴、法半夏，继服5剂后诸症续减，四肢回温。循前方加减调治1个月症状消失，随访1年未见复发。(《唐江山辨治急难重症验案七则》,《中国中医基础医学杂志》2017年第2期)

按语：本案胸痹患者属本虚标实，标实为寒凝、痰阻、气滞、血瘀痹遏胸阳、阻滞心脉，本虚为心脾亏虚、心脉失养。枳实薤白桂枝汤出自《金匮要略》中“胸痹心中痞，留气结在胸，胸满，胁下逆抢心，枳实薤白桂枝汤主之”。本方主治胸痹心痛，系胸阳不振，痰浊中阻，气滞痰阻而见胸痛、喘息短气。方中用栝楼、薤白散胸中凝滞，化结聚之痰，宣胸中阳气，配枳实、厚朴下气除满，桂枝通阳平冲，半夏祛除痰浊，三七化瘀滞，红参、茯苓与桂枝配伍补脾益气、温振心阳，诸药合用使胸阳振、阴寒消、痰浊降、气血畅、心得养则胸痹心痛自除。

○ 医案二

患者某，男，48岁，2016年2月25日初诊。主诉：反复胸闷痛2周。现症见胸闷，伴有气紧，自感疲倦乏力，舌暗苔白，脉缓。患者已行冠脉支架植入术，但症状有所反复。西医诊断：冠心病支架植入术后。中医诊断：胸痹心痛，证属心阳不振、痰气互结。治宜通阳散结、祛痰下气。给予枳实薤白桂枝汤合人参汤加减。处方：栝楼6g，栝楼子6g，红参8g，干姜15g，白术15g，生地黄25g，藿香10g，姜半夏9g，薤白20g，砂仁10g，枳实15g，桂枝15g，荷叶8g，南山楂15g，丹参15g，山茱萸20g。14剂，1天1剂，水煎服，每日分3次温服（下同）。2016年3月15日二诊：患者仍时有胸闷胸痛，舌暗，苔薄白水滑，脉左弱，右缓。守上方去藿香，加肉桂4.5g，茯苓15g，炙甘草6g。20剂。2016年4月12日三诊：患者诉服药后病情稳定，未见明显不适。心脏彩超示室间隔及左室后壁厚度正常高值，建议检测血压；左室舒张功能下降。症见：舌暗淡，苔白腻水滑，脉沉弦。守上方去干姜加白豆蔻 15g，砂仁改为 15g，7 剂。随后患者反复前来就诊，主要予枳实薤白桂枝汤加味，期间偶有乏力，但无胸痛胸闷等不适，辨治 8 个月余，患者诉病情稳定，行心脏彩超提示符合冠心病心脏改变，左心室舒张功能下降；左心室前壁、前间隔乳头肌水平及以下收缩运动减弱。2016 年 7 月 14 日检查示左心室射血分数为 57%。2016 年 9 月 22 日检查示左心室射血分数为 63%。嘱患者清淡饮食、配合适当活动，前后治疗 8 个月余，辨证、辨病施治，对症及舌脉各有偏重，配合西药常规治疗。嘱患者清淡饮食，适当活动，胸闷痛症状基本未发，病情稳定。(《经方辨治疾病验案举隅》,《中医研究》2018 年第 1 期）

按语：该患者病因病机乃上焦阳气虚，无力推动气血津液运输，留滞胸中而成。治疗时应温通上焦阳气。方中枳实行气散结，桂枝温通心阳，薤白通阳散结，栝楼子、栝楼实涤痰宽胸。“疲倦乏力，舌暗苔白，脉缓”，此为体虚之候，故加用人参汤补脾益气。再加用姜半夏、藿香化痰除湿，丹参活血通脉，山茱萸补心气。而加生地黄逐血痹、除寒热积聚；荷叶升清以化浊，有调血脂、保护血管之效。南山楂、砂仁行气活血、健脾消食，以打开气机运输之枢纽。二诊时“苔水滑，右脉缓”，故改用渗湿之力较强之茯苓，更加肉桂加强温阳之力，阳气盛则血脉通利。三诊去干姜以防久服伤津液。加白豆蔻以健脾燥湿，并加大砂仁用量以温中化湿。

4. 人参汤

蒋某某，女，49 岁，1998 年 11 月 20 日初诊。主诉：腹痛便血 3 个月。现病史：患者 3 个月前受寒后出现腹痛腹泻，夹脓血，经中医药治疗病情不稳定，现腹痛时作，大便成形，但黏液较多，少许脓血，每天排便次数不等，2 ～ 10 次，肠鸣，里急后重，自觉腹中冷，口干。查体：舌淡暗、苔微黄腻，脉沉缓。西医诊断：慢性结肠炎。中医诊断：痢疾。证型：中阳不足，寒湿化热。治法：温中健脾，理气和血。方药：连理汤。党参 15g，白术 15g，炮姜 12g，炙甘草 6g，黄连 6g，木香 9g，苍术 15g，茯苓 15g，洋金花 6g，焦山楂 15g，生山楂 15g。3 剂。水煎服。11 月 23 日复诊：腹痛肠鸣，里急后重、便血黏液均消除，脘腹凉、口干减轻，夜眠仍浅，头昏。上方加山药 15g，鸡内金 10g，生龙骨、生牡蛎各 24g。7 剂，水煎服。（全国名老中医畅达传承工作室）

按语：《症因脉治》中连理汤为理中汤加黄连，《证治要诀类方》中连理汤为理中汤加茯苓、黄连，但均主治脾胃虚寒，内蕴湿热，泻痢烦渴，吞酸腹胀。方中人参扶元补胃虚，干姜温胃散寒滞，白术健脾强胃，黄连清热凉膈，炙草缓中以益胃也。水煎温服，使胃气内充，则清阳敷布，寒滞自化，升降如常，何呃逆不痊乎。本案例中人参改为党参，干姜改为炮姜温经止血，加木香、苍术燥湿和胃醒脾，茯苓健脾利水，槟榔降气行滞，行水化湿，可治痢疾、腹胀腹痛，焦山楂、生山楂可消食散瘀，止泻痢。

5. 茯苓杏仁甘草汤

○ 医案一

患者某，男，75岁。于2012年9月因急性心肌梗死在某医院行冠状动脉造影，结果示三支病变并行支架术。2013年1月10日初诊：患者阵发性胸闷痛为主要症状，发作时需用硝酸甘油喷雾剂（2喷/次）、速效救心丸（4～5粒/次）等才能缓解症状，伴腹部不适，乏力，咳嗽，气短，脉细短，苔薄，质淡暗。遂以橘枳姜汤合茯苓杏仁甘草汤加减。橘红10g，炒枳壳10g，炮姜8g，茯苓15g，杏仁10g，炙甘草10g，三七粉3g。7剂。2013年1月17日二诊：诸症缓解，胸闷症状未发作，未服用硝酸甘油、速效救心丸等，口干涩，夜间加重需饮水缓解，脉沉细短，苔薄，质淡暗。效不更方，原方加附子15g。14剂。后患者随访至今，病情平稳，未再胸闷发作。本患者冠心病、前壁心肌梗死病史明确。症状表现为胸闷胸痛，脘腹不适，咳嗽、气短。辨证为胸痹为患，胸阳不振，气机不畅，水饮上逆。(《史载祥教授经方治疗介入后心绞痛经验》,《中西医结合心脑血管病杂志》2016年第1期)

按语：《金匮要略直解》中说“气塞短气，非辛温之药不足以行之，橘皮、枳实、生姜辛温，同为下气药也”。胸中气塞，短气，且未见上逆抢心之症，表明胸痛不甚，故可知为胸痹轻症。茯苓杏仁甘草汤偏于化痰饮；橘枳姜汤偏于行气滞。两方兼顾了“阳微阴弦”的两个方面，又各有侧重，故临床常合用。二诊患者口干涩，伴咳嗽、气短，是气虚不能布津使然。又有近期上消化道出血病史，故以炮姜易生姜，取炮姜守而不走，也有甘草干姜汤意。气、饮为患恐累及血，另加三七止血活血。取效后兼顾气阴，加生脉饮，以阴配阳，巩固疗效。

○ 医案二

任某，女，69岁，农民，2010年9月11日就诊。患者有高血压病史10余年，去年6月因情绪过于悲伤突发胸闷、头晕、气短，就诊某医院，以冠心病收住院，血压200/100mmHg，心电图示心率46次/分，偶发期前收缩，心肌供血不足。治疗23天后好转出院。出院后胸闷、心憋、气短、痰多，时有发作，并伴有头晕，以劳累后加重。来诊时：胸闷气短，咯痰量多，时有心区绞痛，胸背彻痛，伴头晕疲乏，纳可，便常，夜尿频多（3～4次），舌红偏暗，苔白薄腻，脉弦迟。中医诊断为胸痹、迟脉症。辨证为痰浊壅盛，胸阳不展，气机不畅，心脉痹阻。治宜豁痰泄浊，宣痹通阳，宣畅气机，运行心气。方用《金匮要略》栝楼薤白半夏汤合橘枳姜汤、茯苓杏仁甘草汤。处方：全栝楼24g，薤白12g，清半夏12g，桂枝10g，炒枳壳10g，陈皮10g，茯苓24g，炒杏仁12g（捣），炙甘草8g，生姜12g，白酒少许。14剂，水煎服，每日1剂。（全国名老中医柴瑞霭传承工作室）

按语：本案中医诊断为胸痹和迟脉症，胸痹临证有虚实之分，其证易辨。迟脉一症，医书多以主寒为说，亦有邪热内结之里实证，然综合分析，本案患者之迟脉，既非寒证，亦无实热之象，而系痰浊壅盛，胸阳不展，心脉痹阻所致，故选用《金匮要略》栝楼薤白半夏汤通阳散结，下气豁痰，宣展胸阳以通心气；用橘枳姜汤温通降逆，散水行气，宣畅胃阳以复升降；用茯苓杏仁甘草汤宣肺化饮以畅气机。如此痰浊得化，胸阳得展，胃气通降，气机宣畅，心气得通，而心运自然恢复正常，心率增快，迟脉复常。体现了张仲景“观其脉证，知犯何逆，随证治之”。

6. 橘枳姜汤

周某，女，40岁，干部，1986年6月29日初诊。宿患支气管炎，常自觉胸憋、气塞、短气，咯白痰。平素容易汗出，动辄感冒，每次外感即引动短气、胸憋加重。近来因饮食不慎，又增脘腹不畅，纳食尚可，大便溏薄，舌质红，苔薄白，右脉弦弱而缓，左脉沉细而弱。中医诊断：胸痹、微饮。因上症中胸憋气塞、短气白痰、脘腹不畅为其主症，此为水饮不散，气滞失宣使然，故先以《金匮要略》茯苓杏仁甘草汤合橘皮枳实生姜汤，宣肺化饮，和胃降逆，使脾胃气机宣通。处方：茯苓30g，炒杏仁15g（捣），炙甘草6g，橘皮15g，炒枳壳10g，鲜生姜12g，炒紫苏子10g（捣）。5剂，水煎服，每日1剂。1986年7月7日二诊：药后胸憋、气塞、短气、白痰等症减其大半，然汗出症如故，继以调和营卫，宣肺降气，以杜绝外感，消除诱发之因。选《伤寒论》桂枝加厚朴杏子汤加味。处方：桂枝10g，炒白芍10g，炙甘草6g，炒杏仁12g（捣），厚朴6g，茯苓18g，陈皮10g，川贝母6g（捣），炒紫苏子10g（捣），鲜生姜10g，大枣6枚（擘）。5剂，水煎服，每日1剂。1986年7月12日三诊：药后胸憋、气塞、白痰再减，汗出大减，方用《古今名医方论》香砂六君子汤加味，健脾化痰，以培脾胃之本，根除致病之源。5剂，水煎服，每日1剂。1986年7月17日四诊：诸症悉平，唯有轻微短气、少量白痰，继以

健脾化痰丸（院内制剂）常服，缓图治患之根。（全国名老中医柴瑞霭传承工作室）

按语：本案西医诊断为支气管炎，中医辨证论治属胸痹、微饮。一诊根据《金匮要略》“胸痹，胸中气塞、短气，茯苓杏仁甘草汤主之，橘枳姜汤亦主之”，用茯苓杏仁甘草汤合橘皮枳实生姜汤，既能宣肺化饮，又能和胃降逆，治病之标。二诊遵《伤寒论》“太阳病，下之微喘者，表未解也，桂枝加厚朴杏子汤主之”，这一条文所寓“汗出表虚，痰喘未愈”之意，用桂枝加厚朴杏子汤加味，既能调和营卫，又能化痰平喘，疗病之因。三诊用香砂六君子汤和胃理气，健脾化痰，除病之本。四诊用健脾化痰丸，缓图调治，杜病之根。整个病程治疗，主次分明，先后有序，既体现了辨证论治，又突出了标本缓急。

7. 薏苡附子散

○ 医案一

马某，男，41 岁，农民，1990 年 5 月 1 日初诊。患者平素身体偏胖，动辄汗出、恶风怕冷，经常自觉肌肤麻木、关节疼痛。近 1 年来出现胸闷、心前区不适、黎明时出冷汗，痰多，上腹不适、憋胀，大便微溏。1990 年 1 月 10 日于运城地区某医院查体：一般情况良好，心率 40 次 / 分，各瓣膜听诊区心音正常，未闻及病理性杂音，腹软，肝脾肋下未触及，双下肢不肿。心电图示：窦性心动过缓，心率 40 次 / 分。建议转心肾科治疗。患者于 1990 年 3 月 20 日又出现阵发性心悸、气短，到某医院行心电图检查示：窦性心动过缓，心率 46 次 / 分。检查示：窦房结起搏、传导功能正常；窦房结传导功能正常；迷走神经张力过高。给予口服肌苷片 0.2g/ 次，1 日 3 次。复方丹参片 3 片 / 次，1 日 3 次。阿托品每次 0.03mg，必要时口服。因关节疼痛和心动过缓终未明显改善，今日特来请中医治疗。来诊时见身体偏胖，动辄汗出，恶风怕冷，肌肤麻木，全身关节疼痛、冰凉，近又新增胸闷闭塞，心区不适，憋胀疼痛，轻咳白痰，黎明冷汗，大便微溏，舌淡苔滑，脉微迟涩（脉搏 40 次 / 分）。中医诊断：血痹、迟脉症。辨证：营卫不和，血脉痹阻，阳气衰微，痰湿壅盛。治则：益气和营，通阳行痹，除湿散寒，温运心阳。方用：《金匮要略》黄芪桂枝五物汤合薏苡附子散。处方：生黄芪 30g，桂枝 10g，炒白芍 15g，独活 10g，鸡血藤 30g，生姜 15g，大枣 8 枚（擘），炒薏苡仁 30g，熟附子 15g（开水先煎 1 小时）。5 剂，水煎服，每日 1 剂。1990 年 5 月 6 日二诊：服药后胸闷闭塞，心区不适，憋胀疼痛，恶风怕冷，关节疼痛，自觉冰凉减轻，咯白痰，黎明冷汗痊愈，大便逐渐成形，舌淡红，苔薄滑，脉转迟缓（脉搏 48 次 / 分）。鉴于营卫渐和，血痹宣通，阳气渐复，寒痰逐化，故继用原方减熟附子为 10g。5 剂，水煎服，每日 1 剂。1990 年 5 月 11 日三诊：服药后血痹诸症皆除，迟脉复常。继以黄芪桂枝五物汤合薏苡附子散减其味，削其制，以善其后。处方：生黄芪 30g，桂枝 10g，炒白芍 15g，鲜生姜 15g，大枣 6 枚（擘），炒薏苡仁 30g，熟附子 10g（开水先煎 1 小时）。5 剂，水煎服，隔日 1 剂。（全国名老中医柴瑞霭传承工作室）

按语：本案患者身体偏胖，动辄汗出，恶风怕冷，肌肤麻木，关节疼痛，自觉冰凉，颇似气虚营弱，阳气不行的血痹。再从经常胸闷，黎明冷汗，舌淡苔滑，脉微迟涩（脉搏 40 次 / 分），又是心阳虚弱，推动无力的迟脉症。虽然由气虚营弱，阳气不行而致血痹，心阳虚弱，推动无力而成迟脉，但两者的病机基本一致，血痹的气虚阳弱，营血痹阻，既可以导致肌肤麻木不仁，又可使阳气不能温煦，心阳推动无力形成迟脉。亦可因脉迟的阳气虚弱，推动无力使阳气不能温煦，营阴痹阻形成血痹。因此重用薏苡附子散配黄芪桂枝五物汤中的桂枝温阳化湿，辛温通阳，温运心阳，以治迟脉。使血痹、迟脉合而同治，并行不悖，共获痊愈。

○ 医案二

尹某，女，62 岁。主诉：双下肢浮肿 2 个月余。2 个月前无明显诱因出现双下肢浮肿，于外院治疗后无明显改善。现症见双下肢浮肿较甚，恶寒，时头晕，头痛，双足及肩背麻木疼痛，胸闷，腰酸痛，右足痛甚，纳可寐可，二便调，舌淡苔薄白，脉涩弱。中医辨证：心肾两虚，血行不畅，瘀血内停。治则：补益心肾，祛瘀通络。方以薏苡附子散合白术附子汤加味。熟附子 8g（先煎），茯苓 20g，薏苡仁 20g，党参 20g，白术 15g，田七片 10g（先煎），薤白 15g，法半夏 12g，栝楼皮 15g，香附 15g，猪苓 15g，炙甘草 8g，干姜 6g。嘱另加生姜 3 片同煎，每日 1 剂，水煎服，共 7 剂。服后水肿消失，其余症状明显好转，继以原方加减调理数天。随访数月，未见复发。(《彭万年经方治验三则》,《辽宁中医杂志》2008 年第 4 期）

按语：薏苡附子散首见于《金匮要略》“胸痹缓急者，薏苡附子散主之”。可温阳除湿，止痹痛，主治胸痹急重证。本例患者无明显诱因出现双下肢浮肿，缘年事已高，脏腑虚弱，肾阳虚衰，不能化气行水，故双下肢浮肿；阳虚阴盛，寒湿凝滞血脉、经络、肌肤及脏腑等，可见头痛，双足及肩背麻木疼痛、腰酸痛、胸闷；阳虚失于温养，故恶寒、时头晕。舌淡，苔薄白，脉涩弱亦是阳虚不能化气行水的表现。白术附子汤见于《金匮要略·痉湿暍病脉证治第二》“伤寒八九日，风湿相搏，身体疼烦，不能自转侧，不呕不渴，脉浮虚而涩者……若大便坚，小便自利者，桂枝附子去桂加白术汤主之”。其描述与本例症状相似，可用于治疗阳虚身痹者，故用薏苡附子散合白术附子汤加味以补益心肾、温阳散寒、化气利湿。白术附子汤温经散寒除湿，方中附子、白术温阳散寒、健脾逐湿，生姜辅助其发散水气，甘草和中；方中又包含茯苓、党参、附子、甘草、干姜，兼有茯苓四逆散之意，温阳益阴伐水；猪苓加强利水消肿；以栝楼薤白半夏汤温通心阳、化痰散结；香附调畅气机；田三七活血养血。本方在温阳之中寓坚阴，使阴邪消而正不伤，有取“温阳不在通，而在利小便”之意，真乃用药精当必效佳也。

8. 桂枝生姜枳实汤

患者某，女，60岁，2015年1月15日就诊。主诉咳嗽胸闷5个月，于外院多次就诊，各项检查排除心脏疾患，上个月查胸部CT示轻度肺间质改变。予左氧氟沙星口服效果不佳，来诊时见胸闷，咳嗽，干咳少痰，无咽中不利，气道不适，每次发作时自觉心下气冲，心脏悬起来，即发胸闷咳嗽，烦躁。大便正常，小便易失禁，平素畏热，口苦，汗出，面色淡黄，舌胖暗、苔薄黄，脉右细弦，左沉细。西医诊断：支气管炎。中医诊断：咳嗽。辨证：水饮上冲，胸膈郁热。治则：化饮降逆，清宣郁热。处方：桂枝生姜枳实汤合栀子豉汤。用药：枳实10g，桂枝10g，生姜15g，炒山栀子10g，淡豆豉10g。7剂，免煎颗粒剂，每日1剂，早晚分服，每次1袋。1周后复诊，诉服药1剂后胸闷咳嗽即止，连续4天无症状，前日咽中不利，堵闷，胸闷欲咳，无心悬感，大便正常，口苦，舌胖暗，苔薄，脉右寸实弦滑，左细滑。处方为前方加清半夏15g，紫苏叶6g，茯苓12g，厚朴10g。7剂后症余一二，咽干口苦，舌脉同前，取柴朴汤合橘枳姜汤善后。(《微饮与慢性咳嗽》,《中华中医药杂志》2017年第7期)

按语：本案患者咳嗽日久、干咳少痰，痰饮最容易被忽视。然来诊见脉单侧偏弦，此水饮之脉，《金匮要略·痰饮咳嗽病脉证并治第十二》云“脉偏弦者饮也”。心下气冲，心悬，水饮上冲之征。《金匮要略·胸痹心痛短气病脉证治第九》云“心中痞，诸逆心悬痛，桂枝生姜枳实汤主之”。胸闷有类心中痞，心下气冲而似诸逆，心脏悬正是心悬痛之描述，故当为桂枝生姜枳实汤证；而胸闷、气道不适、畏热、汗出口苦，胸膈郁热为栀子豉汤证。首诊将二方相合故取效明显，证明辨证准确。二诊症状略反复，结合脉象，右寸弦滑，咽喉堵闷，合半夏厚朴汤而症状大减，后咽干口苦，少阳证现，故取柴朴汤合橘枳姜汤善后。

9. 乌头赤石脂丸

○ 医案一

吕某，女，62岁，1983年12月15日就诊。间发左胸痛两年。近日天气寒冷，自觉胸闷不适，今晨突发心绞痛不休，急用硝酸甘油片含舌下无效，症见心痛彻背，有时昏厥，汗出肢冷，唇舌青紫，脉细欲绝，心电图查示急性下壁心肌梗死。证属寒凝闭阻，阳虚欲脱之候。治当回阳救逆固脱。急用乌头赤石脂丸加味：乌头 10g，附片 30g，干姜 10g，川椒 8g，赤石脂 15g，桂枝 15g，红参 15g，水煎。一昼夜急服 2 剂，心痛大减，汗止身温，昏厥随之而除。共服 5 剂，心痛消失。(《医学见能案证补遗》)

按语：患者以今晨突发心绞痛不休为急症，证属寒凝闭阻、阳虚欲脱之候，治当回阳救逆固脱。乌头赤石脂丸用川椒、乌头、附子、干姜一派辛热之品，以温散阴邪。为防止过于辛散，配伍赤石脂以固涩收敛，以安心气。本案加桂枝、红参，因有时昏厥，汗出肢冷，唇舌青紫，脉细欲绝，意在强心以固脱也。

○ 医案二

邹某某，男，43 岁，初诊于 1984 年 4 月 26 日。患者因长期饮食不节，饥饱无常，嗜饮生冷，于 1 个月前突感胃脘痛，时缓时剧，缓则隐隐作痛，剧则痛彻胸背如锥如刺，得热敷及滚汤可稍缓解，伴见呕吐清涎，不思纳谷，四肢冰冷，大便溏薄，偶见完谷不化，脉沉而弱，舌淡，苔白腻。此脾肾阳虚，阴寒痼结，治宜温阳散寒，方用乌头赤石脂丸。制川乌 10g，熟附片 18g，川椒 6g，干姜 6g，赤石脂 30g。服 2 剂痛大减。后加陈皮 10g，法半夏 12g。续用 20 剂后，诸症消失，至今未发。(《乌头赤石脂丸的应用体会》，《贵阳中医学院学报》1996 年第 1 期）

按语：乌头赤石脂丸所治之“心痛”是属阴寒痼结于胃脘部者。患者属阳气不足，阴寒极盛之候，可用乌头赤石脂丸振奋阳气。方中既有附子之温，而复乌头之迅，佐干姜行阳，大散其寒，花椒温中下气，大开其郁，恐过于大散大开，则佐赤石脂入心，以固涩而收阳气。此方大辛大热，逐寒止痛作用较强，故可在短期内收到较好的止痛效果。

第九章 腹满寒疝宿食病脉证治第十

1. 厚朴七物汤

○ 医案一

赵某某，男，51岁。1985年9月23日9时突然腹部绞痛难忍，无呕吐，略有畏寒，先后稀软便2次。既往无腹痛及手术史。24日晨4时来医院外科急诊。当时检查急性病容，心肺阴性，腹部平坦，未见胃肠蠕动波。上腹部有明显压痛，未见移动性浊音。腹部X线检查结果：腹中下部有两个气液面，大者直径超过3厘米，结肠区及降结肠有胀气，隔下无游离气体。X线诊断：小肠远端单纯性肠梗阻。患者不同意手术。当时白细胞计数$10.2\times10^9/L$，中性粒细胞81%，单核细胞3%，淋巴细胞15%，嗜酸性粒细胞1%。心电图正常。外科给予胃肠减压，石蜡油100ml胃管注入以及输液、庆大霉素治疗，症状未见好转。9月25日中医会诊（下午2时）：患者23日后未排便，体检腹部压痛明显，肠鸣音不明显，舌红，两脉浮数。证属表证未罢，又有里实。治宜表里同治，方用厚朴七物汤主之。厚朴9g，甘草9g，桂枝9g，大黄9g，大枣5枚，枳实15g，生姜9g。1剂，分两次口服。是日下午5时服头煎，晚10时服第二煎。当日晚10点半水样便3次，第一次排便后腹痛便止。9月26日X线腹透：原来的两个液体面消失，结肠区及降结肠胀气亦消失。病愈出院。4天后随访，完全康复。（《急症用经方举隅》，《上海中医药杂志》1988年第9期）

按语：本案患者起病时症见略有畏寒，稀便2次，后见上腹部压痛，胃肠蠕动波消失，腹部出现气液平面，2日未排便，肠鸣音不显，舌红，脉浮数，此为表邪未解，入里化热，实热内结于肠所致。《金匮要略·腹满寒疝宿食病脉证治第十》中"病腹满，发热十日，脉浮而数……厚朴七物汤主之"正为此意。故治宜表里双解。方用厚朴七物汤。方中厚朴、枳实行气除满；大黄通便邪热；桂枝、生姜、大枣、甘草解肌发表，调和营卫，共奏解表通里之效。

○ 医案二

赵某某，男，27岁，工人，2005年8月10日初诊。现病史：患者2005年8月1日参加朋友婚宴，宴中饱食，畅饮，外加电扇吹风。翌日晨起即出现呃逆不止，影响睡眠、饮食、工作，自觉全身皮肤拘紧，发热，汗出，恶风，脘部硬满，大便秘结。曾采用多种方法治疗，未效，要求中医诊治。刻诊：上述症状仍然存在，舌质淡红，苔中部厚腻略黄，脉浮，沉取有力略弦。证属内伤外感，寒热相杂，营卫失和，胃气上逆。治当解肌发表，泻实除满。方用厚朴七物汤加味。处方：厚朴20g，炙甘草6g，生大黄6g，桂枝15g，枳实9g，砂仁6g，藿香10g，生姜10g，红枣5枚。3剂，水煎服。次日，患者诉服药后，全身津津汗出，呃逆随之而止，安然入睡，略感肠鸣不适，解稀便2次，皮肤拘急减轻。嘱其原方去大黄，加葱白一根，再服一剂，以除外邪。后以香砂六君子汤3剂善后。(《经方治验二则》，《光明中医》2007年第2期)

按语：本案患者饮食不节后贪凉，冒受风邪，风寒束表，肺失宣肃，故见皮肤拘紧，发热汗出，恶风；气机逆乱，胃气不降，上逆于膈，发为呃逆；食积不化，内结于里，故见脘腹硬结，大便秘结。寒邪与食积不解，久而化生湿热，郁结于肠腑。舌苔中部厚腻略黄，脉浮，沉取有力，略弦，为表邪未解，湿热困脾，食积于里之征象。治以解肌发表，泻实除满。选用厚朴七物汤，方中再加砂仁化湿行气，藿香化浊发表。后以葱白助桂枝生姜祛散表邪，再以香砂六君固护脾胃。

○ 医案三

赵某，女，37岁。现病史：近来上脘胀满，胸闷气逆，矢气不畅，白带多甚臭，厌食寐难，舌淡红，苔腻浊。先以清理湿热，升阳止带为治。方用苍术、荷叶、柴胡各9g，升麻、龙胆草各6g，贯众15g，炒栀子12g，甘草3g，3剂。服药后诸症反增无减，带下如脓，便结难解。悟得此案为气机阻滞，湿热内遏，当理气宽中通腑以去湿热，改用厚朴七物汤加味。处方：厚朴、桂枝各6g，枳实、甘草各3g，绵纹、槟榔、白芍、象贝母各9g，生姜2片，红枣6枚。5剂。服药后胸脘顿宽，带下明显减少，余症如上，原方3剂。药毕，诸恙均减，胃纳未馨，脉细软。处方：党参、茯苓、白术各10g，川黄连1.5g，乌梅5枚，炙甘草3g。5剂。(《吴国栋运用经方治带验案》，《浙江中医学院学报》1985年第4期)

按语：本案先以清利湿热，升阳止带之法治疗，本意针对带多臭秽、苔腻浊等湿热蕴结之症，药后诸症不减反增，带下如脓，便结难解，或为燥湿升阳之品劫阴助阳所致。

若要解除诸症，必先清理邪实。患者症见腹胀、气逆、便结，腑实已成，故改治以通腑导滞，选用《金匮要略·腹满寒疝宿食病脉证治第十》之厚朴七物汤，以厚朴、枳实、大黄行气攻下，桂枝辛通，可助大黄降冲逆之气，甘草缓中，姜、枣养正，槟榔调气化湿，象贝母清热散结，白芍配甘草缓急。服药后气机通畅，带下减少。然而脾气未复，胃纳未馨，再以四君健脾益气，黄连、乌梅酸苦开胃，以善其后。

2. 大柴胡汤

○ 医案一

陈某，女，52岁。主诉：反复右胁肋疼痛伴往来寒热15天。现病史：患者近半个月以来反复右胁肋疼痛伴往来寒热，曾在某医院诊断为胆囊炎合并败血症，用抗生素治疗半个月病情仍反复。症见往来寒热，右胁肋胀痛，牵引肩背，小便色深如浓茶，大便干结，舌质红绛，苔粗黄而干，脉弦数。西医诊断：急性胆囊炎并败血症。中医诊断：胆瘅。证属肝胆湿热，热蕴为毒，肝失疏泄，胆汁外溢，气阴损伤。治以清热利湿解毒、疏肝利胆，辅以益气养阴。方用大柴胡汤加味。处方：北柴胡24g，大黄15g（后下），枳实9g（麸炒），川郁金、枯黄芩、赤芍、石斛各15g，绵茵陈20g，蒲公英30g，西洋参9g（另炖），甘草3g。服药2剂后病情明显好转，后守上方继续辨证加减治疗半个月，寒热退，胁痛消，溲转清，转危为安。（《唐江山辨治急难重症验案七则》，《中国中医基础医学杂志》2017年第2期）

按语：本案患者右胁肋疼痛，往来寒热，邪在少阳，大便秘结，阳明里实，故为里实兼少阳证，选用大柴胡汤，和解少阳，内泻热结。小便色深如浓茶，舌质红绛，苔粗黄而干，脉弦数，乃湿热蕴毒，热盛伤阴，故加茵陈、蒲公英、郁金以清热利湿，疏肝利胆，再配以西洋参、石斛以益气养阴，诸药合用，共奏补虚泻实、扶正祛邪之功。

○ 医案二

葛某，女，50岁，2014年6月2日就诊。现病史：患者自述近1个月以来情绪紧张，导致脘腹胀满疼痛，食后加重，伴有嗳气、矢气多，口干口苦，时烘热汗出，大便2日1行，便干量少，解之费力，小便可，舌暗红，苔黄，脉沉弦。证属阳明少阳合病。治以和解少阳兼泻阳明腑实，方用大柴胡汤。处方：柴胡15g，枳实15g，白芍15g，黄芩10g，半夏10g，熟大黄10g（后下），生姜4片，大枣5枚。服药7剂，诸症皆缓，自觉脘腹胀痛明显减轻，嗳气减，大便2日一行，质可。后调理1周痊愈。（《活用经方治疗腹胀》，《中国中医药报》2016年第3期）

按语：本案患者情绪紧张，口干口苦，脘腹胀满，大便干结，苔黄，脉沉弦，为里实兼少阳证，方选大柴胡汤。大柴胡汤为小柴胡汤去人参、甘草，增生姜之量，加大黄、枳实、芍药而成，和解泻下并用。柴胡、黄芩疏泄少阳郁热；大黄、枳实内泻阳明热结，行气消痞；芍药柔肝缓急止痛；半夏、生姜和胃降逆止呕；大枣和中，调和诸药。诸药合用，共奏和解少阳、内泻热结之功。

○ 医案三

杨某，女，52岁。2012年2月13日初诊。患者形体中等，肤色黄，目睛充血。现病史：近3年来大便干结难解，3～4天一行，近3个月以来胃脘隐痛连及背痛，时有反酸嗳气，进食油腻后易引发胃痛，平素易发口腔溃疡，头晕时作，入睡难，常早醒，舌暗红，苔腻，脉弦滑。既往有乳腺小叶增生病史，4年前绝经。胃镜及病理报告提示萎缩性胃炎伴肠上皮化生。查体：血压130/80mmHg，剑突下按之不适。处方：柴胡20g，黄芩10g，姜半夏15g，枳壳20g，白芍20g，制大黄10g，干姜10g，大枣20g。15剂，每日1剂，水煎，服3日停2日。2012年4月9日二诊：服药后大便顺畅，每日1次，睡眠、嗳气好转，胃脘隐痛不适缓解，偶有反酸，恶心不适，晨起舌头麻，舌淡红、苔薄腻，脉弦有力。守方加厚朴15g，煎服方法同前。(《黄煌经方内科医案（七）——便秘治验3则》,《上海中医药杂志》2012年第7期)

按语：本案诊治未囿于西医学诊断，而从患者体质特点，以及症状入手。大柴胡汤多用于形体壮实、心下按之满痛的紧张型体质患者，其人体格壮实、颈短肩宽、胸围及肋弓角较大、腹部充实而按压有力、上腹部胀痛且按之不适，常伴高血压、血脂异常、肥胖、胆道及胰腺疾病等。患者大便干结、胃脘痛、反酸嗳气、苔腻、脉弦滑，选用大柴胡汤，主治表证未除、里证较急之少阳阳明合病，效如桴鼓。二诊时诸症减轻，出现“偶有反酸、恶心不适及晨起舌麻”，选用大柴胡汤合半夏厚朴汤，含继续调理体质之意，考虑到病势已变弱，未取半夏厚朴汤全方。

3. 厚朴三物汤

○ 医案一

武昌俞君，劳思过度，心绪不宁，患腹部气痛多年，或三五月一发，或一月数发不等。发时服香苏饮、越鞠丸、来苏散、七气汤等可愈。每发先感腹部不舒，似觉内部消息顿停，病进则自心膈以下少腹以上胀闷痞痛，呕吐不食。此次发而加剧，欲吐不吐，欲大便不大便，欲小便亦不小便，痛剧时口噤面青，指尖和鼻尖冷，似厥气痛、交肠交结之类。用龙胆泻肝汤等无效。诊脉弦劲，带滞涩象。痛利为虚，痛闭为实，观大小便俱闭，干呕和指尖、鼻尖冷，内脏痹阻较甚，化机欲息，病机已迫，非大剂推荡不为功。拟厚朴三物汤合左金丸为剂：厚朴八钱，枳实五钱，大黄四钱，黄连八分，吴茱萸一钱二分。服一剂，腹中鸣转，痛减；二剂，得大便畅行一次，痛大减，续又畅行一次，痛止。后以澹寮六和、叶氏养胃方缓调收功。嗣后再发，自服此方一二剂即愈。(《冉雪峰医案》)

按语：此方病亦发少、发轻、不大发矣。查厚朴三物汤药同小承气汤，不用小承气汤而用厚朴三物者，小承气汤以泻胃肠为主，厚朴仅用四钱，枳实仅用三枚，因气药只助泻药攻下；厚朴三物汤以通滞气为主，厚朴加用八钱，枳实加用五枚，故下药反助气药通利。药味相同，用量不一，则主治亦即不同。加左金者，借吴茱萸冲开肝郁。肝气升发太过，宜平宜抑；肝气郁闭较甚，宜冲宜宣。左金原方萸少于连，此方连少于萸。此病其来较暴，其去较速，苟非丝丝入扣，何能臻此？

○ 医案二

患者某，女，70 岁，2013 年 9 月 5 日就诊。便秘数年，加重 10 天，胃脘及腹部胀满疼痛，不喜温按，按之则痛，因便秘而致小腹胀痛，疼痛牵及胃脘，偶嗳气，矢气少，胸闷气短，口干欲饮，小便频，量少，涩痛，纳差，寐差，舌红，苔黄厚而干，脉弦数。处方：厚朴 20g，熟大黄 10g（后下），枳实 10g，火麻仁 30g，白芍 10g，炙甘草 10g，生姜 4 片，大枣 5 枚。水煎服，每日 1 剂，服药 7 剂。腹胀痛大减，大便每日 1 行，成形，小便调。(《经方论治腹满医案举隅》,《天津中医药》2015 年第 12 期)

按语：本案患者见便秘，脘腹疼痛、拒按，嗳气等腑气不通之实证。《金匮要略·腹满寒疝宿食病脉证治第十》云"痛而闭者，厚朴三物汤主之"。故选用厚朴三物汤，即小承气汤重用厚朴，适用于胀重于积之腹满。方中厚朴、枳实行气消满；大黄、火麻仁增液润肠通便；白芍缓急止痛；患者年事已高，故再加生姜、大枣、甘草以健脾养胃。诸药合用，行气通腑而不损脾胃。如清代程杏轩在《医述》中曰"胃气实者，攻之则去，而疾易愈"。内积已消，气机已通，二便可调。

○ 医案三

患者某，男，67 岁，2016 年 10 月 12 日初诊。主诉：干咳 3 个月余，突发左侧肢体活动不利 1 天。现病史：患者先天禀赋不足，既往有肺癌晚期、肿瘤多发性转移、高血压病、冠心病、糖尿病、陈旧性脑梗死病史。先后行吉西他滨 + 顺铂方案（GP）化疗 3 个周期。2016 年 10 月 11 日患者突发左侧肢体活动不利，时有头痛，全身乏力，血常规检

查示白细胞 3.37×10^9/L、红细胞 2.58×10^{12} /L、血小板 140×10^9/L；头颅核磁示右侧大脑多发性急性脑梗死。于 2016 年 10 月 9 日入院，入院后予西医急性缺血性脑卒中降脂及基础病常规治疗。头痛仍间断发作，每日需肌内注射盐酸布桂嗪 200mg 缓解疼痛症状，左侧肢体活动不利及全身乏力进行性加重，生命体征较稳定。刻诊：神清，精神差，头痛，左侧肢体活动不利，全身乏力明显，伴恶寒，时有咳嗽，咯少量白色黏痰，左上肢肌力 2 级，左下肢肌力 3 级，右侧肢体肌力 5 级，脘腹胀满，大便秘结,4 日未行，舌紫暗，苔浊腻微黄，脉沉弦。中医诊断：中风（中经络）、胀满。辨证：阳气素虚，风寒趁虚而入；痰浊痹阻，肺气失降；腑实便闭，气机壅塞，上犯颠顶。治以急先疏导气滞壅闭，荡涤胃肠积滞，给予厚朴三物汤。处方：厚朴 30g，生大黄 20g（后下），枳实 15g。1 剂，水煎，分 2 次口服。2016 年 10 月 13 日二诊：患者于 10 月 12 日 15：00 及 21：00 分别服中药两次，2016 年 10 月 13 日凌晨 1：00 大便通解，粪便黏滞黑色，便量不多，便后数分钟持续头痛即减。次日晨 7：00 又排便 1 次，便量较多，脘腹胀满、头痛再减。至次日查房时腑实便闭得通，气机壅遏得开，头痛随之减轻。(《厚朴三物汤、续命汤治疗中风急性期验案 1 则》,《中医杂志》2017 年第 20 期）

按语：根据初诊症状辨证分析，导致病情突然加重的原因是阳气亏虚，风寒外侵，气血闭阻，上犯颠顶，发为中风与头痛。究其原因，是腑气不通，湿浊停聚，气机壅滞。再视舌质紫暗、苔浊腻微黄，乃为腑闭湿滞、痰浊痹阻之象。再诊脉沉弦，确系阳气素虚、气滞腑实之候，故治疗的关键乃疏导气滞壅闭，荡涤胃肠积滞。遵《金匮要略·腹满寒疝宿食病脉证治第十》“痛而闭者，厚朴三物汤主之”之法，以厚朴三物汤疏导肠胃，荡涤实邪。1 剂后，腑实便闭得降，气机壅遏得开。服药后得下，所下非燥屎，盖便浊也。初诊方厚朴三物汤虽非直接治疗头痛之方，但通过开便闭、通腑气，达到了升清阳、降浊阴、通气滞的目的，故二诊胀满及头痛均减。

4. 大承气汤

医案见第二章“大承气汤”。

5. 大建中汤

○ 医案一

徐某，男，42 岁，2015 年 9 月 16 日就诊。胃炎病史 5 年，遇寒或食生冷之物时疼痛发作。10 天前冒雨受凉，晨起后即腹痛呕吐。在当地治疗后疼痛减轻。5 天前腹痛加重，恶心腹满，呕吐清水。检查后排除外科疾患，经对症及支持治疗后症状有所减轻。今再次腹痛，且疼痛剧烈。腹部到心胸皆满痛，痛无定处，不可触近，指凉，口中和，呕吐清水，舌淡，苔白，脉沉弦。此乃中阳素虚，复因寒邪直中胃腑，寒主收引，阳气被遏而不得舒展，气机阻滞，故胃痛暴作。气机升降受阻，浊阴上逆，故呕吐清水。急用大建中汤以温中补虚，降逆止痛。药用：花椒 10g，干姜 15g，人参 10g，小茴香 6g，荜茇 3g，饴糖 30g（冲服）。水煎服，每日 1 剂。服药后次日呕吐止，继以粥糜、附子理中丸调理善后，随访未复发。（《经方治疗疑难病举隅》，《实用中医药杂志》2017 年第 6 期）

按语：本案患者每值遇寒，或食生冷，胃脘疼痛发作。此次冒雨受凉，寒邪乘虚结聚胃腑，恶心腹满，呕吐清水。寒气不解，充斥脏腑经络，心胸满痛，痛无定处，不可触近。《金匮要略·腹满寒疝宿食病脉证治第十》言“心胸中大寒痛，呕不能饮食，腹中寒，上冲皮起，出见有头足，上下痛而不可触近，大建中汤主之”，“痛而不可触近”从表面看似乎是实证，但其痛无定处、口中和、指凉、脉沉皆为虚寒证表现。故用大建中汤，治以温补建中，散寒止痛。蜀椒、干姜温中散寒，人参、饴糖养胃补虚、和中缓急，再加荜茇、小茴香暖胃止痛，故能获效。

○ 医案二

患者某，男，72 岁，2009 年 10 月 11 日就诊于本院。患者 3 年前曾有过阑尾炎切除病史，自述术后身体一直不佳，时常有恶寒、头晕、纳差、乏力等。平素不敢多食，否则食后腹胀不适，便秘、腹泻常常交替出现。自述昨日过食水饺又着凉，夜间腹部作痛，疼痛呈阵发性，疼痛较为剧烈。疼痛时腹部有多处包块突起，肠鸣音加重，腹部包块时聚时消，伴有全腹饱胀，肛门排便、排气停止。查体：腹部拒按，全腹压痛、反跳痛，肠鸣音亢进，有气过水声，腹部可见肠形。腹部 X 线片示腹内有多个气液平。该患者神色疲惫，语声无力，气息均匀，舌质淡红，舌苔白腻，脉弦细。西医诊断：急性肠梗阻。中医诊断：腹痛。证属脾胃虚寒，寒湿凝滞，夹积夹滞。予以温中散寒，缓急止痛，并佐以化食消积除胀，予以大建中汤加减。人参 9g，饴糖 30g，川椒 10g，炒神曲 10g，厚朴 10g，枳实 6g，干姜 10g，炒麦芽 12g，焦山楂 12g。每日 1 剂，水煎服，共服 3 剂。并嘱其禁饮食，静脉输液。3 剂后，患者自述腹痛、腹胀大为减轻，腹部肠形消失，腹透示已无气液平，仅有轻度腹胀。服药间排便 3 次，效不更方，上方继服 3 剂后，腹痛、腹胀完全消失。腹诊时，腹部柔软，已无压痛。患者索要饮食，自述有饥饿感，食后无不适感。再次复查腹透无异常。继服香砂六君子汤 2 剂善后。以后随诊 1 年无异常。（《经方治疗急腹症验案 3 则》，《中国中医急症》2015 年第 3 期）

按语：本案患者年事已高，有腹部手术病史，常见纳差、乏力，恶寒、大便不调，脉弦细等症。患者平素中焦虚寒，脾失健运，运化无力，再加饮食不当，食后着凉，导致剧烈腹痛阵作，拒按，压痛、反跳痛，全腹饱胀，多处包块突起，时聚时消，肠鸣音亢进，有气过水声，腹部可见肠形，肛门排便、排气停止，腹内有多个气液平。辨为脾胃虚寒，寒湿凝滞，夹积夹滞。《金匮要略·腹满寒疝宿食病脉证治第十》云“心胸中大寒痛，呕不能饮食，腹中寒，上冲皮起，出见有头足，上下痛而不可触近，大建中汤主之”。与本案相符。方中干姜温中散寒，花椒止痛温中，人参健脾益气，饴糖有补益脾胃且又有缓急止痛的功效，枳实、厚朴行气止痛化积除胀，神曲、焦山楂、麦芽健脾消食，药证相符，其效显著。

○ 医案三

刘某，男，62岁，退休干部。2008年9月10日初诊。胃脘隐痛间作6年，胃脘剧痛、腹中冷4小时。6年前即出现胃脘隐痛，其痛悠悠，喜温喜按，得食痛减，遇劳或受凉后加重，因能耐受未予重视。今年7月9日，在家人督促下行胃镜检查，示十二指肠球部溃疡，胃体下部后壁溃疡，慢性浅表性胃炎。间断性口服西药治疗1个月，前症似有缓解。4小时前吃冰西瓜后突起腹中冷，胃脘剧痛，呕不能食，四肢厥冷，在当地医院肌内注射曲马多后出现头晕，呕吐加剧。刻下症见：脘痛不休，疼痛较剧，腹中冷，拒按，泛恶欲吐，不能进食，口不渴，小便清长，肠鸣，腹泻稀水样便2次，汗出肢冷，手足不温，形瘦面白，神疲乏力气怯，舌质暗淡、边有齿痕、苔白腻，脉沉细。X线立位腹部片未见隔下游离气体，无肠管积气征象。大便潜血试验阴性。西医诊断：消化性溃疡；慢性浅表性胃炎。中医诊断：胃痛。证属中焦虚寒，阴寒内盛。治拟温中补虚，和胃降逆止痛。予足三里、中脘穴隔姜灸。方用大建中汤加减：党参20g，炙甘草10g，川椒10g，炮姜炭10g，海螵蛸15g，白芍10g，黄芪20g。5剂。当日服药1剂后胃脘痛大减，手足转温，出汗止，3剂后大便转干，纳食增加。遂守原方加减再进5剂，后改为黄芪建中汤加减调治2个月，3个月后胃镜复查，示十二指肠球部溃疡已愈合，胃体下部后壁溃疡为愈合期。（《运用经方治疗消化性溃疡的体会》，《中国中医药现代远程教育》2011年第7期）

按语：本案患者过食寒凉，胃脘剧痛，拒按，呕不能食，四肢厥冷，腹泻，手足不温。虽见疼痛拒按等实证之象，但结合患者平素胃脘隐痛、喜温喜按、得食痛减、劳累或受凉后加重，以及刻下形瘦面白，神疲乏力气怯，舌质暗淡、边有齿痕、苔白腻、脉沉细等症，辨证为中焦虚寒，阳气虚衰，阴寒内盛，方用大建中汤治疗，切中病机，同时灸治结合，标本兼顾。尤怡言“欲求阴阳之和者，必于中气，求中气之立者，必以建中也"。大建中汤出自《金匮要略·腹满寒疝宿食病脉证治第十》"心胸中大寒痛，呕不能饮食，腹中寒，上冲皮起，出见有头足，上下痛而不可触近……"川椒为温脾暖胃散寒之效药，乃大建中汤制方之特点，辅以干姜大辛大热，温中止痛；人参、饴糖甘缓建中。

○ 医案四

患者某，男，58岁，农民，2008年1月5日初诊。腹痛反复发作7年。自诉病之起因不明，初为一过性腹部窜痛，时起包块，发作突然，持续时间长短不一，短时半晌，长时数日，轻时忍之待解，重时汗出淋漓、辗转反侧，发作间歇从未超过3天。曾经多种检查而未发现器质性病变，经西医按肠痉挛、不全性肠梗阻、肠神经官能症、肠功能紊乱、腹痛原因待查及中医按瘕聚、气裹寒等诊断治疗，均未能有效控制发作。近2年其发作以下午及夜半居多，对饮食冷热之喜恶常不明显，为防止发作，患者多年来从未敢进食生冷。现症见形瘦神疲，面色萎黄，形容憔悴，舌质嫩、色淡白、苔薄白，脉弦细。此为脾肾虚寒之证。处方：干姜3包，蜀椒3包，人参2包，肉桂2包，沉香3包，杏仁1包。3剂，每剂同红糖100g溶于500ml开水中，每日分2次热服，药后温覆保暖。2008年1月8日复诊：自诉初进汤药腹中觉热，时时肠鸣，舒服异常，3天来腹痛未作，偶有腹中气裹翻腾但均未致疼痛发生。守方3剂，服法同前。2008年2月26日三诊：上药用完后1个月来未再发作。嘱以附子理中丸及桂附地黄丸巩固善后。(《经方治验4则》，《中国中医药信息杂志》2008年第11期)

按语：本案患者现症见形瘦神疲，面色萎黄，形容憔悴，舌质嫩、色淡白、苔薄白，脉弦细，查无热象。近年来间断腹痛每发于午后及夜半，正值阳明、少阴当令之时。日夕为天阳已虚，子时为地寒正盛，此时天助阴寒、地伐正虚。阳明虚则腑气下行失承，少阴寒则中阳之运失助，已虚之阳与阴寒之邪抗争则发腹痛，故以病甚。仲景云"心胸中大寒痛，呕不能饮食，腹中寒，上冲皮起，出见有头足，上下痛不可触近，大建中汤主之"。然此案为中、下焦有寒气，莫可照搬，故以大建中汤及《和剂局方》大顺散合方，重用温肾理气的沉香，中、下焦同理，虚实并调。

6. 大黄附子汤

○ 医案一

夏某，女，72岁。2013年2月19日于正常体检时发现CA125不明原因升高，同时伴有下腹胀痛、胸闷、消瘦1个月余，遂在当地肿瘤医院明确病因及进行相应治疗。B超提示胸腹腔有中等量的积液。抽吸腹水后，病理检查结果提示为中度分化型癌伴胸腹腔、肺、淋巴结、骨盆、髋骨转移。患者拒行放化疗，经人介绍，寻求中医药治疗。2013 年 3 月 25 日初诊，观其神色，面色苍白无华，表情沉默，少气懒言，四肢不温，下腹畏寒胀痛，大便干结，3 ～ 4 天一次，小便量少。兼见胸胁支满，偶有咳嗽，食纳差，口淡不欲饮，乏力，睡眠一般，舌质淡红，苔白，脉滑紧。综观脉症，辨为癥瘕，属阳虚饮停证，治当温阳化饮。拟方：大黄附子汤合苓桂术甘汤加减。用药：大黄 9g，附子 12g，细辛 3g，茯苓皮 10g，桂枝 6g，白术 10g，甘草 5g，麦芽 10g，山楂 10g，珍珠母 10g，大腹皮 10g，枳壳 10g。7 剂。水煎服，分 2 次服完，1 日 1 剂。2013 年 4 月 15 日二诊：患者服药后腹胀、腹痛明显减轻，无胸闷咳嗽，仍畏寒肢冷，食纳一般，舌淡红，苔白，脉滑。处方为上方加党参 15g，鸡内金 5g，灵芝 15g。12 剂。服法同前。2013 年 5 月 6 日三诊：患者诉无腹痛、腹胀，且每餐能进食少量米饭，大便 2 天 1 次，精神状况大为好转，语气有力，言谈甚欢，观舌质红，苔薄黄，脉弦数。原方去桂枝、茯苓皮、白术，另加莪术 10g，全蝎 5g，炮姜 10g，大黄加至 10g。12 剂。用法同前。2013 年 5 月 31 日四诊：患者基本恢复正常生活，下腹无胀痛，不畏寒，四肢温暖，饮食、睡眠、大小便均可，舌质红，苔薄白，脉平有力。复查 B 超胸腹腔积液量较前明显减少。(《大黄附子汤治疗癥瘕 1 例》,《中国药物经济学》2013 年第 S1 期）

按语：本案患者年高久病，阳气虚衰，气化不利，水湿内停，寒湿阻于肠道，传导失职，大便不通，不通则痛，导致腹胀、腹痛。患者初诊时面色苍白无华，表情沉默，乏力，少气懒言，四肢不温，此为寒凝日久，邪实内蕴，久发成癥所致的“大实有羸状”。虽外见虚象，却由寒积里实，水饮内停引起，病性属虚实夹杂，方从大黄附子汤加减。仲景云“病痰饮者，当以温药和之”。故配以利寒湿之苓桂术甘汤，以茯苓、桂枝温阳化气，佐以白术健脾燥湿，炙甘草调和诸药，助桂枝以辛甘化阳，益气利水，合白术以健脾利湿。标本同治，表里兼顾，使里实之邪由表去之，由里通之。然患者体弱，运用此方应中病即止，通利邪实后期以补益脾肾之药扶助阳气，辅邪外出。

○ 医案二

冯某，女，45 岁。因大便秘结 5 年，加重 6 个月，于 2002 年 10 月 12 日就诊。5 年前，患者无明显原因出现大便秘结，大便日行 1 次，未曾治疗。近 2 年来病情加重，且时有腹胀、腹痛、嗳气，自用果导片或番泻叶，大便得通后诸症消失。6 个月前，大便四五日一行，用上法无效，到当地某医院给予清热通腑的中药治疗，病情时有缓解，停药后病情同前。于 3 个月前到某中医院，根据胃镜结果诊断为浅表性胃炎，给予温中健脾之理中汤合四逆汤加减。腹胀、腹痛时有缓解，大便仍干，2～3日1行，但每当饮食寒冷之品则腹胀、腹痛、大便秘结加重。经介绍前来诊治。患者平素畏寒喜暖，喜进热饮，现自觉疲劳无力，每饮生冷之品则腹胀、腹痛、嗳气加重，劳累后时有心慌、气短、大便干，3日1次，小便清白，舌白润无苔，脉沉弦。中医辨证为脾肾阳虚、寒积里实之便秘。急则治其标，治宜温阳散寒，泻结行滞。方用大黄附子汤加减。药为制附子9g，细辛5g，桂枝6g，炙甘草4g，厚朴6g，大黄3g。3剂。每日1剂，水煎2次，共取汁450ml，分3次口服。二诊：大便通畅，腹痛、腹胀已无，仍感疲劳乏力，畏寒喜暖，劳累时自觉心慌、气短，舌白苔薄，脉沉弱。寒积已去，唯脾肾亏虚未复。给予人参归脾丸合肾气丸以善后，每次各1丸，每日2次。用丸药15日后，怕冷疲劳感缓解，未再复诊，即续用丸药3个月后诸症消失。(《大黄附子汤治疗顽固性便秘验案1则》,《河北中医》2004年第6期）

按语：本案患者平素畏寒，喜进热饮，疲劳无力，每饮生冷之品后诸症加重，且劳累后时有心慌、气短、大便干结、小便清白，舌白润无苔，脉沉弦，乃素体脾肾阳虚，内有寒积之象。初期虽治以清热通腑，意欲“邪有出路”，恍若痊愈。但停药后阴寒不去，肾阳亏虚不能温化，旋而复闭。更医再诊时，虽抓住内寒之病机，但积聚无路可出，故大便秘结终不能尽除。非温不能去其寒，非下不能荡其积，故方用大黄附子汤温阳散寒，泻结行滞；加桂枝、炙甘草辛甘化阳、益气通脉而补心脾，助附子细辛温阳散结；厚朴下气消积，助大黄荡涤肠胃，泻除积聚。程门雪曾言：“大黄苦寒，走而不守，得附子、细辛之大热，则寒性散而走泄之性存。”故本方仅用大黄3g，配以大量温热药佐制，使其变苦寒为温下，邪有出路，为全方用药画龙点睛之笔。

○ 医案三

陈某，男性，68岁，1997年11月20日初诊。患者原有慢性支气管炎、肺气肿病史20年。1周前因受冷后出现咳嗽，咯痰色白量多，呼吸急促，动则喘息，张口抬肩，不能平卧，胸闷心悸，面目及下肢浮肿，腹胀纳呆，形寒肢冷，大便3日未行，小便短少。神清倦怠，口唇发绀，端坐呼吸，颈静脉怒张，桶状胸，肋间隙增宽，两肺呼吸音减弱，叩诊呈过清音，两肺可闻及大量哮鸣音及湿性啰音，心率120次/分，心律不齐，心界扩大，心音低钝，腹部稍隆，肝肋下约2cm，肝颈回流征阳性，两下肢呈凹陷性水肿，舌质紫暗，苔白厚腻，脉沉细。西医诊断：肺心病、心力衰竭Ⅲ级。中医诊断：心悸、喘证、肺胀。证属阳虚水泛，痰瘀互结，腑气不通，本虚标实。治拟益气温阳，通腑利水，标本兼顾。方用大黄附子汤加味。药用：大黄12g，淡附片6g，丹参、党参、车前子各15g，葶苈子、紫苏子、杏仁、紫菀、茯苓各10g，细辛3g。3剂后大便已通，尿量增多，浮肿消退，咳喘减轻，能平卧。效不更方，仅将方中大黄改制大黄 6g，余药不变，再服 7 剂，咳喘减，水肿消失，呼吸平顺，心悸好转，纳食大增，心衰得以控制。再用金匮肾气丸及固本咳喘片交替服用以巩固疗效。随访至今，虽有几次发作，均经门诊中药治疗好转，未见心衰复发。(《大黄附子汤治疗急危重症举隅》，《中国民间疗法》2001 年第 9 期)

按语：本病病变首先在肺，继而影响脾、肾，最后病及心。病机主要为正虚、痰浊、水饮、瘀血互为影响，相兼为病，且因肺与大肠相表里，肺气肃降，大肠之气亦随之而降，而大肠传导通畅则肺气才能和利。方中大黄通下逐瘀，加丹参活血化瘀，能使腑气得通，瘀血得化；附子、细辛温阳散寒，合党参、茯苓健脾益气；葶苈子下气平喘，能加强附子强心之效；杏仁、紫苏子、紫苑止咳化痰；车前子利水消肿。诸药配伍，具有温阳益气、通下逐瘀、利水平喘之功，可改善心肺功能，有效控制肺心病心衰的发生。

7. 乌头煎

患者某，年 50 余岁，有多年宿恙，为阵发性腹痛。曾做阑尾炎手术，术后并无异常。自述发作皆与寒冷疲劳有关。症见腹痛频作，痛无定位，唯多在脐周围一带，喜温可按，痛甚则大汗出，舌质淡，苔薄腻而滑，脉沉弦。此为寒气内结，阳气不运。寒则凝泣，热则流通。寒者热之，是为正治。曾投理中汤，药力尚轻，不胜病。非大乌头煎不可，故先小剂量以试探之。乌头 4.5g，因药房蜜煎不便，盖蜜者缓其毒也，以黑豆、甘草代之。2 剂后，腹痛未作，汗亦未出，知药证相符，乌头加至 9g。4 剂后复诊，腹痛已止，只腹部微有不适而已。现症见腻苔已化，舌转嫩红，弦脉缓和，知沉寒痼冷得乌头大热之品，涣然冰释矣。(《名医名案选》)

按语：本案患者年逾半百，既往有阑尾炎手术史。主症为阵发性腹痛，发作每与寒冷、疲劳诱因相关，疼痛部位多见于脐周，喜温，随疼痛加剧而大汗出，舌淡，苔薄腻而滑，脉沉弦，为沉寒痼结，阳气不行之寒疝腹痛。《金匮要略·腹满寒疝宿食病脉证治第十》言："……绕脐痛，若发则白汗出，手足厥冷，其脉沉弦者，大乌头煎主之。"故用大乌头煎，治以破积散寒止痛。乌头大热，祛寒助阳，缓和疼痛。用蜜煎制约乌头毒性，延长药效，本案以黑豆、甘草替代。

8. 当归生姜羊肉汤

○ 医案一

曾某，女，24 岁，2018 年 11 月 24 日初诊。全身反复起风团 2 年余，晨起或受凉后出现白色风团伴瘙痒，4～24小时内消退，反复发作。昨夜受凉后面部、四肢开始出现白色风团，瘙痒明显，影响睡眠，今晨来就诊时四肢风团尚未消退，瘙痒剧烈，患者平素体质欠佳，怕冷易感风寒。纳眠欠佳，二便调，舌淡，苔薄白，脉细。查体：四肢可见散在水肿性白色风团，高出皮面，压之褪色，诊断为冷荨麻疹，辨证为气血两虚证，治以调补气血，息风潜阳。予当归生姜羊肉汤加减。药用羊肉250g，生姜5片，当归30g，桂枝25g，生黄芪100g，嘱患者五物同煮，待羊肉熟后，去渣喝汤，3日1剂，连服2剂。1周后患者复诊时自述风团较前明显少发，瘙痒缓解。循效不更方原则，嘱患者继续服用上方2周。2018年12月15日二诊，患者诉现已无新发风团，恶寒情况明显好转，予复方甘草酸苷片口服，3片/次，1日3次。3个月后电话回访无复发情况。(《当归生姜羊肉汤治疗冷荨麻疹1例》,《皮肤病与性病》2019年第4期)

按语：原发性获得性冷荨麻疹可突然发生于任何年龄，常见于浸入冷水或接触寒冷处，数分钟内发生，局部有瘙痒的水肿和风团，可发生类似组胺休克的全身症状，多见于面、手部，严重者身体其他部位也可累及。冷荨麻疹中医病名为“瘾疹”,《诸病源侯论·风病诸侯下·风瘙身体瘾胗侯》云“白轸得天阴雨冷则剧，风中亦剧，得晴暖则灭，著衣身暖亦瘥也”。中医学认为，寒冷性荨麻疹多由于营卫失和、风邪入侵引发，该患者素体虚，外感风寒之邪致腠理闭塞，营卫失调，筋络阻隔而发为白色风团，治当益气养血。方中当归养血通脉；生姜温中散寒；羊肉为血肉有情之品，治以补气生血，取《素问·阴阳应象大论》“形不足者，温之以气，精不足者，补之以味”之意；加以生黄芪实卫固表，与当归同用，取其养血祛风之功效；桂枝通筋络、祛风寒。药膳“寓医于食”，为祖国传统医学知识与烹调经验相结合的产物，可有效提高患者的依从性。

○ 医案二

孙某，男，8岁，学生，1986年2月10日初诊。家长诉说，患儿尿床8年，多方求医，服药繁杂而无效，尿床迁延至今，小孩苦恼，家长忧心。现症：面色淡白，神疲倦怠，睡眠深沉，不易叫醒，每晚尿床5～6次，舌苔薄白，脉细无力。先天禀赋不足，肾气未充，气化无力，膀胱失约。治法：补气养血，益肾缩泉。方药：当归生姜羊肉汤加益智仁10g。1986年2月13日二诊：患儿服上方3剂后，夜尿明显减少，每晚尿1～2次，精神转佳，但仍不易叫醒，上方加炙麻黄9g，又服10剂。1986年2月23日三诊：家长欣喜告知，儿子不尿床已有3日，面色红润，奔跳有力，嘱继服上方3剂以巩固疗效。(《论经方在男科的应用》,《光明中医》2012年第8期)

按语：本案患者面色淡白，神疲倦怠，睡眠深沉，不易叫醒，每晚尿床5～6次，舌苔薄白，脉细无力，为先天禀赋不足，肾气未充，气化无力，膀胱失约所致。选用当归生姜羊肉汤补养气血，益智仁补肾缩泉。复诊再加麻黄，宣肺利水。肺为水之上源，肾为水之大主，肺肾通调水道，气化正常，则膀胱约束有力，排尿自能控制。

○ 医案三

患者某，女，22 岁，2007 年 12 月 10 日就诊。患者素有手足不温的症状，且痛经有 8 年病史，每次经期第 1 天就会小腹部疼痛，持续几个小时，痛势剧烈，冷汗淋漓，手足厥冷，遇温则疼痛稍减，欲呕吐，呕后则减，食生姜泡水后有所缓解。平时常大便干结，舌红，苔白，脉弦细。辨为寒凝经脉，气血亏虚。治宜温经散寒，柔肝缓急。方用当归生姜羊肉汤。羊肉 125g，生姜 60g，当归身 40g，糯米酒 175g。10 剂，每天午餐和晚餐前分别服用 1 次。服药后，手足不温的症状消失，大便通畅，下次月经来时没有再发生痛经。(《经方化裁治验 2 则》,《世界中医药》2009 年第 3 期）

按语：本案患者平素手足不温，每值经期痛势剧烈，冷汗淋漓，手足厥冷，遇温痛减，欲呕吐，大便干结，舌红苔白，脉弦细。辨为血虚内寒之证。《素问·阴阳应象大论》言“形不足者，温之以气；精不足者，补之以味”，故选用当归生姜羊肉汤。方中当归养血活血，羊肉养血补虚散寒，生姜散寒止痛，共奏补血温经散寒之效。

○ 医案四

魏某，女，33 岁，农民，2004 年 11 月 20 日初诊。病发于 6 年前，产后 40 日，时值冬季，患者骑自行车受严寒侵袭，浑身冻透，从那以后渐渐出现身体内发冷，逐渐加重，近来尤甚，遂来医院就诊。自诉浑身冷痛，头中冷痛尤甚，浑身肌肉一触即痛，腰困痛，气短胸闷，耳鸣，舌质淡，苔薄白，两脉沉细，尺部尤甚。此乃血虚寒凝，治当温经散寒、温阳补虚，遂投以当归生姜羊肉汤，当归 100g，生姜 120g，羊肉 500g，三物同煮，肉熟则去渣喝汤，不拘时服，日尽 1 剂，连服 2 剂。于两日后再诊，自言效不著，遂又细阅《金匮要略》，看到当归生姜羊肉汤条文后有“痛多而呕者，加橘皮二两，白术一两”，于是在原方中加橘皮 20g，白术 10g，嘱再服 2 剂。患者自思病久，恐服 2 剂仍难见效，遂连服 8 剂，大见功效，来诊时见气短愈，浑身疼痛大减，头身中冰凉也大减，唯腰髋部仍感冰凉，脉象较前大有好转，面色也见红润。又处以当归 50g，生姜 60g，羊肉 200g，嘱再服 3 剂，患者服后症状又减，连耳鸣也明显减轻，嘱再服数剂以善其后。(《当归生姜羊肉汤治验举隅》,《河南中医》2007 年第 1 期）

按语：本案患者产后气血皆虚，卫外之力不足，触冒风寒，邪气侵入，凝滞于血中而不去，出现种种证候。辨为血虚里寒证，治以补血散寒，选用当归生姜羊肉汤。重用当归以补血养血，其性偏温，与生姜相配，可温经散寒，通行脉络。羊肉性大热，可温补阳气，又因其为血肉有情之品，故善填补阴精，对血虚者尤为适宜。前2剂无大效，恐是病久药少，尚未显其功效。后加入白术，资其化源，化源足则气血旺，气血旺则可胜邪；陈皮可防补药之滞，且取其辛散之性以通行气机，气行则血行，气血运行通畅则风寒之邪易去。

○ 医案五

胡某，女，28岁，初诊。主诉：腹痛，头眩。现病史：目花，耳鸣，泛恶，缺乳，带下。查体：舌象为舌淡红，苔薄白。脉象为弱脉，细脉。西医诊断：腹痛。中医诊断：产后腹痛。证型：气血虚弱。治宜：益气补血。处方：当归生姜羊肉汤加减。当归9g，鸡血藤15g，白芍9g，补骨脂12g，小茴香12g，丹参9g，生姜30g，羊肉90g。（何任名医工作室）

按语：患者由于血虚加寒，故腹痛多表现出绵绵作痛，喜温喜按的特点，由血虚不濡，阳虚不煦，筋脉失养，拘急作痛。其治疗当从养血通经、温阳散寒两方面入手。当归生姜羊肉汤用当归养血，用生姜散寒，羊肉性温，补虚益血，《素问·阴阳应象大论》所谓“形不足者，温之以气；精不足者，补之以味”之意。

9. 乌头桂枝汤

○ 医案一

袁某，青年农妇，体甚健，经期准，已育子女三四人矣。一日，少腹大痛，筋脉拘急而未少安，虽按亦不住，服行经调气药不止，迁延十余日，病益增剧，迎余治之。其脉沉紧，头身痛，肢厥冷，时有汗出，舌润，口不渴，吐清水，不发热而恶寒，脐以下痛，痛剧则冷汗出，常觉有冷气向阴户冲出，痛处喜热敷，此由阴气积于内，寒气搏结而不散，脏腑虚弱，风冷邪气相击，则腹痛里急，而成纯阴无阳之寒疝。窃思该妇经期如常，不属于血凝气滞，亦非伤冷食积，从其脉紧肢厥而知为表里俱寒，而有类于《金匮要略》之寒疝。其谓“腹痛脉弦而紧，弦则卫气不行，即恶寒；紧则不欲食，邪正相搏，即为寒病”。又“寒疝腹中痛，逆冷，手足不仁，若身疼痛，灸刺诸药不能治，抵当乌头桂枝汤主之”。本病症状虽与上引《金匮要略》原文略有出入，但阴寒积痛则属一致。因处以乌头桂枝汤：制乌头四钱，桂枝六钱，芍药四钱，甘草二钱，大枣六枚，生姜三片，水煎，兑蜜服。上药连进二帖，痛减厥回，汗止人安。换方当归四逆加吴茱萸生姜汤：当归五钱，桂枝二钱，细辛一钱，芍药、木通各三钱，甘草、吴茱萸各二钱，生姜三片，以温通经络，清除余寒，病竟愈。（《治验回忆录》）

按语：本案患者以腹痛为主症，服行经调气药无效。《金匮要略·腹满寒疝宿食病脉证治第十》言“寒疝腹中痛，逆冷，手足不仁，若身疼痛，灸刺诸药不能治，抵挡乌头桂枝汤主之”。寒结于内，见腹痛剧烈；寒邪痹阻肌表，营卫不和，见头身痛；阳气虚衰，不能达于四肢，见肢体厥冷。故病属内外皆寒。治以两解表里寒邪，方选乌头桂枝汤。方中乌头祛寒止痛，桂枝汤调和营卫以散表寒。

○ 医案二

马某某，男，36岁，1994年8月6日初诊。患者平素怕冷，暑季席地而卧，醒来腰部剧痛，丝毫不得动弹，由家人抬来就诊。诊见腰部被动体位，不能活动，疼痛难忍，冷汗出，舌淡红，苔薄白，脉沉细。此为阳虚寒侵，阳气不运，寒阻经脉。以乌头桂枝汤治疗：制川乌12g（另包，生姜水先煎），桂枝10g，炒白芍10g，大枣10枚，炙甘草5g。上药煎服2剂，仅存腰部微痛，活动自利。继服2剂痊愈。(《〈金匮要略〉方临证新用举隅》,《山西中医》1997年第6期)

按语：本案患者素体阳虚，而生内寒。暑季贪凉，席地而卧，复受外寒侵袭，留滞经脉，收引肌表，不通则痛。证属表里俱寒，阳气痹塞，治以乌头桂枝汤。乌头桂枝汤出自《金匮要略·腹满寒疝宿食病脉证治第十》，主治“寒疝腹中痛，逆冷，手足不仁”。方中乌头大辛大热，祛寒止痛；桂枝汤调和营卫，解肌散寒。

10.《外台秘要》乌头汤

患者某，男，75岁，反复胸闷痛1年余，加重1个月余。2015年7月3日来诊，既往有高血压、糖尿病、高脂血症病史。2014年因反复活动后胸闷痛行冠状动脉造影提示冠状动脉三支病变，其中左冠状动脉前降支99%狭窄，右冠状动脉90%狭窄，尝试行支架植入术失败，心外科会诊考虑搭桥手术风险极大，建议患者保守治疗，遂长期服用抗血小板聚集、调脂稳斑及改善心室重构等药物治疗，症状反复，近1个月以来反复出现胸闷痛憋气，安静状态即可出现，活动或餐后加重，放射至左肩背，持续十余分钟，每日发作5～6次，自行加服单硝酸异山梨酯治疗无效。症见：神疲，心前区闷痛，放射至肩背部，乏力，伴咳嗽咯白色痰涎，形体肥胖，畏寒，纳呆，舌质暗、苔白腻，双脉寸弱，关尺部沉滑。查体：血压 128/74 mmHg，心率 80 次 / 分，心界向左下明显扩大。中医诊断：胸痹。辨证为阳气亏虚、痰浊痹阻。治宜温阳宣痹、豁痰止痛。处方：麻黄 10g，白芍 10g，黄芪 20g，制川乌 5g，桂枝 10g，栝楼 20g，薤白 12g，法半夏 15g，甘草 6g。7 剂，水煎服。二诊：患者诉胸闷痛程度大减，每日发作 1 ～ 2 次，皆活动后出现，静息时已无明显不适，咳嗽咯痰较前减轻，畏寒减轻，诉自觉胸中有寒气，考虑胸阳不振，仍守原方加高良姜 12g。7 剂，水煎服。三诊：患者诉已无胸闷痛不适症状，胃纳仍差，考虑胃阳未复，浊阴未降，前方加山楂 12g，大枣 5 枚。15 剂，水煎服。2 个月后随访，患者未再发生胸闷痛，纳食好转，精神转佳，可从事家务活动。(《乌头汤合方治疗顽固性心绞痛验案 3 则》，《山东中医杂志》2020 年第 3 期）

按语：该患者年老体虚，素体肥胖，阳气亏虚，胸阳不振，下焦阴邪乘虚犯上，津液不能蒸化，聚而为痰，痰气痹阻心脉，不通则痛。故以乌头汤合栝楼薤白半夏汤加减治疗。制川乌大辛大热，温振阳气，逐寒止痛；麻黄、桂枝宣通郁遏之阳气，利气机，调血脉；以栝楼、薤白通阳化痰，开胸顺气；加半夏化痰降浊；黄芪补气行血中之滞；兼以高良姜温胃散寒；山楂、大枣养脾健胃。

11.《外台秘要》柴胡桂枝汤

患者某，男，52 岁，2017 年 10 月 22 日初诊。现病史：患者自诉胃脘胀痛多年，痛时连及肝区，饭后或着急后加重。刻下症：胃脘时胀痛，唇炎，身恶寒，夏日亦着长衫，足底有韭叶大小面积自觉寒冷，大便不成型，舌质淡嫩、苔黄白腻，脉滑尺弱。西医诊断：慢性浅表性胃炎。中医诊断：胃脘痛。辨证：肝郁脾寒，肾阳亏虚。治以疏肝暖脾，温肾潜阳，予柴胡桂枝汤加减。柴胡 10g，炒黄芩 10g，法半夏 10g，桂枝 10g，炒白芍 10g，干姜 15g，黄芪 20g，炙甘草 15g，大枣 10g，木香 8g，制附片 15g，熟地黄 25g，龟甲 10g，黄柏 8g，当归 15g，肉苁蓉 10g。14 剂，水煎，每日 1 剂，分 2 次饭后温服。二诊（2017 年 11 月 5 日）：腹胀减轻，但心下及两胁仍自觉有气走窜，窜至心下则胀，下午 5 点半胀重，无呃逆吐酸，心下怕冷，唇干唇裂，足底凉减，二便常，舌质淡偏红，苔薄黄白略干，脉滑利有力。处方为前方柴胡剂量加至 18g，半夏剂量加至 20g，加高良姜 10g，炙香附 10g，吴茱萸 10g。21 剂，煎服法同前。后仍以此法加减化裁。(《王庆国治疗胃脘病三法》，《中华中医药杂志》2020 年第 1 期）

按语：本案患者为肝郁脾寒之证，食入不化则脾胃壅，情志过激则肝气郁，故饭后或着急后胃脘疼痛加重，结合身恶寒、足冷、尺弱等表现，患者亦有肾阳亏虚之征象。故以柴胡桂枝汤调肝温脾，加木香助理气，加黄芪、当归，合桂枝汤即取归芪建中汤之意以助温中。本案出现的唇炎为虚火上灼所致，故加附子、熟地黄、龟甲、黄柏、肉苁蓉，为化用引火汤及潜阳封髓丹法，在温养肾火的基础上引火归元。药证相符，故二诊症减。效不更方，加高良姜、香附、吴茱萸等药增强辛通温养之力。

12.《外台秘要》走马汤

民国十年，重庆兴修公路，线上掘荒冢甚多。一日归家途中，见一男子呼号腹痛难忍。止而诊之曰：此为《金匮要略方论》所附“外台走马方汤”证也。乃书医案云：“因掘亲冢，腹痛难忍，此必启棺时为秽浊之气所伤也。拟方：杏仁2枚，巴豆2枚。用绵包缠，捣细如泥，溶于沸水中，捻汁滤渣饮。”服后食顷，腹泻一次，痛渐解而瘥。（《吴氏医案》）

按语：《金匮要略·腹满寒疝宿食病脉证治第十》载“《外台》走马汤：治中恶心痛腹胀，大便不通……通治飞尸鬼击病”。飞尸一病突然发作，迅速如飞，心腹刺痛，气息喘急，胀满上冲心胸。鬼击即不正之气突然袭击人体，胸胁腹内绞急切痛，或兼吐血、衄血、下血。本案患者于归家途中，受秽浊之气所伤，直中心腹，气机壅滞，寒邪内结肠胃，发为剧痛。故选用走马汤，方中巴豆峻烈温通，破积攻坚，开通闭塞，再佐苦温之杏仁，宣利肺与大肠之气机，使秽毒邪气从下而泄则愈。

13. 瓜蒂散

王某，女，20岁。因失恋而抑郁失眠，因思念旧友，强迫性打电话与其联系，对方说“刺激性”语言而抑郁越甚。为控制自己打电话，常用胶带自缠双手。抑郁日益加重，坐卧不安。服用抗抑郁药而疗效不显。就诊时患者表情呆滞，胸中满闷欲呕，食欲不振，舌红，苔薄黄腻，脉弦数。证属痰浊壅阻，气机不畅。先拟涌吐浊邪，取瓜蒂散方义。甜瓜蒂5g。上药捣为末，以水煎，取药汁2g，每服约0.5g药量，半小时后不吐则渐加药量。备冷粥待用。患者服药后20分钟未吐，再服少许。随即涌吐如食指样痰涎4条，黏着不易扯断。后又吐清水四五次。吐后感觉胸中畅快，但胃脘烧灼、腹部发热、后背发凉。欲腹卧地板，背覆衣物。服冷粥一碗后灼热略有缓解，只感疲惫无力，安然入睡。次日，患者感觉精神清爽。再予和胃健脾、转输气机之剂调理。（《王洪图运用吐法病案二则》，《中国医药学报》2003年第5期）

按语：该女因失恋而情志不畅，肝气郁滞，气郁痰凝，阻塞上焦气机，故见胸闷欲呕。气郁化火，痰热内扰而见心神不宁，坐卧不安。舌红苔腻，脉见弦数，乃痰热之象。此属痰浊壅阻、气机不畅之证。因邪在上焦，故取瓜蒂散方义涌吐之。方中瓜蒂味极苦，性升催吐，而本案中患者为年轻人，体质尚好，见胸闷欲吐，烦躁不安，病机与之相符。仲景又明言“不吐者，少少加，得快吐乃止”，所以嘱患者先服 0.5g，若不吐，逐渐加药量。服药后患者吐出黏滞痰涎，胸胁畅快。涌吐作用机制，全赖人身阳气振奋，一鼓逐出实邪。阳气振奋，自身也会受到少量消耗。涌出痰浊的同时，也损伤津气。因“腹为阴”，津液损伤则见腹部发热；“背为阳”，阳消而出现后背发凉。然毕竟邪去正安，故其腹热背凉之症一日之内可平。瓜蒂散主治胸膈停滞痰饮，气机不利病证，符合《黄帝内经》之“其高者，引而越之”，故用瓜蒂涌泄在上之病邪。然瓜蒂有毒，为涌吐之峻药，体虚者禁用。

第十章　五脏风寒积聚病脉证并治第十一

1. 旋覆花汤

○ 医案一

于某，男，36岁，1980年6月23日初诊。患者自述强力负重后出现左侧胸胁疼痛如刺，痛处不移，且入夜更甚，夜寐不安，以手按揉稍舒，咽喉略燥，喜热饮，舌质偏黯，脉沉涩。治拟活血祛瘀，疏肝通络。旋覆花18g（包），茜草根6g，当归尾、郁金各9g，青葱5支。服药3剂后，胸胁疼痛大减，夜寐随之亦转安宁。续用原方3剂，巩固治之而愈。（《何任医案选》）

按语：本案患者强力负重，经脉气血破经而出，瘀积于内，郁滞不行。肝脉布络胸胁，瘀血内阻，失于疏泄，故见胸胁刺痛不移；入夜阴盛，加重血瘀，故症状更甚；以手按揉，或热饮助阳，使气血运行暂通，故症状暂轻；瘀血内结，津液不布，故咽燥；舌质暗，脉沉弦，均为瘀血阻络之象。《金匮要略·五脏风寒积聚病脉证并治第十一》言“肝着，其人常欲蹈其胸上，先未苦时，但欲饮热，旋覆花汤主之”。治以行气活血，通阳化瘀，方用旋覆花汤加味。旋覆花性温，疏郁宽胸，善通肝络，行气散结；茜草、当归尾、郁金活血散瘀；辅以青葱，通阳散结。

○ 医案二

刘某，女，24岁。素来情怀抑郁不舒，患者右胁胀痛，胸满有2年之久，迭经医治，屡用逍遥、越鞠等疏肝解郁之药而不效。近几日胁痛频发，痛如针刺而不移动，用手击其痛处能使疼痛减缓，兼见呕吐痰涎，而又欲热饮，饮后心胸宽许，舌质暗，苔薄白，脉来细弦。刘老诊断为“肝着”之证，投旋覆花汤加味。旋覆花10g（包煎），茜草12g，青葱管 10g，合欢皮 12g，柏子仁 10g，丝瓜络 20g，当归 10g，紫降香 10g，红花 10g。服药 3 剂，疼痛不发。(《刘渡舟医案》)

按语：本案患者为年轻女性，平素情志不舒，肝失疏泄，气血郁滞，运行不畅，循经而布，导致胁肋胀痛，胸满不舒。曾用疏肝行气之药无效，概因患者胁痛如针刺，固定不移，已气郁及血，发为肝着。以手击打、热饮觉舒，乃气机暂通之故。《金匮要略·五脏风寒积聚病脉证并治第十一》言“肝着，其人常欲蹈其胸上，先未苦时，但欲饮热，旋覆花汤主之”。治以旋覆花汤加味。旋覆花通肝络散结降气，青葱管通阳散结，茜草行血散瘀。加以合欢皮疏肝安神，活血消肿；丝瓜络助旋覆花通经活络，且可祛痰；当归、降香、红花，增强茜草活血化瘀之功，降香又可理气止痛。

○ 医案三

边某，女，51 岁，初诊。主诉：双侧乳房胀痛，脚疼。舌红，苔薄，脉弦细。西医诊断：乳腺增生。中医诊断：乳癖。证型：气郁血瘀，痰瘀互结。治法：疏肝理气，活血化瘀散结。处方：旋覆花汤加减。旋覆花 10g，茜草 10g，桃仁 12g，当归 10g。(黄文政名医工作室)

按语：患者乳房胀痛，脉弦细，证属气郁血瘀，痰瘀互结。治以疏肝理气，活血化瘀散结。方中旋覆花理气化瘀、活血通络，桃仁活血化瘀，当归、茜草活血。

○ 医案四

卢某，50 岁，顽固胃痛 18 年，西医诊断为慢性胃炎。患者身瘦体弱，饮食减少求治。初诊：胸胁作痛，喜按，喜热饮，肝着之候也。旋覆花 30g，茜草 6g，火葱 14 茎整用(四川葱子较小者名火葱)。初次煎好，分两次服之。二诊：服上方胸痛喜按之症减轻，仍喜热饮，大便曾解数次，肾囊微觉冷湿，服前方加味治之。旋覆花 18g(包)，茜草 5g，干姜 12g，云苓 12g，炒枳实 6g(打)，火葱 7 茎整用，服 2 剂。以后始终以旋覆花汤为主，或配合枳术丸、栝楼薤白汤、《外台秘要》茯苓饮、六君子汤等，计十一诊，肝着痊愈。(《吴棹仙医案》)

按语：气血瘀滞之肝着，旋覆花汤有较好疗效，根据情况可加用川楝子、延胡索、香附、陈皮、神曲等药。

2. 麻子仁丸

患者某，女，63 岁，2006 年 3 月 17 日就诊。主诉：遗尿 3 年，加重 1 周。顷诊小溲常在不经意间流出，夹有白带，湿透内裤，昼甚于夜，咳时、感冒或疲劳时更甚，3 年来呈逐渐加重倾向，近 1 周以来几乎每天都有此情况，大便干结，夜尿 2 ～ 3 次，平素怕冷畏寒，腰酸，时有耳鸣，白带多，纳差，舌红，苔黄腻，脉弦、两尺弱。既往有高血压病史。西医诊断：尿失禁。中医诊断：脾约证，遗尿。证属脾气受约，肾气不固。治以解除脾约，补肾缩尿。予以麻子仁丸加味。火麻仁 10g，白芍 9g，枳壳 5g，生大黄 6g，杏仁 9g，厚朴 5g，覆盆子 15g，桑螵蛸 12g，鹿角片 15g，巴戟天 10g，龟甲 30g，熟地黄 30g，生地黄 30g，山药 30g，甘草 30g，黄芪 30g，白果 10 枚，龙胆草 12g，羚羊角粉 0.6g（吞服）。7 剂，水煎，分 2 次服。二诊（2006 年 3 月 24 日）：服药 1 剂即见效，服药期间仅有 1 次溲出湿裤，精神好转，白带减少，大便畅快。自诉服上药数日后，背脊、下巴、腋下等处局部皮肤瘙痒，持续 3 ～ 4 小时。处方为原方甘草减至 15g，加白花蛇舌草 15g，再予 7 剂以资巩固。服上药后遗尿症状缓解。(《蒋健运用麻子仁丸辨治脾约证经验探析》,《中华中医药杂志》2018 年第 12 期）

按语：《灵枢·本输》曰“实则闭癃，虚则遗溺；遗溺则补之，闭癃则泻之”。本案患者平素怕冷畏寒、腰酸、白带、耳鸣、尺部脉弱，为脾肾阳气虚衰之证。脾不能为胃行其津液，致使水液偏渗于前，故尿液自流而大便干结。《金匮要略·五脏风寒积聚病脉证并治第十一》言“……浮则胃气强，涩则小便数，浮涩相搏，大便则坚，其脾为约，麻子仁丸主之”。故处方以麻子仁丸为主，方中火麻仁、杏仁润燥滑肠；大黄、枳实、厚朴泄热导滞，攻下通便。再加以巴戟天、鹿角片温补肾阳；生地黄、熟地黄、龟甲、山药阴中求阳；桑螵蛸、覆盆子、白果补肾固涩缩泉，黄芪补气摄津助肾气化，龙胆草清下焦湿热。

3. 甘姜苓术汤

○ 医案一

李某某，男，57 岁，2017 年 7 月 18 日初诊。主诉：腰部疼痛不适 2 年，加重伴活动受限 3 个月。受累后腰痛加重，伴左下肢放射痛麻木，至小腿后侧中段，喜卧位，自觉周身昏重沉闷，四肢湿冷，喜暖恶寒，无口渴，舌淡苔白腻，脉弦滑。直腿抬高试验：阳性。腰椎间盘 CT 示：第 3 腰椎～第 4 腰椎椎间盘突出。西医诊断：腰椎间盘突出症。中医诊断：腰痛病，寒湿痹阻证。处方：甘草 10g，干姜 15g，茯苓 20g，炒白术 10g，独活 12g，肉桂 6g，赤芍 15g，萆薢 15g。7 剂，水煎服。2017 年 7 月 25 日复诊，患者诉腰腿痛较前改善，周身困重感明显，恶寒感不明显，下肢麻木减轻。湿象较重，去肉桂，减干姜用量，加泽泻利湿化痰。续服 7 剂后痊愈。(《李金学教授应用肾着汤治疗寒湿型腰椎间盘突出症的临床经验》,《名医》2019 年第 5 期)

按语：本案患者腰腿疼痛，周身昏重沉闷，四肢湿冷，舌淡，苔白腻，脉弦滑，辨证为寒湿腰痛。《金匮要略·五脏风寒积聚脉病证并治第十一》言“肾着之病，其人身重，腰中冷……腰以下冷痛，腹重如带五千钱，甘姜苓术汤主之”。甘姜苓术汤为祛湿剂，具有温脾胜湿之功，主治寒湿下侵之肾着，故又名肾着汤。甘草、干姜温中散寒、培土制水，茯苓、白术健脾祛湿。再加独活强腰肾、壮筋骨；肉桂补肝肾、纳元气；赤芍活血通络；萆薢利湿去浊除痹。诸药合用，腰痛得解。

○ 医案二

胡某，男，46 岁，手艺人。时逢初冬，因事外出，驱车（脚踏车）70 余里，汗透内衣，遂敞胸露怀，迎风狂奔，自感舒适，不料当晚洗澡后即觉腰痛，初时不以为然，继而渐渐加重。经治疗后效果不显著，遂求治于余。刻下：痛苦面容，步履艰难，坐卧不安。自诉：腰以下重坠冷痛，如坐水中，受风犹甚。诊其脉沉，舌质淡，苔白不渴，饮食尚可，二便如常。问及所服之药，皆消炎止痛、强筋壮骨之属。辨本病为“肾着”，乃寒湿痹着于腰部所致。治宜温中祛寒，健脾除湿。遂处以甘草干姜茯苓白术汤方：干姜 30g，茯苓 30g，白术 30g，甘草 20 g。2 剂，取瓦罐水煎温服,1 剂 3 煎，日尽 1 剂。二诊：2 剂药后，痛减冷除，重感若失，患者满面堆笑，求再赐方，以图根治。余遂以原方减其量加炙杜仲 10g，又 2 剂，病即告愈。(《经方验案 3 则》,《河南中医》2002 年第 3 期)

按语：本案患者冬季外出，汗湿衣物，迎风贪凉，寒湿之邪痹阻于腰部，阳气不行，故腰部冷痛沉重，如坐水中，受风加重。病位在下焦，但未及肾之本脏，故不渴，饮食可，二便如常。《金匮要略·五脏风寒积聚脉病证并治第十一》言“肾着之病，其人身重，腰中冷，如坐水中，形如水状，反不渴，小便自利，饮食如故，病属下焦，身劳汗出，衣里冷湿，久久得之，腰以下冷痛，腹重如带五千钱，甘姜苓术汤主之”。与本案相符，故用此方。方中干姜配伍甘草，温中散寒；茯苓配伍白术健脾燥湿。药虽四味，但效宏力专，正相合拍，故有良效。

第十一章　痰饮咳嗽病脉证并治第十二

1. 苓桂术甘汤

○ 医案一

唐某，女，72岁。患者自诉心慌气短，动则益甚，兼见全身浮肿，形寒肢冷，食欲不振，头晕目眩，神疲乏力。半个月前因过度劳累病情加重，咳喘不能平卧，小便短少，浮肿加重，舌淡胖，边有齿痕，苔薄白。体查：双肺闻干湿啰音，心率130次/分，心律不齐，二尖瓣区闻及舒张期隆隆样杂音。心电图提示快速心房颤动。中医诊断为水肿，证属脾阳虚弱，水饮内停。治宜温阳健脾，利水化饮。方用茯苓桂枝白术甘草汤加减。茯苓20g，桂枝10g，白术15g，炙甘草6g，泽泻20g，猪苓10g，大腹皮12g，姜皮15g，陈皮9g，车前子12g（包煎）。7剂，水煎温服，每天1剂。1周后尿量增加，双下肢水肿减轻，心慌、气短明显好转，喘气好转，能平卧，仍有形寒肢冷，食欲不振，舌脉同前。原方继服7剂，症状明显好转，精神好转，食欲增加，原方加人参5g（先煎），炒酸枣仁20g。守方月余，病情稳定。（《何本鸿运用经方治疗胸痹验案4则》，《湖南中医杂志》2016年第1期）

按语：本案患者诸症为脾阳不足，水饮内停所致。水饮凌心，肺失宣降，故心慌气短，动则益甚；水饮内停，故全身浮肿，小便短少；阳气不行，故形寒肢冷；脾阳不足，失于健运，故食欲不振；饮阻于中，清阳不升，故头晕目眩，神疲乏力；舌淡胖，边有齿痕，苔薄白，乃脾气虚弱之象。《金匮要略·痰饮咳嗽病脉证并治第十二》："心下有痰饮，胸胁支满，目眩，苓桂术甘汤主之。"故选苓桂术甘汤，治以温阳蠲饮，健脾利水。茯苓淡渗利水，桂枝辛温通阳，白术健脾燥湿，甘草益气和中。再加陈皮理气燥湿；猪苓、泽泻、大腹皮、姜皮、车前子增强利水之功。

○ 医案二

陈某，女，46岁，患者于2018年6月6日无明显诱因出现眩晕，无法自由行走，活动即晕，遂就诊，诊断为梅尼埃病，西医治疗1个月后，未改善，于2018年6月15日来医院门诊就诊。患者眩晕随体位改变而改变，平躺时眩晕减轻，活动后眩晕加重，清晨和夜间严重，伴有耳鸣、心悸、口干不欲饮、恶心呕吐、胀满不适，同时大便干结，排出费力，3～4天1次，小便短少不利，面色晄白，形体稍胖，舌质淡，苔白厚水滑，伸舌欲滴，脉沉滑。此乃中焦阳虚，痰饮内停，上犯清窍之证。治宜温补脾阳，祛饮化痰。方用苓桂术甘汤加减。茯苓60g，桂枝15g，生白术40g，泽泻30g，法半夏、甘草各10g。7剂，每日1剂，水煎，分2次，早晚饭后1小时后温服。2018年6月24日二诊：诸症减轻，效不更方。茯苓40g，桂枝、甘草各10g，生白术、泽泻各30g，继服7剂。2018年7月2日三诊：无明显头晕、无耳鸣、心悸、恶心等症状，大便正常。1个月后随访，未再头晕。(《周衡教授运用苓桂术甘汤治疗痰饮病经验浅析》,《陕西中医》2019年第12期)

按语：《金匮要略·痰饮咳嗽病脉证并治第十二》“心下有痰饮，胸胁支满，目眩，苓桂术甘汤主之”。苓桂术甘汤适用于随体位改变而加重的头晕，轻则闭目即止，重者如坐舟船，因水饮之邪可流动，无处不到。该患者面色晄白，舌质淡，苔白厚水滑，伸舌欲滴，脉沉滑，乃阳虚痰饮内停之象。患者大便干结，为脾阳亏虚，水气不化，津液输布失常，则小便不利而大便秘结，此时应当温补脾阳，化气行水，而非下之。本案痰饮之邪较重，当重用茯苓、白术以治水止眩晕，加法半夏以降逆止呕，桂枝温阳化饮，使脾阳健运，气化正常，水液输布，则诸症自愈。

○ 医案三

患者某，男，68岁，2015年4月18日初诊。患者自诉反复心悸、胸闷、气促3年余，有冠心病三支血管病变病史，曾在当地医院行心脏支架植入术。近1周以来因劳累又出现心悸不安，胸闷气促，咳嗽时作，咯较多白稀痰，夜间时有阵发性呼吸困难，曾自服复方丹参滴丸治疗，病情无改善，除上述症状外，还有形寒怕冷，胃纳差，大便溏烂，每日2～3次，舌淡胖，苔白腻，脉沉结。中医诊断：心悸。证属心脾阳虚，水饮凌心射肺。治宜温阳化饮、补益心脾。方用：茯苓15g，桂枝15g，白术15g，炙甘草10g，党参15g，炙黄芪15g，法半夏10g，陈皮9g，葶苈子10g。7剂。经服药后，患者心悸不安，胸闷，气促症状明显减轻，已无咳嗽咳痰及夜间阵发性呼吸困难症状。去葶苈子，加神曲15g，补骨脂15g。继服10剂后上述症状基本缓解。(《苓桂术甘汤临床应用举隅》,《中国实用医药》2018年第12期)

按语：心悸是自觉心中悸动，惊惕不安，甚至不能自主的一种病证。《伤寒明理论》中述“心悸之由，不越两种：一者气虚也，二者停饮也”。《金匮要略·痰饮咳嗽病脉证并治第十三》曰“心下有痰饮，胸胁支满，目眩，苓桂术甘汤主之”“夫短气有微饮，当从小便去之，苓桂术甘汤主之”。患者年近古稀，久病体弱，心悸多年，病位在心，母病及子，日久致脾阳不振，水饮内停，上干于肺，肺失宣肃故见咳嗽，咯较多白稀痰；水饮凌心则心悸、胸闷、气短。形寒怕冷，舌淡胖，苔白腻，脉沉结为心脾阳虚之症。循“病痰饮者，当以温药和之”治则，故选苓桂术甘汤温阳化饮，加党参、炙黄芪补益心脾，法半夏、陈皮燥湿化痰，葶苈子泻肺利水平喘，诸药配伍，方证合一，效如桴鼓。二诊患者咳喘症状明显减轻，去葶苈子，加用神曲、补骨脂健脾温阳止泻。

○ 医案四

徐某，女，15岁。罹患哮喘已有3年之久，每当天气转冷或过度疲劳时，哮喘即发。是岁冬季严寒，旧疾又作，昼夜哮喘，喉中痰鸣如水鸡声，四末欠温，纳谷不馨，大便溏薄，舌苔白腻，脉象细滑。证属肺脾肾俱病，津停成痰，水泛为饮，上迫肺系。治宜肺脾同治，温肺化痰，健脾蠲饮。方以苓桂术甘汤化裁。药用茯苓15g，桂枝10g，炒白术10g，甘草5g，紫苏子10g，白芥子6g。3剂。二诊：哮喘渐平，原方再服5剂。三诊：哮喘发作已止，转以培补脾肾。药用茯苓10g，桂枝6g，炒白术6g，炙甘草3g。隔日1剂。另服金匮肾气丸4粒，每日3次，服1个月余，3年之沉疴竟瘳。随访2年未见复发。（《张恩树应用苓桂术甘汤治疗哮喘验案》，《实用中医药杂志》2018年第6期）

按语：患者哮喘3年之久，素体不健，遇寒或劳累即发，肺、脾、肾不足之征显露，正值严冬之际，旧疾发作，病属寒饮。仲景云：“病痰饮者，当以温药和之。”故初诊肺脾同治，标本兼顾，以苓桂术甘汤温化痰饮，以杜生痰之源；并加紫苏子、白芥子降气化痰。肺为贮痰之器，脾为生痰之源，肾为生痰之根。二诊以后，哮喘渐平，转以培补脾肾为主。苓桂术甘汤方中白术、茯苓、甘草均为健脾佳品，加服金匮肾气丸补肾纳气平喘以求固本，汤丸并进，脾肾同养，以奏全功。

2. 泽泻汤

张某，女，48岁。初诊时间：2017年11月13日。主诉：头沉紧，发蒙3个月。现病史：患者于2017年8月27日因脑动脉瘤破裂、蛛网膜下腔出血于首都医科大学宣武医院重症监护病房住院治疗，检查发现：大脑中动脉动脉瘤（右），大脑前动脉动脉瘤，时测血压

128/86mmHg，出院后遗留头沉紧，头发蒙，头胀的症状，现求中医治疗。刻下症：头部有沉紧感，如物裹头，头发蒙，舌尖发麻，身体发紧，大便每日一次，偏稀，纳眠可，体型偏胖，面色微红，脸部有黑棕色斑点，舌淡红，有液线，苔薄白，脉沉细。诊断：眩晕病，水饮上犯证。方用泽泻汤。泽泻 55g，炒白术 22g。7 剂，每日 1 剂，水煎服，分 3 次，早、中、晚饭后半小时温服。二诊（2017 年 11 月 20 日）：患者诉服药第 2 天头发紧、发蒙即痊愈，近 1 周基本无头部不适，觉全身舒适，且感觉汤药味道适口，微有甜味。随访 1 周，症状未见复发。(《何庆勇运用泽泻汤的经验》,《世界中西医结合杂志》2019 年第 5 期）

按语：本案患者因脑血管病遗留头沉紧、发蒙的症状，因水邪上蒙于头面，故见头沉紧如物裹，脸部黑棕色斑点为“水斑”，其舌有液线，为水邪上犯，蒙蔽清阳所致；大便溏稀为脾虚之征。《金匮要略·痰饮咳嗽病脉证并治第十二》“心下有支饮，其人苦冒眩，泽泻汤主之”。故本案使用泽泻汤治疗，以大剂量的泽泻利水渗湿，炒白术健脾利水。泽泻剂量较大，中病既止。

3. 小半夏汤

○ 医案一

患者某，女，69 岁。2008 年 5 月 13 日初诊。患者素有胃炎病史，食欲不振。因摔倒致一侧下肢疼痛，自行服用布洛芬缓释胶囊 300mg 止痛，出现呃逆，呕吐不能饮食，甚则水入即吐，遂往某医院治疗。治疗 20 日，仍呃逆，不能饮食，水入即吐，并自觉胃中灼热感，可闻及振水声，无矢气。予小半夏汤。药物组成：姜半夏 30g，生姜 15g。每日 1 剂，水煎，12 小时内分 4～5 次，少量频服。当日下午服药后，晚上则呕吐止，并闻及矢气声，能进食。次日晨进食米粥未吐，而后服阿胶又引发呕吐，停服阿胶，再进上方，吐止未复发。(《吕志杰教授运用经方小剂验案举隅》,《河北中医》2008 年第 10 期）

按语：《金匮要略·痰饮咳嗽病脉证并治第十二》“呕家本渴，渴者为欲解，今反不渴，心下有支饮故也，小半夏汤主之”。本案患者胃中有振水声，水入即吐，乃水饮停留于心下之征，可辨证为痰饮。故用小半夏汤，治以和胃止呕，散饮降逆。半夏燥湿化痰，和胃止呕；生姜温中止呕，并可解半夏毒。小半夏汤为止呕方之祖，但凡呕吐者，无论寒热虚实，均可适当加味应用。患者后服阿胶而致吐，乃脾胃虚弱，阿胶滋腻碍胃所致，即《伤寒论》所谓“呕家不喜甘”之故也，小半夏汤亦可治之。

○ 医案二

患者某，1983 年 3 月 9 日入院。胃病 10 载，呕吐持续，每日呕吐涎水达 2000 余 ml。

食少消瘦神怠，胃中漉漉有声，舌苔白，脉小弦。胃镜检查为慢性胃窦炎，幽门水肿。按水饮内停，治以温中和胃，化气利水之法。投以小半夏汤、茯苓泽泻汤加减，生姜与干姜同用，生姜煎服兼咀嚼。服2剂吐减，3剂吐止，饮食渐增，形体日充，至今已1个半月，胃镜复查，幽门水肿减轻。(《国医大师经方验案精选》)

按语：胃气以和降为顺，上逆则病。呕吐的病因虽然不一，但一般均因胃气上逆所致。治疗呕吐，必须重视和胃降逆，胃热者苦以降之，胃寒者温中降逆。仲景善用姜、夏以和降胃气。生姜辛温，温中止呕；半夏辛温，燥湿化痰，降逆止呕。仲景治呕以半夏为方名者有六首，如大、小半夏汤，半夏干姜汤，半夏泻心汤等。半夏亦适用于各种原因引起的呕吐，如水饮停胃、胃寒致吐等。仲景治呕方还有猪苓散、茯苓泽泻汤，药用猪苓、茯苓、泽泻、白术、桂枝等。这些药物与五苓散成分相同，善利水饮。胃中有水饮，常致呕吐，吐后饮入于胃，胃气未降，水饮上泛，必再呕吐，用化气利小便之药物使小便增加，水液下泄，饮邪得去，呕吐可止。

○ 医案三

苏某某，女，33岁，1998年11月20日初诊。主诉：餐后心下痞满伴呕吐时作1周。现病史：患者1周前因饮食不甚后出现餐后心下痞满，恶心呕吐，吐后觉舒，呕吐物以酸水为主，大便调，既往有类似发作史，舌淡红，苔黄，脉沉细略弦。西医诊断：胃动力障碍。中医诊断：痞证。治法：宣散水饮，和胃降逆。方药：小半夏合温胆汤加减。半夏10g，生姜15g，茯苓15g，竹茹10g，枳壳12g，陈皮15g，黄芩9g。3剂，水煎服。11月23日复诊：服药后未再出现呕吐，但进食水果后胃脘不适，怕冷饮，舌淡红，苔黄，脉沉细弦。上方加茯苓30g，桂枝10g，炒莱菔子10g。4剂，水煎服。(《全国名老中医畅达传承工作室》)

按语：《金匮要略·痰饮咳嗽病脉证并治第十二》载“呕家本渴，渴者为欲解，今反不渴，心下有支饮故也，小半夏汤主之”“呕吐，谷不得下，小半夏汤主之”。小半夏汤功效为蠲散水饮，降逆止呕。主治痰饮呕吐，唾多清水，饮食不下，口不渴，苔白滑，脉弦滑。此患者主要表现为心下痞满伴呕吐，因此选用小半夏汤降逆止呕，另外患者苔黄，当为痰饮化热，故选用茯苓、竹茹、陈皮理气化痰，同时选用枳壳行气消痞，黄芩清中焦热。二诊时诉呕吐消失，但进食生冷仍胃脘不适，加茯苓健脾利水，莱菔子降气消食，桂枝温阳。

4. 小半夏加茯苓汤

刘某，女，42 岁。1995 年 1 月 23 日初诊。1 年来不明原因而见恶心、嗳气、心下痞闷、纳食不馨，曾服用舒肝和胃丸等中成药，药后稍缓。其后病情如故，伴口苦，咽干，胸闷，心悸，头晕，月经 2 ～ 3 个月 1 行，月水量少色暗，呈酱油色，舌淡，苔白腻，脉沉弦，辨属水饮停于胃脘之证。治当行水散痞，引水下行。茯苓 30g，半夏 18g，生姜 16 片。7 剂。二诊：自述服药后第 2 天，恶心、嗳气、心下痞闷均明显好转，胸膈间有豁然开朗之感，头晕心悸若失，值月经来潮，月水颜色转红，量亦增多，苔腻已减，治疗有效，继宗上法。茯苓 30g，半夏 18g，生姜 16 片，泽泻 15g，白术 6g。7 剂。三诊：脘痞、嗳气、恶心、心悸头晕均好转若失，要求巩固疗效。茯苓 30g，半夏 14g，天麻 10g，猪苓 20g，泽泻 16g，白术 10g，桂枝 10g。7 剂。(《刘渡舟教授应用小半夏加茯苓汤经验》，《北京中医药大学学报》1997 年第 3 期)

按语：本案患者症见心下痞闷、纳食不馨、嗳气等肝气犯胃症状，曾服舒肝和胃丸等中成药，服后虽稍有好转，但又病情如故，考虑另有缘由。水饮停积，故心下痞闷；胃失和降，故上逆呕恶；清阳不升，故头晕；水饮凌心，故胸闷心悸；脾失健运，故纳谷不香；结合舌淡苔白腻、脉沉弦，辨为水饮停胃之证。《金匮要略 · 痰饮咳嗽病脉证并治第十二》载“卒呕吐，心下痞，膈间有水，眩悸者，小半夏加茯苓汤主之”，小半夏汤散饮降逆，加茯苓导水下行。月经异常为水病及血的表现，水饮祛除则月经好转。

5. 五苓散

○ 医案一

张某，男，84 岁。患者诉恶心呕吐，呕吐物为胃内容物及痰涎，时而食后即吐，重者饮水即吐，呕吐物无咖啡色物质，无腹痛，纳差，时有胸闷气短，小便少，大便不规律，夜寐欠安，舌质红，苔白滑，脉虚弦。自服吗丁啉等药物治疗后，病情无明显变化，故来天津某医院住院治疗。开始予泮托拉唑、维生素 B_6、甲氧氯普胺片等药物治疗，上述症状改善不明显，后加用中药五苓散原方治疗。处方：桂枝 6g，泽泻 10g，茯苓 15g，猪苓 10g，白术 10g。水冲服，每天 1 剂，分 2 次服。3 剂后患者自诉呕吐次数较前减少，胸闷、气短症状减轻，尿量增多，继予原方 3 剂治疗，患者诉未见食后即吐症状，呕吐次数明显减少，可少量进食，小便量可。继予原方 7 剂治疗，患者呕吐次数逐渐减少直至未再出现呕吐，可少量进食，二便可，未诉胸闷憋气。(《五苓散治疗呕吐验案 1 则》，《湖

南中医杂志》2015年第2期）

按语：《素问·经脉别论》载“饮入于胃，游溢精气，上输于脾，脾气散精，上归于肺，通调水道，下输膀胱，水精四布，五经并行”。本案患者年过八旬，脾肾两虚，脾虚则生痰饮；膀胱为州都之官，若膀胱气化不利，水蓄膀胱，出现小便不利，饮入之水不得输布，上逆犯中焦则呕吐。五苓散利中有补，泽泻、猪苓直达肾与膀胱，利水渗湿之力较强；白术、茯苓健脾渗湿利水；桂枝助阳化气，正合“病痰饮者，当以温药和之”。诸药合用，振奋脾阳，利水渗湿，化气布津。

○ 医案二

白某，男，2岁2个月，2019年7月18日初诊。发现左侧阴囊肿大3天，2019年7月17日在山西省某院做彩超，结果示左侧睾丸鞘膜腔内探及4.0cm×2.3cm×1.9cm液性无回声区，双侧腹股沟未见明显异常回声。超声提示左侧睾丸鞘膜积液。建议手术，家长未接受。刻见：患儿自觉下腹不适，有坠胀感，时有烦躁哭闹，胃纳欠佳，二便调，舌淡红，苔白腻，脉滑。查体：体质量15kg，左侧阴囊偏坠，有块状物，触之有囊性感，透光试验阳性。西医诊断：左睾丸鞘膜积液。中医诊断为水疝，证属脾肾两虚，水湿积聚证。治以温阳化气、利水渗湿，予五苓散加味。药物组成：桂枝6g，炒白术6g，茯苓g，猪苓8g，泽泻8g，炒芥子6g，紫苏梗6g，川楝子6g，橘核6g，荔枝核6g，甘草6g。10剂，水煎，每日1剂，分早晚2次温服。服药后阴肿已消，两侧阴囊对称。复查彩超提示双侧睾丸大小、回声、血流信号未见明显异常。2019年11月1日二诊：患儿左侧阴囊上部又发现隆起，继而在同一医院做彩超，超声显示左侧睾丸鞘膜腔内未探及液性无回声区，左侧睾丸上方可见1.9cm×1.3cm液性无回声区，提示有左侧精索鞘膜积液。患儿无明显不适感，纳眠佳，二便调，舌淡红，苔白腻，脉滑，查体未见明显异常。处方为一诊方加熟地黄6g，山药6g，山茱萸6g。10剂，煎服法同前。2019年11月12日三诊：肿块缩小，复查彩超显示左侧睾丸上方见1.2cm×0.9cm液性无回声区。患儿无明显不适感，舌淡红，苔白微腻，脉滑，故继进二诊方10剂，煎服法同前，服药后肿块消失。(《贾六金教授儿科经方验案3则》,《中医儿科杂志》2020年第4期）

按语：本案根据患儿症状、体征，并结合彩超，西医诊断为左侧睾丸鞘膜积液。小儿脾气不足，肾气不固，阳气不伸，水湿不化，水液留滞于阴囊可致水疝。该患儿阴囊偏坠，触之有囊性感，舌淡红，苔白腻，脉滑，故中医诊断为水疝，辨证为脾肾两虚，水湿积聚。治以温阳化气利水，予五苓散加减。方中泽泻以其直达肾与膀胱，为利水渗湿之主药；茯苓、猪苓利水渗湿；炒白术、茯苓健脾化湿，又佐桂枝温阳化气；川楝子为引经药，行气止痛，疏泄肝热；荔枝核疏肝郁、散滞气，消肿止痛；橘核理气散结、止痛，为治疝气专药；炒芥子温肺祛痰，利气散结，通络止痛，善化皮里膜外之痰；紫苏梗开宣肺气，“肺为水之上源”，肺气宣降，可使水液输于膀胱，小便通利；炙甘草补气健脾，调和诸药。二诊、三诊时，患儿诸症好转，故加熟地黄、山药、山茱萸以补益脾肾，益精固本。药证相合，诸症痊愈。

○ 医案三

1956年遇一患者，因服用感冒药过多，症见口渴，心烦，饮水即吐，小便较少，淋漓不畅，初诊为反流性食管炎、神经性呕吐、尿潴留、泌尿系统感染，大便不干，试以五苓散调之。猪苓9g，桂枝15g，泽泻9g，白术9g，茯苓15g，清半夏12g，天花粉15g，大黄2g。每日1剂，水煎，分3次服，连用6天。病情逐步消失，患者要求停药，已回家恢复健康。(《国医大师张志远教授对五苓散的临床应用经验》,《中国中医药现代远程教育》2017年第22期)

按语：本案患者出现口渴、心烦、饮水即吐等症状，为服用感冒药过汗所致。汗已发但表邪未尽，余邪循经入里，与水液互结，郁闭三焦，脾运失职，津液输布失常。肺气宣发不利，津液不能上承，则出现口渴，甚则水逆；下焦肾与膀胱气化失司，则小便不利。水邪流动不居，内扰心神，则心烦不宁。《金匮要略·消渴小便不利淋病脉证并治第十三》载“渴欲饮水，水入则吐者，名曰水逆，五苓散主之”。猪苓与泽泻共用通利下焦，利小便；茯苓性味甘，淡而平，既可渗湿利水，又与白术配伍益气健脾，脾胃健运则气机畅达；桂枝辛温，通阳化气，兼解在外之表邪；再加半夏蠲饮，降逆止呕；天花粉清热泻火，生津止渴；大黄苦寒，入大肠经，推陈致新，通利水谷。诸药合用，化气行水，通利小便，故收良效。

6. 己椒苈黄丸

朱某，男，25岁。春季患风寒咳嗽，后全身浮肿。医用开鬼门法，浮肿全消，但咳嗽仍紧，腹感满胀。又用六君子汤加姜、辛、味，温肺健脾，咳得减但腹更胀大，行动则气促。易医亦认为虚，疏实脾饮，服后胀不减，胸亦甚觉痞满。经治十余日无效，已延半年，腹大如鼓。吾夏月治其邻人某之病，故来诊。按脉沉实，面目浮肿，口舌干燥，却不渴，腹大如瓮，有时哆声胀满，延及膻中，小便黄短，大便燥结，数日一行，起居饮食尚好，殊无羸状。如果属虚服前药当效，而反增剧者，其为实也明矣。审病起源风寒，太阳之表邪未尽，水气留滞，不能由肺外散，反而逐渐深入中焦，与太阴之湿合为一，并走肠间，漉漉有声，而三焦决渎无权，不从膀胱气化而外溢，积蓄胃肠而成臌。当趁其体质未虚，乘时而攻去之。依《金匮要略》法，处方：防己椒目葶苈大黄丸（改汤）。服药后水泻数次，腹胀得减。(《治验回忆录》)

按语：本案患者初患风寒，与水气相搏，致全身浮肿。表邪未尽，水气留滞，不能发表而解，又进补益剂，邪实逐渐深入，与太阴相合，水走肠间，饮邪内结，故见腹满；水气不化，津不上承，故口干咽燥。《金匮要略·痰饮咳嗽病脉证并治第十二》曰载“腹满，口舌干燥，此肠间有水气，己椒苈黄丸主之”。故方用己椒苈黄丸，分消水饮，导邪下行。方中防己、椒目、葶苈子导水从小便而出，大黄逐水从大便而去。

7. 十枣汤

○ 医案一

张某，女，72岁，以“发现肝硬化9个月余，腹胀伴双下肢重度水肿1个月余”为主诉入院。9个月前无明显诱因出现皮肤及巩膜黄染，伴有腹水、腹胀、腹痛、呕吐、食欲下降，并出现牙龈和阴道出血及双眼充血，于当地医院诊断为“原发胆汁性肝硬化失代偿期C级；脾大；腹水；2型糖尿病”。患者从发现肝硬化开始，出现腹水、脾大、门静脉高压，并因腹水、肝性脑病、黄疸等反复发作住院治疗，每次稍有好转，就要求出院门诊治疗。入院主要症状：腹胀，腹部膨隆明显，双下肢重度水肿，双上肢可见散在瘀斑，无蜘蛛痣及肝掌，无恶心、呕吐，无发热、咳嗽，无胸闷气喘等其他不适，纳眠可，小便每天600～800ml，大便正常，腹围94cm，体重53kg。既往史有2型糖尿病病史15年余，入院时皮下注射生物合成人胰岛素注射液，早16U、晚18U皮下注射，血糖控制可。入院前患者口服螺内酯40mg 1日2次，呋塞米20mg 1日2次，入院后查电解质示钠、钙、镁下降，存在电解质紊乱：血浆氨145.1μmol/L，白蛋白28.5g/L，门冬氨酸氨基转移酶5 IU/L，胆碱酯酶1720 U/L，尿酸376μmol/L，给予保肝、利胆等治疗，患者尿量每天1000～1200ml，加大利尿剂用量，螺内酯增加至80mg 1日2次，呋塞米增加至40mg 1日2次，患者隔日静脉滴注白蛋白，每次静脉滴注白蛋白后静脉推注呋塞米20mg。调整呋塞米及螺内酯剂量后，患者每天尿量增加不明显，体重、腹围减少不明显。患者大量腹水，与家属积极沟通病情，考虑行穿刺放腹水、经颈静脉肝内门体分流术，患者及家属拒绝。予十枣汤逐水：芫花、甘遂、大戟各15g，研为最细末，充分混匀，去除渣滓，肥厚大枣6～8枚煮汤冲服，从每日0.5g开始冲服。患者服用十枣汤3天后未诉明显不适，增加至每日 1g，患者体重每天减轻约 0.5kg，每天尿量维持在 2000 ～ 2300ml，一周后药量增加每日 1.5g，期间患者仍隔天静脉滴注白蛋白，予保肝、利胆、补钾等治疗。服用十枣汤 22 天后，患者腹围 82cm、体重 42.5kg，出院时患者腹胀明显好转，腹围明显缩小，复查 B 超示少量腹水。患者病情好转，要求出院门诊治疗。(《十枣汤治疗难治性腹水验案 1 例》,《亚太传统医药》2017 年第 22 期）

按语：本案患者为难治性腹水，拒绝常规首选的腹腔穿刺放腹水治疗方案。《金匮要略·痰饮咳嗽病脉证并治第十二》载“病悬饮者，十枣汤主之”。十枣汤为攻逐水饮峻剂，适用于水饮积结胸胁或胁腹，邪实正未虚之证。现代医家将其治疗范围扩大为各种水饮停聚胸腹属邪实之证。对于难治性腹水可考虑用十枣汤治疗。本方峻下之力较强，用时宜小剂量开始，中病即止，切勿用之过度，且注意监测电解质、水液、酸碱平衡，以免发生不良反应。并注意固护胃气，如服药后进食米粥，另可予香砂六君子汤加减、八珍汤加减，调养脾胃，以免伤正气。

○ 医案二

吕某，女，60 岁，因“反复咳喘、憋气 5 年，加重 1 周”于 2013 年 5 月 11 日就诊。5 年来患者反复出现发作性喘息气急，喉中哮鸣，常因感冒、闻及刺激性气味或饮食不慎而诱发，诊断为哮喘，多次住院治疗。平时用沙美特罗替卡松、复方甲氧那明胶囊等治疗，用药有效，停药则复发，也曾辗转多地服中药治疗，疗效不佳。近 1 周以来因受凉，病情发作，经人介绍来诊。诊见：胸闷憋气，喉中哮鸣，咳嗽，咯白黏痰，口苦心烦，口渴不欲饮，无寒热，纳眠可，小便调，大便干，舌淡红，苔薄黄，脉弦。见其体质壮实，遂予十枣汤，首剂每味 0.5g，服药后排大便 2 次，软便，症状无明显减轻。翌日继予以十枣汤每味 0.5g，排大便 1 次，仍是软便，但咳喘稍有减轻。第三天加剂量至每味 1g，泻下稀水便 3 次，胸部顿感豁然，喘及腹部轻微下坠感于当晚不治自愈。后每周服药 1 次，每味药 0.75g，连续服 1 个月，共 4 次。期间予以四君子汤（去甘草）加减调护脾胃，并嘱患者饮食清淡，忌食油腻生冷。患者咳喘平，纳眠可，面色红润，精神佳，查血常规及肝、肾功能，无异常。之后每年随访，哮喘未再发作，偶尔于感冒后感轻微胸闷不舒，但症状在感冒后很快消失。(《十枣汤治疗肺系病体悟》,《中医药通报》2017 年第 4 期）

按语：《金匮要略·痰饮咳嗽病脉证并治第十二》“咳家其脉弦，为有水，十枣汤主之”。本案患者咳喘已久，脉弦，病情顽固，饮邪深伏，留而不出。患者体质壮实，正气能支，故以十枣汤峻下逐水。服药初始症状改善不明显，考虑病重药轻，顽痰未解。后续加大剂量，泻下稀便，胸中豁然，顽疾得除。

○ 医案三

史某，女，63岁，因左侧胸痛2年于2016年3月9日就诊。患者近2年无明显原因出现左胸部疼痛，深呼吸时加重，甚则痛不欲生，胸部无压痛，肺部CT显示双侧胸膜轻度肥厚（此种情况已有10余年），但无胸腔积液。骨伤科排除肋软骨炎和肋骨病变，颈椎胸椎CT示退行性变。2年来胸痛始终未明确诊断。服用布洛芬等暂时有效，停药后疼痛复发，迭进中药逾百剂，无明显效果。患者无咳嗽咳痰，无发热恶寒，纳眠可，大便干，舌淡红，苔薄黄，脉弦滑，见其体质壮实，常规治疗无效，遂予十枣汤，首剂每味0.5g，服药后排大便2次，为软便，症状无明显改善。第二天加量至每味0.75g，服药半小时后肠鸣漉漉，下腹部出现下坠感，下黑色稀水便2次，便后腹部症状减轻。但患者突然感胸胁部剧烈疼痛，大约1小时后，胸痛消失，自觉全身轻松。之后每周服用1次，连续1个月，共4次，以巩固疗效。后每月随访，患者胸痛未再出现，查肝、肾功能亦未见异常，肺部CT仍显示双侧胸膜轻度肥厚。（《十枣汤治疗肺系病体悟》，《中医药通报》2017年第4期）

按语：《金匮要略·痰饮咳嗽病脉证并治第十二》“夫有支饮家，咳烦，胸中痛者，不卒死，至一百日、一岁，宜十枣汤”。十枣汤既可治疗悬饮，又可治疗支饮，无论病程长短，关键在于水饮邪实，本案例为无形痰饮盘踞胸胁，患者正气尚支，考虑用十枣汤峻下攻邪，使痰饮邪气从大肠而下。正如李时珍所言“十枣汤驱逐里邪，使水气自大小便而泄，乃《黄帝内经》所谓洁净府，去菀陈莝法也”。服药后胸胁部剧痛，乃三药并走胸胁，祛逐水气的“排病反应”。痰饮蓄积已久，非一时可去，故每周服药一次，一个月而愈。

8. 大青龙汤

宋某某，男，42岁。2010年2月20日初诊。患者有湿疹病史30余年，每年秋冬季及初春时湿疹反复发作，就诊于多家西医及中医医院，湿疹发作时曾使用激素、抗过敏性药物及清热利湿、疏风止痒、养血润肤、活血化瘀等中药，症状尚可控制。近几年来，患者湿疹发作的频率较前明显增多，症状亦较前加重，严重影响患者工作及日常生活。2个月前无明显原因湿疹再次发作，四肢、后背、发际线均可见湿疹，瘙痒难忍，以后背脊柱两旁及四肢为甚，周身沉重，求诊于当地皮肤科，服用清热化湿之中药后湿疹未见减少，相反出现了较多渗出物，致使患者无法正常工作。就诊时患者周身皮肤均可见湿疹，爪甲处亦可见苔藓样改变，后背、臀部及下肢皮肤有较多渗出物，瘙痒难忍，汗出沾衣，烦躁不安，周身沉重，夜眠差，二便调，舌淡红，苔白略腻，脉滑。中医诊断：湿疮。水湿之邪郁于肌表、四肢之证，按溢饮治之，予大青龙汤发之。药用生麻黄12g，生石膏60g，桂枝、杏仁、炙甘草、生姜各10g，大枣7枚，白鲜皮30g，苍术15g。7剂，水煎服，每日1剂。2010年2月27日二诊：患者诉服汤药后第二天夜间周身微有汗出，随后渗出物及皮肤瘙痒明显减轻。复诊时见患者湿疹明显减少，渗出物明显吸收，皮肤偶有瘙痒，但自觉“一阵冷一阵热”，两胁胀满，纳眠一般，二便调，舌淡红、苔薄白，脉弦滑。予小柴胡汤合越婢加术汤，药用柴胡18g，黄芩、半夏、炙甘草、生姜各10g，大枣7枚，生麻黄6g，生石膏45g，白鲜皮30g，苍术15g。7剂，水煎服，每日1剂。2010年3月6日三诊：患者往来寒热，两胁胀满消失，湿疹面积继续减少，皮肤无渗出物，下肢脚踝部仍有瘙痒，近日夜眠较差，纳食可，二便调，舌淡红，苔薄白，脉弦滑。予越婢加术汤加减治疗，药用生麻黄6g，生石膏45g，炙甘草6g，杏仁、生姜、半夏各10g，大枣7枚，苍术15g，生龙牡各30g。继服7剂，巩固疗效。(《大青龙汤治验2则》，《陕西中医》2010年第10期)

按语：湿疮可对应西医湿疹范畴，多由于禀赋不足，饮食失节，或过食辛辣刺激荤腥动风之物，脾胃受损，失其健运，湿热内生，又兼外受风邪，内外两邪相搏，风湿热邪浸淫肌肤所致。本案为湿疮急性加重，曾用清热利湿及活血化瘀药治疗而未获疗效。《金匮要略·痰饮咳嗽病脉证并治第十二》“饮水流行，归于四肢，当汗出而不汗出，身体疼重，谓之溢饮”。本案患者皮肤渗出物增多，烦躁不安，周身沉重，苔白略腻，脉滑，遵循“病溢饮者，当发其汗，大青龙汤主之，小青龙亦主之”的治疗原则，并结合“身不痛但重，乍有轻时，无少阴证者，大青龙汤发之”，故予大青龙汤，发越肌表之水气。方中的麻黄与生石膏相配，具有透发皮里膜外水湿邪气的功效，因势利导，使外溢于四肢、肌表的水饮随汗外泄而解。

9. 小青龙汤

○ 医案一

周某，女，42岁。2019年2月25日初诊。患者反复咳嗽5年，加重伴咽痒1个月。患者于5年前寒冬外出归来后出现咳嗽，当地诊所予以止咳类药物（不详）治疗后症状好转，但此后每年冬季或气候变化即出现咳嗽，反复发作。1个月前受凉后出现咳嗽，咽痒即咳，咳嗽呈阵发性，遇冷则咳，痰少不易咳出，咽干，饮热后缓解。于当地诊所输液治疗后症状未缓解。现症：仍咳嗽、咽痒、咽干，咳甚时胸痛，纳可，大便2～3日1行，偏干，无恶寒、发热，舌质淡暗，苔薄白，脉弦细。中医诊断：咳嗽。辨证：风寒束肺，肺失宣降，津液失布。治法：通阳散寒，温肺化饮止咳。方以小青龙汤加减。处方：生麻黄3g，桂枝3g，细辛3g，干姜3g，五味子6g，姜半夏6g，生白芍6g，炙甘草3g，蝉蜕9g，葶苈子15g，全栝楼15g，炒鸡内金15g。颗粒剂，7剂，每日1剂，分别于早晚饭后1小时冲服。2019年3月4日复诊：咳嗽减轻，大便调。效不更方，续服前方7剂。2019年4月5日三诊：诉服药后咳嗽症状消失，无不适。(《高建忠运用小剂量小青龙汤临床经验采撷》,《上海中医药杂志》2020年第7期)

按语：本案患者5年前因风寒外袭，肺失宣降而致咳嗽。虽服用止咳药物，但寒邪入里，久而不去，形成沉寒痼饮，每遇风寒引动，反复不愈。患者此次仍为外感风寒引动而出现咳嗽、咽痒，再加输液治疗后，导致寒邪入里，影响津液输布，饮热后阳气舒展，症状缓解，肺失宣降，故大便干。《金匮要略·痰饮咳嗽病脉证并治第十二》曰载"病痰饮者，当以温药和之"，予小青龙汤通阳散寒，温肺化饮，再加蝉蜕祛风止痒，葶苈子泻肺祛饮，全栝楼化痰润肠通便，炒鸡内金健脾开胃。

○ 医案二

患者某，女，52岁，2019年2月26日初诊。主诉：胸闷气短伴咳嗽半个月余。现病史：患者自述半个月前受凉后出现胸闷气短，偶有心前区疼痛，夜间心悸，咳嗽明显，受凉后加重，咯吐白色泡沫痰，胸前憋闷明显，伴口干、咽干、咽痒等，偶有头晕，汗多乏力，纳食尚可，睡眠欠佳，多梦易醒，脾气大易烦躁，大小便正常，苔薄白，脉细滑。西医诊断：咳嗽变异性哮喘。中医诊断：咳嗽。证属风寒袭表，寒饮停肺。治法：温肺化饮。方药：小青龙汤加减理气药。炙麻黄10g，桂枝12g，生姜6g，细辛3g，法半夏3g，白芍3g，五味子12g，甘草6g，醋柴胡6g，郁金15g。2019年3月5日二诊：服药后患者自觉胸闷咳嗽较前明显减轻，无心悸气憋，无口干、口苦、咽痒，二便正常，但是入睡困难，睡中易醒，脉沉滑，舌淡暗，苔白腻。在小青龙汤基础上加用杏仁12g，茯苓15g，蜜桑叶10g。三诊：家属代诉病情，诸症明显改善，继服用上方。(《牛阳教授运用小青龙汤治疗咳嗽变异性哮喘的临床经验》,《中外医学研究》2020年第7期)

按语：患者受凉后出现咳嗽伴痰多，痰色白且呈泡沫状，为风寒引动内饮；水饮凌心则心悸，水饮阻于胸中则胸闷气短。结合舌脉，辨证为风寒袭表，寒饮停肺。给予小青龙汤解表散寒，温肺化饮，又加醋柴胡、郁金疏肝理气化饮。二诊可见胸闷咳嗽明显减轻，嘱继服小青龙汤巩固治疗，再加杏仁、蜜桑叶以润肺下气止咳，茯苓以养心安神，改善睡眠。三诊继续服用本方巩固疗效。

○ 医案三

患者某，男，48岁，2019年3月14日初诊。主诉：喘息气短2年，伴咳嗽加重3天。现病史：患者自述两年前因受凉后出现咳喘、胸闷、气短。就诊于某医院行相关检查诊断为支气管哮喘，住院给予对症治疗后症状缓解。3天前因受凉而出现咳嗽，咯痰且痰量多，呈白色泡沫状，喘息，胸闷气短，动则加重，口干，汗多，纳可，睡眠正常，大小便正常，舌质暗，有齿痕，苔薄白，脉弦滑。西医诊断：咳嗽变异性哮喘。中医诊断：咳嗽。证属外寒内饮。治法：温肺化饮。方药：小青龙汤加减。炙麻黄10g，桂枝12g，细辛3g，法半夏10g，生白芍12g，生附子12g，生姜6g，甘草10g，苦杏仁10g。2019年6月17日二诊：患者服药后咳嗽较前减轻，但嗓子干痒，睡眠欠佳，多梦易醒，舌淡苔白，脉沉滑。嘱继服小青龙汤加减方，并增加药物用量，待后续观察。（《牛阳教授运用小青龙汤治疗咳嗽变异性哮喘的临床经验》，《中外医学研究》2020年第7期）

按语：患者有喘息气短病史，近日受凉后出现咳嗽、咯泡沫痰症状，舌有齿痕，苔薄白，脉弦滑，证属外寒里饮，即寒邪触动体内痰饮，肺失宣发肃降，肺气上逆而引发咳喘，给予小青龙汤。二诊时患者症状明显减轻，效不更方，继服小青龙汤加减。

10. 木防己汤

患者刘某，年近古稀，酷嗜酒，体肥胖，精神奕奕，以为期颐之寿可至。讵意其长子在1946年秋因经商折阅，忧郁以死，家境日转恶化，胸襟以而不舒，发生咳嗽。每晨须吐痰数口，膈上始宽，但仍嗜酒，借以排遣。昨日饮于邻居家，以酒过量而大吐，遂病胸膈痞痛，时吐涎沫。医用涤痰汤有时少安，旋又复作，渐至面色黧黑，喘满不宁，饬价邀治。翁于吾为近戚，义不可却，买舟同往，至则鱼更三跃矣。翁见余欷觑泣下，娓娓谈往事不休。诊脉沉弦无力，自言膈间胀痛，吐痰略松，已数日未饮酒，食亦不思，夜间口干燥，心烦难寐，如之何而可？吾再三审视，按其心下似痛非痛，随有痰涎吐出。再从其脉沉弦与胸胀痛而论，实为痰饮弥漫胸胃之间而作痛。又从病理分析，其人嗜酒则湿多，湿停于胃而不化，水冲于肺则发喘，阴不降则阳不升，水势泛滥故面黧，湿以久郁而化热，津不输布故口渴。统而言之，乃脾湿不运，上郁于肺所致。若言治理，如用小陷胸汤清热化痰，则鲜健脾利水之功；如用苓桂术甘汤温阳燥湿，则乏清热之力。欲求其化痰利水清热诸作用俱备，莫若《金匮要略》之木防己汤。方中防己转运胸中之水以下行，喘气可平；湿久热郁，则有石膏以清之；又恐胃气伤、阳气弱，故配人参益气，桂枝温阳，以补救石膏、防己之偏寒而助成其用，乃一攻补兼施之良法，极切合于本证者。方是：防己、党参各12g，石膏18g，桂枝6g，另加茯苓15g，增强燥脾利水之功能而大其效。3剂喘平，夜能成寐，舌现和润，胸膈略舒，痰吐亦少，尚不思食。复于前方中去石膏，增佛手、砂仁、鸡内金调气开胃。又4剂各症递减，食亦知味，精神转佳，唯膈间略有不适而已。吾有事不能久留，书给《外台秘要》茯苓饮调理而归。（《治验回忆录》）

按语：本案患者年近古稀，嗜酒，体型肥胖，近年情志不舒，平素咳嗽，晨起咯痰，已见痰湿蕴肺之征。以此过量饮酒，引发胸膈痞痛，时吐涎沫，服用祛痰剂，间断反复。痰饮弥漫胸胃，结聚于膈，心下不舒，时有痰涎；津液不布，故见口渴；饮聚胸中，营卫运行不利，面色黧黑；寒饮留伏，聚集不散，见脉沉紧。《金匮要略·痰饮咳嗽病脉证并治第十二》“膈间支饮，其人喘满，心下痞坚，面色黧黑，其脉沉紧，得之数十日，医吐下之不愈，木防己汤主之”。故予木防己汤通阳利水，清热补虚。防己利水，石膏清泻郁热，党参补虚，桂枝通阳合防己利水消饮，再加茯苓健脾燥湿，导水下行。

11. 木防己去石膏加茯苓芒硝汤

杨某某，男，71岁，2011年3月11日初诊。患者罹患糖尿病、糖尿病足、冠心病、肺心病等多种慢性疾病。近一年来出现胸闷，心悸，气促，下肢浮肿。得知某医疗队前来福田义诊，故前来求诊。首诊症见：虚胖形体，面色偏暗，唇口发绀，动则胸闷气促，心悸不得卧，双下肢高度凹陷性水肿，小便量少，夜尿频，口干，舌质稍红，胖大，边有齿痕，大便干结如羊屎，数日一次。辨证为痰饮内阻，胃失降浊，木防己汤去石膏加茯苓芒硝汤主之。处方：木防己15g，党参20g，桂枝15g，茯苓30g，芒硝6g（冲服），白术25g， 炙甘草10g，生姜6片，大枣6粒，4剂。告知患者服药后大便次数会明显增加，大便转溏软，乃方药中病之佳兆也，诸症亦将随之缓解。（《经方医案选》）

按语：本案患者年逾七旬，体型虚胖。饮邪阻滞于胸膈，肺气不降，心阳不展，故见胸闷心悸气促；肺失通调水道，故小便量少，下肢浮肿；水湿泛溢肌肤，故下肢浮肿；营卫运行不利，见面色偏暗，唇口发绀；口干，舌质稍红，胖大，边有齿痕为水饮内停、内热不甚之象。痰饮阻于胸膈，影响心下，胃失降浊，则大便干结。辨病为支饮，辨证为痰饮内阻，胃失降浊，予木防己汤去石膏加茯苓芒硝汤主之。防己利水、桂枝通阳化气利水，党参益气扶正，白术、茯苓健脾燥湿下行，芒硝软坚破结通便，姜、枣调和营卫。

12. 厚朴大黄汤

○ 医案一

黄某，男，25 岁。1988 年 3 月 25 日初诊。自诉日前曾与朋友暴食后，腹胀痛，拒按，烦躁，发热，口渴喜饮，纳差，大便 3 天未行。刻诊：体温 38.3℃，腹部按之硬满，消甚，脉弦紧，苔黄腻，证属阳明腑实积滞证。治宜通腑泄热，消食导滞。方拟厚朴大黄汤：厚朴 17g，枳实 8g，大黄 10g(后下)。服 1 剂而肠鸣，2 剂而泻下臭秽甚多，便即通，诸症减轻，后予四君子汤调理脾胃而痊愈。(《经方治疗急症举隅》,《湖南中医杂志》1990 年第 1 期)

按语：本案患者暴食后，食物积滞，伤害肠胃，以致运化失常，停滞中焦，浊气不降，大便秘结而引起腹满胀痛拒按。“六腑以通为用，以降为和”，方选厚朴大黄汤，治宜轻下热结。大黄后下，荡积通腑，推陈致新；厚朴宽肠下气；枳实破气行痰，散积消满。三药相辅相成，配伍精当，兼具行气、降气、导滞、泻下之功，适用于气壅中焦、大便硬结在肠，症见痞满内实为主者，效若桴鼓。

○ 医案二

患者某，男，62 岁，因车祸伤及身体右侧，胸痛，髋部疼痛 40 分钟，于 2001 年 7 月 8 日入院。查体：意识清，精神差，右侧腋前线 4 ～ 7 肋区压痛，可触及骨擦感，右侧胸部皮肤可触及握雪感，胸廓挤压症（+），右肺听诊呼吸音低，双肺未闻及干湿啰音。骨盆挤压分离试验（+），双下肢感觉运动正常。X 线片示：右 4、5、6 肋骨骨折，断端移位，右侧液气胸，右肺压缩约 50%；双侧坐骨耻骨支骨折，对位可。胸部 CT 示：右侧液气胸，右肺压缩约 50%，左侧少量胸腔积液。诊断：右 4、5、6 肋骨骨折；右侧血气胸；骨盆骨折；左侧胸腔积液。给予各项对应治疗。伤后第 3 天，患者自觉腹部胀痛较重，肛门排气不畅，未排大便，右侧胸痛较重，伴有胸闷、憋气，不敢咳嗽，排痰不畅，纳差。查体：体温 38.3℃，右肺听诊呼吸音低，可闻及散在痰鸣音。床边复查胸部 X 线片示：气胸吸收，右侧胸腔肋膈角变钝，双肺纹理粗乱，舌质红，苔黄厚腻，脉沉细。辨证属瘀阻胸腹，肺气不宣，大肠气阻。投以厚朴大黄汤。药用：生大黄 45g，厚朴 20g，枳实 15g。水煎服，每日 1 剂，早晚 2 次分服。2 剂后排稀便较多，肛门排气顺畅且次数增多，腹部胀痛症状减轻。4 剂后胸痛胸闷症状缓解，咯痰顺畅，咯出黄黏痰较多，呼吸平稳，饮食如故，体温正常。复查胸部 CT 示血气胸吸收理想，肺纹理清晰。给予拔除胸腔闭式引流管。(《经方治疗急症举隅》,《山东中医杂志》2010 年第 10 期)

按语：本案患者因外伤致血气胸。患者腹胀痛，便秘，胸痛伴胸闷、憋气，排痰不畅，纳差。饮停胸膈，肺气宣降失司，致胸痛胸闷，咳嗽咯痰不畅；肺与大肠相表里，肺失宣降，影响大肠传化气机，加之骨盆骨折，难以转侧，加重腑气不通之症。《金匮要略·痰饮咳嗽病脉证并治第十二》“支饮胸满者，厚朴大黄汤主之”。厚朴大黄汤涤饮通腑，行气导滞，治疗饮邪蕴肺，壅滞肠腑的实证，厚朴行气除满，大黄荡涤通腑，枳实破结逐饮。

13. 桂苓五味甘草汤

张某，女，71岁。2015年8月23日初诊。患者平素胆小易惊，情绪急躁，自觉乏力，短气，周身自脚起转筋，下身转气严重，有气乱窜感，自诉有气从脚趾上冲至咽喉，疼痛难忍，右胁部疼痛，矢气后自觉好转。面红如妆，手脚冰凉，双足红，时心烦，上半身潮热，自觉发热但摸之冰凉，口吐涎沫伴黏腻感，口咸，舌尖辣，大便干结，小便频数量少，夜尿2～3次。舌红满布裂痕，无苔，脉沉细。患者一年以来长期规律于门诊随诊。以桂苓五味甘草汤加减：桂枝30g，茯苓30g，蜜甘草20g，大枣30g，五味子20g，熟大黄5g。服用数剂后患者诸症较前多有缓解。面红减轻，足背包块感减少，气从足上转，潮热、烦躁、焦虑好转，胃口较前稍有增加，大便较前好解，舌嫩红，少津少苔有裂纹，尺脉较前有力。(《岳仁宋教授桂苓五味甘草汤治疗转气病案体会》,《光明中医》2018年第4期)

按语：本案患者为老年女性，“女子七七肾气衰，太冲脉衰少，地道不通，故天癸竭”，肾气不能固守下焦，冲气夹虚阳上逆，故自觉有气从少腹起上冲胸咽；虚阳外浮，故见面红如妆、自觉发热但摸之冰凉；小便气化不利故可见小便频数而量少；虚热扰心神故见心烦；火不暖土，气血不足，脾病不能主四肢肌肉，故见手脚冰凉；母病及子，肾病日久，肝气郁结，故见烦躁、右胁部疼痛；津液输布不畅，水饮内结，故见口干，脉沉；舌为心之苗，咸为肾之味，结合舌脉，可辨证为阳虚饮停，冲气上逆。选用桂苓五味甘草汤加减化裁。方中桂枝平冲降逆，茯苓引水饮之邪从小便而去，甘草合桂枝辛甘化阳，补益脾胃，重用五味子收敛浮阳归肾，可助桂枝平冲气。

14. 苓甘五味姜辛汤

任某，女性，50岁。2002年6月15日初诊。咳嗽11个月，以咳而遗尿3周为主诉就诊。11个月前患者出现恶寒发热、咳嗽、咳痰。X线胸部摄片诊断：支气管炎、哮喘。经静脉滴注青霉素、环丙沙星抗生素治疗2周，精神转佳，寒热消失，但咳嗽不止。反复更医，服中、西药物，未见疗效，迁延不愈。3周前又出现咳而遗尿之症，苦不堪言。咳嗽多在夜间发作，或受冷空气、油烟刺激而发作，咯痰稀白、量中，痰易咯出，自汗，疲乏，舌质淡红胖嫩，苔白滑，脉沉缓。复查胸部X线摄片未见异常，肺功能检查正常，支气管激发试验阳性。诊断：咳嗽变异性哮喘。证属肺肾两虚，痰湿阻肺。治以补肺气，温肾阳，祛痰湿。方选苓甘五味姜辛汤加味。处方：茯苓15g，甘草10g，五味子10g，干姜10g，细辛3g，法半夏15g，陈皮15g，北黄芪25g，紫菀25g，补骨脂15g，益智仁15g，桑螵蛸15g，红参10g。服药4剂，咳嗽大减，痰少，精神转佳，偶咳遗尿。上方去甘草，加山茱萸15g。再服5剂，咳嗽止，无遗尿，精神食欲好。随访，未见复发。(《陈潮祖医案》)

按语：本案患者初见恶寒发热，咳嗽咯痰，治宜辛散风寒，但先予抗感染消炎之品清热解毒，过早、过多使用寒凉药物，徒伤阳气，使邪气稽留，肺失治节，脾失运化，津聚水泛，痰湿内停，肺失宣肃，故久咳不已。张景岳有言“大法治表邪者，药不宜静，静则留连不解，久必变生他病，故最忌寒凉收敛之剂，如《五脏生成篇》所谓‘肺欲辛’者此也”。故治疗此类久咳属风寒留连、饮聚于肺者，非用辛温宣散、化痰蠲饮之剂不可。茯苓利水消饮，甘草培土治饮；干姜、细辛温肺化饮；五味子收敛固涩，止咳止遗，陈皮、半夏燥湿化痰；紫菀润肺止咳；再配以补骨脂、益智仁、桑螵蛸增强缩尿止遗之功；黄芪、红参顾护正气。苓甘五味姜辛汤与小青龙汤不同，本方温肺化饮而无麻黄、桂枝辛散伤正之虑，最适用于寒饮在肺的体虚者。

15. 桂苓五味甘草去桂加姜辛夏汤

范某某，女，56岁。1981年12月20日初诊。患“肺心病”已五年，近来因感寒复发，现症见全身水肿，心慌气短，入夜尤甚，神情倦怠，表情淡漠，语言低懒，白睛紫暗，血丝满布，喘息不能平卧，唇舌青紫，汗出以头额为甚，时有昏蒙谵语，脉洪大弦数，口干不欲饮，苔白厚腻。此为支饮重症，乃阴寒内盛，阴盛阳微，虚阳上越。治疗宜潜镇回阳，益气化饮。处方：人参20g（另煎服冲），附片15g（先煎），龙骨、牡蛎各30g（先煎），茯苓16g，炙甘草10g，干姜10g，细辛10g，五味子10g，法半夏12g。药进一剂，诸症减轻，已不昏蒙谵语，脉势减小。进3剂后，夜能安卧，精神好转，唇舌紫暗减轻，口已不渴，但大便秘结，乃于原方加大黄6g。服药后，解溏便一次，诸症悉减，继以六君子汤加干姜、细辛、五味子，并早晚调服温肺补肾的中成药，半个月后诸症悉平。一年后随访，未见复发。(《经方医案选》)

按语：本案患者水饮停留于胸膈，肺失宣降，故喘息不能平卧，心悸气短；入夜阴气渐盛，或遇寒冷天气，引动水饮，症状加重；肺合皮毛，气逆水逆，泛于肌表，故全身水肿；寒邪凝滞，气血不行，故唇舌青紫；水饮内阻，津不上承，故口干但不欲饮；表情淡漠，语声低微为阳衰之征；阴盛格阳，虚阳浮越于上，故见额头汗出，意识昏蒙，谵语，脉洪大弦数等症。辨证为阴寒内盛，虚阳浮越之支饮重症，治以回阳救逆，益气化饮，予苓甘五味姜辛夏汤温肺化饮，加人参大补元气，附片回阳救逆，龙骨、牡蛎潜镇回阳。

16. 苓甘五味加姜辛半夏杏仁汤

丁某某，女，19岁，工人，1983年3月21日初诊。咳喘气短已2个月余，为受凉后引起。咳喘，吸气时困难，胸部憋闷，有时面部发紫，全身轻度浮肿，时觉腹部有气上冲胸咽，冲到咽部，则咽痒不适，遂之出现咳喘。检查两肺均有干湿啰音，苔薄白，脉滑数。辨证：寒饮蕴肺，冲气上逆，肺气失降。治则：降气平喘。处方：茯苓12g，甘草9g，五味子24g，干姜9g，细辛3g，半夏9g，炒杏仁9g。服6剂，咳喘止，浮肿消。(《经方医案选》)

按语：本案患者受凉后引发咳喘、气短2个月余，水饮内停，气机不利，肺失宣降，吸气不畅。寒邪与水饮相搏，冲气上逆，故咳嗽；水饮阻于胸膈，血行不畅，故胸闷面紫；通调水道失常，故全身浮肿。辨证为寒饮蕴肺，冲气上逆，肺失宣降之证，治以降气平喘，予苓甘五味加姜辛半夏杏仁汤。本方在苓甘五味姜辛夏汤基础上再加杏仁一味，宣利肺气，气化饮消，形肿亦减。

17.《外台秘要》茯苓饮

患者某，女，65岁。胃胀满反复10余年，曾查胃镜示慢性非萎缩性胃炎，时口干，情绪微烦，乏力，纳可，眠可，月经断，大便可，舌质淡，苔薄白，脉缓无力。中医诊断：胃痞。证属脾胃气虚，治宜健脾益气除胀。予《外台秘要》茯苓饮加减，处方如下：党参片15g，茯苓15g，白术15g，生姜15g，陈皮10g，枳壳10g，法半夏10g，炙甘草6g，枇杷叶10g，川芎10g，砂仁5g，生麦芽20g，百合15g。7剂，颗粒剂，开水冲服，每日2次。7日后患者复诊，胃胀满近消，口微渴，大便干。加天花粉15g，砂仁减至3g，继服10剂。10剂后，诸症悉除。3个月后随访，病情未复发。(《刘春龙应用外台茯苓饮治疗脾胃病验案举隅》,《中医临床研究》2020年第15期)

按语：胃痞以自觉心下痞塞，胀满不舒，触之无形，按之柔软，压之无痛为主症，可由实邪中阻，或中虚不运而发。结合症状和舌脉，本案患者因久病致虚而生痞满。方用《外台秘要》茯苓饮。方中党参配茯苓、白术以健脾益气；枳壳易枳实，性缓，理气宽中消胀，配生姜、橘皮加强理气化痰之功。加法半夏燥湿降逆消痞，生麦芽健脾和胃，炙甘草安中调药，以此达到药性平和，补而不滞，健脾益气，和胃除胀之功。

第十二章　消渴小便不利淋病脉证并治第十三

1. 栝楼瞿麦丸

蒋某，女，56岁，2016年10月24日初诊。主诉：反复口干20年。现病史：患者近20年来反复口干，渐渐加重，夜间明显，常饮水润喉，每晚3～5次，但喝水量不多，影响睡眠，胃纳可，大便调，平素不能耐受饥饿，时有低血糖症状，常觉疲倦乏力，舌质淡，苔少，脉细滑。风湿实验室检查指标正常，排除干燥综合征，无糖尿病病史。口干者，上燥；舌淡脉细，但喝水量少，是下寒表现。上燥下寒，为栝楼瞿麦丸的方证，故用该方加麦冬治疗。处方：天花粉30g，炮附子10g（先煎），茯苓、山药、瞿麦、麦冬各15g。5剂，每天1剂，水煎服。2016年12月5日二诊：患者自诉忙，上述5剂都是间断服用，但药后口干好转七成，疲倦改善，口干已不影响睡眠，饥饿感消失，大便调，舌脉同前，守上方。三诊、四诊后，无口干，睡眠好，无低血糖症状发生，诸症悉平。(《栝楼瞿麦丸方证思考与应用》,《新中医》2019年第7期)

按语：本案患者口渴但不多饮，乃阳不布津，津不上承所致。患者平素不耐饥饿，常伴低血糖症状，疲劳，为肾虚表现。辨证为上燥下寒。《金匮要略·消渴小便不利淋病脉证并治第十三》载“小便不利者，有水气，其人苦渴，栝楼瞿麦丸主之”，虽无小便不利，但方证病机一致，故选择该方。炮附子温肾化气，天花粉、山药、麦冬润燥生津，茯苓健脾。

2. 蒲灰散

○ 医案一

王某，32岁，1999年7月13日初诊。患者由于工作繁忙，精神紧张，加之饮酒不节，出现排尿不适，伴尿道灼痛，尿中有白色分泌物。当地医院诊断为慢性前列腺炎。经口服诺氟沙星、静脉滴注青霉素等治疗，可收一时之效，但停药后复发，转求中医诊治。症见形体肥胖，烦躁，尿频，尿急，尿道灼热涩痛，尿道口时有黏性分泌物，性欲减退，偶有阳萎、遗精，腰酸，会阴部时感抽掣痛，小便色黄浑浊，失眠梦多，舌红，苔薄黄稍腻，脉沉弦微数。直肠指诊：前列腺体稍肿大，质地较硬，表面光滑，中央沟存在，有压痛感。前列腺液检查示：pH 7.0，白细胞 30 个 /HP，卵磷脂小体少。诊断为慢性前列腺炎。证属湿热下注，血脉瘀阻。方用龙胆泻肝汤、滋肾通关丸合蒲灰散加减。处方：龙胆草、柴胡、知母、蒲黄（包煎）、黄芩、栀子、黄柏各 10g，生地黄、泽泻、滑石（包煎）、车前子（包煎）各 30g，当归 15g，木通、甘草各 5g，肉桂 3g。每天 1 剂，水煎服。服 5 剂，症状改善不明显。守方加干蟾皮 5g。继服 5 剂，患者自觉尿频、尿急、尿道灼痛等症基本消失。效不更方，连服 20 余剂，诸症大减，唯感劳累后腰部酸软无力。遂以知柏地黄丸合龙胆泻肝丸口服，以资巩固。3 个月后指诊检查前列腺正常。前列腺液检查示：pH6.4，白细胞 0 ～ 2 个 /HP，卵磷脂小体（++++），分布均匀。随访 1 年未复发。（《干蟾皮治疗男科病验案 3 则》，《新中医》2004 年第 11 期）

按语：慢性前列腺炎属中医学“精浊”“淋证”范畴。病因主要为湿热下注，瘀血阻滞。前列腺位于足厥阴肝经循行之处，而排尿又为肾所主，故湿热下注，既浸淫肝经，影响其疏泄，又流于精室，注入膀胱，致气机受阻，相火郁遏，气化失司，升降失调，清浊混淆。以龙胆泻肝汤清利湿热，疏通解郁以助肝疏泄；滋肾通关丸补肾坚阴，燥湿清热以助膀胱气化；蒲灰散活血化瘀，利窍泄热使邪有出路；干蟾皮清热解毒，利湿活血。诸药配伍，共奏祛湿清热、化瘀通络、邪去正安之功。

○ 医案二

1996 年 6 月 20 日初诊。患者每逢经期则下肢浮肿 3 年余，近半年来经期浮肿加重，伴身重乏力，不思饮食，不能坚持上班。曾经妇科、泌尿科等检查，未见器质性病变。肿时服西药利尿药，肿虽退但乏力更甚。也曾服中药但用药时症状减轻，至下次经来则复肿如初。此次来诊适值经前 2 ～ 3 天，面肢浮肿，两小腿肿甚，按之凹陷，手足发冷。曾用五苓散、《傅青主女科》健固汤等。查舌质暗，体略胖，苔腻，脉濡数。思前医用方药健脾利水似已对证，因何症状反复，再细问经期见症，小腹坠胀，经来量少色紫且质稠有块，伴排尿前股内抽憋，尿后有余沥感。反复揣度，始悟此系湿热蕴结下焦，日久血分壅瘀，影响气化所致，当用清利行瘀调经。结合水肿、经行不畅，四末发冷及舌脉所见，忆及《金匮要略》“厥而皮水者，蒲灰散主之”，药用蒲黄 12g（包煎），泽兰 12g，益母草30g，防己12g，车前子20g（包煎），赤芍15g。3剂，每日1剂，水煎服。1996年6月24日二诊：服药中经血来潮，血色暗红量较前次多。小腹坠胀、股内抽憋感减轻，小便量多，肿势减轻，苔腻稍退。为防行瘀太过，原方去赤芍，泽兰、益母草减量，续服4剂。1996年6月30日三诊：服药后经尽肿退，尿后余沥消失，手足转温，仍乏力厌食，舌暗苔薄，脉濡缓，湿去瘀行，脾虚之象已著，给予归芍六君子汤调理。连续观察两个周期，仅在经期下肢轻度浮肿、乏力，余症未复发。用健脾益气利水调理巩固3个月经周期而水肿未再复发。（《蒲灰散治验2则》，《山西中医》1997年第6期）

按语：《金匮要略·水气病脉证并治第十四》言“厥而皮水者，蒲灰散主之”，本案水气内盛而湿热内壅，阳气受阻不能达于四肢，故面肢浮肿，两小腿肿甚，按之凹陷，手足发冷。《金匮玉函经二注》“蒲灰治瘀血为君，滑石利窍为佐，皮水，用蒲黄消经络之滞，利小便为君；滑石开窍通水，通以佐之，小便利则水下行，逆气降”。本案以蒲灰散加减清利湿热、行瘀利水而获效，在原方基础上加强了活血利水之力，至于手足发冷而不用通阳药，诚如《金匮要略心典》中所言“厥而皮水者，水邪外盛，隔其身中之阳，不行于四肢也”。故不可以附子、桂枝之属，助其内伏之阳。治疗后小便量多，肿势减轻、手足转温，三诊予归芍六君子汤调理而收功。

3. 猪苓汤

○ 医案一

张某，男，老年。卒发小便不通，经西医导尿，引发膀胱出血，小便更为不畅，大便亦闭结不通，心中烦闷，时发恶心，舌红苔黄，脉沉数。此乃热结膀胱，下窍闭塞，复因导尿伤及膀胱血络，热传阳明，前后阴均闭，热毒上熏，几成关格。当急下通谷道，泄大肠之热，以救膀胱之闭。蜂蜜一两，芒硝五钱（开水冲化内服）。服后不久，大便即通，心烦、恶心等症顿解，唯小便仍不通畅，遂取仲景先生猪苓汤方，以清利膀胱之热。茯苓二钱，猪苓三钱，泽泻三钱，滑石三钱，阿胶三钱（烊化），水煎温服，每日1剂。（《国医大师经方验案精选》）

按语：本案患者老年男性，卒发小便不通，西医导尿引发膀胱出血，继发二便不通，烦闷恶心，急下谷道，泄大肠热，阳明之热症顿减，唯小便不通，乃膀胱气化不行，水热互结，郁热伤阴所致。方选猪苓汤，治以滋阴清热，渗利水湿。方中阿胶滋养营阴，滑石清热通淋，茯苓、猪苓、泽泻淡渗利水。

○ 医案二

马某某，女，42岁，1993年8月11日就诊。患者经行泄泻数年，多方调治不愈。患者平时大便正常，每次行经便作泄泻，质稀如水，口干而渴，小溲窘迫，夜不得寐，寐则梦多，两腿自觉沉重如铅。本次月经来潮量多夹有血块。视其舌红，苔白，脉来弦细。辨证为阴虚生热，热与水结，代谢失序，水液下趋大肠作泻。治当育阴、清热、利水。用猪苓汤原方：猪苓20g，茯苓20g，阿胶10g（烊化），泽泻20g，滑石16g。服3剂，泄泻即止，小便自利，诸症随之而愈。(《刘渡舟医案》)

按语：本案为经行泄泻伴见小便窘迫、夜寐不安、口干而渴、舌红等症，辨为阴虚水热互结之猪苓汤证。患者少阴阴虚生热，水热互结，下趋大肠则泄泻，津不上承则口渴；水不济火，心肾不交则睡眠不安。《金匮要略·消渴小便不利淋病脉证并治第十三》“脉浮，发热，渴欲饮水，小便不利者，猪苓汤主之”，故用猪苓汤育阴清热以利水，水去则热无所依，津复则口渴自止。

○ 医案三

患者某，女，55岁。2010年1月28日初诊。腺性膀胱炎已3年余，小溲不畅，有热烫，右关脉有力，舌苔腻。拟四苓散加味：猪苓15g，茯苓15g，生白术12g，泽泻20g，车前子15g（包煎），六一散20g（包煎），生薏苡仁30g，虎杖根20g。14剂，水煎服。2010年2月7日二诊：小溲较畅，热烫亦减，右关脉大，左脉平，苔黄腻质红，拟仲师猪苓汤法。猪苓20g，茯苓20g，泽泻20g，飞滑石20g（包煎），阿胶珠12g（烊化），蒲黄炭10g（包煎）。21剂，水煎服。2010年3月4日三诊：诸症基本已无，守前方巩固治疗。守二诊方原方续服21剂。(《建伟教授运用经方治疗二便病证验案6则》，《中华中医药杂志》2012年第7期)

按语：腺性膀胱炎是一种膀胱黏膜增殖性、化生性病变，多发于女性，可表现为反复发作尿频、尿急、尿痛等症状，易反复发作。本案患者罹患腺性膀胱炎3年之久，长期苦于小溲淋漓不畅，迭经治疗效果欠佳。先治以四苓散加清热利水药物，方证合拍，二诊患者小溲已较通畅，诊其右关脉仍有力，舌质红，为水热损伤阴血之故，改投张仲景猪苓汤清热利水养阴，又佐以蒲黄炭消瘀血、利小便，顽疾终愈。

第十三章　水气病脉证并治第十四

1. 防己黄芪汤

○ 医案一

杨某，女，81 岁，诊断：银屑病（脓疱型）。因“全身皮肤瘙痒、脱屑 1 年余”入院。入院症见全身皮肤瘙痒、脱屑，双下肢可见粟粒大小密集的小脓疱，部分皮肤出现糜烂、渗液、结痂，双膝关节疼痛，负重时加重，站立行走困难，休息后减轻，得温痛减，时有关节弹响，双下肢浮肿，怕冷汗出，四末欠温，面色皖白，神疲气短，口干舌燥思饮，双目发干，纳呆，舌淡胖，少苔少津有裂纹，脉弦。患者曾多次住院，西医予类固醇皮质激素、免疫抑制剂等治疗病情未减。证属风湿入中，肺气虚。治以祛风除湿，益气利水。方以防己黄芪汤加减。处方黄芪 60g，汉防己 15g，白术 15g，大枣 3 枚，干姜 15g，炙麻黄 5g，怀牛膝 15g，丹参 15g，泽兰 10g，石斛 12g，白鲜皮 15g，甘草 6g。每日 1 剂。5 剂后患者皮肤脓疱明显减少，下肢浮肿减轻，续服 7 剂后上诉症状明显减轻，后予四君子汤 5 剂后好转出院。(《防己黄芪汤治验》,《光明中医》2014 年第 1 期）

按语：本案患者汗出面白气短，神疲乏力均为肺气虚表现；肺主皮毛，风湿之邪乘虚入中，湿邪流注于关节故见双膝关节疼痛，身重；风邪入中于经，经气不利，故见皮肤瘙痒。上方以黄芪补气固表，防己祛风行水，佐以白术健脾胜湿，以甘草培土和药。黄芪味甘性温，入肺、脾二经，具有升发之性，能补气升阳，固表止汗，利水消肿。黄芪善走肌表，是治疗表虚及虚性水肿的要药，《神农本草经》谓“黄芪，治痈疽，久败疮，排脓止痛，利水，大风癞疾”；防己除邪利大小便；白术，死肌，止汗，除热消食；泽泻、丹参活血利水；白鲜皮祛风止痒，全方可达祛风除湿利水之功。

○ 医案二

王某，女，41岁。1993年1月29日常年久立，双下肢水肿，尤以左腿为重，按之凹陷不起，两腿酸沉无力，小便频数量少，查尿常规（－），伴有自汗，短气，疲乏，带下量多，患者面色㿠白虚浮，神色萎靡，舌胖大，苔白润，脉浮无力。诊断为气虚夹湿，水湿客于肌腠。治宜益气固表，利水消肿。方用防己黄芪汤加茯苓：黄芪30g，防己15g，白术20g，茯苓30g，炙甘草10g，生姜3片，大枣4枚。服药14剂，下肢水肿明显消退，气力有增。拟上方加党参10g，又进7剂，水肿全消，亦不乏力，舌脉如常，病愈。(《刘渡舟医案》)

按语：本案患者下肢水肿伴见汗出、短气、身重、脉浮等症，为"风水表虚"之候，均由脾肺气虚，卫气不固，湿邪内渍所致。《金匮要略·水气病脉证并治第十四》曰"风水，脉浮身重，汗出恶风者，防己黄芪汤主之"。本方功专益气固表，补益脾肺，渗利水湿。刘老常用于治疗气虚夹湿，表虚不固水肿，甚为效验。脾虚湿盛者，加茯苓；水湿犯肺作喘者，加麻黄；水气上冲者，加桂枝。

○ 医案三

胡某，男，21岁。患者1989年8月因全身浮肿20天，使用抗炎利尿药治疗不效收入病房，确诊为慢性肾炎。患者卧床不起，面目浮肿㿠白，恶风畏寒，气短乏力，腰以下肿甚，双下肢肿胀发亮，腹部有移动性浊音，舌质淡胖，苔白腻满布，右脉弦大，左脉沉。证属气虚水泛，阳气不振，气化失司。治拟健脾益气，复振心阳，利水消肿。处方：黄芪50g，防己10g，党参15g，炙甘草10g，白术15g，生姜皮10g，茯苓皮12g，橘皮12g，桑白皮12g，金樱子15g，芡实10g，益母草30g，连翘12g，冬瓜皮10g。此方加减服15剂，双下肢肿胀明显消退，加龟甲30g以达滋阴之功。服35剂，水肿完全消退，尿蛋白由（+++）降至（+），好转出院。(《经方治疗痼症举隅》,《上海中医药杂志》2004年第9期)

按语：本案患者面目浮肿㿠白，恶风畏寒，气短乏力，且有腹水，辨证属于气虚水泛，阳气不振，气化失司。临证不必拘泥于风水、皮水或正水的不同分型，以《金匮要略》的防己黄芪汤加减，达健脾益气固表，利水除湿消肿之效。风为阳邪，易袭人头面部，故该患面目浮肿㿠白，恶风畏寒；水为阴邪，其性下趋，故腰以下肿甚，本证实属表虚，但水湿重于风邪。本案为风水日益加重，病位入里，但表邪仍未解的表里双病，故实表、利水需兼顾，在加重《金匮要略》防己黄芪汤用量的基础上，又配伍五皮饮，增强利水消肿之力。《成方便读》中说"然病因表虚而来，若不振其卫阳，则虽用防己亦不能使邪迳去而病愈。故用黄芪助卫气于外，白术、甘草补土德于中"。方中防己、黄芪、甘草以走表行气制水，党参、白术健脾以运水，配合五皮饮以行气利水、分消水湿，益母草活血利水，金樱子、芡实固精收敛。全方标本兼治，收行并用，利水而不伤正，固精而不敛邪，临床收效明显。

○ 医案四

患者某，1984年1月7日初诊。该患者浮肿2年，反复发作。初起尿频尿急，尿常规检查提示有红细胞（++），白血球（+），曾注射庆大霉素、口服八正散等通淋之品，病情未见减轻，反而出现腰痛乏力，颜面浮肿，晨起较甚，诊断为慢性肾炎。又经多次注射青霉素及口服双氢克尿噻，浮肿渐消，病情暂时缓解。但反复感冒引起症状加重，并伴纳减、便溏、面色萎黄、神倦肢冷、小便短少，尿中仍出现红细胞（+）、白细胞（+）、蛋白（++）、颗粒管型（0～2）。细察患者初起治疗不当，滥用肾毒性西药，加之中药通利太过，克伤肾脏。隋代巢元方在《诸病源候论》中谓："肾者主水，脾胃俱主土，土性克水，脾与胃合相为表里，胃为水谷之海；今胃虚不能传化水气，使水气渗溢经络，浸渍府脏……故水气溢于皮肤而令肿也。"以防己黄芪汤合"五皮"培土制水，健脾补肺益气固肾。处方：黄芪50g，防己10g，白术8g，甘草4g，生姜皮8g，大腹皮12g，桑白皮12g，茯苓皮12g，薏苡仁20g，怀山药12g，白茅根15g，白花蛇舌草15g。5剂后，患者自觉症状减轻，效不更方。服用2个月后，水肿消除，纳食味馨，大便转实，精神好转，尿检红细胞0～1，白细胞0～3，蛋白（+），颗粒管型（-），后以防己黄芪汤合六味地黄汤加减服用半年后，诸症悉除。随访5年，未见肾炎复发。（《防己黄芪汤临床运用举隅》，《江西中医药》1994年第4期）

按语：患者病程长，肾气亏虚，腰府失养，故反复腰痛乏力，肾阳不足，无以温化水液，故颜面浮肿，晨起尤甚。患者失于调护，加之反复外感，肾府受累，膀胱气化失司出现肢冷溲少，更见纳差便溏、萎黄等脾虚表现，症状进一步加重。法当固表益气，健脾固肾，利水消肿。先以《金匮要略》防己黄芪汤合五皮饮加减消除水肿。方中防己祛风行水，黄芪益气固表。二者相合，祛风除湿而不伤正，益气固表而不恋邪，使风水俱去，卫外得固。以白术、山药配合，补气培土以祛湿，既助防己祛湿行水之功，又增黄芪益气固表之力。五皮饮加强行气化湿，利水消肿之效。后续症状好转，中州得建，水液得以运化，仍以防己黄芪汤为基础，故五皮饮为六味地黄汤行固肾之功。

2. 越婢汤

○ 医案一

吴某，男，26岁。2001年5月初诊。主诉：周身浮肿，反复发作8个月，加重1周。

患者8个月前因饮酒、劳累出现咽痛，周身酸困，流涕，发热。在当地诊断为感冒。经青霉素静脉滴注及口服中西药（具体不详）治疗1周，症状消失停药。1周后出现颜面及下肢水肿，在某医院查血压145/95mmHg。尿蛋白（+++），潜血（+++）。诊断为急性肾小球肾炎。住院治疗，口服强的松，每次60mg，每天1次，卡托普利，每次25mg，每天3次，青霉素640万U加入0.9%生理盐水100ml中静脉滴注，每天1次，川芎嗪注射液120mg加入5%葡萄糖注射液200ml中静脉滴注，每天1次。治疗1个月余，水肿、血尿、蛋白尿消失。血压135/85mmHg。此后每因感冒水肿复发，加服六味地黄汤、济生肾气汤等，水肿时轻时重，尿蛋白时有时无。

1周前因劳累后上述症状加重，经中西药治疗无效来诊。症见颜面及周身凹陷性水肿，口干不欲饮，咳嗽，咯吐白色清痰，畏寒无汗，小便量少，大便稀溏，舌淡胖，脉沉细涩。血压140/90mmHg，尿蛋白（++++），潜血（–），24小时尿蛋白定量6.8g/L，心电图、肝功能、肾功能、电解质及B超肝、胆、脾、双肾均正常。西医诊断：肾小球肾炎。中医诊断：水肿。证属脾肺肾虚，水湿泛滥。治以温补脾肾，宣肺利水，除湿消肿。处方：麻黄、石膏各20g，生姜、附子各15g，白术、泽兰、茯苓各30g，车前子18g，大枣12枚。每天1剂，水煎服。

服药3剂后畏寒减轻，汗出畅达，小便通利，大便成形，水肿渐消。效不更方，继服6剂，水肿消失。复查尿常规、尿蛋白（+），24小时尿蛋白定量500mg/L。2周后尿蛋白（–），24小时尿蛋白定量150mg/L。其后规律撤减激素，坚持服药3个月，诸症消失。为巩固疗效，再以上药研末服用9个月后停药，随访2年未复发。（《越婢汤临床治验3则》，《新中医》2009年第11期）

按语：本案患者水肿迁延日久，脾、肺、肾俱受累。脾气亏虚，水湿不运，失宣降，无力通调。肾阳虚损，主水失权，致使湿聚水溢，加之风邪，相击于肌表而致水肿。治当温补脾肾，宣肺利水，除湿消肿，以越婢汤合真武汤化裁。用白术健脾燥湿；茯苓渗湿行水，助白术健脾祛湿；大枣、甘草益脾健胃。四药和合补脾胃之虚，行水湿之聚。附子温肾阳以复化气行水之功；白芍通利血脉，使水湿之路通畅；生姜辛开肺气，以开水源，助麻黄宣肺利水之功；石膏之凉制麻黄、生姜、附子之燥烈；泽兰、车前子可加强利尿之功。诸药合用，脾虚得健，肺郁得宣，肾阳得温，则水湿之邪从汗、尿而解，水肿自消，而收全功。

○ 医案二

陆某，年逾四旬，务农。1954年6月，病风水。时当仲夏，犹衣棉袄，头面周身悉肿，目不能启，腹膨若瓮，肤色光亮，恶风发热无汗，口微渴，纳呆溺少，咳嗽痰多，气逆喘促，不以正偃，倚壁而坐，前医迭进五皮饮加减，并配合西药治疗，非唯无效，且见恶化，乃邀余往诊。一望显属风水重症，因审《金匮要略》辨水肿证之脉，谓风水脉浮，此病寸口脉位肿甚，无从辨其脉之为浮、为沉，然据其主诉及临床表现，属风水，即仿《金匮要略》越婢汤加味：净麻黄 18g，生石膏 15g，粉甘草 6g，飞滑石 12g（分 2 次送服），鲜生姜 4 片，大枣 12 枚（擘）。嘱服后厚覆取汗，服后约一小时许，周身皆汗透，三更内衣，小便亦多，气机渐和，寒热消失，身肿腹胀随消十之八，病果顿瘥，患者喜出望外。复诊寸口，可行切诊，濡滑之豚，形诸指端，舌苔淡白，神色颇佳，较之初诊，判若两人，唯偶或咳嗽，肿胀余波未清耳。处方以五苓散加味：炒白术五钱，猪苓五钱，云茯苓五钱，桂心六分，泽泻三钱，光杏仁三钱，桑白皮三钱，飞滑石三钱（分二次送服），鲜白茅根四两（去心），鲜杷叶二片（去毛），连进三贴而愈，追访，病未复发。(《越婢汤加滑石治愈重症风水一例》，《江苏中医》1965 年第 11 期）

按语：该患者由于肢体肿甚，无法察脉，然考量用五皮饮泻水不效，风邪袭表，水为风激而泛滥全身导致头面周身悉肿，发热无汗，口微渴提示已有化热趋势。仲景云“腰以下肿，当利小便；腰以上肿，当发汗乃愈”。风水发病先肿头面，后及周身，为阳水，其治宜用发散之法，越婢汤当为首选，得汗则愈。待风水得解，仍有水湿在里，此时需淡渗利水，以五苓散利水渗湿化气。

3. 越婢加术汤

○ 医案一

陈某，男，25 岁。上个月至邻村探亲，归家中途，卒然大雨如注，衣履尽湿，归即浴身换衣，未介意也。三日后，发热，恶寒，头疼，身痛，行动沉重。医与发散药，得微汗，表未尽解，即停药。未数日，竟全身浮肿，按处凹陷，久而始复，恶风，身疼，无汗。前医又与苏杏五皮饮，肿未减轻，改服五苓散，病如故。医邀吾会诊，详询患者病因及服药经过，认为风水停留肌腠构成。虽前方有紫苏、桂枝之升发，但不敌渗利药之量大，一张一弛，效故不显。然古人对风水之治法，有“开鬼门”及“腰以上肿者宜发汗”之阐说，而尤以《金匮要略》风水证治载述为详。有云“寸口脉沉滑者，中有水气，面目肿大，有热，名曰风水。视人之目窠上微肿，如蚕新起状，其颈脉动，时时咳，按其手足上，陷而不起者，风水”，又“风水恶风，一身悉肿……续自汗出，无大热，越婢汤主之”。根据上述文献记载，参合本病，实为有力之指归。患者先由寒湿而起，皮肤之表未解，郁发水肿。诊脉浮紧，恶风无汗，身沉重，口舌干燥，有湿郁化热现象。既非防己黄芪汤之虚证，亦非麻黄加术汤之表实证，乃一外寒湿而内郁热之越婢加术汤证，宜解表与清里同治，使寒湿与热，均从汗解，其肿自消，所谓因势利导也。方中重用麻黄（一两半），直解表邪，苍术（四钱）燥湿，姜皮（三钱）走表行气，资助麻黄发散之力而大其用，石膏（一两）清内热，并抑制麻黄之辛而合力疏表，大枣、甘草（各三钱）和中扶正，调停其间。温服一剂，卧，厚覆，汗出如洗，易衣数次，肿消大半。再剂汗仍大，身肿全消，竟此霍然。风水为寒湿郁热肤表之证，然非大量麻黄不能发大汗开闭结，肿之速消以此，经验屡效。若仅寻常外邪，则又以小量微汗为宜，否则漏汗虚阳，是又不可不知。（《治验回忆录》）

按语：该患者淋雨后受风寒湿邪侵袭，出现风寒表证，然服药后表邪未尽解，继而发生风水水肿。又与苏杏五皮饮、五苓散利水消肿，仍未取效。既非防己黄芪汤之虚证，亦非麻黄加术汤之表实证，乃一外寒湿而内郁热之越婢加术汤证，本案麻黄重用至一两五钱，足见本案治疗此证，有其独到之处，但因此量与寻常用量，相差甚大，所以应用时，必须慎重。诚如医者所言，寻常外邪，以小量微汗为宜，即为风水表实之证，亦须辨证确切，多方考虑，并就医者平时用药经验，酌情加大用量，幸勿以此为恒法也。

○ 医案二

患者某，男，10岁，2012年8月12日就诊。半年前被外院诊断为“肾病综合征”，曾口服激素治疗，遵医嘱规律减量，1周前复查尿常规未见明显异常，现每日口服强的松5mg，患儿家长因担心长期应用激素有不良反应，遂同时于门诊以中药治疗。患儿2天前受凉后出现颜面部及双下肢凹陷性水肿，小便不利，伴发热、咽痛，舌红，苔黄腻，脉浮滑数。查尿蛋白（++）。辨证为风水相搏。治宜疏风宣肺、行气利水。方用越婢加术汤及五皮饮加减。药用麻黄6g，石膏（先煎）15g，白术10g，茯苓皮10g，陈皮8g，生姜皮6g，大腹皮8g，蝉蜕6g，金银花6g，连翘6g，大枣5枚，炙甘草6g。14剂，每日1剂，水煎，分2次服。二诊：患儿颜面部水肿消失，双下肢水肿减轻，伴身体困重，汗出恶风，舌淡红，苔白腻，脉浮滑。此时表证已解，卫阳正虚。治宜益气健脾、温阳利水。方用防己黄芪汤及五苓散加减：防己8g，黄芪15g，白术12g，茯苓12g，猪苓12g，泽泻6g，桂枝5g，炙甘草6g。继服14剂。三诊：患儿水肿消失，体倦乏力有所好转，但仍然腰膝酸软，大便稀溏，舌边有齿印，脉细弱。辨证为脾肾阳虚。治宜温补脾肾，益气摄精。方用参苓白术散及六味地黄丸加减。黄芪20g，党参15g，白术10g，茯苓10g，薏苡仁6g，山药15g，熟地黄15g，山茱萸10g，菟丝子10g，补骨脂10g，芡实8g，丹参6g，鸡内金5g。继服14剂。四诊：患儿如常人，复查尿蛋白（–）。予百令胶囊5盒，每日 3 次，每次 4 粒。并嘱患儿适当运动，增强免疫力，减少复发。(《李仁康治疗慢性肾病经验》,《中国中医药信息杂志》2014 年第 6 期）

按语：小儿肺常不足、脾常不足、肾常虚，患儿既往有肾病综合征病史，加之外感，肺气不宣，水道不通，脾失健运，水湿停滞，故发为面肿周身浮肿。发热，咽痛，舌红，苔黄腻，为水湿郁而化热之象。故治宜越婢加术汤发汗利水、清热散邪。在运用越婢加术汤时，要视寒热选择麻黄与石膏的比例，本案考虑患儿内热较重故加重石膏用量。二诊考虑患儿表证已解，卫阳正虚，故用防己黄芪汤加减，三诊考虑患儿脾肾阳虚，故用参苓白术散及六味地黄丸。水肿阶段属中医“水肿”范畴，治以祛邪为主，疏风宣肺同时辅以温补脾肾、祛风胜湿、清热利湿、活血化瘀等。水肿消退阶段属中医“虚劳”范畴，治疗以补虚为主，在温补脾肾的基础上，综合应用清热利湿、活血通络、祛风胜湿、益气养阴等，扶正祛邪，以恢复脏腑气血阴阳平衡，达到缓解甚至治愈的目的。

4. 甘草麻黄汤

患儿王某，男，3 岁，1983 年 10 月 27 日由某儿童医院转来本院。患儿 1 周前发热，咽痛，经治热退，因汗出过多，其母用凉毛巾揩之，次日下午，患儿脸、睑出现浮肿，到某医院确诊为急性肾炎。用西药 4 日效微，转本院中医诊治。症见：眼睑如卧蚕，全身浮肿，头面、下肢尤甚，其睾丸肿大如小杯，尿两日来几闭，不欲饮食，呼呼作喘，证属《金匮要略》所云“气强则为水”“风气相击”。方用麻黄 15g，甘草 15g。水煎，徐徐喂服。某实习医生诧麻黄量大，余云无碍。盖用药之道，以服法为要。以麻黄之辛，患儿之幼，过用则大汗，但频频而少服，则无害。患儿家长隔十几分钟喂一匙，半剂尽，尿道口淋滴尿液，半小时后，第一次排尿 300ml，又隔 45 分钟，第二次排尿 700ml。此时喘促减，余嘱尽剂，夜间服 5 ～ 6 次，次日清晨，其肿大消，身飞漐漐汗出，改培土利湿剂善后。气行则水去矣。(《提壶揭盖法治疗风水、关格》,《中医药研究杂志》1984 年第 1 期）

按语：本案为风邪伤表，服退热剂汗大出，突遭凉遏袭肺，为肺失通调之皮水表实证。《金匮要略·水气病脉证并治第十四》云“里水……甘草麻黄汤亦主之”。吴谦等认为里水之“里”字，当是“皮”字。其意乃皮水表实无热者，则当用此发其汗，使水从皮毛而去。表实无汗，里热不明显，当发汗使水随汗出。以“启上闸开下流”法，肺为水之上源，主宣发肃降，宣发则水随汗从表而出，肃降则下输膀胱。膀胱气化赖肺气之宣，气顺则水去矣。以麻黄之辛温，开诸闭，祛水邪；甘草味甘，火土之色，补太阴大有奇功；甘草倍麻黄，化湿而不伤元气。

5. 防己茯苓汤

○ 医案一

方某，女，58岁，2014年3月9日初诊。患者1年前出现双下肢水肿，伴有蛋白尿、镜下血尿，诊断为肾病综合征，肾穿刺病理提示肾小球局灶节段性硬化，因患者有乙型肝炎，不同意使用激素治疗，求治于中医。现症见双下肢水肿明显，腰酸，乏力，畏寒，大便稀，每日3～4次，舌质淡胖，苔白腻，脉沉。尿常规：蛋白（+++），潜血（+）；24小时蛋白定量6.3g；肾功能：白蛋白16g/L，尿素氮5.2mmol/L，肌酐31μmol/L。西医诊断：肾病综合征。中医诊断：水肿病（脾肾阳虚，水气内停证）。治法：健脾益肾，行气利水。处方：防己茯苓汤合肾气丸加减。药用汉防己15g，黄芪30g，茯苓15g，炙甘草6g，桂枝9g，制附子9g，熟地黄15g，山药15g，山茱萸12g，牡丹皮12g，紫苏叶15g，槟榔15g，龙葵草30g，丹参15g。水煎服，每日1剂。二诊：服上方10剂，水肿减轻，大便稀，每日1～2次，舌淡，苔腻，脉沉细。处方以四君子汤合肾气丸加减：党参15g，白术15g，茯苓30g，炙甘草9g，肉桂6g，王不留行15g，肉豆蔻15g，干姜9g，制附子6g，熟地黄15g，山药15g，山茱萸12g，牡丹皮12g，紫苏叶15g，黄芪30g。水煎服，每日1剂。三诊：上方服10剂，水肿明显减轻，尿常规：蛋白（+），潜血（+）；24小时尿蛋白定量2.1g；肾功能：白蛋白：30g/L，尿素氮5.2mmol/L，肌酐53μmol/L。继续服肾气丸善后。（《于俊生运用金匮肾气丸治疗肾病医案举隅》，《黑龙江中医药》2015年第5期）

按语：《诸病源候论·水肿病诸候》中云“水病者，由肾脾俱虚故也。肾虚不能宣通水气，脾虚又不能制水，故水气盈溢，渗入皮肤，流遍四肢，所以通身肿也”。“水气”是肾病发展变化的主要致病因素，亦是慢性肾病的主要病理产物，脾肾阳虚，化气行水之职失司，水湿内停，发为水肿，故温肾助阳，健脾利水为水肿病的基本治疗方法。本案患者初诊水肿明显，治以行气利水为主，处方以防己茯苓汤合肾气丸加减，健脾益肾不离经旨，通阳温肾，化气利水。妙在加用紫苏叶以升发阳气，以滋春生之和。对于慢性肾脏病长期不愈的水肿，无明显热象，温补脾肾效果不佳者，当责之风气不足，相火不升。当以温风药宣通气化，加强振奋疏泄通达之力，水复其道。

○ 医案二

邱某，痰饮多年，痰多咳嗽，气从上升。近来两足虚肿，纳减无味，小溲短少，寐中汗出，往往遗尿不禁，脉沉弦，重按少力，苔白质腻。脾、肺、肾三脏均虚，命阳不能化水外出，遂致水溢肌肤，蒸化无权，致胃纳日以呆顿。治宜开太阳，逐痰水。原属痰饮必效之方，唯久病多虚，姑以阳气为重。元米炒党参三钱，菟丝子三钱，制半夏一钱五分，茯苓三钱，熟附片三分，煨益智仁一钱，补骨脂三钱，陈皮一钱，炒白术一钱，炒谷芽二钱，玫瑰花二朵。又温助命阳，以生脾土，遗尿得定，而足仍虚肿，胃呆少纳，小溲短少。水溢肌肤，原系脾肾两虚，不能化水外出。舌白转黄，口腻而苦。湿中生热，遂成湿热壅遏之局。恐变延入腹。拟《金匮要略》防己茯苓汤。炙绵芪一钱五分，茯苓四钱，汉防己三钱，泽泻二钱，猪苓二钱，大腹皮二钱，制苍术二钱，宣木瓜一钱五分，通草一钱，生薏苡仁一两，炒冬瓜皮一两。二味煎汤代水。(《医案类聚·张聿青医案》)

按语：开太阳，逐痰水，原属痰饮必效之方，但该患者遗尿不禁，纳减无味，痰多咳嗽，沉弦，重按少力，苔白质腻，均系肺脾肾亏虚之象，故一诊未用此法。用温肾健脾之法收效，但足仍虚肿，胃呆少纳，小溲短少，且舌白转黄，口腻而苦，说明湿中生热，遂成湿热壅遏之局。上方补大于利，今湿热内生，应以利水为主治疗。二诊用防己茯苓汤为主加减，方中防己与黄芪相配，气行于表而祛除水气，并加入泽泻、猪苓、茯苓、大腹皮、通草、生薏苡仁等渗利湿热之品。诸药合用，则水湿从表里分消，湿热尽除。

○ 医案三

李某，男，6岁。全身浮肿，先自足跗部开始，面目及全身逐渐浮肿，腹皮膨胀如鼓，四肢水气聂聂动，色明亮，皮光薄，按之凹陷，阴囊肿大如柑，水液淋漓渗出，溲短气喘，脉浮弱。病缘脾虚不能制水，肾关不利，复外感风寒，湿邪引动而急剧发作。治宜补虚托表，兼佐利水，使卫气行而潴留体表之水邪消退。仿《金匮要略》防己茯苓汤加味而治，日服一剂，七日后体重由48斤减为24斤，水去大半，痊愈出院。防己一钱，茯苓一钱，黄芪一钱，桂枝六分，炙甘草四分，陈皮六分，腹皮一钱。(《陈耀庚医案》)

按语：本案患者脾肾虚弱，水液运化之力不足。外感风寒，牵动体内水湿，水湿停聚于四肢皮下。卫阳被遏不得通，故肿处聂聂动。《金匮要略·水气病脉证并治第十四》"皮水为病，四肢肿，水气在皮肤中，四肢聶聶动者，防己茯苓汤主之"。《退思集类方歌注》"水在皮肤，卫阳必虚而汩没，故用桂枝宣卫阳以解肌；君茯苓，泄皮中水气；黄芪益卫气，生用亦能达表，治风注肤痛；汉防己大辛苦寒，通行十二经，开腠理，泄湿热，此治皮水之主方也。里无水气，故不须白术以固里"。此外，方中加陈皮、大腹皮二味增强利水消肿之效。

○ 医案四

杨某某，女，53岁。患者近2年来常自觉四肢肌肉阵发性跳动，心烦不安，失眠多梦。症见形体肥胖，面白睑肿，肢体肌肉瞤动，时作时止，纳差乏力，小便短少，动则汗出，下肢轻度浮肿，舌质淡、苔薄白，脉沉弦。治用防己茯苓汤加味。防己15g，桂枝10g，茯苓30g，黄芪20g，炙甘草6g，附子、白术各10g。水煎服。服药5剂小便增多，瞤动大减，继服5剂，诸症皆安。改以六君子汤调治逾旬，以防饮邪复聚。(《〈金匮要略〉经方运用》,《黑龙江中医药》1989年第4期)

按语：患者面白纳差乏力，舌淡苔白，为脾气虚弱的表现。脾主四肢，脾虚失运，水湿停于皮下而成水肿。卫阳被郁，不得通行，故肌肉瞤动。属水气盛而阳郁在内，治以防己茯苓汤通阳化气，分消水湿。

6. 麻黄附子汤

李某，男，16岁，中学生。于感冒后突然出现水肿，已三天，医院诊断为急性肾炎，曾注射青霉素。刻诊见眼睑、面、足浮肿，面色惨白，畏寒。时值春季，穿棉袄，戴棉帽，依然畏寒颤抖，无汗，不渴，小便不利，舌淡，苔薄白，脉弦紧。方用麻黄附子汤加猪苓、茯苓、白术、桂枝、益母草、车前草、生姜，三剂而肿消，不复畏寒，小便通利，易方调理，痊愈而安。(《绍奇谈医（八）——〈金匮要略〉札记》,《中医药通报》2006年第3期)

按语：患者外感后出现水肿，现症见浮肿，畏寒，不渴无汗，小便不利，然脉不浮，舌淡苔白，未见表证，是肾阳不足，水气内盛。当温肾发汗利水，予以麻黄附子汤化裁。麻黄附子汤即《金匮要略·水气病脉证并治第十四》原文谓“水之为病，其脉沉小属少阴”。不言肿者，省文也。其与风水之别，即在“脉沉小”三字上。其治与风水均可用汗法，原文说“水，发其汗即已”，即是指此而言，不同之处是兼用附子温阳振阳，是为温肾发汗法。急性肾炎多用越婢或越婢加术汤，但越婢汤意在外祛风寒，内清郁热，麻黄附子汤则中外皆寒，二方恰是一副“对子”。

7. 芪芍桂酒汤

○ 医案一

患者某，女，37岁，2004年7月24日就诊。患者4个月前值经期参加运动会，剧烈运动汗出较多，洗澡受凉，经量骤减。之后，经常汗出色黄染衣。平时症状较轻，每值经期或劳累后加重，并伴经前、经期面目虚浮，手足肿胀，面色少华，易怒，乳胀，小腹胀满不适，经量少而淡暗，舌质边紫，苔薄白根微黄，脉弦细。末次月经 2004 年 6 月 30 日，检查血、尿常规无异常。辨证属肝郁脾虚兼湿热内阻。治以调肝健脾，清利湿热。药用丹栀逍遥散合茵陈五苓散加减。服药 1 周月经来潮，经量稍增，手足肿胀好转，但大便偏溏，黄汗依然。改用芪芍桂酒汤合当归芍药散加减：黄芪 30g，赤芍、白芍各 15g，当归 15g，桂枝 12g，川芎 10g，泽兰 10g，泽泻 20g，白术 15g，茯苓 20g，车前子 15g（包煎），益母草 10g，防己 15g，生姜 10g，大枣 5 枚。服药 7 剂，汗出明显减少，色亦转淡黄，体力有增，效不更方，经后再进 7 剂，隔 1 周于经前继服，据症稍事加减，前后共服 30 剂，诸症悉除。（《运用经方治疗妇科疾病举隅》,《中国中医药现代远程教育》2005 年第 8 期）

按语：经期黄汗症临床不常见。本例如《金匮要略·水气病脉证并治第十四》所云“以汗出入水中浴，水从汗孔入得之，宜芪芍桂酒汤主之”。汗出入水，水湿立即从汗孔侵入，其阳气被郁，水湿滞留，郁而化热，湿热内蒸营分，外泄肌肤，所以导致汗出色黄，沾衣染被。汗出入水，郁遏营血，水液布散障碍，则可兼见面目虚浮，手足肿胀等症。同时肝郁而脾虚，冲任失调。肝气不舒，气机郁滞，故见易怒，乳胀，小腹胀满不适。而面色少华，经少而暗淡，责之脾气亏虚，运化失常。初用丹栀逍遥散合茵陈五苓散加减，重在疏肝健脾，清热化湿。虽月经量有增，肿胀减轻，但服药后大便偏溏，黄汗依然，是忽视了丹栀苦寒伤脾之弊。改予黄芪芍药桂枝苦酒汤，用黄芪补气固表，芍药、桂枝调和营卫，再合当归芍药散调肝健脾，调营利水，卫气充盈，气血和畅，水湿无有留伏之处，则黄汗自止，肿满亦消。

○ 医案二

张某，男，45 岁，1995 年 6 月 7 日初诊。腰部汗出色黄 4 年余，每每染黄衣衫，而腋下汗腺发达部位却无黄汗出，询其病因，言其在南方时常汗出当风或入水而浴，久之而出现黄汗。予芪芍桂酒汤原方：黄芪 18g，白芍 12g，桂枝 12g，米醋 50ml。加水至 300ml 同煎，1 日 1 剂，7 剂后症减，继服 10 剂病愈，随访 2 年未复发。（《腰部黄汗病治验 1 例》,《山西中医》1998 年第 5 期）

按语：患者汗出当风，入水而浴，在腠理开放之际，水湿邪气最易从肌腠侵袭而入。而后并未注意调护，水湿内蕴不得解，壅遏营卫而湿热内盛，湿、热交蒸致营卫不和，溢渗肌肤。《金匮要略·水气病脉证并治》载“黄汗之为病……汗沾衣，色正黄如柏汁……宜芪芍桂酒汤主之”。固表祛湿，调和营卫而收效。

○ 医案三

患者某，男，32 岁。2014 年 7 ～ 8 月因病假养病时，练习马步站桩贪多求快，常晚睡前盲目加大锻炼时间、次数，周身大汗淋漓后马上冲淋而睡。未几日突然出现汗出发黄，沾衣即黄，泡澡后的水也黄而浑，不锻炼亦汗出不止，但仍觉汗出不畅，伴有皮肤胀满，稍有胸闷，饮水较多，食欲不佳，纳尚可，小便量反不多，大便正常，舌稍淡，苔白腻而滑，脉沉滑而稍弱。颇苦恼，困惑中忆起《金匮要略》中的黄汗方："问曰：黄汗之为病，身体肿，发热，汗出而渴，状如风水，汗沾衣，色正黄如柏汁，脉自沉，何从得之？师曰：以汗出入水中浴，水从汗孔入得之，宜芪芍桂酒汤主之。"方证相符，病因相同，遂按原方取一剂煎服，服后约 10 分钟即觉头昏沉，眼睑沉重，随即睡去，待醒来（约 1 小时），睡衣微潮湿，但周身轻松，汗出明显减少，身胀、胸闷、口渴症状十去七八，遂翌日继服 1 剂，自此黄汗及诸症悉除。方药：黄芪 15g，桂枝 10g，白芍 10g，醋约 30ml。2 剂，水煎服，1 剂 / 天，分 2 次服。(《"汗症"病案 3 则》,《中医临床研究》2015 年第 9 期）

按语：大汗之后沐浴，水湿浸淫肌腠。《金匮要略·水气病脉证并治第十四》载"黄汗之为病……以汗出入水中浴，水从汗孔入得之……宜芪芍桂酒汤主之"。水湿内蕴，阻遏阳气，而致营卫不畅，卫郁不能行水，水湿停留肌腠之间而肿；湿热交蒸而成黄汗。《千金方衍义》中说"水湿从外渐渍于经，非桂之辛温无以驱之达表；既用桂、芍内和营血，即以黄芪外壮卫气以杜湿邪之复入；犹恐耆、芍固护不逮，而用苦酒收敛津液不使随药外泄。乃服药后每致心烦，乃苦酒阻绝阳气不能通达之故"。当以芪芍桂酒汤固表祛湿，调和营卫，兼泄营热，收效甚显。

○ 医案四

谢某，男，15 岁。1983 年寒假初诊。周身汗出色黄已几年，近来加剧。询问其病史，乃因少年时暑季汗出而经常到河中洗澡，久则出现黄汗。汗出过多时觉得疲乏。诊其脉沉。乃思《金匮要略·水气病脉证并治第十四》有"……汗沾衣，色正黄如柏汁，脉自沉……以汗出入火中浴，水从汗孔入得之，宜芪芍桂酒汤主之"。遂处以原方：黄芪 30g，白芍 20g，桂枝 20g，苦酒（以自作甜酒水贮之以变成有酸苦味者代之）200ml，加水与苦酒同煎 3 药，1 日 1 剂，早晚分服，嘱服 5 剂。服完 5 剂后，病者告知效果不显，乃嘱其原方再服 5 剂，并向患者说明原方后有"服至六七日乃解"的医嘱，再服 5 剂后以观效果。2 年后遇见其父得知，其子服药 10 剂之后，黄汗渐减，直至完全停止，至今未再复发。(《腰部黄汗病治验 1 例》,《山西中医》1998 年第 5 期）

按语：患者大汗之后，腠理大开，而入凉水，寒湿侵袭。寒邪伤及脾阳，故见疲乏；湿邪内蕴，久郁化热，交蒸而成黄汗。为芪芍桂酒汤证。《金匮要略心典》“黄芪、桂枝、芍药，行阳益阴，得酒则气益和而行愈固，盖欲使营卫大行，而邪气毕达耳。云苦酒阻者，欲行而未得遂行，久积药力，乃自行耳，故曰服至六七日而解”。最终使卫外得固，湿热得解。

8. 桂枝加黄芪汤

○ 医案一

程某，男，48 岁。患慢性肾炎 3 年，血浆蛋白偏低，尿蛋白（++），无明显浮肿，身倦乏力，面色㿠白，气短，自觉心中空虚难受不适，尤以大便后加重，用凉药则难以忍耐，舌淡红苔白，脉滑。属久病后营卫受损、阴阳失调。以桂枝加黄芪汤加味治疗：桂枝 20g，黄芪 30g，白芍 30g，大枣 5 枚，生姜 10g，浮小麦 50g，甘草 15g。水煎，每日 1 剂。服用 6 剂后，诸症均见好转。后以此方加利湿清热固摄药治疗近百剂，尿蛋白（+），诸症消失而病情缓解。(《国医大师验案良方》)

按语：此类患者虽无明显浮肿，但其尿蛋白难以消除，常常持续不下。本案患者虽屡经治疗，仍尿蛋白（+++），说明其治疗殊难。张琪老先生用方从三方面考虑，一是肾病湿邪留滞、营卫失和、精微不固符合桂枝加黄芪汤证之病机，二是患者“心中悸而烦”有似小建中汤证表现，三是加小麦，取甘麦大枣汤之意。其药味虽少，恰中病情，故不仅症状明显好转，而且尿蛋白也逐渐减少而获效。

○ 医案二

韩某，女，41 岁。以肝硬化来门诊求治。其爱人是西医，检查详尽，诊断肝硬变已确信无疑。其人面色黧黑，胸胁串痛，肝脾肿大，腰髋痛重，行动困难，必有人扶持，苔白腻，脉沉细，黄疸指数、胆红质检查皆无异常，皮肤、巩膜无黄染。曾在当地多年服中西药不效特来京求治。初因未注意黄汗，数予疏肝和血药不效，后见其衣领黄染，细问乃知其患病以来即不断汗出恶风，内衣每日重换，每日黄染，遂以调和营卫，益气固表以止汗祛黄为法，与桂枝加黄芪汤治之：桂枝 3 钱，白芍 3 钱，炙甘草 2 钱，生姜 3 钱，大枣 4 枚，生黄芪 3 钱。嘱其温服之，并饮热稀粥，盖被取微汗。上药服 3 剂，汗出身痛减，服 6 剂黄汗止，能自己行走，继依证治肝病逐渐恢复健康，返回原籍。2 年后特来告之仍如常人。(《胡希恕医案》)

按语：本例患者是肝硬化并见黄汗之证，黄汗不去，则肝病长期治疗不效，提示了仲景学说的“先表后里”治则的正确性和重要性。也提示医者必须掌握黄汗的证治。因本患者有汗出、恶风、身痛、身重等症，为桂枝汤的适应证，故治疗以桂枝汤调和营卫。因表虚湿踞，故加黄芪益气固表，使营卫调和，正气固于皮表，汗止湿消，黄汗自除，此是黄汗的正证和正治方法。对黄汗的变证和变治也当熟悉。

○ 医案三

患者某，2012 年 4 月 19 日初诊。主诉周身怕冷汗出 10 年。年轻时劳累后汗出受风，平时易于感冒，体倦乏力，现汗出偏多，汗凉身冷，头部不适，面色萎黄，便溏，质黏，每天 2 ～ 3 次，舌质暗红，苔薄白，脉沉。西医诊断：高血压；自主神经紊乱。中医诊断：汗证。证属营卫不和，兼脾虚。处方：生黄芪 15g，桂枝 9g，炒白芍 9g，炙甘草 6g，大枣 15g，生姜 3 片，炒扁豆 15g，穿山龙 15g，细辛 3g。30 剂，水煎服，每日 1 剂。2012 年 5 月 20 日二诊：上方服 30 剂，自诉服药后汗出减轻，二便正常，服药后身体无特殊不适。(《刘喜明教授治疗汗证验案 4 则》,《环球中医药》2014 年第 1 期)

按语：按《灵枢·本藏》曰“卫气者，所以温分肉，充皮毛，肥腠理，司开阖者也”，肺主皮毛，肺卫不固则皮肤腠理疏松，易受外邪侵袭而汗出。《伤寒论》载“病常自汗出者，此为荣气和，荣气和者，外不谐，以卫气不共荣气谐和故尔。以荣行脉中，卫行脉外，复发其汗，荣卫和则愈，宜桂枝汤”。汗者，发于阴而出于阳，其根本由阴中之营气，其启闭由阳中之卫气。营卫不和，则肌腠开阖失司而汗泄。中医认为营气营养于内，卫气顾护于外，营卫相互协调，维持机体正常的生理功能。若卫气失于顾护，营阴失于内守，营卫不和，使腠理开合失司，汗液外泄，可见汗出。本案中患者平时易于感冒，体倦乏力，汗出当风，腠理疏松，风邪留恋肌腠，日久不去，营卫不和、肺卫不固而致汗出日久不愈，而便溏、面色萎黄则是脾气虚弱的表现。故将此证辨为营卫不和兼脾虚，治宜益气固表，方用桂枝加黄芪汤加减。方中桂枝温经解肌，助卫阳，通经络，白芍和营敛阴，敛固外泄之营阴，两药等量配伍，一散一收，营卫同治，生姜、大枣一卫一营，一散一补，相互配用，调和营卫。桂枝加甘草，辛甘发散，白芍配甘草，酸甘化阴，发散兼以化阴，调和营卫。在桂枝汤治疗汗证的基础上，加黄芪以补气升阳，益气固表，加强止汗之功，穿山龙、细辛意在振奋阳气，宣散外邪，不使其郁于卫表，炒扁豆健脾止泻兼祛肠之湿以治疗便溏质黏。

9. 桂枝去芍药加麻辛附子汤

丁某，男，43岁。胁痛3年，腹臌胀而满3个月，经检查诊断为“肝硬化腹水”，屡用利水诸法不效。就诊时见腹大如鼓，短气，肠鸣漉漉，肢冷便溏，小便短少，舌质淡，苔薄白，脉沉细。辨证为阳虚气滞，血瘀水停。处方：桂枝10g，麻黄6g，生姜10g，甘草6g，大枣6枚，细辛6g，附片10g，丹参30g，白术10g，三棱6g。服药30剂，腹水消退，诸症随之而减，后以疏肝健脾之法，做丸剂善后。（《刘渡舟治疗肝硬化腹水十法》，《中医杂志》2012年第21期）

按语：刘老认为，臌胀形成的基本病机为肝、脾、肾三脏功能失调，导致气滞、血瘀、水积于腹内而成。早在《黄帝内经》中就已论述了本病的证候及治疗方药，《素问·腹中论》言“有病心腹满，旦食则不能暮食……名为臌胀……治之以鸡矢醴，一剂知，二剂已”。臌胀是以心腹大满为主要临床表现，其治疗方法繁多，本案所用方药为张仲景“桂枝去芍药加麻辛附子汤”加味。《金匮要略·水气病脉证并治》载“气分，心下坚大如盘，边如旋杯，水饮所作，桂枝去芍药加麻辛附子汤主之”。所谓“气分”病，巢元方认为是“由水饮搏于气，结聚所成”。陈修园潜心临证，颇有所悟，此证“略露出其臌胀机倪，令人寻译其旨于言外”。根据刘老治疗腹水之经验，凡是大便溏薄下利，若脉弦或脉沉，腹满以“心下”为界者，则用本方，每用必验；腹胀且两胁痞坚者，则用柴胡桂枝干姜汤，其效为捷；腹胀居中而且利益甚者，用理中汤，服至腹中热时，则胀立消；若小腹胀甚，尿少欲出不能者，则用真武汤，附子可制大其服，则尿出胀消。此上、中、下消胀之法为刘老治疗肝硬化腹水之独到经验，可供同道参考。

10. 枳术汤

史某某，男，29岁，2010年10月27日初诊。主诉：胃脘痛反复发作2年。现病史：患者平素工作压力大，饮食不规律，饮酒史，2008年因胃脘痛，入院查胃镜示浅表性胃炎、反流性食管炎。2周前因情绪波动，发生胃脘痛，服用养胃舒冲剂、逍遥丸，未缓解，故来求诊。刻下症见饥饿时胃隐痛，饭后稍缓解，反酸烧心，食欲不佳，易胀气，呃逆，睡眠差，易醒，小便频，时有稀便，不成形，每日1次，舌淡苔白厚，脉沉。中医诊断：胃脘痛，证属脾虚胃滞证。西医诊断：浅表性胃炎。处方：枳实30g，炒白术30g，清半夏15g，白及15g，煅瓦楞子（先煎）30g，生姜（自备）5大片。14剂，水煎服，每日1剂。

2010年11月10日复诊。服上方14剂，反酸烧心消失，胃脘痛、睡眠均好转。以上方去煅瓦楞子、白及，制水丸，服用3个月，告愈。(《仝小林运用枳术汤经验》,《河南中医》2013年第4期)

按语：患者脾虚气滞，运输失职，以致纳差、便溏、腹胀痛不适，法当健脾行气，《医宗金鉴》中说“上脘结硬如盘，边旋如杯，谓时大时小，水气所作，非有形食滞也”。用枳实破结气，白术除水湿，温服三服，则腹软结开而硬消矣。此方君枳实，是以泻为主也。然一缓一急，一补一泻，其用不同，只此多寡转换之间耳。方中枳实行气散结消痞，白术健脾燥湿为主建功。

第十四章　黄疸病脉证并治第十五

1. 茵陈蒿汤

○ 医案一

余某，男，23岁，2011年1月31日初诊。主诉晨起胸闷、恶心、呕吐、乏力20余天。2010年11月发现结核性胸膜炎，遂予正规抗结核治疗。2010年12月30日检查肝功能提示：血清丙氨酸氨基转移酶（ALT）207U/L，血清天冬氨酸氨基转移酶（AST）103U/L，γ-谷氨酰转肽酶（γ-GGT）72U/L；乙型肝炎标志物阴性。继续服用抗结核药治疗。当天复查肝功能提示：ALT 520U/L，AST 258U/L，γ-GGT 199U/L，总胆红素（TBil）45.5μmol/L，直接胆红素（DBil）19.9μmol/L，间接胆红素（IBil）24.6μmol/L，总胆汁酸（TBA）125.3μmol/L，余无异常。既往体健，无肝炎等传染病病史，无药物、食物过敏史。时有吸烟、饮酒等不良嗜好。诊见疲乏，消瘦，午后及夜间轻微潮热、盗汗，吸气时胸部疼痛，皮肤及巩膜明显黄染，纳呆，大便干，舌红，苔薄黄腻，脉弦。西医诊断：结核性胸膜炎；药物性肝损害。中医诊断：肺痨，证属肝胆湿热证。处理：原抗结核药治疗不变，中药给予加味茵陈蒿汤治疗。处方：茵陈、赤芍、车前草、金钱草、郁金、垂盆草、百部、五味子各30g，栀子、焦山楂、生山楂各15g，生大黄（后下）、柴胡、枳壳各10g。14剂，每天1剂，水煎服。本方以茵陈、栀子、金钱草、垂盆草清利肝胆湿热；生大黄通腑泻浊，活血化瘀；车前草利湿退黄，体现了“治黄不利小便，非其治也”的理论；柴胡疏肝解郁，和解少阳而退热；枳壳宽胸理气；郁金行气解郁，凉血清心；百部润肺下气、止咳杀虫；焦山楂与生山楂健脾和中；五味子敛肺滋肾，生津敛汗，宁心安神。诸药合用，共奏通腑泻浊、利湿退黄、活血化瘀、疏肝健脾、行气止痛之功。2011年2月14日二诊：胸闷、恶心、乏力、盗汗等症较前均明显缓解，皮肤及巩膜轻微黄染，深吸气时胸部仅轻微疼痛，大便稍溏，舌嫩红，苔薄黄，脉细弦。2011 年 2 月 12 日复查肝功能提示：ALT 56U/L，γ-GGT 102U/L，DBil 7.3μmol/L，余无特殊。处理：原抗结核药治疗不变。中药给予茵陈蒿汤合四君子汤加减治疗。处方：茵陈、赤芍、黄芪、太子参各 30g，栀子、车前草、郁金、垂盆草、百部、白术、茯苓各 15g，金钱草 25g，生大黄（后下）、柴胡、川楝子各 10g。14 剂，每天 1 剂，水煎服。因患者恶心、胸闷等症均减轻，食欲转好，大便微溏，故前方去枳壳及焦山楂、生山楂，减轻清热利湿退黄等药的剂量，加用健脾益气的四君子汤，重点在扶正，兼顾清热利湿解毒。赤芍凉血活血，减轻肝细胞的炎症，促进胆红素代谢；川楝子疏肝，行气止痛，杀虫。2011 年 2 月 28 日三诊：诸症均消失，未诉特殊不适。2 月 25 日复查肝功能提示：γ-GGT 51U/L（参考值 7 ～ 50U/L），余无异常。治以中成药健脾丸、护肝片巩固疗效善其后。电话随访 3 个月，患者复查肝功能正常，自觉无不适症状。2011 年 6 月 10 日随访：患者已结束全程抗结核药物的治疗，肝功能指标恢复正常。(《钟森教授谈药物性肝损伤的辨证论治》,《新中医》2012 年第 12 期）

按语：本案患者肺结核合并药物性肝损伤，由于患者体质以及抗结核用药史，损伤肝脾，肝疏泄失常，胆液不循常道而外溢。证属肝胆湿热，属“阳黄”，症见黄疸、便干、舌红、苔薄黄腻、脉弦。对于本病，需要在坚持治疗原有疾病的基础上，祛除黄疸的病理产物，即治疗原发病的同时减少药物的不良反应。“黄家所得，从湿得之”“治黄不利小便，非其治也”，本案以茵陈蒿汤加味，通腑泻浊、利湿退黄、活血化瘀、疏肝健脾、行气止痛之功，使湿热瘀毒得以分消。案中待患者肝功指标好转后，采用茵陈蒿汤合四君子汤治疗，是循“见肝之病，知肝传脾，当先实脾”，肝之损伤可影响脾之运化，在治疗黄疸之余，亦要顾护中州脾胃，兼顾扶正祛邪。

○ 医案二

冯某，男，17 岁，高中学生。1995 年 2 月 8 日突发黄疸，皮肤和巩膜皆黄，急诊时住某传染病医院治疗。肝功化验 ALT 2615U/L，AST 932U/L，ALP 193U/L，γ-GGT 122U/L，TBiL 8.1mg/dl，DBiL 4.6mg/dl，抗 HAV-IgM（+）。该院确诊为急性传染性黄疸型肝炎。因黄疸来势凶猛，急请刘老会诊。症见目睛、皮肤、巩膜皆黄染，黄色鲜明如橘，头晕，口苦，小便黄赤，大便偏干，脘腹胀满，呕恶纳呆，午后发热（体温为 37.2 ～ 37.6℃），神疲乏力，倦怠嗜卧，舌体胖，苔白厚腻夹黄，脉弦滑而数。刘老辨证为湿热蕴阻，熏蒸肝胆，疏泄不利，逼迫胆汁外溢而成黄疸。治法：疏利肝胆气郁，清热利湿解毒。方用：茵陈 30g（先煎），柴胡 14g，黄芩 10g，栀子 10g，苍术 10g，厚朴 15g，陈皮 10g，半夏 12g，竹茹 15g，凤尾草 15g，水红花子 10g，煎服。二诊：服上方 7 剂后，黄疸变浅，脘腹痞满、呕恶不食减轻。午后之低热已退，大便隔日一行，小便黄赤，恶闻腥荤，倦怠乏力，舌苔白腻，脉来弦滑。此乃湿热之毒难于速拔，缠绵不退，如油入面，蕴郁难分。处方用：茵陈30g（先煎），大金钱草30g，垂盆草15g，白花蛇舌草15g，柴胡15g，黄芩10g，土茯苓15g，凤尾草15g，草河车15g，炙甘草4g，泽兰10g，土鳖虫10g，茜草10g。又服上方7剂，病情大有好转，食欲大开，体力增加，大便每日一行，小便略黄。视其面、目，黄色已褪尽。肝功能化验：ALT 141U/L，AST 42U/L，ALP 116U/L，γ-GGT 35U/L，LDH 132U/L，TP 8.2g/dl，ALB 4.6g/dl，DBiL 2.1mg/dl。药已有效，嘱其再服14剂。肝功能复查ALT 24U/L，AST 23U/L，ALP 99U/L，GGT 21U/L，LDH 135U/L，TP8g/dl，ALB 4.6g/dl，DBiL（-）。面、目、身黄皆已退净，二便调，食欲增加，余症悉蠲，返校上课。随访半年，未再复发。(《刘渡舟医案》)

按语：黄疸有阴、阳之分。本案患者发黄，颜色鲜明，并伴有身热、口苦、溲赤、便干，显为“阳黄”范畴。由湿热熏蒸肝胆，气机疏泄不利，胆汁不能正常排泄而外溢所致。湿热黄疸，临床有湿重于热，热重于湿和湿热俱盛之不同，其论治亦有别。本案脉症所现，属湿热俱盛型黄疸。湿与热俱盛，缠绵胶结不解，如油入面，蕴阻于内，必致肝胆气机疏泄不利，进而影响脾胃。治疗首当疏利肝胆，清利湿热，兼理脾胃为法。刘老一诊方药为柴胡茵陈蒿汤合平胃散加减。方中柴胡、黄芩清肝利胆；茵陈蒿清热利湿退黄；栀子清利三焦之湿热；加用平胃散之苦温以化脾胃湿浊之邪。甘草留湿助邪，故去之。半夏、竹茹、凤尾草、水红花子和胃化浊降逆，清解湿热之毒，故加之。临床上，柴胡茵陈蒿汤对急、慢性肝炎出现黄疸而属湿热者，皆可使用。对亚急性肝坏死，黄疸虽隐现黑色，但只要有尿赤便干、苔腻、脉弦有力者，亦可使用本方。若久服使脾胃虚弱致大便溏泻者，可用栀子柏皮汤代替。需要指出的是：对湿热俱盛的黄疸型肝炎，配用疏肝解毒之法，则其效更捷。故二诊时刘老着重于疏、利、清、活四法的综合运用，力使湿热退去之时，肝胆气机通畅，促病速愈。

○ 医案三

刘某，男，30岁，农民。因黄疸8个月迁延不愈前来门诊就诊，1988年3月1日住院。患者于1987年7月因发现面目逐渐发黄，体倦，纳差，厌油，呕吐，某县医院诊断为急性病毒性黄疸型肝炎，收住院治疗。始静脉滴注葡萄糖、能量合剂等治疗，后又继用激素配合中药清热利湿以及健脾益气之剂，历经中西药治疗4个月余，其黄不退。患者要求出院后在家继用中西药治疗，黄疸仍然有增无减。后又转住某传染病医院，除用一般保肝、支持疗法外，曾用六合氨基酸、胰高血糖素、激素等配合中药茵陈、党参、白术、山药、木通、白茅根、夏枯草、板蓝根、败酱草等清热解毒、利湿退黄、健脾补气之剂，黄疸迁延不愈，故1988年2月28日前来门诊请柴师治疗。1988年2月28日来诊时见全身黄染，黄色晦暗，两目深黄，面带黧黑，胁肋疼痛，口干口苦，口渴喜饮但漱水不欲咽，口多唾液，纳食不香，体倦乏力，大便每天四五次，且溏而不爽，小便深黄，舌质红略带紫暗，苔黄白根部黄腻，脉象弦细滑数，左脉带涩。按诊：肝大2cm，按之疼痛。实验室检查：黄疸指数86U，TTT 24U，ZnTT 26U，GPT 253U。西医诊断：慢性活动性肝炎。中医辨证：瘀热（血）发黄。证属湿热郁于脾，脾胃湿热郁结日久，湿热由气入血，瘀阻血分，血郁于肝，熏蒸肌肤而成黄疸。治当：清热解毒，利湿退黄，宣畅气机，活血化瘀，兼以疏肝利胆退黄。方用：茵陈30g，炒栀子9g，大黄3g（后入），丹参24g，红花9g，生赤芍9g，泽兰9g，炒杏仁12g（捣），郁金6g（捣），柴胡9g，丝瓜络18g，滑石18g（包煎），金银花30g（后入），玉米须30g。5剂，水煎服，每日1剂。1988年3月3日二诊：服药后两手黄色始减退，大便呈黄青色，半小时后变为青黑色，干稀适度，稍有不爽，小便黄色，余症基本如故。处方为原方加大黄为6g。5剂，水煎服，每日1剂。1988年3月8日三诊：服药后全身黄退1/3，右胁疼痛减轻，口干口苦及口渴喜饮但漱水不欲咽消失，小便微黄，大便正常畅利呈红黄色。实验室检查：黄疸指数54U，TTT 18U，ZnTT 20U，GPT 102U。原方5剂继服。1988年3月13日四诊：服药后全身黄疸明显减退，目微黄，小便晨起黄，平时淡黄，大便正常，肝区隐痛，食后腹胀明显，舌淡红苔白薄腻，脉弦滑。处方为上方去金银花、丝瓜络、玉米须、杏仁、滑石、赤芍，大黄减为3g；加藿香梗9g，白豆蔻4g，川厚朴9g，佩兰叶9g（后入），茯苓12g，香附9g，大腹皮12g，5剂，水煎服，每日1剂。1988年3月19日五诊：黄疸尽退，腹胀减轻，口多唾液消除，小便微黄，大便正常，精神好转，食欲增加（每天进食0.9kg），舌红苔薄，脉象弦滑细数，右弦滑数。实验室检查：黄疸指数12U，TTT10U，ZnTT12U，GPT64U。8剂，水煎服。后柴师因事赴京，患者继以上方加减30剂，黄疸尽退，肝脏正常，疼痛消失，腹胀消除，精神、饮食、二便正常，停服中药。1988年11月29日实验室检查：黄疸指数6U，TTT 4U，ZnTT 8U，GPT 40U以下。（全国名老中医柴瑞霭传承工作室）

按语：本案患者黄疸8个月，经中西医各种方法治疗，症状有增无减，黄疸迁延不愈，黄色日深，病情日渐加重。病情顽难，证情复杂。本病初始，从两目逐渐发黄，体倦，纳差，厌油，呕吐，肝区微疼不适，即可辨证为脾虚肝郁，湿热熏蒸。反复治疗8个月后，至会诊时，根据病情发展和临床证候分析，由于脾湿日久而致湿邪化热，湿热郁于脾，湿热交蒸，胆汁外溢于肌肤，故全身深度黄染，黄色晦暗，两目、小便深黄，黄疸诸症日深。湿热熏蒸，胃浊上逆，故恶心呕吐，且口干口苦，舌苔黄腻，脉象滑数。因肝郁日久必致血郁于肝，形成肝郁血瘀，瘀阻血分，症见面色黧黑，肝脏肿大，胁肋久痛，漱水不欲咽，舌质红略带紫暗，左脉带滞。同时，因病程日久，脾虚湿困仍然凸显，故见口多唾液，纳食不馨，体倦乏力，大便溏不爽。综上分析，其病机为湿热郁于脾，脾胃湿热郁结日久，湿热由气入血，瘀阻血分，血郁于肝，致湿热熏蒸肌肤而成黄疸。治疗时首先考虑湿热内郁于脾，其次考虑血郁于肝，同时兼顾脾虚湿困。故方用茵陈蒿汤清热利湿退黄，减峻下之大黄为3g，以免损伤脾气，但又不失泄降下行，使湿热之邪从下而解；加柴胡，疏肝利胆除黄，行肝脾之滞气；金银花、丝瓜络、滑石粉、玉米须清热解毒，利湿退黄；再加丹参、生赤芍、红花、泽兰活血破瘀，去瘀生新；炒杏仁、白豆蔻宣畅气机，芳化醒脾和胃。柴师指出，张仲景在《伤寒论》236条谓“此为瘀热在里，身必发黄，茵陈蒿汤主之”。《金匮要略·黄疸病脉证并治第十五》首条“脾色必黄，瘀热以行”。阐明了湿热遏郁脾胃气机，邪热瘀郁结于血分，致血分湿热发黄的道理。可见，湿热邪气郁阻气分，而血分不受其害时，仅为一般湿热病，不会发黄。只有当湿热之邪既郁阻于气机，又伤及血分时才会发黄。因此，在清热解毒、利湿退黄的同时，佐以宣畅气机，活血化瘀，可使黄疸尽快退除。活血使病毒无稽留之地，化瘀使已肿之肝得以消散，临床证实只要黄疸久稽不退并有血瘀症状，即可佐以活血化瘀，可使病情尽快改善，诸症得以消除。患者服15剂，到四诊诸黄疸基本退除，面色黧黑渐退，肝区疼痛减轻，大便成形，小便微黄，舌转淡红，苔白薄腻，脉象弦滑。唯觉食后腹胀明显。中医辨证为肝郁血瘀。瘀阻血分之象已除，热象已减，然湿困脾胃，气机失于宣畅之象显露，故前方去金银花、丝瓜络、玉米须、滑石、赤芍清热解毒利湿和凉血活血之品，用霍香梗、厚朴、茯苓皮、白豆蔻、佩兰叶、大腹皮、炒香附、炒麦芽理气化湿，宣畅气机，苏醒脾胃，调理月余而愈。

2. 栀子大黄汤

○ 医案一

某医患酒疸证，胸脘痞胀，食少不运，自以为脾阳衰惫，服附子理中汤。数剂后，胸脘稍爽，饮食略增，而又大便秘结不通，遂用承气汤以下之，便通而胸脘又痞。仍用附子理中汤，大便又闭，复用承气汤。如此数转，三焦俱痹，胸腹满胀，不能饮食，大便仍秘，束手无策，求余诊视。症见两手脉沉数而大，搏指有力，乃湿热内闭之证。用《金匮》栀子大黄汤二剂，胸脘顿爽，遂能饮食，大便亦调。改用六君子汤，调理月余而愈。(《医案类聚·萧评郭敬三医案》)

按语：酒疸，湿热壅盛而内闭，见胸脘胀满，脉沉数大而有力。栀子大黄汤，与承气汤相去几何。《金匮玉函经二注》“栀子、香豉皆能治心中懊侬，大黄荡涤实热，枳实破结逐停，去宿积也。乃用以治湿热内郁，三焦俱痹，胸脘胀满，收效若是之宏者，以栀子善能清三焦之郁热故也，热去则湿亦与之俱化矣”。

○ 医案二

患者某，男，42 岁。身兼多职，应酬繁多，甚者酗酒失态，坐卧不宁，心中懊侬，烦闷躁扰。于 1993 年突发黄疸，身、目、尿黄，低热口渴，便难且小溲不利，肝区胀满。肝功能示：黄疸指数（++），丙氨酸氨基转移酶 210U。B 超示脂肪肝，酒精肝。舌质深红，苔黄而干，脉弦滑稍数。辨证：湿热蕴郁，疏泄不利，酒毒入血，肝脏受损。治法：清热利湿，解毒退黄，养肝保肝。方药：栀子大黄汤加味。组成：栀子 15g，大黄 12g，枳实 15g，豆豉 10g，郁金 18g，板蓝根 40g，连翘 30g，金钱草 30g，茵陈 30g，瞿麦 30g，葛花 30g。每日 1 剂，水煎，分早晚 2 次温服。药服 7 剂，便通尿爽，黄疸退半，烦除神安，安然入寐，肝区胀减。继服上方 10 剂，黄疸尽退，脉静身凉，精神好，有食欲。但脂肪肝依然存在，后按上方加山楂 30g，草决明 20g，虎杖 18g，胆南星 10g，山茱萸 20g，女贞子 30g，墨旱莲 20g。效果满意。（《栀子大黄汤临床新用》，《中国社区医师》2011 年第 31 期）

按语：酒疸，心中懊侬，躁扰不安，是因酒热盛，湿热郁结，扰乱心神而致。本方证除适用酒疸之心中懊侬或热痛外，还适用于烦躁不眠，大便难，小便不利，口干烦渴，身黄如橘子色。方中以栀子为主药，清心除烦，解毒退黄，豆豉透解郁热，除烦懊；配大黄、枳实消积泻热，催胆疏肝，下气除满。再配葛花、茵陈、郁金、连翘，其效更佳。

3. 硝石矾石散

患者某，于 2003 年 12 月 29 日初诊。患者近 1 个月因房劳过度而双目眶黑，白睛黄，身黄如烟熏，小便黄而自利，2 周后黄疸日益加深，伴肉眼血尿，无尿频、尿急、尿痛感。B 超示：肝脾无异常，膀胱轻度积水。肝功能检查示：ALT、AST 正常，TBiL 22.8μmol/L、DBiL 9.2μmol/L、IBiL 16.3μmol/L。尿常规示：PRO（+），红细胞满视野。入院时诊断为不明原因黄疸伴血尿。经西医抗感染、止血、退黄，以及输液、输血治疗 1 周，黄疸未退、血尿肉眼可见，遂要求中医治疗。症见面色暗而少华，神色呆滞，烦躁不安，精神萎靡，渴欲饮水，但饮不多，入夜则身热，不恶寒，腰膝酸软，小腹微胀，大便溏，日行 2

次，汗不甚出，舌红，苔微黄中后部少苔，脉细弦数尺旺。中医诊断：女劳疸，尿血。证属肾虚血瘀，郁而发黄，兼阴亏火旺，瘀热互结，灼伤血络。治以固肾坚阴、消瘀退黄、清热凉血、活血利湿。方以硝石矾石散加知柏地黄汤加味。药用：知母10g，黄柏10g，生地黄15g，山茱萸12g，山药12g，牡丹皮10g，泽泻10g，茯苓10g，白茅根15g，益母草15g，小蓟10g，藕节10g，牛膝10g，并嘱以硝石、矾石各等份，研末、炼蜜为丸，每粒3g，米汤送服，每日1次，夜间服，禁房事。服药10剂，黄疸渐退，血尿渐止，肉眼已不见血尿。上方继服半个月，诸症明显好转，黄疸已退，血尿已止。嘱携药出院，以资巩固。(《硝石矾石散治疗女劳疸伴血尿验案一则》,《湖北中医杂志》2006年第10期)

按语：本案患者入夜身热而不恶寒，小腹微胀，额上不黑而目眶黑，足下不热但腰膝酸软，隐约中尤可见女劳疸，故以硝石矾石散治之。病因为房劳过度，与女劳疸之病因相符。系因肾阴亏虚，水涸精枯，血瘀火旺，郁而发黄。封藏失纳，灼伤血络，则腰酸溺血；入夜身热而不恶寒，此为女劳肾热，不恶寒为少阴肾寒未外现；小腹微胀，小便自利，乃瘀热互结。额上黑而目眶黑、腰酸乃肝肾亏虚、虚热熏蒸之象。《金匮要略》硝石矾石散方，取药石之悍，趋下达之性，具有消瘀化湿功效。方中硝石寒咸走血分，可逐瘀活血；矾石入气分，可化湿利水；以米汤易大麦粥送服，调养脾胃，运行药力。知柏地黄汤固肾坚阴、清热利湿，随症配伍生地黄、小蓟凉血止血；益母草活血止血；藕节、白茅根生肌止血；牛膝引血引火下行。综观本案辨证准确，用药精当，故获良效。

4. 茵陈五苓散

○ 医案一

于某某，女，62岁。2015年7月8日初诊。近半个月以来，患者逐渐出现腹部胀满膨隆，皮肤绷紧如鼓，难以行动，肢体消瘦，双下肢浮肿的临床表现，且近两日加重。发病同时伴有口苦，纳少，寐差，情志不顺的表现。患者平素性格急躁，时时欲怒。望患者身黄如橘子色，舌暗红，脉弦滑，尺脉沉。肝功化验结果显示：丙氨酸氨基转移酶82U/L，天冬氨酸氨基转移酶114U/L，碱性磷酸酶196U/L，谷氨酰转肽酶178U/L，总胆红素21.5μmol/L，直接胆红素10.8μmol/L，腺苷脱氨酶20U/L，总胆汁酸33.7μmol/L。诊断：臌胀（肝硬化腹水）。辨证：肝郁克脾，湿热互结，气滞血瘀。治法：疏肝健脾，清热利湿，理气活血。给予茵陈五苓散合四逆散加减。处方：柴胡15g，炒白芍15g，炙甘草15g，枳壳15g，党参20g，茵陈15g，猪苓30g，茯苓30g，泽泻30g，泽兰30g，灵芝50g，丹参20g，三七粉10g，佛手20g，郁金15g。每日1剂，水煎服。因患者看病不便，路途遥远，遂嘱其见效守方。2015 年 11 月 11 日二诊：患者自述服药 1 剂后腹水明显减少，浮肿减轻，饮食增多，守上方继服 14 剂，腹水消失。现今复诊，查患者精神状态良好，但饮食欠佳，面色萎黄，继服上方加麦芽 15g，将原方茯苓、泽泻、泽兰 30g 各易为 20g，再服 14 剂调理。近日随访，患者先后服药 30 余剂，腹水消失，精神转佳。（《姜德友治疗疑难杂症验案 3 则》，《江苏中医药》2016 年第 7 期）

按语：肝硬化腹水标志肝硬化已经进入中晚期即失代偿期，属中四大顽症之“臌”证。臌胀早期多因情志不畅或湿热毒邪侵袭，使肝失疏泄，肝气横逆，乘脾之健运、侮肺之通调、犯肾之开阖，终致三焦决渎失司，水湿停聚不化，发为本病。晚期因气血大亏，五脏皆伤，热湿互结，气滞血瘀，邪盛正衰所致。故临床治疗当扶正祛邪，以去腹水为目标，调五脏为根本。方中茯苓、猪苓、泽泻利水渗湿；《金匮要略·水气病脉证并治第十四》云“血不利则为水”，故以泽兰易白术，取其活血兼消“大腹水肿”（《神农本草经》）；因本病大多因情志不畅引起，故有气滞之机，是以去五苓散原方中之桂枝，加佛手、郁金以疏肝理气开郁，二者一温一寒，相须为用，不似桂枝一味性温助热增烦；又因气滞日久则无力推动血行，血行继而不畅，判断其兼有血瘀，故方中加丹参、三七粉，二者亦动亦静，以活血化瘀，无犯破血、留瘀之弊。并辅以四逆散，盖因四逆散最能疏肝理气健脾，又合灵芝、党参扶正固本，在治疗肝硬化腹水时用之，疗效显著。在肝硬化腹水的中晚期重用灵芝（每剂可用到 50g 左右），可起到营养肝体的作用，如《神农本草经》中记载的六种灵芝中的“青芝”即“主明目，补肝气”。处方总体以五苓散化气行水；茵陈利胆退黄；四逆散调和肝脾。

○ 医案二

患者某，2005年3月29日初诊。主诉：目睛、周身肌肤、小便发黄3个月余。现病史：患者于 1995 年发现患有乙型肝炎，平素每日少量饮酒，去年 12 月初出现腹胀，纳差，厌食油腻，周身困乏，至中旬目睛、全身出现黄疸，查总胆红素 90μmol/L，谷氨酰丙氨酸氨基转移酶 440U/L，门冬氨酸氨基转移酶 350U/L；乙型肝炎检查：HbsAg、HbeAb、HbcAb 均阳性。诊断为慢性乙型肝炎（活动期），入住某医院治疗 50 天，服用丹茵合剂、中药（茵陈、大黄、丹参等）、葡醛内酯片等药物，效果不佳而出院。现白睛、面色及肌肤黄染，小便黄，腹胀以下午为甚，胸脘满闷、全身乏力、恶心、日进主食 150g 左右，厌油腻，腹部隆起，舌体稍胖大，舌质淡红，边有齿痕，苔稍黄腻，脉濡缓。腹部叩诊呈鼓音。2005 年 3 月 16 日肝功能化验示：总胆红素 97μmol/L，直接胆红素 57.3μmol/L，间接胆红素 39.7μmol/L，谷氨酰丙氨酸氨基转移酶 480U/L，门冬氨酸氨基转移酶 400U/

L。西医诊断：慢性乙型肝炎（活动期）。中医诊断：黄疸（阳黄），证属湿热黄疸、湿重于热。治宜化湿清热，理气退黄，健脾和胃。给予茵陈五苓散加味。药物组成：茵陈15g，白术10g，茯苓15g，泽泻12g，桂枝6g，香附10g，郁金10g，厚朴10g，砂仁6g，广木香6g，焦三仙各15g，青皮10g，甘草3g。10剂，水煎服。嘱患者卧床休息、饮食清淡、忌食辛辣生冷油腻及饮酒。

2005年4月10日二诊。肝功能化验结果示：总胆红素32μmol/L，直接胆红素19.2μmol/L，间接胆红素12.8μmol/L，谷氨酰丙氨酸氨基转移酶125U/L，门冬氨酸氨基转移酶97U/L。症见面色黄、小便黄减轻，腹胀基本消失，饮食增加，日食500g左右，周身较前有力，舌体稍胖大，舌质淡红，苔稍黄腻，脉缓。方中去理气之香附、青皮，加气阴双补之太子参15g以益气而不过燥，加藿香10g芳香以化中焦之湿。10剂，水煎服。

2005年4月20日三诊。肝功能化验结果示：总胆红素16μmol/L，直接胆红素9.4μmol/L，间接胆红素6.6μmol/L，谷氨酰丙氨酸氨基转移酶35U/L，门冬氨酸氨基转移酶33U/L。诸症继减，身黄、小便黄已退，唯多食仍感腹胀，下午身感困乏，脾虚仍未恢复，舌质正常，苔薄白，脉缓。治疗仍应以初诊方加减出入，黄疸已退可去茵陈。给予四君子汤加味。药物组成：党参15g，白术10g，茯苓20g，泽泻12g，郁金12g，厚朴10g，砂仁6g，丹参20g，青皮10g，延胡索10g，甘草3g。30剂，水煎服。

2005年5月21日四诊。肝功能化验结果示：总胆红素14μmol/L，直接胆红素8.3μmol/L，间接胆红素5.7μmol/L，谷氨酰丙氨酸氨基转移酶25U/L，门冬氨酸氨基转移酶23U/L。诸症消失，饮食恢复病前食量，四肢有力，已恢复工作。肝功检查各项仍正常。舌质正常，苔薄白，脉象正常。疾患已瘳，为防复发，以健脾益气和胃、疏肝理气通络之剂，日服半剂，以资巩固。给予四君子汤加味。药物组成：党参15g，白术10g，茯苓15g，泽泻12g，香附6g，砂仁6g，厚朴10g，郁金10g，甘草3g。10剂，水煎服。黄疸等诸症消失，肝功能正常而病情稳定。（《国医大师李振华教授治疗黄疸经验》，《中医研究》2012年第5期）

按语：本案患者罹患黄疸已3个月有余，且因过服寒凉，以致湿热仍存，但脾阳已损，使黄疸未愈且加重。《古今名医方论》载“罗东逸曰：治酒积黄疸，盖土虚则受湿，湿热乘脾，黄色乃见。茵陈专理湿热，发黄者所必用也；佐以五苓，旺中州，利膀胱；桂为向导，直达热所，无不克矣”。治疗时，李老遵从先贤“黄家所得，从湿得之”“湿为阴邪”“湿邪源于脾虚”“诸病黄家，但利其小便”“祛湿当以温药和之”及李老“治湿当重健脾”“气行则湿行，湿祛热无所存”的观点，疏肝集清肝利胆、健脾益气、通阳利湿、疏理气机等药为一炉，使病获痊愈。

○ 医案三

姜某，男，26 岁。久居山洼之地，又值春雨连绵，雨渍衣湿，劳而汗出，内外交杂，遂成黄疸。前医用清热利湿退黄之剂，经治月余，毫无功效，几欲不支。就诊时，黄疸指数 85 单位，转氨酶高达 500 单位。察其全身色黄而暗，面色晦滞如垢。问其二便，大便溏，日行二三次，小便甚少，全身虚浮似肿，神疲短气，无汗而身凉，舌质淡，苔白而腻，脉沉迟。脉证合参，辨为寒湿阴黄之证。治宜温阳化湿退黄。处方：茵陈 30g，茯苓 15g，泽泻 10g，白术 15g，桂枝 10g，猪苓 10g，附子 10g，干姜 6g。初服日进 2 剂，3 天后诸症好转，继则日服 1 剂，3 周痊愈。实验室检查，各项指标均为正常。(《刘渡舟临证验案精选》)

按语：该黄疸患者，虽用清热利湿退黄之剂，但无效，且因此方多为寒凉之剂，败伤脾胃之阳气而成寒湿阴黄之证，故见色黄晦暗，便稀溲少，全身浮肿，神疲短气，无汗而凉等症。法当温阳化湿退黄。方用茵陈五苓散合茵陈术附汤加减治疗。方中茵陈、茯苓、泽泻、猪苓利湿退黄；白术健脾除湿；桂枝、附子、干姜温阳散寒。

5. 大黄硝石汤

李某，男，59 岁，因突发上腹疼痛，伴皮肤巩膜黄染 7 天，于 2013 年 10 月 25 日就诊。患者曾在 2007 年因梗阻性黄疸于本院进行内镜取石治疗，当时查体示双下肢水肿（+）。B 超示：胆囊增大、胆囊壁增厚不光滑、胆囊内胆汁瘀积、胆总管扩张伴其内中强回声团、脾大。血常规示：血清总胆红素 181.30μmol/L，直接胆红素 139.30μmol/L。诊断为原发性硬化性胆管炎。2013 年 10 月 15 日急诊仍诊断为原发性硬化性胆管炎，行 ERCP+ENBD 术，术后给予抑酸、保肝、输白蛋白及血浆、改善肾功能等治疗，患者腹痛症状缓解，但黄疸无明显缓解，仍有寒战高热，遂转入消化科求治于中医。现症见患者身目黄染，食欲不振，唇焦鼻黑，头颈部时自汗出，口渴而不欲饮，小便色深，呈浓茶色，大便干燥，舌红上有裂纹，苔黄厚浊腻，脉弦滑。中医诊断为黄疸。证属湿热内蕴、气机壅滞，肝失条达，胆络瘀阻。治以茵陈蒿汤合大黄硝石汤加减。处方：茵陈 30g，大黄（后下）10g，硝石（后下）10g，栀子 15g，郁金 10g，柴胡 10g，当归 10g，川芎 10g，延胡索 10g，牡丹皮 10g，赤芍 10g，生地黄 15g，麦冬 10g，沙参 10g。按上方服用 1 个月后，患者黄疸渐退，尿色变浅，舌苔转薄，食欲转复，上腹疼痛基本消失。复查血清总胆红素 126.90μmol/L，直接胆红素 95.70μmol/L，患者因症状好转要求出院，并诉睡眠欠佳，于是改用茵陈五苓散加用酸枣仁 30g，远志 15g，浮小麦 10g，芦根 10g，天花粉 10g，以养心安神，生津除烦，嘱患者继服1个月。现随访患者黄疸尽退，未再复发。(《经方治疗原发性硬化性胆管炎验案1则》,《湖南中医杂志》2016年第2期)

按语：原发性硬化性胆管炎西医治疗多采用激素、免疫抑制剂、熊去氧胆酸、秋水仙碱、类固醇等药物，可在一定程度上改善症状，但复发率高，效果不尽如人意。手术治疗易引发其他部位并发症，也无法作为该病的理想治疗方法。本例患者身目染黄，小便为浓茶色，大便干燥，舌有裂纹，苔黄腻，脉弦滑，确为黄疸湿热实证无疑，证属湿热交蒸互郁，瘀积成实。脾胃既是藏污纳垢之处，又是酿热化火之乡，此时唯釜底抽薪，先攻其积，以急下存阴，待腑气降通后，再用利水行湿之法。所谓盛大之敌，必先拔其中坚而后能散其众属是也。方中茵陈蒿汤及大黄硝石汤二者均为治疗黄疸湿热实证之剂，切合病机；并加用当归、川芎、赤芍等柔肝疏肝之剂，养血化浊，和肝健脾。至于患者一诊、二诊均加用养阴生津之品，是以患者湿热搏结中焦已久，且又时自汗出，津液难保无伤，故遵“甘守津还”之法，一则可清胃肠余蕴之热，二则可避免湿热实火方退而胃燥虚火复炽。药证相对，故应手而效，得收全功。需要注意的是，大黄硝石汤针对内热实证而用。若内热未实，无腹满痛、大便秘结之证，虽小便不利而赤，不可轻用。

6. 猪膏发煎

吴静山夫人，时邪后遂发黄肿，日嗜干茶无度。苏太诸医皆用气血并补，久而不愈，延余诊之。脉两手俱洪数之甚，询得腹中攻痛无常，夜则身热如烙。此由阴液不充，瘀滞干黏所致。宿血不去，则肢体浮肿；新血不生，则肌肉消瘦。一切补脾刚药，未可施于此症。考仲景治黄有猪膏发煎润燥之法，仿其义，专用滋肾之品，调养肾肝而愈。(《清代名医医话精华》)

按语：猪膏发煎出自《金匮要略·黄疸病脉证并治第十五》，原方治疗各种黄疸病的后期，湿热已去，津枯血瘀，胃肠燥结的萎黄证。该患发黄浮肿，消瘦、夜间身热，前医用气血双补不效，后用猪膏发煎治疗，因查其病机属阴虚内热，津枯血瘀之证。“血不利则为水”，因此患者肢体浮肿。如《金匮要略心典》所言“湿热经久，变为坚燥譬如盦曲，热久则湿去而干也”。津枯血瘀，败血不去，新血不生，而诸医大补气血，恐助内热，阴血暗耗。故用猪膏发煎润燥祛瘀，通利二便，是补虚与消瘀并用，去败血而生新血，使肠胃津液充足，气血畅利而无瘀滞，病从二便而去。

第十五章 惊悸吐衄下血胸满瘀血病脉证治第十六

1. 桂枝去芍药加蜀漆龙骨救逆汤（桂枝救逆汤）

丹阳贡赞溪，在琴开豆腐店。始以温邪，有王姓医专以牛蒡、豆豉、柴胡、青蒿等，已服十余剂，阴液已尽，阳气欲脱，狂躁咬人，神识昏愦，痉厥皆至，舌黑而缩，牙紧不开，病已阴绝阳亡。余即进以复脉法，去姜、桂，加鸡蛋黄大剂灌之。不料明晨反目瞪口张，面青肉僵，脉沉而汗出如珠，四肢厥冷。余曰：阴回战汗，阳不能支，欲脱矣。不必诊脉，先炊炉燃炭，急以桂枝龙骨牡蛎救逆法大剂，别直参三钱，白芍三钱，甘草一钱，龙骨四钱，牡蛎一两，淮小麦一两，红枣三钱，茯神二钱，煎之。先灌以粥汤，含不能咽，即将药煎沸灌之，稍能咽，缓缓尽剂。不料至晡汗收而遍体灼热，狂躁昏厥，舌黑津枯。余曰：阳回则阴液又不能支矣。仍进复脉去姜、桂法，生地黄一两，阿胶三钱，麦冬五钱，白芍三钱，炙甘草一钱，麻子仁四钱，鸡蛋黄二枚。服后至明晨，依然汗冷肢厥脉伏，目瞪口张不言语。余曰：阴回则阳气又欲脱矣。仍服前方桂枝救逆汤。至晡依然舌黑短缩，脉数灼热，仍用复脉去姜、桂法。如是者三日，症势方定。此证阴脱救阴，阳脱救阳，服药早温暮凉。若护阴和阳并用，亦属难救，故不得不分治也。后服甘凉养胃二十余剂而愈。治此症余挖尽心思。余素性刚拙，遇危险之症，断不敢以平淡之方，邀功避罪，所畏者苍苍耳。(《医案类聚·余听鸿医案》)

按语：本案属温病失治误治后，阴绝阳亡。狂躁咬人，神昏痉厥，舌黑短缩，牙紧不开，其情况之危，不容护阴回阳并用。用复脉法去温燥之姜桂救阴润燥，用桂枝龙骨牡蛎救逆法回阳镇惊，昨日阳脱而救阳，今日阳回当保阴，如此往复，脱证之势方缓。

2. 半夏麻黄丸

曾某某，女，58 岁，教师。患者近五六年来，经常心慌心悸，乏力气短。近一个星期来，心慌、心悸加重，伴形寒肢冷、轻度咳嗽并有少许清稀痰，舌淡苔滑，脉沉紧。西医检查：心率 105 次 / 分，心律齐，双下肺可闻及湿性啰音，各瓣膜区未闻及病理性杂音。曾服用小青龙汤和苓甘五味姜辛汤等方药，病情无缓解而转请王老诊治。先生谓曰："此乃《金匮要略》水饮内停，上凌于心，心阳不振的半夏麻黄丸证。"处方用半夏 30g，麻黄 30g，共为细末，炼蜜为丸，如黄豆大，每服 3 丸，每日 3 次，温开水送服。方中半夏降逆和胃以蠲痰饮，麻黄通阳宣肺以泄水气，以小量丸剂缓缓图之，使水饮去而心悸止。服一剂后，病愈大半，续进一剂，诸恙悉除。(《王希仲运用经方治疗疑难重症举隅》，《中医函授通讯》2000 年第 1 期）

按语：水饮内停，胃阳被遏，上凌于心，是饮盛而阳郁，症见心下悸，伴咳，有痰，舌淡，苔滑。《伤寒论注》"徐彬曰，阴邪者，痰饮也，故以半夏主之，而合麻黄，老痰非麻黄不去也。麻黄，通太阳之气以泄水也；半夏，从胃降水以抑其冲气，蠲饮降逆通阳，治在肺胃"。方中半夏蠲饮降逆，麻黄宣发阳气，阳气得宣，饮邪得降，则悸动自宁。因郁遏之阳不能不发，凌心之水不易速去，故以丸剂小量，缓缓图之。

3. 柏叶汤

○ 医案一

患者某，1960 年 10 月 1 日初诊。患者既往有胃溃疡病，并有胃出血史，前 20 日大便检查潜血阳性，近日因过度疲劳，加之出差逢大雨受冷，饮葡萄酒一杯后，突然发生吐血不止，精神萎靡，急送某医院检查为胃出血，经住院治疗两日，大口吐血仍不止，恐慌导致胃穿孔，决定立即施行手术，迟则将失去手术机会，但患者家属不同意，半夜后请蒲老处方止血。蒲老曰："吐血已两昼夜，若未穿孔，尚可以服药止之。"询其原因由受寒饮酒致血上溢，不可用凉药止血，宜用《金匮要略》柏叶汤，温通胃阳，消瘀止血。处方：侧柏叶三钱，炮姜二钱，艾叶二钱，浓煎取汁，兑童便 60ml，频频服之。次晨往诊，吐血渐止，脉沉细涩，舌质淡，无苔，原方再进，加西洋参四钱，益气摄血，三七（研末吞）二钱，止血消瘀，频频服之。次日复诊，血止，神安欲寐，知饥思食，并转矢气，脉两寸微，关尺沉弱，舌质淡无苔，此乃气弱血虚之象，但在大失血之后，脉证相符为吉，治宜温运脾阳，并养荣血，佐以消瘀，主以理中汤。加当归、芍药补血，佐以三七消瘀。服后微有头晕耳鸣，脉细数，此为虚热上冲所致，于前方中加入地骨皮二钱，藕节三钱，浓煎取汁，仍兑童便60ml续服。诸症悉平，脉亦缓和，纳谷增加，但转矢气而无大便，继续益气补血，养阴润燥兼消瘀，处方为白人参三钱，柏子仁二钱，肉苁蓉四钱，火麻仁四钱（打），甜当归二钱，藕节五钱，陈皮一钱，山楂肉一钱，浓煎取汁，清阿胶四钱（烊化）和童便60ml内入，分四次温服。服后宿粪渐下，食眠俱佳，大便检查潜血阴性，嘱其停药，以饮食调养，逐渐恢复健康。(《蒲辅周医案》)

按语：本案患者旧有胃损之症，素不饮酒，骤因受寒饮酒，寒热相攻，致血上溢，非热极吐血可比，故以温降之法，采用侧柏叶汤。侧柏叶轻清，气香味甘，能清热止血，佐以姜、艾辛温，合以童便咸寒降逆消瘀，温通清降并行，故服药后血即渐止。再剂加三七、西洋参，益气消瘀止血，因而得以避免手术。继以理中法温运脾阳，盖因脾胃为中州之司，而甘温有固血之用。服药后微见头晕耳鸣，知其虚热上冲，则佐以地骨皮凉血不滞，藕节通络消瘀，使以童便降火，服后诸症悉平，脉和睡安。终以益气补血，滋阴润燥以善其后。蒲老指出“此非热邪传经迫血妄行，故不用寒凉止血之法”。若不知其所因，误用寒凉，必然血凝气阻而危殆立至。

○ 医案二

患者某，既往有咳喘病史10余年，每年冬、春发病。本次因胸闷，咳嗽，痰中带血10余天，住某医院治疗，其间经检查确诊为支气管扩张病。经治疗2周，症状未见好转，咯血量有增加趋势。院方建议行右肺段切除术，患者及家属畏惧手术治疗，故出院求中医治疗。现症见面色苍白，精神萎靡，形态虚浮，烦躁汗出，不能平卧，语音低微，喉中有痰声，咯白稀痰，痰中带血，其血鲜红或有暗红块状，血量多少不定，有时一二口，10～20ml，多则达100ml，心悸乏力，食纳欠佳，大便溏稀，每日2～3次，小便清长，舌质淡，舌体胖嫩，苔薄白，脉虚大无力。就诊前曾在前医处服中药30余剂，均为凉血止血，清热止咳之方，如十灰散、《丹溪心法》咳血方等。患者病程已久，咯血月余，渐致气血双虚，又服大量清热凉血止血之剂，损伤脾阳。脾虚运化失常，湿聚生痰，痰浊阻肺，肺失宣降，久致肺气亏虚，脾气虚弱，不能统摄血液，则咳嗽气喘，痰中带血。治法：温经止血，宣肺止咳，健脾化痰，补气摄血。方药：柏叶汤、黄土汤（《金匮要略》）合生脉散（《内外伤辨惑论》）加减。侧柏叶15g，艾叶炭20g，炮干姜20g，附片10g（先煎），白术15g，阿胶10g（烊化），仙鹤草30g，麦冬15g，五味子10g，西洋参15g，陈皮10g，茯苓20g，焦山楂20g，甘草5g。6剂，1日1剂，水煎服，分2次口服。服上药6剂后，咯血减少一半，咳嗽减轻，咯痰减少，咳嗽气喘好转，食纳增加，大便成形，舌质淡，苔薄白，脉略缓稍有力，效不更方。原方继续服用1个月，咯血已止，咳喘大减，咯痰减少，精神明显好转，已正常上班。鉴于患者症状基本消失，故配以丸药，以巩固疗效。处方为生脉散（《内外伤辨惑论》）合杏苏散（《温病条辨》）加减：太子参150g，麦冬100g，五味子60g，桑叶150g，紫苏叶150g，杏仁120g，半夏100g，茯苓150g，前胡100g，桔梗100g，陈皮100g，枳壳100g，白术150g，阿胶100g，百合150g，浙贝母150g，甘草60g。1剂。共为细末，蜜炼为丸，每次1丸，1日1次。随访5年半，病情一直稳定，未再咯血，感冒后按常规治疗后即可痊愈。（廖志峰名老中医传承工作室）

按语：肺位于胸中，其经脉循喉咙而出，下络大肠，与大肠相表里，在体合皮毛，开窍于鼻。其功能主气，司呼吸，为体内外气体交换之通道，朝百脉以充全身，主皮毛而润泽肌肤，主肃降而通调水道，故人体各组织内水液的运行和排泄，不仅与脾之健运有关，还与肺之肃降也有密切关系。《素问·经脉别论》云“饮入于胃，游溢精气，上输于脾，脾气散精，上归于肺，通调水道，下输膀胱”。如肺气肃降失常，脾虚运化不良，湿聚生痰，痰饮阻肺，则咳喘为患，故“脾为生痰之源，肺为贮痰之器”。在五行肺属燥金，喜润恶燥，脾属土，与肺金为母子关系，生理上相互资生，病理上相互影响，在治疗上遵“虚则补其母，实则泻其子”法则，在临床上往往收到良好效果。本案患者脾肺双虚，肺虚不能主气，脾阳虚不能统摄血液，则致咳喘、咯血不已，取虚则补其母，补脾气以摄血，温经以达止血，健脾化痰，脾肺同治，则咳喘、咯血乃愈。《金匮要略·惊悸吐衄下血胸满瘀血病脉证治十六》“吐血不止者，柏叶汤主之”。柏叶汤为治疗虚寒吐血之方，其主症除见吐血不止外，当见面色萎黄或苍白，血色淡红或黯红，神疲体倦，舌淡苔白，脉虚无力等。本方临床应用并不局限于吐血，亦可用于衄血、咯血或下血等。

4. 泻心汤

○ **医案一**

姜某，男，66岁。左身偏废，手拘急难伸，不能活动，血压200/120mmHg，头目眩晕，心烦，不寐，性情急躁易怒，大便秘结，小便色黄，舌体向左歪斜，舌质红绛少津，舌苔黄而干，脉来滑数。此为火动伤阴，兼有动风之证。治当泻火清热，息风活血。处方：大黄5g，黄芩10g，黄连10g。服药5剂，大便畅通，头目清爽，心中烦乱顿释，血压降至170/100mmHg。复诊时，不用患者家人搀扶，腿脚便利。然左手之挛急未解，处方用芍药甘草汤，加羚羊角粉1.8g，冲服而瘥。（《刘渡舟临证验案精选》）

按语：本案为火动伤阴，血不柔肝，动风伤筋之证。《素问·生气通天论》中有“阳强不能密，阴气乃绝”之说。本案大便秘结，小便色黄，舌苔黄，脉来滑数，反映了阳热内盛；心烦不寐则为阴气内虚，水火不济之象。阴不胜阳，阳亢化风，故见血压升高，头目眩晕。火淫血脉，血被火煎耗，扇动内风，而见手挛舌歪，半身不遂。《素问·至真要大论》中说“诸热瞀瘛，皆属于火”。本案之半身不遂形似中风，其实为“火中”之证，若误用燥药祛风，则失之千里。刘老采用泻火清热，釜底抽薪之法，选用《金匮要略》三黄泻心汤苦寒之剂，用黄连泻心火，黄芩泻肺火。妙在大黄一味，既能通降胃中火热，又能活血逐瘀，推陈致新。若大便不燥而小便赤涩不利者，则改用黄连解毒汤为好。目前临床，西医学所谓高血脂症、脑血栓、脑栓塞、脑溢血等病，均可使人肢体偏废，手足不仁，甚则突然昏倒，不省人事。据刘老经验，大多为“火中”范围，治当通泻火热为主，用三黄泻心汤或黄连解毒汤为中主，如滥用温燥祛风之品，则如火上浇油而越治越重。

○ 医案二

吴某，女，26岁。月经非期而至，20余日淋漓不断。既往有此病史，经妇科检查诊为功能失调性子宫出血。今又复发且加重，用止血、固涩等药治疗1周，其血不止，拟行刮宫术，患者拒绝，复就诊于中医。询之血色鲜红，量多如崩而腹无所苦。饮啖如常，唯觉口苦烦渴，舌红苔黄，口气臭秽，脉滑数。患者务农，饮食倍常而大便秘结。时当炎夏，胃中积热已甚。冲为血海，络于阳明，热逼血行，上可为吐衄，下可为崩漏。胃热不除，故反复不已。法当釜底抽薪，不可陡事收涩。药用：大黄、黄连、黄芩、栀子各10g，生地榆15g，鲜荷叶1张。1剂血止大半，3剂血净而安。(《大黄黄连泻心汤临床治验》,《河南中医》1998年第4期)

按语：本案患者素患功能失调性子宫出血，此次急性出血不止，且素饮食倍常、大便秘结，乃胃中积热已甚，加之时值炎夏，内外皆热，热邪迫血下行，故成崩漏，其血色鲜红，量多如崩而腹无所苦为辨证关键。胃热不除，故反复不已。虽素有出血，也不可徒事收涩，法当釜底抽薪。方用泻心汤加味，原方苦寒直折胃热，令火降则血止。加入栀子清心火，生地榆、鲜荷叶增加凉血止血之功。故3剂血净而安。

○ 医案三

任某某，女，成年。1972年7月25日初诊。月经逾期半个月不行，昨日忽然鼻衄如注，并从口溢，因过食椒、姜辛热之物，使经血逆乱，亦由积热内蕴所致，脉数心悸，颜面潮红。急宜清降，使血下行归经。炒黄芩10g，黄连3g，制大黄6g，细生地黄15g，紫草、牡丹皮各6g，百草霜9g（包），代赭石、川牛膝、仙鹤草各10g，2剂。复诊诉吐衄止。嘱忌食辛辣物，并于下月经期前3天，服原方3剂以防治。（《老中医医案选》）

按语：张聿青说“天下无倒流之水，因风而方倒流。人身无逆上之血，因火而方逆上”。本案患者嗜食辛辣，便积热内蕴迫血上行，而致倒经。故用泻心汤加清热降火之剂治之。

5. 黄土汤

顾先生，初诊，平时易致食积感冒，舌苔常腻，脉甚迟细，是胃肠、心脏、营卫俱弱。昨日大便见血甚多，当是直肠血。处方为伏龙肝30g（包），淡黄芩6g，炒槐米12g，冬白术6g，白芍9g，地榆炭9g，干地黄15g，炙甘草3g，黑附子6g（先煎），炒麦芽9g，生鸡内金9g。（《陆渊雷医案》）

按语：患者平素体质不健，现在胃肠、心脏、营卫俱弱，便血甚多，乃是直肠出血。陆氏以黄土汤为主方加减，健脾温中，养血止血。方中以伏龙肝温中止血；白术、附子、甘草温中健脾；白芍、干地黄养血敛阴止血；黄芩苦寒坚阴，起反佐作用；另加槐米、地榆凉血止血；炒麦芽、鸡内金消食健脾。诸药合奏温中健脾，凉血益阴，养血止血的功效。

第十六章 呕吐哕下利病脉证治第十七

1. 吴茱萸汤

○ **医案一**

刘翁镜人，年古稀，体矍铄，有卢同癖，时吐清涎，每届天候转变，遂发头痛，而以巅顶为烈，服温药则愈。近因家务烦劳，头痛较增，咳剧涎多，不热不渴，畏寒特甚，杂服诸药罔效。昨来迎诊，切脉细滑，舌润无苔，口淡乏味，症同上述。若从其头痛吐涎畏寒等症观测，是阳气不振，浊阴引动肝气上逆之所致。正如《伤寒论》所谓："干呕吐涎沫头痛者，吴茱萸汤主之。"且其年高体胖，嗜茶增湿，胃寒失化，水泛成痰，外表虽健，而内则虚寒痰凝也。治以吴茱萸汤温中补虚，降逆行痰，颇为适合证情。处方为党参八钱，吴茱萸二钱，生姜五钱，大枣五枚，连进三帖，头痛吐涎渐减，而小便清长，较昔为多，此缘阴寒下降，阳气上升，中焦得运，决渎复常耳。药既见效，原方再进四帖，诸症尽失。改用六君子汤加干姜、砂仁温脾益气，善后调理。(《治验回忆录》)

按语：头痛而畏寒吐涎，口淡不渴，舌润脉滑，皆中阳不振，痰饮上泛之象。《内台方议》："干呕，吐涎沫，头痛，厥阴之寒气上攻也……以吴茱萸能下三阴之逆气为君；生姜能散气为臣；人参、大枣之甘缓，能和调诸气者也，故用之为佐使，以安其中也。"正合用吴茱萸汤，本方适用于肝胃虚寒，饮邪上逆引起的呕吐、胸满，或见呕吐伴见巅顶疼痛，或呕吐而胁腹胀满者。吴茱萸、生姜之辛以温胃散寒下气；参、枣之甘以缓脾益气和中。经方对症，效如桴鼓。

○ **医案二**

患者某，初诊日期 1966 年 1 月 5 日。头痛两年，盖因中学读书引起。素有胃病，现已渐趋平静，仅偶尔烧心、吞酸，但时有心下停饮、心下振水声。平时整天头昏、晕沉，头脑不清楚，并时头痛，眉间沉紧，下午常有热胀上冲头面之感。有时头痛为刺疼，如电由项部上窜入脑，或偏左，或在巅顶，或在后脑，发作时，须以手按之一二分钟方能缓解，如此一日发作两三次，长期忍受头痛之苦，影响学习和工作，最使人恐怖者，似脑生异物，曾到各医院诊治，多谓“神经衰弱”，整天吃药而不见效，反而不良反应明显，时有恶心或腹痛，睡眠不好。亦曾找中医诊治，以养血息风安神等法，服天麻钩藤饮、镇肝熄风汤等加减，效不明显。舌苔白根腻，脉沉细弦。处方以吴茱萸汤加苓归芎：吴茱萸三钱，党参三钱，生姜三钱，大枣四枚，当归二钱，川芎二钱，茯苓四钱。结果：上药服三剂后，剧疼只发作一次，头晕胀、眉间紧感诸症均减，睡眠已有缓解，并感看书记忆力提高，上方增党参为四钱，当归为三钱，川芎为三钱，服六剂诸症已。(《胡希恕医案》)

按语：《伤寒论》第387条曰“干呕吐涎沫、头痛者，吴茱萸汤主之”。说明里虚寒饮冲逆用吴茱萸汤治疗。察其舌脉，乃知本例为里虚寒饮，逆饮上犯的头痛，故以温中下气、降逆止呕为法；又因痛为刺痛，病久血虚血瘀，故加当归、川芎养血活血；再因心下停饮为著，故加茯苓以祛饮，合方治之，使胃安饮去血和，故头痛已。

○ 医案三

患呕吐之症，医认为胃火上逆，屡用清降，其吐愈甚，因吐气逆，上焦略现热象，复用泻火之剂，以致饮食不下，缠绵数月，势甚危殆。适余因公晋省，相延诊视，细审其脉，两寸微洪，两关沉迟，系上热下寒之象，乃肝阳不足，阴气上逆，须用温肝降逆之剂，苦寒大非所宜，遂用吴茱萸汤以温之，药宜凉服，两剂吐平食下，随用温中健脾调理而愈。(《温氏医案》)

按语：该患者呕吐，本属肝胃虚寒，用清降邪火之药误治伤及胃阳，则寒饮上逆更甚，逐渐演变而成上热下寒之象，以虚寒为主。以吴茱萸汤温中补虚、降逆散寒。注意温药凉服以免反增上焦之热，待吐止后以健脾温阳药调理。《金匮要略·呕吐哕下利病脉证治第十七》“呕而胸满者，茱萸汤主之……干呕吐涎沫、头痛者，吴茱萸汤主之”。方中吴茱萸疏解肝胃寒气，散寒止痛，降逆止呕；生姜温胃散寒化饮；人参、大枣补气益胃。

2. 大半夏汤

○ 医案一

某，口吐涎沫，胃气虚不能约束津液也。吐沫而仍口渴，胃阴虚而求救于水也。舌萎苔黄，胃气不治而虚浊反行攒聚也。气阴益亏，又复夹浊，用药顾此失彼，且恐动辄得咎，惟仲景大半夏汤取人参以补胃气，白蜜以和胃阴，半夏以通胃阳，试进之以觇动静。人参（一钱），白蜜（五钱），半夏（三钱）。（《张聿青医案》）

按语：胃气虚不约津液，水饮上泛于口，发为吐涎。吐涎不止，伤及胃阴，日久而成气阴两虚。《金匮要略心典》“胃反呕吐者，胃虚不能消谷，朝食而暮吐也。又胃脉本下行，虚则反逆也。故以半夏降逆，人参、白蜜益虚安中”。本案虽未发胃反，然与大半夏汤证病机相符，益气养阴降逆，一举三得。

○ 医案二

患者因枪伤后做腹部手术，术后因肠粘连又先后行六次手术治疗，但效果不佳，经常腹痛呕吐迁延十多年，遂请中医诊治。症见脘腹满，朝食暮吐，宿谷不化，呕吐物无臭味，大便干结，七八日一行，面色萎黄，形体消瘦，舌质淡，苔薄白，脉虚而弦，当属虚寒胃反，治宜补虚润燥，和胃降逆，大半夏汤主之。半夏 15g，红参 15g，白蜜 30g，嘱以蜜水 1000ml，扬 300 余遍，加半夏、红参煎为 300ml，频频呷服，先后服用 13 剂治愈，8 年后随访未再复发。（《胃反治验》，《北京中医学院学报》1986 年第 3 期）

按语：本例患者久病胃虚，既不能消磨又不能和降水谷，同时阴液匮乏，胃肠失润，故用补虚润燥，和胃降逆的大半夏汤而收功。

3. 四逆汤

刘某，女，70 天。患儿母述患儿几日前突然呕吐，呈喷射状，发作频繁，一日后患儿惊厥抽搐，诊断为幽门肥大性狭窄，经抢救后抽搐停止，呕吐次数减少而来诊。症见患儿面色青白，双目呆滞无光，睡而露睛，肌肤松弛，哭声低长无力，不乳，饮入即吐，大便稀而有乳瓣，身热汗出，手足厥冷，脉微。小儿呕吐剧烈，加之腹泻，轻则伤及脾阳，重则伤于肾阳，阳伤则不敛欲脱于外，致肌表不固，腠理开泄，津液外脱而见汗出；阳虚生外寒，生阳之气不达于四肢，故见四肢厥冷；阳虚阴盛，盛阴格虚阳于外，而见身热；少阴肾阳既虚，则脾胃中阳亦衰，饮食失于腐熟温化，故腹泻而见奶瓣。此患儿不仅阳气受损，而且阴津内耗，阴阳两虚，筋脉失于温养柔润，故见四肢拘急挛紧，阳气虚衰，无力鼓动血脉，故脉微。患儿虽有津液之耗，但仍以亡阳为主，故以四逆汤加味，急救回阳，益气生津，阳固津敛，阳生阴长，不治阴而阴亦复还。方药：人参，熟附子，干姜，炙甘草，五味子。因其剧烈呕吐，导致液体失衡，代谢紊乱，在服药同时配合液体疗法。本方 2 剂后热退，手足转温，吐减，哭声大作，继以香砂六君子汤调服而

安。(《四逆汤治验二则》,《中国民间疗法》1999年第3期)

按语：厥证之特征为手足厥冷，病机为阴阳两气失去相对的平衡，不能相互贯通。四肢为诸阳之末，表里之气相互贯通，则四肢温和，否则厥冷。《金匮要略·呕吐哕下利病脉证治第十七》“呕而脉弱，小便复利，身有微热，见厥者，难治，四逆汤主之”。患儿阳虚而胃气上逆，故呕而脉弱；阴盛格阳，则身热汗出而肢冷，大有欲脱之势。小儿脏腑娇嫩，形气未充，为稚阴稚阳之体，如热盛阴亏则易动风。故使小儿阴阳调和，尤其重要。在临床治疗小儿病中，因其病情变化迅速，故更应注意正确诊断，辨清虚实、寒热，及时治疗，审慎用药，方能获得满意疗效。

4. 半夏干姜散

罗某，女，34岁。1976年5月，突感眩晕，如坐舟中，卧床不起。成都市某医院内科确诊为梅尼埃病。数日后转来求诊。四天前，下班回家，自觉头胀痛，眩晕甚，颇欲吐。次日上班，到厂后片刻即晕倒，呕吐频繁，吐出大量清涎，头晕似天旋地转，恶寒，咳嗽，无汗，舌质偏淡，苔微黄。此太阳证，寒邪闭阻，水饮内停而致眩晕。法宜先从温化寒饮，祛痰降逆入手，以半夏干姜散加味主之。二诊干呕消失，头胀痛、眩晕减轻。再宜表里同治，散外寒，涤内饮，以小青龙汤加减主之。处方麻黄10g，法夏15g，干姜10g，甘草15g。2剂。三诊头晕、咳嗽进一步好转，痰涎减。表邪未尽，阳气尚虚，继以麻黄细辛附子汤，助阳解表。处方麻黄10g，制附片60g（久煎），辽细辛6g，桂枝10g，干姜60g，甘草30g。4剂药后，自己单独乘公共汽车前来诊病，尚有头晕胀之感，舌淡红，苔薄白微黄。又少进散寒除湿，安中攘外之品，数日后病愈。1979年10月26日追访，3年来坚持上班，病未复发。(《范中林六经辨证医案》)

按语：《金匮要略·呕吐哕下利病脉证治第十七》云“干呕、吐逆、吐涎沫，半夏干姜散主之”。故首用此温中止呕之法，病情好转。《金匮要略心典》“干呕吐逆，胃中气逆也；吐涎沫者，上焦有寒，其口多涎也。此是阳明寒气逆气不下而已。故以半夏止逆消涎；干姜温中和胃”。次用小青龙汤与麻黄细辛附子汤，取其善涤内饮，助阳祛邪之功。

5. 生姜半夏汤

陈某，男，45天。1995年11月17日初诊。近3日来不欲吮奶，时吐奶，偶尔吐涎沫，昨晚哭闹甚，欲索一方，苔白，指纹淡红。患儿吐奶当为寒饮阻膈所致，遂于生姜半夏汤。半夏 3g，入煎取汁，加生姜汁 5ml，酌加红糖适量，分 5 ～ 6 次灌服，连服 2 日病愈。(《金匮要略临床新解》)

按语：患儿苔白，指纹淡红表明病属寒证。寒饮搏结胸胃，胃失和降，胃气上逆，故时时吐奶，偶吐涎沫。当宣散寒饮，舒展阳气，治宜《金匮要略》生姜半夏汤。《医宗金鉴》载“生姜、半夏，辛温之气，足以散水饮而舒阳气”。重用生姜汁以辛散寒饮，通阳开结，配半夏化饮降逆，加红糖健脾暖胃，散寒，切合病机，2 日得效。

6．茯苓泽泻汤

○ 医案一

左某，男，48 岁。1983 年 3 月 9 日入院。胃病 10 载，呕吐持续，每日呕吐涎水达 2000 余 ml。食少消瘦神怠，胃中漉漉有声，舌苔白，脉小弦。胃镜检查为慢性胃窦炎，幽门水肿。此为水饮内停，治以温中和胃，化气利水之法。投以小半夏汤、茯苓泽泻汤加减，生姜与干姜同用，生姜煎服兼咀嚼。服 2 剂吐减，3 剂吐止，饮食渐增，形体日充，至今已 1 个半月，胃镜复查，幽门水肿减轻。(《国医大师经方验案精选》)

按语：胃以降为顺，上逆则病。治疗呕吐，必须重视和胃降逆，而究其源头，胃热者苦寒降之，胃寒者温中降逆。患者食少消瘦神怠，胃中漉漉有声，是脾虚水饮不化之征，并随胃气上逆而吐涎。治法以健脾温胃，化饮降逆为主。茯苓、泽泻、白术健脾利饮；桂枝、生姜通阳化饮，和胃止呕，干姜温中。使饮邪得去，呕吐可止。

○ 医案二

患者某，男，43 岁。经常胃胀，食不消化，甚者吐水带食，气短身倦，肌肉松软。吞钡试验提示胃下垂，胃内有大量潴留液，胃张力低，蠕动差。刻诊：面容清瘦，营养欠佳，大便不实，头眩心悸，舌胖大有齿痕，脉虚缓。辨证：中气不足，胃内蓄饮，转输无力，阴水胀满。治法：益气温阳，促胃化饮。方用茯苓泽泻汤加味。茯苓 40g，泽泻 30g，甘草 20g，桂枝 15g，白术 15g，生姜 30g，黄芪 30g，党参 20g，升麻 12g，陈皮 20g。每日 1 剂，水煎分早晚 2 次温服。复诊：服药 3 剂见好，又服 7 剂，胃无沉坠感，振水音减少，胃脘胀满，呕吐消失，胃纳见增，此方加减治疗月余，形体康复，接近正常，但胃下垂恢复原位尚待时日，形体充盛，肌肉丰满方可恢复。故依此方制作丸剂长期服用，以求彻解。(《茯苓泽泻汤新用》，《中国社区医师》2011 年第 39 期)

按语：本案为脾虚不运，胃有停饮之胃反。脾虚不运，水饮不化，停留于胃，胃失和降，饮随胃气而上逆。本方以茯苓泽泻汤加减，在此基础上加大补气健脾之力。治水饮者，当以温药和之。方中包含的苓桂术甘汤是温阳化饮的祖方，它是通过健脾制水，淡渗利水和通阳化饮来达到治疗目的。加泽泻淡渗利水，生姜和胃化饮以止吐逆，诸药相合，气化水行，痰饮自除。

7. 黄芩加半夏生姜汤

○ 医案一

王某，男，28岁。初夏迎风取爽，后头痛身热，医用发汗解表药，热退身凉，头痛不发，以为病已愈。又三日，口中甚苦，且有呕意，而大便下利黏秽，日四五次，腹中作痛，且有下坠感。切其脉弦数而滑，舌苔黄白相杂。辨为少阳胆热、下注于肠、胃气不和之证。处方为黄芩10g，白芍10g，半夏10g，生姜10g，大枣7枚，甘草6g。服3剂而病愈。(《100首经方方证要点》)

按语：本案以邪郁胆腑为主。少阳有邪，则胆气郁滞，横犯肠胃，上逆于胃则呕吐，下迫于肠则下利。疏泄不利，气机不畅，则腹痛，里急后重，肛门灼热，当清热止利，兼和胃降逆，正合黄芩加半夏生姜汤之证机。《医案金鉴》中说“用半夏、生姜入上焦而止呕；甘草、大枣入中焦而和脾；黄芩、芍药入下焦而止利，如是则正气安而邪气去，三焦和而呕利止矣”。故3剂而愈。

○ 医案二

周某，女，51岁。有慢性肠胃炎病史，近因病证加重前来诊治。刻下症：胃脘疼痛，食凉则痛，嗳气，大便溏泄不爽，肛门灼热下坠，舌淡红，苔薄白，脉沉。辨为胃寒胆热证，给予黄芩加半夏生姜汤加味：黄芩10g，白芍6g，炙甘草6g，大枣12枚，半夏12g，生姜6g，陈皮12g，干姜12g，黄连10g。6剂，每日1剂，水煎2次，日3服。二诊：大便爽利，嗳气消除，又以前方治疗20余剂，诸症痊愈。并嘱患者应当重视饮食调理，不食生冷寒凉，少食辛辣，避免病证复发。(《100首经方方证要点》)

按语：患者证属寒热错杂，胆腑郁热而胃中有寒。胆热下迫于肠则大便溏泄不爽，肛门灼热下坠，寒邪克胃则胃脘疼痛，食凉则痛。根据病证表现与病机变，选用黄芩加半夏生姜汤温胃清胆，加陈皮理气和胃，干姜温暖胃寒，黄连清热止泄。方药相互为用，以建其功。

○ 医案三

赵某，女，21岁。2005年5月4日初诊。患者因参加运动会，贪凉饮冷，饮食不节，次日发热，眩晕恶心，时有呕吐，口苦咽干，脘满腹痛，下利频作，大便臭秽，小便短赤，舌红少津，脉弦数。诊断为胆火内郁，胃肠失和。处方以黄芩加半夏生姜汤治之。药为黄芩18g，白芍12g，半夏18g，炙甘草12g，生姜10g，大枣5枚。上方服2剂，诸症均消，尚口苦，纳呆，体倦，脉弦细。改拟五味异功散加黄芩、石斛，调理1周而愈。(《图解仲景方证学－仲景方证解读与应用》)

按语：本案患者饮食不节，邪气入里化热，郁于胆腑则口苦咽干。胆火上炎，胃失和降，则时有呕吐。邪热下迫于肠则下利频作，大便臭秽。需清解胆热，和降胃气，兼以止利。《金匮要略·呕吐哕下利病脉证治第十七》“干呕而利者，黄芩加半夏生姜汤主之”。2剂后，邪热得清，吐利自消，尚有脾虚、余热未尽，故用异功散加黄芩、石斛调理。

8. 大黄甘草汤

李某，男，38岁。2014年10月9日初诊。自诉餐后胃胀、嗳气2年余。经多处诊治，反复难愈，近半个月来加重，并伴呕吐，纳少，夜间胃脘烧灼、嘈杂，大便干结，3～5日1次，舌淡苔薄白，脉细数。于4年前发生过“胃穿孔”。辨证为中气不足，升降失常。治以补中益气，和胃降逆，行气消痞。方用大黄甘草汤加减：党参15g，黄芪18g，半夏9g，枳实9g，当归12g，茯苓12g，大黄10g，甘草6g。7剂，每日1剂，水煎服，早晚饭后一小时服用。二诊时症状稍减轻。原方加大黄至15g，再加芒硝6g，芍药12g，肉苁蓉12g，再服7剂。三诊时病情大为好转，随症加减连服3个月后，诸症已除，收效良好。(《〈金匮要略〉呕吐病证治浅析及验案举隅》，《陕西中医药大学学报》2017年第1期)

按语：患者病久，“脾胃之气既伤，而元气亦不能充”，此案患者因中气无力传导，大便秘结，腑气不通，导致浊气上逆，气逆而作呕。所以可补下之法同用，通其便，折其逆，则浊气下降，呕吐乃止。予以大黄甘草汤加入补中益气、和胃降逆之药。用甘温建中之党参、黄芪补中益气；半夏、枳实行气降逆，散结除痞。大肠传导无力，糟粕停滞肠道，使气机痞塞不通，所以用大黄通腑泄热，甘草缓急和中。诸药合用补中益气，通腑和胃降逆止呕。

9. 半夏泻心汤

患者某，女，45岁，2011年3月5日初诊。胃痛、胃胀、嗳气3年，加重1个月。

患者由于经商繁忙，饮食作息不规律，近3年来经常胃痛、胃胀、呕吐、嗳气、反酸，1年前行胃镜检查，诊断为胃溃疡，幽门螺杆菌（HP）阳性，予抑酸、保护胃黏膜、抗HP治疗，疗效尚可，但停药则反复，遂求治于中医。刻下：胃脘胀痛，餐后尤甚，伴恶心、呕吐、嗳气、反酸、烧心，大便每日一行，便干，小便调，食欲不振，形体消瘦，舌质淡，苔薄白，脉细弦。中医诊断为胃痛，证属寒热错杂，胃失和降。治宜辛开苦降，平调寒热，益气和胃，兼以活血。予半夏泻心汤加减：清半夏10g，干姜6g，黄芩10g，黄连10g，黄芪30g，生蒲黄15g，五灵脂10g，炒白术20g，炒枳实10g，炒陈皮10g，海螵蛸10g，蒲公英10g，白花蛇舌草10g，甘草6g，三七粉（冲服）3g，珍珠粉（冲服）0.6g等。患者服用3剂而痛减，后守方服用10余剂，病情缓解大半，继服中药3个月而愈。(《半夏泻心汤治疗脾胃病临床应用》,《中国中医药信息杂志》2013年第4期）

按语：本案患者中虚邪阻、升降失调致胃脘胀满、烧心、反酸、嗳气；邪留日久，气滞血瘀，络脉损伤，故见胃脘疼痛，反复发作，迁延难愈。半夏泻心汤扶中祛邪，开痞散结；加炒陈皮、炒枳实理气行滞、和胃降逆；珍珠粉、三七粉、生蒲黄、五灵脂化瘀生肌；乌贼骨制酸止痛敛疮；蒲公英解毒消痈。服药后正复邪去，血运畅通，络脉得养，溃疡自愈。临证根据患者病情还可辨证加减，偏于脾胃虚寒者加高良姜、香附；肝胃郁滞者加柴胡、枳壳；胃阴亏虚者加沙参、麦冬、玉竹；湿热蕴脾者加苍术、厚朴、薏苡仁；伴出血者加白及粉等。

10. 橘皮汤

赵某，男，37岁。2012年8月30日初诊。患者出海捕鱼遇险受伤，在治疗外伤及烧伤过程中出现呃逆不止，前后经中西药物治疗缓解不明显。刻诊：神清，精神疲倦，呃逆频频，呃声沉缓有力，纳呆，进少量流质饮食，喜热饮，手足不温，脘腹胀满，大便两日一解，舌淡红，苔薄白，脉弦紧。中医诊断：呃逆。辨证属胃寒气逆，肝气上逆。治以散寒降逆，理气和胃。方用橘皮汤加味。处方：陈皮15g，生姜30g，代赭石30g，枳壳12g。3剂。每日1剂，水煎2次早晚分服。服药1次，呃逆豁然而止，为巩固疗效，续服所剩煎好之药。随访1个月，未再发作。(《运用经方辨治呃逆临证撷要》,《江苏中医药》2020年第2期）

按语：本案患者出海捕鱼，感受风寒外邪，寒邪克胃，胃失和降，气逆动膈，故发为呃逆；寒气闭阻于胃，中阳被郁，阳气不能达于四末，故手足不温，甚至厥冷；胃主受纳、主降浊，胃阳被遏，胃失和降，故出现纳呆、脘腹胀满。橘皮汤出自《金匮要略·呕吐哕下利病脉证治第十七》“干呕，哕，若手足厥者，橘皮汤主之”。原方重用生姜散寒和胃，降逆止呕，本案处方中生姜重用至30g，陈皮理气和胃，利膈开郁。二药合用，使阳通寒去，胃气和降。患者脉象弦紧，脘腹胀满，故加用代赭石平肝降逆，枳壳理气。药味虽简，然切合病证，故奏奇效。

11. 橘皮竹茹汤

○ 医案一

患者某，女，25岁。2005年9月10日初诊。闻异味欲呕吐，左关小弦细，右脉缓，舌红苔薄黄。西医诊断：幽门痉挛。中医诊断：呕吐。证属胃虚有热，虚热上逆。拟橘皮竹茹汤法，补虚清热，和胃降逆，处方为炒陈皮6g，竹茹10g，太子参15g，炙甘草5g，大枣15g，麦冬12g，制半夏6g，茯苓12g。7剂。水煎服，每日1剂。2005年11月12日复诊。闻异味欲吐好转，脉缓，舌苔薄腻，再守方加味。处方为炒陈皮6g，竹茹10g，党参20g，炙甘草5g，大枣15g，制半夏10g，茯苓15g，旋覆花（包）10g。14剂。水煎服，每日1剂。2006年6月电话随访，患者服前方后未再出现闻异味欲呕吐之感，后自行服方21剂。（《连建伟治疗脾胃病验案6则》，《中华中医药杂志》2017年第4期）

按语：《金匮要略》云“哕逆者，橘皮竹茹汤主之”。本条文论述胃虚有热所致哕逆证治。《成方切用》“此胃虚而冲逆为哕，然非真元衰弱之比，故以参、甘培胃中元气，而以橘皮、竹茹，一寒一温，下其上逆之气，以姜、枣宣其上焦，使胸中之阳渐畅而下达，谓上焦因受气于中焦，而中焦亦禀承于上焦，上焦既宣，则中气自调也”。本案患者闻异味欲吐，虽无哕逆，结合脉证，病机正合橘皮竹茹汤，故用之。更加二陈汤以增和胃之功，加麦冬以滋养胃阴，降逆止呕，且寓麦门冬汤之意。脉证合拍，故二诊诸症减，守方再进。

○ 医案二

李某，女，28岁。1966年5月26日初诊。1959年行阑尾切除手术，术后时觉腹胀痛伴恶心呕吐，屡经中药及针灸治疗，症状有所好转，唯呕吐仍旧。1965年赴广州某医院治疗，亦未见效，呕吐依然如故，且体质日趋虚弱。于1965年年底进行X线胃肠钡剂透视，发现十二指肠球部粘连转位（幽门管及十二指肠向胃小弯侧移位）于结肠处结肠迂回重叠。局部有压痛。建议再行外科手术治疗。由于患者病经数年，体质虚羸，拒绝再行外科手术，求诊于中医。症见患者面色白，气弱言微，呕吐已2个多月，朝食暮吐，暮食朝吐，四肢无力，时时昏倒，近日竟至饮水亦吐，全赖静脉滴注葡萄糖液以维持生命，口渴，腹胀，大便不通，舌绛苔少，脉微如丝。此乃脾胃气阴两虚，升降失宜。治法：当滋养胃阴和中降逆。拟《金匮要略》橘皮竹茹汤化裁为治。处方：太子参12g，麦冬12g，麦芽12g，代赭石15g，枇杷叶9g，姜竹茹9g，赤茯苓9g，黄芩9g，陈皮6g，生姜4.5g，甘草3g。另用西洋参3g炖冲服，嘱服10剂。二诊：6月8日。上方药服至第6剂后，患者觉腹中雷鸣，腑气乃通，大便所下均如龙眼核样之坚硬物，呕吐锐减，食欲稍进，口已不渴。前方已见效机，乃守前法，于上方去生姜、黄芩，加火麻仁、郁李仁以润肠通便，再服6剂。三诊：服药10余剂后，症状明显好转，呕吐痊愈，二便通畅，食欲增进，已能进稀粥，唯时觉腹稍胀。继于上方化裁进退。服药月余，诸症均失，体渐康复。随访10余年，呕吐从未再复发，偶有便秘及腹部不适，恒以二诊处方服药一二剂，大便即通畅，顿感舒适，且体质尤健于昔。(《〈中国现代名中医医案精粹〉选登(30)——盛国荣医案》,《中医杂志》2012年第6期)

按语：本例患者系施行阑尾手术后肠粘连，致呕吐频作，经多方诊治未见显效，乃至食入则吐，病属“胃反”。虽王太仆有“食不得入是有火也，食入反出是无火也”之说，即认为膈食属热，胃反属寒。但盛老治此胃反患者，不拘泥于此说，根据患者呕吐时久，胃阴耗损，升降出入失宜，食入则吐，水谷精微变化无源，胃气亦虚，治疗上弃温补而不用，选用《金匮要略》橘皮竹茹汤补虚清热、和胃降逆，配伍西洋参、麦冬、黄芩滋阴降火，代赭石降逆，药仅10余剂，即化险为夷。再宗此法，灵活施治，病日渐有起色，最后不仅痼疾冰解，且体壮于昔。

12. 通脉四逆汤

王某，伤于风寒，发热怕冷，身疼汗出，服解表药未愈，转增腹痛泄泻，舌白润，口不渴，小便清利，一变而为太阳、太阴并病。用时方平胃散加防风、桂枝，不唯前症未减，反增心下支结，胸胁满痛，口苦烦渴，再变为太少二阳及太阴诸病矣。窃思证兼表里，《伤寒论》中之柴胡桂姜汤，病情颇为切合。不料患者又以病变时延，易医而欲速效。医不详察证情，认为表实里热而叠以汗下攻之，遂致漏汗洞泻，息短偃卧，势甚危殆。又复邀诊，脉微欲绝，四肢厥逆，汗泻未已，不时转侧手扰，此属阴阳垂绝之象，亟宜通脉四逆汤挽将绝之阳，配童便敛将尽之阴，以策万全。处方为附子30g，干姜45g，炙甘草15g。浓煎，冲童便少许。频频灌下，自晨迄暮，尽二大剂，泻汗递减。当子夜阳回之时，汗泻全止。身忽发热，是阴复阳回之兆。按脉浮缓无力，阴阳将和，邪气外透。乃煎桂枝汤加人参续进，益气解肌，二剂热退人安，后以补脾胃和气血调理月余复元。(《赵守真医案》)

按语：此案屡经误治，一误于表证失之宣散，反用平胃散引邪入里；再误于汗下攻之，"遂致漏汗洞泻，息短偃卧"，四肢厥逆，已近亡阳，故以通脉四逆汤回阳救逆，12小时而"尽二大剂"，附子用至60g，挽回脱绝之势，再以"桂枝汤加人参续进"，热退人安。

13. 桃花汤

张某，男，40岁，主诉胃脘痛反复10余年。伴排黑便4天。患者每逢秋冬季节常发胃脘疼痛，曾经胃镜检查确诊为"十二指肠球部溃疡"。4天前因饮食不当复受寒冷，胃脘暴痛，后即解黑便2次并昏倒于厕，由家属护送急诊住院。入院后经给予制酸、止血、营养支持等西药治疗3天，黑便仍不止，改用中药。症见神疲懒言，面色苍白，头晕心悸，胃脘痞闷，肢端欠温，大便色黑，舌淡苔白，脉细无力。大便隐血阳性，血红蛋白50g/L，中医诊断便血，西医诊断急性上消化道出血，证属脾胃虚寒、统摄无权、血溢脉外，治以健脾温中止血，取桃花汤加味。处方为三七粉（冲服）、炮姜炭、炙甘草各6g，人参（另炖）10g，地榆15g，赤石脂、白及、海螵蛸、山药各30g，水煎频服，并配合输血、补液。服药2剂后胃脘痞闷减轻，大便转为棕灰色，再进1剂大便成黄色。后复查3次大便隐血均为阴性，痊愈出院。(《唐江山辨治急难重症验案七则》,《中国中医基础医学杂志》2017年第2期）

按语：患者症见便血，神疲，面色苍白，头晕心悸，肢欠温，舌淡苔白，脉细无力。此证属脾胃虚寒、统摄无权、血溢脉外，治以健脾温中止血，取桃花汤加味。桃花汤出自《金匮要略》"下利便脓血者，桃花汤主之"。本方由赤石脂、干姜、粳米3味药组成，用于治疗虚寒性便脓血。此方常用于治疗脾胃虚寒之便血，取赤石脂温涩之性收敛止血、敛疮生肌；炮姜炭易干姜温中止血，山药易粳米益脾胃而补虚，配人参益气固脱，三七、白及、地榆化瘀、收敛、止血。诸药合用达到温中益气、止血化瘀之功，对脾胃虚寒之便血疗效良好。

14. 诃黎勒散

郑某，男，19岁，学生，1993年7月10日初诊。一年前因劳累过度偶感胃脘有气直趋肛门而出，每日发作20次左右，自感不同于矢气。一般排气时，气至肛门之际，可以自我短暂控制，而气利则无法自我控制，在脘腹中下行时间约2秒钟即排出，无臭气，曾作胃镜、结肠镜检查，均未发现异常。服镇静剂、维生素类等药，并作肛肠灌药治疗。每周2次，连续3个月均未收效。刻诊：时有轻微胃脘痛、脐下痛，其痛状如饥饿感，进食后略有好转，全身困倦乏力，尤其气利后更显，头昏，记忆力减退，注意力不集中，饮食尚可，二便正常，舌苔无变化，脉沉缓。遂按气利治之，处方为诃子25g，赤石脂30g，花椒5g。3剂，每日1剂，水煎2次，分3次服。服药后气利证顿减，日仅有5～6次，效不更方，续服5剂而愈。随访3个月后恢复正常。(《诃黎勒散加味治愈“气利”一得》,《湖北中医杂志》1994年第6期)

按语：此气利证，系脾胃中气亏虚所致，由于气从下泄，不能正常温煦于内，则腹部呈空虚痛感；不能正常充达于外则全身疲惫；不能上荣清窍则呈头昏、记忆力减退等，故其治当收、温、涩中气。方中诃子固摄中气于内而不致下泄；赤石脂益气调中，固摄中气。如《伤寒溯源集》云“石脂气温，体重性涩，涩而重故能收涩固下，甘而温故能益气调中”。加蜀椒者,《长沙药解》云“暖中宫而温命门，驱寒湿而止疼痛，最止呕吐，善医泄利”。三药相合，涩以收正气，辛以散邪气，温以调中气，共使正气内存以守舍，则诸症尽解矣。

15. 白头翁汤

袁宝宝初诊下痢二十许行。夜间身热高。脉不甚数，舌苔尚净。煨葛根9g，白头翁6g（酒洗），桔梗6g，淡黄芩6g，油当归9g，枳实6g，干姜3g（勿泡淡），赤芍9g，炙甘草3g，木香2.4g。(《陆渊雷医案》)

按语：患儿年幼感邪以至下痢不止，身热高，当属疫毒痢。疫毒熏灼肠道，耗伤气血，经脉受损，故下痢较甚日下二十行；疫毒之气甚于湿热之邪，故腹痛里急后重较剧；毒盛于里，助热伤津，故壮热烦渴。治当清热凉血解毒。陆氏以白头翁汤加减治之，方中白头翁苦寒而入血分，清热解毒，凉血止痢；木香、当归、赤芍调气和血止痢，乃是下痢腹痛的常用药组；葛根、干姜、黄芩、炙甘草四味药，取法葛根芩连汤与干姜黄连黄芩人参汤两者相合之意，去苦寒之黄连，畏其伤幼儿之中气；桔梗、枳实化痰祛浊，利湿止痢。诸药合效气血得调则下痢自止。

16. 小承气汤

梁某，男，28岁，住某医院。诊断为流行性乙型脑炎。病已六日，曾连服中药清热、解毒、养阴之剂，病势有增无减。会诊时，体温高40.3℃，脉象沉数有力，腹满微硬，哕声连续，目赤不闭，无汗，手足妄动，烦躁不宁，有欲狂之势，神昏谵语，四肢微厥，昨日下利纯青黑水，此虽病邪羁踞阳明、热结旁流之象，但未至大实满，而且舌苔秽腻，色不老黄，未可与大承气汤，乃用小承气汤法微和之。服药后，哕止便通，汗出厥回，神清热退，诸证豁然，再以养阴和胃之剂调理而愈。(《蒲辅周医案》)

按语：此患者症见腹满微硬，谵语欲狂，热结旁流，目赤肢厥，身热无汗，脉沉数有力，乃里闭表郁之征，虽屡用清热、解毒、养阴之剂，而表不解，必须下之。下之则里通而表自和，若拘泥于温病忌下之禁，当下不下，里愈结，表愈闭，热结精伤，造成内闭外脱。说明脑炎治疗并非绝对禁用下法；唯非下证而误下，酿成内陷则属非是。这是一个很明显的“辨证论治”的实际例证。

17. 栀子豉汤

○ 医案一

张某某，女，21岁。2008年12月20日初诊。主诉：多寐3年，加重2～3天。现病史：患者于3年前无明显诱因出现多寐，有时站立或与人交谈时不自觉即困顿入睡，每次睡5～10分钟不等，月经先后不定期，色正常，伴腰膝酸痛，五心烦热，平时急躁，尤其半天睡醒后明显，需安静休息30分钟方可缓解，胸微闷，行走轻微气短，精神尚可，饮食正常，多梦，睡眠中四肢抽动，二便调畅，形体胖，舌质红暗，舌尖红甚，舌苔薄黄，脉象弦滑。刻下症：多寐，大便调，小便调，饮食正常，精神尚可，兼腰膝酸软，五心烦热，急躁，气短，多梦，舌尖红苔薄黄，脉弦滑。中医诊断：嗜睡（痰火蒙蔽心窍）。治法：清心化痰柔肝，醒脾和胃缓急。处方：栀子豉汤合二陈汤加减。药物如下：炒栀子6g，淡豆豉8g，炒白术15g，茯苓30g，郁金12g，炒酸枣仁15g，炒山楂12g，炒神曲12g，炒麦芽12g，姜半夏12g，白芥子12g，炒紫苏子12g，车前子15g（包煎），炒白芍15g，木瓜12g，生龙骨30g（先煎），生牡蛎30g（先煎），砂仁10g，石菖蒲12g。14剂，每日1剂，分两次服。上方服用1个月后，嗜睡明显减轻，尽管站立或与人交谈时仍有困倦感，但能控制，睡眠时四肢抽动消失，急躁易怒减轻。上方去炒白芍、木瓜、生龙骨、生牡蛎，适当加减调理而痊愈。（路志正名医工作室）

按语：本病病位在脾胃和肝，涉及于心，兼夹痰热。脾气呆钝，胃气失和，肝气失柔，痰热扰心，故嗜睡、多梦、急躁、睡中抽动。《伤寒来苏集》“栀子苦能泄热，寒能胜热，其形象心又赤色通心，故除心烦愦愦，懊侬结痛等症；豆形象肾，制而为豉，轻浮上行，能使心腹之邪上出于口，一吐而心腹得舒，表里之烦热悉除矣”。《周凤梧方剂学》中指出“本方使用范围，不必局限于伤寒吐下之后，凡温热病邪在气分出现心下郁闷不舒，心烦不眠等症，均可应用”。案中病机复杂，宜清心化痰之余醒脾柔肝，使脾胃健运、肝气柔和、郁热得除。

○ 医案二

沈某，男，30 岁许。患热性病发热三四日不退，烦满欲吐不食，口渴喜热饮，医初以为表寒，投辛温药疏解无效。延先父诊之，身热不退，烦渴不宁，欲吐，自觉心胃间有说不出来的难过感，喜饮置于火炉上的热茶，且须自壶嘴中不时啜之始觉松快，小便短赤，舌苔白而滑，脉数而有力。先父诊毕语予曰：从心胃部烦满不安、按之柔软、舌苔、烦渴不眠、欲吐等证候言，乃懊侬症。唯其渴喜热饮之状，异乎寻常，若仅凭此证即视为寒邪则欠妥矣。主以经方栀子豉汤。处方：生栀子 9g，淡豆豉 18g。如法煮汤分 2 次温服。日复诊热退脉平，诸症若失，仅精神疲软，食思不振耳。以其体质素弱改进补中益气汤，以善其后。(《伤寒论方医案选编》)

按语：本案为无形邪热郁于胸膈，虽无物可攀缘，却扰乱心神，以致心中有烦乱不安的感觉；腹部按之柔软，说明胃肠并无有形之邪结。仲景将这种无形邪热所致之证称为“虚烦”。《金匮要略·呕吐哕下利病脉证治第十七》“下利后更烦，按之心下濡者，为虚烦也，宜用栀子豉汤”。本证应以热邪内扰为辨证要点不必拘泥于下利之后。法当透邪泄热，解郁除烦。施以栀子豉汤，栀子清心除烦，豆豉宣泄胸中郁热。翌日余热得除，虚烦得解，唯神疲纳差，为脾胃虚弱，进补中益气善后而愈。

第十七章 疮痈肠痈浸淫病脉证并治第十八

1. 大黄牡丹汤

郭某，男，28岁，初诊。主诉：右少腹胀痛，疼痛剧烈时右腿屈曲难伸。现病史：右腹疼痛，肌肤微热，身体消瘦，面色萎黄，胃脘痞满。查体：回肠盲肠部松软包块，按之剧痛。舌红，苔中根黄腻，脉沉细弦。西医诊断：急性阑尾炎。中医诊断：肠痈（脓尚未成）。证属热毒壅滞，营血不畅，瘀结肠中。治法：清热逐瘀，和营散肿，缓急止痛。方药：大黄牡丹皮汤。大黄10g（后下），牡丹皮10g，冬瓜仁30g（捣），桃仁12g（捣），生薏苡仁60g，败酱草30g，炒白芍30g，炙甘草15g，红藤30g，当归尾15g，广木香10g，延胡索12g。（柴瑞霭名医工作室）

按语：该患者右腹部疼痛，脉沉细弦，为热毒壅滞，营血不畅，瘀结肠中之证。以清热逐瘀，和营散肿，缓急止痛为治法，方中大黄清热解毒，祛瘀通便；牡丹皮凉血散瘀；桃仁、牡丹皮活血化瘀，冬瓜仁排脓散结，配伍行气活血之当归、红藤、木香、延胡索共同取效。

2. 薏苡附子败酱散

张某某，男，23岁。腹痛一天，发热呕吐，继则腹痛转入右下腹，经西医诊断为急性化脓性阑尾炎。先后用抗生素等药物治疗，疼痛持续不解，且发热呕吐。患者不愿手术而求治于周师。症见面色青黄，神色困惫，右少腹持续疼痛，阵发性加剧，有明显压痛，反跳痛及肌紧张，包块如掌大，畏寒发热，剧痛时四肢冰冷，舌黄有津，脉滑数。

高热不退，血中白细胞 20000/mm³。方用：薏苡仁 90g，炮附子 30g（先煎），败酱草 30g。嘱其浓煎顿服。4 剂后疼痛大减，呕吐止，体温正常，白细胞下降为 13000/mm³。续服上方 6 剂，白细胞总数 10000/mm³，仅在右小腹下包块不消。再服上方 20 余剂，包块消失而愈。(《老中医周连三运用温阳法的经验》,《上海中医药杂志》1982 年第 5 期）

按语：寒湿郁结化热，热象不甚，治宜温阳祛湿清热，否则不宜使用本方。本案药量较大，附子宜先煎半小时，以减缓毒性。

3. 王不留行散

周某，29 岁，2006 年 11 月 21 日初诊。主诉：恶露不绝，量少。现病史：10 月 26 日因过期流产行药物流产术，1 周后恶露不绝，又行清宫术，至今恶露不绝，量少，咖啡色。B 超检查：宫腔内见一个 15mm × 7mm × 15mm 絮状回声，边界不清。彩色多普勒检查示无明显血流信号。查体：舌淡红，苔薄白，脉细。西医诊断：产后恶露不绝。中医诊断：恶露。证属气滞血瘀。治法：活血行瘀清热。方药：王不留行散加减。王不留行 10g，桑白皮 10g，甘草 6g，川椒 3g，黄芩 10g，干姜 5g，厚朴 10g，蒴藋 20g，益母草 30g，贯众 20g。4 剂。2006 年 11 月 27 日二诊。服药当天，恶露即净，至今未再出血，带下不多，腰酸，阴痒，舌脉如上。治法：益肾，清湿热。方药：熟地黄 24g，山茱萸 12g，干山药 12g，泽泻 9g，茯苓 9g（去皮），牡丹皮 9g，知母 24g，黄柏 24g，椿根皮 15g，萆薢 12g，白鲜皮 12g。5 剂。2006 年 12 月 7 日三诊。阴道出血未再出现，B 超复查，宫腔内絮状回声已经消失，子宫内膜厚度 3mm。(《经方治疗流产后胎物残留和恶露不绝验案》,《上海中医药杂志》2007 年第 4 期）

按语：王不留行散是《金匮要略》中用于治疗“金疮”的方剂。方中王不留行活血止痛，蒴藋行血消瘀，甘草益胃解毒，黄芩、桑白皮清热，干姜、厚朴温经行气，以助活血。根据王不留行散的组成，以及原文有“产后亦可服”一语，推断仲师取该方温经活血、行气清热之功治疗产后诸疾。如此配伍，功盖生化汤。该案患者恶露量少不绝，咖啡色，B 超见宫内积血，血瘀夹热之象昭然，以王不留行散去芍药之酸收，加益母草、贯众活血化瘀，清利湿热，其效如鼓应桴。

4. 排脓散

患者某，72 岁，男。1972 年 7 月 7 日，右颌下腺肿胀，X 线检查见 2 枚小指大小的涎石。

患者虽无化脓症状，但为了排出涎石，可使用排脓散。治疗：服排脓散后疼痛增加。服药第13天，即7月19日早晨洗脸时疼痛并有异物感，吐出后有涎石掉下声音。涎石如大豆的一倍大，呈纺锤形，周围粗糙。患者把涎石拿来给医者看，一边感叹，一边表示感谢。(《汉方与临床》)

按语：排脓散一方，为疮痈将成未成治理法也。枳实为君，用在开瘀破滞；佐以芍药，凉血息热，桔梗降气宽胸；以鸡子黄，滋阴消火邪之毒。火郁于内，应远苦寒，而又善具开解调济之用，诚良法也。此方作散，尤为缓治，盖上部胸喉之间，有欲成疮痈之机，即当急服。

第十八章　趺蹶手指臂肿转筋阴狐疝蚘虫病脉证治第十九

1. 鸡屎白散

陈某，男，5 岁。主诉：足趾抽筋，足踝抽筋，小腿肌肉抽筋。现病史：头发枯萎无光泽，面色萎黄，形体消瘦，肚腹胀大，纳差，大便频数且时干时溏。查体：患者 30 分钟内双下肢腓肠肌、内踝关节、足趾拘挛抽筋 2 次，抽搐时呈痛苦状，舌体偏小，舌质淡，苔白厚，脉细滑数。西医诊断：足胫挛急症。中医诊断：小儿疳积。证属：饮食积滞，气血不足。治法：消积导滞，益气养血。方药：鸡屎白散加减。嘱其家长取鸡笼陈年鸡屎白（经沤已粉化者）适量，置瓦上焙干，研末，每次服 0.3g，每天早晚饭前各服 1 次，温红糖水冲服，连服 1 周。另嘱停服所有西药。二诊：服上方后患儿饮食增加，大便每天 2 次。双下肢抽筋次数明显减少。为巩固疗效，嘱其守方继用 1 周。患儿症状已完全消失，随访半年无复发。(《鸡屎白散治验 2 则》,《新中医》2003 年第 1 期）

按语：该患者小腿抽筋，肚腹胀大，头发枯萎无光泽，证属饮食积滞、气血不足。治以消积导滞，益气养血。方中鸡屎白利湿清热，舒缓筋脉取效。

2. 蜘蛛散

彭某，男，8 岁。主诉：患阴狐疝已有 6 年。现病史：囊肿大如小鸡蛋，其色不红，肿物时而偏左，时而偏右，患儿夜卧时肿物入于少腹，至白昼活动时肿物坠阴囊，而且肿物时有疼痛感觉，几年来曾服疏肝解郁、利气止痛等治疝气之药，但肿物依然出没不定，未见效果。患儿平素健康，饮食二便正常，余无所苦。查体：舌苔不黄，舌质不红，脉象弦缓。西医诊断：疝。中医诊断：阴狐疝。证属：寒气凝结肝经。治则：辛温通利，破结止痛。方药：《金匮要略》蜘蛛散原方。大黑蜘蛛（宜选用屋檐上大蛛网之大黑蜘蛛，每枚约为大拇指头大小，去其头足，若误用花蜘蛛则恐中毒）6枚，置磁瓦上焙黄干燥为末，桂枝3钱，上2味共为散，每天用水酒1小杯，1次冲服3g，连服7天。效果：服药3天后疼痛缓解，7天后阴囊肿大及疼痛消失，阴狐疝痊愈，观察1年未见复发。（《蜘蛛散治阴狐疝验案一例》，《成都中医学院学报》1981年第2期）

按语：患者证属寒气凝结肝经。治以辛温通利，破结止痛。方中蜘蛛善于破结利气，配桂枝辛温，能散肝经寒气。

3. 乌梅丸

○ 医案一

王某，女，58岁。15年前做胆囊切除术，近2年频发腹部绞痛，严重时每天都发作，稍食油腻则加重，口苦口干，时有口臭，素来便溏每日2次，时感心慌，烘热汗出，眠差，舌淡赤胖润，苔略黄，脉滑软左寸浮右寸弱。综观各症，似乎为虚寒之象，唯口苦口干显示阳热之兆，考虑有胆囊切除史，试从厥阴寒热错杂着眼，选乌梅丸。乌梅15g，附子25g，细辛10g，川椒10g，干姜20g，黄柏10g，黄连10g，党参30g，当归20g，茯神30g，白芍30g，砂仁15g，山楂20g，炙甘草30g。7剂后腹痛未作，便溏减轻，口苦口干亦减，不愿再服药，随访腹痛迄未复发。（《关东火神张存悌医案》）

按语：乌梅丸药物组成系七分阳药，三分阴药，寒热并投，适于寒热错杂，寒多热少之腹痛。即如此案综合观之虚寒之象明显，但夹口苦口干口臭之症，为阳热之兆，因投以乌梅丸，寒热并投，竟收良效。

○ 医案二

王某，男，50岁，干部，1992年3月10日初诊。主诉：心慌5年。现病史：自述于5年前无明显原因开始出现心慌，心率时快时慢，最快时每分钟达110多次，最慢时每分钟只有41次，曾在某医院诊断为冠心病，快慢综合征。症见患者纳食欠佳，腹胀，大便时干时稀，小便可，舌质泛青。查体：舌尖红，苔白厚。西医诊断：冠心病。中医诊断：心悸，证属厥阴病，寒热虚实错杂，肝风内动，上扰心经，中犯脾土。治法：酸敛息风，寒热并治。处方：乌梅丸改汤加味。乌梅30g，细辛3g，干姜10g，黄连10g，当归6g，制附子6g，桂枝6g，川椒3g，人参10g，黄柏6g，沉香3g，肉桂3g。每日1剂，水煎服。服用7剂后心悸发作次数明显减少，药已中的，故又守方继服2个月余，心悸基本消失，心率每分钟 55 ～ 100 次，其他症状也基本消失。后易汤为丸继服月余以巩固疗效。随访半年未复发。(《吴延忠运用经方治疗杂病验案 3 则》,《国医论坛》2004 年第 5 期)

按语：本例患者心慌，心率忽快忽慢，病机寒热虚实错杂。与厥阴病虚实夹杂、寒热相兼的特点相符，并参以舌脉，明确其病位在厥阴，故以乌梅丸虚实寒热并调，标本兼治而收功。乌梅味酸收敛，桂枝温通心脉，配细辛、干姜、肉桂辛热之品以温脏；沉香味辛行散，性温去寒；黄连、黄柏清热；人参、当归补虚。全方合用，具有酸敛息风，寒热并治，邪正兼顾之功。

第十九章 妇人妊娠病脉证并治第二十

1. 桂枝茯苓丸

○ 医案一

陈某，女，成年，已婚，1963 年 5 月 7 日初诊。主诉：产后腰痛，恶露不尽。现病史：自本年 3 月底足月初产后，至今恶露未尽，量不多，色淡红，有时有紫色小血块，并从产后起腰酸痛，周身按之痛，下半身尤甚，有时左少腹痛，左腰至大腿上三分之一处有静脉曲张，食欲欠佳，大便溏，小便黄，睡眠尚可。查体：面色不泽，脉上盛下不足，右关弦迟，左关弦大，寸尺俱沉涩，舌质淡红无苔。西医诊断：产后出血。中医诊断：恶露不尽。证属：营卫不和，气血紊乱。治法：调和营卫，和血消瘀。处方：桂枝 4.5g，白芍 6g，茯苓 9g，炒牡丹皮 3g，桃仁 3g（去皮），炮姜 2.4g，大枣 4 枚。服 5 剂。1963 年 5 月 16 日复诊：服药后恶露已净，少腹及腰腿痛均消失，食欲好转，二便正常，脉沉弦微数，舌淡无苔，瘀滞已消，宜气血双补，十全大补丸 40 丸，每日早晚各服 1 丸，服药后已恢复正常。（《蒲辅周医案》）

按语：患者产后腰痛，恶露不尽。脉上盛下不足，右关弦迟，左关弦大，舌质淡红无苔。证属营卫不和，气血紊乱。治以调和营卫，和血消瘀。方中桂枝温通血脉，茯苓渗利下行而益心脾之气，既有助于行瘀血，亦有利于安胎元，共为主药；宿有癥块，郁久多能化热，故又配牡丹皮、白芍合桃仁以化瘀血，并能清瘀热，共为佐药；丸以白蜜、炮姜温胃暖脾，大枣益气补中。诸药合用，共奏调和营卫，和血消瘀之功。复诊时见舌淡无苔，瘀滞已消，宜气血双补，十全大补丸 40 丸。

○ 医案二

朱某，40岁。主诉：停经2个月，阴道流血。现病史：某医院中医诊断为胎漏，注射黄体酮及服中药而血止。隔1个月又见红，某医院妇科谓月经不调，予调经丸，服后出血增多，继则淋滴，至五月初骤然崩下。至某医院经小便试验，谓子宫肌瘤，嘱住院手术治疗，患者恐惧手术，来我处诊治。症见崩漏交作已4个月。按脉两手沉弦而数，舌质紫黯。西医诊断：不全流产。中医诊断：胎漏。证系瘀结成癥。治法：活血化瘀，缓消癥块。处方：全当归10g，川桂枝10g，茯苓10g，川牛膝10g，川芎6g，桃仁10g，制锦纹10g，红花3g，炒赤芍、炒白芍各10g，牡丹皮10g，炙甘草3g，制香附10g，3剂。服2剂排出鸡卵大胎儿，头部连及半侧颈肩，出血即停止。尚有黄色血性液体分泌，神疲腰酸，全身乏力，纳差，二便正常，脉弱，苔薄白，拟补养气血，健脾益肾之剂。处方：炒党参10g，茯苓10g，全当归10g，桑寄生10g，山茱萸10g，生姜2片，炒白术10g，砂仁3g，炒白芍10g，川续断10g，怀山药10g，红枣10g，炙甘草3g，陈皮3g，大熟地黄15g，阿胶珠10g。服药病愈。1977年随访，身体健康。（陈寿工作室）

按语：患者停经2个月，阴道流血。脉两手沉弦而数，舌质紫黯。证系瘀结成癥。治以活血化瘀，缓消癥块。桂枝温通血脉，茯苓渗利下行而益心脾之气，既有助于行瘀血，亦有利于安胎元，共为主药；大黄破瘀消癥；宿有癥块，郁久多能化热，故又配牡丹皮、赤芍、红花合桃仁以化瘀血，并能清瘀热，共为佐药；香附、川芎行气；牛膝活血。诸药合用，共奏活血化瘀，缓消癥块之功。二诊实邪去，虚象显露，按脉看舌为气血两虚之兆，法当补气养血，一劳永逸。

○ 医案三

李某，女，26岁。2005年6月3日初诊。主诉：患者因继发不孕3年而来求治。现病史：曾2次异位妊娠，左侧输卵管已切除，右侧输卵管造影示输卵管通而不畅。查体：下腹部及腰骶部疼痛，带下量多，色白质稀，右侧附件区压痛，舌苔白腻，脉沉迟。西医诊断：不孕症。中医诊断：不孕症。证属胞宫气滞血瘀。治法：温经化湿，活血化瘀。处方：桂枝茯苓丸加减。桂枝、桃仁、土鳖虫、莪术、路路通、皂角刺、香附、乌药、九香虫各10g，茯苓、牡丹皮各12g，赤芍、蒲公英各15g，没药6g，蜈蚣2条，炮穿山甲片（研吞）5g，败酱草30g。每日1剂。嘱患者避孕，结合调周法连续服药2个月后，去蜈蚣、九香虫，排卵期加重炮穿山甲片用量，如此调理2个月后患者受孕，后生一女。（《桂枝茯苓丸在妇科临床上的应用》，《浙江中医杂志》2009年第6期）

按语：本例患者之不孕症因湿邪侵犯胞宫，胞宫气滞血瘀，脉络不通所致。取“结者非温不行”，故用桂枝茯苓丸温经化湿、活血化瘀、疏通经络；加莪术、没药活血化瘀；皂角刺、路路通活血通络；湿邪郁久多化为湿热，故加蒲公英、败酱草清热化湿解毒；蜈蚣、九香虫、土鳖虫、炮穿山甲破瘀消癥通络；香附、乌药理气。诸药同用，共奏清热解毒化湿、活血化瘀通络、消癥散结之功，故收佳效。

○ 医案四

刘某，女，30岁，已婚，农民，1998年12月16日初诊。主诉：右下腹痛。现病史：右下腹疼痛反复发作半年余，加重10余天，疼痛拒按，面色晦黯，肌肤乏润，头昏乏力，月经淋漓不净，舌质淡红，边有瘀点，脉沉涩。B超示：右侧输卵管炎性包块8.0cm×3.3cm。西医诊断：右侧输卵管炎。中医诊断：癥瘕。证属瘀血内结。治拟活血散结，破瘀消癥，佐以益气。处方：桂枝茯苓丸加味。桂枝10g，茯苓15g，牡丹皮6g，桃仁6g，赤芍10g，红藤20g，黄芪20g，刘寄奴10g，玄胡6g，穿山甲5g。每日1剂。连服1个月后，自觉右侧下腹疼痛明显减轻，精神较佳，面转红润，于1999年1月25日经净后B超复查示：右侧附件炎性包块约4.2cm×2.8cm，续守原方法服用1个月，右下腹痛完全消失，经期正常，神清气爽。于1999年2月23日经净后B超复查，提示子宫附件正常。(《桂枝茯苓丸加味治附件炎性包块98例》,《江西中医药》2000年第4期)

按语：该患者右下腹反复疼痛，月经淋漓不尽，B超示炎症包块，舌质淡红，边有瘀点，脉沉涩，证属瘀血内结。治拟活血散结，破瘀消癥，佐以益气。方中桂枝通脉消瘀，茯苓消痰利水，渗湿健脾，既有助于行瘀血，亦有利于安胎元，共为主药；牡丹皮、赤芍、红藤合桃仁以化瘀血，并能清瘀热，共为佐药；黄芪益气；刘寄奴、穿山甲活血通络。诸药合用，共奏活血化瘀，缓消癥块之功。

2. 当归芍药散

○ 医案一

张某，女，38岁，初诊。主诉：少腹胀痛，以左侧为主，甚则痛及下腹、阴道。现病史：平时腰胀，如行房事，则下腹疼更甚，用手按则疼痛加剧，舌淡红，苔薄白润，脉缓稍弦。西医诊断：输卵管肿胀。中医诊断：腹痛。证属气滞血瘀，水湿内结。治宜行气活血，利水散结。处方：当归芍药散加味。当归10g，赤芍10g，白芍10g，茯苓15g，白术10g，泽泻10g，川芎5g，香附10g，乌药10g，郁金10g，炒小茴香6g，益母草15g。(陈瑞春名医工作室)

按语：本方叙证甚简，仅“妇人怀妊，腹中㽲痛”“妇人腹中诸疾痛”二句而已。患者脉缓而弦，一是病位趋下，此患者脾虚湿气下流，阻碍气血运行，故见输卵管肿胀。二是病势趋重，缓中带弦，气血运行为湿气所阻，日渐加重。此为久虚夹实。在当归芍药散的基础上合用行气活血之品以去实。妙在小茴香温助阳气以化湿浊，湿浊化而气血和，气血和则疼痛止，疼痛止则人自安。

○ 医案二

王某，女，36 岁。每次月经来潮，量多而又淋漓不止，以致身体虚衰，不能自持。欲做子宫摘除手术，又恐体弱不能胜任，右小腹时痛，白带淋漓较多，脉沉弦而滑，舌苔白腻。刘老辨证为肝血不荣，脾虚湿多，肝脾不和之证。治当调经止带，处方为当归芍药散。当归 15g，白芍 20g，川芎 10g，白术 30g，茯苓 20g，泽泻 20g。服药 6 剂，小腹痛止，白带减少。唯觉心悸气短，寐少而梦多。此乃心之阴阳不足，神气浮荡不敛之象。处方：炙甘草 12g，党参 15g，麦冬 30g，生地黄 15g，酸枣仁 30g，麻子仁 12g，阿胶 10g（烊化），大枣 12 枚，龙骨 20g，牡蛎 20g。连服 6 剂，则得寐而梦安。又进归脾汤十余剂，且体力有增，此病从此获痊愈。(《刘渡舟医案》)

按语：本案为肝脾不调，气血郁滞所致。肝虚气郁血滞，故见月经淋漓、小腹疼痛；脾虚气弱湿胜，则见带下量多、舌苔白腻；肝郁脾湿，所以脉象沉弦且滑。故用当归芍药散以养血疏肝，健脾利湿。重用白芍以敛肝和营，又佐当归、川芎以养血调肝，更用茯苓、白术、泽泻健脾益气，渗利水湿。本方肝脾并调，气血兼顾，服之能使肝血充，气机畅，崩漏止，脾气健，湿气去，则带下除。由于本方的组成，与时方逍遥散相似，故临床应用较广。凡妇人经、带、胎、产诸疾，属肝脾气血不调者，用之皆有效验。

○ 医案三

高某，女，42 岁。身肿面浮，带下多，左侧少腹疼痛，经期更甚。自觉阴道内灼热，体倦乏力，脉沉滑而大，舌苔白腻。此乃脾湿太盛而肝不疏泄之气血凝滞之证。处方为当归 10g，白芍 18g，川芎 15g，茯苓 12g，泽泻 12g，白术 12g，川楝子 6g，延胡索 6g。服 2 剂肿消腹痛减，带下减少。上方加香附、郁金各 6g，再服 2 剂，大便排出红色黏冻物不少，腹中顿觉宽松。又加桃仁 6g，服 3 剂，适逢月经来潮而诸症不见发作，从此告愈。(《岳美中医学文集》)

按语：《金匮要略》云“妇人腹中诸疾痛，当归芍药散主之”。本案患者气、血、水同病，其治当抓住气、血、水三个方面。当归芍药散三味血药，三味水药，于本案是见仲景之言，不欺我也。

○ 医案四

眭某。主诉：少腹作痛。现病史：少腹痛，白带多，头晕。西医诊断：慢性盆腔炎。中医诊断：腹痛，证属肝脾不和、气滞血瘀、脾虚生湿治则：调和肝脾，理气血，利水湿。处方：予以当归芍药散。当归9g，白芍18g，川芎6g，白术9g，茯苓9g，泽泻12g，数剂后，腹痛与头晕基本消失，白带减少。二诊见长期腹痛，小腹重坠，白带多，头目眩晕，投当归芍药散作汤用。三诊，腹痛白带均减少，改用少腹逐瘀汤治其白带症。(《岳美中医学文集》)

按语：该患者有腹痛、带下、头目眩晕症，此属肝郁脾虚，气滞湿盛之候，正为当归芍药散所主。改散作汤，力更胜也。

3. 芎归胶艾汤

○ 医案一

宋某，女，17岁，在某医院住院。初诊日期为1982年10月11日。咽出血15天，患者出生时即有唇、腭裂，2岁时将唇裂缝合，因有先天性糖原贮积症，血清丙氨酸氨基转移酶经常高，一直未进行腭裂缝合，直至上个月经内科多方检查，认为可以手术，方于1982年9月25日在全麻下进行了腭裂缝合，术中输少量血，手术顺利。术后第1、第2天除低热（37.5℃）外无不良反应，但第3天伤口开始渗血，用碘纱布条填塞无效。继用酚磺乙胺、氨基己酸、氨甲苯酸、维生素C及维生素K等皆无效。又请中医会诊，给服益气止血汤药数剂未见疗效。因失血过多，不得不输新鲜血液维持生命。第1、第2天尚能维持24小时，但自第3天起，仅能维持12小时，因此要每天输血，至今输血已逾3000ml，故急请会诊。会诊时症状见神识尚清，但目喜闭合而不愿看人，烦躁汗出，面色苍白，双鼻孔见黑紫血块，口干思饮，常有饥饿感而思食，因伤口渗血未敢让其进食，大便溏稀而色黑，一日一行，舌质红无苔而见血染，脉细滑数。证属血虚热扰，急宜清热止血而兼补虚育阴之治，予以芎归胶艾汤加减。生地黄30g，当归10g，川芎10g，阿胶10g，艾叶10g，党参10g，白芍10g，炙甘草10g，白术6g，生石膏50g。服药1剂血即止。第2天进流食，停止输血。第3天因感食欲较差，而改生地黄为15g，加生地黄炭15g，继服3剂，食欲如常，停止输液。1982年10月18日复诊时，患者面色红润，两眼有神，除稍有汗出外，别无不适，继服2剂痊愈出院。(《胡希恕医案》)

按语：本方所言漏下、半产、妊娠三种失血，可以一方通治，因为三种下血都是冲任损伤所致。而医圣制方，示人以法垂范千古。如六物汤，治血痢不止，腹痛难忍，即本方去甘草。又四物汤，治妇人经病或先或后，或多或少，疼痛不一，服之如神，即本方去阿胶、艾叶、甘草。名医于此方中，增损品味随意，虚实寒热，无不得其效者，然非止妇人之疾可用而已。施氏云“仲景芎归胶艾汤，乃四物汤之祖剂也，中间已具四物，后人裁而用之”，此处之谓“后人裁而用之”，正是医者化裁而用于治大出血，西医束手无策的案例。前医也曾益气止血，但因未针对上扰之虚热，故寸效未收。值会诊时，患者病情已危在旦夕，如药再不对症，则无挽回生命的机会。此刻胡老凭借深厚的医学功底，辨为芎归胶艾汤方证，故一剂使其血止，后之来者无不称奇。是故录之。

○ 医案二

于某，女，40岁。素来月经量多。近月余淋漓不断，某医院诊断为“功能性子宫出血”。经色鲜红，质稀，头晕乏力，腰酸腿沉，口渴，口苦，便干，舌体胖大，舌边有齿痕，苔白，脉沉按之无力。此证属于气血两虚，兼有虚热。法当养血止血，益气养阴调经。方用《金匮要略》之胶艾汤加味。阿胶珠12g，炒艾叶炭10g，炙甘草10g，川芎10g，当归15g，白芍15g，生地黄20g，麦冬20g，太子参18g。服7剂而血量大减，仍口苦，腰酸，大便两日一行。于上方加火麻仁12g，又服7剂，诸症皆安。(《刘渡舟医案》)

按语：《金匮要略》有云“妇人有漏下者，有半产后因续下血不绝者，有妊娠下血者，假令妊娠腹中痛，为胞阻，胶艾汤主之”。经水淋漓不断的漏下，半产后下血不止，胎漏，三者病因虽异，病机却同为冲任虚损，营阴不得内守。胶艾汤在此调补冲任，固经养血。综观本案脉证，月经不止，质地稀，头晕，乏力，舌胖，脉沉无力等，究为气血两虚。血虚冲任失养，气虚冲任不固。冲任不固，使经血频至，甚则淋漓不止。故治当益气血，调冲任，止崩漏，处以“胶艾汤”。又见经色鲜红，口渴，此出血日久，伤阴损津所致，故加麦冬以养阴生津也。7剂之后仍加火麻仁者，血枯肠燥也。

○ 医案三

李某，女，16岁，学生。1980年1月11日初诊。患者15岁月经初潮。本次月经第4天突然大量下血，质稀色淡，夹有血块，下腹部坠胀阵痛，已历10日。检查可见患者精神不振，面色㿠白，腹部柔软无包块，四肢欠温，唇干舌淡，两脉虚数。证属心脾阳虚。治宜补气助阳，调经止血。方用芎归胶艾汤加味。黄芪45g，当归15g，党参15g，白术15g，附子9g，熟地黄30g，白芍12g，阿胶9g，炒艾叶12g，川芎3g，甘草4g。水煎服，每日一剂，连服10剂而愈。(《王吉甫医案》)

按语：气为血之帅，血为气之母。下血不止者，必伤及气，导致气血两虚。且初潮之岁，冲任尚不足，形体亦未健，故常见月经紊乱之症。本案患者虽病势急迫，但病情不复杂，药用芎归胶艾汤合补气温阳之剂调补冲任即愈。

4. 干姜人参半夏丸

○ 医案一

王某，25岁。妊子两月，恶心呕吐，水谷不入，强食少许，须臾吐出，日重一日，已十余日矣。身软如泥，体倦不支，起坐皆需人搀扶。望其面色萎黄，精神疲惫。憔悴甚，仿佛弱不胜衣，舌质淡红，苔薄白滑，口不苦，不思冷，大便七日未行，脉象滑数无力。《妇人良方·恶阻》云："妊娠恶阻……由胃气怯弱，中脘停痰。"观其脉症，本案恶阻属中土虚、冲脉盛。中虚则升降失调，冲盛则胃逆不降。盖冲脉隶于阳明。妊娠之后，月水闭止，血海充盛而上逆，水饮随之而动，故呕恶不止。治当补中调气，降冲和胃。仿《金匮要略》干姜人参半夏丸之意，拟：半夏10g，人参6g，陈皮10g，代赭石30g，生姜3片。1剂呕恶减，2剂呕吐止。(《经方实验录》)

按语：妊娠恶阻，多为脾虚、冲气上逆所致。治呕吐非半夏不止，然半夏为妊娠禁药。故须加用人参，既可防伤胎，又能健脾胃。陈修园谓："半夏得人参，不惟不伤胎，且能固胎。"此案代赭石一药，虽为妊娠禁忌药，但为降胃气而设，"有故无殒，亦无殒也"。

○ 医案二

郭某某，女，成人，已婚。1959年6月18日初诊，现妊娠一个半月，停经30天即有泛恶呕吐，近4天加重，不能饮水进食，呕吐黄水，头晕，大便干燥，舌苔薄腻，舌根微黄垢，脉软滑微数。证属肝胃气逆，痰浊不降。治以和肝胃，降痰浊。处方：北秫米12g，清半夏9g。2剂。1959年6月20日二诊，入院后服药仍吐，心中烦热，口干且苦，但喜热饮，胃脘作痛，少腹胀坠，舌苔薄黄腻，脉左细弦数，右滑数，此乃痰湿中阻，胃浊不能下降。治以益气温中，化痰降浊。处方：党参3g，清半夏3g，干姜3g。三味研末，早晚各服1.5g，照前再加生姜汁4滴，调和徐服。(《钱伯煊妇科医案》)

按语：恶阻之治，当辨寒热，热者宜黄芩、黄连，寒者宜干姜、吴茱萸。此外，尚需察兼夹证，如痰饮、食积、肝郁，当分别论治之。此案痰湿中阻，阳气失宣，故用补气温中化浊之法。首诊半夏秫米汤无效，是无姜也。次用干姜人参半夏丸，改为散剂，服药后呕吐得止。辨证准确，未为苔薄黄所误。

5. 当归贝母苦参丸

○ 医案一

包某，女，42 岁。1994 年 6 月 22 日就诊。症见尿急，尿频，小便时尿道灼热涩痛。尿常规：白细胞 10 ～ 16 个，红细胞 3 ～ 4 个。某医院诊断为急性泌尿系感染，服诺氟沙星等西药，效果不佳。伴腰酸，小腹胀，足踝部略有水肿，心烦少寐，口干不欲饮，微咳。大便偏干，两日一行，小便黄，舌红，苔薄腻，脉滑细。刘老辨证为血虚夹有湿热下注，治当养血清热利湿。方用《金匮要略》之当归贝母苦参丸。当归 20g，浙贝母 15g，苦参 12g。7 剂。服 4 剂后，症状明显减轻，小便灼痛消失，排尿通畅。然足踝处之水肿兼有腿重、乏力为瘥。转方当归贝母苦参汤与防己黄芪汤合方，清热除湿之中并扶卫气之虚。防己 15g，黄芪 20g，白术 10g，茯苓 30g，当归 20g，浙贝母 15g，苦参 12g。又服 7 剂，诸症悉除，尿常规检查无异常。(《刘渡舟医案》)

按语：本案为血虚湿热下注，又加上焦肺气不宣，上壅下闭，水道不利，湿邪无从出所致。故上有微咳、口干、心烦，下见尿频、尿急、尿痛。血虚不润，则大便偏干。此虚实夹杂之证，若使用清利，则必伤津化燥。刘老以《金匮要略》当归贝母苦参丸养血润燥，清热通淋。本方原为妊娠小便难而设，方中当归养血润肠；贝母开郁结利肺气，通调水道；苦参清利膀胱之湿热。全方上下并调，标本兼顾。临床用于治疗妇人小便不利，其色发黄，尿道热涩，或见大便秘结、身发虚弱之证，屡有效验。

○ 医案二

樊氏，青年农妇。1944 年夏伤于湿热，饮食如常，小便不利，有涩痛感。某医先辨为湿热证，服五苓散去桂加滑石不应，继服八正散亦不应。迁延半个月，饮食减退，肢倦无力，不能再事劳作。余切其脉象细滑，观其面色惨淡，气促不续，口干微咳，少腹胀痛，大便黄燥，小便不利而痛。拟用当归贝母苦参丸（改汤）加桔梗、白豆蔻、鸡苏散等。果二剂而小便通利，不咳，尿黄而多，此湿热下降之征兆。更以猪苓汤加海金沙、瞿麦滋阴利水，清除积热，数剂小便清，饮食进，略为清补即安。(《治验回忆录》)

按语：此下焦湿热郁滞与上焦肺气不宣，上下失调，故尿道不通，如仅着重下焦湿热，徒利无益。因师古人上通下利之旨，用宣肺开窍诸品，佐渗利清热药为引导，当可收桴鼓之效。

○ 医案三

周某，男，24岁。1967年11月13日初诊。主诉：发冷发热，腰痛尿痛5天。现病史：患者5天前拔牙复加搬家劳累后，出现发冷发热，腰痛尿痛，西医诊断为急性肾盂肾炎。经肌内注射青霉素、链霉素治疗5天后，寒热消除，他症未除。患者素有胃疾，体质较弱。刻下小便艰涩，灼痛黄赤，腰酸胀痛，纳呆食少，乏力倦怠，大便干结。尿常规：蛋白（+），白细胞（+），红细胞4～5个/HP。查体：舌质黯红，舌苔薄黄，脉弦数。西医诊断：急性肾盂肾炎。中医诊断：淋证。证属湿热结阻，气化不利。治以清热利湿，散结开郁。方用当归贝母苦参（丸）汤。处方：当归15g，浙贝母9g，苦参9g。每日1剂，水煎分服2次。二诊：服药3剂后，小便畅利，诸症显减，舌苔薄黄，脉弦略数。药已中的，原方继进。三诊：又服药3剂后，诸症消失，舌苔薄白，脉象细弦。连续检查尿常规未见异常，病告痊愈。（《当归贝母苦参丸治验撷菁》，《江西中医药》1994年第3期）

按语：患者体质素弱，湿热余毒方盛。医以恢复肾与膀胱的气化功能为着眼点，处以《金匮要略》当归贝母苦参丸原方改汤剂内服，仅用少量苦参清热利窍逐湿，少量贝母利气解郁，散结清热，大量当归和血润燥，亦防苦参苦燥伤阴。小方小药，恰合病机，故获捷效。

6. 葵子茯苓散

梁某，35岁，工人。2015年1月22日初诊。主诉：妊娠六个月余，身浮肿，头眩。现病史：近十天浮肿加剧，腹部隆起，小便不利，西医检查羊水过多，伴高血压。查体：腹围158cm，血压166/90mmHg，脉滑数，舌淡白，苔白腻，行动气促，卧不安。西医诊断：妊娠水肿。中医诊断：子肿。证属脾虚水湿。治法：淡渗利湿，健脾导水。处方：葵子茯苓散合千金鲤鱼汤加减。冬葵子10g，猪苓10g，茯苓10g，泽泻10g，焦白术24g，车前子10g（包煎），黄芩6g，白扁豆10g，赤小豆15g，太子参12g，冬瓜皮15g。5剂。另用鲤鱼清蒸分食，三天一条。药后浮肿减退，腹围缩小15cm，头眩减轻，小便量明显增多，睡能安卧。二诊续服原方7剂，产科复查，羊水量较前减退，后除鲤鱼，服药改为白术、茯苓、冬瓜子、车前子，直至分娩，顺产一子，母子俱安。（《仲景淡渗利湿法治疗妊娠水肿病案举隅》，《实用妇科内分泌杂志》2016年第12期）

按语：该患者妊娠水肿，此证多因妊娠中、晚期，胎体增长，气机升降失常，三焦水道不畅而致。以脾虚气滞为本，水湿内停为标。故治疗以淡渗利湿为主，兼健脾理气以化水，同时酌加安胎之品。方中以冬葵子滑利通窍，茯苓淡渗利水，加猪苓、泽泻、车前子、冬瓜皮、赤小豆加强利水除湿消肿之功，使小便通利，水有去路则气化阳通，诸症可愈，白扁豆、太子参益气健脾，黄芩安胎。鲤鱼性甘温、无毒，入脾、肺、肝、肾经，具有补脾胃、益肾气、利水消肿、通乳祛瘀、清热解毒之功效，适用于治疗小便不利，水肿胀痛，咳逆气喘，湿热黄疸，妊娠水肿，胎动不安，乳汁不通等病证。

7. 当归散

徐某，女，21岁，农民。1978年5月29日。主诉：少腹疼痛，头晕。现病史：妊娠6个月，近来少腹疼痛不固定，腰部疼痛，头晕，纳食不多。查体：脉小滑，苔薄糙。西医诊断：先兆流产。中医诊断：胎动不安。证属脾肾两虚。治法：养血健脾，补肾安胎。处方：当归散加味。方用：当归9g，炒白芍12g，川芎3g，炒白术9g，黄芩9g，炙甘草6g，山药15g，桑寄生12g，菟丝子12g，杜仲叶12g，砂仁3g。4剂。1978年6月2日复诊：腹痛好转，但右侧屡酸痛，脉滑，苔薄黄质红，处方前方去川芎、砂仁。4剂。（《连建伟医案》）

按语：本案用药，具安胎之常法。方中以当归、白芍养血益阴；配以川芎，又可调肝和血，使肝血充盈，肝气条达；复以黄芩清热，白术去湿，使湿去热清、气血调和，则胎元自安，母体无恙；且胎系于脾，白术更有健脾益胃之功，既实脾气以固胎，又助后天以培本，使胎得其养。二诊苔薄黄质红，再以前法去温药。服后若孕妇体壮，非但胎前安然，即产后亦少生诸疾。

8. 白术散

陈某，29岁，1996年3月8日初诊。主诉：妊娠近2个月，下腹一直隐隐作痛，甚时胃脘亦痛。现病史：恶心口苦口干，身冷腰痛，大便溏软，时疏时频。查体：舌稍淡，苔薄白，脉细。西医诊断：慢性胃炎。中医诊断：胃痛。证属脾虚寒湿中阻。治法：温补脾胃，散寒止痛。处方：予白术散加减：川芎3g，川椒1.5g，白术10g，牡蛎10g，黄连2g，吴茱萸3g，木香5g，乌梅2g，半夏12g，杜仲12g，砂仁（冲）3g，3剂。1996年4月4日二诊。服药服期间腹痛消失，近来每晚下腹疼痛，大便不畅，便后痛减，舌脉如上。处方：白术散加味。川芎3g，川椒1.5g，白术10g，牡蛎10g，黄连2g，吴茱萸3g，白芍15g，木香6g，陈皮9g，槟榔3g，3剂。服药后腹痛消失。（《名医名案选》）

按语：患者以寒湿为本，故以白术散为基本方治疗。但夹有肠道湿热，安胎之外，以左金丸抑肝和胃，用香连丸清肠，加半夏、砂仁和胃降逆，杜仲益肾安胎，加乌梅者，以其与黄连、川椒配伍，即效仿乌梅丸组方之意，可燮理阴阳，调整胃肠功能，二诊下腹疼痛，用白术散合戊己丸、香连丸而安。

第二十章　妇人产后病脉证治第二十一

1. 小柴胡汤

○ 医案一

高夫人初诊向有经痛，此次因经中引冷，中止复下，遂痛不可忍，又胸闷泛恶，不能食，脉细数，舌白腻。中医诊断：痛经。证属寒凝血瘀。治法：温经散寒，活血化瘀。处方：小柴胡汤加减。肉桂末（丸）1.5g，牡丹皮6g，姜半夏12g，茯苓15g，赤芍9g，干姜3g，桃仁12g，柴胡6g，炙甘草3g，当归9g，木香2.4g。(《陆渊雷医案》)

按语：患者素有痛经之病，又经期饮冷，致使胸闷泛恶，不能食，属痛经之气滞血瘀证。治法为温经散寒，活血化瘀。因患者“泛恶，不能食”，中焦虚，所以去苦寒伤中之黄芩，以柴胡、半夏、干姜、炙甘草，组成减味小柴胡汤，疏肝解郁，调经止痛；另肉桂、牡丹皮、茯苓、赤芍、桃仁、当归、木香，组成桂枝茯苓丸变方，通经活血，温经止痛，祛寒湿。诸药合奏温经疏肝，调经止痛之功效。

○ 医案二

唐某，女，20岁，2003年7月6日诊。痛经一年余，经治效果不佳，以致每次月经来潮时精神紧张，影响工作、学习，其疼痛亦随之加重，并牵引乳房胸胁作胀，经尽痛止。伴烦躁易怒，泛恶欲呕，口苦咽干，经色暗红，量多，质稠有块，苔薄黄，脉弦细数。辨证：肝郁化火，气滞血瘀，胃气失和。治以疏肝解郁，活血化瘀法，用小柴胡汤合失笑散加减。组方：柴胡15g，黄芩15g，郁金15g，延胡索15g，赤芍15g，半夏12g，五灵脂10g，蒲黄15g，大枣10g，香附15g，甘草3g。连服3剂后，诸症悉平。嘱每次月经将临之时，服2剂，连服半年，且戒郁怒，消除紧张害怕心理。越半年随访，痛

经未作。(《经方医案》)

按语：本例患者，因痛经久治不愈，精神紧张，肝郁不达，气机郁滞，气滞则血瘀，血瘀反增气滞，互为因果。鉴于此，方用柴胡、郁金、香附疏肝解郁，用延胡索、赤芍、蒲黄、五灵脂活血化瘀止痛，佐以黄芩清泄肝火，半夏、甘草、大枣、生姜益气和中，全方紧扣气滞血瘀之病机，在解决主要矛盾的同时，兼顾次要矛盾，收效霍然。

○ 医案三

患者王某，女，25岁。1974年11月7日初诊。因月经提前、量多1年余来院就诊。曾服用健脾养血、固冲止血之剂，出血未止。在此期间，突然感冒发热（体温38℃），头晕，不欲进食，心烦，恶心欲吐，胸满憋闷，舌质淡，脉滑细数。辨证为邪侵少阳，热入血室。治以和解少阳，清热凉血。方药如下：柴胡一钱，党参二钱，黄芩二钱，半夏二钱，甘草一钱，生地黄四钱，牡丹皮二钱，地骨皮二钱，青蒿二钱，马尾连二钱，生姜三片，大枣三枚，三七粉八分（分冲）。1974年11月9日二诊，服上方1剂后，阴道出血已止，体温正常，寒热已退，精神好转，食纳已香，仍感有头晕、憋气，二便自调，处方为上方去三七粉，继服3剂诸症皆除。(《经方医案》)

按语：患者原为功能失调性子宫出血，病程已1年余。月经来时，量较多，色鲜红，有大血块，持续8天不断。当此胞宫血虚之际感受外邪，热入血室，见有邪入少阳的典型证候。治以和解少阳，清热凉血。

2. 枳实芍药散

○ 医案一

李某，女，26岁，1996年12月12日初诊。主诉：因情志不畅，于生产后3天恶露渐少而不下，小腹胀满疼痛来院诊治。现病史：小腹胀满，刺痛拒按，恶露初多渐少，血色紫暗有块，其气臭秽，口渴欲饮，不思饮食，食后脘腹胀满，大便秘结，小溲赤涩。查体：舌质紫暗，苔黄而燥，脉弦有力。西医诊断：产后出血。中医诊断：产后腹痛。证属气滞血瘀，瘀热内结。治法：泄热逐瘀，行气活血。处方：枳实芍药散合桃仁承气汤。炒桃仁15g，桂枝6g，甘草6g，大黄15g，芒硝15g（冲），炒枳实15g，赤芍15g。3剂，每日1剂，水煎服。1996年12月16日二诊：服药后恶露渐下，夹紫黑色血块，大便畅通，上方去芒硝。3剂，服法同上。1996年12月20日告曰胃脘较舒，小腹已不胀满，纳谷增加，病告痊愈。(《龚振祥老中医运用桃仁承气汤治疗妇科病验案4则》,《国医论坛》2003年第2期）

按语：《医宗金鉴》曰“产后腹痛若因去血过多而痛者，为血虚痛，若因恶露去少及瘀血壅滞而痛者，为有余痛”。此案患者为气滞血瘀证型，瘀热较重，故龚师用本方攻逐瘀热，加枳实芍药散以增强行气活血除满之功，配伍精当，药精力专，因奏良效。

○ 医案二

杨某，女，21岁。主诉：小腹隐痛。现病史：产后7天，恶露已尽，小腹隐痛，前医治疗无效。现小腹疼痛剧烈，面色苍白带青，痛苦面容，烦躁满闷，不能睡卧，拒按。查体：舌质淡紫，苔薄白，脉沉弦。西医诊断：产后腹痛。中医诊断：腹痛。证属气血塞结。治以破气散结，和血止痛。处方：枳实芍药散。枳实（烧黑）、芍药各12g，水煎服。当晚即安，1剂而愈。(《金匮名医验案精选》)

按语：患者产后腹痛，烦躁满闷，舌淡紫而脉沉弦，正合枳实芍药散证，投之立效，改散作汤，其效更捷。

3. 下瘀血汤

○ 医案一

蔡某某，女，32岁。1971年3月10日初诊。现病史：流产之后，未有瘀血排出，小腹胀满难忍，大便4日未下，身热37.8℃，近日阴道出血，色黯，口干目赤，体素健壮，以下瘀为先。查体：舌有瘀斑，脉弦。西医诊断：不全流产。中医诊断：胞胎未下。治法：祛瘀活血，消胀除满。处方：下瘀血汤加减。生大黄9g，桃仁9g，生甘草4.5g，金银花12g，牛膝6g，牡丹皮6g，制香附9g，土鳖虫4.5g（炒微焦）。2剂。1971年3月12日复诊。前药服1剂后，大便解2次，身热已平；续服1剂，大便又下极多，小腹胀满尽解，阴道少量出血。以调理为续。桃仁4.5g，当归6g，赤芍、白芍各6g，金银花12g，生甘草6g，桂枝4.5g，茯苓12g，牡丹皮6g，制香附9g，蜂蜜30g（冲）。5剂。(《何任医案选》)

按语：流产后积腹满，瘀积化热，即身热，口干目赤，治宜清其热、化瘀血，投下瘀血汤加味。待便通热解，腹胀消除，改用桂枝茯苓丸加减以善其后。先用峻剂下瘀，后用平剂化瘀，非熟读仲景书者不能臻此境界。

○ 医案二

金某，女，27岁，农民。1985年8月20日初诊。主诉：少腹疼痛6年。现病史：6年前产后，至今一直少腹疼痛如锥刺，无一日停歇。且白昼不痛，每至入夜即痛。小便自利，大便干结难解。查体：脉涩，舌苔薄黄。中医诊断：下焦蓄血。证属血瘀。此血证也。治法：祛瘀活血。处方：下瘀血汤合桃核承气汤加味。方用：桃仁 12g，制大黄 6g，土鳖虫 6g，桂枝 9g，朴硝 4.5g，生甘草 4.5g，当归尾 12g，赤芍 12g，牡丹皮 10g。（《何任医案选》）

按语：本方为破瘀逐结基本方，凡瘀血内结之证，皆可使用。患者少腹部疼痛日久，痛有定处，入夜尤甚，均为少腹瘀血之征，此与本方原旨颇相吻合。

○ 医案三

石某，女，37 岁。产后两日，胞衣不下，腹中冷痛，形寒怕冷，脉象弦迟，舌淡苔白。一医认为瘀血内阻，用抵当汤破血泻衣，胞衣不下，一医认为气血亏虚，用八珍汤扶正下衣，少腹胀痛更重。殊不知病因乃客寒外侵，血凝瘀阻，单用破瘀或纯用扶正，都不能下其胞衣。因为寒凝瘀阻，非温阳寒不解，非下瘀胞不下。所以用四逆汤温阳祛寒，下瘀血汤活血化瘀。处方：大黄 10g，桃仁 10g，土鳖虫 8g，附子 6g，干姜 3g，甘草 4g，艾叶 5g。1 日服 2 剂，胞衣即下，诸症消失。后用生化汤调治。（《从〈金匮〉方来谈瘀血的证治（续完）》，《辽宁中医杂志》1980 年第 8 期）

按语：产后胞衣久不下，前医治疗效果差，只因破瘀不温阳，合上四逆汤病自除。

4. 竹叶汤

邓某，女，40 岁，农妇。主诉：恶寒发热头痛。现病史：分娩四五日，忽然恶寒发热头痛，其夫以产后不比常人，恐生恶变，遂急邀余治。患者面赤如妆，大汗淋漓，恶风发热，头痛气喘，语言滞钝，腹不痛，饮食、二便俱无变化，已产数胎，皆无病难，向无喘疾，而素体欠强。查体：脉象虚浮而弦，舌苔淡白而润，口不渴。西医诊断：产褥感染。中医诊断：产后发热。证属产后中风，虚阳上浮之证。治法：温阳益气以固其内，搜风散邪以解其外。处方以竹叶汤原方 1 剂与之。淡竹叶 9g，葛根 9g，桂枝 4.5g，防风 4.5g，桔梗 4.5g，党参 9g，附子 6g，甘草 5g，生姜 3 片，大枣 3 枚。煎服。翌日复诊喘汗俱减，热亦渐退，仍以原方再进 1 剂，三诊病已痊矣。（《古妙方验案精选》）

按语：本方主治产后中风之证。产后气血双亏，正气大虚，风邪乘虚入侵，发为本证。其治当扶正祛邪，表里兼治，竹叶汤即为此而设。案中所见症与竹叶汤证完全吻合，师仲景之旨，书竹叶汤依法服之即效。

5. 竹皮大丸

王某，女，50 岁。主诉：胸闷心悸气短，呕恶不食。现病史：近半年来感觉周身不适，心中烦乱，遇事情绪易激动，常多愁善感，悲恸欲哭，胸闷心悸气短，呕恶不食，头面烘热而燥，口干喜欢，失眠失梦，颜面潮红，但头汗出，月经周期不定，时有时无。某医院诊断为围绝经期综合征，服维生素等药物，未见效果。查体：舌苔薄白，脉来滑大，按之则软。西医诊断：焦虑症。中医诊断：郁证。证属阳明之气阴不足，虚热内扰之证。治法：养阴益气，清热除烦。处方：竹皮大丸加减。白薇 10g，生石膏 30g，玉竹 20g，牡丹皮 10g，竹茹 30g，炙甘草 10g，桂枝 6g，大枣 5 枚。服药 5 剂，自觉周身轻松，烦乱呕逆减轻，又续服 7 剂，其病已去大半，情绪安宁，睡眠转佳，病有向愈之势。守方化裁，共服 20 余剂而病瘳。(《刘渡舟医案》)

按语：竹皮大丸见于《金匮要略·妇人产后病脉证并治第二十一》，主治“妇人乳中虚，烦乱呕逆”之证，该证由产后气阴两亏，虚热内扰而生。本案所现脉症，发于经断前后，亦是由于气血阴津俱虚所致。本方寒温并用，化气通阴，服之能使气阴两立，虚热内除，诸症自愈。

6. 白头翁加甘草阿胶汤

患者某，女，21 岁。主诉：下利脓血。现病史：患溃疡性结肠炎 3 年，1994 年 5 月因宿疾复入院。症见下利脓血，血色鲜红，赤多白少，每日行 5 ～ 6 次，腹痛后重，五心烦热，口干。查体：舌红，苔少，脉细弦数。西医诊断：痢疾。中医诊断：痢疾。证型：湿热下利，日久伤阴。治法：清热利湿，养阴。处方：白头翁加甘草阿胶汤加味。白头翁 30g，黄连 8g，黄柏 10g，秦皮 10g，阿胶 18g（烊化），甘草 6g，生白芍 15g。每日 1 剂，头煎、二煎药汁合并，纳阿胶烊化，留取药汁约 10ml，每晚保留灌肠。余分 2 次服用，14 天为 1 个疗程。服药 1 个疗程症减，3 个疗程后临床治愈，随访 1 年未复发。(《经方治疗胃肠病验案三则》,《山东中医杂志》2000 年第 12 期）

按语：《金匮要略·妇人产后病脉证并治第二十一》云“产后下利虚极，白头翁加甘草阿胶汤主之”。原方本用于治疗产后阴血大伤之体，又患热利伤阴者，故以白头翁汤寒以清热，苦以燥湿，以除湿热而绝其根，加阿胶滋阴养血，甘草缓中。本案患者久痢伤阴，湿热未尽，取仲景原方另加白芍，意在养阴柔肝，合甘草以酸甘化阴，且阿胶能滋阴，煎汤后，口服与灌肠并用既可整体调理，又可使药物直达病所，故收效甚捷。

第二十一章 妇人杂病脉证并治第二十二

1. 半夏厚朴汤

○ 医案一

谢某某，女，36岁。2007年8月12日初诊。主诉：咽痒伴咽异物感5年就诊。现病史：近5年来，咽痒，口燥咽干，咽似有虫爬感，咽之不下，吐之不出，咳而有痰，心烦失眠，脘腹满闷，得气则舒，纳呆，大便溏，稍有情志不遂，上述症状加重，后经中西医多方治疗，收效甚微，遂来医院诊治。查体：体温37.1℃，苔白厚，舌质红，脉弦细，咽充血，咽后壁淋巴滤泡增生，全身淋巴结未见肿大。血常规：白细胞9.6×10^{9}/L，中性粒细胞65%。X线检查：肺心膈未见明显异常。西医诊断：慢性咽炎。中医诊断：梅核气（痰气交阻型）。治法：行气开郁，化痰散结。组方：半夏、厚朴、茯苓各10g，生姜3片，紫苏叶、柴胡、枳壳各10g，白芍15g，玫瑰花、绿梅花、佛手花、炙甘草各6g。3剂，1天1剂，水煎服。二诊，服药后咽干口燥，咳而少痰，纳谷香，继以前方加北沙参30g，石斛15g。继服7剂。三诊，服药后咽异物感明显好转，但稍有情志不遂，即感胸膈痞闷，嘱其心态平和，消除忧虑。药已中病，以此方调治月余而愈。（《临床应用经方验案举隅》，《浙江中西医结合杂志》2010年第6期）

按语：《金匮要略·妇人杂病脉证并治第二十二》云“妇人咽中如有炙脔，半夏厚朴汤主之”。梅核气多因情志不舒或多思懊恼，肝气郁结，循经上逆，结于咽喉或乘脾犯胃，运化失司，津液不得输布，凝结成痰，痰气交结于咽喉所致。治当行气散结，降逆化痰。故方用半夏厚朴汤加柴胡、枳壳、白芍、玫瑰花、绿梅花、佛手花疏肝行气散结，降逆化痰。

○ 医案二

患者某，女，38岁，1966年2月12日初诊。主诉：1周来咳嗽，吐白痰。现病史：咽痒胸闷，口干不欲饮，两胁胀，服汤药数剂而不效。查体：苔白厚腻，脉滑细。西医诊断：咳嗽。中医诊断：咳嗽。证属水饮内停。治以化饮降逆。处方：半夏厚朴汤加减。半夏12g，厚朴10g，茯苓12g，紫苏子10g，橘皮15g，杏仁10g，桔梗10g，生姜10g。（《胡希恕医案》）

按语：半夏辛温入肺、胃，化痰散结，降逆和胃；厚朴苦辛性温，下气除满，助半夏散结降逆；茯苓甘淡渗湿健脾；紫苏子代紫苏叶以增强降逆止咳之功，并加入陈皮、杏仁行气，加桔梗利咽，诸药配伍，化饮降逆。

2. 甘草小麦大枣汤方

○ 医案一

患者某，女，16岁，1992年春初诊。因与其母经常拌嘴，不听劝说，常哭泣，情绪低落，饮食减少，夜里有时大哭，有时叫骂，学习不能集中，成绩下降，其母很是着急，想带她来看病，但叫不来。考虑给甘麦大枣汤稳妥，予生甘草10g，小麦30g，大枣10枚（劈）。7剂，水煎服，药后一切如常。（《胡希恕医案》）

按语：《金匮要略》言"妇人脏躁，喜悲伤欲哭，象如神灵所作，数欠伸，甘麦大枣汤主之"。患者喜悲伤欲哭，证属脏阴不足。故用甘麦大枣汤补益心脾安神。

○ 医案二

1936年于某医院诊治一男子，年三十余，中等身材，黄白面色，因患精神病，曾两次去某精神病院治疗无效而来求诊。查其具有典型的悲伤欲哭，喜笑无常，不时欠伸，状似"巫婆拟神灵"的脏躁证，遂投以甘麦大枣汤。甘草9g，小麦9g，大枣6枚。药尽7剂而愈，追踪3年未复发。（《岳美中医案集》）

按语：脏躁不唯妇人独有，男子亦可患之，其治相同。

3. 温经汤

○ 医案一

李某某，女，45岁，1993年5月5日初诊。10年前因做人工流产而患痛经。每值经期，小腹剧痛，发凉，虽服止痛药片而不效。经期后延，量少色黯，夹有瘀块。本次月经昨日来潮，伴见口干唇燥，头晕，腰疼腿软，抬举无力，舌质暗，脉沉。证属冲任虚寒，瘀血停滞。治宜温经散寒，祛瘀养血。方用温经汤。吴茱萸8g，桂枝10g，生姜10g，当归12g，白芍12g，川芎12g，党参10g，炙甘草10g，牡丹皮10g，阿胶10g，半夏15g，麦冬30g。服5剂，小腹冷痛大减。原方续服5剂，至下次月经，未发小腹疼痛，从此月经按期而至，俱无不适。(《刘渡舟临证验案精选》)

按语：本案患者流产之后，冲任空虚，寒邪乘势而入，凝滞气血，使胞络不通，则每于经行之时，胞络欲开不能，而致小腹疼痛。《妇人良方大全》指出“夫妇人月经来腹痛者，由劳伤气血，致令体虚，风冷之气客于胞络，损于冲任之脉”。总为冲任虚寒，瘀血内留，故经期投温经汤而取效。

○ 医案二

周某某，女，51岁，1960年5月7日初诊。患者已停经3年，于半年前偶见漏下，未予治疗，1个月后，病情加重，经水淋漓不断，经色浅，夹有血块，时见少腹疼痛。经某医院诊断为功能失调性子宫出血，经注射止血针，服用止血药，虽止血数日，但少腹胀满时痛，且停药后复漏下不止。又服中药数10剂，亦罔效，身体日渐消瘦，遂来京诊治。症见面色皖白，五心烦热，午后潮热，口干咽燥，大便秘结。7年前曾小产一次，舌质淡红，苔薄白，脉细涩。证属冲任虚损，瘀血内停。治以温补冲任，养血祛瘀，投以温经汤。吴茱萸9g，当归9g，川芎6g，白芍12g，党参9g，桂枝6g，阿胶9g（烊化），牡丹皮6g，半夏6g，生姜6g，炙甘草6g，麦冬9g。服药7剂，漏下及午后潮热减轻。继服上方，随症稍有加减。服药20剂后，漏下忽见加重，夹有黑紫血块，血色深浅不一，腹满时轻时重。患者甚感忧虑。岳老诊其脉象转为沉缓，五心烦热、口干咽燥等症大为减轻，即告患者，脉症均有好转，下血忽见增多，乃为佳兆，系服药之后，体质增强，正气渐充而至血行之故。此瘀血不去，则新血不生，病亦难愈，并嘱其继服原方6剂，隔日1剂。服药后连续下血块5日，之后下血渐少，血块已无，腹胀痛基本消失。又服原方5剂，隔日服。服药后下血停止，唯有便秘，但亦较前好转，以麻仁润肠丸调理2周而愈。追访10年，未见复发。(《岳美中医案》)

按语：妇人年五十左右，冲任虚损，天癸将竭。该患者经断三年复漏血不止，是因曾经小产，内有瘀血，冲任虚损所致。长期下血不止则耗伤津液，津失濡养，故见口干咽燥、大便秘结等症。阴血耗损，不能藏阳，故见午后潮热等症。此气血虚弱，内有瘀血，非破瘀消瘕药物所宜；若用固涩止血之药，则使瘀血内停，亦为不可。当缓消其瘕，以温药治之，是以血得温则行也。服温经汤数剂之后，下血加剧，但是岳老洞察全貌，明辨病情，指出此乃正气祛邪外出之佳兆，消除患者疑惧心理，守方继服，经治疗两个多月，终获痊愈。

○ 医案三

董某，女，30岁。宿有痛经史，结婚三年，未有生育，痛经逐年加剧，经前乳房胀痛，经量较少，色暗紫而不畅，伴腹痛恶心，痛剧面色苍白，四肢逆冷，大便溏薄，眼眶发黑，苔薄腻，舌紫，脉沉迟。证属寒凝血瘀，用温经汤化裁。赤芍、白芍各9g，生姜3片，川芎6g，阿胶7g（烊冲），吴茱萸9g，当归9g，紫石英30g，桂枝6g，小茴香3g，延胡索9g，党参9g，失笑散9g（包）。7剂。服药后诸症减轻。以前方调治四个月，孕育一子，痛经宿患亦随消失。（《颜德馨医案》）

按语：不孕必先调经，待经准以后，改为每次月经前启服五至七剂，三个月为1个疗程，冲任自调。方中五灵脂恶人参，颜老认为二味合用，有破阴凝布阳和之妙，奏绩独胜。太冲瘀寒，月事不能时下，故当无子。太冲脉盛，月事以时下，乃求嗣子钤键。

4. 抵当汤

○ 医案一

张意田治甬江焦姓人，七月间，患壮热舌赤，少腹满闷，小便自利，目赤发狂，已三十余日。初服解散，继而攻下，俱得微汗，而病痛不解。诊之，脉之沉微，重按疾急。夫表证仍在，脉又沉细者，邪陷入于阴也；重按疾急者，阴不胜其阳，则脉流转疾，神乃狂矣。此随经瘀血，结于少阴也，宜服抵当汤。乃自为制虻虫、水蛭，加桃仁、大黄煎服。服后下血无算，随用熟地黄一味，捣烂煎汁，时时饮之，以救阴液。候其通畅，用人参、附子、炙甘草渐渐服之，以固真元，共服熟地黄二斤余，人参半斤，附子四两，渐得平复。（《古今医案评议》）

按语：此瘀血发狂，少腹满，小便自利，为血证，壮热舌赤，目亦赤，脉重按疾急为热盛，抵当汤为正治。下血后阴大伤，用熟地黄捣汁煎，时时饮之，此法补阴最善。

○ 医案二

丁卯新秋，无锡华宗海之母经停十月，腹不甚大而胀。始由丁医用疏气行血药，即不觉胀满，饮食如常人。经西医考验，则为腹中有胎，为腐败之物压住，不得长大。欲攻而去之，势必伤胎。宗海邀余赴锡诊之，脉涩不滑，不类妊娠。当晚与丁医商进桃核承气汤，晨起下白物如胶痰。更进抵当汤，下白物更多。胀满悉除，而腹忽大。月余，生一女，母子俱安。孙子云：置之死地而后生，亶其然乎！（《经方实验录》）

按语：桃核承气汤为阳明攻下之方矣，抵当汤比前方更进一步，自亦为阳明之方。盖前汤治血之新瘀者，抵当汤治血之久瘀者。故二者见证显分轻重。彼曰“小腹急结”，此曰“少腹鞕满”，“鞕满”原较“急结”为重。彼曰“如狂”，此曰“发生”，“发狂”原较“如狂”为重。彼有“血自下”者，此则须下其血乃愈，较血能自下者为重。彼不曰脉，当在浮而数之例，此曰“脉微而沉”，原较前为重。彼用植物性药，此用动物性药，动物性药之功原较植物性药为烈。此皆其彰明较著者也。

5. 大黄甘遂汤

○ 医案一

周某，农妇，32岁。主诉：腹满疼痛如刺。现病史：因采用外用之药纳入阴道中打胎，胎下，初不觉，数日后腹满疼痛如刺，于1978年4月10日入院求余诊治。患者面色暗黄，蹙眉捧腹，冷汗涔涔，不停呼叫腹痛，少腹肿满如瓮，口燥不渴，大便尚可，小便涩痛。查体：脉一息十至促而有力，舌色紫暗。西医诊断：不全流产。中医诊断：癥瘕。证属瘀血内结。治法：破血逐水，养血扶正。治疗宜方用大黄甘遂汤合生化汤去甘草。药用生甘遂6g，大黄、阿胶、当归、川芎、桃仁各10g。1剂，水煎服。服药2小时，下血水数升，患者惊恐急求复诊，症见神疲气怯，形瘦目闭，汗出肢冷，腹满稍平，脉微细数，此为邪去正虚所致，易方胶艾四物汤加红参以扶正却邪，益气固脱。2剂尽，少腹满胀消除，疼痛大止。后用归芍六君子汤补脾胃助气血以善其后，又服药数剂，诸症悉除，苦疾告痊。(《经方治疗打胎后水血互结症》,《国医论坛》1990年第5期)

按语：此乃肆用剧毒之药，损伤冲任胞宫，以致气血逆乱，水血互结，遂成猖狂危急之疾。追忆《金匮要略·妇人杂病脉证并治第二十二》篇载有“妇人少腹满如敦状，小便微难而不渴，生后者，此为水与血俱结在血室也”，所言与本病极似。血瘀于下则少腹刺痛，新血以上荣故面色暗黄，水血结于胞宫故少腹肿满如瓮。其证属实。本案治疗开始因其邪实，故急予大黄甘遂汤合生化汤以逐水破瘀（甘遂必须生用），攻不嫌峻，继因水血暴下，正气骤虚，故易方胶艾四物汤加红参，是虽为顾虚而设，但不宜过剂，过则扶正之品反有恋邪之弊，故气复即止，后以归芍六君子汤补益脾胃，因脾胃为气血生化之源，脾胃化源一足，则气血充盈，五脏皆得其养，人即安和。如此循序而治，颇与病情针对，故收满意之效。

○ 医案二

高某，27岁。主诉：逐渐肥胖，结婚3年未孕。现病史：患者16岁月经初潮，逾半年经事趋常，但18岁起月经渐稀，量少，继而停闭不行，渐趋肥胖，唇生短髭，24岁结婚，至今未孕（配偶体健，婚后一直同居）。曾多方求医诊治，外院诊为多囊卵巢综合征，因惧怕手术前来要求中医治疗，并诉困倦嗜卧。查体：其面色黯滞，舌胖苔白腻，切其脉弦滑。

西医诊断：多囊卵巢综合征。中医诊断：不孕。证属痰瘀交结。治法：活血、化瘀、祛痰。处方：大黄甘遂汤合浚血丸化裁，间隔日给服大黄䗪虫丸日 2 次，每次 1 丸。如此坚持用药 2 个月后经行，但量少，形盛有减，效不更方，前方继服，配以八珍益母丸间服，月事几调，形盛大减。遂停服汤药，以大黄䗪虫丸、八珍益母丸、金匮肾气丸等交替服用，并嘱调畅情志，加强锻炼，前后不经年而珠胎已结。后经随访，得一千金，经事基本正常，唯形体仍较肥盛。(《活血利水祛痰法在妇科的临床应用》,《吉林中医药》1993 年第 6 期)

按语：患者三年未孕，渐趋肥胖，唇生短髭，证属痰瘀交结。治以破血、化瘀、祛痰。遂疏以大黄甘遂汤合浚血丸化裁方，大黄主攻蓄血，甘遂主攻蓄水，两药相伍破血与水。阿胶补血养正，亦利下血。隔日服用大黄䗪虫丸。后期服用八珍丸防伤正。

6. 蛇床子散

一妇人遍身瘙痒，秋冬则剧，脉浮数，此风邪客于皮肤而然也，名曰血风。饮以消风散，及搽蛇床子散少可。更以四物汤加荆、防，数剂而愈。(《续名医类案》)

按语：《神农本草经》云“蛇床子主恶疮，则外治之药也，外疡湿热痛痒浸淫诸疮，可作汤洗，可为末敷，收效甚捷，不得以贱品而忽之”。此药温中下气，苦能除湿，辛能润肾，甘能益脾，故功用颇奇，内外俱可施治，而外治尤良。

7. 膏发煎

韦某某，女，34 岁，中学教师。主诉：头晕耳鸣，肢体困倦。现病史：多次人工引产，大产两胎，现头晕耳鸣，肢体困倦，腿膝乏力，口干不欲饮，经行错后，量少色淡，大便干结，3 ～ 5 日一解，小便正常，但前阴出气有声，如放屁样，无臭味，每日发作次数不等，多则十余次，少则三五次。查体：脉细弱，唇舌淡白。中医诊断：阴吹。证属血虚风动。治法：养血柔肝。处方：膏发煎。当归身 15g，白芍 30g，何首乌 15g，生甘草 15g。每天水煎服 1 剂，连服 3 剂。(《国医大师验案良方》)

按语：阴吹一证，《金匮要略》有“猪膏发煎导之”为治之法。本案患者多胎之后，津血亏虚，风木失养，肝主风而脉络阴器，血虚而风动于下，故前阴有声如矢气，血虚则失于濡养，故大便干结、头晕耳鸣诸症丛生。仿《伤寒论》中酸甘化阴之芍药甘草汤养其肝阴，缓其肝气，复加当归身、何首乌加强养血滋阴之功，阴血恢复，肝木得养，疏泄功能正常，则阴吹自停。